临床诊断与治疗方案系列

普通外科疾病临床诊断与治疗方案

主　　编　王深明

副 主 编　汪　谦　　何裕隆　　李晓曦　　彭宝岗

编　　委　（按姓氏笔画为序）

马浙夫	马晋平	王深明	王　冕	王　亮
石汉平	叶财盛	叶润仪	朱易凡	刘　宇
刘池拽	刘　勇	何裕隆	何　强	李晓曦
李绍强	李冠华	李　杰	汪　谦	陈创奇
陈泓磊	沈顺利	张常华	张赟建	张信华
张智辉	吴　晖	吴恺明	吴文辉	林　颖
杨东杰	周　凡	胡作军	姚　陈	殷恒讳
徐向东	袁锡裕	常光其	黄　楷	黄勇波
彭宝岗	彭俊生	彭建军	蔡世荣	潘凌霄

编写秘书　陈创奇　陈泓磊　凌旭坤

编写单位　中山大学附属第一医院普通外科

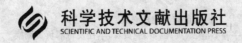

科学技术文献出版社
SCIENTIFIC AND TECHNICAL DOCUMENTATION PRESS

图书在版编目(CIP)数据

普通外科疾病临床诊断与治疗方案/王深明主编．-北京：科学技术
文献出版社，2012.5
（临床诊断与治疗方案系列）
ISBN 978-7-5023-6928-6

Ⅰ．①普…　Ⅱ．①王…　Ⅲ．①外科-疾病-诊疗　Ⅳ．①R6

中国版本图书馆 CIP 数据核字(2011)第 081239 号

普通外科疾病临床诊断与治疗方案

策划编辑：薛士滨　责任编辑：薛士滨　责任校对：张吲哚　责任出版：王杰馨

出　版　者	科学技术文献出版社
地　　　址	北京市复兴路 15 号　邮编 100038
编　务　部	(010)58882938,58882087(传真)
发　行　部	(010)58882868,58882866(传真)
邮　购　部	(010)58882873
官 方 网 址	http://www.stdp.com.cn
淘宝旗舰店	http://stbook.taobao.com
发　行　者	科学技术文献出版社发行　全国各地新华书店经销
印　刷　者	北京时尚印佳彩色印刷有限公司
版　　　次	2012 年 5 月第 1 版　2012 年 5 月第 1 次印刷
开　　　本	787×960　1/16 开
字　　　数	1077 千
印　　　张	61
书　　　号	ISBN 978-7-5023-6928-6
定　　　价	136.00 元

丛书编委会

总 主 编 王深明

丛书编委 （按姓氏笔划排序）

丁学强	万　勇	马华梅	王　玲	王深明
王治平	王海军	王子莲	文卫平	史剑波
冯崇锦	许多荣	许韩师	许扬滨	许　庚
刘思纯	关念红	庄思齐	何建桂	何裕隆
何定阳	杜志民	李　娟	李延兵	李晓曦
李佛保	肖海鹏	杨岫岩	杨军英	陈旻湖
陈凌武	陈　炜	余学清	张晋碚	张　希
汪　谦	吴钟凯	吴新建	巫国勇	罗绍凯
罗红鹤	周燕斌	周列民	胡品津	姚　斌
姜鸿彦	骆荣江	陶　军	郭禹标	徐艳文
梁柳琴	崔　毅	盛文利	盛璞义	黄锋先
黄正松	黄静文	董吁钢	彭爱华	彭宝岗
谢灿茂	曾　勉	曾志荣	曾进胜	程　钢
韩建德	蒋小云	廖威明	廖瑞端	蔡　坚
霍丽君	戴宇平			

丛书序

　　随着现代科学技术和医学科学的飞速发展，传统医学理论受到严峻挑战，新的医学理论层出不穷，人类对疾病的认识不断深化，加之医学模式的转变，新的医疗设备、材料和科学仪器不断涌现，导致许多疾病的诊断方法和治疗方案发生巨大变化。而如何正确诊断和治疗疾病是每个医生不可回避的、必须深思的问题。因此，亟待新的、系统的、权威的、有关不同疾病诊断和治疗方案的参考书出现。有鉴于此，王深明教授组织了以中山大学附属第一医院为核心的300多位临床医学专家共同编写了《临床诊断与治疗方案》系列丛书。我非常高兴地看到该丛书的出版，它将为提高我国医务工作者的临床诊治能力做出重要贡献。在该系列丛书出版之际，我谨表示热烈祝贺。

　　《临床诊断与治疗方案》系列丛书由各临床学科领域内的优秀学术骨干根据多年的临床实践经验体会，并参阅大量国内外文献和科研成果编写而成。它凝集了数百位来自临床一线的医学专家的智慧和辛勤劳动。纵览全书，该系列丛书共21分册，包括心血管内科疾病临床诊断与治疗方案、血液病临床诊断与治疗方案、呼吸内科疾病临床诊断与治疗方案、风湿及内分泌科疾病临床诊断与治疗方案、消化病临床诊断与治疗方案、神经内科疾病临床诊断与治疗方案、肾内科疾病临床诊断与治疗方案、精神科疾病临床诊断与治疗方案、普通外科疾病临床诊断与治疗方案、骨科疾病临床诊断与治疗方案、胸心血管外科疾病临床诊断与治疗方案、泌尿外科疾病临床诊断与治疗方案、神经外科疾病临床诊断与治疗方案、整形外科疾病临床诊断与治疗方案、皮肤病临床诊断与治疗方案、妇产科疾病临床诊断与治疗方案、儿科疾病临床诊断与治疗方案、耳鼻咽喉科疾病临床诊断与治疗方案、口腔科疾病临床诊断与治疗方案、感染病临床诊断与治疗方案和眼科疾病临床诊断与治疗方案,共 1 000 多万字,涵盖了临床各主要学科,系统论述了各科疾病的概述、诊断和鉴别诊断、治疗方案、随访与预后等方面,尤其注重新进展、新方法的介绍。本系列丛书立足于临床,实用性很强,内容系统、新颖、重点突出,是一套全面而实用的临床参考书,对临床工作具有良好的指导意义。它的出版定会受到广大医务工作者的欢迎。

我欣然为此系列丛书作序,并热忱地将它推荐给广大临床医生、研究生和医学生,特别是年轻医生。

钟南山

丛书前言

当今,医学的发展日新月异,医学理论不断创新,新理论、新技术不断涌现。随着人们对疾病的认识不断深化,有些疾病的诊断和治疗规范也在不断改变中。为了适应现代医学的快速发展,我们编写《临床诊断与治疗方案》系列丛书。

《临床诊断与治疗方案》系列丛书的编写采取主编负责制,编者完稿后由分册主编组织相关专家集体讨论定稿,最后由总主编整理。本书的编者是以中山大学附属第一医院各学科的知名专家和业务骨干为核心,编者以各自的临床实践经验和体会为基础,并参阅大量国内外最新文献撰写而成。

本系列丛书共 1 000 多万字,分为 21 分册,包含心血管内科疾病临床诊断与治疗方案、血液病临床诊断与治疗方案、呼吸内科疾病临床诊断与治疗方案、风湿及内分泌科疾病临床诊断与治疗方案、消化病临床诊断与治疗方案、神经内科疾病临床诊断与治疗方案、肾内科疾病临床诊断与治疗方案、精神科疾病临床诊断与治疗方案、普通外科疾病临床诊断与治疗方案、骨科疾病临床诊断与治疗方案、胸心血管外科疾病临床诊断与治疗方案、泌尿外科疾病临床诊断与治疗方案、神经外科疾病临床诊断与治疗方案、整形外科疾病临床诊断与治疗方案、皮肤病临床诊断与治疗方案、妇产科疾病临床诊断与治疗方案、儿科疾病临床诊断与治疗方案、耳鼻咽喉科疾病临床诊断与治疗方案、口腔科疾病临床诊断与治疗方案、感染病临床诊断与治疗方案和眼科疾病临床诊断与治疗方案。各分册对各专科疾病的概述、诊断步骤和对策、治疗对策、病程观察与处理、预后评价及出院后随访等方面做了系统的介绍,尤其对新理论和新技术做了较为全面的叙述。

本书具有实用、简明、内容详尽且新颖等特点,对临床各科疾病的诊断和治疗具有指导意义,适合我国各级临床医生尤其是低年资医生、研究生、实习医生阅读参考,亦可作为医学院校教学参考用书。

本书编写过程中得到了中山大学、中山大学附属第一医院和科学技术文献出版社等各级领导的大力支持,我们一并表示衷心地感谢。

由于我们的水平有限及编写时间仓促,书中错误或不当之处在所难免,敬请广大读者批评和指正。

前　言

近年来随着基础医学的发展，尤其是在分子生物学领域，人类基因组计划在完成结构基因组研究后，功能基因组研究不断深入，给临床多个学科的快速发展带来了许多新的诊治技术，特别是在基因诊断和基因治疗方面不断出现新的硕果，使临床医生对既往很多疑难杂症的认识和诊治能力达到了新的水平。

普通外科是外科的基础，其发展对整个外科的进步具有积极的推动作用。随着基础学科科学研究的不断深入，使得普通外科的基础理论、诊断技术，新的药物及治疗方案日新月异。多学科的互相促进，更使得普通外科领域的内容不断更新，丰富多彩。为了满足广大临床医生在繁重的医疗工作之余，能获得一些更新的知识，我们组织中山大学附属第一医院多位普通外科学专家总结本专科的临床实践经验，并阅读了大量基础研究和临床的最新进展，编写了这本《普通外科疾病临床诊断与治疗方案》。

本书以普通外科常见病、多发病的临床诊断与治疗方案为重点，在各章中分别论述了常见病的病因、发病机制、临床表现、诊断、治疗、随访与预后，着重介绍有关方面的最新进展、新方法，尤其对相关领域的最新诊断治疗技术进展做了较详细和全面的介绍。全书内容丰富、观点新颖、具体实用，可供普通外科广大医生、医学院校师生阅读参考。

编　者

目 录

第 *1* 章 | 外科感染

第一节　疖和疖病、痈、蜂窝织炎、丹毒

一、疖(furuncle)和疖病(furunculosis)

【概述】

疖是一个毛囊及其所属皮脂腺的急性化脓性感染，常扩展到皮下组织。致病菌大多为金黄色葡萄球菌和表皮葡萄球菌。人体皮肤的毛囊和皮脂腺通常都有细菌，受到摩擦和刺激都可导致疖的发生。疖常发生于毛囊和皮脂腺丰富的部位，如颈、头、面部、背部、腋部、腹股沟部及会阴部和小腿。多个疖同时或反复发生在身体各部，称为疖病。常见于营养不良的小儿或糖尿病患者。

【临床表现】

最初，局部出现红、肿、痛的小结节，以后逐渐肿大，呈锥形隆起。数日后，结节中央因组织坏死而变软，出现黄白色小脓栓；红、肿、痛范围扩大(图1-1)。再数日后，脓栓脱落，排出脓液，炎症便逐渐消失而愈。

疖一般无明显的全身症状。但若发生在血液丰富的部位，全身抵抗力减弱时，可引起不适、畏寒、发热、头痛和厌食等毒血症状。面部，特别是所谓"危险三角区"的上唇周围和鼻部疖，如被挤压或挑刺，感染容易沿内眦静脉和眼静脉进入颅内的海绵状静脉窦，引起化脓性海绵状静脉窦炎，出现延及眼部及其周围组织的进行性红肿和硬结，伴疼痛和压痛，并有头痛、寒战、高热甚至昏迷等，病情十分严重，死亡

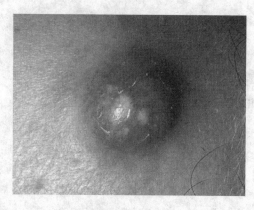

图 1-1 疖

率很高。

【诊断要点】

1. 皮疹好发于头、面、颈及臀部,偶可发生于四肢。

2. 损害初起为毛囊性炎性丘疹,增大形成坚硬结节,中心可化脓形成脓栓,脓栓脱去后可排出血性脓液。

3. 自觉灼痛及压痛。附属淋巴结肿大,严重者可有发热等全身不适。

4. 鼻周三角区疖肿如受挤压可导致海绵窦血栓性静脉炎甚至脑脓肿。

5. 对慢性疖病应查尿糖,血糖和白细胞。

【预防】

注意皮肤清洁,特别是在盛夏,要勤洗澡、洗头、理发、勤换衣服、剪指甲,幼儿尤应注意。用金银花、野菊花煎汤代茶喝。疖周围皮肤应保持清洁,并用 70％酒精涂抹,以防止感染扩散到附近的毛囊。

【治疗对策】

1. 早期足量应用有效抗生素　首选大剂量青霉素,青霉素过敏或耐药者可用先锋霉素、泰利必妥等。必要时结合脓培养及药敏结果选用合适的抗生素。

2. 局部治疗　早期外搽鱼石脂软膏、2.5％碘酊等。晚期成熟损害可切开排脓,局部用凡士林纱条引流。

3. 物理疗法　可同时进行,紫外线、红外线、超短波等以缓解炎症。

二、痈(carbuncle)

【概述】

痈是多个相邻的毛囊及其所属皮脂腺或汗腺的急性化脓性感染,或由多个疖融合而成。致病菌为金黄色葡萄球菌。中医称为疽。颈部痈俗称"对口疮",由背部底部开始。由于皮肤厚,感染只能在阻力较弱的皮下脂肪柱蔓延至皮下组织,沿着深筋膜向四周扩散,侵及附近的许多脂肪组织,再向上传入毛囊群而形成具有多个"脓头"的痈(图1-2)。糖尿病患者较易患痈。因为他们的白细胞功能不良,游动迟缓。

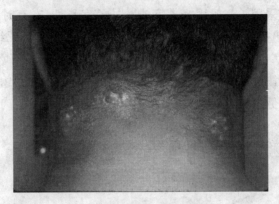

图1-2　痈

【临床表现】

痈呈一片稍隆起的紫红色浸润区,质地坚韧,界限不清,在中央部的表面有多个脓栓,破溃后呈蜂窝状。以后,中央部逐渐坏死、溶解、塌陷,像"火山口",其内含有脓液和大量坏死组织。痈易向四周和深部发展,周围呈浸润性水肿,局部淋巴结有肿大和疼痛。除有局部剧痛外,患者多有明显的全身症状,如畏寒、发热、食欲不佳、白细胞计数增加等。痈不仅局部病变比疖重,且易并发全身性化脓性感染。唇痈容易引起颅内的海绵静脉窦炎,危险性更大。

【诊断要点】

1. 初发为红肿性斑块,表面紧张发亮,境界不清,疼痛明显。

2. 继而表面出现多个脓头,损害扩大加深,严重时表面呈蜂窝状,有波动感。

3. 损害好发于颈项部、背部、腰部、臀部及大腿等处。

4. 多伴有高热、局部淋巴结肿大,严重时伴发败血症。

【治疗对策】

1. 全身治疗　患者应适当休息和加强营养。必要时用镇痛剂。可选用磺胺甲唑＋甲氧嘧啶或青霉素、红霉素等抗菌药物。如有糖尿病,应根据病情同时给予胰岛素及控制饮食等治疗。

2. 局部处理　初期红肿阶段,治疗与疖同。已有破溃者,可用八二丹掺入伤口中,外敷太乙膏。如红肿范围大,中央部坏死组织多,或全身症状严重,应做手术治疗,但唇痈不宜采用。一般用"＋"字或"＋＋"字形切口,有时亦可作"∣∣∣"形。切口的长度要超出炎症范围少许,深达筋膜,尽量剪去所有坏死组织,伤口内用纱布或碘仿纱布填塞止血(图1-3)。以后每日换药,并注意将纱条填入伤口内每个角落,掀起边缘的皮瓣,以利引流。伤口内用生肌散,可促进肉芽组织生长。如创面过大,待肉芽组织健康时,可考虑植皮。亦有直接做痈切除术,肉芽组织长出后即植皮,可缩短疗程。

3. 痈切开引流术。

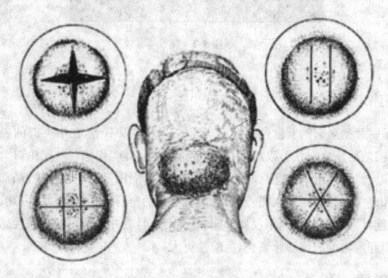

图1-3　痈的各种切口

【适应证】

痈的病变范围较大,引流不畅,经各种非手术疗法不能控制时,应在全身应用抗生素的同时,做切开引流(面、唇痈除外)。

【术前准备】

1. 术前应治疗合并症(如糖尿病、结核病等)。
2. 合理应用抗生素,防止炎症扩散。
3. 对重危患者或合并败血症者,应积极提高全身抵抗力(如输液、输血等)。

【麻醉】

1. 全麻　氯胺酮或硫喷妥钠静脉麻醉。
2. 局部浸润麻醉。

【手术步骤】

1. 切口　在痈的肿胀处做"＋"形或"＋＋"形切开,深度须达痈的基底部(深筋膜层),长度须达病灶边缘的健康组织(图1-3)。

2. 翻开皮瓣　切开皮肤后,向外翻开皮瓣,清除皮下全部腐烂和坏死的组织达深筋膜;如深筋膜下已被波及,也应予切开(图1-4)。

3. 清洗创面　创面用双氧水清洗后,用浸透抗生素(如青霉素)溶液或50％硫

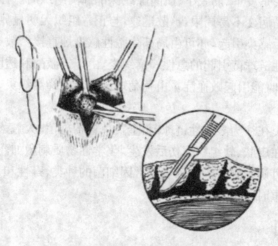

图1-4　翻开四角皮瓣后,切除皮下坏死组织

酸镁溶液的纱布条堵塞止血,然后包扎。

【术中注意事项】

1. 切开引流的操作应十分轻柔,不要用力挤压,以免炎症扩散。后颈部的痈切开引流时,更须注意,以免炎症沿枕静脉扩散至颅内海绵窦,引起海绵窦炎。

2. 做"十"形或"十十"形切开时,应将炎性浸润部分完全切开,以免炎症继续扩大,浸润部分逐渐坏死。

3. 较大的出血点可用细线结扎。渗血用纱布压迫止血即可,以免结扎线过多,形成异物,加重炎症,影响创面愈合。

【术后处理】

1. 术后 2～3 日,取出填塞在伤口内的纱布条,用双氧水或 1∶1 000 新洁尔灭溶液清洗伤口,用凡士林纱布条引流后包扎。

2. 观察创面待健康肉芽组织生长后,用胶布拉拢两侧皮肤,以缩小创面,加快创面愈合。如创面大,可在创面清洁后做皮片移植。

3. 全身应用抗生素,注意加强营养。

三、急性蜂窝织炎

【概述】

急性蜂窝织炎是皮下、筋膜下、肌间隙或深部蜂窝组织的一种急性弥漫性化脓性感染。其特点是病变不易局限,扩散迅速,与正常组织无明显界限。炎症可由皮肤或软组织损伤后感染引起,亦可由局部化脓性感染灶直接扩散或经淋巴、血流传播而发生。溶血性链球菌引起的急性蜂窝织炎,由于链激酶和透明质酸酶的作用,病变扩展迅速,有时能引起败血症。由葡萄球菌引起的蜂窝织炎,比较容易局限为脓肿。

急性蜂窝织炎往往为溶血性链球菌、金黄色葡萄球菌、厌氧菌或腐败性细菌感染所致。炎症常在皮肤、软组织损伤后发生,化学性物质刺激如药物注射不当或异物存留于软组织可诱发感染。临床表现常因细菌的种类、毒性和发病的部位、深浅而不同。病情严重时可引起败血症。

【临床表现】

常因致病菌的种类、毒性和发病的部位、深浅而不同。表浅的急性蜂窝织炎,局部明显红肿、剧痛,并向四周迅速扩大,病变区与正常皮肤无明显分界。病变中央部位常因缺血发生坏死。如果病变部位组织松弛,如面部、腹壁等处,则疼痛较轻。深在急性蜂窝织炎,局部红肿多不明显,常只有局部水肿和深部压痛,但病情严重,全身症状剧烈,有高热、寒战、头痛、全身无力、白细胞计数增加等。口底、颌下和颈部的急性蜂窝织炎,可发生喉头水肿和压迫气管,引起呼吸困难,甚至窒息;炎症有时还或蔓延到纵隔。由厌氧性链球菌、拟杆菌和多种肠道杆菌所引起的蜂窝织炎,又称捻发音性蜂窝织炎,可发生在被肠道或沁尿道内容物所污染的会阴部、腹部伤口,局部可检出捻发音,蜂窝组织和筋膜有坏死,且伴有进行性皮肤坏死,脓液恶臭,全身症状严重。

【鉴别诊断】

与丹毒进行鉴别诊断:丹毒损害边界清楚、表浅、局部水肿轻,不化脓。

【治疗对策】

患部休息,局部用热敷、中药外敷或理疗。适当加强营养。必要时给止痛、退热药物。应用磺胺药或抗生素。如经上述处理仍不能控制其扩散者,应做广泛的多处切开引流。口底及颌下的急性蜂窝织炎,经短期积极的抗炎治疗无效时,即应及早切开减压,以防喉头水肿,压迫气管而窒息致死;手术中有时会发生喉头痉挛,应提高警惕,并做好急救的准备。对捻发音性蜂窝织炎应及早做广泛的切开引流,割除坏死组织,伤口用3%过氧化氢溶液冲洗和湿敷。

四、丹毒(erysipelas)

【概述】

丹毒是皮肤及其网状淋巴管的急性炎症,由β-溶血性链球菌从皮肤、黏膜的细小伤口入侵所致。丹毒蔓延很快,很少有组织坏死或化脓。

【临床表现】

丹毒的好发部位为下肢和面部。起病急,患者常有头痛、畏寒、发热。局部表现为片状红疹,颜色鲜红,边缘清楚,并略隆起(图 1-5)。手指轻压可使红色消退,但在压力除去后,红色即很快恢复。在红肿向四周蔓延时,中央的红色消退、脱屑,颜色转为棕黄。红肿区有时可发生水疱。局部有烧灼样痛。附近淋巴结常肿大、足癣或血丝虫感染可引起下肢丹毒的反复发作,有时可导致淋巴水肿,甚至发展为象皮肿(图 1-5)。

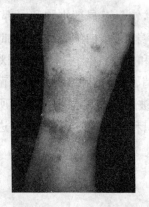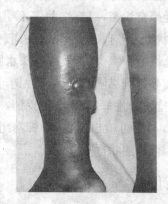

图 1-5 丹毒

【诊断要点】

1. 皮损好发于小腿、颜面部。

2. 发病前常有畏寒、全身不适等先驱症状,继之发生高热,39~40 ℃。

3. 皮损为略高出皮面的鲜红色水肿性斑,表面紧张发亮,边界较清楚,严重者可发生水疱,压痛明显,局部皮温高。

4. 局部淋巴结肿大。复发性丹毒引起慢性淋巴水肿,在乳癌患者腋部淋巴结清扫术后由于淋巴淤滞,也易反复罹患丹毒,下肢反复发作可导致象皮肿。

5. 白细胞总数增高,其中以嗜中性粒白细胞为主。

【治疗对策】

1. 治疗原则为积极抗菌,早期、足量有效的抗生素治疗。首选青霉素,过敏者可用红霉素 1~1.5 g/d 静滴,或口服泰利妥 0.2 g/次,每日 2 次,也可选用先锋霉素 V 号 6 g/d 静滴。

2. 局部治疗 有水疱破溃者可用 0.05% 黄连素或呋喃西林液湿敷,可外用抗生素类软膏如百多邦软膏、诺氟沙星乳膏等。

3. 物理疗法 采用紫外线照射、音频电疗、超短波、红外线等,均有一定疗效。

4. 积极治疗局部病灶,如足癣、鼻炎等,下肢损害应抬高患肢。

(马晋平)

第二节 急性淋巴管炎、淋巴结炎

【概述】

致病菌从损伤破裂的皮肤或黏膜侵入，或从其他感染性病灶，如疖、足癣等处侵入，经组织的淋巴间隙进入淋巴管内，引起淋巴管及其周围的急性炎症，称为急性淋巴管炎。淋巴管腔内有细菌、凝固的淋巴液和脱落的细胞。如急性淋巴管炎继续扩散到局部淋巴结，或化脓性病灶经淋巴管蔓延到所属区域的淋巴结，就可引起急性淋巴结炎。如上肢、乳腺、胸壁、背部和脐以上腹壁的感染引起腹部淋巴结炎；下肢、脐以下腹壁、会阴和臀部的感染，可以发生腹股沟部淋巴结炎；头、面、口腔、颈部和肩部感染，引起颌下及颈部的淋巴结炎。急性淋巴管炎和急性淋巴结炎的致病菌常为金黄色葡萄球菌和溶血性链球菌。

【临床表现】

急性淋巴管炎分为网状淋巴管炎和管状淋巴管炎。丹毒即为网状淋巴管炎。管状淋巴管炎常见于四肢，以下肢为多，因为它常并发于足癣感染。

管状淋巴管炎可分为深、浅两种。浅层淋巴管炎，在伤口近侧出现一条或多条"红线"，硬而有压痛。深层淋巴管炎不出现红线，但患肢出现肿胀，有压痛。两种淋巴管炎都会产生全身不适、畏寒、发热、头痛、食欲不振等症状。

急性淋巴结炎，轻者仅有局部淋巴结肿大和略有压痛，并常能自愈。较重者，局部有红、肿、痛、热，并伴有全身症状。通过及时治疗，红肿即能消退，但有时由于瘢痕和组织增生，可遗留一小硬结；炎症扩展至淋巴结周围，几个淋巴结可粘连成团；也可以发展成脓肿。此时，疼痛加剧，局部皮肤变暗红、水肿，压痛明显。

【治疗对策】

预防和及时处理损伤，治疗原发病灶如扁桃体炎、龋齿、手指感染及足癣感染等。主要是对原发病灶的处理。本病早期做抗炎治疗。急性淋巴结炎已形成脓肿的，应做切开引流。

（马晋平）

第三节　脓肿和髂窝脓肿

一、脓肿

【概述】

急性感染后,组织或器官内病变组织坏死、液化后,形成局限性脓液积聚,并有一完整脓壁者,叫做脓肿。致病菌多为金黄色葡萄球菌。脓肿常继发于各种化脓性感染,如急性蜂窝织炎、急性淋巴结炎、疖等;也可发生在局部损伤的血肿或异物存留处。此外,还可从远处感染灶经血流转移而形成脓肿。

【诊断要点】

浅表脓肿,局部隆起,有红、肿、痛、热的典型症状,与正常组织分界清楚,压之剧痛,有波动感。深部脓肿,局部红肿多不明显,一般无波动感,但局部有疼痛和压痛,并在疼痛区的某一部位可出现凹陷肿。患处常有运动障碍。在压痛或水肿明显处,用粗针试行穿刺,抽出脓液,即可确诊。

小而浅表的脓肿,多不引起全身反应;大的或深部脓肿,则由于局部炎症反应和毒素吸收,常有较明显的全身症状,如发热、头痛、食欲不振和白细胞计数增加。

结核杆菌引起的脓肿,病程长,发展慢,局部无红、痛、热等急性炎症表现,故称为寒性脓肿。常继发于骨关节结核、脊柱结核。

位于腘窝、腹股沟区的脓肿,应与此处的动脉瘤相鉴别。动脉瘤所形成的肿块有搏动,听诊有杂音,阻断近侧动脉,搏动和杂音即消失。此外,新生儿的脑脊膜膨出,可根据其位于背腰部中线,加压时能缩小,穿刺可抽得脑脊液,以及X线摄片发现有脊柱裂等特点,与脓肿鉴别。

【治疗对策】

脓肿尚未形成时的治疗与疖、痈相同;如脓肿已有波动或穿刺抽得脓液,即应做切开引流术,以免组织继续破坏,毒素吸收,引起更严重的后果。切开大型脓肿时,要慎防发生休克,必要时补液、输血。

二、髂窝脓肿

【概述】

髂窝脓肿是髂窝淋巴结及其周围的疏松结缔组织发生感染,脓液向后穿破髂腰筋膜所致。可由血行感染,下肢损伤后金黄色葡萄球菌感染或会阴、肛门、髂窝附近的脏器感染经淋巴管引起。

【临床表现】

临床表现起病较急,往往有畏寒、发热、乏力、全身不适等症状。由于解剖关系,多数患者的局部症状最初并不明显,一般仅有腹股沟上方疼痛,以后有行走困难或髋关节屈曲,并在髂窝部出现肿块。检查时,可在腹股沟部扪及长圆形、有压痛而无波动的肿块,髋关节不能伸直,伸髋时疼痛加剧。实验室检查白细胞计数增加,红细胞沉降率加快。至后期,脓肿可自腹股沟韧带下方穿破,形成脓窦。

根据典型的临床表现,本病的诊断一般不难,必要时可做穿刺,协助诊断。有时需与阑尾脓肿、嵌顿性疝、髋关节炎、急性精索炎、急性输卵管炎等相鉴别。阑尾脓肿病史中常有转移性右下腹痛,发热较低,无寒战,腹部肿块和压痛的位置较高,且偏向内侧,髋关节一般无屈曲。嵌顿性疝的肿块位置比较偏向腹股沟的上内方,有急性肠梗阻的临床表现。急性髋关节炎时,髋关节活动受限,保持在一定位置,既不能伸直,又不能屈曲,叩击足跟时,髋关节疼痛加剧,X 线摄片可发现关节病变。

【治疗对策】

早期诊断和积极治疗髂窝淋巴结炎,可以防止髂窝脓肿的形成。治疗包括局部热敷、理疗或蜡疗,应用较大量的抗生素。一旦形成脓肿,即应做切开引流术。在局部麻醉或蛛网膜下腔麻醉下,先进行穿刺。证实脓肿后,在脓肿部做一个与腹股沟韧带平行的切口,按层分离腹壁组织,切开脓肿,排出脓液,并用手指分开脓腔内的间隔。置卷烟引流 2~3 根后,用凡士林油纱布填塞脓腔,做压迫止血,2 日后取出油纱布和换药。手术时,应注意避免损伤位于脓腔后壁的髂外动、静脉和肌神经,且勿穿破腹膜,以免脓液进入腹腔。手术后,继续使用抗菌药物和逐步纠正患侧髋关节的屈曲,必要时可做下肢皮肤牵引。

【髂窝脓肿切开引流术】

髂窝位于盆腔两侧,在后腹膜和髂腰肌之间,为一疏松的结缔组织间隙,其内有髂外动、静脉,精索(或卵巢)动、静脉,髂窝淋巴结,生殖股神经和输尿管等,因感染形成脓肿需要切开时,必须注意局部解剖。

(一)适应证

髂窝脓肿一旦形成,即应切开引流。

(二)术前准备

1. 术前应仔细询问病史与体检,并做穿刺,需与阑尾脓肿、腰椎结核冷脓肿、髂骨骨髓炎和急性化脓性髋关节炎等鉴别。

2. 合理应用抗生素。

3. 注意支持疗法,如输血、输液,纠正贫血和水、电解质平衡失调等。

(三)麻醉

1. 成人可用椎管内麻醉(腰麻或硬膜外麻醉)或局部浸润麻醉。

2. 小儿可用氯胺酮肌内注射麻醉或采用骶管麻醉、硬膜外麻醉及局麻。

(四)手术步骤

1. 切口　在髂前上棘内侧约 2 cm、沿腹股沟韧带上缘约 2 cm 与其平行做 4～5 cm 长的斜切口。

2. 切开皮肤、皮下组织和腹外斜肌腱膜,显露腹内斜肌,沿肌纤维方向剪开筋膜,钝性分开腹内斜肌和腹横肌纤维,显露腹膜。

3. 推开腹膜　用包绕湿纱布的手指向上内侧推开腹膜,显露髂窝部,可见髂窝脓肿向前凸起(图 1-6)。

4. 切开脓肿　用粗穿刺针穿刺抽得脓液,确定脓肿壁的厚度,留针作为脓肿切开的指示。用刀在脓肿壁上切一小口,再用止血钳分进脓腔,并用吸引器吸尽脓液(图 1-7)。

5. 置引流条　根据脓腔大小,扩大脓肿壁切口,以通畅引流。然后在脓腔内放两根烟卷引流(或胶皮管引流)。引流管外端穿夹别针,防止滑入脓腔。如渗血较多,可用凡士林纱布堵塞脓腔止血,纱布另一端留在体外。最后逐层缝合切口。在引流处不要缝合过紧,以免阻碍引流(图 1-8)。

(五)术中注意事项

1. 用手指钝性分离推开腹膜时,注意操作要轻柔,不要分破腹膜;一旦发现腹膜破损,应立即行间断缝合修补,以免脓液流入腹腔,使感染蔓延。

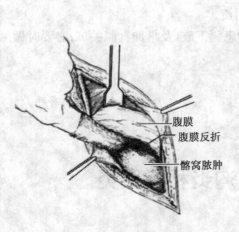

图 1-6　推开腹膜,显露脓肿

腹膜
腹膜反折
髂窝脓肿

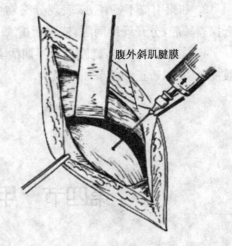

图 1-7　脓肿穿刺

腹外斜肌腱膜

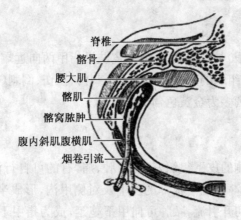

脊椎
髂骨
腰大肌
髂肌
髂窝脓肿
腹内斜肌腹横肌
烟卷引流

图 1-8　髂腰部横断面,显示髂窝脓肿引流方向

　　2. 切勿盲目用尖刀插入脓腔内切开脓腔壁,或用止血钳深入脓腔内,张开钳子盲目作分离操作,以免误伤髂窝部大血管,造成不易处理的大出血。

（六）术后处理

1. 继续全身应用抗生素与支持疗法。

2. 将脓腔内的烟卷引流在术后第 2 日开始于换药时逐步松动向外拔出一小段,并予剪除。随脓液减少,可拔出引流条,或更换凡士林纱布条引流。胶皮管引流可接床旁瓶(袋)中,如脓液减少到每日 10 ml 以下,用生理盐水冲洗脓腔,也只容纳 10 ml 左右,即可拔管,改用凡士林纱布条引流。

3. 如果引流不畅,临床表现分泌物少而症状不缓解,应在换药时戴上消毒手套探查脓腔,分开纤维间隔,或重新扩大引流。

4. 注意患肢功能,鼓励患者早期活动患侧下肢,及早伸直髋关节;必要时做患肢皮牵引,以矫正髋关节屈曲畸形。

(马晋平)

第四节　甲沟炎和指头炎

一、甲沟炎

【概述】

指甲的近侧(甲根)与皮肤紧密相连,皮肤沿指甲两向远端伸延,形成甲沟。甲沟炎是甲沟或其周围组织的感染。多因微小刺伤、挫伤、倒刺(逆剥)或剪指甲过深等损伤而引起,致病菌多为金黄色葡萄球菌。

【临床表现】

开始时,指甲一侧的皮下组织发生红、肿、痛,有的可自行消退,有的却迅速化脓。脓液自甲沟一侧蔓延到甲根部的皮下及对侧甲沟,形成半环形脓肿。甲沟炎多无全身症状,如不切开引流,脓肿可向甲下蔓延,成为指甲下脓肿(图1-9),在指

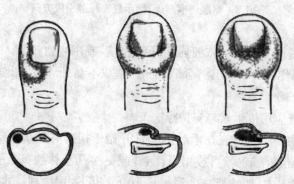

图1-9　指甲下脓肿

甲下可见到黄白色脓液,使该部指甲与甲床分离。指甲下脓肿可因异物直接刺伤指甲或指甲下的外伤性血肿感染引起。如不及时处理,可成为慢性甲沟炎或慢性指骨骨髓炎。慢性甲沟炎时,甲沟旁有一小脓窦口,有肉芽组织向外突出。慢性甲沟炎有时可继发真菌感染。

【诊断要点】

1. 指、趾甲一侧或双侧甲沟之近端发红、肿胀、疼痛,继而出现脓点,流脓后可见肉芽组织。

2. 感染蔓延至甲床时,局部积脓可使整个指、趾甲浮起、脱落。

【治疗对策】

早期可用热敷、理疗、外敷鱼石脂软膏或三黄散等,应用碘胺药或抗生素。已有脓液的,可在甲沟处做纵形切开引流。感染已累及指甲基部皮下周围时,可在两侧甲沟各作纵行切口,将甲根上皮片翻起,切除指甲根部,置一小片凡士林纱布或乳胶片引流。如甲床下已积脓,应将指甲拔去,或将脓腔上的指甲剪去。拔甲时,应注意避免损伤甲床,以免日后新生指甲发生畸形。

【甲沟炎切开引流术】

(一)适应证

甲沟炎有脓液积聚者,应切开引流。

(二)术前准备

1. 根据病情合理选用抗生素。

2. 对严重手部感染,全身情况衰弱者,应注意改善全身情况,提高身体抵抗力。

3. 手部较深脓肿切开时,宜用止血带控制止血,使手术野清晰,保证手术安全。

(三)麻醉

1. 脓性指头炎切开引流术或甲下积脓拔甲术,一般采用指根神经阻滞麻醉。麻醉剂内不可加用肾上腺素,以免小动脉痉挛,造成手指血运障碍。

2. 掌间隙脓肿、化脓性腱鞘炎或手部滑囊炎切开引流时,采用臂丛神经或腕部神经阻滞麻醉;也可采用氯胺酮静脉麻醉。

(四)手术步骤

沿病变侧甲根角做一纵行切口。如为全甲沟炎，则在两侧各做一纵行切口，近端不宜超过甲床基部平面。再用尖刃刀插入指甲根部和皮肤之间做锐性分离，向上翻转皮瓣，放出脓液，置胶皮片引流(图1-10)。如伴有甲下积脓，在做甲沟炎引流的同时，应拔除指甲，排出脓液，用凡士林纱布覆盖后包扎。对仅有指甲根部的甲下积脓，也可做部分切甲引流术，将甲根挑起剪去。须注意将甲角全部切尽，以免残留而影响愈合(图1-11)。

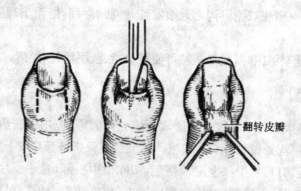

图1-10　甲沟炎切开引流术

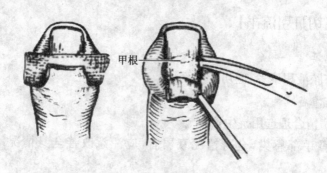

图1-11　甲沟炎伴甲下脓肿部分切甲引流术

(五)术后处理

1. 手部感染切开引流后，应注意仔细换药。先用1∶5 000高锰酸钾溶液浸泡伤口，一面嘱患者轻轻活动患手或患指，一面用无菌棉花清洗伤口，以利脓腔中残留脓汁排出，然后用干纱布把患手皮肤擦干，并用酒精消毒，用胶皮片或凡士林纱布条引流后包扎。

2. 一般术后3~5日即可拔除引流条。待红肿消退，疼痛减轻后，即应开始做手指功能锻炼,以免肌腱粘连、瘢痕挛缩而造成功能障碍。

二、脓性指头炎

【概述】

脓性指头炎是手指末节掌面的皮下经组织化脓性感染,多由刺伤引起。致病菌多为金黄色葡萄球菌。

手指末节掌面的皮肤与指甲骨膜间有许多纵形纤维索,将软组织分类许多密闭小腔,腔中含有脂肪组织和丰富的神经末梢网。在发生感染时,脓液不易向四周扩散,故肿胀并不显著。但形成压力很高的脓腔,不仅可以引起非常剧烈的疼痛,还能压迫末节指骨的滋养血管,引起指骨缺血、坏死(图 1-12)。此外,脓液直接侵及指骨,也能引起骨髓炎。

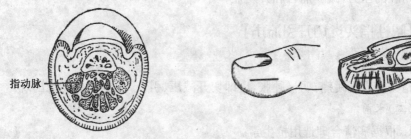

指动脉

(1)手指末节远端纵隔,显示皮下组织呈密闭小腔　　(2)脓性指头炎手术切口示意图

图 1-12 脓性指头炎

【临床表现】

初起,指尖有针刺样疼痛。以后,组织肿胀,小腔压力增高,迅速出现愈来愈剧烈的疼痛。当指动脉被压,疼痛转为搏动性跳痛,患肢下垂时加重。剧痛常使患者烦躁不安,彻夜不眠。指头红肿并不明显,有时皮肤反呈黄白色,但张力显著增高,轻触指尖即产生剧痛。此时多伴有全身症状,如发热、全身不适、白细胞计数增加等。到了晚期,大部分组织缺血坏死,神经末梢因受压和营养障碍而麻痹,疼痛反而减轻,但这并不表示病情好转。脓性指头炎如不及时治疗,常可引起指骨缺血性坏死,形成慢性骨髓炎,伤口经久不愈。

【诊断要点】

1. 手指末节掌面肿胀,外观呈蛇头状,伴剧烈跳痛,手下垂时加重。
2. 掌侧皮肤张力大,微红且有明显压痛,局部波动感多不明显。
3. 处理不及时,可自行破溃,创口久治不愈,X线片可显示末节指骨坏死。
4. 可伴有发热、头痛等全身症状。

【治疗对策】

当指尖发生疼痛,检查发现肿胀并不明显时,可用热盐水浸泡多次,每次约20分钟;亦可用药外敷(参看甲沟炎的治疗)。酌情应用磺胺药或抗生素。经上述处理后,炎症常可消退。如一旦出现跳痛,指头的张力显著增高时,即应切开减压、引流,不能等待波动出现后才手术。切开后脓液虽然很少,或没有脓液,但可降低指头密闭腔的压力,减少痛苦和并发症。

【脓性指头炎切开引流术】

(一)适应证

指头炎出现跳痛,明显肿胀,应即切开减压、引流,不能等待波动出现。

(二)术前准备

1. 根据病情合理选用抗生素。
2. 对严重手部感染,全身情况衰弱者,应注意改善全身情况,提高身体抵抗力。
3. 手部较深脓肿切开时,宜用止血带控制止血,使手术野清晰,保证手术安全。

(三)麻醉

1. 脓性指头炎切开引流术或甲下积脓拔甲术,一般采用指根神经阻滞麻醉。麻醉剂内不可加用肾上腺素,以免小动脉痉挛,造成手指血运障碍。
2. 掌间隙脓肿、化脓性腱鞘炎或手部滑囊炎切开引流时,采用臂丛神经或腕部神经阻滞麻醉;也可采用氯胺酮静脉麻醉。

(四)手术步骤

在手指末节的一侧做纵切口。切开皮肤后,用止血钳分入脓腔,撑开纤维索带间小房,放出脓液,置凡士林纱布条或胶皮片引流。若脓肿较大或成"工"形,可用止血钳插入腔内,在手指对侧做对口引流(图1-13)。但局限在掌面指垫间隙的感

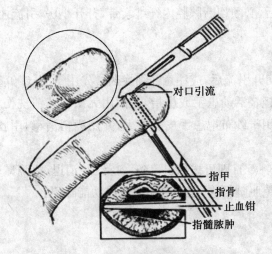

对口引流

指甲
指骨
止血钳
指髓脓肿

图 1-13　脓性指头炎切开引流术

染,无论在近、中远节,对向脂肪垫中央穿头的脓肿,应采用中央不跨越横屈纹的纵
向切口,以免指端失去感觉或坏死。

　　未及时治疗的脓性指头炎,已并发手指末节指骨慢性骨髓炎者,可出现死骨,
使脓性指头炎经久不愈。对此可采用手指末节侧切口,显露指骨,摘除死骨;或用
小咬骨钳咬除其末端的骨髓炎病骨。伤口用凡士林纱布条或胶皮片引流(图
1-14)。

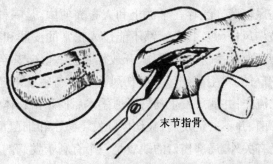

末节指骨

图 1-14　指骨慢性骨髓炎病灶清除术

【术中注意事项】

　　1. 切口不应超过末节手指远段 4/5(距末节横纹 6 mm),以免伤及屈肌腱鞘使
感染扩散。

2.切开皮肤后,必须切断脓腔内纤维索带,打开小房,引流才能通畅。

【术后处理】

1.手部感染切开引流后,应注意仔细换药。先用1:5 000高锰酸钾溶液浸泡伤口,一面嘱患者轻轻活动患手或患指,一面用无菌棉花清洗伤口,以利脓腔中残留脓汁排出,然后用干纱布把患手皮肤擦干,并用酒精消毒,用胶皮片或凡士林纱布条引流后包扎。

2.一般术后3～5日即可拔除引流条。待红肿消退,疼痛减轻后,即应开始做手指功能锻炼,以免肌腱粘连、瘢痕挛缩而造成功能障碍。

（马晋平）

第五节 破伤风

【概述】

破伤风是由破伤风杆菌侵入体伤口,生长繁殖,产生毒素,所引起的一种急性特异性感染。破伤风杆菌广泛存在于泥土和人畜粪便中,是一种革兰染色阳性厌氧性芽孢杆菌。破伤风杆菌及其毒素都不能侵入正常的皮肤和黏膜,故破伤风都发生在伤后。一切开放性损伤如火器伤、开放性骨折、烧伤,甚至细小的伤口如木刺或锈钉刺伤,均有可能发生破伤风。破伤风也见于新生儿未经消毒的脐带残端和消毒不严的人工流产;并偶可发生的胃肠道手术后摘除留在体内多年的异物后。伤口内有破伤风杆菌,并不一定发病;破伤风的发生除了和细菌毒力强、数量多,或缺乏免疫力等情况有关外,局部伤口的缺氧是一个有利于发病的因素。因此,当伤口窄深、缺血、坏死组织多、引流不畅,并混有其他需氧化脓菌感染而造成伤口局部缺氧时,破伤风便容易发生。泥土内含有的氯化钙能促使组织坏死,有利于厌氧菌繁殖,故带有泥土的锈钉或木刺的刺伤容易引起破伤风。

【病理生理】

破伤风杆菌只在伤口的局部生长繁殖,产生的外毒素才是造成破伤风的原因。

外毒素有痉挛毒素和溶血毒素两种,前者是引起症状的主要毒素,对神经有特殊的亲和力,能引起肌痉挛;后者则能引起组织局部坏死和心肌损害。破伤风的痉挛毒素由血液循环和淋巴系统,并附合在血清球蛋白上到达脊髓前角灰质或脑干的运动神经核。到达中枢神经系统后的毒素,主要结合在灰质中突触小体膜的神经节苷脂上,使其不能释放抑制性递质(甘氨酸或氨基丁酸),以致 α 运动神经系统失去正常的抑制性,引起特征性的全身横纹肌的紧张性收缩或阵发性痉挛。毒素也能影响交感神经,导致大汗、血压不稳定和心率增速等。所以,破伤风是一种毒血症。

【临床表现】

破伤风的潜伏期平均为 6～10 日,亦有短于 24 小时或长达 20～30 日,甚至数月,或仅在摘除存留体内多年的异物如子弹头或弹片后,才发生破伤风。新生儿破伤风一般在断脐带后 7 日左右发病,故俗称"七日风"。一般来说,潜伏期或前驱症状持续时间越短,症状越严重,死亡率越高。

患者先有乏力、头晕、头痛、咬肌紧张酸胀、烦躁不安、打呵欠等前驱症状。这些前驱症状一般持续 12～24 小时,接着出现典型的肌强烈收缩,最初是咬肌,以后顺次为面肌、颈项肌、背腹肌、四肢肌群、膈肌和肋间肌。患者开始感到咀嚼不便,张口困难,随后有牙关紧闭;面部表情肌群呈阵发性痉挛,使患者具有独特的"苦笑"表情(图 1-15)。颈项肌痉挛时,出现颈项强直,头略向后仰,不能做点头动作。背腹肌同时收缩,但背肌力量较强,以致腰部前凸,头及足后屈,形成背弓,称为"角弓反张"状(图 1-16)。四肢肌收缩时,因屈肌经伸肌有力,肢体可出现屈膝、弯肘、半握拳等姿态。在持续紧张收缩的基础上,任何轻微刺激,如光线、声响、震动或触碰患者身体,均能诱发全身肌群的痉挛和抽搐。每次发作持续数秒至数分钟,患者

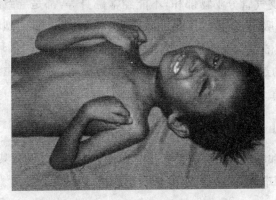

图 1-15 "苦笑"表情

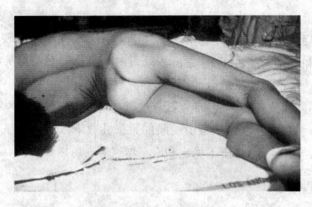

图 1-16　"角弓反张"状

面色紫绀,呼吸急促,口吐白沫,流涎,磨牙,头频频后仰,四肢抽搐不止,全身大汗淋漓,非常痛苦。发作的间歇期间,疼痛稍减,但肌肉仍不能完全松弛。强烈的肌痉挛,有时可使肌断裂,甚至发生骨折。膀胱括约肌痉挛又可引起尿潴留。持续性呼吸肌群和膈肌痉挛,可以造成呼吸停止,以致患者死亡。疾病期间,患者神志始终清楚,一般无高热。高热的出现往往提示有肺炎的发生。病程一般为3~4周。自第2周后,随病程的延长,症状逐渐减轻。但在痊愈后的一个较长时间内,某些肌群有时仍有紧张和反射亢进的现象。

少数患者表现为局部破伤风。仅有受伤部肌肉的持续性强直,可持续数周至数月,以后逐渐消退。但有时也可发展为全身性破伤风。局部破伤风的预后较佳。

并发症除可发生上述的骨折、尿潴留和呼吸停止外,尚可发生以下并发症:①窒息:由于喉头、呼吸肌持续性痉挛和黏痰堵塞气管所致。②肺部感染:喉头痉挛、呼吸道不畅,支气管分泌物郁积,不能经常翻身等,都是导致肺炎、肺不张的原因。③酸中毒:呼吸不畅、换气不足而致呼吸性酸中毒。肌强烈收缩,禁食后体内脂肪不全分解,使酸性代谢产物增加,造成代谢性酸中毒。④循环衰竭:由于缺氧、中毒,可发生心动过速,时间过长后可形成心力衰竭,甚至发生休克或心搏骤停。这些并发症往往是造成患者死亡的重要原因,应加强防治。

【诊断要点】

根据受伤史和临床表现,一般可及时做出诊断,但对仅有某些前驱症状的患者,诊断即比较困难,需提高警惕,密切观察病情,以免延误诊断。

【鉴别诊断】

1. 化脓性脑膜炎虽有"角弓反张"状和颈项强直等症状,但无阵发性痉挛。患者有剧烈头痛、高热、喷射性呕吐等,神志有时不清。脑脊液检查有压力增高、白细胞计数增多等。

2. 狂犬病有被疯狗、猫咬伤史,以吞咽肌抽搐为主。咽肌应激性增强,患者听见水声或看见水,咽骨立即发生痉挛,剧痛,喝水不能下咽,并流大量口涎。

3. 其他 如颞颌关节炎、子痫、癔病等。

【预防】

破伤风是可以预防的,最可靠的预防方法是注射破伤风类毒素。通过类毒素的注射,人体内产生了抗体,并在较长时间内保持一定的浓度,可以中和进入体内的破伤风毒素,不致发病。加强劳动保护,避免创伤,普及新法接生,正确而及时地处理伤口等,也都是重要的预防措施。

1. 自动免疫 应用类毒素注射,可以使人获得自动免疫。我国有些地区已在小儿中普遍推行百日咳、白喉、破伤风混合疫苗注射。"基础注射"共需皮下注射类毒素三次:第一次 0.5 ml,以后每次 1 ml,两次注射之间须间隔 4～6 周。第二年再注射 1 ml,作为"强化注射"。这样,体内所产生的抗毒素浓度可达具有保护作用的 0.01 U/ml,并能保持此水平 5～10 年。以后,每 5～10 年重复强化注射 1 ml。因此,凡 10 年内做过自动免疫者,伤后仅需注射类毒素 0.5 ml,即可预防破伤风;自动免疫注射已超过 10 年者,如伤口污染不重,也仅需注射类毒素 0.5 ml;如伤口污染严重,则在注射类毒素 0.5 ml 3～4 小时后,再于其他部位肌肉注射人体破伤风免疫球蛋白 250～500 U,使抗毒素先中和毒素。类毒素激起的主动免疫,可在抗毒素作用消失前后接着发挥其预防作用。

2. 正确处理伤口,及时彻底清创。所有伤口都应进行清创。对于污染严重的伤口,特别是战伤,要切除一切坏死及无活力的组织,清除异物,切开死腔,敞开伤口,充分引流,不予缝合。如发现接生消毒不严时,须用 3% 过氧化氢溶液洗涤脐部,然后涂以碘酊消毒。

3. 被动免疫 一般适用于以前未注射过类毒素而有下列情况之一者:①污染明显的伤口;②细而深的刺伤;③严重的开放性损伤,如开放性颅脑损伤、开放性骨折、烧伤;④未能及时清创或处理欠当的伤口;⑤因某些陈旧性创伤而施行手术(如异物摘除)前。

现在习用的被动免疫法是注射从动物(牛或马)血清中精制所得的破伤风抗毒素(TAT)。它是一种异种蛋白,有抗原性,可导致过敏反应,而且在人体内存留的时间不长,6日后即开始被人体除去。因此,这种破伤风抗毒素还不理想。理想的制品是人体破伤风免疫球蛋白,它无过敏反应,1次注射后在人体内可存留4~5周,免疫效能超过破伤风毒素10倍以上。其预防剂量为250~500 U,肌内注射。人体破伤风免疫蛋白来源较少,制备复杂,在目前尚不能普遍应用的情况下,注射破伤风抗毒素仍不失为一种主要的被动免疫法。

伤后尽早肌内注射破伤风抗毒素1500 U(1 ml)。伤口污染严重者或受伤已超过12小时,剂量可加倍。成人与儿童的剂量相同。必要时可在2~3日后再注射1次。

每次注射抗毒素前,应询问有无过敏史,并做皮内过敏试验:用0.1 ml抗毒素,加等渗盐水稀释成1 ml。在前臂屈面皮内注射稀释液0.1 ml;出现潮红、微隆起的硬块,则为阳性,应进行脱敏法注射。但此法并不能完全避免过敏反应的发生,故最好不用这种抗毒素做注射。脱敏法注射是将1 ml抗毒素用等渗盐水稀释10倍,分为1 ml、2 ml、3 ml、4 ml,每半小时依次皮下注射一次。每次注射后,注意观察有无反应。如患者发生面苍白、软弱、荨麻疹或皮肤瘙痒、打喷嚏、咳嗽、关节疼痛甚至休克者,应立即皮下注射麻黄素50 mg或肾上腺素1 mg(成人剂量),并停止抗毒素注射。

【治疗对策】

破伤风是一种极为严重的疾病,要采取积极的综合治疗措施,包括消除毒素来源,中和游离毒素,控制和解除痉挛,保持呼吸道通畅和防治并发症等。破伤风的残废率约为10%。

(一)消除毒素来源

有伤口者(处理伤口),均需在控制痉挛下,进行彻底的清创术。清除坏死组织和异物后,敞开伤口以利引流,并用3%过氧化氢或1:1 000高锰酸钾溶液冲洗和经常湿敷。如原发伤口在发病时已愈合,则一般不需进行清创。

(二)中和游离毒素

使用破伤风抗毒素中和游离的毒素,因破伤风抗毒素和人体破伤风免疫球蛋白均无中和已与神经组织结合的毒素的作用,故应尽早使用破伤风抗毒素,以中和游离的毒素。一般用2万~5万U抗毒素加入5%葡萄糖溶液500~1 000 ml内,由静脉缓慢滴入:剂量不宜过大,以免引起血清反应。对清创不够彻底的患者及严重患者,以后每日再用1万～2万U抗毒素,做肌内注射或静脉滴注,共3～5日。新生儿破伤风可用2万U抗毒素由静脉滴注,此外也可作脐周注射。还有将抗毒素5 000～1 000 U做蛛网膜下腔注射的治疗方法,认为可使抗毒素直接进入脑组织内,效果较好,并可不再全身应用抗毒素。如同时加用强的松龙12.5 mg,可减少这种注射所引起的炎症和水肿反应。

如有人体破伤风免疫球蛋白或已获得自动免疫的人的血清,则完全可以代替破伤风抗毒素。人体破伤风免疫球蛋白一般只需注射一次,剂量为3 000～6 000 U。

(三)控制和解除痉挛

患者应住单人病室,环境应尽量安静,防止光声刺激。注意防止发生坠床或褥疮。控制和解除痉挛是治疗过程中很重要的一环,如能做好,在极大程度上可防止窒息和肺部感染的发生,减少死亡。

1. 病情较轻者,使用镇静剂和安眠药物,以减少患者对外来刺激的敏感性。但忌用大剂量,以免造成患者深度昏迷。用安定(5 mg口服,10 mg静脉注射,每日3～4次)控制和解除痉挛,效果较好。也可用苯巴比妥钠(0.1～0.2 g,肌内注射)或10%水合氯醛(15 ml口服或20～40 ml直肠灌注,每日3次)。

2. 病情较重者,可用氯丙嗪50～100 mg,加入5%葡萄糖溶液250 ml从静脉缓慢滴入,每日4次。

3. 抽搐严重,甚至不能做治疗和护理者,可用硫喷妥钠0.5 g做肌内注射(要警惕发生喉头痉挛,用于已做气管切开的患者,比较安全),副醛2～4 ml,肌内注射(副醛有刺激呼吸道的副作用,有肺部感染者不宜使用),或肌松弛剂,如氯化琥珀胆碱、氯化筒箭毒碱、三磺秀铵酚、氨酰胆碱等(在气管切开及控制呼吸的条件下使用)。如并发高热、昏迷,可加用肾上腺皮质激素:强的松30 mg口服或氢化可的松200～400 mg,静脉滴注,每日1次。

给予各种药物时,应尽量减少肌内注射的次数,能混合者可混合一次注射,或由静脉滴入;可口服的患者尽量改口服,以减少对患者的刺激。

(四)防治并发症

补充水和电解质,以纠正强烈的肌痉挛、出汗及不能进食等所引起的水与电解质代谢失调,如缺水、酸中毒等。对症状较轻的患者,就争取在痉挛发作的间歇期间自己进食。对症状严重、不能进食或拒食者,应在抗痉挛药物的控制下或做气管切开术后,放置胃管进行管饲。也可做全胃肠外营养。

青霉素(80万～100万U,肌内注射,每4～6小时1次)可抑制破伤风杆菌,并有助于其他感染的预防,可及早使用。也可给甲硝唑500 mg,口服,每6小时1

次,或 1 g,直肠内给药,每 8 小时 1 次,持续 7～10 日。据文献报道,甲硝唑对破伤风的疗效优于青霉素。此外,还应保持呼吸道通畅,对抽搐频繁而又不易用药物控制的患者,宜早期做气管切开术;病床旁应备有抽吸器、人工呼吸器和氧气等,以便急救。

(马晋平)

第六节 败血症和脓血症

【概述】

败血症和脓血症都属全身性感染,而以败血症为常见。败血症是指致病菌侵入血液循环,持续存在,迅速繁殖,产生大量毒素,引起严重的全身症状者。一般在患者全身情况差和致病毒力大、数量多的情况下发生,是一种严重情况。败血症通常由一种病原菌引起,但也有由两种或更多种类的病原菌所引起,称为复数菌败血症,在全部的败血症中,其发病率超过 10%。败血症的预后较差,死亡率一般为30%～50%。复数菌败血症的死亡率更高,可达 70%～80%。而脓血症是指局部化脓性病灶的细菌栓子或脱落的感染血栓,间歇地进入血液循环,并在身体各处的组织或器官内,发生转移性脓肿。

菌血症和毒血症并不是全身性感染。菌血症是少量致病菌侵入血液循环内,迅即被人体防御系统所清除,不引起或仅引起短暂而轻微的全身反应。实际上,菌血症较常发生,例如在拔牙、扁桃体切除术和尿道器械检查时,即常有细菌进入血液循环内。但细菌留在血内的时间很短,又不产生全身反应,故不易觉察到菌血症的发生。毒血症则是由于大量毒素进入血液循环所致,可引起剧烈的全身反应。毒素可来自病菌、严重损伤或感染后组织破坏分解的产物;致病菌留居在局部感染灶处,并不侵入血液循环。

败血症和脓血症常继发于严重创伤后的感染和各种化脓性感染,如大面积烧伤、开放性骨折、疖、痈、急性弥漫性腹膜炎、胆道或尿路感染等。常见的致病菌是金黄色葡萄球菌和革兰染色阴性杆菌。进行全胃肠外营养而留置在深静脉内的导管,是引起败血症的一个原因。而在使用广谱抗生素治疗严重化脓性感染的过程中,也有发生真菌性败血症的危险。

临床上,败血症、脓血症和毒血症多为混合型,难以截然分开。如败血症本身就已包含毒血症。而败血症与脓血症可同时存在,称为脓毒败血症。

【病理生理】

尽管有时局部感染较严重,只要进入血液循环的致病菌数量不多,人体的防御系统一般均能将其迅速消灭,不致引起败血症。但在致病菌繁殖快、毒力强大,超过了身体的抵抗力或者在身体抵抗力减低,如年老体衰、婴儿幼童、长期消耗性疾病、营养不良、贫血等时,致病菌才容易在血中生长繁殖,产生毒素,引起败血症和脓血症。局部感染病灶处理不当,如脓肿不及时引流,伤口清创不彻底,留有异物或死腔,亦可引起此种全身性感染。至于长期应用肾上腺皮质激素、抗癌药或其他免疫抑制剂等,能削弱正常的防御功能;广谱抗生素能改变原有的细菌共生状态,使某些非致病菌过分生长繁殖,亦同样是利于败血症发生的因素。

在败血症和脓血症中,人体各组织、器官的病理改变随致病菌的种类、病程和原发感染灶的情况而异。因毒素的作用,心、肝、肾等有混浊肿胀、灶性坏死和脂肪变性;肺泡内出血和肺水肿,甚至肺泡内出现透明膜;毛细血管受损引起出血点和皮疹。致病菌本身可特别集中于某些组织,造成脑膜炎、心内膜炎、肺炎、肝脓肿、关节炎等。网状内皮系统和骨髓反应性增生,致脾肿大和周围血液中白细胞计数增多。感染严重而病程较长的患者,肺、肾、皮下组织和肌肉等可发生转移性脓肿或血管感染性栓塞。人体代谢的严重紊乱又能引起水、电解质代谢失调,酸中毒和氮质血症等。微循环受到影响,则导致感染性休克。

【临床表现】

败血症、脓血症和毒血症的临床表现有许多相同之处:①起病急,病情重,发展迅速,体温可高达 40~41 ℃。②头痛、头晕、食欲不振、恶心、呕吐、腹胀、腹泻、大量出汗和贫血。神志淡漠、烦躁、谵妄和昏迷。③脉搏细速、呼吸急促。肝、脾可肿大。严重者出现黄疸、皮下瘀血。④白细胞计数明显增高,一般在 $20\sim30\times10^9/L$ 以上,左移、幼稚型增多,出现毒性颗粒。⑤代谢失调和肝、肾损害,尿中常出现蛋白、管型和酮体。⑥病情发展,可出现感染性休克。然而,它们更有一些不同的临床表现,可借此做出鉴别。

败血症:一般起病急骤,在突然的剧烈寒战后,出现高达 40 ℃ 的发热。因致病菌在血液中持续存在和不断繁殖,高热每日波动在 0.5~1 ℃ 左右,呈稽留热。眼结膜、黏膜和皮肤常出现瘀血点。血液细菌培养常为阳性,但由于抗生素的应用,有时可为阴性。一般不出现转移性脓肿。

脓血症：也是突然的剧烈寒战后发生高热，但因细菌栓子间歇地进入血液循环，寒战和高热的发生呈阵发性，间歇期间的体温可正常，故呈弛张热，病程多数呈亚急性或慢性。自第2周开始，转移性脓肿可不断出现。转移性脓肿多发生在腰背及四肢的皮下或深部软组织内，一般反应轻微，无明显疼痛或压痛，不易引起患者注意。如转移到其他内脏器官，则有相应的临床症状。肺部脓肿有恶臭痰，肝脓肿时肝大压痛、膈肌升高等。在寒战高热时采血送细菌培养常为阳性。

毒血症：高热前无寒战，脉搏细速比较明显，早期即出现贫血。血和骨髓细菌培养均为阴性。

近年来，多有统称全身性感染为败血症的，并且根据致病菌而分为三大类型：革兰染色阳性细胞败血症、革兰染色阴性杆菌败血症和真菌性败血症。

1. 革兰染色阳性细胞败血症　主要致病菌是金黄色葡萄球菌，它的外毒素能使周围血管麻痹、扩张。多见于严重的痈、急性蜂窝织炎、骨与关节化脓症时，有时也发生在大面积烧伤感染时。临床特点：一般无寒战，发热呈稽留热或弛张热。患者面色潮红，四肢温暖，常有皮疹、腹泻、呕吐，可出现转移性脓肿，易并发心肌炎。发生休克的时间较晚，血压下降也慢，但患者多呈谵妄和昏迷（表1-1）。

表1-1　革兰染色阳性细菌与革兰染色阴性杆菌败血症的鉴别

	革兰染色阳性细胞败血症	革兰染色阴性杆菌败血症
主要致病菌（毒素）	金黄色葡萄球菌（外毒素）	大肠杆菌、绿脓杆菌、变形杆菌（内毒素）
常见原发病	痈、急性蜂窝织炎、骨与关节化脓症、大面积烧伤感染	胆道、尿路、肠道感染、大面积烧伤感染
寒战	少见	多见
热型	稽留热或弛张热	间歇热，严重时体温低于正常
皮疹	多见	少见
谵妄、昏迷	多见	少见
四肢厥冷、紫绀	少见	多见
少尿或无尿	不明显	明显
感染性休克	发生晚，持续短，血压下降慢	发生早，持续长
转移性脓肿	多见	少见
并发心肌炎	多见	少见

2. 革兰染色阴性杆菌败血症　常为大肠杆菌、绿脓杆菌、变形杆菌所引起,多见于胆道、尿路、肠道和大面积烧伤感染时。但有时也可由克雷伯菌、肠杆菌、沙雷菌、拟杆菌等所造成。它们的内毒素可以引起血管活性物质的释放,使毛细血管扩张,管壁通透性增加,血管淤滞循环内,并形成微血栓,以致循环血量减少,细胞缺血、缺氧而发生感染性休克。临床特点:一般以突然寒战开始,发热呈间歇热,严重时体温不升或低于正常。有时白细胞计数增加不明显或反见减少。休克发生早,持续时间长。患者四肢厥冷,出现紫绀,少尿或无尿,多无转移性脓肿(表1-1)。

3. 真菌性败血症　常见致病菌是白色念珠菌。往往发生在原有细菌感染经广谱抗生素治疗的基础上,故发生时间较晚。总的说来,其临床表现酷似革兰染色阴性杆菌败血症。患者突然发生寒战、高热($39.0\sim40$ ℃),一般情况迅速恶化,出现神志淡漠、嗜睡、血压下降和休克。少数患者尚有消化道出血。大多数患者的周围血有白血病样反应,出现晚幼粒细胞和中幼细胞,白细胞计数在25×10^9/L。

【诊断要点】

根据在原发感染灶的基础上出现典型的败血症或脓血症的临床表现,一般即可初步做出诊断。并可根据原发感染灶的性质和一些特征性症状来判断是哪一类型的败血症,例如早期即有紫绀、低血压、腹胀、少尿等,往往提示为革兰染色阴性杆菌败血症或真菌性败血症。但在原发病灶隐蔽或临床表现不典型时,诊断有时可发生困难或延误。因此,对一些临床表现如畏寒、发热、贫血、脉搏细速、低血压、腹胀、黏膜皮肤瘀血点、神志改变等,不能用原发病来解释时,即应提高警惕,密切观察和进一步检查,以免漏诊败血症。

对临床诊断为败血症或怀疑为败血症的患者,应作血和脓液的细菌培养检查。如果所得的细菌相同,则诊断可以确立。但很多患者在发生败血症前已接受抗菌药物的治疗,往往影响到血液细菌培养的结果,对此一次培养很可能得不到阳性结果。故应在一天内连续数次抽血做细菌培养,抽血时间最好选择在预计发生寒战、发热前,可以提高阳性率。必要时,可抽骨髓作细胞培养。对临床表现极似败血症而血液细胞培养多次阴性者,尚应考虑厌氧菌或真菌性败血症的可能。对怀疑有厌氧菌败血症者,可抽血作厌氧性培养。对疑有真菌性败血症者,可作尿和血液真菌检查和培养,并做眼底检查。在真菌性败血症,眼底视网膜和脉络膜上常有小的、白色发亮的圆形隆起。

【预防】

及时处理一切损伤,以免发生感染。化脓性感染及已感染的伤口应积极治疗。

临床诊疗操作及手术均应严格遵守无菌操作规则,勿滥用抗生素和皮质激素。此外,锻炼身体,提高身体素质,增强抵抗力,亦很重要。

【治疗对策】

主要是提高患者全身抵抗力和消灭细菌。

1. 局部感染病灶的处理 及早处理原发感染灶。伤口内坏死或明显挫伤的组织要尽量切除,异物要除去,脓肿应及时切开引流。急性腹膜炎手术处理时,尽可能去除病灶。不能控制其发展的坏疽肢体就迅速截除。留置体内的导管要拔除。

2. 抗生素的使用 应早期、大剂量地使用抗生素。不要等待培养结果。可先根据原发感染灶的性质选用估计有效的两种抗生素联合应用。细菌培养阳性者,要及时做抗生素敏感试验,以指导抗生素的选用。对真菌性败血症,应尽可能停止原用的广谱抗生素或换用对原来化脓性感染有效的窄谱抗生素,并开始全身应用抗真菌的药物。

3. 提高全身抵抗力 严重患者应反复、多次输鲜血,每日或隔日 200 ml;纠正水和电解代谢失调;给予高热量和易消化的饮食;适当补充维生素 B、维生素 C。

4. 对症处理 高热者用药物或物理降温,在严重患者,可用人工冬眠或肾上腺皮质激素,以减轻中毒症状。但应注意人工冬眠对血压有影响,而激素只有在使用大剂量抗生素下才能使用,以免感染扩散。发生休克时,则应积极和迅速地进行抗休克治疗。

(马晋平)

第2章 | 常见体表肿瘤与肿块

一、皮样囊肿

在胚胎发育中少量外胚叶组织遗留于皮肤、黏膜下或深部组织内所形成。囊肿好发于眼睑、眉外侧、鼻根、枕部等处，还可发生于腹部以及纵隔内。

【临床特点】

1. 囊肿呈圆形，柔软无痛。位于皮下层，与皮肤不粘连，位置较深者，可与深筋膜或骨膜粘连而不易推动。

2. 囊壁有皮肤及汗腺、皮脂腺、毛囊等皮肤附属器。囊内容物粥样、浓稠，含有脱落上皮细胞、皮脂或毛发等。

【治疗对策】

手术切除。切除眼角部位的皮样囊肿时应注意有时囊肿与硬脑膜相连。如误伤硬脑膜而未及时处理，则可形成脑脊液漏。

二、皮脂腺囊肿

旧称"粉瘤"。因皮脂腺导管阻塞后内容物潴留所形成。为体表最常见的肿物之一，其内容物似豆渣，并非真性肿瘤。常发生在成人头、面、背或臀部。

【临床特点】

1. 呈圆形、边界清楚，基底可推动，与皮肤粘连，囊性感，中央处有时可见黑色毛囊孔，挤压或破溃后流出白色皮脂。

2. 生长缓慢，无任何症状。并发感染时，囊肿表现和周围有炎性反应，局部疼痛、红肿和触痛，破溃或切开引流有脓性豆渣样内容物，炎症消退后破溃处可愈合，囊肿又重新充盈。

【治疗对策】

手术完全切除囊肿。若手术残留囊壁组织,可再形成囊肿。并发感染时可先抗感染治疗,待炎症消退后再择期手术切除。

三、脂肪瘤

由分化良好的脂肪组织构成。全身任何有脂肪组织的地方均可发生,大多数位于皮下组织内。为局限性肿块。好发于肩、背、臀、腹壁等部位。也有多发性以四肢及背部多见。少数可生长在腹内及腹膜后等部位。

【临床特点】

1. 肿块生长缓慢,无疼痛,呈圆形或扁圆形,质软富弹性,边界清楚,与皮肤不粘连、表面皮肤正常,基底较广泛,有时呈分叶状。

2. 生长于腹内和腹膜后的脂肪瘤主要表现深部肿块。一般术中始可证实。

3. 肩部和颈背部(相当于颈椎隆突处)可发生皮下脂肪增生,致大块脂肪堆积,称纤维脂肪垫,常与肩挑劳动有关。瘤体呈浸润性生长,可发展到筋膜中、肌肉间或肌层间,与正常组织分界不清、质地坚硬。

【治疗对策】

单发的皮下脂肪瘤可行手术切除。切除须彻底以防复发。多发性小脂肪瘤可不处理,因有局限性或可自行消失。纤维脂肪垫可不处理。若肿块过大影响劳动时,可手术切除。由于肿块无包膜、境界不明确,质硬且与皮肤粘连紧密,手术时出血较多应重视。

四、血管瘤

由血管组织构成的一种良性肿瘤,80％属先天性,女性多见。生长缓慢,有人认为这种肿瘤并非真性肿瘤,而是血管发育畸形或血管增生。按血管瘤结构分为三种。

1. 毛细血管瘤 由表浅的毛细血管扩张、迂曲而成(俗称"胎痣")。多见于婴儿,一般生后即有,始为皮肤红点或小红斑,可迅速增大。全身各部位皮肤均可发生,以头面部多见。瘤体呈鲜红或紫红色,大小不一,形态不规则,边界清楚,表面平坦或隆起,压之褪色,释手恢复原状。

早期瘤体小可手术切除,或液氮冷冻。X线外照射、³²P敷贴,或激光治疗,可使毛细血管栓塞、瘤体萎缩。瘤体大、范围广泛者可局部注射或强的松全身治疗,可能限制其扩大。

2. 海绵状血管瘤　由内皮细胞增生构成血管延长扩张并汇集一处而成。多数生长于皮下组织内,也可在肌内、肌间内,少数可在骨或内脏等部位。形态、质地酷似海绵。瘤体由扩张的静脉和血管窦构成,呈暗红或紫蓝色,柔软界清,具有压缩性和膨胀性,无搏动性杂音。可并发出血、感染或溃烂。

小的海绵状血管瘤可用硬化剂(5%鱼肝油酸钠或40%尿素)注射治疗,使其纤维化;或手术切除、冷冻治疗。对瘤体较大的血管瘤实施手术切除时,术前必须充分估计病变范围,行X线血管造影。术中注意控制出血,尽量彻底切除瘤组织预防复发。对无法全部切除者,可配合注射、缝扎或放射治疗。

3. 蔓状血管瘤　由较粗的迂曲管构成,大多数如静脉,也可有动脉或动静脉瘘。常发生在皮下和肌肉内,也常侵入骨组织,范围较大,甚至可超过一个肢体。血管瘤外观有蜿蜒的血管,有明显的压缩性和膨胀性,可听到血管杂音。有时可触及硬结(为血栓和血管周围炎所致)。下肢皮肤可因营养障碍而变薄,着色或破溃出血,累及肌肉群可影响功能,累及骨组织的青少年,肢体可增长、增粗。

应争取手术切除,术前应行血管造影检查,以估计手术范围及手术难度。

（马晋平）

第 **3** 章 | 甲状腺外科疾病

第一节 非毒性甲状腺肿

【概述】

甲状腺肿(goiter)是甲状腺的体积增大,在绝大多数的情况下,甲状腺肿是由病理性因素导致的。根据有无甲状腺功能的改变,甲状腺肿通常可以分为毒性甲状腺肿(甲状腺肿伴有甲状腺功能亢进)和非毒性甲状腺肿。非毒性甲状腺肿又包括自身免疫及炎症引起的甲状腺肿、地方性甲状腺肿和散发性甲状腺肿,以及甲状腺癌。如果没有甲状腺功能亢进或甲状腺功能低下,也不是甲状腺炎或甲状腺癌时,甲状腺功能正常的甲状腺肿被称为单纯性甲状腺肿。

根据流行病学,非毒性甲状腺肿可分为地方性甲状腺肿和散发性甲状腺肿。1986 年泛太平洋健康组织定义的地方性甲状腺肿,是某一地区人群中儿童(6~12岁)的甲状腺肿发病率超过 10%;而在 1994 年,世界卫生组织/联合国儿童基金会/国际控制碘缺乏性疾病委员会(WHO/UNICEF/ICCIDD)认为发病率超过 5%时为地方性甲状腺肿,发病率低于这个水平时为散发性甲状腺肿。地方性甲状腺肿主要是由于患者生活的环境中缺碘,碘摄入不足所致。全世界目前仍有 100 多个国家,超过 15 亿人口生活在碘缺乏地区,我国约有 3.7 亿人口生活在碘缺乏地区。全世界约有 6.5 亿人患地方性甲状腺肿,女性的发病率超过男性。

散发性甲状腺肿是非缺碘地区发生的非毒性甲状腺肿,主要表现为甲状腺弥漫性肿大或结节性肿大,男女发生比例为 1:4,是临床常见的疾病。散发性甲状腺肿的结节与甲状腺腺瘤常难区分,要结合临床表现和病理特征加以鉴别。腺瘤一般为单发,有纤维被膜包裹,是由单个甲状腺细胞的生长发生改变引起,而甲状腺肿常表现为多发结节,由起源不同的富含胶质的滤泡组成,滤泡外无纤维包膜。

从形态学上,非毒性甲状腺肿可以分为弥漫性甲状腺肿和结节性甲状腺肿,结节性甲状腺肿实际上是地方性甲状腺肿和散发性甲状腺肿的晚期表现。

【诊断步骤】

(一)病史采集要点

1. 甲状腺肿大或颈部肿块的大小、性质。甲状腺位于气管的前方,常向外生长,有时甲状腺肿可以包绕、压迫气管、食道,也可以向下发展坠入胸骨后的前纵隔,成为胸骨后甲状腺肿(intrathoracic or substernal goiters),即继发性胸骨后甲状腺肿,发生于胸内迷走甲状腺组织的原发性胸骨后甲状腺肿相当罕见。继发性胸骨后甲状腺肿绝大多数可以经颈部切口切除,但原发性胸骨后甲状腺肿的切除,需要开胸。

2. 甲状腺肿是否存在多年、近期有无大小的变化很重要,因为甲状腺肿块在短期内出现或迅速增大提示恶性病变的可能。甲状腺肿通常不痛、缓慢增长,如有甲状腺结节囊内出血时,可出现疼痛、且肿块明显肿大。

3. 是否有压迫症状,此为重要的临床表现,一般在病程的晚期出现,但可以出现在胸骨后甲状腺肿的早期。

(1)甲状腺肿压迫气管时,可以无症状,也可以出现喘鸣、呼吸困难、咳嗽等较重的症状。在气管已受压迫而狭窄时,结节囊内出血或发生支气管炎可使呼吸困难症状加重。

(2)甲状腺肿向后生长,可压迫食管,引起吞咽困难,但食管位置较靠后,一般不易受压。

(3)单侧喉返神经受压可引起声带麻痹、声音嘶哑,双侧喉返神经受压可引起呼吸困难。喉返神经受压症状可为一过性,也可为永久性。出现喉返神经受压的表现,要高度警惕恶变可能。

(4)巨大甲状腺肿,尤其是胸骨后甲状腺肿可压迫颈静脉、锁骨下静脉甚至上腔静脉,引起面部浮肿,颈部和上胸部的浅静脉扩张。

(5)膈神经和颈交感神经链也可受压,膈神经受压可引起呃逆、膈膨升,颈交感神经链受压可引起 Horner's 综合征,但膈神经和颈交感神经链受压较少见。疝块的出现是否伴有局部胀痛和肠梗阻症状,以及泌尿系统和消化道症状。

(二)体格检查要点

1. 一般情况　发育、营养、体重、精神、血压和脉搏。

2. 局部检查　体格检查时,肿大的甲状腺表面光滑、质软、随吞咽上下活动,无震颤及血管杂音。甲状腺的结节性肿大一般不对称,有多个结节,多个结节可聚集在一起,表现为颈部肿块。结节大小和质地不等、位置不一。

(三)辅助检查要点

1. 实验室检查

(1)血常规。

(2)甲状腺功能实验室检查对甲状腺疾病的诊断有重要意义,因为甲状腺肿可伴有临床型或亚临床型甲减,也可伴临床型或亚临床型甲亢。不了解甲状腺功能状态,有可能导致治疗错误。地方性甲状腺肿患者一般血清 TSH 水平升高,T_4 水平下降,T_3 水平正常或升高,T_3/T_4 的比值升高,Tg 水平升高,摄^{131}I 率升高。严重地方性甲状腺肿患者血清 T_4、T_3 水平下降,表现为甲减。散发性甲状腺肿患者一般血清 TSH、T_3、T_4 水平正常,摄^{131}I 率正常或升高。地方性甲状腺肿与散发性甲状腺肿晚期自主功能形成时,血清 TSH 水平下降,FT_4 水平升高,或 FT_4 水平正常而 FT_3 水平升高。

(3)免疫学检查血清 TPOAb、TgAb 一般为阴性。少数 TPOAb、TgAb 阳性的病例,提示其发病可能与自身免疫反应有关,另外,可提示其将来发生甲减的可能性较大。

(4)尿碘/尿肌酐　在缺碘地区可检测尿碘/尿肌酐的比值,以判断缺碘的程度。

2. 颈部 X 线检查　对病程较长,甲状腺肿大明显或有呼吸道梗阻症状或胸骨后甲状腺肿的患者应摄气管 X 线片,以了解有无气管移位、气管软化,并可判断胸骨后甲状腺肿的位置及大小。

(四)进一步检查项目

1. 颈部超声　颈部 B 超检查,是诊断甲状腺肿最可靠的方法,在甲状腺肿的诊断中应常规进行。B 超能检测出 2~4 mm 的小结节,体检发现成人甲状腺结节的发生率为 4%~7%,而 B 超检查发现成人近 70% 有甲状腺结节。B 超检查时,应测量甲状腺体积,观察有无结节,是单发结节还是多发结节,是囊性结节还是实质性结节,高回声还是低回声,有无钙化,边界是否清晰等。借助 B 超定位还可进行细针穿刺细胞学检查。

2. 核素显像　核素显像可以评价甲状腺形态及甲状腺结节的功能,结节性甲状腺肿可见温结节或冷结节。如果怀疑是高功能腺瘤，应该进行核素显像，以便发现"热结节"。B超的广泛应用，核素显像已较少进行。

3. 颈部CT和MRI　颈部CT或MRI并不能提供比B超更多的信息，且价格较高，但对于胸骨后甲状腺肿有较高的诊断价值。

4. 呼吸功能检测　巨大甲状腺肿或胸骨后甲状腺肿应行肺功能检测，以评价气道受压的情况。

5. 细针穿刺细胞学检查　细针穿刺细胞学检查(fine-needle aspiration, FNA)较之粗针或空芯针穿刺检查，减少了穿刺的损伤或出血等并发症，是术前评价甲状腺结节的最有效的方法，在B超引导下穿刺更为准确，敏感性为65%～98%，特异性为72%～100%。FNA的好处之一是可以避免并非一定要施行的良性甲状腺结节的外科手术，好处之二是替代术中的冰冻切片病理检查，节省手术时间。但结节性甲状腺肿患者不需要常规行FNA。

【诊断对策】

(一)诊断要点

1. 甲状腺肿分级　甲状腺肿分级标准(WHO,1994年)。0级：无甲状腺肿，甲状腺看不到、触不到；1级：甲状腺增大引起的颈部肿块，可以触及，但在颈部正常体位时看不到，吞咽时肿块上移；2级：在颈部正常体位也能看到颈部肿块，与触诊发现的甲状腺增大相符。

2. 甲状腺功能的评价　单纯性甲状腺肿的甲状腺功能正常，血清 T_3、T_4 水平正常。甲状腺功能状态有时在临床上难以评价，因为有些甲亢患者，尤其是老年人，临床表现轻微或不典型。检测血清 T_3、T_4 水平虽可评估甲状腺功能，但甲状腺功能正常的老年人血清 T_3 水平可下降。血清 TSH 水平是反映甲状腺功能的最好指标，亚临床甲亢基础血清 TSH 水平下降，TSH 对 TRH 的反应下降。

(二)临床类型

1. 根据非毒性甲状腺肿的致病因素，可分为：

(1)碘缺乏性甲状腺肿　环境中充足的外源性碘供给是维持甲状腺正常功能的必要条件。在生理条件下，碘进入甲状腺，在甲状腺过氧化物酶催化下氧化为活性碘，然后碘化甲状腺球蛋白的酪氨酸残基，经过分子内偶联生成有生物学活性的三碘甲状腺原氨酸(T_3)和四碘甲状腺原氨酸(甲状腺素，T_4)，最后甲状腺球蛋白裂解，释放和分泌出 T_3、T_4。

正常情况下，成人每天需要 $100～300\ \mu g$ 碘以维持碘平衡，鱼和海产品是高碘食物,牛奶、鸡蛋、肉中含碘很少,而大多数水果和蔬菜中几乎不含碘。食物中的碘含量因地区、季节和烹饪方式的不同而有很大差异,饮用水中的碘含量太低,不能作为碘的供应源。评价食物中碘含量的方法是检测尿排出的碘,在非地方性甲状腺肿的流行区域,尿碘的排出量高于 $100\ \mu g/d$,而在地方性甲状腺肿的流行区域,人尿碘的排出量低于 $50\ \mu g/d$。

当甲状腺激素的合成减少时,血清甲状腺激素水平下降,将反馈性刺激垂体分泌 TSH 增加,TSH 升高后,刺激甲状腺细胞增生、肥大,增加甲状腺激素的分泌,以弥补甲状腺激素的合成,维持甲状腺激素的正常水平,这个过程持续下去即会产生甲状腺肿。缺碘地区的人群血清 TSH 水平升高,但波动范围较大,而且与甲状腺肿的发生没有线性相关,提示甲状腺对 TSH 的敏感性是决定甲状腺肿发生的一个重要因素。

除了 TSH 在地方性甲状腺肿的发生中起着重要作用外,其他如生长激素、胰岛素样生长因子、表皮生长因子、纤维生长因子、转化生长因子-β_1、肝细胞生长因子、血管内皮生长因子、胎盘来源生长因子、内皮素、可的松、单磷酸鸟苷等可能也在地方性甲状腺肿的发生中起着一定的作用。

地方性甲状腺肿是碘摄入不足导致的适应性疾病,当碘摄入低于正常水平时,机体可通过调节甲状腺功能来维持甲状腺激素的适量分泌。这种适应性变化同时也引起形态学的改变,即甲状腺肿,但对于巨大的甲状腺肿,不能再认为是一种适应性变化,因为巨大甲状腺肿反而降低甲状腺激素的合成。地方性甲状腺肿病理生理变化包括 TSH 的刺激增加和摄碘能力提高。

机体缺碘使甲状腺激素合成减少,可反馈性引起垂体分泌 TSH 增加。在缺碘地区,不管是否患有甲状腺肿,人群血清 TSH 水平都有不同程度的升高,且血清 TSH 水平与甲状腺肿的程度不成比例。

机体对缺碘发生适应性变化是提高摄碘能力,摄入的外源性碘大量积聚在腺体内,使甲状腺直接释放的碘以及甲状腺激素降解产生的碘再利用效率提高。摄碘能力提高的机制有 TSH 刺激碘泵和非 TSH 依赖性细胞膜摄碘增加,包括甲状腺钠-碘共同转运。机体维持正常碘供应的前提是尿碘排出量与碘摄入水平相一致,以及甲状腺内的碘积聚达到一定的数量。正常情况下人体摄入 $100\ \mu g$ 碘/天,甲状腺激素降解产生碘约 $100\ \mu g/d$,共有 $200\ \mu g$ 碘可供机体利用,甲状腺摄取其中 $100\ \mu g$ 碘(摄^{131}I 率为 $100\ \mu g/200\ \mu g = 50\%$),另 $100\ \mu g$ 碘从尿中排出。如碘摄入为 $50\ \mu g/d$,每天有 $150\ \mu g$ 碘可供机体利用,甲状腺摄取其中 $100\ g$ 碘,以维持甲状腺激素正常合成(摄^{131}I 率为 $100\ \mu g/150\ \mu g = 66.7\%$),另外 $50\ \mu g$ 碘从尿中排出。因此,缺碘引起地方性甲状腺肿的特征性病理生理变化为甲状腺摄^{131}I率升高,尿碘排出量下降。

缺碘时甲状腺内碘的分布也发生改变,表现为低碘化合物(一碘酪氨酸,T_3)增多而高碘化合物(二碘酪氨酸,T_4)减少,一碘酪氨酸/二碘酪氨酸、T_3/T_4的比值上升与甲状腺内碘缺乏程度密切相关,而且二碘酪氨酸/T_4的比值上升可能因甲状腺内偶联反应效率下降。缺碘时TSH与甲状腺激素的改变,可能是成人血清TSH水平上升,T_4水平下降,T_3水平上升,T_3/T_4比值上升是机体对碘缺乏发生的适应性改变,因为T_3的生物学活性是T_4的4倍,而合成T_3的需碘量只有T_4的75%。甲状腺功能正常的甲状腺肿患者血清中甲状腺素结合球蛋白(TBG)水平正常,但患者伴有营养不良时,可能有TBG合成下降,血清甲状腺球蛋白(Tg)水平显著上升,且与血清TSH水平有相关性,血清甲状腺球蛋白抗体(TgAb)、甲状腺过氧化酶抗体(TPOAb)水平较低。

(2)致甲状腺肿物质导致的非毒性甲状腺肿 环境和食物中的一些物质可以引起地方性甲状腺肿,例如,含硫葡萄糖甙的植物,经消化后产生硫氰酸盐和异硫氰酸盐,硫氰酸盐抑制甲状腺内碘的转运及在碘的有机化过程中参与竞争,使甲状腺激素合成下降。硫葡萄糖甙被称为致甲状腺肿素(goiterin)。

(3)高碘性非毒性甲状腺肿 我国部分沿海地区常年饮用含碘高的水、食用高碘海产品以及食用含致甲状腺肿物质的海藻等,碘过多占用过氧化物酶的功能基,影响酪氨酸氧化,使碘的有机化过程受阻,甲状腺激素合成下降,可引起地方性甲状腺肿。

(4)酶缺陷性非毒性甲状腺肿 甲状腺激素合成过程中某些酶的先天性缺陷或获得性缺陷可引起散发性甲状腺肿,如碘化物运输缺陷、过氧化物酶缺陷、去卤化酶缺陷、碘酪氨酸偶联缺陷等。

(5)药物非毒性甲状腺肿 碘化物、氟化物、锂盐、氨基比林、氨鲁米特、磺胺类、保泰松、乙胺碘呋酮、磺胺丁脲、丙基硫氧嘧啶等药物可引起散发性甲状腺肿。毒性甲状腺肿孕妇服用丙基硫氧嘧啶治疗,丙基硫氧嘧啶虽不能透过胎盘屏障,但母体血T_4、T_3水平下降,使胎儿血T_4、T_3水平也随之下降,刺激胎儿TSH水平上升,可发生先天性甲状腺肿。

(6)非毒性甲状腺肿 甲状腺素需要量增加导致的非毒性甲状腺肿在青春发育期或妊娠期,机体对于甲状腺激素的需要量增加,甲状腺激素的合成相对不足,可发生单纯性甲状腺肿。

(7)TSH类似物质和生长因子导致的非毒性甲状腺肿 在散发性甲状腺肿患

者体内,可检测到甲状腺生长刺激抗体(growth-stimulating Abs)、甲状腺刺激多肽(thyroid-stimulating peptides),这些物质有类似 TSH 的作用,但不依赖 TSH 受体。另外,一些生长因子可能参与散发性甲状腺肿的发生和发展,如胰岛素样生长因子-1(IGF-1)、成纤维细胞生长因子(FGF)、转化生长因子-β(TGF-β)、表皮生长因子(EGF)、血管生成因子、内皮素(endothelin, ET)、肝细胞生长因子(HGF)等。

(8)自身免疫性非毒性甲状腺肿　散发性甲状腺肿组织可表达 HLA-DR 抗原,表达 HLA-DR 抗原的上皮细胞可以自身递呈抗原,激发自身免疫反应,产生自身抗体,这些自身抗体具有刺激甲状腺细胞生长的作用。

2. 根据甲状腺肿的形态,可分为弥漫性和结节性。

甲状腺肿的早期均表现为弥漫性甲状腺肿,继而发生的病程经过可能是甲状腺肿退缩,也可能逐渐增大并发展为结节性甲状腺肿,甚至发生甲状腺功能的改变,成为功能自主性。甲状腺激素的分泌不依赖于 TSH,患者逐渐出现亚临床型甲亢,最后发展为明显的甲状腺功能亢进症。

(1)甲状腺生长　非毒性甲状腺肿甲状腺体积增大主要是甲状腺滤泡细胞过度增生,甲状腺肿组织 DNA 总量与甲状腺重量呈正相关,而间质和胶质的增加对甲状腺肿的生长影响不大。甲状腺体积与患者的年龄、病程的长短呈正相关。

(2)结节形成　甲状腺结节的形成主要是由于各个甲状腺滤泡细胞对 TSH 等多种生长刺激因子的反应存在异质性。正常甲状腺同一滤泡内各个细胞对 TSH 生长刺激的敏感性变异较大,少数细胞在无 TSH 的状况下也有自主复制的能力,但绝大多数细胞只有在 TSH 存在的状况下才能复制,而且各个细胞复制所需的 TSH 水平不同。在较低水平 TSH 的刺激下,只有对 TSH 高度敏感的细胞才能复制,随着 TSH 刺激强度的增加及刺激时间的延长,越来越多的细胞开始复制,只有在高水平 TSH 刺激的状态下,大多数滤泡细胞才能开始复制。

在结节性甲状腺肿发生过程中,对刺激因子较敏感的一部分滤泡细胞进入有丝分裂周期,产生新的滤泡细胞,这些滤泡细胞继承了父代细胞的高生长潜力,并不断传给下一代细胞,这些具有高生长潜力的成簇滤泡细胞,在甲状腺内分布不均匀,形成甲状腺结节。另一方面,血管扩增是甲状腺结节发展过程中不可或缺的因素,但新生的毛细血管网不能充分满足甲状腺结节发展的需要,结果是甲状腺肿组织内的一些区域发生出血、坏死,坏死组织被肉芽组织取代,最后纤维化、瘢痕形成和钙化,因而结节状增生的甲状腺实质中出现交织的结缔组织纤维网,进一步形成肉眼可见的结节。

（3）自主功能形成　在正常甲状腺中，同一滤泡内的各个细胞不仅有生长异质性，还有功能异质性。一些滤泡细胞合成碘化甲状腺球蛋白的活性强，而另一些细胞可能活性较弱。因为正常的甲状腺内只有一小部分滤泡细胞含有钠-碘共转运体，而且同一滤泡的各个细胞内部活性也有很大差异。由于每个滤泡都是作为一个整体，甲状腺球蛋白合成及细胞内活性可通过调节而保持平衡，因此，大多数滤泡的体积相差不大。但是结节性甲状腺肿的滤泡之间，甲状腺球蛋白合成及细胞内活性失去平衡，滤泡体积差异较大。而且当功能强大滤泡细胞在甲状腺肿发生过程中细胞数量增加，特别是这类细胞具有高复制能力时，细胞数量增加更明显，非毒性甲状腺肿患者即可能发生亚临床甲亢，最后发展为明显的继发性甲亢，此时，患者血清 TSH 水平可下降至正常或低于正常。

（三）鉴别诊断要点

1. 桥本甲状腺肿（慢性淋巴细胞性甲状腺炎）　甲状腺双侧或单侧弥漫性小结节状或巨块状肿块，质地较硬，TPOAb、TgAb 阳性，有助于与非毒性甲状腺肿鉴别。FNA 可确诊。

2. Riedel's 甲状腺炎（慢性纤维性甲状腺炎）　甲状腺无痛性肿块，质地坚硬，固定，FNA 意义不大，需手术活检确诊。

3. 甲状腺瘤　甲状腺单发性肿块，质韧，与非毒性甲状腺肿的单发结节难以鉴别，FNA 有助于鉴别。

4. 甲状腺癌　甲状腺单发性肿块，质硬，髓样癌伴有血清降钙素水平升高，病理学检查可确诊。

【治疗对策】

（一）治疗原则

大多数结节性甲状腺肿患者的甲状腺功能正常，甲状腺肿不明显，甲状腺结节不大，并不需要治疗。治疗的对象是甲状腺肿大明显的患者，方法有补碘、TSH 抑制治疗、放射性^{131}碘治疗、手术治疗等。但何谓理想治疗方法，迄今为止并无定论，临床医生的意见也不统一。例如，美国甲状腺学会（american thyroid association，ATA）在 2002 年，欧洲甲状腺学会（european thyroid association，ETA）在 2000 年分别对其会员进行问卷调查，设定一个 42 岁的女患者，甲状腺中度肿大 3～5 年，无家族史，发现无放射线照射史，无甲状腺功能异常，颈前区无疼痛，无压痛，但有中等度的颈部不适。分析问卷调查结果时发现，选择手术治疗的占 10%/8%（ETA/ATA），选择放射性治疗的占 6%/2%，选择 TSH 抑制治疗的占 50%/

52%,选择补碘治疗的占 4%/1%,选择不治疗的占 30%/37%。

(二)治疗方案

1. 非手术治疗

(1)补碘　补碘是最有效的防治地方性甲状腺肿的方法,包括碘预防和碘治疗,加碘盐是最简单有效的补碘方法,全世界已有近百个国家立法应用加碘盐,我国也在 1994 年制订了应用加碘盐的法规。由于大力推广加碘盐,美国、澳大利亚、英国和一些北欧国家已基本根除了地方性甲状腺肿。对于已患地方性甲状腺肿的儿童或成人,靠加碘盐补碘还不够,应加上碘化钾片剂口服。地方性甲状腺肿患者经碘治疗 1 年后,甲状腺体积可减少 38%。甲状腺体积减少主要发生于年轻的弥漫性甲状腺肿患者,对于年老、病程较长的结节性甲状腺肿患者疗效较差。碘治疗过程中血清 TSH、T_3 水平保持稳定,血清 T_4 水平上升,Tg 水平下降。

补碘的主要副作用是引起碘甲亢,不论是碘预防还是碘治疗都有可能发生。碘甲亢的发生与补碘的量有关,突然补碘,引起急性碘负荷过高,监控补碘量,可减少碘甲亢的发生,但不能完全避免碘甲亢的发生。补碘可诱导甲状腺自身免疫反应的发生。甲状腺自身免疫反应的发生率与补碘剂量有相关性。碘诱导的自身免疫反应的发生机制目前尚不清楚。补碘是否会引起甲状腺癌,目前尚有争论。

(2)TSH 抑制治疗　口服甲状腺素片(T_4)或 L-T_4,反馈性抑制垂体分泌 TSH,可以抑制甲状腺增生,减小甲状腺体积,防止甲状腺进一步增大。TSH 抑制治疗前,应检测血清 TSH 水平,若血清 TSH<0.1 mU/L,提示有亚临床甲亢,不应行 TSH 抑制治疗。TSH 抑制治疗对于弥漫性地方性甲状腺肿疗效较好,可使 60% 的患者甲状腺体积缩小甚至恢复正常。结节性甲状腺肿对 TSH 抑制治疗的反应较差,且外源性 T_4 加上自主功能性结节分泌的 T_3、T_4,可引起甲亢。长期 TSH 抑制治疗可引起房颤和骨矿物质丢失,因此,老人及绝经后妇女应慎用。TSH 抑制治疗的过程中,应常规检测血清 TSH 水平,将血清 TSH 水平抑制在正常范围的低限水平,以免发生甲亢和骨质丢失。

TSH 抑制治疗持续时间目前尚无定论,因有发生房颤和骨质疏松的可能,抑制治疗的时间一般为 2 年,或者在甲状腺体积缩小后逐渐减少 L-T_4 的剂量。

(3)穿刺抽吸或注射无水酒精　对于囊性结节可行穿刺抽吸或注射无水酒精,也能起到使结节退缩的疗效。

2. 放射性碘(^{131}I)治疗　^{131}I 也是治疗地方性甲状腺肿的有效方法,能使甲状腺体积缩小 40%~60%,^{131}I 治疗可替代手术治疗,特别适用于有手术禁忌证的患者,在欧洲应用较多,在美国则主要应用于毒性甲状腺肿的治疗。^{131}I 治疗可发生永久性甲减。

3. **手术治疗** 对于结节性甲状腺肿,手术治疗可以迅速解除局部压迫症状,有美容的效果,并能明确病理诊断,因此,手术治疗有着别的治疗方法不可替代的优势。

(1)手术适应证

1)巨大甲状腺肿,影响生活、工作和美观;

2)巨大甲状腺肿压迫气管、食管或喉返神经者;

3)胸骨后甲状腺肿;

4)结节性甲状腺肿不能排除恶变者,包括单发结节、质硬结节、近期增长迅速的结节、颈部 X 线检查示沙粒样钙化;

5)继发性甲亢;

6)弥漫性或结节性甲状腺肿,TSH 抑制治疗 6～12 个月,甲状腺肿大无明显缩小,甚至进一步增大者。

(2)手术禁忌证

1)轻度地方性甲状腺肿患者;

2)儿童期、青春期、妊娠期患者;

3)合并重要脏器严重器质性疾病患者。

(3)常用的手术方式有甲状腺部分切除术、甲状腺次全切除术和甲状腺叶全切除术等。

1)弥漫性甲状腺肿一般采用甲状腺次全切除术。

2)单个结节为主的甲状腺肿结节直径小于 3 cm,可行腺叶部分切除术,切除范围应包括结节周围 1 cm 后的正常甲状腺组织;结节直径大于 3 cm,应行腺叶次全切除术或腺叶全切除术。术中疑有恶变者,需行快速病理检查,如为恶性,则行全甲状腺或一侧叶甲状腺全切除、对侧叶次全切除术。

3)多结节性甲状腺肿行双侧甲状腺叶次全切除术或全甲状腺叶切除术、近全甲状腺切除术。但是,对多结节性甲状腺肿应采取何种手术方式仍有争议。有人支持甲状腺次全切除术,因为甲状腺次全切除术较之甲状腺叶全切除术,术后并发症的发生率较低;也有人主张甲状腺叶全切除术,理由是如果由有经验的甲状腺外科医师施行甲状腺叶全切除术,术后喉返神经损伤、甲状旁腺损伤的发生率并不高,与甲状腺次全切除术相仿。而且 40% 的结节分布在甲状腺叶背面部分,甲状腺次全切除术无法完全切除病变,导致术后复发率较高,如术后复发的患者再行手术,术后喉返神经损伤、甲状旁腺损伤的发生率要升高 10 倍左右。最后,不论是可触及的结节还是不能触及的结节,都有恶变的可能,两者恶变的几率差不多,约4%~6%,因此,甲状腺次全切除术有可能会遗漏潜在的恶变病灶。

应该强调的是,无论如何,首次的甲状腺手术时,仅仅剔除单个明确肿大的甲状腺结节是不可取的。

4)胸骨后甲状腺肿绝大多数是颈部甲状腺肿的延续,应手术切除,绝大多数可通过颈部领状切口切除,仅极少数需劈开胸骨后切除。

5)术后复发的结节性甲状腺肿的手术指征也如上述,但残余的甲状腺切除有时相当困难,并发症的发生率高,手术可采用侧方入路,以便解剖及减少并发症。必要时,可以仅仅切除产生压迫症状,或怀疑恶变的甲状腺结节。因为甲状旁腺损伤或喉神经损伤对患者生活质量的影响可能更大。

(4)术后处理 甲状腺叶全切除术后应予小剂量 L-T$_4$ 激素替代治疗;甲状腺次全切除术后应予较高剂量的 L-T$_4$ 抑制治疗,较高剂量 L-T$_4$ 抑制治疗不能完全预防术后复发,只能减少术后复发的几率。治疗期间应检测血清 TSH 水平,前者维持血清 TSH 水平在正常范围,后者抑制血清 TSH 水平到正常范围的下限水平。

【术后观察及处理】

(一)一般处理

1. 卧位甲状腺术后,患者可取平卧位或半坐卧位。

2. 手术后第 2 天可以下床活动。

3. 术后第 2 天可以进食而不再补液,多数情况下,不需要再继续使用抗生素。

(二)并发症的观察及处理

1. 术后伤口出血 甲状腺术后伤口出血有时是致命的并发症,除了在手术中认真、彻底的止血外,术后要严密观察伤口的引流量,并进行相应的处理。

2. 喉返神经损伤 造成喉返神经损伤的因素较多,观察喉返神经损伤是否发生,也是甲状腺手术后需要重视的并发症。

3. 甲状旁腺损伤 甲状旁腺损伤是甲状腺手术后较为严重的并发症。暂时性的甲状旁腺损伤经过短期的补充钙剂治疗后,大多可以较快恢复。永久性甲状旁腺损伤需要长期补充钙剂和维生素 D 的制剂,以缓解低血钙导致的临床症状。

【疗效判断及处理】

对非毒性甲状腺肿的患者进行甲状腺手术后,就恢复颈部的形态、减小甲状腺的体积而言,疗效是确切的,但有一定数量的复发率。术后应予小剂量 L-T$_4$ 激素替代治疗或抑制治疗,维持血清 TSH 水平在正常范围,虽不能完全预防术后复发,但有助于减少术后复发的几率。治疗期间应检测血清 TSH 水平。

【出院后随访】

1. 出院时带药,大多数患者在甲状腺次全切除术后,甲状腺体积明显减少,将出现甲状腺功能低下的情形。因此,出院时应带小剂量 L-T$_4$ 激素,如口服优甲乐 50 μg,qd。

2. 定期门诊检查,出院后至少 2 周内要返院门诊就医,检查伤口愈合情况,了解甲状腺功能,应监测血清 TSH 水平,根据血清 TSH 水平决定继续进行 L-T$_4$ 激素的替代治疗还是抑制治疗,调整 L-T$_4$ 的剂量。

3. 如发生手术导致的并发症,可在门诊进行相应的处理。

（李晓曦）

第二节　甲状腺功能亢进症

【概述】

甲状腺功能亢进症(简称甲亢)是内分泌疾病极为常见的病,发病率在0.5%～1%,但随着社会的快速前进步伐,由于工作的繁忙,精神的压力和思想负担,可以说目前的发病率有所增加。

甲亢可发生任何年龄,甚至婴儿亦可发生,但最多见于 20～40 岁的年龄,尤多见于女性患者。

症状的产生主要由于甲状腺内或甲状腺外的多种原因引起的甲状腺激素(thyroxine)增多,而进入血循环中,产生一系列的症状,包括心血管循环系统、消化系统、女性的生殖系统或眼症状。

【临床类型】

目前分类多根据其发生的原因而定。不论在国内或国外基本已统一其分类方法。在病理学上的分类亦然。

包括：甲状腺性甲亢、垂体性甲亢、妇产科疾病引起甲亢、新生儿及儿童甲亢及医源性甲亢。

然而有关外科治疗的疾病主要是甲状腺性甲亢。其中有：

1. 毒性弥漫性甲状腺肿（Graves 病）。

2. 毒性结节性甲状腺肿（结节性甲状腺功能亢进，Plummer 病）。

3. 碘甲亢（Job-Basedow 病）。

4. 甲状腺炎性甲亢。

5. 甲亢与癌。

毒性弥漫性甲状腺肿及毒性结节性甲状腺肿远较其他类型引起的甲亢多见。

一、毒性弥漫性甲状腺肿

【概述】

弥漫性甲状腺肿并发甲亢（Graves 病）又称毒性弥漫性甲状腺肿、突眼性甲状腺肿、原发性甲亢、Basedaw 病等，是临床上最常见的甲状腺毒症伴甲亢疾病。病理表现为甲状腺弥漫性肿大，腺体内血管增多、扩张，腺组织内有弥漫性淋巴细胞浸润。甲状腺滤泡上皮增生，滤泡壁细胞多呈高柱状，高尔基体肥大，线粒体增多。此外，可伴有眼球后结缔组织增多，胫前对称性积液性水肿，以及骨骼肌和心肌内淋巴细胞与浆细胞浸润，肝细胞发生局灶性坏死等。

Graves 病是一种自身免疫性疾病，关于其病因至今尚未完全阐明。但近年来的研究已证实，对甲状腺抗原起免疫反应的甲状腺自身抗体，尤其是 TSH 受体自身抗体（TRAb）在该病发病中起重要作用。

【诊断步骤】

（一）病史采集要点

1. 可发生在各个不同年龄组，但以 20～40 岁最为多见。男女均可发生，女性比男性多见，其发病比例为（4～6）：1。

2. 就诊时以颈部肿大、心悸、气促、食欲亢进但消瘦、体重减轻、多汗、怕热、手震颤、手心温湿、情绪易激动、多言等症状为主，但少数的患者则以突眼（双侧或单侧）为主诉。

（二）体格检查要点

1. 一般情况　发育、营养、体重、血压和脉搏。

2. 甲状腺局部检查

(1)甲状腺肿大,绝大部分的患者都有颈前肿大的甲状腺。但约有 1‰～2‰ 甲状腺不肿大,或仅轻度肿大,这多见于较老年的患者,肿大的甲状腺与症状可不一致。有少数的患者肿大的甲状腺位于胸骨后。

(2)弥漫性甲状腺肿大时,两侧叶对称性肿大及(或)峡部肿大。甲状腺可增大至比正常大数倍之多。巨大的上极可及下颌骨,下极可达双侧的锁骨。腺体表面未经治疗者,表面光滑,质地柔软,然而,若患者在起病后,曾服过多的含碘食物或药物,则甲状腺的质地变得硬实,表现好像是慢性甲状腺似的。

(3)绝大部分的患者 70%～80% 由于甲状腺的血流量增加,触摸腺体,可有震颤的感觉,双侧上极可有收缩期如吹风样的杂音。当经治疗好转则杂音及震颤减弱或消失。

3. 神经精神系统的改变

(1)甲亢患者发现多易激动及动作较多,精神不集中。

(2)手震颤试验常呈阳性,也可发生全身性肌肉震颤。

(3)重症患者,或在有其他器官急性感染,则精神症状更为明显。

4. 眼部体征

(1)良性突眼症 良性突眼症表现上眼睑向上后缩是由于提眼睑肌挛缩,因而可见外侧眼裂增宽,有突眼的患者,可有 von Greafe 征,当眼睛向下看时,上眼睑往往不能随眼球下闭,以致在角膜上缘露出巩膜;Stellwage 征,头部不动,眼向上看时前额皮肤不起皱,眼睑不常瞬眼;Mobius 征,两眼不能聚合。由于这些异常,眼球显出轻度突出,称为良性突眼征。测定突眼度,比正常略为增大(正常值 12～14 mm)上眼睑的挛缩及突眼征可能由于血中甲状腺素含量过高,致使组织对儿茶酚胺的效应更为敏感,上眼睑中 Miiller 肌因交感神经紧张性过高而产生挛缩所致。并可出现视力改变,复视,视力减退,怕光流泪。

(2)恶性突眼症 又称浸润性突眼,虽少见,但病情常严重,Graves 患者的眼眶脂肪组织和眼肌的结缔组织中聚积大量的黏多糖。这些大分子的水溶性物质由眼眶内的成纤维细胞产生。这聚积导致眼外肌及其周围组织的膨胀。骨性眶内组织体积的增加使得眼球向前移位形成突眼。通过治疗可有所缓解,但一般不能恢复正常。

5. 心血管系统 心血管系统病变与甲亢的严重程度有直接的关系。静止状态脉率大多数在 90～120 次/分,甚者高达 140～160 次/分。心搏动增强,第一心音亢进,心前区及心尖区可闻Ⅱ～Ⅲ级吹风样收缩杂音。部分患者出现心率不齐,常见有早搏、心房纤颤。血压一般表现为收缩压升高,舒张压则正常,脉压差加大。心前区可见到明显的搏动,颈动脉亦可见搏动。随着病程的发展,心脏长期负荷过重,致出现心脏扩大,经久不治者,可发生心力衰竭。

6. 消化系统 甲亢分泌大量的甲状腺素致人机体的热能大量的消耗,因而患者常感饥饿,而出现食欲亢进,但入不敷出,体重在短期内急剧下降。在严重甲亢的患者,得不到恰当的治疗而出现危象,除高热外,可出现恶心、呕吐,甚至腹泻。腹泻是由于大量甲状腺激素的直接作用,肠蠕动增加。致排便次数增多,脂肪吸收减低而发生脂肪痢。绝大部分患者都不会发生肝功能的改变,少数患者由于代谢的升高可致血浆蛋白量下降一些。

7. 内分泌变化 甲亢绝大多数发生于女性,过多的甲状腺激素分泌,可引起月经周期的改变和月经量减少,有时会过早闭经。由于甲状腺激素对卵巢或子宫的直接作用或垂体分泌失常可致妊娠的患者流产率明显增加。少数男性患者可发生乳房女性化,血中游离雌激素含量升高,末梢组织中睾丸酮、雄烯二酮转变成雌二醇增加。

甲亢引起代谢升高,使胰岛素的需要增加而发生血糖升高,但当甲亢治疗,血糖可恢复正常。

8. 甲亢肌病 表现为进行性肌软弱,发生颞部及骨间肌耗损。少数肌肉可达到进行性肌萎缩症,以手及肩部肌肉萎缩最为明显,亦可发生于下肢,致使患者行动不便,肌肉收缩时有震颤,腱反射减低。当甲亢症状一旦得到控制后,肌肉可恢复正常。若疾病过程发生危象时,可急性发作肌肉软弱乏力,弛缓性瘫痪。有时可因呼吸肌麻痹而危及生命。少数甲亢患者可发生重症肌无力症状。据报道发生于甲亢症状之后及发生于前,发生率分别为 48% 和 32%,两者同时发生者约 20%。症状表现为眼睑下垂及复视为早期的肌无力症状之一。本症状主要累及颅神经运动核所支配的肌群及四肢肌和躯干肌肉,可于休息后或清晨时症状减轻,劳动或工作过久时症状加重。多无肌肉萎缩,但亦有少数患者并发肌肉萎缩,神经感觉并无障碍。

9. 皮肤改变 患者怕热、多汗、特别表现在手掌心湿润,皮肤毛细血管扩张充血,发红。有时皮肤色素代谢失常,色素沉着,有报告指出有些患者出现皮肤片状白癜风的表现。毛发变软、脆且易脱落,此现象极为普遍,患者往往误认为是由于服抗甲状腺素药物引起。指甲亦可见变薄,指甲末端和甲床分离,形成一凹面呈匙形甲(Plummer甲)。

10. 胫前局限性黏液性水肿 常为患者主诉症状之一,但多发于甲亢治疗后,这是由于真皮层结缔组织中充满黏液物质,致使小腿前内侧皮肤增厚、隆起红棕色透明蜡样形改变。有时呈小结节状或块状不规则肿胀。毛囊变粗,皮肤呈橘皮样改变。

(三)辅助检查要点

诊断 Graves 病除根据前述的症状和体征外,实验室的诊断可更明确诊断。尤其是对一些临床不太典型的病例,更须进行实验室检查。

1. 血清甲状腺激素测定

(1)总甲状腺素(TT$_4$) 代表血中结合 T$_4$ 及游离 T$_4$ 的总和。当血中甲状腺激素结合蛋白正常时,测量结果大于 161 nmol/L(成年正常值为 52~161 nmol/L 或 4~12.5 μg/dl)诊为甲亢。

(2)总三碘甲状腺原氨酸(TT$_3$) 代表血中结合 T$_3$ 及游离 T$_3$ 的总和。当血中甲状腺激素结合蛋白正常时,测量结果若大于 2.9 nmol/L(成人正常值为 1.2~2.9 nmol/L 或 80~190 ng/dl)诊为甲亢。

(3)T$_3$ 摄取试验(T$_3$U) 反映甲状腺激素结合球蛋白(TBG)的饱和程度。血中甲状腺激素结合蛋白正常时,测量值大于 35%(或 1.3)时(正常值为 24%~35%,或 0.8~1.2)支持诊断甲亢。

(4)游离甲状腺素指数(FT$_4$I) 反映游离甲状腺素(FT$_4$)的浓度,在甲亢时升高(成人正常值为 0.96~4.38 或 3.2~13.5)。

(5)FT$_4$ 为不与甲状腺激素结合蛋白的部分,甲亢时升高(成人正常值为 10.3~25.8 pmol/L 或 0.8~2.0 ng/dl)。

(6)FT$_3$ 为不与甲状腺激素结合的部分,甲亢时升高(成人正常值为 2.2~6.8 pmol/L 或 1.4~4.4 pg/ml)。

多种因素可使血 T$_4$ 的浓度升高,而不一定是甲亢,如有结合的异常、末梢激素的抵抗、药物影响、摄入甲状腺素等。

2. 血清 TSH 测定及 TRH 兴奋试验

(1)血清促甲状腺激素(TSH) 是由脑垂体分泌的调节甲状腺的激素,在 Graves 血中 TSH 浓度下降(正常参考值为 3.8~7.5 mU/LRIA 法,0.4~5.0 mU/LICLA 法)。

(2)TRH 兴奋试验 正常情况下,下丘脑分泌的促甲状腺激素释放激素(TRH)促进垂体 TSH 的分泌,后者促进甲状腺分泌甲状腺激素。在 Graves 甲亢患者注射 TRH 以后 TSH 无反应,少数患者反应低减。

3. ^{131}I 摄取率及抑制试验

(1)^{131}I摄取率(RAIU)　甲亢时,常升高,或有高峰前移。有些因素影响测定,如含碘丰富的食物及药物,必须注意。

(2)抑制试验　试验前及用药(甲状腺片或T$_3$片)后测^{131}I摄取率,Graevs病患者用药后不被抑制,或抑制率小于50%

4. 血生化学

(1)血脂可减低。

(2)血糖及糖耐量由于糖的吸收和产生增加,少数患者示糖耐量低减,或血糖升高,可表现为糖尿病。

(3)血、磷、碱性磷酸酶及骨钙素均升高,血PTH及1.25-双羟维生素D$_3$下降,尿钙及羟脯氨酸排量增加。

(四)进一步检查项目

1. 超声检查　黑白超声波检查无助于Graves病的诊断,彩色多普勒超声检查诊断有一定的价值,甲状腺腺体呈弥漫性或局灶性回声低减,可见典型的"火海征",甲状腺动脉特别是上动脉血流速明显加快,血流阻力减低。

2. CT检查、X线平片检查　两者皆可以确定有否坠入胸腔内。

【诊断对策】

(一)诊断要点

1. 详细询问临床症状是否符合甲亢。

2. 体格检查应特别检查有无甲状腺肿大或突眼。

3. 抽血检查甲状腺功能,包括血清TT$_3$、TT$_4$、TSH、FT$_3$、FT$_4$,必要时行rT$_3$、rT$_4$及TRAb检查。

4. 对症状轻的及不典型的病例,而且血清甲状功能改变亦不太大者,应行^{131}I吸收率试验,必要时作TRH兴奋试验。

5. 经上述各项检查符合甲亢者,还应检查血中抗甲状腺抗体、肝功能及血常规,以供参考。

6. 彩色多普勒B超检查可进一步确诊。

7. X线颈部(正侧位)及上胸段单纯检查可知气管有无受压及胸腔内或胸骨后甲状腺肿。

8. CT扫描亦有助定位诊断,甲状腺位置的变化及与血管食管的关系。

(二)鉴别诊断要点

1. 神经官能症　有些患者确有甲状腺肿大,由于知道或者看到别人诊断为甲亢,而自己亦误认为患上甲亢而产生神经紧张及焦虑,特别在一些绝经期妇女更为常见。食欲无明显增加。患者手掌湿润,但因周围组织血循环未增加而是凉的。肢端震颤较粗大而不规则,与甲亢震颤不同。必要时可进一步做甲状腺功能检查。

2. 单纯性甲状腺肿　单纯性甲状腺肿无明显的甲亢临床表现。^{131}I吸收率呈缺碘曲线(吸^{131}I率高但高峰不前移),必要时可做T_3抑制试验。

3. 其他不典型甲亢　甲亢伴有心房纤维震颤及心力衰竭时应与风湿性心脏病及冠心病鉴别,有腹泻、胃纳减退,体重减轻者应与恶性腹内肿瘤鉴别。甲亢伴有色素沉着者易与阿狄森病混淆。二者都有疲乏无力、体重减轻及腹泻,但前者口腔黏膜无色素,有甲状腺肿大伴功能检查升高。单侧眼球突出应与眶内肿瘤鉴别。儿童双侧眼球突出者,应与狭颅症鉴别。在恶性肿瘤中,淋巴瘤颈部肿块、发热、体重减轻、疲乏无力应注意与甲亢鉴别。

【治疗对策】

(一)治疗原则

无论应用何种方法其目的都是控制甲状腺素分泌过多。目前的治疗手段主要有:①药物治疗;②同位素治疗;③手术治疗;④介入治疗等4种方法。

(二)术前准备

1. 须要施行手术治疗的甲亢患者,绝对不能在甲状腺功能未恢复前进行。因为在高代谢的情况下施行手术是很危险的,更甚者会发生甲状腺危象。故必须做好术前的充分准备,才能确保术中和术后的安全。术前还应行全身的检查,包括心、肺、肾及血液的检查。证实确无其他器官或血液的疾病后,原则上是停服丙基硫脲类药物或仅服少量,然后给予口服碘剂。目前药物为复方碘化钾溶液,即卢戈液(Lugol's Sol),于术前2～3周开始服食,传统的习惯是从每次8滴,每日3次,以后每日每次增加1滴,直至每次15滴,然后维持此剂量至2～3周,但目前大多数学者已不用此法,主张每次10滴,每日3次,共2～3周。随即准备手术,碘剂的抑制作用是暂时的,故服碘不能过久,且疗效随之消失,并因贮存在甲状腺滤泡内的甲状腺球蛋白大量分解,而使甲亢症状再出现,甚至加重,临床称之为"反跳现象",服碘后,基于某种原因未能及时手术的,必须重新开始给予抗甲状腺药物治疗。

2. 抗甲状腺药物及碘治疗后,以达到以下条件者,可行手术:①血清甲状腺功能恢复正常;②患者情绪稳定,体重增加;③甲状腺缩小、变硬,杂音消失;④脉搏平稳80～90次/分,脉压差恢复正常;⑤超声波辅助检查,甲状腺"火海征"减弱或消失。

（三）治疗方案

1. 非手术治疗

（1）支持疗法　无论应用上述何种疗法均须应用支持疗法,首先要让患者熟知此病的症状及体征,什么叫好转,什么是半痊愈,痊愈的指标是什么,甚至应该教会患者看懂检验单,心境开朗,了解到治疗必须经一较长时间方能痊愈。其次因为新陈代谢过于旺盛,故应进食一些高热能、高蛋白质、高维生素和低脂肪的饮食。并应合理地安排自己的生活和工作,重症者应予以休息,避免重体力劳动或参加剧烈运动。

（2）药物治疗

1) 抗甲状腺药物治疗　主要有甲硫咪唑(他巴唑)、丙基硫氧嘧啶(PTU)和甲亢平。这些药物主要是通过抑制过氧化酶,阻止甲状腺内的无机碘转化为有机碘,即阻止无机碘与酪氨酸的合成。此外,还有抑制淋巴细胞产生自身抗体的作用,使血内甲状腺自身抗体水平下降。除突眼外,患者的其他症状都能减轻、减退或逐渐消失。应用剂量:他巴唑可每日 30 mg,分 3 次口服;PTU 可每日 300 mg,分 3 次口服。如疗效显著,剂量可逐渐减少。在服用抗甲状腺药物之后,随着甲状腺功能降低,垂体前叶分泌 TSH 会增加,可能发生甲状腺肿大和动脉性充血。此时应加服甲状腺素片,一般在使用抗甲状腺药物 2～3 个月后给予甲状腺素片,每日 30～60 mg,以避免甲状腺肿大。对于 Graves 病患者的抗甲状腺药物治疗应维持 6～18 个月。有效的病例约占 50%～60%。治疗的缺点为:①疗程太长,复发率高。据报道抗甲状腺药物治疗 1 年复发率可达 45%,5 年的复发率达 75%。有半数以上的患者在停用药物后会再次复发。②患者药物过敏和中毒反应发生较多。抗甲状腺药物治疗后发生粒细胞减少率在 0.5% 左右,为一种严重的药物毒性反应,甚至可危及生命。此外还可出现药物热、皮炎、荨麻疹、关节痛等药物过敏反应。因此,在服用此类药物时,应经常复查血白细胞计数,如降至 $3 \times 10^9/L$ 时应停药。③长期服用抗甲状腺药物可使甲状腺肿大、充血,引起腺体与周围组织粘连,增加日后手术的困难。④不适用于妊娠和哺乳期的妇女:抗甲状腺药物可通过胎盘或与乳汁一起排出,有损胎儿或婴儿甲状腺的功能。

抗甲状腺药物不能根治甲亢,也不能代替手术。如患者服药 4～5 个月疗效不能巩固,或经 1 年左右正规服药仍不能控制,或虽有疗效,但停药后再次复发,则应考虑手术治疗。此时,抗甲状腺药物可作为术前准备用药。

2) 心动过速的治疗　Graves 病患者的一个重要表现是心动过速。一般如果仅使用抗甲状腺药物,对于控制心率是不足够的,此时应加用β受体阻滞剂控制心率。心得安是较常用的药物,能迅速缓解甲亢症状,服用后短期内即可使心率下降,与抗甲状腺药物联用,疗效更显著。每日服用 30 mg,分 3 次口服。如心动过速严重者,可于晚上临睡前加 10 mg。患者心率恢复正常水平后,可逐渐减量乃至停药。如准备手术者,应服用心得安至术前。如患者同时合并有高血压,可服用倍他乐克(Betaloc)代替心得安,每日 50～150 mg,分 3 次口服。

3)碘剂 应用大量碘剂可抑制甲状腺功能亢进。碘剂主要可抑制蛋白水解酶作用,从而使甲状腺激素不能与甲状腺球蛋白解离,抑制了甲状腺激素的释放而控制甲亢。这种作用在服用碘剂后 24 小时即开始,2 周时达到高峰。碘剂还能减少甲状腺的供血量,使腺体内充血减少,甲状腺腺体变小变硬,可以纠正抗甲状腺药物使甲状腺肿大、充血、质软的缺点,减少术中出血,便于手术操作。但由于碘剂只能抑制甲状腺激素的释放,而不能抑制其合成,用碘剂后甲状腺内激素的储量增多,当停用碘剂后,储存于甲状腺滤泡内的甲状腺球蛋白会大量分解,致甲亢症状复发和加重。所以,碘剂不应用于治疗甲亢,但可用于手术前准备。

常用的碘剂为复合碘溶液(Lugol's 溶液),制剂方法:碘酊 5 g,碘化钾 10 g,加蒸馏水 100 ml,每滴溶液含无机碘 6.5 mg。我们常用的临床剂量为每日 30 滴,分 3 次口服。术前服用 2 周左右。根据临床研究结果显示,甲亢术前服用碘剂的最佳时间为 10～14 天。此时甲状腺功能控制好,且腺体不致于太硬太脆,有利于手术切除。使用碘剂作术前准备时同时联用心得安效果更好。

(3)放射性[131]I疗法 功能亢进的甲状腺能摄取 70%～80%进入人体内的[131]I,并先集中储积于腺体内功能最亢进的部位。[131]I进入腺体后可释放β射线,对甲状腺起内照射作用,破坏甲状腺滤泡上皮细胞,减少甲状腺激素的合成和分泌,同时还可减少腺体内淋巴细胞,减少免疫球蛋白的生成。常规应用半衰期为 8 日的[131]I。治疗剂量应根据甲状腺体大小或重量,患者年龄和代谢程度来决定。通常剂量为一次口服[131]I 3～4 mCi。60%～70%患者的甲亢症状在一次服药后 4～6 周内都有明显缓解。如3～4 个月后病情未愈时,可再用一次剂量。在使用[131]I之前应不进含碘食物和停用碘剂及抗甲状腺药物。

[131]I治疗的缺点为:①剂量不易准确控制,有时虽谨慎控制剂量,仍易引起甲状腺功能减退。约 10%的患者会发生永久性甲低和黏液性水肿。如使用剂量过小,甲亢又易复发。②不能排除[131]I致癌作用。[131]I治疗 20～25 年后,发生血液恶性病、骨髓瘤和甲状腺癌的病例已多有报道。

[131]I的治疗的主要临床适应证为:①伴有其他严重疾患而不能耐受甲状腺手术

者;②术后甲亢复发者;③40岁以上的甲亢患者。禁忌证为:①妊娠和哺乳期妇女;②轻度甲亢患者;③青春期前后的年轻患者;此时使用放射性碘治疗易导致甲低,影响生长发育和损害性腺。

(4)介入栓塞治疗法　目前的传统治疗多有利弊,尤其对硫脲类药物过敏或药物治疗病情反复而又无手术或^{131}I治疗指征或伴巨甲状腺肿难以做好术前准备或手术切除困难的患者,用传统方法均难以处理。近年国内肖海鹏等开展了介入栓塞治疗 Graves 病的临床研究,为治疗 Graves 病开辟了一新途径。

甲状腺血流量极为丰富,其中70%以上的血供由甲状腺上动脉供应,介入栓塞治疗应用 Seldinger 技术。明确甲状腺上动脉位置后,向双侧甲状腺上动脉及其分支内注入暂时性栓塞剂——明胶海绵或永久性栓塞剂——PVA、聚乙烯醇,有部分栓塞剂会通过甲状腺上动脉交通支,使甲状腺下动脉供应的部分末梢血管亦得以栓塞。因此,该疗法可栓塞80%~90%的甲状腺腺体,可达到手术切除的甲状腺量,较大的甲状腺则同时栓塞其下动脉。栓塞治疗后患者的甲亢症状明显缓解,甲状腺 T_3、T_4 逐渐恢复正常,甲状腺也逐渐缩小,部分患者甚至可缩小至不可触及。肖海鹏报道22例,栓塞后未手术1例复发,继续用他巴唑5 mg维持,另有6例巨大甲状腺肿,经介入栓塞后施行双侧大部分切除。

肖氏应用显微技术将切下标本测量腺体不同部位的血管口径。腺体内的血管内径为0.12~0.25 mm,而最小动脉为0.04~0.11 mm。故首先采用PVA 0.15 mm微粒进行栓塞,因为小于0.10 mm有可能通过小动脉而进入静脉的危险。但若微粒直径过大,则不能有效地栓塞微小动脉,甲状腺的栓塞范围及效果就可能受到影响。其次,可再注入直径0.20~0.30 mm微粒,将靠近上、下极的甲状腺血管栓塞。这样可达到完整的效果,继而,用带羊毛的不锈钢圈2~5 mm(可根据造影时准确测出),这种钢圈的特征可以拉直,从导管送至动脉内,恢复记忆而蜷曲成圈状,圈内羊毛即为血小板附着而达到堵塞血管的目的。

适应证:①长期应用抗甲状腺药而仍无法控制或仅能控制一段时间,而又反复发病;②药物引起白细胞急速下降,而不能继续用药;③巨大的甲状腺 Graves 病,手术治疗难度大且危险性极高,栓塞后腺体缩小更便于控制症状,术中出血量减少;④育龄妇女,Ⅱ度甲状腺肿大 Graves 病;无手术必要者。

术后常规给予广谱抗生素,强的松5~10 mg/d,并予以补液2~3天,疼痛可给予镇痛药物。

一般无不良反应,但可有:①体温升高,通常在38 ℃以下,但5~7天渐次恢复正常;②局部疼痛及/或咽喉痛,但不妨碍吞咽及呼吸;③下颌淋巴结反应性炎症。

2. 手术治疗

(1)适应证 ①Ⅲ度以上的甲状腺肿大;②抗甲状腺药物治疗后复发而甲状腺在Ⅱ度以上肿大者;③甲状腺肿大且有压迫邻近器官的症状,特别是气管受压致呼吸障碍,喉返神经受压而致声嘶;④甲亢并有可疑癌肿同时存在。

(2)禁忌证 ①青少年患者,进行双侧大部分切除将影响身体的发育;②甲亢症状轻,而仅轻度肿大者;③老年人并发严重的心、肝、肾器质性病变,而不能耐受手术;④合并恶性突眼,但有时可能眼科手术矫正;⑤术后复发,这是相对的禁忌证,再次手术可能损伤周围的组织及血管、神经和甲状旁腺,但熟练的手术者,可避免这些损伤。

(3)手术时机 抗甲状腺药物治疗后,甲状腺功能恢复正常,患者体重增加,甲亢的各种症状基本得以控制,脉率在80次/分左右,脉压恢复正常,甲状腺体变小变硬,血管震颤减少,血液 T_3、T_4 恢复正常。

(4)手术方法 双侧甲状腺切除80%～90%,并同时必须切除甲状腺峡部,即所谓次全切除术,具体操作方法及程序如下:

1)体位 仰卧位,垫高肩部,使头后仰,以充分显露颈部;头部两侧用小沙袋固定,以防术中头部左右移动污染切口。

2)切口 于胸骨上切迹上方2横指处,沿皮纹做弧形切口,两端达胸锁乳突肌外缘;如腺体较大,切口可相应弯向上延长。切开皮肤、皮下组织及颈阔肌,用组织钳牵起上、下皮瓣,用刀在颈阔肌后面的疏松组织间进行分离,上至甲状软骨下缘,下达胸骨柄切迹。用无菌巾保护好切口,缝扎两侧颈前静脉。

3)切断甲状腺前肌群,显露甲状腺 在两侧胸锁乳突肌内侧缘剪开筋膜,将胸锁乳突肌与颈前肌群分开,然后在颈中线处纵行切开深筋膜,再用血管钳分开肌群,深达甲状腺包膜。在甲状腺与假包膜之间轻轻分离甲状腺腺体,并将肌肉顶起,在血管钳间横行切断,以扩大甲状腺的显露。

4)处理甲状腺上极 通常先自右叶开始施行手术,为便于处理上极,首先在上极的内侧分离、切断结扎甲状腺悬韧带。充分显露右叶上极,在离开上极约0.5～1.0 cm处结扎上极血管。处理上极血管时应尽量靠近腺体,以防损伤喉上神经外侧支。继续钝性分离甲状腺上极的后面,遇有血管分支时,可予结扎、切断。将甲状腺轻轻牵向内侧,在腺体外缘的中部可找到甲状腺中静脉,分离后,结扎、剪断。

5)处理甲状腺下极 将甲状腺向内上方牵引,沿甲状腺外缘向下极分离,在下极,甲状腺下静脉位置较浅,一般每侧有3～4支,并较偏内下方,予以结扎、切断。

一般不需常规显露喉返神经。

6)处理峡部 完全游离甲状腺下极后,将腺体拉向外侧,显露甲状腺峡部,扩大峡部和气管间的间隙,引过两根粗丝线,分别在峡部左右结扎后在两结扎线之间将其切断。若峡部较宽厚,可用两排血管钳依次将其夹住、切断、结扎或缝扎,并将切断的峡部继续向旁分离,至气管的前外侧面为止。至此,右侧甲状腺基本已大部分离。

7)楔状切除甲状腺 从腺体外缘将甲状腺体向前内侧翻开,显露其后面,并确定切除腺体的边界,切线下方必须保留甲状旁腺和避免损伤喉返神经。沿外侧预定的切断线上,用一排或两排蚊式直血管钳夹住少许腺体组织。然后在血管钳上方楔形切除甲状腺。切除腺体的多少,按患者中毒的程度而定。如为甲状腺功能亢进患者,应切除腺体的90%左右。对于结节性甲状腺肿的患者,则应适当多保留一些(约相当于功能亢进患者保留的2倍左右)。腺体后面被膜亦应尽量多保留,以防止损伤甲状旁腺和喉返神经。在腺体残面上的出血点均应结扎或缝扎,然后再对缘缝合。右侧叶切除后,以同法切除左侧叶。

8)引流、缝合切口 将双侧甲状腺残面彻底缝合止血后,抽出患者肩下垫物,以利患者颈部放松;再查有无出血点,见整个创面无出血,在左、右腺体窝处,分别置管形胶皮片或直径在3~5 mm的细引流管,自胸锁乳突肌内缘和切口两角引出并固定。切口逐层缝合。

注意事项:

1)对精神紧张且腺体较大或气管受压严重的患者,应采用气管内插管麻醉,以保证术中患者呼吸道通畅和手术顺利进行,减少术后并发症。

2)切口要有足够的长度,必要时可以切断部分胸锁乳突肌,以保证充分显露腺体,安全地在直视下分别处理上、下极血管,防止损伤其他组织。

3)仔细止血 对较大血管要常规双重结扎,断端要留得长些,防止术中或术后线结滑脱、出血,上极血管的处理尤其要慎重。腺体切除后,宜细心检查,即使是微小的出血点也应结扎止血,待整个创面无出血后方可缝合,关闭切口。

4)保护喉返神经及喉上神经的外侧支 喉返神经与甲状腺下动脉接近,一般不必常规显露喉返神经。甲状腺次全切除术也不一定需要显露或结扎甲状腺下动脉,如需结扎,应在颈动脉内侧甲状腺下动脉起点处结扎一道,然后再在甲状腺下动脉分叉后进入甲状腺腺体处分别结扎、切断。这种方法不会误扎,也不会损伤喉返神经,当楔状切除腺体时,要尽量多留一些腺体被膜,也可防止喉返神经损伤。喉上神经外侧支伴甲状腺上动、静脉走行,为了不损伤喉上神经的外侧支,结扎甲状腺上动、静脉时,一定要靠近甲状腺组织。

5)保留甲状旁腺 切除甲状腺后,应立即检查有无甲状旁腺,如误切,应立即埋藏于胸锁乳突肌内。

(5)手术方法评估 外科手术治疗甲亢仍为目前有效的方法,与内科药物治疗和放射性[131]I治疗相比,外科手术治疗更为有效、安全。其优点有:①手术治疗甲亢是迅速、确切安全和持久的治疗手段。仅需术前2~3个月的准备和术后2~3个月的恢复,患者即可获得永久性治愈。②手术治疗后复发率低,根据逐年大宗病例报道,甲亢术后复发率为3%~5%,而药物治疗的复发率在50%以上。③手术治疗安全性高。由于现代外科学手术技术水平的提高,优良的麻醉和术后监护,甲亢术后死亡率已降至1%以下。在许多医院,其手术死亡率为0。术后发生永久性声带麻痹低于0.4%以下,永久性甲状旁腺功能低下症的发生率低于0.8%。而抗甲状腺药物治疗引起粒细胞减少率在0.5%左右,甚至可导致患者死亡。放射性[131]I治疗有致癌和永久性甲低的并发症,都存在一定的危险性。④对于并发有左心扩大,心律失常,甚至发生心力衰竭者,如指望控制这些心脏症状后再行手术是非常错误的,此时更应先行手术方能控制这些病变发展,否则会导致病情加重。⑤近年来研究发现,手术治疗甲亢后,突眼的发展会趋缓慢,其作用甚至强于使用药物治疗甲亢。首选手术治疗可有效地控制突眼发展。

【术后观察及处理】

(一)一般处理

1. 卧位甲状腺术后,患者可取平卧位或半坐卧位。

2. 手术后第2天可以下床活动。

3. 术后第2天可以进食而不再补液,多数情况下不需要再继续使用抗生素。

(二)并发症的观察及处理

1. 术后再出血 甲状腺上动脉、下动脉分支或较粗静脉的结扎线脱落,以及腺体切面的严重渗血均可导致术后再出血,一般发生于术后24小时内。出现下列表现,应高度警惕术后再出血的可能。患者的颈部引流管引流出新鲜血液,量突然增多;患者心率加快、血压下降,或颈部迅速肿大,呼吸困难,甚至窒息。此时应即拆除缝线敞开伤口,清除血肿,结扎出血的血管。

2. 术后呼吸困难和窒息 是甲状腺术后的危重并发症,多发生于术后24~48小时内,也有术后3天后立即发生者。发生源因除术后再出血外,还有喉头水肿、气管塌陷和双侧喉返神经损伤。喉头水肿主要是由于手术操作创伤所致,也可由于气管插管引起。患者表现为不同程度的呼吸困难,重度可致窒息。气管软化是甲状腺肿的一种严重并发症,可能是肿大的甲状腺长期直接压迫气管软骨,引起软骨退行性变或坏死。气管软骨环可变细变薄,弹性减弱,甚至变成膜性组织。当手术切除压迫气管壁的甲状腺肿后,软化的气管壁失去牵拉而塌陷,使气管腔变小而通气不畅,常表现为进行性吸气性呼吸困难,最终会发生窒息。呼吸困难较轻者可在密切观察下给予吸氧,静脉滴注肾上腺皮质激素治疗,病情严重者应及时施行气管切开术。

对于气管软化的诊断应给予重视,术前术中应采取各种方法及时发现气管软化的征象,如证实一段气管有软化时,可采用一个或二个方向的气管悬吊,不需做气管切开。如气管有广泛软化,采用一个或二个方向悬吊不能避免发生气管塌陷时,应行预防性气管切开术。

3. 喉上神经损伤 多为结扎切断甲状腺上动静脉时,离开甲状腺上极较远,未能仔细解剖分离,将其连同周围组织大束结扎所致。喉上神经损伤一般为单侧,且多为外支,致环甲肌瘫痪,引起声带松弛,音调降低。如损伤内支,则可致喉部黏膜感觉丧失。进食时,特别是饮水时,易发生误咽而致呛咳。无论单侧或双侧喉上神经损伤,一般无需特殊治疗,可进行发声训练,或经理疗后可自行恢复。

4. 喉返神经损伤 甲状腺手术时喉返神经损伤多由于手术时切断、钳夹、缝扎等直接损伤所致,也可由于术后水肿或血肿压迫所致。损伤的常见部位在甲状软骨下角与神经跨过甲状腺下动脉之间的部位,特别是在其行程的上 1/3,甲状软骨下角的前方,下咽缩肌下方的喉返神经入喉平面处。一侧喉返神经损伤时常引起声音嘶哑,双侧喉返神经损伤可致严重的呼吸困难,甚至窒息,且大都会使患者出现失音。由于血肿压迫或瘢痕组织牵引所致的喉返神经麻痹都在术后数日才出现临床症状,预后一般良好。由于术中钳夹,牵拉所引起的喉返神经麻痹,也常在术后 3~6 个月内恢复功能。但切断和结扎喉返神经,可致永久性喉返神经麻痹。一侧喉上神经损伤所致的声带外展,可由健侧声带过度向患侧内收而有所代偿。经代偿后,患者的声音嘶哑表现可缓解。

术中注意保护喉返神经是避免喉返神经损伤的关键。甲状腺手术中是否常规暴露喉返神经目前仍有争论。笔者认为,甲状腺次全切除术并不需要结扎甲状腺下动脉主干,因此不必常规暴露喉返神经,在行甲状腺次全和大部分切除时,应保留甲状腺后包膜的完整,不要游离或翻转过多。此外,甲状腺叶的内侧和上极切除平面不要过于靠后,使内侧和上极切缘与喉气管前缘有一定距离。在缝合甲状腺残部时,最好缝合其内外侧包膜,缝针不要过深缝合,避免直接缝扎喉返神经。当甲状腺残部创面出血时,特别是甲状腺下动脉周围和神经入喉平面的出血,不要大块钳夹或过深钳夹,在认真辨认出血的部位和血管后才结扎。对于非全麻患者,在上述部位的钳夹和缝扎,应在确认声音无任何改变时再进行。如术中发现可疑声嘶或轻微声嘶,均应即拆除缝线,松开钳夹,必要时应全程解剖分离喉返神经。

5. 甲状旁腺功能低下症 手术时甲状旁腺误与甲状腺肿一起切除或受损伤,或其血供不足,都可引起甲状旁腺功能低下症,出现手足抽搐。症状多在术后 1~3 天出现,轻者仅有面部或手足麻木感和强直感。伴有心前重压感。重者可出现面肌和手足搐搦。每日可发作数次,每次时间持续几分钟到几小时不等,常伴有疼痛。严重病例还可伴喉和膈肌痉挛,引起窒息而死亡。症状的发生和严重程度与血清钙下降速度有关,如下降缓慢,虽浓度低也不一定发生抽搐。头晕、劳累、月经期、妊娠、分娩和手术可诱发手足抽搐。部分患者可出现情绪不稳定或精神症状,也可出现皮肤粗糙,毛发脱落,指甲脆裂及白内障等并发症。在不发生抽搐的缓解期内,神经肌肉的应激值增高。此时做耳前叩击试验,颜面肌肉尤其是嘴角可发生短暂的痉挛和抽搐(Chvosstek 征)。如用力压迫患者上臂神经即可引起手足抽搐(Trousseau 征)。测定血中钙和磷的浓度有助于诊断和治疗。患者血清总钙值多降至 2.0 mmol/L 以下,游离钙浓度降至 1.0 mmol/L 以下。严重病例血清总钙可降至 1.3~1.5 mmol/L,血清磷则升至 1.9 mmol/L 以上。同时尿中钙和磷排出都减少。

术后发生的甲旁低多数是较轻而暂时性的,可能是由于甲状旁腺损伤较轻、或供血逐渐恢复,以及未予切除或损伤的甲状旁腺逐渐肥大起了代偿作用。严重和持久手足抽搐的病例少见。对于发生手足抽搐患者,应即静脉注射钙剂,常用10%葡萄糖酸钙 1 g,静脉推注,必要时可用安定或苯巴比妥钠肌注,以逐步提高血钙浓度,制止抽搐或痉挛。如一般注射钙剂效果不佳,可重复注射,同时应给予维生素 D 制剂(Rocaltrol)或二氢速固醇(AT10)和口服钙剂。剂量可根据患者病情进行调整,如症状控制,应逐渐减量乃至停药。

经药物治疗 1 年以上症状仍不能缓解,或长期需大剂量钙剂静脉推注的患者,应考虑行甲状旁腺移植手术。笔者医院开展的胎儿带血管甲状腺和甲状旁腺移植术,取得良好的疗效。术中将 6 个月胎龄的死胎儿带血管甲状腺——甲状旁腺移植于受体的股三角区。2 年存活率可达 80%以上,5 年功能存活率仍达 40%。近年来,该院又开展了同种异体甲状旁腺瘤组织经^{60}Co 照射,裸鼠体内培养过渡后移植于甲旁亢受体前臂肌肉内的新方法,已临床移植 10 例,2 年仍保持功能达 90%。

6. 甲状腺危象 是甲亢患者的临床表现突然加剧而发生的严重症状群,是甲亢手术后可危及生命的一种严重并发症，一般都在术后 12～36 小时内发生。临床表现为中枢神经、心血管、胃肠道三个系统功能紊乱。常见症状为高热、脉率加速而弱、大汗、极度焦虑不安，烦躁、谵妄，甚至昏迷。常伴有恶心呕吐、腹泻、水电解质紊乱。重者可伴肺水肿、心衰、休克而死亡。发病机制至今尚未肯定，以往认为与手术时挤压甲状腺，使大量甲状腺素突然释放入血有关。但发生危象患者的血中甲状腺激素水平并不比无危象发生者明显升高，因此不能简单地认为甲状腺危象仅是由于血中甲状腺激素过多所致。近年来的研究认为甲亢术后危象的发生，是由于甲亢时肾上腺皮质激素合成、分泌和分解代谢加速，久之可导致肾上腺皮质功能降低。当手术刺激发生应激反应时，可诱发肾上腺皮质功能障碍而导致危象发生。因此，充分做好术前准备，使患者症状缓解，甲状腺功能恢复正常时才手术，以及术前、后服用碘剂和心得安，都是预防发生甲状腺危象的有效措施。

如发生甲状腺危象，首先应给予镇静剂，静脉输注大量葡萄糖溶液。给予吸氧，利用各种措施降温。可口服 PTU，首剂量为 600 mg，或口服复方碘溶液，首剂量为 3～5 ml。紧急时可以 1～2 g 碘化钠加进等渗盐水中静脉滴注，可用 β 受体阻滞剂或抗交感神经药物，如心得安 5 mg 加入 5％葡萄糖液中静脉滴注或口服 40～80 mg，每 6 小时 1 次，同时应给予大剂量肾上腺皮质激素。

7. 甲状腺功能减退　多由甲状腺组织切除过多所引起，也可能由于残余腺体的血液供应不足所致。可出现轻重不等的黏液性水肿，皮肤和皮下组织水肿，以面部为主。患者常感疲倦，性情淡漠，智力较迟钝，动作缓慢，性欲减退，脉率减慢，体温低，怕冷。术中应注意保留相当量的甲状腺组织是预防术后甲状腺功能低下的关键。一般每侧残留腺体应如成人中指末节大小，或每侧残留腺体约 1.5 cm×1.5 cm×3.5 cm。已出现甲状腺功能低下的患者应给予甲状腺素片治疗。

8. 术后复发　甲亢术后复发率为 3％～5％，多见于年轻患者或妊娠和闭经期妇女。复发时间多在术后 2～5 年，复发的常见原因是：①甲状腺峡部或锥状叶未切除，术后出现代偿性肿大；②切除量不够，腺体残留太多；③不能排除由于自身免疫反应致残留甲状腺组织再度增生肿大。对于术后甲状腺激素水平低下的患者，应给予甲状腺素片，每日 40～60 mg，连续 4～6 个月，以抑制 TSH 分泌，从而防止残余腺体的代偿性增生肿大。对于已复发的甲亢首选药物治疗，可用抗甲状腺药物配以甲状腺素片进行治疗。如治疗效果不佳，也可考虑再次手术切除，但术中应特别注意保护喉返神经和甲状旁腺。部分复发甲亢的患者也可建议放射性[131]I治疗。

【疗效判断及处理】

外科手术治疗疗效快,治愈率亦高,达 90%～95%,由于目前的手术前准备日趋完善,其死亡率极低,仅 0.1%左右,其缺点是有一定的并发症,这与手术熟练与否有相当密切的关系,术后的复发率 2%～4%左右。

【出院后随访】

1. 2～3 周后复查甲状腺功能,如甲状腺功能低下则予以补充甲状腺素片至甲状腺功能正常。

2. 余同非毒性甲状腺肿术后。

二、毒性结节性甲状腺肿

【概述】

临床上亦称继发性甲状腺功能亢进,多由于结节性甲状腺肿演变而来,也由甲状腺腺瘤发展而成,称为高功能腺瘤、毒性甲状腺瘤。因两者都存在甲状腺结节,又称 Pulmmer 病,占甲亢总数的 10%～30%左右。

病因目前尚不完全明了,其病因与 Graves 病不同可能是较长时间存在的甲状腺结节、腺瘤,发生自主性分泌功能紊乱所致,有时会突然发生甲亢,而常见的则是由于摄入碘的增加,引发自主的病灶增加激素的分泌率,从而产生典型的甲亢症状。

【诊断要点】

除有不同程度的甲亢症状及体征外,触动甲状腺呈多数大小不等的结节,若源于腺瘤,则表现为单个结节,同位素^{131}I 吸收率升高,但有时却可正常,B 超检查可清晰显示结节的大小,彩超可见有丰富的血流量,单个结节者亦可见有丰富的血流,同位素扫描可一个或多个浓聚^{131}I 的"热结节",结节以外的甲状腺组织则显示吸碘功能低下,当"热结节"经手术切除后,其被抑制的结节外甲状腺组织很快便恢复吸碘的功能,而且^{131}I 吸收率亦恢复正常。

【治疗对策】

对于结节性毒性甲状腺肿,通过药物治疗,使其功能恢复正常,药物的应用与

Graves 病的治疗相同,但用药时间较短即可控制症状,待甲亢症状消失且甲状腺功能正常则应进行手术,手术的方法视结节的情况而定,若为双侧的多发性结节则应行双侧大部分切除,且尽量将小结节切除,否则可能再次复发;至于单侧热结节,亦视其大小而定手术方式,全叶切除或极大部分切除,对侧正常的甲状腺叶可不用切除。术后结节周围的组织不会引起甲状腺功能低下,亦很少有甲亢复发。同位素治疗对该病治疗效果不佳。

三、碘甲亢(Job-Basedow 病)

【概述】

本病的发生机制至今仍不清楚,临床上观察到长期使用乙胺碘呋酮治疗心律不齐而引起甲亢的病例,口服乙胺碘呋酮后,在达到稳定状态时,200 mg 的乙胺碘呋酮,每日可产生 6 mg 的无机碘,而正常人每日摄入量仅为 $200 \sim 800$ μg,所以长期服食此种药物的患者,血中碘含量远远超出生理需要量,由于服药后碘含量过高,同时又因释放缓慢,而引起甲状腺功能亢进。

【诊断要点】

本病多发生于地方性甲状腺肿患者补碘后,发生轻度的甲亢症状,甲功轻度升高,血中 TT_3 及 FT_3 水平升高,T_4 水平有时正常,无突眼症,且甲亢症状经药物治疗及调整碘后,甲亢症状很快恢复正常。亦有少数患者可有长期的甲亢症状,且成为毒性结节性甲状腺肿。诊断碘甲亢必须有明确摄碘过多的病史。

【治疗对策】

症状轻而甲状腺仅轻度肿大的,调整碘剂即可痊愈,但若已转变为毒性结节性甲状腺肿,则常须手术切除方能痊愈。

四、甲状腺炎性甲亢

【概述】

甲状腺炎性甲亢可发生在亚急性甲状腺炎和慢性淋巴性甲状腺炎。前者在病毒引起的亚急性甲状腺炎的急性期,甲状腺滤泡受到破坏而分泌过多的甲状腺素进入血循环中,产生甲亢症状,甲状腺可为双侧对称弥漫性肿大,亦可为单侧性。

【诊断要点】

起病时颈部可全无体征亦无甲亢症状,而甲状腺突然肿大疼痛,疼痛可有放射至同侧头部或耳后,喉头部亦有吞咽痛感,检查甲状腺质地硬实,有触痛,亚急性期触痛更明显,且检查甲状腺功能,可见 T_3、T_4、FT_3、FT_4 升高,但程度往往不太严重。

【治疗对策】

亚急性甲状腺炎一般应用抗甲状腺药物后 2 周即可恢复,慢性淋巴性甲状腺炎性甲亢,同样可通过药物治疗,甲亢症状得以控制,虽然如此,但最不理想的是有些病例长期随着疼痛的进展,后期表现为甲状腺功能低下,原因是炎症的发展致甲状腺滤泡萎缩、破坏代之为结缔组织,成为一实硬的变化。一般甲亢症状控制后,应给予甲状腺素治疗(左旋甲状腺素)甚至有时终生服用。对于巨大的慢性炎性甲状腺若产生压迫气管的甲状腺,再继续给予左旋甲状腺治疗。

五、甲状腺功能亢进与癌

【概述】

甲状腺功能亢进与癌并存,并不像人们所想像的那么少见。过去多数人认为甲亢与甲癌有拮抗作用,然近几十年来有许多病例证明它们可以并存,而且有一定的发生率,并可发生在不同年龄段。甲状腺癌可发生于各种原因的甲亢,包括 Graves 病、毒性结节性甲状腺肿、自主性高功能腺瘤。接受手术治疗的甲亢患者中,甲状腺癌的发生率达 $2.5\%\sim9.6\%$,而甲状腺癌合并甲亢的发生率可达 $3.3\%\sim19\%$。

【诊断要点】

对于有可疑的病例应进行以下检查:

1. B 超检查 B 超分辨率比甲状腺同位素扫描和甲状腺 ECT 检查要高,能判断出甲状腺的结节是囊性结节还是实性结节,良好的检查仪器和有经验的 B 超医生常可检出 0.5 cm 以上的结节。故应首选 B 超检查。

2. ^{131}I 扫描 可分辨出较大的结节,若为"冷结节"其恶性率高达 21.5%。

3. 细针穿刺活检(FNA) 目前多数学者主张应用,在 B 超的引导下进行,抽出结节组织进行病理多切片检查可有助于诊断。

4. 病理冰冻切片 术中行结节病理冰冻切片检查有助于诊断。但必须行多个切面检查。病理类型可为乳头状癌,滤泡细胞癌及乳头—滤泡细胞癌。癌瘤的大小可为微小(隐匿性)癌,亦可大至 8 cm。但多在 1 cm 左右,同样可以发生转移,滤泡细胞癌较乳头状癌易发生转移。有人认为甲状腺功能亢进加剧肿瘤的进展。

【治疗对策】

若术前能获得诊断的,其治疗原则与甲状腺癌相同,患侧必须行全叶切除。合并淋巴结转移的,并不太多,故淋巴是否清除则根据术中检查而定,而对侧则行大部分切除,若术前未能获得诊断而仅按甲亢手术的切除原则,又未有行冰冻切片,术后病理报告才确立诊断,则应随即再行手术,作患侧叶全切除术。但亦有学者认为分化型的癌瘤而瘤体又小于 1 cm 的,则行大部分切除足已矣。

治疗的更重要问题是手术后是否应用甲状腺素治疗,作者认为一侧叶合并癌瘤而已行全切除,对侧未有癌瘤而施行了部分切除的,则术后应给予甲状腺素治疗,目前以左旋甲状腺素为佳,若合并区域淋巴结转移的,虽已行切除亦应给予甲状腺素治疗。双侧同时合并癌瘤而施行了双侧叶切除的,更应给予甲状腺替代治疗。合并肺转移的,在施行了双侧叶切除后,应行同位素治疗。

但亦有人认为如果甲状腺次全切除术后病理诊断为原发性甲状腺功能亢进症合并甲状腺微小癌,术中甲状腺残端没有结节,无转移者,不需要再行患甲状腺微小癌侧腺体全切除术,也不需要行颈淋巴结清扫。

【疗效判断及处理】

甲状腺功能亢进合并微小癌与非甲亢的微小癌预后相同。大多数专家认为预后极好,在一组对甲状腺微小癌淋巴结阳性和淋巴结阴性两组比较研究,随访长达 30 年(最短 4 年),两组均没有复发和死亡。但 Hay 报告 535 例甲状腺微小癌,平均随访 17.5(0.1~48.5)年,其第 20 年复发率为 6%,其中 2 例在 25 年复发,大部分在术后 10 年复发,而诊断颈淋巴结阳性者,复发率为 18%,颈淋巴结阴性者复发率仅 1%,两者显著性差异($P<0.01$)。

【出院后随访】

随访和治疗与甲状腺癌相同。

(朱易凡)

第三节　甲状腺炎

一、急性化脓性甲状腺炎

【概述】

急性化脓性甲状腺炎(acute suppurative thyroiditis,AST)是由金黄色葡萄球菌等引起的甲状腺化脓性炎症,多继发于口腔、颈部等部位的细菌感染。1857年Bauchet第一次描述了AST。在无抗生素时期,AST的发病率在甲状腺外科疾病中占0.1%。随着抗生素的应用,AST已较为罕见,其发病率尚无明确报道。急性化脓性甲状腺炎常见的病原菌为金黄色葡萄球菌、溶血性链球菌、肺炎链球菌、革兰阴性菌等。细菌可经血道、淋巴道、邻近组织器官感染蔓延或穿刺操作进入甲状腺。大部分病例继发于上呼吸道、口腔或颈部软组织化脓性感染的直接扩散,如急性咽炎、化脓性扁桃体炎等。少部分病例继发于败血症或颈部开放性创伤。营养不良的婴儿、糖尿病患者、身体虚弱的老人或免疫缺陷的患者易发。梨状窝瘘是引起儿童急性甲状腺炎的主要原因。病毒感染非常罕见,但已有AIDS患者患甲状腺巨细胞病毒感染的报道。

【诊断步骤】

(一)病史采集要点

1. 局部感染症状　甲状腺局部红肿,呈弥漫型或局限型肿大,有时伴有耳、下颌或头枕部放射痛。早期颈前区皮肤红肿不明显,触痛显著。颈部活动受限。可有声嘶、呼吸不畅或吞咽困难,头后仰或吞咽时出现"喉痛"。严重者可形成脓肿,但波动感不明显。

2. 全身感染症状　急性化脓性甲状腺炎患者全身表现可有寒战、发热、食欲降低等临床表现。感染经血路全身扩散,患者可并发肺炎、纵隔炎、心包炎、脓毒血症等,并出现相应症状。

3. 甲状腺功能紊乱症状　腺体破坏后临床可出现暂时性甲状腺功能减退和黏液性水肿。

（二）体格检查要点

全身中毒症状明显；甲状腺局部红肿，呈弥漫型或局限型肿大，伴耳、下颌或头枕部放射痛；可有声嘶、呼吸不畅或吞咽困难等神经、气管、食管受压迫症状。体检：甲状腺局部触痛显著，颈部活动受限；形成脓肿时，局部可有轻微波动感。

（三）辅助检查要点

1. 实验室检查

（1）血常规　周围血白细胞计数和中性粒细胞升高。

（2）红细胞沉降率加快。

（3）C反应蛋白增高。

（4）甲状腺的功能检查　细菌感染的AST患者，其甲状腺的功能大都正常，但在真菌感染的病例中，甲状腺功能大多偏低，而分枝杆菌感染的患者则多有甲亢倾向。

（5）细菌学检查　颈部穿刺抽吸脓液进行细菌培养、革兰染色有助于确定感染细菌。

2. X线检查　可了解气管偏移或受压情况，有时可发现甲状腺及甲状腺周围组织中由产气细菌产生的游离气体。

（四）进一步检查项目

1. 甲状腺扫描　90%以上的细菌感染患者和78%的分枝杆菌感染的患者，可发现凉结节或冷结节。

2. B超　可发现甲状腺单叶肿胀或脓肿形成。

3. CT或MRI检查　可发现纵隔脓肿。

【诊断对策】

（一）诊断要点

1. 临床表现　全身中毒症状明显；甲状腺局部红肿，呈弥漫型或局限型肿大，伴耳、下颌或头枕部放射痛；可有声嘶、呼吸不畅或吞咽困难等神经、气管、食管受压迫症状。体检：甲状腺局部触痛显著，颈部活动受限；形成脓肿时，局部可有轻微波动感。

2. 辅助检查　甲状腺功能基本正常；血象检查提示有感染病灶；甲状腺影像学检查，提示局部脓肿形成的可能；甲状腺扫描可发现凉结节或冷结节。

（二）鉴别诊断要点

1. 甲状腺腺瘤和甲状腺肿　往往无发热、无甲状腺区域的红肿疼痛、无白细胞增高等表现。

2. 甲状腺囊内出血、甲状腺癌、疼痛性桥本甲状腺炎以及甲状腺结核 与 AST 相比,往往较少伴有放射性疼痛、发热和局部的触痛。

3. 亚急性甲状腺炎 具有与 AST 类似的症状,但全身反应往往较轻。

【治疗对策】

1. 抗生素治疗 脓液细菌培养及药敏试验前,宜选用广谱抗生素。通常针对链球菌和金黄色葡萄球菌,采用口服耐青霉素酶的抗生素,如邻氯青霉素、双氯青霉素或联合青霉素及 β 内酰胺酶抑制剂。对症状较重的患者,应采用注射给药,对青霉素过敏的患者,可选用大环内酯类药物或氯霉素,有效抗生素的使用至少持续14 天。

2. 切开引流、手术切除 早期使用抗生素治疗,可防止炎症进一步发展和脓肿形成。但如果脓肿形成后,仅仅使用抗生素并不足够,在 B 型超声检查,或 CT 发现局部脓肿,或发现游离气体时,需切开引流。如有广泛组织坏死或持续不愈的感染时,则应行甲状腺切除手术,清除坏死组织,敞开伤口。

3. 甲状腺激素替代治疗 在严重、广泛的 AST,或组织坏死导致暂时性、长期性甲减时,应行甲状腺激素替代治疗。

【随访与预后】

本病预后良好,病程往往 2～4 周经治疗而愈,多无并发症与后遗症。但个别患者可因治疗不及时或不当而发生败血症,使病情加重。

二、亚急性甲状腺炎

【概述】

亚急性甲状腺炎又称病毒性甲状腺炎,De Quervain 甲状腺炎,肉芽肿性甲状腺炎或巨细胞性甲状腺炎等,系 1904 年由 De Quervain 首先报告。本病近年来逐渐增多,临床变化复杂,可有误诊及漏诊,且易复发,导致健康水平下降,但多数患者可得到痊愈。有报道,本病有季节性的发病倾向,发病还有地区性的集聚表现。临床上本病不太常见,有不少轻型患者可能误诊为咽炎,临床表现不典型、未能检出者估计不在少数。本症在女性较男性多 3～6 倍。好发年龄在 30～50 岁。儿童少见。

【诊断步骤】

(一)病史采集要点

1. 全身症状 多见于女性,起病可急、可缓,病程长短不一,可持续数周至数月,也可至1~2年,常有复发。因为一般多数患者的病程为2~5个月,故称为亚急性甲状腺炎。本病发作前常有上呼吸道感染病史或腮腺炎病史,病情开始时多有咽喉痛、头痛、发热(38~39℃)、畏寒、战栗、周身乏力、多汗等。

2. 甲状腺相关症状 可伴有甲状腺功能亢进症状,如心悸、气短、易激动、食欲亢进、颤抖及便次增多等症状。甲状腺肿可为单侧或双侧肿大,可呈弥漫性或结节性肿大,多无红肿,而有压痛,疼痛性质为钝痛,也可较重,并可放射至下颌、耳后、颈后或双臂等部位,触痛较明显,因而患者拒按,少数患者也可发生食欲减退,声音嘶哑及颈部压迫感觉症状等。早期心率多增速,后期心率正常。复发型患者可在停药后1~2个月,症状与体征重现,但较以前减轻。

(二)体格检查要点

1. 一般情况 全身炎症反应的体征。

2. 局部检查 局部甲状腺肿可为单侧或双侧肿大,可呈弥漫性或结节性肿大和触痛,并可出现颈淋巴结肿大。

(三)辅助检查要点

1. 实验室检查 血常规检查白细胞总数一般正常或稍高;血沉增速;纸上蛋白电泳显示患者球蛋白水平升高,尤其是 α_2 球蛋白升高。甲状腺功能检查常有 ^{131}I 吸碘率下降。血浆蛋白结合碘升高。总 T_3、T_4 水平升高或正常,TSH 水平降低,有的患者中后期 T_3、T_4 水平偏低或正常。TGAb 阳性,部分 TPOAb 也可阳性。当亚急性甲状腺炎的症状消失,其甲状腺功能与生化检查正常以后,血清 TGAb 仍可呈阳性,本病可以亚临床形式存在较长时期。

2. 甲状腺B超 表现为甲状腺体积增大,腺体内部病灶区呈低回声或不均匀融合。

3. 甲状腺摄^{131}I率 甲状腺摄^{131}I率明显降低,与早期血清甲状腺激素水平增高呈现"背离"。

(四)进一步检查项目

1. 甲状腺扫描 ^{99m}Tc 显像示放射性分布不均匀、冷结节或不显影。

2. CT 典型影像为甲状腺肿大,片状密度减低且界限不清,肿物无强化,包膜完整无浸润。

【诊断对策】

(一)诊断要点

1. 近期病毒感染后出现甲状腺疼痛、肿大,可伴有甲亢或上感症状。

2. 甲状腺弥漫或不对称性轻至中度肿大,触痛。

3. 辅助检查

(1)早期血清 TT_3、TT_4、FT_3、FT_4 均可升高,TSH 可降低,TGAb、TPOAb 部分患者可呈阳性。后期少数患者因甲状腺组织破坏,血清甲状腺激素水平可降低,TSH 升高。

(2)甲状腺摄[131]I 率明显降低,与早期血清甲状腺激素水平增高呈现"背离"现象。

(3)血沉明显增快,白细胞计数一般正常或轻中度增高。

(二)鉴别诊断要点

亚急性甲状腺炎需要与甲状腺结节的急性出血、慢性淋巴细胞性甲状腺炎的急性发病、寂静型或无痛性甲状腺炎及急性化脓性甲状腺炎相鉴别。在多发性结节性甲状腺肿的出血出到结节时,不难鉴别,因为此时可以触及甲状腺上有无触痛的结节;而出血至单个甲状腺结节时,则鉴别较困难。上述两种类型的出血中,病变以外的甲状腺组织的功能仍然存在,其血沉少有明显升高。慢性淋巴细胞性甲状腺炎急性发病可伴有甲状腺疼痛及触痛,但腺体多是广泛受侵犯,血中抗甲状腺抗体大多升高。患者伴有甲亢表现时,需要与毒性弥漫性甲状腺肿鉴别,然而后者甲状腺摄取[131]I 率多是升高的。伴有甲亢的无痛性甲状腺炎,及有递减的放射性摄碘率,病理示慢性甲状腺炎,而无巨细胞存在时,常称为高功能甲状腺炎(hyperthyroiditis),与无痛性甲状腺炎的鉴别较困难,化验时血沉不增快,抗甲状腺抗体明显升高,提示为前者。急性化脓性甲状腺炎时,可见到身体其他部位有脓毒病灶,甲状腺的邻近组织存在明显的感染反应,白细胞明显升高,并有发热反应。急性化脓性甲状腺炎的放射性碘摄取功能仍然存在。亚急性甲状腺炎很少需要与甲状腺广泛受侵犯的甲状腺癌相鉴别,因为二者的临床及实验室检查所见很不相同。

【治疗对策】

(一)治疗原则

亚急性甲状腺炎有多种治疗措施,包括硫脲类药、促甲状腺激素及抑制剂量的甲状腺激素。采用这些药物影响疾病过程的证据,尚不能令人认同。对本病无特殊治疗。治疗包括两方面:减轻局部症状和针对甲状腺功能异常影响。一般来说,大多数患者仅对症处理即可。

(二)治疗计划

(1)对于甲状腺功能低下的患者可使用甲状腺素片替代治疗,以减轻甲状腺的局部肿大。

(2)症状重时可加用肾上腺皮质激素如强的松。对本病有显著疗效,用药1~2天内发热和甲状腺疼痛可迅速缓解,1周后甲状腺常显著缩小。剂量为:每日4次,每次5~10 mg,连用1~2周,以后逐步减少剂量,全程1~2个月。停药后如有复发,可再用强的松,并可加用甲状腺素片剂,尤其对有甲减者。每天可用左旋甲状腺素100~150 μg或甲状腺素片80~120 mg,分次服用。几个月后,逐渐减量至停药。

(3)镇痛退热药物如消炎痛等,对本病也有效。抗菌药物无效。

【随访与预后】

本病的预后良好,可以自然缓解。一些患者在病情缓解后,数月内还可能再次或多次复发,反复发作虽不常见,而在临床上可能遇到,但最终甲状腺功能回至正常。然而,甲状腺局部不适可持续存在几个月。通常,在病后数周或数月以后,大多数患者甲状腺功能指标均恢复正常,而滤泡贮碘功能的恢复却很慢,可以长至临床完全缓解以后的1年以上。永久性甲状腺功能低减的发生率不到10%,在以前曾有甲状腺手术或同时有自身免疫性甲状腺炎的患者容易有这种结果。极少数病例可发展为慢性淋巴性细胞性甲状腺炎或毒性弥漫性甲状腺肿。

三、慢性淋巴细胞性甲状腺炎

【概述】

慢性淋巴细胞性甲状腺炎(chronic lymphocytic thyroiditis,CLT)又称自身免疫性甲状腺炎,是一种以自身甲状腺组织为抗原的慢性炎症性自身免疫性疾病,为甲状腺炎中最常见的疾病,日本九州大学 Hashimoto 首先(1912)在德国医学杂志上报道了4例而命名为 Hashimoto(桥本)甲状腺炎(Hashimoto thyroiditis,HT),为临床中最常见的甲状腺炎症。近年来发病率迅速增加,有报道认为已与甲亢的发病率相近。Pedersen(2000)等报道,人群中患 CLT 可高达11.1%(352/3077)。慢性淋巴细胞性甲状腺的病因仍未清楚,一般认为与遗传因素、环境因素、免疫功能异常等有关。

【诊断步骤】

（一）病史采集要点

1. 慢性淋巴细胞性甲状腺炎多见于女性，发展缓慢，病程较长，早期可无症状，当出现甲状腺肿时，病程平均已达 2～4 年。部分病例表现为甲状腺功能轻度亢进，甲状腺逐渐出现肿大，多为双侧弥漫性。

2. 常见症状为全身乏力，许多患者没有咽喉部不适感，10％～20％患者有局部压迫感或甲状腺区的隐痛，偶尔有轻压痛。

（二）体格检查要点

1. 一般情况　病程迁延，几年后可出现甲状腺萎缩的表现，如黏液性水肿，心率缓慢，皮肤粗厚等。

2. 局部检查　甲状腺多为双侧对称性、弥漫性肿大，峡部及锥状叶常同时增大，也可单侧性肿大。甲状腺往往随病程发展而逐渐增大，但很少压迫颈部出现呼吸和吞咽困难。触诊时，甲状腺质地坚韧，表面可光滑或细沙粒状，也可呈大小不等的结节状，一般与周围组织无粘连，吞咽运动时可上下移动。

3. 其他表现　颈部淋巴结一般不肿大，少数病例也可伴颈部淋巴结肿大，质软。

（三）辅助检查要点

1. 实验室检查

(1)甲状腺功能测定　血清 T_3、T_4、FT_3、FT_4 一般正常或偏低，即使有甲亢症状的患者，T_3、T_4 水平也常呈正常水平。

(2)血清 TSH 浓度测定　血清 TSH 水平可反应患者的代谢状态，一般甲状腺功能正常者 TSH 正常，甲减时则升高。但有些血清 T_3、T_4 正常患者的 TSH 也可升高，可能是由于甲状腺功能不全而出现代偿性 TSH 升高，以维持正常甲状腺功能，当 TSH 高于正常 2 倍时应高度怀疑 CLT。近年来关于亚临床型甲减的报道越来越多，诊断亚临床甲减的指标是 TSH 水平升高。有报道经过 20 年随访观察发现，亚临床型甲减的 CLT 女性有 55％可发展成为临床型甲减。最初甲状腺抗体阳性者，进展为甲减的速度为每年 2.6％(33％)，最初 TSH 升高者进展为甲减的速度为每年 2.1％(27％)。另有报道认为，如 CLT 伴有亚临床型甲减，而 TSH＞20 nU/ml 时，每年有 25％可进展到临床型甲减，而 TSH 轻度升高者多可恢复正常。

(3)甲状腺抗体测定　抗甲状腺球蛋白抗体(TGAb)和抗甲状腺微粒体抗体

(TMAb)测定有助于诊断CLT,近年已证明TPO(过氧化物酶)是过去认为TMAb的抗原,能固定补体,有"细胞毒"作用,并证实TPOAb通过激活补体、抗体依赖细胞介导的细胞毒作用和致敏T细胞杀伤作用等机制引起甲状腺滤泡细胞的损伤。TPO-Ab可直接与TPO结合,抑制TPO的活性。而TPO是甲状腺素合成过程中的关键酶。TPOAb已取代TMAb用于CLT的诊断,TGAb和TPOAb联合测定阳性率可达90%以上。就单项检测来说,TPOAb测定在诊断CLT方面优于TGAb。据文献报道,80%的CLT患者测定TGAb为阳性,而97%的患者测定TPOAb为阳性。但也有报道CLT患者的TGAb和TPOAb的阳性率低于50%。

(4)其他检查 血沉增快,絮状试验阳性,γ球蛋白IgG升高,血β脂蛋白升高,淋巴细胞数增多。

2. ^{131}I吸收率检查 可低于正常,也可高于正常,多数患者在正常水平。

3. 过氯酸钾排泌试验 阳性,碘释放率>10%。

(四)进一步检查项目

1. 甲状腺核素扫描 显示甲状腺增大但摄碘减少,分布不均,如有较大结节状可呈冷结节表现。

2. 诊断性治疗 对于临床表现典型者,可给予甲状腺激素进行诊断性治疗,治疗效果一般在2~4周出现。甲状腺功能正常者可给予左甲状腺素(L-T$_4$)50 μg,2次/d,或甲状腺素片40 mg,3次/d,甲减者可适当增加剂量。治疗后甲状腺缩小,症状缓解为治疗有效,有助于CLT的诊断。

3. 正电子发射计算机显像系统(positron emission tomography,PET) 利用18-氟-脱氧葡萄糖(fluorine-18-fluorodeoxyglucose,18F-FDG)进行PET检查,无创性检查组织葡萄糖代谢状况,可用于诊断各种肿瘤。甲状腺检查中弥漫性18F-FDG吸收可提示甲状腺炎,甲状腺的淋巴组织系统的活化可能是导致18F-FDG吸收的原因,但应注意与甲状腺癌鉴别,因为18F-FDG/PET鉴别甲状腺恶性肿瘤和CLT还比较困难,应结合临床其他检查来鉴别。

4. B超检查 声像表现为:①甲状腺两叶弥漫性肿大,一般为对称性,也可一侧肿大为主,峡部增厚明显。②表面凹凸不平,形成结节状表面,形态僵硬,边缘变钝,探头压触有硬物感。③腺体内为不均匀低回声,见可疑结节样回声,但边界不清,不能在多切面上重复,有时仅表现为局部回声减低;有的可见细线样强回声形成不规则的网络样改变。④内部可有小的囊性变。

5. 彩色多普勒声像表现 甲状腺内血流较丰富,有时几乎呈火海征,甲状腺上动脉流速偏高、内径增粗,但动脉流速和阻力指数明显低于甲亢,且频带宽,舒张期波幅增高,又无甲亢症状,可相鉴别。

6. 细胞学检查   细针穿刺抽吸细胞学检查(FNAC)和组织冰冻切片组织学检查对于确诊 CLT 有决定性的作用,CLT 在镜下可呈弥漫性实质萎缩,淋巴细胞浸润及纤维化,甲状腺细胞略增大呈嗜酸性染色,即 Hurthle 细胞。

【诊断对策】

(一)诊断要点

目前对 CLT 的诊断标准尚未统一,1975 年 Fisher 提出 5 项指标诊断方案,即①甲状腺弥漫性肿大,质坚韧,表面不平或有结节;②TGAb、TPOAb 阳性;③血 TSH 升高;④甲状腺扫描有不规则浓聚或稀疏;⑤过氯酸钾排泌试验阳性。5 项中有 2 项者可拟诊为 CLT,具有 4 项者可确诊。一般在临床中只要具有典型 CLT 临床表现,血清 TGAb、TPOAb 阳性即可临床诊断为 CLT。对临床表现不典型者,需要有高滴度的抗甲状腺抗体测定方能诊断。对这些患者如查血清 TGAb、TPOAb 为阳性,应给予必要的影像学检查协诊,并给予甲状腺素诊断性治疗,必要时应以 FNAC 或冰冻切片组织学检查确诊。

(二)鉴别诊断要点

1. 结节性甲状腺肿   少数 CLT 患者可出现甲状腺结节样变,甚至多个结节产生。但结节性甲状腺肿患者的甲状腺自身抗体滴度减低或正常,甲状腺功能通常正常,临床少见甲减。

2. 青春期甲状腺肿   在青春期,出现持续甲状腺肿大,是甲状腺对甲状腺激素需要量暂时增高的代偿性增生,甲状腺功能一般正常,甲状腺自身抗体滴度多数正常。

3. Graves 病   肿大的甲状腺质地通常较软,抗甲状腺抗体滴度较低,但也有滴度高者,二者较难区别。特别是当 CLT 合并甲亢时,甲状腺功能也可增高。必要时可行细针穿刺细胞学检查。

4. 甲状腺恶性肿瘤   CLT 可合并甲状腺恶性肿瘤,如甲状腺乳头状癌和淋巴瘤。CLT 出现结节样变时,如结节孤立、质地较硬时,难与甲状腺癌鉴别;一些双叶甲状腺癌的病例,可出现双侧甲状腺肿大、质硬,或合并双侧颈部淋巴结肿大,也难以与 CLT 鉴别。应检测抗甲状腺抗体,甲状腺癌病例的抗体滴度一般正常,甲状腺功能也正常。如临床难以诊断,可给予甲状腺激素试验性治疗,如服药后腺体明显缩小或变软,可考虑 CLT;如仍无明显改变,应作 FNAC 或手术切除活检以明确诊断。

5. 慢性侵袭性纤维性甲状腺炎　1896 年，Riedel 首先报道 2 例，故称 Riedel 甲状腺炎，因病变的甲状腺质地坚硬如木，又称为木样甲状腺炎。病变常超出甲状腺范围，侵袭周围组织，如肌肉、血管、神经甚至气管，产生邻近器官的压迫症状，如吞咽困难、呼吸困难、声嘶等。甲状腺轮廓可正常，质硬如石，不痛，与皮肤粘连，不随吞咽活动，周围淋巴结不大。甲状腺功能通常正常，甲状腺组织完全被纤维组织取代后可出现甲减，并伴有其他部位纤维化，如纵隔、腹膜后、泪腺、胆囊等。抗甲状腺抗体滴度降低或正常。可行细针穿刺活检，如检查结果不满意，可行甲状腺组织活检。

【治疗对策】

(一)治疗原则

目前无特殊治疗方法，原则上一般不宜手术治疗，临床确诊后，应视甲状腺大小及有无压迫症状而决定是否治疗。如甲状腺较小，又无明显压迫症状者，可暂不治疗而随访观察，甲状腺肿大明显并伴有压迫症状时，应进行治疗。

(二)治疗方案

1. 一般不宜手术治疗。对于亚急性起病，有疼痛者，强的松治疗有效，但疗效不持久。

2. 甲状腺肿大明显者或有甲减者，应给予甲状腺素治疗，可用左旋甲状腺素 50～100 μg/d 或甲状腺素片 60～120 mg/d。根据病情可适度增减，使 TSH 达到稳定滴度。

3. 桥本甲亢可给予抗甲状腺药物治疗，可用他巴唑(tapazole)或丙基硫氧嘧啶(PTU)治疗，但剂量应小于一般甲亢，服药时间不宜过长。如为一过性甲亢(临床症状型)，仅用 β 受体阻滞剂(心得安)对症治疗即可。

4. 有些病例药物治疗效果不佳，且压迫症状严重也可考虑手术治疗，一般手术治疗指征为：①甲状腺弥漫性肿大合并单发结节，且有压迫症状者；②单发结节为冷结节，可疑恶性病变者；③颈部淋巴结肿大并有粘连，FNAC 或组织活检证实为恶性病变者；④甲状腺明显肿大，病史长，药物治疗效果不佳，本人要求手术者。

术中应常规行冰冻切片组织活检，如证实为本病，只应行甲状腺叶部分切除和峡部切除手术。以去除较大单发结节，解除压迫为主要目的，尽量保留可复性甲状腺组织。如病理确诊为恶性，应按甲状腺癌处理原则处理。

术后应常规应用甲状腺素继续治疗，防止甲减发生。

【随访与预后】

慢性淋巴细胞性甲状腺炎的大多数患者预后良好,本病有自然发展为甲状腺功能减退的趋势,其演变过程很缓慢。发生甲减以后,可用甲状腺制剂替代得到很好的矫正。慢性淋巴细胞性甲状腺炎引起的甲低容易是永久性的;然而,近资料显示,一些由慢性淋巴细胞性甲状腺炎引起的甲减患者,可有暂时的甲减;这些患者在用甲状腺激素替代时,大约有 20% 甲状腺功能有自发的恢复。其他一些观察显示,此恢复机制可能包括 TSH 阻断抗体的消失。有文献介绍,慢性淋巴细胞性甲状腺炎患者有较高的发展为甲状腺淋巴瘤的危险。这虽不常见,但在用 L-T$_4$ 的治疗时甲状腺大小在增加时要排除恶性病变。文献中报道慢性淋巴细胞性甲状腺炎中甲状腺癌的发生率为 5%～17%。

四、静息型甲状腺炎

【概述】

静息型甲状腺炎(silent thyroiditis,ST)是甲状腺炎的一种特殊类型,又称为无痛性甲状腺炎(painless thyroiditis,PT)。1971 年 Hamburger 首先描述 1 例称为"潜在型亚急性甲状腺炎"以来,越来越多的学者相继报道此类病例,并承认这是一种独立的疾病。ST 具有亚急性甲状腺炎和慢性淋巴细胞性甲状腺炎的共同特点,但又不完全相同。近年有人将其归为亚急性甲状腺炎,称之为亚急性淋巴细胞性甲状腺炎,以区分亚急性肉芽肿性甲状腺炎(通常所称的亚急性甲状腺炎)。此外,本病尚有亚急性非化脓性甲状腺炎、产后无痛性甲状腺炎等名称。ST 分为散发型和产后型。产后型 ST 由 Amino 于 1976 年首先报道,由于与妊娠和分娩关系密切,称之为产后甲状腺炎,多见于产后 2～6 个月。在产后妇女中的发病率为 5.5%～11.3%,流产后也有发生产后甲状腺炎的报道。散发型 ST 可发生于 5～93 岁的各年龄组中,中位发病年龄 40 岁,好发于女性,男女比例为 1∶3～1∶5)。ST 在因甲亢症状初诊的患者中约占 5%～20%。

【诊断步骤】

(一)病史采集和体格检查要点

ST 的典型临床病程可分为 4 期:甲状腺毒症期(早期)、甲状腺功能正常期、甲状腺功能减退期(甲减)和恢复期。但有一半的患者并无甲减期而仅有前二期。

1. 甲状腺毒症期　主要的临床表现是甲状腺滤泡破坏后,甲状腺激素溢出而形成的甲亢症状。发病突然,一般全身症状与其他疾病所致甲亢表现并无差别。其临床特点有:

(1)发病前一般无病毒感染的前驱症状,无碘接触史。

(2)通常表现为轻度或中度甲亢,约10％患者可出现高代谢状态,一般无突眼,约80％患者可无任何临床症状,无发热。

(3)约一半的患者甲状腺肿大,少数可伴有结节。

(4)甲状腺无痛亦无触痛,是 ST 的显著特点。

(5)无胫前的黏液性水肿。

2. 甲状腺功能正常期　ST 患者一般在 2～6 个月内症状缓解,甲亢症状消退,此期可持续数周。

3. 甲状腺功能减退期　可出现甲减表现。轻者可在短时间内自行缓解,极少发展为永久性甲减。

4. 恢复期　临床症状消失。

产后型 ST 患者的临床表现常短暂而模糊,有明显的个体差异性。患者多在产后 1～6 个月出现甲亢表现,起病较急。特征为产后一过性、无痛性、弥漫性或结节性甲状腺肿大。甲亢表现较轻,主要为体重减轻、明显疲乏感、心悸、食欲增加及神经系统症状,如怕热、多汗、紧张、焦虑、注意力不集中、记忆力下降。60％的病例只有甲亢期,经治疗后直接过渡到恢复期。产后型 ST 患者再次妊娠时复发率可高达 50％。

(二)辅助检查要点

1. 实验室检查

(1)甲状腺功能检查　疾病早期,随着甲状腺滤泡的破坏,血循环中 T_3、T_4 明显升高。血清甲状腺球蛋白升高,$T_3/T_4 < 20 : 1(\mu g/\mu g)$。也有作者认为 FT_3/FT_4 测定 $< 0.24(nmol/nmol)$ 能更客观地反映无痛性甲状腺炎时的甲状腺功能情况,可作为诊断依据。

(2)红细胞沉降率　疾病早期正常或轻度升高,这与亚急性甲状腺炎显著不同。

(3)甲状腺球蛋白抗体和微粒体抗体检查　在半数患者可呈阳性。

2. [131]I 摄取率检查　甲状腺[131]I 摄取率下降,TSH 刺激也不能使其增加。

(三)进一步检查项目

组织病理学检查:针吸活检,表现为弥漫性或局灶性淋巴细胞浸润,无肉芽肿改变,无桥本甲状腺炎所见的纤维化,罕见生发中心形成。

【诊断对策】

(一)诊断要点

对于产后 1 年内出现的疲劳、心悸、情绪波动或甲状腺肿大的任何妇女,都应怀疑有产后甲状腺炎可能。对于中年人,出现无痛性甲状腺肿大,有甲状腺功能亢进的表现,且血清 T_3、T_4 升高,甲状腺摄^{131}I 率降低,宜应考虑本病。

(二)鉴别诊断要点

1. 亚急性甲状腺炎　亚急性甲状腺炎很少发生甲亢,甲状腺疼痛且有压痛;而无痛性甲状腺炎的甲状腺不痛亦无压痛;伴有甲亢症状的亚急性甲状腺炎很少反复发作;而 10％～15％的无痛性甲状腺炎可反复发作。病毒感染前驱症状常见于亚急性甲状腺炎;很少见于无痛性甲状腺炎。亚急性甲状腺炎大多数血沉加快,可达 100 mm/h;而无痛性甲状腺只有轻度增快。

2. Graves 甲亢　Graves 甲亢 T_3、T_4 值增高,吸^{131}I 率亦升高;而无痛性甲状腺炎,T_3、T_4 值增高,$T_3/T_4 < 20:1$,$FT_3/FT_4 < 0.24$,吸^{131}I 率降低(常$<3％$)。可无突眼及胫前黏液性水肿,病程短至数周或数月。

3. 慢性淋巴细胞性甲状腺炎　虽然二者甲亢症状相同,但慢性淋巴细胞性甲状腺炎吸^{131}I 率尚在正常高界或高于正常,甲亢症状很少自然缓解,针吸活检可以对鉴别有诊断意义。

4. 与^{131}I 降低的其他疾病鉴别　如碘甲亢、药源性甲亢、转移性功能性甲状腺癌等鉴别。

5. 产后型　还应注意与缺乏甲状腺激素使垂体假腺瘤性增生的高催乳素血症及真正的产后发生的催乳素瘤相鉴别。产后甲状腺功能障碍引起的长期闭经应与席汉综合征或自身免疫性垂体炎相鉴别。

(三)临床类型及分期

1. 临床分型　①单发性;②产后型。

2. 临床分期　①甲状腺毒症期;②甲状腺功能正常期;③甲状腺功能减退期;④恢复期。

【治疗对策】

(一)治疗原则

ST 最主要的治疗应该是在早期,即甲状腺毒症期做出正确诊断以避免不适当的治疗。

（二）治疗计划

1. β 受体阻滞药　由于 ST 是自限性疾病，其甲亢可自行缓解，因此，多数人主张只用 β 受体阻滞药（如普萘洛尔）对症治疗，普萘洛尔 $30\sim60$ mg/d，分 3 次口服，可有效抑制 T_4 转变为 T_3，使 TT_4、FT_4 水平升高，而 TT_3、FT_3 水平下降，在甲亢症状缓解后应及时停药。放射性碘和手术是不可取的。

2. 糖皮质激素　能显著缩短甲状腺毒症期，对于扣制全身免疫反应有一定疗效，可用泼尼松（强的松）$30\sim50$ mg/d，逐渐减量至 $10\sim20$ mg/d，治疗 4 周以上。减量后的持续时间是直至血清学检查甲状腺功能恢复正常为止，以减少复发。但糖皮质激素不能影响甲减的发生和复发，使用时应掌握指征。

3. 甲状腺素　甲减期症状明显，可用小剂量甲状腺素治疗以缓解症状或密切观察病情发展，不做任何治疗，多数患者会自行度过甲减期而恢复。甲状腺素的替代治疗一般为 $3\sim6$ 个月，剂量为：左甲状腺素 $50\sim100$ μg/d 或甲状腺素片 $40\sim120$ mg/d，可根据血清 T_3、T_4、TSH 水平和患者临床症状而调整剂量。

4. ST 的治疗中应注意的问题

（1）首先应对可疑甲亢或亚急性甲状腺炎病例仔细甄别，根据其临床特点诊断有无 ST 可能，可做 FNAC 或组织活检明确诊断。

（2）如诊为 ST，禁忌手术或核素治疗。

（3）如表现为轻度至中度甲亢，仅对症治疗，如常用普萘洛尔。如甲亢症状严重，可考虑小剂量短期抗甲状腺药物治疗，一旦甲亢症状减轻，应立即停药。

（4）如类似亚急性甲状腺炎特征突出的病例，可早期少量使用激素治疗。

对于 TPOAb 阳性的亚临床甲状腺自身免疫疾病患者，应予以注意。这些患者在一些特定条件下如病毒感染、某些可造成自身免疫过程激化的应激因素、高碘负荷、内源性肾上腺皮质激素水平过低及干扰素 α 治疗丙型肝炎时均可发生 ST。因此，在特定人群中广泛筛查 TPOAb 对及时发现和防治 ST 有一定意义。

【随访与预后】

甲状腺肿及甲状腺功能障碍对年轻妇女只是短暂不适，无真正危险性，但合并红斑狼疮者应引起重视。产后甲状腺炎患者急性期过后，半数患者仍有甲状腺肿，测定抗甲状腺抗体滴度仍高，TSH 对 TRH 试验呈过度反应，再次分娩后 PPT 复发的危险性为 $25\%\sim40\%$。无论患者甲状腺实质是否有萎缩，真正的危险是永久性的甲状腺功能减退。有报道，即使在一次缓解之后，仍有 $10.3\%\sim29\%$ 的病例会成为永久性甲状腺功能减退。

五、慢性纤维性甲状腺炎

【概述】

慢性纤维性甲状腺炎(chronic fibrous thyroiditis)是较为罕见的甲状腺炎症,以正常的甲状腺组织被大量、致密的纤维组织所替代为特征。Riedel(1897)的报道首次描述了本病,故也将其称为 Riedel 甲状腺炎(Riedels thyroiditis,RT)。RT 还有很多名称,如侵袭性纤维性甲状腺炎、慢性木样甲状腺炎、Riedel 甲状腺肿、慢性硬化性甲状腺炎(chronic sclerosing thyroiditis)等。Riedel 在显微镜下的研究表明,RT 没有恶性肿瘤的特征,而且简单地将甲状腺峡部楔形切除,即可有效地缓解气管压迫症状。RT 的病因不清,有人认为 RT 是自身免疫反应的结果,另一种理论认为 RT 属于原发性纤维化疾病,是全身性纤维硬化症的一部分。

【诊断步骤】

(一)病史采集要点

(1)RT 起病后可缓慢进展,起病后亦可静止多年,并无临床症状而被偶然发现。RT 也可突然起病。

(2)如压迫气管和食管后,出现呼吸困难、吞咽困难,累及喉返神经后可引起声音嘶哑、言语失音或咳嗽。若甲状腺组织完全纤维化,可出现甲减。甲状旁腺的纤维化可导致甲状旁腺的功能低下。少见的皮下组织纤维性硬化有时也可发生。

(二)体格检查要点

甲状腺的腺体正常或稍大,无痛但相当硬实,可似木或石样坚硬,通常是双侧受累,偶尔可单侧发病。

(三)辅助检查要点

1. 实验室检查　甲状腺功能取决于纤维化甲状腺组织的程度,大多数患者的甲状腺功能正常,甲状腺功能的实验室检查在正常范围,但大约有 1/3 的患者可能会出现甲减,偶有患者出现甲亢。ESR 增高,但白细胞没有增高。抗甲状腺抗体的检出率为 67%。甲状腺组织可见嗜酸性粒细胞或嗜酸性颗粒。

2. 甲状腺吸^{131}I 率　降低,病变的甲状腺组织为无摄取功能的冷结节。

3. B 超检查　显示同质性低回声,甲状腺组织与邻近组织结构的界限消失。

(四)进一步检查项目

1. CT 扫描和 MRI　CT 扫描可发现纤维化的甲状腺组织,MRI 可在 T$_1$ 加权像(T_1 weighted images，T_1WI)和 T_2WI 发现病变的甲状腺组织。动态 MRI 也可发现炎症细胞浸润和纤维化并存的病变。

2. 正电子发射计算机显像检查 如疑有其他器官的纤维化时，用 18-氟-脱氧葡萄糖(Fluorine-18-fluorodeoxyglucose，18F-FDG)进行正电子发射计算机显像(positron emission tomography，PET)检查，可发现因淋巴细胞、浆细胞浸润的活动性炎症而导致代谢活性增强的腹部包块或甲状腺包块。

【诊断对策】

(一)诊断要点

中年女性患者，有无痛性的甲状腺肿，触及质地坚硬，无压痛，与周围组织粘连固定，并有明显的压迫症状，甲状腺功能正常或稍低时可考虑本病。甲状腺核素显像显示:病变部位呈"冷结节"。表明受累腺体组织广泛纤维化。

(二)鉴别诊断要点

1. 甲状腺癌 甲状腺癌压迫症状出现较晚，并且和癌肿大小有关，常有颈部淋巴结肿大，但最后仍需病理检查后才能明确诊断。

2. 亚急性甲状腺炎 病变常为双侧性，甲状腺明显触痛、压痛，腺外组织无粘连，且能自愈。均与本病不同。

3. 慢性淋巴细胞性甲状腺炎 只限于甲状腺肿大，不向周围组织侵犯，有甲状腺功能减退的趋势，TGAb、TPOAb 常呈阳性，可与本病鉴别。

【治疗对策】

1. 非手术治疗 RT 缺乏特异性治疗，不同阶段的治疗方法取决于 RT 患者的临床表现。

(1)肾上腺皮质激素 部分 RT 患者对肾上腺皮质激素的治疗效果好，原因可能是在炎症的活动期。强的松的初始剂量可高达 100 mg/d，维持剂量为 15～60 mg/d。至今没有对肾上腺皮质激素的治疗 RT 疗效的随机对照研究(RCT)。停用肾上腺皮质激素后，部分患者获得长期缓解，但也有部分患者复发。存在差异的原因不清，有关的因素可能是炎症的活动性和 RT 的病程。

(2)他莫昔芬(三苯氧胺) 对肾上腺皮质激素治疗无效或复发的病例，可试用他莫昔芬进行治疗。他莫昔芬的治疗机制，可能与抑制脂蛋白氧化、减轻炎症，以及促进 TGF-β_1 的合成和分泌，抑制纤维母细胞的增殖有关。

(3)甲状腺激素 RT 合并甲减时，给予甲状腺激素治疗。但由于 RT 不一定发生甲减,故不必常规给予甲状腺激素治疗,甲状腺激素治疗对 RT 的病程没有影响。

2. 手术治疗　手术治疗 RT 有双重作用,一方面可以明确诊断,另一方面则是解除气管的压迫症状。通常楔形切除甲状腺峡部已经足够,部分病例可行甲状腺腺叶切除或大部切除。少部分患者需行气管切开。怀疑恶变时,应尽早进行手术探查和活检。

【随访与预后】

本病一般预后好。

六、放射性甲状腺炎

【概述】

电离辐射可以导致人类甲状腺的不同改变,低剂量(10～1 500rad)照射良性和恶性肿瘤发生率明显增加,而较大剂量照射甲状腺功能改变和甲状腺炎更常见,这些改变与射线的剂量和种类、暴露时间、个体差异如年龄、性别、遗传有关。甲状腺功能减退症是甲状腺直接照射损伤的最常见表现。甲状腺直接照射后可以产生多种甲状腺疾病,包括自身免疫性甲状腺炎、Graves 病、甲状腺功能正常的 Graves 突眼、类似无症状甲状腺炎的综合征、甲状腺囊肿、单发或多发良性结节,乳头状、滤泡状或混合状甲状腺癌。

放射性甲状腺炎不但可由外照射(γ 射线)引起,也可由放射性碘的摄入(β 射线)引起。多发生于大剂量放射碘治疗及头颈部疾病外照射治疗后。1968 年 Rubin 和 Caserett 观察到急性放射性甲状腺炎常常发生在[131]I 治疗后。外照射可以引起伴有甲状腺毒症的无痛性甲状腺炎,TGAb 和 TPOAb 阴性,摄碘率降低。放射性碘治疗可引起急性和慢性甲状腺炎。急性放射性甲状腺炎是甲状腺急性损伤性疾病,随放射性核素在甲状腺疾病诊治上的广泛应用病例逐渐增多。

【诊断步骤】

(一)病史采集要点

1. 1～2 周前甲状腺接受过大剂量辐射或[131]I 治疗甲状腺疾病。

2. 颈部不适、压迫感、甲状腺局部疼痛、吞咽困难、发热、乏力、心慌、手抖等一过性甲状腺功能亢进表现,少数有甲状腺危象。

(二)体格检查要点

甲状腺触痛明显,皮肤表面红斑、皮肤瘙痒和水肿。放射性甲状腺炎的临床严重程度不一定和放射剂量相关。

(三)辅助检查要点

1. 实验室检查

(1)三碘甲腺原氨酸(T_3)、血清甲状腺素(T_4)及甲状腺球蛋白(Tg)升高。

(2)参考指标　血常规白细胞数减少,红细胞沉降率加快,淋巴细胞染色体畸变率及微核率升高。

(3)甲状腺过氧化酶抗体(TPOAb)和(或)甲状腺球蛋白抗体(TGAb)阳性,促甲状腺激素(TSH)增高。

2. 甲状腺吸[131]I率降低。

(四)进一步检查项目

甲状腺细针穿刺细胞学检查:[131]I影响的甲状腺除了典型的结节性甲状腺肿和(或)慢性淋巴细胞性甲状腺炎的表现外,涂片有滤泡细胞、大量胶质、纤维血管基质和淋巴细胞组成。滤泡细胞主要呈松散的单层丛状,偶尔形成微小滤泡,有明显的核大小不等和多形性,大量的体积大而不典型滤泡细胞,主要是单个或丛状和纤维基质与血管混杂,这些细胞的核染色质粗大,偶尔可见明显的核仁,没有核沟和核内包涵体,核/浆比例稍微增加,细胞质丰富,许多核巨大表现裸核,因此,涂片可被误诊为未分化癌。手术标本病理证实所有的腺体结构被结节形成、淋巴细胞浸润、纤维化、滤泡萎缩破坏,滤泡细胞明显的多态性。

【诊断对策】

(一)诊断要点

1. 有射线接触史,甲状腺剂量为 200 Gy 以上。

2. 一般照射线后 2 周内发病。

3. 有甲状腺局部压痛、肿胀。

4. 有甲状腺功能亢进症状与体征,重症可出现甲状腺危象。

5. 三碘甲腺原氨酸(T_3)、血清甲状腺素(T_4)及甲状腺球蛋白(Tg)升高。

6. 血常规白细胞数减少。红细胞沉降率加快。淋巴细胞染色体畸变率及微核率升高。

7. 甲状腺细针穿刺细胞学检查　[131]I影响的甲状腺除了典型的结节性甲状腺肿和(或)慢性淋巴细胞性甲状腺炎的表现外,涂片有滤泡细胞、大量胶质、纤维血管基质和淋巴细胞组成。滤泡细胞主要呈松散的单层丛状,偶尔形成微小滤泡,有明显的核大小不等和多形性,大量的体积大而不典型滤泡细胞,主要是单个或丛状和纤维基质与血管混杂,这些细胞的核染色质粗大,偶尔可见明显的核仁,没有核沟和核内包涵体,核/浆比例稍微增加,细胞质丰富,许多核巨大表现裸核,因此,涂片可被误诊为未分化癌。手术标本病理证实所有的腺体结构被结节形成、淋巴细胞浸润、纤维化、滤泡萎缩破坏,滤泡细胞明显的多态性。

慢性放射性甲状腺炎是指甲状腺一次或短时间(数周)内多次或长期受射线照射后,导致的自身免疫性甲状腺损伤。诊断标准:①有射线接触史,甲状腺剂量为0.3 Gy以上。②潜伏期1年以上。③甲状腺肿大,多数无压痛。④甲状腺过氧化物酶抗体(TPOAb)和(或)甲状腺球蛋白抗体(TGAb)阳性,促甲状腺激素(TSH)增高。⑤可伴有甲状腺功能减退症。

(二)鉴别诊断要点

亚临床甲状腺功能降低患者应几个月随访1次,测定TSH以决定是否L-T$_4$治疗,有人建议在亚临床甲状腺功能减低阶段应用L-T$_4$治疗。其他实验室检查也有助于诊断甲状腺功能亢进及甲状腺炎,摄碘率、TGAb、TPOAb、TRAb,细针穿刺细胞学检查应用于甲状腺结节,甲状腺扫描和超声波检查也用于鉴别。

【治疗对策】

1. 立即脱离放射源,停止核素治疗。一般在数天后症状可自行缓解。

2. 患者在服用放射性碘后2~3周出现轻度无菌性甲状腺炎,多于1周左右自行消退,不需处理或用简单的镇痛药。大剂量放射性碘治疗引起甲状腺激素过度释放呈一过性甲状腺功能亢进症甚至甲状腺危象,常由于治疗前准备不充分所致,应对症治疗,症状重者给予镇静、止痛和肾上腺皮质类固醇激素治疗,甲状腺危象者按相应情况进行治疗。β受体阻滞药如普萘洛尔可用,主张用抗甲状腺药物,此病常常是自限性。胺碘苯丙酸盐联合β受体阻滞药治疗严重破坏性引起的甲状腺毒症,通过抑制5-脱碘酶减少血中T$_3$减弱甲状腺激素的外周作用。

3. 出现严重的喉水肿时,需做气管切开。

4. 脱离射线,每年复查1次(禁用核素显像检查);癌变者手术切除,按放射性甲状腺癌处理。

【随访与预后】

立即脱离放射源,停止核素治疗,一般数天后症状可自行缓解。

(王深明)

第四节 甲状腺良性肿瘤

甲状腺良性肿瘤占甲状腺肿瘤的大多数,肿瘤的发生和发展与环境、性别、年龄等因素有着较密切的关系,部分良性肿瘤还可发生癌变,因此提高对甲状腺良性肿瘤的认识,对早期诊断和治疗均很重要。

最常见的甲状腺良性肿瘤为甲状腺腺瘤,42%～77%的甲状腺结节表现为腺瘤性结节,其他良性肿瘤如神经鞘瘤、畸胎瘤、血管瘤、脂肪瘤、平滑肌瘤等发病率极低。

一、甲状腺腺瘤

【概述】

甲状腺腺瘤是最常见的甲状腺良性肿瘤,约占所有甲状腺疾病的20%,占甲状腺外科疾病的42%,占甲状腺良性上皮肿瘤的60%以上。临床上分滤泡状和乳头状囊性腺瘤两种,以前者较常见,多为非毒性腺瘤。其中多发性腺瘤约占7%,左侧叶患病率明显多于右侧叶。实质型腺瘤占28%,囊实混合型占61%,类囊肿型为11%。患者年龄多在30～50岁,女性患者明显多于男性,两者之比是5:1～6:1,沿海地区发病率高于内地。

甲状腺腺瘤常伴发其他疾病,伴随病变的类型与病史长短和瘤体大小有关。病史≤2年,瘤体直径≤2 cm,瘤旁病变主要是淋巴细胞性甲状腺炎(28.3%),随病史延长,瘤体增大,瘤旁病变主要以结节性甲状腺肿(7.6%)为主。病史≥5年,瘤体直径≥5 cm的,瘤旁病变以甲状腺腺体萎缩纤维化为主,偶有腺瘤伴随微小腺癌报道。瘤体自身具有癌变倾向,癌变率可高达6%～10%,且可引起甲状腺功能亢进,发生率约20%。

【诊断步骤】

(一)病史采集要点

好发于30～50岁女性,多不伴明显症状。乳头状囊性腺瘤有时可因囊壁血管破裂而发生囊内出血,此时肿瘤体积可在短期内迅速增大,局部出现胀痛及气管压迫、喉返神经压迫等症状,可伴有声嘶和呼吸困难,而引起患者注意。

(二)体格检查要点

肿物多为单发,以左侧叶居多;

肿物表面光滑、质韧、随吞咽上下移动。

(三)辅助检查

1. 血 T_3、T_4 水平在正常范围。

2. ^{131}I 扫描 极少为热结节。

3. ^{131}I 吸碘率 多在正常范围内。

(四)进一步检查项目

1. B超 可进一步明确肿物为实性或囊性,边缘是否清楚,肿物为单发还是多发。腺瘤表现为甲状腺呈局限性增大,边界清楚,边缘光滑,有完整的包膜,包膜厚薄不一,内部回声常呈分布均匀的散在性或密集稍强回声或低回声,部分呈强回声团块,与周围组织分界清楚、无浸润。滤泡状腺瘤:晕环征。乳头状腺瘤:圆形或卵圆形,囊壁上有乳头状回声突向囊腔。若囊腔内出血,囊内出现强回声光团。包膜完整与否是乳头状腺瘤与甲状腺癌的鉴别要点。

2. 放射影像学检查 对于明确诊断价值不大。但当腺瘤体积较大时,X线检查可见一侧颈部软组织影密度增高,并有气管受压移位表现。囊性腺瘤或腺瘤囊性变可有囊壁印戒状钙化,边界较清楚。CT检查腺瘤呈边界清楚的低密度区。囊性腺瘤内部密度更低,囊壁有时呈环状强化。

【诊断对策】

(一)诊断要点

1. 病史 30～50 岁女性,多不伴明显症状。

2. 临床表现 无症状的单一甲状腺肿物,表面光滑、质韧、随吞咽上下移动。

3. 辅助检查 根据临床表现及 I^{131} 扫描、甲状腺吸碘率以及血 T_3、T_4 水平即可明确诊断。

(二)临床类型

临床上分滤泡状和乳头状囊性腺瘤,以前者较多见。滤泡性腺瘤根据细胞的排列方式可分为①胶性腺瘤:由大小不等的滤泡组成,含有大量胶质;②单纯性腺瘤:由中等大小、类似正常的滤泡构成;③胎儿型腺瘤:瘤细胞形成条索或小梁结构,无完整的滤泡构成;④胚性腺瘤:又称梁性腺瘤,瘤细胞形成条索或小梁结构,无完整的滤泡形成;⑤嗜酸性细胞腺瘤:由细胞质充满嗜酸性颗粒细胞组成,呈乳头状、滤泡状或片状排列。乳头状腺瘤特点是乳头状结构突向囊腔,有完整的包膜,有囊性变倾向,易发生出血、坏死与恶变。

(三)鉴别诊断要点

1. 结节性甲状腺肿单个结节

(1)甲状腺瘤较少见于单纯性甲状腺肿流行地区;

(2)甲状腺瘤经数年仍保持单发,结节性甲状腺肿经过一段时间后,多演变为多发结节;

(3)甲状腺瘤有完整的包膜,分界明显而结节性甲状腺肿的单发结节包膜不完整;

(4)甲状腺瘤包膜外的周围甲状腺组织多因压迫而萎缩,结节性甲状腺肿周围的组织无萎缩,增生的结节内组织形态不一,而腺瘤内组织形态单一。

2. 甲状腺恶性结节

(1)病史 儿童时期出现的甲状腺结节50%为恶性,发生于年轻男性的单结节,也应警惕恶性的可能。如果患者突然发生结节,且短期内发展较快,则恶性可能大。

(2)体检 甲状腺单结节比多结节恶性机会大,触诊时良性腺瘤表面平滑,质地较软,吞咽时移动度大。恶性结节表面不平整,质地较硬和吞咽时移动度较小,恶性结节常伴有颈淋巴结肿大。有时癌结节很小,而同侧颈部已有肿大淋巴结。

(3)核素扫描 应用放射性^{131}I或^{99m}Tc扫描,比较结节与周围正常甲状腺组织的放射性密度,可发现温结节多为良性腺瘤,甲状腺癌的机会较少;热结节几乎均为良性;甲状腺癌均为冷结节,其边缘一般较为模糊,但冷结节不一定都是癌肿的表现,良性结节性甲状腺肿的结节内常由于血液循环不良发生退行性变,形成囊肿,也表现为冷结节,不过其边缘多清晰可见。而甲状腺瘤可表现温、凉结节外,也可能是冷结节,其边缘多数较清晰,少数也可能略模糊。此外,还应警惕当甲状腺癌的冷结节表面覆盖正常甲状腺组织时,可显示为温结节。进一步鉴别冷结节的良恶性,还可用"亲肿瘤"的放射性核素^{131}Cs、^{75}Se或^{67}Ga做甲状腺显影,如在冷结节有放射性浓聚,则恶性可能性大;反之,如仍无浓聚,则良性可能性大。

(4)彩色多普勒超声检查 如核素扫描成冷结节表现,B超扫描为实质型结节,且边缘模糊,但彩色多普勒超声检查发现瘤内血流丰富时,恶性的可能性大。

(5)穿刺细胞学检查 可进一步明确甲状腺结节性质。用直径0.7~0.9 mm的细针直接刺入结节内,从2~3个不同方向进行穿刺吸取,尽管可能出现假阳性或假阴性结果,但诊断正确率可达80%以上。

【治疗对策】

(一)治疗原则

甲状腺瘤有引起甲亢(发生率约 20%)和恶变(发生率约 10%)的可能,应早期手术切除。

(二)术前准备

1. 全身情况　生命体征保持正常:体温、脉搏、呼吸和血压等。伴有糖尿病者,应控制血糖至正常水平才施以手术。患者的心、肺、肾、肝功能应维持在正常水平。

2. 甲状腺准备　对腺体较大而且较软的病例,可于术前给患者口服复方碘溶液,以减少甲状腺的血流量,减少甲状腺的充血,使甲状腺变小变硬,减少术中出血。用法:每次 5~10 滴,每日 3 次,持续 1 周。

3. 间接喉镜检查　了解声带的活动情况和喉返神经的情况。

(三)治疗方案

1. 手术准备　①体位:仰卧位,垫高肩部,使头后仰,以充分显露颈部;头部两侧用无菌治疗巾固定,以防术中头部左右移动污染切口。②麻醉:颈神经丛阻滞麻醉,或气管内插管全身麻醉。

2. 手术治疗

(1)手术指征　甲状腺瘤有引起甲亢和恶变可能,应早期切除。

(2)手术时机　为择期手术,应将患者调整到最理想的状态下进行手术。

(3)手术方法

1)甲状腺腺瘤摘除术　不提倡此术式。

2)甲状腺侧叶次全切除术。

①显露甲状腺:a. 切口:于胸骨上切迹上方 2 横指处,沿皮纹做弧形切口,两端达胸锁乳突肌外缘;如腺体较大,切口可相应弯向上延长。b. 分离颈阔肌后疏松结缔组织,上至甲状软骨下缘,下达胸骨柄切迹。c. 切开颈阔肌后,用 4 号丝线缝扎两侧颈前静脉。d. 沿胸锁乳突肌前缘分离颈前肌群后切断甲状腺前肌群,显露甲状腺。

②切除甲状腺:a. 囊内法:切开甲状腺假被膜,紧贴甲状腺腺体表面分别结扎、切断甲状腺上下动脉分支,然后切除甲状腺。b. 囊外法:不切开甲状腺的假被膜,在甲状腺前肌群的下方直接显露甲状腺侧叶上极及甲状腺外侧间隙,在甲状腺外侧结扎、切断甲状腺上、下动脉主干,继而切除甲状腺。c. 显露喉返神经法:从

假被膜外侧,在气管食管沟附近显露喉返神经,直视下结扎、切断甲状腺下动脉的分支。d.囊内、囊外联合法:游离甲状腺上极,结扎、切断甲状腺上血管时采用囊内法;游离甲状腺下极,结扎、切断甲状腺下动脉分支、显露喉返神经时采用囊外法。

③甲状腺叶次全切除程序:a.自甲状腺上极游离法:向下、向外前自甲状腺上极,靠近甲状腺腺体钝性分离、结扎、切断甲状腺上极血管——沿着剥离开的甲状腺上极,剥离甲状腺的外侧,结扎、切断甲状腺中静脉——提起甲状腺下极,显露其后方,双重结扎、切断进入甲状腺的血管分支,与贴近腺体处结扎、切断甲状腺下动脉分支——将甲状腺向外牵拉,从气管后方游离甲状腺峡部并切断——在保证保存甲状旁腺和确保喉返神经的前提下,呈楔形切除甲状腺一侧叶的大部腺体,残留创面充分止血后与后侧被膜缝合起来;b.自甲状腺外侧开始游离法:自甲状腺外侧钝性游离、显露甲状腺中静脉,靠近甲状腺结扎、切断——游离甲状腺下极,显露甲状腺下静脉,在远离甲状腺处结扎、切断;探查清甲状腺下动脉与喉返神经的关系,确保喉返神经万无一失的情况下再结扎、切断甲状腺下动脉主干或分支——紧靠甲状腺上极边缘显露、结扎并切断甲状腺上动、静脉——游离甲状腺峡部,在气管和甲状腺后壁之间分离,在欲切断处的两侧各从上、下置两把血管钳将其夹住,在其之间切断整个峡部——切除甲状腺体(方法同自甲状腺上极游离程序)。

④关闭切口:取出垫在肩胛下的软枕,使颈前肌群松弛,温盐水冲洗创口,查无出血后放置引流,逐层关闭切口。

3)甲状腺侧叶全切除术

①甲状腺显露、甲状腺血管的处理和峡部切除与甲状腺侧叶次全切除同,详见上述。

②切除甲状腺叶:将游离的甲状腺一侧腺叶翻向内侧,从后面逐渐向靠近气管方向剥离,在直视并保护喉返神经和甲状旁腺的条件下,将甲状腺一侧腺叶完整切除。

③关闭切口:关闭切口前再次检查甲状旁腺,取出垫在肩胛下的软枕,使颈前肌群松弛,温盐水冲洗创口,查无出血后放置引流,逐层关闭切口。

(4)手术方法评估 传统认为甲状腺腺瘤摘除术可行,但现阶段研究表明,乳头状腺瘤被一部分病理学家视为低度恶性的甲状腺癌,且术后病理结果发现有10%为甲状腺癌。因此有人建议放弃单纯的甲状腺结节摘除术。理由是:①如术后病理证实为甲状腺癌,则必须行再次手术,不仅增加了手术并发症,而且还有造成癌组织扩散及术后复发的危险。②以单个结节诊断切除的甲状腺瘤,病理检查证实为多发性者,术后多有腺瘤复发的可能。故在选择甲状腺瘤的手术方式时,以不做腺瘤切除术为宜,应行患侧叶次全切除或全切除。

(5)手术方案选择 以不做腺瘤摘除术为宜,应行患侧叶次全切除或全切除。如病变在峡部,应做局部较广泛的切除术。若术中怀疑为恶性时,应立即将切除的标本作冰冻切片检查,如证实为甲状腺癌,则按甲状腺癌的手术原则处理,并注意检查气管旁、气管前胸骨切迹附近以及同侧的颈淋巴结,发现淋巴结肿大时,应予切除并作病理检查。术中冰冻切片结果为良性肿瘤,术后石蜡切片报告为癌的情况下,如第一次手术仅为甲状腺结节切除或患侧叶部分切除,必须再次施行甲状腺次全切除术。

【术后观察及处理】

(一)一般处理

1. 半卧位,颈部不能过伸,以防误吸,护理至患者清醒;

2. 全身麻醉的患者应在麻醉恢复室复苏,至清醒后返回病房;

3. 静脉输液至患者能口服流质饮食,术后 24 小时酌情拔除引流管。

(二)并发症的观察处理

病床旁准备气管切开包,以防发生急性气管塌陷。

1. 呼吸道梗阻 原因有以下几个方面:

(1)创口内出血 多发生于术后 24 小时以内,突然出现颈部疼痛,肿胀,进行性加重的呼吸困难和紫绀,引流管中有大量新鲜血液。一旦出现此类情况应立即处理,果断拆除缝线,清除出血,解除对气管的压迫,有效止血,必要时气管切开或插管。这一过程要在窒息后 5～8 分钟内完成,以防脑缺氧。

(2)喉头水肿及呼吸道分泌物阻塞 由于手术操作创伤所引起,也可由于气管插管所致,多发生在术后 12～36 小时内。表现为进行性呼吸困难,可有喉鸣音及三凹征,呼吸道分泌物增多,痰多。程度较轻者可在严密观察下采用给氧、静脉滴注肾上腺皮质固醇类药物、利尿等治疗,严重者应及时行气管切开术。

(3)气管塌陷 多由肿大的甲状腺长期直接压迫气管软骨,引起软骨退行性变或坏死。预防气管塌陷发生的关键在于术前、术中及时发现气管软化的存在和妥善处理。①甲状腺瘤巨大者术前常规拍摄颈部正侧位 X 线片,了解气管有无受压及其程度。②术中发现气管软化者,应行气管悬吊术,将软化气管被膜悬吊于胸锁乳突肌或颈前肌上,以保障气道通畅。③严重气管软化者应及时行气管切开,一般术后 7～10 天拔管。

(4)气管痉挛　一旦发生,立即面罩给氧,紧急气管切开,清除呼吸道内分泌物,给予强力气管扩张喷雾剂及地塞米松 10 mg 静脉推注,以降低应激反应,缓解气管痉挛。

(5)双侧喉返神经损伤时　喉部可有阻塞感和呼吸不畅、呼吸困难、失音、严重者可发生窒息,此时应及时行气管切开。

2. 神经损伤

(1)喉上神经损伤　内侧支损伤引起误咽及呛咳;外侧支损伤引起音调变低、音质改变、发音无力、讲话易疲劳,一般不出现声嘶。多予保守治疗,给予神经营养药物、氢化可的松和局部理疗等,如有误咽、呛咳时,应防止误吸。

(2)喉返神经损伤　一侧损伤表现为声音嘶哑,双侧损伤可立即发生严重呼吸困难和窒息。处理:①喉返神经被切断,应立即解剖出两断端并吻合;②如钳夹或缝合所致的损伤,应立即松开血管钳或拆除缝线,术后给予神经营养药物、氢化可的松和局部理疗;③术后发生的嘶哑保守治疗多能恢复;④双侧喉返神经损伤应立即行气管切开。

3. 甲状腺功能减退

(1)预防　①注意保留足够量的正常甲状腺组织;②注意残留甲状腺组织的血循环;③注意对甲状腺疾病的后续治疗。

(2)治疗　术后注意临床随访,监测血清甲状腺素和促甲状腺素水平和临床症状,必要时给予甲状腺干制剂或甲状腺素。

甲状旁腺功能减退:多因甲状旁腺被误切、损伤或血液供应受累,多在术后1～2天出现,多数患者症状轻而短暂,表现为仅面部、唇部或手足的针刺感、麻木感或强直感。严重者出现面肌、手足有疼痛的痉挛,甚至发生喉和膈肌痉挛引起窒息。应限制含磷较高的食品摄入,抽搐发作时,立即静脉注射 10%葡萄糖酸钙或氯化钙,症状轻者可口服补钙,并可加服维生素 D。

【疗效判断及处理】

甲状腺瘤经手术治疗可痊愈。

【出院后随访】

出院后应定期复查甲状腺功能。

【预后】

甲状腺瘤是良性肿瘤,经手术治疗能彻底治愈,未经手术治疗时的转归为:

1. 缓慢长大或囊性变,压迫邻近脏器;压迫气管引起呼吸困难,压迫喉返神经引起声嘶。

2. 长期维持原状。

3. 退行性变。

4. 转化为甲状腺毒性结节。

5. 发生恶性变。

二、甲状腺高功能腺瘤

【概述】

高功能腺瘤又称功能自主甲状腺瘤和毒性甲状腺腺瘤,较少见,在自主功能性甲状腺结节中约占 25%,而毒性多结节性甲状腺肿约占 73%。组织结构与甲状腺瘤相似,但不受 TSH 调节,功能不受垂体制约。通常为单一高功能腺瘤,偶尔为 2 个或更多。腺瘤周围组织因 TSH 受抑制而萎缩改变,有时虽高功能腺瘤很小,但却能将正常甲状腺组织的功能全部抑制。

【诊断步骤】

1. 病史采集要点

(1)多见于中老年女性;

(2)无症状或仅有轻度甲亢,比原发性甲亢轻,且以循环和消化系统表现为主。

2. 体格检查要点

(1)甲状腺单个或多个圆形和卵圆形结节;

(2)表面平滑,边界清楚,质地坚硬,随吞咽活动;

(3)结节无震颤或血流杂音;

(4)不伴有突眼;

(5)颈淋巴结无肿大。

3. 辅助检查

(1)血 T_3、T_4:T_3 常常升高,T_4 正常或升高;

(2)同位素扫描结节部位为热结节,个别为温结节,周围甲状腺组织不显影;

（3）血 TSH 水平低于正常值。

4. 进一步检查项目

（1）TSH 兴奋试验　肌注 TSH 10～20 U，24～48 小时再次重复扫描，如受抑制的甲状腺组织恢复重吸^{131}I 功能，可做出诊断；

（2）T_3 抑制试验　周围组织吸碘功能受抑制，而结节吸碘不受抑制；

（3）甲状腺^{131}I 扫描　呈热结节；

（4）B 超　可确定结节大小、部位、数目，排除先天性的甲状腺叶缺如，或局部腺体增厚所致的"热结节"。

【诊断对策】

1. 诊断要点　诊断的关键是甲状腺结节是否具有功能。

（1）病史　中老年女性，常有多年逐渐增大的颈部肿块史。

（2）临床表现　甲状腺原有单个或多个结节，无临床症状或仅有轻度甲亢，结节表面平滑，质实，边界清楚，活动度良好，无震颤或杂音。

（3）辅助检查　同位素扫描为热结节，周围甲状腺组织不显影。TSH 兴奋试验受抑制的甲状腺组织恢复重吸^{131}I 功能。

2. 临床类型　甲亢型和非甲亢型。

3. 鉴别诊断要点　非毒性甲状腺腺瘤：单纯凭临床表现早期无甲亢症状时不易与非毒性甲状腺瘤鉴别，后期出现甲亢症状时，结合实验室检查、同位素扫描及 TSH 兴奋试验可明确诊断。

【治疗对策】

1. 治疗原则　包括手术治疗、^{131}I 治疗和超声引导下经皮乙醇注射治疗，理论上应采用甲状腺次全切除术。长期使用抗甲状腺药物治疗毒性结节无益，停药后会导致病情反弹。

2. 术前准备　若甲亢症状明显，术前应用抗甲状腺药物他巴唑 100 mg 或丙基硫氧嘧啶 100 mg，每 6 小时一次；如有甲状腺毒症，可用 β 受体阻滞剂；因甲状腺并无弥漫性充血，应用碘剂反而可能进一步加重症状，故不提倡应用。

3. 治疗方案

（1）手术治疗　一般认为首选手术治疗，但患者大多年龄较大，体质较弱，对手术耐受性差。如甲亢症状明显，血清 T_3、T_4 升高，或结节较大，有压迫症状和体征时，应采取手术切除，行患侧叶甲状腺次全切除或全切除。手术中应避免过多挤压腺瘤,以避免血循环中的甲状腺素浓度突然升高,发生术后甲状腺危象。手术时尽可能多地保留受抑制的甲状腺组织,使术后甲减的发生率降低。

(2)[131]I治疗 适用于呈热结节而周围甲状腺组织不显影的高功能腺瘤,腺瘤较小或年龄较大者、有心力衰竭者。剂量要比原发性甲状腺功能亢进者大,有甲亢症状时,治疗前采用抗甲状腺药物做治疗准备,甲状腺功能正常后,采用放射性碘治疗,以防止发生辐射性甲状腺炎使甲状腺中毒症状加重。

(3)超声引导下经皮乙醇注射治疗 对不适合[131]I治疗的年轻患者和手术风险大及结节较大的老年人尤其适用。治疗1周重复进行2～12次。

【术后观察及处理】

1. 一般处理 同一般甲状腺术后处理。

2. 并发症的观察及处理

(1)甲状腺患侧叶次全切除或全切除术后观察详见前一节所述。

(2)应注意观察甲状腺功能减退的情况,有报道[131]I治疗后甲状腺功能减退的发生率达36%,且54%的患者仍能触及结节存在。

【疗效判断及处理】

1. 甲状腺患侧叶次全切除或全切除术,方法简单,效果良好,能有效控制甲亢症状,手术并发症率低。

2. [131]I治疗 一般服用[131]I后3个月,甲状腺功能亢进症状可消失,结节缩小;对于呈热结节而周围甲状腺组织不显影的高功能腺瘤,[131]I治疗可有效地破坏瘤体组织,但对结节以外的甲状腺组织很少有损伤。

3. 超声引导下经皮乙醇注射治疗 可导致病变组织中央发生凝固性坏死、微血管血栓形成和出血等不可逆性改变,而瘤周的正常腺体组织不受损伤。注射后瘤体显著缩小,6个月后甲亢症状明显改善,且副作用小。

【出院后随访】

1. 出院时带药;

2. 出院后随访,定期复查甲状腺功能;

3. 如有不适及异常,及时复诊。

【预后评估】

1. 甲状腺患侧叶次全切除或全切除术 疗效较好,应注意预防甲状腺功能减退。

2. ^{131}I 治疗　放射治疗后早期甲状腺功能减退发生率低,远期发生率与腺瘤大小、治疗时的甲状腺功能水平和^{131}I 剂量无关,而与自身抗甲状腺抗体的出现有关。有报道^{131}I 治疗后 4～16.5 年甲状腺功能减退的发生率达 36%,且 54% 的患者仍能触及结节存在。

3. 超声引导下经皮乙醇注射治疗　治疗后 1 年 85% 患者甲状腺功能恢复正常,非毒性腺瘤治愈率可高达 100%。对于较大的自主功能结节(直径 3～4cm)也能取得较好的临床效果,仅引起亚临床症状的甲亢。

三、甲状腺囊肿

【概述】

甲状腺囊肿是甲状腺良性占位的常见病之一。其病因尚不清楚,可能与碘代谢、性激素、地区性、饮食习惯及家庭有关。女性发病明显高于男性。

【诊断步骤】

1. 病史采集要点　多见于 20～40 岁女性,囊肿常单发,增大缓慢,一般临床无任何不适表现。偶尔因囊内出血,肿物短时间内增大,局部出现疼痛及压迫症状,有的可伴有声嘶及呼吸困难。

2. 体格检查要点　囊肿多为单发,也可多发,呈圆形或椭圆形,大小不等,表面光滑,质地软,随吞咽上下移动,无触压痛。

3. 辅助检查　B 超检查可直接明确诊断,肿物位于甲状腺内,多单发,边界清楚,有时可达锁骨下及胸骨后。

4. 进一步检查项目　同位素^{131}I 扫描显示甲状腺内"凉结节",T_3、T_4 在正常范围。

【诊断对策】

1. 诊断要点　甲状腺出现无任何症状的良性占位,检查发现质地柔软,可随吞咽上下滑动且无触痛的肿物;同位素扫描为甲状腺"凉结节",B 超示肿物呈囊性改变。

2. 病理类型　分为胶样腺瘤和胎儿型腺瘤,前者多见,其内充满无色液体或血性液体。

3. 鉴别诊断要点

(1)甲状腺瘤　腺瘤质地较韧,囊肿较软,B超检查可鉴别。

(2)结节性甲状腺肿的单发结节　甲状腺囊肿者通常健侧甲状腺不肿大,仅患侧甲状腺增大;而结节性甲状腺肿的双侧腺体均肿大,质地较韧,经过一段时间后单个结节可演变为多个结节。^{131}I扫描及B超检查均有助于鉴别。

【治疗对策】

1. 治疗原则　甲状腺囊肿大多无症状,但因持续增大有囊内出血的危险,因此一旦确诊,应积极治疗。

2. 术前准备　同一般甲状腺手术术前准备。

3. 治疗方案

(1)手术切除　适用于表浅的较小囊肿,或囊肿较大,手术切除较安全可靠。

(2)局部穿刺抽吸后注射无水乙醇或碘酒　创伤小,痛苦小,疗效好,患者易接受,但有继发出血的危险。

(3)胶体^{32}P囊内注射　利用^{32}P释放的纯β射线使囊壁发生无菌性坏死,局部血管及淋巴管阻塞,囊壁分泌功能破坏,以达到治疗的目的。

【术后观察及处理】

局部穿刺抽吸后注射无水乙醇或碘酒后应注意预防继发出血。

【预后】

甲状腺囊肿手术切除效果较好,安全可靠;局部穿刺后注射无水乙醇疗效好,但应注意预防继发出血。

四、甲状腺神经鞘瘤

【概述】

属罕见的上皮性甲状腺良性肿瘤。

【诊断步骤】

1. 病史采集要点　单发包块,常见于右叶,生长缓慢,体积较大时可压迫气管造成严重的呼吸困难和器官移位。个别患者可出现面部潮红,易疲倦等症状。

2. 体格检查要点　颈部圆形孤立的坚实包块,多见于右叶,患侧腺体较对侧略大。

3. 辅助检查　超声波检查可见边界清晰的实质型包块,CT 表现为边界清晰、质地均匀的低密度影。同位素扫描显示为冷结节。细针穿刺细胞学检查有时可以帮助明确诊断。

4. 进一步检查项目　主要依靠术中冰冻切片做出明确诊断。

【诊断对策】

1. 诊断要点　术前很难做出明确诊断,主要依靠术中冰冻切片明确诊断。切除的标本镜下可见包膜完整,呈结节状,切面灰白色或白色,有成片的雪旺细胞构成,细胞呈长卵圆形,无有丝分裂象,局部可见出血和微小囊肿形成,呈退行性改变。增生的细胞可被 S-100 蛋白染色,肿瘤附近有时可见神经节细胞。

2. 鉴别诊断要点　通过超声和细针穿刺细胞学检查,可与甲状腺腺瘤和血管瘤相鉴别。

【治疗对策】

1. 治疗原则　一旦确诊,应手术切除。

2. 术前准备　同一般甲状腺术前准备。

3. 治疗方案　可行甲状腺腺叶切除术。应避免盲目扩大手术范围,以致损伤周围神经,引起并发症。

4. 术后观察处理、疗效判断及处理、出院后随访同一般甲状腺手术。

五、原发性甲状腺畸胎瘤

【概述】

来源于生殖细胞的原发性甲状腺畸胎瘤非常少见,从婴幼儿至成人均可发生,两侧腺体无差异。主要由软骨、上皮、神经多种组织混合组成,但以神经组织为主体。

【诊断步骤】

1. 病史采集要点　甲状腺区单个或多个结节,可引起压迫症状如压迫气管造成呼吸困难和压迫喉返神经引起声嘶等。

2. 体格检查要点　瘤体可为坚实、柔软或囊性,表面光滑、分叶或隆起。

3. 辅助检查　X线示瘤体内有钙化斑、牙齿或小块骨组织。

4. 进一步检查项目　手术切除标本的病理学检查可确诊。

【诊断对策】

1. 诊断要点和鉴别诊断要点　主要依据手术切除标本的病理学检查确诊,切面可呈灰黑色、黄白色或半透明,内容物为黑褐色冰激凌状血性液体。

2. 临床类型　根据瘤内是否出现未成熟成分及其所占的比例可分为成熟性、未成熟性和恶性畸胎瘤三种类型。

【治疗对策】

1. 治疗原则　手术切除病变。

2. 术前准备　同一般甲状腺术前准备。

3. 治疗方案　患侧甲状腺叶切除,若冰冻切片证实为恶性,应按甲状腺恶性肿瘤的手术原则进行治疗。

4. 术后观察及处理、疗效判断及处理、出院后随访同一般甲状腺手术。

六、其他甲状腺良性肿瘤的诊断和治疗

【概述】

甲状腺内的良性肿瘤还包括脂肪瘤、甲状腺平滑肌瘤、甲状旁腺腺瘤等。

【诊断对策】

根据临床表现和影像学检查很难做出判断,借助细针穿刺抽吸技术和细胞学检查可提高诊断正确率,明确诊断依靠手术切除标本的病理学检查。

【治疗对策】

一般来说,手术是惟一的治疗办法,可行患侧甲状腺部分切除术或甲状腺腺叶切除术。

术后观察及处理、疗效判断及处理、出院后随访同一般甲状腺手术。

（王　冕）

第五节　甲状舌管囊肿与异位甲状腺

一、甲状舌管囊肿

【概述】

本病是最常见的甲状腺异常，人群中约 7％的人可有甲状舌管残余，是与甲状腺发育有关的先天畸形。是指在胚胎早期甲状腺发育过程中，甲状舌管退化不全、不消失而在颈部遗留形成的先天性囊肿，囊肿内常有上皮分泌物聚积。囊肿可通过舌盲孔与口腔相通，而继发感染，囊肿可破溃形成甲状舌管瘘。本病表现为单纯囊肿者约 65％，囊肿合并瘘管者占 15％，而单纯瘘管者占 20％。

【诊断步骤】

1. 病史采集要点

(1)男性居多，好发于儿童和青少年；

(2)颈前肿物生长缓慢，呈圆形可伴有颈部胀痛、吞咽不适、咽部异物感等局部症状；

(3)合并感染者可表现为痛性包块或脓肿，若已形成瘘者，可见窦道，其中有黏液或脓性分泌物流出。感染明显者可伴有发热、疲乏等全身症状。

2. 体格检查要点　颈部中线附近可触及肿块，质地软，直径 1～5 cm，圆形或椭圆形，表面光滑，边界清楚，与表面皮肤及周围组织无粘连，有弹性或波动感。位于舌骨以下的囊肿，舌骨体与囊肿之间可触及坚韧的条索与舌骨体粘连，可随伸舌运动上下移动。

3. 辅助检查　穿刺可抽出透明、微浑浊的黄色稀薄或黏稠性液体。

4. 进一步检查项目

(1)B超　对甲状舌管囊肿诊断的准确率可高达 94％以上。图像多表现为圆形或椭圆形液性暗区，边界清晰，多为单个囊肿，少数可见薄壁分隔。其后多有增强回声。病程长者或伴有感染时边界可较模糊，液性暗区中可见数量不等的漂浮光点。伴有瘘管形成时可探及由浅入深的中心暗淡的条索状结构与肿物或舌骨相连。

(2)CT 可了解肿物性质。多表现为颈前部正中自舌盲孔至胸骨颈静脉切迹之间任何部位的囊性占位,具有完整包膜,囊壁较薄,囊内容物密度较低,合并感染时囊壁可毛糙增厚。约30％患者壁内可见到甲状腺组织的特征性密度影。

(3)放射性核素显像 ^{131}I 或 ^{99m}Tc 扫描可评估肿块的大小,了解有无有活性甲状腺组织的存在,并有利于与甲状腺肿物鉴别。

(4)颈部 X 线检查、钡餐食管造影 均有助于诊断。

(5)碘油造影 可明确甲状舌管囊肿的瘘管行径。

【诊断对策】

1. 诊断要点 根据颈前肿物的部位和伸舌移动,穿刺可抽出透明、微浑浊的黄色稀薄或黏稠性液体做出初步诊断,根据 B 超可做出明确诊断。

2. 鉴别诊断要点

(1)颏下慢性淋巴结炎和淋巴结核 表现为颏下肿物,淋巴结核若破溃也可形成瘘管经久不愈。但淋巴结病变较表浅,多为实质肿物,常有压痛,可借病史和活检鉴别。

(2)异位甲状腺 异位甲状腺与甲状舌管囊肿均为甲状腺先天异常,二者在胚胎发育上密切相关。异位甲状腺常位于舌根部或舌盲孔的咽部,呈瘤状突起,表面紫蓝色,质地柔软,边界清楚。而舌部异位甲状腺主要位于颈前部。患者常有语言不清,严重者可出现吞咽、呼吸困难。由于75％的异位甲状腺为惟一有功能的甲状腺组织,错误将其切除将导致终生甲状腺功能低下的严重后果。临床上要注意两者的鉴别,放射性核素扫描是最有效的鉴别方法。采用^{131}I 或 ^{99m}Tc 扫描时,可见异位甲状腺部位有核素浓聚或颈部无甲状腺。

(3)皮样囊肿 常表现为颏下肿物,也可位于胸骨上凹处。一般囊肿包膜较厚,无波动感,有揉面感,常与皮肤粘连,不随吞咽和伸舌活动,穿刺抽出皮脂样物可资鉴别。

(4)甲状腺腺瘤 多表现为颈前区无痛性肿块,质软,边界较清楚,随吞咽活动,但不随伸舌活动。借助放射性核素扫描可鉴别。

(5)腮裂囊肿与瘘管 多位于颈动脉三角区,肿物多偏离中线,与舌骨无关。穿刺物含皮肤附件及胆固醇结晶,需做病理检查鉴别。

(6)其他颈部肿块 如甲状腺锥状叶、囊状水瘤、脂肪瘤、皮脂腺囊肿、舌下囊肿、喉含气囊肿、甲状旁腺囊肿和畸胎瘤等,多可根据肿物所在部位和性状做出鉴别。

【治疗对策】

1. 治疗原则　由于甲状舌管囊肿经常合并感染，并易于形成瘘，且甲状舌管瘘可长年迁延不愈。故本病一经确诊，应尽快手术治疗。

2. 术前准备　如合并感染者，则应先予以有效抗生素控制感染，待感染控制后再行手术治疗。

3. 治疗方案　一经确诊，尽快手术。

Sistrunk 手术，切除范围包括囊肿、瘘管、舌骨中部以及舌盲孔周围部分。剥离囊肿时应注意其底部及后上极，切勿遗留管状物，应行带部分肌肉的整块切除。解剖到舌骨时，可将囊肿与舌骨粘连部显露清楚，用骨剪于囊肿附着之两侧剪断舌骨，剪除舌骨约 1 cm。此是手术成功的关键。剪断舌骨后，解剖到舌盲孔，连同周围部分组织作柱状切除。术中勿暴力牵拉，以免囊壁或瘘管及其分支断裂致部分残留。对甲状舌管瘘，手术开始时，可自瘘管内注入 1％亚甲蓝，以协助识别。瘘管行径较长时，酌情采用"阶梯式"平行切口。甲状舌管瘘或已有继发感染者，术后酌情应用抗生素。

若为恶性肿瘤，由于癌灶一般较小，采用 Sistrunk 术式即可达到治愈目的；伴有淋巴结转移时，则须行颈淋巴结清扫术；病理类型为乳头状腺癌或滤泡状腺癌者，术后应采用甲状腺素抑制治疗；如为鳞状细胞癌，则术后可行放射治疗。

【术后观察及处理】

1. 一般处理

(1)术后给予抗生素，预防感染。

(2)24～48 小时拔出引流管。

(3)如有黏液样物流出，伤口经久不愈者，为复发所致，待半年后再次手术切除。

2. 并发症的观察及处理

(1)复发　甲状舌管囊肿手术，约有 5％的复发率，其原因主要是瘘管撕断、切除不全、囊肿变异、多发性侧支未切除，或未曾连同舌骨一齐切除。近年来研究发现，瘘管均行经舌骨前方或贯穿舌骨中间，因此分离瘘管要轻柔耐心，切勿撕断，并必须切除舌骨中段。

(2)甲状腺功能低下　文献时有报告手术时切除异位甲状腺组织，造成术后甲状腺功能低下症状者。因此必须警惕异位甲状腺的存在,除术前检查外,术中如发现腺体组织,可快速切片,如经确诊,立即行自体移植。

【疗效判断及处理】

甲状舌管囊肿手术切除后可有一定的复发率,Sistrunk 手术的术后复发率约为 3%～5%,但也有报告复发率高达 26.9%。术后复发者再次手术难度明显增大,其再次复发率可达 33%。因此,必须尽可能提高首次手术的成功率。

【出院后随访】

切口愈合、无渗液或复发迹象时即可出院。出院后 3 个月、半年、1 年来院或在就近医院复查有无复发现象。

【预后评估】

甲状舌管囊肿手术,约有 5% 的复发率,术后复发者再次手术难度明显增大,其再次复发率可达 33%。因此,必须尽可能提高首次手术的成功率。复发后,应慎重选择再次手术时机,应与前次手术间隔 6 个月以上。

二、异位甲状腺

【概述】

异位甲状腺是指生长在甲状腺正常位置以外的甲状腺组织,异位甲状腺可能发生在鼻咽部、食管内、舌根部、舌内、舌下、喉前、喉咽或口咽后壁唾液腺区,甚至纵隔内等处,其中舌根部甲状腺最为常见,约占异位甲状腺的 90%。异位甲状腺在自然人群中的发生率约为 10%,有症状的异位甲状腺以女性居多,发病率明显高于男性,男：女约为 1∶(3～8),可能与女性对甲状腺激素的生理需要量较大有关。本病虽为先天性疾病,但大多并不是在小儿时做出临床诊断,多在性成熟期、月经初潮、妊娠、哺乳时甲状腺代偿性增大的情况下发现。有报道发现,27～37 岁之间的病例为 95%。

【诊断步骤】

1. 病史采集要点

(1)多见于 30 岁左右的女性。

(2)早期肿块较小,可无自觉症状,或仅有咽部的异物感,或刺激性咳嗽。

(3)肿块发展到一定大小后,依位置的不同可出现相应的症状,在月经期、妊娠及分娩期,肿块迅速肿大而症状加重。主要包括:

1)阻塞性症状　主要与异位甲状腺所在的位置有关,舌根甲状腺的症状主要有咽异物感、发音异常、吞咽困难、呼吸困难等;气管内或气管旁异位甲状腺则常表现为呼吸困难;大的舌根部或气管内异位甲状腺可突然阻塞呼吸道而致命。

2)咽痛及出血　大的舌根部异位甲状腺表面可溃烂而致咽痛,有时首发症状为出血。

3)甲状腺疾病样症状　主要为甲状腺功能减退,也有少部分患者可伴发甲亢。约70%的舌根甲状腺患者有不同程度的甲减。表现为慢性便秘、发育和生长延迟、过度嗜睡、纳差后的体重增加等。症状多在生理应激状态如青春期、月经期、妊娠、感染、创伤、手术时出现。10%的年轻患者有黏液性水肿或克汀病。而症状性舌根甲状腺患者中约2/3~3/4不存在其他的功能性甲状腺组织。

2. 体格检查要点　可在相应部位发现肿物,大小可从数毫米到数厘米。舌根部甲状腺的典型肿块位于舌盲孔与会厌之间的舌根中线上,但与会厌无粘连,基底甚广呈半圆形隆起或呈结节状,表面为正常黏膜所覆盖,颜色红,血管分布多少不一。触压有质感而具弹性,但无波动感及压痛,按压时无变色改变,穿刺可抽出少量血液。

3. 辅助检查

(1)甲状腺功能检测　常规检测血 T_3、T_4 和 TSH,有助于甲状腺功能状态的判断,尤其是 TSH 较敏感,儿童期、青春期常因甲状腺功能减退而升高。

(2)放射性核素显像　采用 ^{131}I 或 ^{99m}Tc 扫描可以确定具有功能的甲状腺组织的位置、大小和活性,是本病最好的临床辅助诊断方法。不仅可以了解可疑肿物有无摄碘功能,还可清楚了解正常位置或其他位置有无甲状腺组织的存在。副甲状腺患者的甲状腺和异位甲状腺均可见显影。而迷走甲状腺患者的正常甲状腺位置则未能见到显影。一般认为,^{99m}Tc 显像的准确性较 ^{131}I 高。

4. 进一步检查项目

(1)X 线胸片检查　可辅助诊断胸内甲状腺。

(2)B 超检查　可准确确定甲状腺组织所在部位的肿块大小和位置,并可在超声引导下进行细针穿刺抽吸细胞学检查,以助术前确诊。

(3)CT 扫描　由于甲状腺组织含碘量高,又富于血管,CT 扫描可表现为较高密度或略高密度软组织肿块,注射造影剂后增强扫描时可见肿块明显变化。

(4)活组织检查　开放活检时,可能引起异位甲状腺组织的表面糜烂、感染及出血,故一般不主张进行开放活检。如果必须做活检以确诊时,应在局麻药中加入肾上腺素(1∶1 000),钳取组织后,活检处应妥善止血。也可行细针穿刺抽吸术。

【诊断对策】

1. 诊断要点

(1)病史　多见于 30 岁左右的女性,肿物常在青春期、妊娠等生理应激情况下出现。同时,虽然大部分患者平时无明显甲状腺功能减退症状,但在应激状态下,常可出现甲减症状。

(2)体格检查　异位甲状腺可表现为相应部位不同大小的实质性肿物。另外,要注意正常甲状腺位置的检查,了解有无甲状腺的存在。

(3)甲状腺功能检测。

(4)放射性核素显像。

(5)影像学检查　X 线胸片、B 超、CT 扫描。

(6)活组织检查。

2. 临床类型

(1)舌甲状腺　多位于舌根背部,舌盲孔附近,少数在舌体内或舌体下。舌甲状腺可小为一组腺组织,也可大如鹅蛋。可为正常的甲状腺组织,也可为胶样甲状腺肿或仅为增生,少数可伴甲状腺功能亢进或癌变。多发于女性、青春发育期及妊娠期,男∶女=1∶8。临床表现与其大小和部位有关。甲状腺肿大不明显时,可以无任何临床症状,而只是在口腔检查中偶然发现。如舌甲状腺肿大明显,则可表现咽部异物感、吞咽困难、言语不清甚至呼吸困难。体检可见于舌根和会厌之间有紫红色半球形肿物,表面为黏膜被覆,质地中等,有弹性,无压痛,基底宽而不活动,与舌组织分界清楚,一般不影响舌的活动,腺体损伤时可见溃疡或出血。

(2)颈部异位甲状腺　多见于颈前舌骨上下或前方,一般无临床症状,不需治疗。偶尔在颈内动脉旁至锁骨上窝处可发现和气管前甲状腺完全不相连的甲状腺。

(3)胸内异位甲状腺　为甲状腺正中原基下降过多所致,与颈前的甲状腺无直接的解剖联系。多数位于上纵隔,也可位于胸骨后、主动脉弓旁,甚至心包腔。颈前的甲状腺大多数较小或完全不发育。症状出现的早晚与胸内异位甲状腺的位置、大小不同而不同,主要是对周围组织压迫所致。

(4)卵巢甲状腺　40 岁以上患者多见,由甲状腺组织可在畸胎瘤特别是卵巢畸胎瘤中发现。这些甲状腺组织对患者的代谢物无任何作用。本病多为良性，偶尔可以发生癌变及转移。表现为腹部包块，包块质地硬、边界清、有轻压痛，少数伴有甲状腺功能亢进。

(5)另外如果甲状腺组织在迁移过程中停止于异常部位，就会形成异位甲状腺组织，如可出现在喉、气管、心包等处而出现相应症状。

3. 鉴别诊断要点　本病应与血管瘤、甲状舌管囊肿、纤维瘤、乳头状瘤、淋巴管瘤、舌扁桃体肥大、混合瘤、脂肪瘤、腺瘤等鉴别。如舌根血管瘤呈紫色，压之颜色由红变白；舌囊肿有波动感，穿刺可抽出液体；血管瘤进行穿刺时仅为血液；纤维瘤的质地较硬等。

【治疗对策】

1. 治疗原则　在没有功能障碍和病理改变的情况下，可不予处理，定期观察；在生理应激状况下，肿物可能增大而需要处理。

2. 术前准备　术前必须常规行核素扫描，了解其他部位有无功能性甲状腺组织的存在，并做好术后甲状腺素替代治疗和术中甲状腺自体移植的准备。

3. 治疗方案

(1)非手术治疗

①同位素治疗：可使异位病灶缩小，但也可使其他部位的甲状腺组织功能受损，一般不主张使用。

②药物治疗：75％的异位甲状腺患者可缺乏正常位置的甲状腺，部分患者可出现甲减症状，因此服用甲状腺素，使多数病例肿物缩小。要取得满意的效果，常须服药1年以上。故只适用于轻症患者。

(2)手术治疗　手术是治疗症状性异位甲状腺最重要的方法。

1)手术指征　吞咽困难、发音困难、呼吸困难、复发性或严重出血、伴有不能控制的甲亢、溃疡形成或可疑癌变等。

2)手术方法　对迷走甲状腺不宜彻底切除，如果迷走甲状腺肿块过大引起明显症状，仅做部分或次全切除术，以缩小肿块，减少对周围组织的影响。必要时加做部分带蒂移植或游离移植。

3)手术方法评估及手术方案选择

①舌甲状腺肿大不明显，无压迫或梗阻症状，尤其是其为患者的惟一甲状腺组织时，不应处理。若有梗阻症状或伴有甲亢、恶变以及局部溃疡、出血时，宜手术治疗，一般采用舌甲状腺全切除术，若仅行腺体部分切除术，容易复发。若正常甲状

腺组织缺如,术后可采用甲状腺激素代替治疗。有的舌甲状腺叶可采用放射性碘治疗,使甲状腺缩小而缓解梗阻症状。

②颈部异位甲状腺,有学者主张颈侧部异位甲状腺,应视为甲状腺癌的转移灶治疗。

③完全位于胸内的异位甲状腺,如压迫症状不明显,可定期观察,暂不手术。大多数胸内异位甲状腺需手术治疗,以防甲状腺逐渐增大而使压迫症状加重,增加手术难度。如吸碘率增高或伴有甲状腺功能亢进者,可考虑行放射性碘治疗。

④卵巢甲状腺:手术治疗。

【预后】

部分切除常导致复发,带蒂移植和游离移植效果较好。术后可发生甲状腺功能减退,应定期复查。

【出院后随访】

对已行手术治疗的患者应定期复查 T_3、T_4、TSH 及超声检查,从而了解甲状腺素水平及有无癌变的发生,必要时及时补充甲状腺素以防发生甲状腺肿和甲状腺功能低下。

（王　冕）

第六节　分化良好的甲状腺癌

【概述】

甲状腺癌是最常见的内分泌恶性肿瘤,占全部恶性肿瘤的 1.1%。甲状腺癌死亡率低,约占所有肿瘤死亡的 0.2%。文献报告甲状腺癌 5 年相对生存率达95%。甲状腺癌病理分类主要有四种:①乳头状癌:最多见的甲状腺癌,约占甲状腺癌的 60%～80%,恶性程度低,一般为单发病灶,主要转移至颈淋巴结,多见于年青人。②滤泡状癌:恶性中度,多见于中年人,病灶多为单发,主要转移为血行转移,约占甲状腺癌的 20%。③未分化癌:恶性度高,很早转移至颈部淋巴结,也经血行转移到骨和肺,常见于老年人,发病率较低,约占甲状腺癌的5%。④髓样癌:起源于甲状腺滤泡旁细胞(C细胞),可分泌大量降钙素,组织学虽呈未分化状态,但生物学特性与未分化癌不同,恶性程度中等。较早可出现颈淋巴结转移,晚期可有血行转移,约占甲状腺癌的5%～10%。

分化良好的甲状腺癌(differentiated thyroid carcinoma,DTC)包括乳头状腺癌(病理可细分为单纯乳头状癌、乳头-滤泡混合性癌、乳头状腺癌滤泡样变和有包膜的变异等类型)、滤泡状腺癌(病理可分为微小浸润有包膜的滤泡状腺癌、中度血管浸润性滤泡状腺癌等)。也有作者将许特尔(Hürthle)细胞癌列于此分类。

【诊断步骤】

(一)病史采集要点

1. 甲状腺癌早期多无明显症状,当发现甲状腺肿大或结节时,要详细询问病史,包括甲状腺肿大的时间、生长速度、局部症状(吞咽困难、疼痛或声音改变)及全身症状、年龄、性别、出生地、家族史及颈部放射史等;在婴儿和儿童期接受小剂量治疗性照射(6.5～2 000 cGy)者甲状腺癌的发病率明显增加(可达10%);7%的乳头状癌有家族性。

2. 伴随症状局部受压症状 压迫症状,如气管狭窄、软化,呼吸困难,声嘶,Horner's综合征。癌侵犯气管,可出现呼吸道阻塞,咯血或大出血。食管受累时可发生吞咽困难。远处转移的症状:有无股骨、脊柱的疼痛等骨转移的症状,有无咳嗽、咳痰、咯血、胸痛等肺转移症状,以及脑、肝、膀胱和皮肤等受累及的症状。

(二)体格检查要点

1. 甲状腺检查 甲状腺乳头状癌特征性的体征为甲状腺内非对称性的肿物,质地较硬,边缘多较模糊,肿物表面凹凸不平。若肿块仍局限在甲状腺体内,则肿块可随吞咽活动。甲状腺滤泡状癌的体征:肿物质地中等,边界不清,表面不光滑。

2. 颈部检查 甲状腺癌伴区域淋巴结转移时,可在颈侧区胸锁乳突肌前、后缘触及淋巴结肿大,质韧、无痛,活动度中等,肿大淋巴结可呈孤立性、活动,也可融合成团块而固定不动。肿物如迅速增大、浸润,可产生各种压迫症状,如气管狭窄、软化,呼吸困难,声嘶,Horner's综合征。

3. 其他表现 甲状腺癌发生肺、肝、骨、脑等远处转移时,可出现相应的体征。

(三)辅助检查要点

1. 实验室检查及血清生化检查有助于甲状腺癌的诊断及术后随访。

(1)甲状腺球蛋白(Tg)测定 Tg值>10 ng/ml为异常。任何甲状腺疾病的活动期,如单纯性甲状腺肿、结节性甲状腺肿、甲亢、亚急性甲状腺炎、甲状腺瘤及甲状腺癌等,均可发现血清 Tg 升高,故 Tg 不能作为肿瘤标志物用于定性诊断。但因甲状腺癌而全切除甲状腺,或虽有甲状腺残存,但 ^{131}I 治疗后甲状腺不再存在,应不再有 Tg,若经放射性免疫测定,发现 Tg 升高,则表明体内可能有甲状腺癌的复发或转移。此时,Tg 可作为较具有特异性的肿瘤标志物,用作术后的动态监测,了解体内是否有甲状腺癌复发或转移。如为甲状腺叶切除,仍有甲状腺残留,则检测 Tg 仅能作为参考,而不如前者的效用大。测定 Tg 前应停止服用甲状腺片(T_4 或 L-T_4),以免干扰检查结果。

(2)降钙素测定　正常人血清和甲状腺组织中降钙素含量甚微,放射性免疫测定降钙素的水平为 0.1~0.2 ng/ml。甲状腺髓样癌患者血清降钙素水平明显高于正常(>0.1 ng/ml),大多数>50 ng/ml。必要时可行降钙素激发实验:静脉注射钙盐或高血糖素以刺激降钙素分泌,血清降钙素明显升高为阳性,正常人无此反应。髓样癌虽然大量分泌降钙素,但降钙素对血钙水平的调节作用远不如甲状旁腺激素强大,故血清钙水平大多正常,患者无骨质吸收的 X 线表现。手术切除甲状腺髓样癌和转移的淋巴结后,如血清降钙素恢复正常,说明肿瘤切除彻底;如血清降钙素仍高,表示仍有肿瘤残留或已发生转移。手术后监测血清降钙素,有助于及早发现肿瘤复发,提高治疗效果,增加存活率。

(3)甲状腺功能检测　甲状腺癌患者都应进行甲状腺功能检测,包括血浆 PBI,血清 T_3、T_4、FT_3、FT_4、TSH 及 TGAb、TPOAb 等。

2. X 线平片

(1)颈部正、侧位平片　正常情况下甲状腺不显像,巨大甲状腺可以显示软组织的轮廓和钙化阴影。良性肿瘤钙化影边界清晰,呈斑片状,密度较均匀,而恶性肿瘤的 X 线平片常呈云雾状或颗粒状,边界不规则。此外,可通过颈部正侧位片了解气管与甲状腺的关系,甲状腺良性肿瘤或结节性甲状腺肿可使气管移位,但一般不引起狭窄;晚期甲状腺癌浸润气管可引起气管狭窄,但移位程度比较轻微。

(2)胸部及骨骼 X 线片　常规胸片检查可以了解有无肺转移,骨骼摄片观察有无骨骼转移,骨骼转移以颅骨、胸骨柄、肋骨、脊椎、盆骨、肱骨和股骨多见,主要是为溶骨性破坏,无骨膜反应,可侵犯邻近软组织。

3. B 超和彩色多普勒超声检查　超声检查对软组织分辨力较高,其阳性率可优于 X 线摄影等检查,可分辨囊实性肿物,正确率达 80%~90%。作彩色多普勒超声检查时,甲状腺癌结节的包膜不完整或无包膜,可呈蟹足样改变。内部回声减低、不均质,可有沙粒样钙化,多见于乳头状癌,较少出现囊肿的图像。肿瘤周边及内部均可见较丰富的血流信号,瘤内有动脉血流频谱。淋巴结转移时,可发现肿大的淋巴结,淋巴结的纵径:横径<2cm。淋巴结中心部的髓质强回声消失,血流信号分布紊乱。肿瘤侵犯甲状腺包膜或颈内静脉时,表现为甲状腺包膜或颈内静脉回声中断,若转移至颈内静脉内出现低、中或强回声区,彩色多普勒超声可显示点状或条状的血流信号。

(四)进一步检查项目

1. CT扫描 在CT图像上,甲状腺癌表现为甲状腺内的边界较模糊、不匀质的低密度区,有时可以看到钙化点。除观察肿瘤的范围、数目外,还可以观察邻近器官如气管、食管和颈部血管等受侵犯的情况,以及气管旁、颈部静脉周围、上纵隔有无肿大的淋巴结。甲状腺癌平扫检查可发现有不规则形态的分叶状肿块,常常突出于甲状腺区以外。病灶混杂,密度与周围组织分界不清,还可发现有转移灶。甲状腺增强扫描可发现肿块不均匀强化,其中囊性变与坏死区可无强化,晚期癌转移至肺,颅内及骨也可显示,可对患者预后进行评价。

2. 核素检查 甲状腺有吸碘和浓集碘的功能,放射性碘进入人体后大多数分布在甲状腺内,可以显示甲状腺形态、大小以及甲状腺结节的吸碘功能,并可测定甲状腺的吸碘率。以明确诊断。甲状腺滤泡癌及乳头状癌均具有一定的摄取^{131}I的功能,但是,也有部分甲状腺癌的摄取^{131}I功能很差,还应采用其他方法。目前国内常用的甲状腺显影剂有^{131}I和^{99m}Tc。近年来应用单光子发射型计算机断层摄影术(single photon emission computed tomography,SPECT)诊断甲状腺肿瘤,诊断效果有所提高。

(1)甲状腺静态成像 可以显示甲状腺位置、形态和大小,以及甲状腺内放射性分布情况,并可显示甲状腺肿瘤。正常甲状腺的成像一般呈均匀分布,右叶小而左叶稍大。可用于诊断异位甲状腺和寻找有功能甲状腺癌转移灶。任何甲状腺外的浓集区,均应考虑甲状腺转移癌。

根据甲状腺结节的功能状况,可分为 ①热结节:多数为功能自主性腺瘤,但少数亦可为癌。②温结节:一般多为甲状腺瘤,但少数亦可为癌。③冷结节:常见于甲状腺癌。但甲状腺囊肿,甲状腺瘤等良性病变亦可显示冷/凉结节。甲状腺成像图中热、温及冷结节分类,仅说明结节组织对^{131}I和^{99m}Tc摄取的功能状态,而与结节的良恶性无直接联系,不能作为甲状腺恶性肿瘤诊断依据。

(2)甲状腺功能成像 甲状腺癌组织血管增多,血流加快,因而可用^{99m}Tc作显影剂进行甲状腺动态显像,对甲状腺结节进行鉴别诊断。动态成像时,正常甲状腺在16 s左右开始显像,并逐渐增强,22 s左右达峰值。而甲状腺癌结节在14~18 s

显影，16 s 达高峰，如为甲状腺良性肿物，甲状腺结节在 30 s 内不显影。

3. 甲状腺磁共振显像检查（MRI） 高分辨 MRI 检查，更能清楚显示甲状腺肿瘤冠、矢状面结构，并能清楚定位病变范围及淋巴结转移灶，更好地协助诊断，指导治疗方法的选择。当前利用 MRI 来检查甲状腺癌，主要是看甲状腺癌对于邻近肌肉组织、淋巴结等部位的侵犯，以及术后复发的评价等。

4. 细针穿刺细胞学检查 用细针穿刺甲状腺肿物，抽得微量细胞后涂片，进行细胞学检查（FNAC），一般确诊率 5%～79%，在 B 超引导下进行穿刺，诊断准确率可达 95% 以上。尽管 FNAC 误诊率约 10%，但快捷，有时半小时内即有结果。如细胞涂片显示分枝状或乳头状特征，细胞核有包涵体时，可诊断甲状细乳头状癌。甲状腺肿块伴有颈淋巴结肿大时，可做颈淋巴结的 FNAC，如发现乳头状癌结构可考虑甲状腺乳头状癌转移。FNAC 对诊断甲状腺滤泡状癌比较困难，可判断为滤泡性肿瘤，但不能鉴别良性或恶性。

【诊断对策】

(一)诊断要点

1. 病史 甲状腺肿大的时间、生长速度、局部症状（吞咽困难、疼痛或声音改变）及全身症状、年龄、性别、出生地、家族史及颈部放射史等。

2. 临床表现 ①多数病例早期表现为颈前区孤立性实性结节，无明显疼痛，可随吞咽上下移动。②触诊甲状腺单发结节，质地坚实，与周围组织相比有明显界线，如癌浸润和侵犯较广泛则肿物边界不清，活动度减少。③肿物如迅速增大、浸润，可产生各种压迫症状，如气管狭窄、软化、呼吸困难、声嘶、Horner's 综合征。④甲状腺癌伴区域淋巴结转移时，可在颈侧区胸锁乳突肌前、后缘触及淋巴结肿大，质韧、无痛，活动度中等，肿大淋巴结可呈孤立性、活动，也可融合成团块而固定不动。⑤癌侵犯气管，可出现呼吸道阻塞、咯血或大出血。食管受累时可发生吞咽困难。⑥髓样癌常有特有症状，如腹泻、心悸、面部潮红和血钙降低等，或出现 Cushing 代谢综合征。⑦甲状腺癌发生肺、肝、骨、脑等远处转移时，可出现相应的临床表现。

3. 辅助检查 ①B 超显示实性结节，并呈强烈不规则反射，内部回声不均匀。②CT 显示甲状腺不规则低密度或等密度影象，增强扫描可见明显坏死，可显示甲癌对周围器官组织的侵犯。③MRI 显示甲状腺肿瘤和肿瘤与气管、食管、血管的关系及颈淋巴结转移情况。④颈部照片可了解气管受压和移位情况，部分甲癌中的特有钙化征象为散片云雾状和沙粒状钙化影。⑤甲状腺吸^{131}I 功能降低，甲状腺放射性核素扫描病变部位多显示为碘缺损区(冷结节)。PET-CT 检查显示甲状腺肿物吸收 FDG 象而有助于诊断甲癌,也可显示甲状腺癌全身转移情况。

实验室检查虽然对甲癌的诊断意义不大,但结合病史、体征和影像学检查一起分析判断,也有助于诊断。如甲状腺球蛋白(Tg)升高,对诊断分化型甲状腺癌和甲状腺癌术后复发有一定的意义;血清降钙素升高有助于诊断髓样癌,如持续增高,可基本确定诊断。

细针穿刺细胞学检查是临床诊断甲状腺癌的准确诊断方法,可发现肿瘤细胞而确诊。利用 B 超引导下进行检查,诊断准确率可达 95% 以上。囊性肿物抽出液逐渐变为暗红色是甲状腺乳头状癌转移灶的一种特征。诊断困难者,可行甲状腺肿物切除组织活检或颈部可疑肿大淋巴结切除活检以明确诊断。

(二)鉴别诊断要点

诊断甲状腺结节的关键是鉴别结节的性质,诊断甲状腺癌前,应与非毒性结节性甲状腺肿、慢性桥本病、甲状腺腺瘤、甲状腺囊腺瘤、甲状腺转移癌以及其他恶性淋巴瘤等进行鉴别。

1. 结节性甲状腺肿　一般有缺碘的基础,中年妇女多见,病史较长,病变常累及双侧甲状腺,呈多发结节,结节大小不一,平滑,质软,结节一般无压迫症状,部分结节发生囊性变。部分患者可合并甲亢。服用甲状腺制剂后,腺体可对称性缩小。发生癌变时,甲状腺肿块迅速增大并使周围组织浸润,肿块坚实,活动性差。如压迫喉返神经可出现声嘶。还可出现甲状腺上下淋巴结肿大,继而颈深淋巴结、锁骨上淋巴结转移。

2. 甲状腺炎　各种类型的甲状腺炎都可能误诊为甲状腺癌。因为两者在临床表现、肉眼检查很相似,如甲状腺不对称性增大,结节状、韧实,与周围组织粘连和固定,但光镜下的表现不同。

(1)亚急性甲状腺炎　常继发于上呼吸道感染,甲状腺滤泡的破坏,释放出胶体、引起甲状腺组织内的异物样反应。部分患者发病较急,有体温升高,甲状腺肿大、疼痛并放射至耳枕部。多数患者病情较轻,一侧甲状腺变硬,伴有轻压痛,数周后可累及另一侧甲状腺;有的病例可在数月内反复缓解、发作。基础代谢率升高,血清 T_3、T_4 可略升高,但甲状腺^{131}I 吸收率显著降低,这种分离现象有诊断价值。用肾上腺皮质激素及甲状腺素补充治疗效果较好。大多数病例可根据典型的临床表现诊断。

(2)慢性淋巴性甲状腺炎　多发生在 40 岁以上妇女,双侧甲状腺慢性、进行性肿大,橡皮样硬度,表面有结节,一般与周围组织不粘连或固定,颈淋巴结无肿大。

临床上难与甲状腺癌鉴别,而且部分与甲状腺癌并存。部分患者有甲减的表现,如黏液性水肿。甲状腺扫描可见^{131}I分布稀疏,甲状腺抗体明显升高。

(3)硬化性甲状腺炎(Riedel病) 又称纤维性甲状腺炎,为全身慢性纤维增殖性疾病局部表现。常发生于50岁左右的妇女。病史长,平均2~3年,基础代谢正常或稍高。甲状腺普遍性增大,质硬如木样,但保持甲状腺原来的外形。本病有进行性发展的倾向,常与周围组织固定并出现压迫症状,表现为呼吸紧迫、困难和声嘶等,难与甲状腺癌鉴别。

3. 多发性内分泌腺瘤

(1)MEN 2A型 为单侧或双侧肾上腺嗜铬细胞瘤,并有甲状旁腺亢进症,患者多有家族史。如血清降钙素水平升高,在C细胞增殖阶段就可以认为髓样癌存在。位于肾上腺髓质的病变先是增生,然后才发生嗜铬细胞瘤。嗜铬细胞瘤常在双侧发生(>50%),且分泌儿茶酚胺。增生阶段较少产生相应的临床症状,儿茶酚胺异常增高时,可出现心悸、多汗、阵发性高血压、头痛等症状。MEN 2A伴有皮肤苔藓淀粉样变,可出现于甲状腺髓样癌之前,作局部病变的病理检查,可见表皮与真皮间有淀粉样物沉积,产生原因未明。如患者背部发生皮肤的苔藓样病变、痒感,可能预示髓样癌。

(2)MEN 2B型 为甲状腺髓样癌、嗜铬细胞瘤及多发性神经节瘤综合征,包括舌背或眼结膜下黏膜神经瘤、唇变厚、Marfanoid体型(体型瘦长、皮下脂肪少、肌肉发育差、股骨骺发育迟缓、上下肢比例失调及漏斗胸等)及胃肠道多发神经节瘤。家族性患者的儿童期,可出现肠梗阻或腹泻。MEN2B型较MEN2A型进展快,较早出现转移。在甲状腺癌手术时,病变可能已扩展到颈部以外。半数MEN2B型患者有嗜铬细胞瘤,但仅少数为恶性。MEN2B型患者可有一些内分泌功能紊乱的症状,如腹泻、库欣综合征。合并嗜铬细胞瘤者,往往为双侧性,且常因嗜铬细胞突然死亡。

(三)临床分期

近年来,欧美许多国家的甲状腺外科都极重视分化型甲状腺癌的临床分期,常根据体格检查、超声检查、X线检查、^{131}I闪烁扫描和细针穿刺细胞学检查等结果,将其分为临床4期(这些分类还需在手术中进一步确定)(表3-1)。然后根据临床分期来制定不同的手术方案。

表 3-1　分化型甲状腺癌临床分期与 TNM 分类对照表

临床分期与 TNM 分类对照	
Ⅰ期腺体内肿块	T0　T1　T2　T3　N0　M0
Ⅱ期腺体内肿块并颈部淋巴结肿大、活动	T0～T3　N0～N2　M0
Ⅲ期腺体内肿块固定或颈部转移灶固定	T4　N3　M0
Ⅳ期远处转移	M1

甲状腺癌 TNM 临床分类根据(第 6 版 UICC/AJCC TNM classification)

T—原发病灶。

T0—甲状腺叶内无可触及的肿块。

T1—甲状腺叶内肿块直径≤2 cm。

T2—甲状腺叶内肿块直径>2 cm <4 cm。

T3—甲状腺叶内肿块直径≥4 cm。

T4—甲状腺叶外肿瘤侵犯。

N—区域淋巴结。

N0—无可触及的区域淋巴结肿大。

N1—单侧区域淋巴结肿大、活动。

N2—对侧或双侧区域淋巴结肿大、活动。

N3—淋巴结肿大、固定。

M—远处转移。

M0—无远处转移征象。

M1—远处转移。

【治疗对策】

(一)治疗原则

分化型甲癌的治疗一直是甲状腺外科界争论的热点问题。既往分化型甲癌的治疗习惯性地与组织病理分型相联系,即根据组织病理学结果考虑手术方式和范围。随着近代新药物的不断开发和手术技术水平的不断提高,甲状腺癌的治疗在某种程度上已不再注重组织病理学因素,而转向于更多地依靠甲癌的临床分期和TNM 分期来决定治疗方案和手术方式。如早期甲状腺叶内的小肿瘤病灶,不论是乳头状癌还是滤泡状癌,所选择的手术方式和范围并无差别,即便是二者的放射性[131]I 治疗方案也无差别,因为治疗方案往往取决于疾病转移的行为而非原发病变的组织结构。尽管滤泡状癌是典型的浸润性癌变,但近代许多研究已表明其转移的发生与其原发灶的组织学特征和行为方式并不一致。因此,有人提出绝大多数甲状腺癌术后患者都可接受放射性碘治疗可不必考虑病理分型。

大多数文献报告分化型甲状腺癌的预后因素有:年龄、原发肿瘤大小、肿瘤浸润范围、手术范围、淋巴结清扫范围、肿瘤转移。但对这些因素也有不同看法。Haigh 认为只有年龄、甲状腺外浸润和区域或远处转移与手术切除范围有关,肿瘤大小不是独立的影响因素。Pelizzo 则提出关于总生存的单因素分析,结果显示:年龄、原发病灶大小、肿瘤局部浸润、手术范围、淋巴结清扫和术后外放射治疗是有意义的预后指标。关于随访时肿瘤复发的单因素分析结果显示:年龄,原发病灶大小,局部肿瘤浸润,手术范围,淋巴结转移和清扫,术后同位素^{131}I 治疗和术后外放射治疗是有意义的预后指标。多因素分析结果显示:只有年龄、肿瘤浸润范围、手术范围和淋巴结清扫是独立的预后指标。实际上,现在很少人采用术后外放射治疗分化型甲癌病灶。术后^{131}I 治疗的必要性也有争议,美国 Mayo 临床学院的资料总结结果显示:^{131}I 治疗不一定要作为常规治疗,特别是对于低危组群的患者。至于首次手术时的年龄和肿瘤浸润范围,人们早已承认,这在 UICC/AJCC 的 TNM 分期中已体现出来。区域淋巴结的转移情况并不影响预后的意见,也为许多学者所接受。目前争议最多的就是原发肿瘤大小和手术范围。

(二)治疗计划

1. 手术治疗的切除范围

(1)关于临床Ⅰ期、Ⅱ期分化型甲状腺癌的手术切除范围

临床Ⅰ期分化型甲状腺癌占甲状腺癌发病总比例的一半以上,且发生于较年轻的个体,预后好。据文献报告其术后 15 年生存率可达 95%~98%,30 年生存率约 95%。临床Ⅱ期甲状腺癌虽有淋巴结转移,但淋巴结转移并不表明预后差,且对生存率影响不大。正是由于这些经过治疗的病例预后如此之好,从而引发了近40 年来一直围绕手术切除范围多大才合适,术后是否有必要进行放射性碘治疗等问题所进行的无休止的争论。直至今日,这种争论仍在继续。但已从多数人倾向于广泛根治性切除转变到大多数人赞同应根据患者的具体情况采取个体化的治疗方案和手术方式。

当前,为大多数人所接受的一般原则为:对肿物小(T1 期)、低危险、甲状腺内单发的乳头状癌、无颈部淋巴结转移者,患侧甲状腺叶切除是可取的手术方式。特别是对于肿物直径<1.0 cm 的分化型微小癌,也有人提出腺叶次全切除也已足够。但对于≥T2 期的分化型甲状腺癌病例,则应采取全甲状腺切除或近全甲状腺

切除术。经甲状腺细针抽吸活检(fine needle aspiration biopsy,FNAB)细胞学或术中冰冻切片检查确诊的分化型甲状腺癌,具有以下之一者:①原发肿瘤≥T2期;②对侧叶存在甲状腺结节;③局部淋巴结和远处发生转移;④头颈部有接受放射治疗史;⑤一级亲属甲状腺癌家族史;⑥年龄>45岁(该年龄组复发率高);应推荐全甲状腺切除或近全甲状腺切除术。FANB或术中冰冻切片无明确诊断但仍怀疑乳头状癌或提示滤泡状瘤者,合并下列情况之一者,可推荐甲状腺次全切除术(即可疑甲癌侧腺叶全切除,对侧腺叶次全切除,峡部切除术),如患者同意,也可选择全甲状腺切除或近全甲状腺切除术:①原发肿物<4 cm、FNAB为非典型增生或怀疑乳头状癌;②具有甲状腺癌家族史;③有放射治疗史;④甲状腺双叶都有结节;⑤为避免对侧二次手术而愿意接受双侧甲状腺切除的患者。

(2)关于临床Ⅲ、Ⅳ期分化型甲癌的手术切除范围

对于较晚期甲癌患者的手术切除范围争论较少,此期患者应尽可能一期尽量广泛的切除,但应避免致残。年轻患者可在一侧喉返神经附近保留小部分组织日后用放射性碘治疗,而不至于影响生存期。有报告97例接受不完全手术,有肿瘤残余的患者中,83%获得10年生存。很明显,此期患者的生存期与手术切除范围并无直接关系。某种程度的保守性手术是可取的。年龄大于45岁患者的乳头状或滤泡状甲癌进展较快,需要更大范围的切除,包括部分气管切除、胸锁乳突肌、颈内静脉和副神经切除。当然,这种大范围的手术切除必须是在肿瘤能够完整切除的情况下。

如对Ⅲ期甲状腺癌进行手术,应力求彻底,尽可能行全甲状腺切除或近全甲状腺切除术,加同侧颈部淋巴结清扫术,可连同颈内静脉和胸锁乳突肌一并切除。如对侧颈部淋巴结肿大,术中证实有转移时,也应行对侧颈部淋巴结清扫术。如肿瘤压迫气管致气管狭窄,软化或塌陷,应作气管切开,留置气管套,必要时留置永久性气管套。

对于Ⅳ期分化型甲状腺癌目前的观点也是趋于积极手术,切除全甲状腺和双侧颈淋巴结清扫术。对于有远处转移的病例,有甲状腺肿块、孤立的肺部或骨转移灶的患者应施行全甲状腺切除,能够切除的转移病灶也应该一起切除,可延长生存时间。如有多处转移,则在切除甲状腺后予以放射性碘辅助治疗。

临床上常常遇到一种情况,即甲状腺癌是以远处转移为首发表现,而原发病灶位置不明确。如远处转移灶的组织学特性与甲状腺癌一致,则甲状腺癌的诊断可以成立。应仔细再检查甲状腺,如仔细触诊、B超、CT、^{131}I扫描、PET,必要时手术探查甲状腺,以寻找原发病灶。如发现甲状腺内病灶,应行全甲状腺切除,术后辅

助放射性碘化疗,此时的甲状腺癌转移灶可有效地摄取[131]I。

2. 关于分化型甲癌颈部淋巴结清扫   甲状腺癌颈淋巴结清扫术有 4 种手术方式:经典颈淋巴结清扫(已基本不用),功能性颈淋巴结清扫,选择性颈淋巴结清扫,中央区淋巴结清扫。约有 30% 的乳头状癌发病早期即合并区域淋巴结转移。这种转移对于生存率的影响目前仍无定论,但对于复发率的影响则为人们所公认。原则上,如临床上已证实颈部区域淋巴结有转移时,应行全颈淋巴结清扫术。临床上常用改良式颈淋巴结清扫术(即保留胸锁乳突肌、副神经和颈内静脉)。许多乳头状癌病例的区域淋巴结转移灶可能很小,术前和术中往往难以发现。而且,约有 25%~30% 的乳头状癌患者可能发生同侧区域淋巴结转移。基于这种情况,一些学者认为行预防性区域淋巴结清扫是必要的,尤其是临床 II 期的患者。Meissner 等对一组病例行根治性颈部淋巴结清扫术,发现约 65% 临床没有明显转移征象的患者在病理检查中发现颈部淋巴结受累。在纽约纪念医院就诊的 282 例患者中,术前诊断为临床 I 期的患者中有 46% 在同侧颈部根治性淋巴结清扫术获得的组织标本中发现实际已存在淋巴结转移。这些报告支持了主张预防性颈淋巴结清扫术的观点。

颈部淋巴结清扫应连同周围脂肪组织一并切除,术中应切开颈血管鞘,在颈内静脉边缘向外,连同鞘膜及椎前筋膜前软组织一起切除,不可单个摘除淋巴结和仅做淋巴结切除。否则肿瘤细胞会在脂肪组织中浸润存留。有报告这种情况发生率可高达 13%。这种手术技术称为"系统性颈淋巴结清扫术"(systematic lymph node dissection)。对于临床 II 期的甲癌患者,不论采用何种术式,都应该对所能触及到的气管食管旁沟和锁骨上窝内的组织进行仔细地触诊,对同侧气管食管旁沟内的淋巴结进行组织活检。如这个区域淋巴结为恶性,则应对锁骨上区做进一步探查。并应做改良式颈淋巴结清扫术。切除范围包括术中探查确认的颈前含淋巴结的组织,必要时应对上纵隔进行解剖。改良式颈淋巴结清扫术目前已为绝大多数医师所接受,而根治性颈淋巴结清扫术由于其致残性已很少使用了,也无证据证明这种手术方式可改善预后。改良式颈淋巴结清扫术可达到临床治愈甲癌,且可在很长时间内使其局限于区域淋巴结。如有必要还可二次手术切除复发的淋巴结。

由于术前或术中经常未能发现和证实有无区域淋巴结转移,对手术方式选择造成困难。目前,更可靠的检测技术已在研究中。前哨淋巴结活检已在黑色素瘤和乳腺癌的淋巴结清扫范围选择方面被证实有价值。但在甲状腺癌,前哨淋巴结活检的价值尚不确定,甲状腺癌病例中前哨淋巴结的检出率在 65%~95%,但假阴性率可高达17%,这方面的工作尚需要设计严谨科学的前瞻性研究去证实其使用价值。

3. 分化型甲状腺癌术后的内分泌治疗(抑制疗法)

分化型甲状腺癌的促甲状腺素抑制疗法:DTC术后正确应用促甲状腺素(TSH)抑制疗法可使多数患者获得良好的疗效,局部复发率及远处转移率明显下降。30年生存率也明显提高。TSH抑制疗法对已形成的癌肿并无治疗作用,但可延缓其发展。而对未形成的肿瘤具一定程度的预防作用。故手术去除原发病灶是首要的,而且,只有去除了原发灶,抑制疗法才可能有较好的疗效。

Dunhill(1937)首先提出应用抑制TSH的方法治疗甲状腺癌。Crile(1957)将其命名为TSH抑制疗法(简称抑制疗法),并广泛应用于已有转移的DTC,以及预防已切除的肿瘤复发。抑制疗法的缺点是应用甲状腺素的剂量过多,可造成诸多危害,另外,使用半衰期较长的制剂如甲状腺粉(片)、左甲状腺素钠也对随时须做核素碘扫描的随访患者带来不便。因此,有的学者反对抑制治疗,但比较30年生存率,抑制疗法组明显高于对照组。因此,如指征、疗程、制剂的选择掌握恰当,注意及避免各种不良反应,抑制疗法确有肯定的价值。

(1)TSH抑制疗法的实施

1)治疗指征 由于高危组DTC的预后不及低危组,而甲状腺素对心脏耗氧的增加及导致骨质疏松,因此抑制疗法的最佳指征是年龄<65岁、无心血管疾病的DTC,尤其是高危组及绝经期前妇女。其次,DTC做全甲状腺切除术后也应使用抑制疗法,特别在容易复发的术后5年内。由于长期抑制疗法具潜在性缺陷,必须根据局部复发或全身转移的可能性评估,作出个体化处理,当存在某些预后不佳因素时,应给予抑制疗法,如不摄碘的甲状腺癌、年龄>40岁、肿块直径>4 cm、侵犯包膜等。

2)制剂的选择 目前常用制剂为左甲状腺素钠(1evothyroxine,L-T$_4$),半衰期较长,约7天,而碘塞罗宁(T$_3$)的半衰期仅24小时,对于随时须做核素扫描的高危组患者有利,以缩短检查前停药时间,及时做扫描检查。左甲状腺素钠(L-T$_4$)制剂纯净,甲状腺素的含量精确,过敏反应少,但价格昂贵。故在经济条件较差的地区,生物制剂甲状腺粉(片)虽其制剂粗糙、甲状腺素含量不甚精确,但因其价廉,仍有应用价值。一旦条件许可,须将甲状腺粉(片)与左甲状腺素钠(L-T$_4$)互换时也很方便。二者互换的对等剂量约为甲状腺粉(片)40 mg,相当于左甲状腺素钠(L-T$_4$)100 μg。二者半衰期也相似。

3)剂量的掌握 应根据高敏度免疫测定法测得的血清中TSH(S-TSH)浓度

及 T_3、T_4、FT_3 特别是 FT_4 的浓度决定。要求 S-TSH 降到一定的值,而 T_3、T_4、FT_3 及 FT_4 维持在正常范围内。根据需要将抑制疗法分为全抑制疗法及部分抑制疗法两种。前者要求 S-TSH 在正常低值以下,通常为 $<0.3~\mu U/ml$,甚至 $<0.01~\mu U/ml$。后者要求 S-TSH 在正常低值范围内,常在 $0.3\sim1.0~\mu U/ml$(S-TSH 正常参考值为 $0.3\sim6.3~\mu U/ml$)。

此外,甲状腺素的剂量须随年龄的增加而减少,以免骨质疏松,心肌耗氧增加。但有以下因素时剂量必须增加:①胃肠道吸收不良者:如肝硬化、短肠综合征等。②同时服用某些阻止 T_4 吸收的药物:如氢氧化铝、硫糖铝、硫酸亚铁、洛伐他汀(lovastatin-降胆固醇药)、考来烯胺(消胆胺)等。③同时服用某些阻断 T_3 向 T_4 外周转化的药物者:如胺碘酮(乙胺碘肤酮)。④同时服用抑制非去碘化 T_4 清除的药物:如哌替啶、卡马西平、利福平等。⑤硒缺乏者。⑥妊娠。

甲状腺癌术后初期或高危组患者的治疗应采用全抑制疗法,每天左甲状腺素钠(L-T_4)有效剂量为 <60 岁:$2.2~\mu g/kg$;>60 岁:$1.5\sim1.8~\mu g/kg$。常用的初始剂量约为左甲状腺素钠(L-T_4)$50\sim100~\mu g/d$ 或甲状腺粉(片)$20\sim40~mg/d$。但其敏感度有个体差异,须随甲状腺功能的测定值调整剂量。低危组患者只需部分抑制疗法即可。

4)治疗时限 术后何时给药尚未统一。有作者主张手术结束后即开始服用甲状腺素。有研究表明,不论单侧或双侧甲状腺叶切除,术后 3 周内血清甲状腺素水平基本处于正常范围内,不会产生甲减的临床表现。而且临床观察到部分患者术后数日内有心率增快、多汗的表现,尤以单侧切除者多见,且术后 5 天左右 T_4 和 FT_4 并不明显降低。因此,早期给予外源性激素可能会进一步升高体内激素水平,加重上述症状。其次,部分患者术后短期内 S-TSH 尚处于短暂抑制状态,故从抑制角度讲,早期服药尚不合适,应待术中释放激素的效应消失后再开始给药。根据临床观察发现,单侧甲状腺切除的患者术后 3 周、双侧甲状腺切除者术后 2 周 S-TSH 水平才明显升高,超出正常范围上限 1 倍,因此建议在术后 2~3 周起,即单侧甲状腺切除术后 3 周起,双侧甲状腺切除术后 2 周起给予抑制疗法较为妥当。

至于服用期限,高危组患者最好终身服用,而低危组因术后最初 5 年为容易复发时间。因此,在术后 5 年内可施行全抑制治疗,并严密随访,定期做病理学检查、颈部 B 超、核素扫描、胸片、CT、ECT 等影像学检查。若无复发,5 年后可作部分抑制治疗或不予治疗。若有转移或复发时再做手术切除或其他非手术疗法。若初次手术为甲状腺全切除,或术后已作核素碘消融治疗,将残留甲状腺已全部毁灭,则在随访时监测血清 Tg 水平极有意义。在抑制疗法有效时,Tg 不应增高。一旦在

S-TSH 测定提示有效的抑制疗法停止 4~6 周后,血清 Tg 增高>5 ng/ml,必须警惕肿瘤复发或转移。在无功能的甲状腺癌做了全甲状腺切除后,血清 Tg 水平比核素扫描还敏感。此时,即使核素扫描阴性,也不能完全除外癌肿转移,Duren 等认为 Tg 的敏感性及特异性达 91% 及 99%,由于 Tg 由 TSH 刺激甲状腺滤泡所致,因此任何使甲状腺功能增加的疾病均可增高,如结节性甲状腺肿、甲状腺炎等。因此,当存在有功能的甲状腺滤泡时,Tg 增高并不意味有恶性肿瘤。

(2)抑制疗法的不良反应   只要甲状腺素的剂量恰当,大多无甚不良反应。一旦剂量过大可造成以下三种危害,必须预防。

1)甲状腺功能亢进(甲亢)或亚临床型甲亢   只要定期复查甲状腺功能,使 T_3、T_4、FT_3 特别是 FT_4 维持在正常范围内,便可避免此不良反应。

2)骨质疏松   表现为骨痛、血钙、尿钙增高及骨质疏松,血清甲状旁腺激素降低,特别在摄钙不足、饮酒、烟瘾、激素依赖者及绝经期妇女中容易发生。

3)心肌耗氧量增加,促发心绞痛,甚至心肌梗死。因此对伴有冠状动脉硬化性心脏病、高血压性心脏病或老年患者,以及伴心房纤维性颤动时必须慎用或弃用抑制疗法。

(3)抑制疗法的疗效   抑制疗法使甲状腺乳头状及滤泡状腺癌的复发率及与甲状腺癌相关的死亡率减少,甚至在老年进展期患者中已获证实。但对后期病变的疗效不及前期。近日按国际分类法总结 14 个中心 683 例回顾性分析,提示无论对 III、IV 期与 I、II 期的乳头状癌均可明显减少复发率及延长生存期。Mazzaferri 回顾性分析一组 DTC 资料,显示术后应用左甲状腺素钠(L-T₄)抑制疗法者累计复发率为 17%,而对照组达 34%。提示抑制疗法具减少肿瘤复发的作用。此外,尽管抑制疗法组与对照组的 10 年生存率无明显差异,但 30 年生存率显示抑制疗法组明显优于对照组。

4. 分型甲状腺癌术后[131]I 内放射治疗(消融治疗)

某些 DTC,如乳头状癌、滤泡状癌、乳头-滤泡状混合性癌、Hurthle 细胞癌,尤其是滤泡状癌约 75% 具明显摄碘并浓缩碘功能。而核素碘对正常甲状腺及能摄碘的癌细胞具强大的放射性杀伤力,因此这些甲状腺癌具良好的疗效,但必须在至少去负荷手术后才能发挥其最大作用,即只能作为 DTC 的辅助治疗。

根据治疗目的,核素碘的治疗可分为甲状腺切除术后的消融(ablation)疗法,及发现转移而无法再手术的内照射治疗两种。

(1)消融疗法   消融疗法系在 DTC 作甲状腺近全切除术后,应用核素碘销毁残留的正常甲状腺,达到甲状腺全切除的目的,而无甲状腺全切除术的众多并发症,如甲状旁腺功能减退、喉返神经、喉上神经损伤等。同时,无须另外再服用核素碘及其他准备。在消融治疗后5～10天再作扫描,通常可发现以2 mCi小剂量^{131}I所做的诊断性扫描不能探及的病灶,可发现24％～39％术中及胸片不能发现的转移灶,故兼有进一步诊断转移灶的作用。

采用消融疗法的意义:①甲状腺本身系多病灶性,根据甲状腺全切除标本的连续病理切片证实,对侧腺体的隐性癌肿发生率高达10％～25％,甚至80％。因此甲状腺近全切除术不能保证切除所有的隐性病灶。鉴于甲状腺全切除术的并发症明显增多,因此可选择以核素碘消融甲状腺近全切除术后残留的腺体,既可达到全切除的目的,消除所有腺内隐性病灶,又无众多的甲状腺全切除的并发症,还可达到早期诊断难以发现的转移病灶,并及早行进一步治疗。②已发现残留的DTC病灶可转化为未分化癌,若术后采用消融治疗,可减少此种转化的可能。

1)指征 Ⅱ、Ⅲ期DTC;术后发现颈部有残留病灶而再手术有困难者;当发现远处转移,而初次手术仍残留部分甲状腺时,作为进一步核素碘治疗的准备。

2)消融时机 通常以术后2～3周最为恰当。因在甲状腺近全切除后2～3周,TSH才增高达30 μU/ml,此时,局限性转移灶或残留的病灶摄碘能力最强。核素碘的疗效最佳。若TSH过高,>50 μU/ml时,反而抑制核素碘的吸收。

3)消融剂量 消融成功的指标为48 h摄碘量$<1\%$;消融后甲状腺扫描不显影。

(2)不能切除的原发灶、残留灶、复发或远处转移灶的核素碘治疗 在发现局部复发或发生颈部淋巴结转移时,应首选再次手术治疗。对已无手术条件,或伴肝、肺、骨、脑等远处转移者,以及不能手术的原发病灶,只要局部能摄碘均可采用核素碘治疗。通常先用30～75 mCi的^{131}I治疗,然后再用较大剂量的核素治疗,剂量依临床表现而定。常用量为150～250 mCi,最大剂量为800～1 000 mCi,但副作用极大。

甲状腺癌的摄碘率明显影响核素碘的疗效。可能影响DTC的摄碘率的因素有:①年龄,年轻者甲状腺癌的摄碘率高于年老者。②甲状腺全切除后,伴有轻度甲状腺功能减退者的转移灶常伴甲状腺功能而易吸碘。③甲状腺残留量。④血清TSH水平在一定范围内与吸碘成正比,其中30～50 μU/ml为最佳,>50 μU/ml时反而与摄碘率成反比。⑤治疗中加服碳酸锂,可抑制甲状腺释放碘而不改变碘的摄取功能,故可增加核素碘的疗效。

此外,核素碘的疗效还与以下因素有关:①非浸润性而有淋巴结转移者的核素碘的疗效较好,而具周围组织浸润能力的DTC的核素碘的疗效较差。②无临床表现,但被核素扫描发现的小灶性肺转移疗效较好,可减少50％的死亡率,而其他影像学发现的肺转移灶,死亡率是核素扫描发现小灶性肺转移的6倍,疗效较差。而影像学发现骨转移时,疗效更差,治愈率仅7％,而改善率仅36％。甲状腺癌的转移灶出现临床表现时,疗效也差。③应用核素碘治疗脑、脊髓转移时,对水肿造成的神经损害,可应用肾上腺皮质激素或重组人类促甲状腺素(rhTSH)预防,防止严重的后果产生。

【随访与预后】

甲状腺癌术后需定期随访,及时调整甲状腺素的剂量和发现肿瘤有无复发。

甲状腺癌和其他器官的癌相比,除未分化癌以外,预后相对良好。各种类型甲状腺癌的预后差别较大,影响预后的因素较多,如患者的年龄、性别、病理类型、病变发展的程度以及治疗是否及时适宜等。其预后大部分与上述因素综合作用有关。

1. 病理类型　不同类型的甲状腺癌,其预后差别很大。分化良好的甲状腺癌尤其是乳头状腺癌,治疗合理及时,生存期和正常人相差无几,而高度恶性的未分化癌,预后极差,往往在半年内死亡。

2. 病变的发展程度　病变的发展程度如肿瘤是否局限在腺叶内、有无大血管的侵犯、是否有淋巴结转移、远位转移等对预后都有影响。据 Blake Cady 的分化型甲状腺癌的资料分析中,甲状腺外侵犯后,将意味着很高的复发和死亡率,而隐匿癌患者死亡率极低。一般来说小于2 cm 的肿物,其复发和死亡率较低;多发结节的癌瘤较单发结节癌瘤其复发、死亡率稍高;无转移的乳头状腺癌,可长期带瘤生存,术后寿限几乎可以和正常人相同;有淋巴结转移比同类无淋巴结转移者,生存率可降低7％～19％。

3. 年龄、性别对预后的影响　性别以及年龄的不同,其预后也有明显的差别。一般女性较男性预后好;年龄在男性大于40岁,女性大于50岁预后差。

4. 治疗对预后的影响　早期彻底的甲状腺癌手术预后较好;术后配合内分泌治疗者预后更好。单纯肿块摘除者,预后最差。而无原则地扩大手术范围,往往增加死亡率和病残率。延迟手术时间(从病理检查确诊至手术治疗为止)越长,预后越差。故一旦针吸活检或其他组织学诊断确定后,应尽快手术,以提高生存率。

（王深明）

第七节　甲状腺髓样癌

【概述】

甲状腺髓样癌(medullary carcinoma of thyroid,MTC)系起源于甲状腺滤泡旁细胞(C细胞)的恶性肿瘤,1951年由Horn首先描述,MTC可以散发或者家族性发病,在甲状腺癌中所占的比例一般认为在3%~12%,国外文献报道为5%~10%。瘤体一般呈圆型或卵圆型,边界清楚,质硬或呈不规则形,伴周围甲状腺实质浸润,切面灰白色或淡红色,可伴有出血坏死及钙化,肿瘤直径平均约2~3 cm。

(一)病理学特征及生物学行为

MTC起源于甲状腺C细胞。C细胞位于甲状腺叶的上半部,是神经内分泌细胞,和甲状腺滤泡细胞无关,故病理学家将MTC归为APUD系统肿瘤。肉眼观:该癌呈实体状,切面灰白,无明显包膜,在甲状腺组织中呈多中心性生长。病理组织学:细胞呈梭形或纺锤形,淀粉染色阳性;这类淀粉物质实质上是C细胞分泌的降钙素和其他多肽类激素。"C细胞增生"(CCH)表现为甲状腺实质中的多灶性C细胞簇,多数病理学家把CCH看作是MTC的先期过程。有学者认为:当相关的癌基因激活及抑癌基因失活时,CCH就可获得肿瘤细胞的表型,因此可以认为CCH是MTC的癌前病变。MTC生长缓慢,呈浸润性生长,可侵犯甲状腺外的颈部器官组织如气管、食管、喉返神经及颈部肌肉脂肪组织。主要的转移方式为区域淋巴结转移,腺外型甲状腺癌的淋巴结转移高达75%以上,而腺内型淋巴结转移率一般为30%~50%。随肿瘤增大,淋巴结转移率增高。最常见的转移部位是颈中央组淋巴结和外侧颈淋巴结,少数可转移至上纵隔淋巴结。肿瘤侵犯血管,发生远处转移,最常见的远处转移部位是肝、肺、骨、脑。远处转移是甲状腺髓样癌致死的主要原因。C细胞属神经内分泌细胞,有很强的生物学活性,合成多种生物活性物质,包括降钙素(CT)、促肾上腺皮质激素(ACTH)、组胺、癌胚抗原和血管活性肽。其中最有临床意义的是降钙素,它是甲状腺髓样癌特异性的肿瘤标志物,可作为甲状腺髓样癌诊断和术后疗效判断的指标。

(二)临床表现

单侧或双侧甲状腺肿块是MTC的主要表现,是多数患者就诊的主要主诉。

肿块大,则可压迫气管、食管,表现为胸闷、气促、吞咽不畅;发生区域淋巴结肿大往往表现为颈侧区肿块;肿瘤侵及喉返神经则表现为声音嘶哑。另外 MTC 可表现出神经内分泌肿瘤的症状,如类癌综合征,术后消失,若肿瘤复发或残留,则症状再现。MTC 可分为散发性和家族性或是多发性内分泌肿瘤 MEN Ⅱ A、MEN Ⅱ B 的一部分。散发性甲状腺髓样癌(sporadic medullary thyroid carcinoma,SMTC)临床上最多见,约占甲状腺髓样癌的 80%~90%,多为中老年,女性稍多。而家族性甲状腺髓样癌(family medullary thyroid carcinoma,FMTC)仅占 MTC 的 10%~20%,发病年龄比 SMTC 提前约 10~20 岁,为常染色体显性遗传,男女发病率无差别。一个家族中可同时或先后有多人发病,表现为多中心性结节,大多累及双侧腺体。MEN Ⅱ A 是同时发生 MTC、嗜铬细胞瘤和甲状旁腺增生。实际上所有的 MEN Ⅱ A 患者都有 MTC,仅有 50% 的 MEN Ⅱ A 有嗜铬细胞瘤,30% 的 MEN Ⅱ A 有甲旁亢。MEN Ⅱ B 的患者也可同时伴有神经组织增生的表现,如黏膜神经瘤和神经节细胞瘤。MEN Ⅱ B 型患者有 MTC 和嗜铬细胞瘤,但是一般没有甲旁亢。不过对 SMTC 而言,最常见的表现仍是无症状的甲状腺结节,此时甲状腺功能试验及血清甲状腺球蛋白在典型 MTC 患者为正常,因为甲状腺滤泡细胞未受累,故 SMTC 常常不能在术前确诊,多数患者因甲状腺结节接受手术治疗,术中病理报告为 MTC。FMTC 大多为多中心性生长,大多累及双侧腺体,无疼痛及肿胀等不适症状,仅在肿块较大时方有发胀感。待出现声音嘶哑及明显的压迫感,病情已属晚期。世界卫生组织(WHO)参照美国癌症协会对 MTC 的分期标准,将 MTC 分为 4 期:肿瘤局限在甲状腺内为一期和二期,有淋巴结转移为三期,有血行转移为四期。如此分期有助于指导临床治疗和预后分析。经国外大宗病例研究表明,一期和二期患者 10 年生存率可达 90%,而三期和四期分别为 55% 和 28.6%,差异非常显著。

(三)病理学表现

肿瘤较常位于甲状腺上 2/3 的侧面,为灰白色或灰红色肿块,实体性,少数呈鱼肉样。肿块圆形或略呈分叶状。多为单个结节,少数多结节,大小不一,境界清楚,少数有包膜,常因有钙化而呈沙砾感,但肿瘤内不见如乳头状癌那样的瘢痕灶。

显微镜下,本瘤的特点为:实体性结构,无乳头或滤泡形成;间质有不等量的淀粉样物沉着;瘤细胞大小较一致,无明显间变。瘤细胞形态可为圆形、多边形、梭形、浆细胞样。癌细胞常以一种类型为主,其他类型为辅。以多边形细胞为主者多见,梭形细胞为主者次之。癌细胞大小、染色较一致,核较小,圆形、卵圆形或梭形,染色质较粗,核仁不明显,可有双核或多核,核分裂象少见。胞浆多少不等,可呈嗜酸性颗粒状或水样透明,细胞境界不清,胞浆内有嗜银和亲银颗粒。过半病例间质有灶性钙化,少数亦可有沙粒体存在。坏死灶少见。本瘤的一重要特点为间质内有多少不等的淀粉样物沉着,为嗜酸性、无定形物,较多者可形成梁状或不规则团块,有时瘤细胞围绕淀粉样物形成假滤泡结构。淀粉样物可位于细胞间或细胞内。

根据镜下表现可以将 MTC 分为不同类型:

(1)巢状型 癌巢主要由多边形瘤细胞,少数为梭形细胞构成。癌细胞排列成大小形状不一的实体性巢,其间为含有淀粉样物的纤维间质。

(2)束状型 主要由梭形细胞构成。核长形,瘤细胞长轴平行排列成束状,或纵横交错,流水状或漩涡状,形态似梭形细胞肉瘤或雀麦细胞癌,有时核呈栅栏状排列似神经鞘瘤样。

(3)带状型 梭形细胞或多边形细胞构成束带状,其宽度为一个或几个细胞,沿着富于血管的间质方向排列,形似胰岛细胞瘤。

(4)腺管状型 瘤细胞呈柱状或立方形,排成花冠状,围绕中央圆形空隙,空隙大者呈腺状,小者颇似滤泡,但其腔内空虚无类胶质,可有蛋白质样物,或淀粉样物,有时瘤细胞呈菊花状排列。

(5)类癌型 瘤细胞大小、形状均匀一致,圆形或卵圆形,排列成巢岛状,其间有少量结缔组织。巢内可见小腺状或菊花状结构。

【诊断要点】

(一)病史采集与体格检查

MTC 的术前确诊往往比较困难。多数患者,尤其是 SMTC 患者往往表现为无症状的甲状腺结节。临床上常以病史、结节性质(大小、质地、是否固定)、B 超及同位素^{131}I 扫描等来判断结节的良恶性。诊断过程中除了详尽的局部检查外,还必须注意收集相关的临床症状。

1. 甲状腺肿块 或为孤立性结节,或为多发性病灶,可有触痛。少数呈高度恶性,可在数月或 1 年内散播全身而死亡。颈淋巴结转移发生率高。甲状腺及转移灶的 X 线摄片有特征性的不规则钙化影。

2. 肿瘤分泌生物活性物质引起的症状 MTC 虽然分泌过多的降钙素,但人降钙素无降钙活性,而症状通常由肿瘤分泌的其他生物活性物质引起。

(1)分泌前列腺素及血清素,导致肠蠕动加快及水样腹泻,大多发生于夜间或餐后,无脂肪泻,并常伴有面部潮红,部分患者血清素及其代谢产物 5-羟吲哚醋酸增高,易误诊为类癌综合征。

(2)分泌异位 ACTH 引起双侧肾上腺皮质增生而出现皮质醇增多症。

3. 伴有其他多内分泌腺瘤 如嗜铬细胞瘤、甲状旁腺瘤或甲状旁腺增生而产生的高血压及高钙血症。

4. 其他伴发疾病 包括神经瘤、肠道神经节细胞瘤、结肠憩室、肌病等引起的相应症状。

(二)辅助检查

1. 实验室检查

(1)测定血浆降钙素水平是甲状腺髓样癌的主要实验室检查手段之一,根据基础和激发后血浆降钙素水平升高,特别是后者,就可诊断 MTC。MTC 患者血清降钙素基础值明显升高,>100 ng/L(pg/ml),正常值<28 ng/L(pg/ml)。静脉注射钙或者五肽胃泌素激发试验后血清降钙素显著增高。

(2)癌胚抗原(CEA)也可作为 MTC 的肿瘤标志物。MTC 患者明显升高,肿瘤切除后降至正常,故除降钙素外 CEA 也可作为判断手术彻底性、肿瘤复发或转移的指标,有较高的临床使用价值。

(3)如果怀疑 MEN Ⅱ A 或 MEN Ⅱ B 应同时测 24 小时尿儿茶酚胺代谢产物。

2. 分子生物学检查 在 SMTC、MEN Ⅱ A、MEN Ⅱ B 和 FMTC 中均发现 Ret 原癌基因突变(错译突变)。原癌基因 Ret 的突变对 MEN Ⅱ A、MEN Ⅱ B、SMTC 和 FMTC 的治疗有一定的临床意义,可以作为 SMTC 的预后指标,突变者预后较差。

3. 影像学检查 B 超在鉴别结节的良、恶性上有较高的实用价值,发现肿瘤局部血流信号丰富,侵犯包膜或血管等均提示肿瘤为恶性。近年来磁共振和 CT 也用于 MTC 的诊断,其中磁共振对 MTC 的诊断准确率可达 90%。

4. 细针穿刺细胞学检查(FNAC) FNAC 是目前甲状腺癌术前定性诊断最有效的方法之一,术前确诊率高达 80% 以上。从细针穿刺获取的组织中提取出 DNA,并对它进行 Ret 基因突变分析,如发现 Ret 基因突变,有助于 MTC 的诊断。此外,对细针穿刺标本经逆转录 PCR 技术检测降钙素基因,如发现降钙素基因,则可诊断为 MTC,准确率可达 90% 以上。

【治疗对策】

(一)治疗原则

MTC 的最好的治疗方法是手术治疗。MTC 对化疗基本无反应,对常规剂量的外放疗也不甚敏感。

(二)手术范围

对于 MTC 的手术方式及淋巴清扫范围,学术界有较多的争议。由于 MTC 呈多中心性,在 FMTC 中累及双侧腺叶者可达 80%～90%,SMTC 亦有 20%累及双侧腺叶。在淋巴结转移方式上,有研究表明单侧、肿瘤直径<2 cm 的 MTC,发生中央区和颈侧区的淋巴结转移率分别是 68.4%和 79%,对侧区的淋巴结转移率为42%。鉴于此,有些学者强调对所有 MTC 患者均行甲状腺全切术及双侧功能性颈清扫,以增加手术的彻底性,从而降低复发率。清扫的范围为中央区(二区)、颈侧区(三、四、五区),如怀疑上纵隔淋巴结也有转移(七区)也应清扫。但该术式术后甲状旁腺功能低下等严重并发症的发生率可高达 22%。所以目前多数学者主张行一侧腺叶切除,术后定期行降钙素激发试验检查,若为阳性,不论对侧可否触及肿块,均补行对侧腺叶切除。

对 FMTC 患者,因几乎全部累及双侧,所以均主张行甲状腺腺叶近全切除术(near total thyroidectomy)。由于国内绝大多数患者为散发性,所以国内多主张单侧病变者常规采用一侧腺叶加峡部切除并探查对侧腺体;双侧病变者行甲状腺近全切除术,至少保留 1 个甲状旁腺以预防永久性甲状旁腺功能低下。术后监测降钙素水平,如降钙素水平不降或再次升高,说明切除范围不够,则追加手术切除残余甲状腺。

对 MENⅡA 和 MENⅡB 患者在行甲状腺手术之前,先切除嗜铬细胞瘤。

在根治及功能性颈清扫术式的比较中,根治性颈清扫在降低肿瘤复发率、提高生存率方面并不优于功能性颈清扫术,所以目前仅在周围组织受侵犯或肿瘤包绕颈内静脉时方采用根治性颈清扫术。对复发性 MTC 仍应力争手术切除,再次手术后仍有较好预后。有些 MTC 患者,血浆降钙素水平在甲状腺切除后仍持续升高,针对这类患者,国外文献报道行"微清扫术"(microdissection),即仔细清扫颈中央区和颈侧区淋巴结,有一定疗效。

需要强调的是:在第一次手术时就要力争手术彻底,不可把希望寄托在二次手术的补救上。二次手术虽对复发患者是可取的方法,但由于组织粘连、解剖层次不清,欲再根治常较困难;而且二次手术易发生喉返神经和甲状旁腺的损伤,增加了手术致残率。

对于不可治愈性的广泛转移的 MTC,行姑息性手术,缓解颈部肿块所引起的气促、气道压迫、上腔静脉综合征和上臂疼痛等。姑息性切除症状性病灶可获得较长时间的症状缓解期,但并不能延长生存期。

【随访与预后】

MTC 的预后较乳头状癌和滤泡状癌差。据 Sead 等统计,5 年、10 年、15 年生存率分别是 78%、61.4% 和 57.5%。资料显示:预后最好的患者是行甲状腺全切和功能性颈淋巴结清扫的年轻患者,故手术根治的彻底性是影响预后的重要因素之一。Scopsi 等通过对临床资料的研究分析,得出以下结论:肿瘤侵犯程度、远处转移和年龄>60 岁是 MTC 患者死亡的高危因素;肿瘤侵犯程度、男性和组织学上缺乏淀粉样变是复发的高危因素。Hyer SL 和 Vini L 等认为影响预后的因素是年龄、远处转移、肿瘤分期、肿瘤大小及侵犯程度,而性别及淋巴结转移对预后似乎无较大影响。Harwood 等人的研究认为淋巴结转移增加复发率但不影响死亡率。

(殷恒讳)

第八节　分化差的甲状腺癌

【概述】

分化差的甲状腺癌(undifferentiated thyroid carcinoma)也称甲状腺未分化癌(anaplastic thyroid carcinoma),是甲状腺癌中恶性程度最高的病理类型,占甲状腺癌的 1.0%~7.5%。发病高峰年龄为 60~80 岁,男女患者比例为(2~3):1。本病多见于缺碘地区和原有甲状腺病变(甲状腺肿或分化型甲状腺癌)的患者,近年来发病率有逐年降低的趋势,有人认为与世界各地加碘食物的普及和分化型甲状腺癌的积极治疗有关。本病预后极差,确诊时仅约 10% 的患者可手术切除,其余患者常在数月内死亡。即使采用最积极的治疗手段,其 5 年生存率仍低于 10%。

【诊断步骤】

(一)病史采集要点

1. 发病年龄　大部分患者年龄超过 50 岁,发病高峰年龄为 60~80 岁。

2. 既往史　注意患者既往甲状腺病变史,超过一半的患者有长期的甲状腺良性病变或分化性甲状腺癌病史。

3. 颈部肿物发展情况和伴随症状 可有几种不同的表现:①发病前并无甲状腺肿大,而突然发生颈部肿瘤,肿块迅速增大;②颈前肿大、声嘶、呼吸、吞咽障碍,且伴远处转移;③发病前已有多年的甲状腺肿大,而突然急促增大,且肿块变硬;④过去曾诊断为分化型甲状腺癌,但未经治疗,而经一段时间后,出现迅速增大。

(二)体格检查要点

1. 一般情况 由于病情发展迅速,患者可出现晚期肿瘤恶病质表现,如疲乏、消瘦等。

2. 局部检查 甲状腺肿物性质硬实、表面凹凸不平、边界不清、活动度差或固定而不随吞咽活动,颈部区域淋巴结肿大。

3. 全身检查 肿瘤如侵犯喉返神经,可导致同侧声带麻痹。转移至肝脏、肌肉、肺和脑等可有相应的体征。

(三)辅助检查要点

1. 实验室检查

(1)甲状腺功能 大部分患者甲状腺功能正常。少数患者由于正常甲状腺组织被肿瘤侵犯破坏,可以出现 T_3、T_4 和或 FT_3、FT_4 升高,但多数升高幅度小,而且持续时间较短。

(2)甲状腺球蛋白定量监测 大部分患者正常,部分患者多种组织成分共存,当有部分肿瘤为分化型甲状腺癌时,甲状腺球蛋白可以高于正常值。

2. X 线检查

(1)颈部照片 颈部可见软组织肿块影,部分可见钙化灶。气管可受压推移或变窄。

(2)胸片 注意有无转移灶。

3. B 超

(1)颈部 B 超 明确甲状腺情况和甲状腺肿物的性状,包括囊实性、边界,有无周围组织侵犯和颈部淋巴结肿大等。常表现为实质性、无明显边界肿物,90%以上患者合并颈部淋巴结肿大。

(2)腹部 B 超 了解有无肝、脾和肾等器官的转移。

4. 甲状腺同位素显像 采用^{131}I 或^{99m}Tc,肿物常表现为冷结节或凉结节。

5. 喉镜检查 了解声带活动情况。

(四)进一步检查项目

1. 颈部 CT 或 MR 有助于进一步了解甲状腺肿物的性状,特别对气管的侵犯和颈部淋巴结转移情况的了解帮助更大。

2. 肿物细针穿刺细胞学检查　大部分患者可借以明确诊断,但有部分假阴性。

3. PET　有助于了解肿瘤全身转移情况。

【诊断对策】

(一)诊断要点

1. 病史　老年患者,特别是既往甲状腺病变史。

2. 临床表现　颈前肿物,进行性快速增大,伴有声嘶、吞咽困难、呼吸困难等局部侵犯压迫症状。体检局部肿物硬实、表面不平、固定,伴有颈部淋巴结肿大。

3. 辅助检查　B超、CT、MR等可见甲状腺实质性肿物,侵及周围组织,伴有颈部淋巴结肿大。肿物细针穿刺细胞学检查可以确诊。

(二)临床类型

甲状腺未分化癌临床上没有进一步分型。

(三)鉴别诊断要点

1. 分化型甲状腺癌　中年患者多见,也以颈前肿物为主要表现,但肿物增大较缓慢,较少局部侵犯症状,肿物常可随吞咽活动。晚期患者临床上与本病难以鉴别,可通过穿刺活检或术中冰冻切片快速病理检查明确。

2. 甲状腺炎症　慢性淋巴细胞性甲状腺炎(也称桥本病)和木样甲状腺炎(又称纤维侵袭性甲状腺炎或Riedel甲状腺肿)均可见甲状腺质地坚硬、固定肿物,尤其后者,可有部分病例出现局部压迫侵犯症状,但很少出现颈部淋巴结肿大,可通过穿刺活检或术中冰冻切片快速病理检查明确。

3. 食管癌　颈段食管癌局部浸润生长可出现颈部肿物,并伴有吞咽困难、声嘶等症状。可通过食管吞钡、食管镜检查等明确诊断。

【治疗对策】

(一)治疗原则

本病治疗方法主要有手术治疗、化疗、放疗等,近年来有关本病的基因治疗和免疫治疗等生物治疗的报道较多,但尚无临床较大宗病例证实有效的方法。不管是手术治疗,还是放疗、化疗,单独使用都难以获得较好疗效。手术和放化疗结合是治疗本病的基本原则,这已经成为共识。

(二)术前准备

1. 颈部照片了解气管受压情况,做好气管切开准备。

2. 如患者一般情况差,可予营养支持。

(三)治疗方案

1. 非手术治疗

(1)放射治疗　虽然本病对放射线的敏感性不如其他实质性肿瘤,但外放射治疗对于控制肿瘤的局部生长仍有一定效果。外放射治疗(或联合化疗)对于提高总生存率和手术切除率均有作用。体外放射治疗的总剂量应达到60Gy。

(2)化学治疗　化疗可延长部分患者的生存时间,但整体而言对改善本病的预后作用不是太大。最常用的化疗方案是含有阿霉素的方案,单独应用阿霉素约可在30%的患者中获得部分缓解。其他常用的药物有顺铂、长春新碱、博来霉素和5-FU等,并根据不同配伍形成不同的化疗方案。多种药物联用其效果比单用要好。

2. 手术治疗

(1)手术指征　手术切除是治疗甲状腺未分化癌的有效方法,如果确诊时肿物位于甲状腺内,应争取行甲状腺切除术。晚期患者气管侵犯压迫导致呼吸困难,是进行峡部切除、气管切开的指征。

(2)手术时机

1)限期性手术　一旦确诊或疑诊本病,有肿瘤全切除可能的患者,应尽快手术。

2)紧急手术　患者出现呼吸困难,应紧急手术,解除气管压迫,保持气道通畅。

(3)手术方法

1)根治性切除术　对于肿瘤局限于腺体内的患者,常可获得显著疗效,主要术式为甲状腺全切除术。但是,能够施行该手术的患者所占比例较低,而且,其疗效也存在争议。对于可手术的患者,目前大部分学者主张行根治性手术,并结合放疗和化疗,有助于延长患者的生命。

2)活检术　活检术对于穿刺细胞学检查不能明确诊断者有意义,并可同时切除峡部,解决气道压迫。

3)气管切开术　预防性气管切开术仍存在争议,因为患者有可能因为局部伤口愈合的问题影响到外放射治疗。对于已经出现呼吸困难的患者,应紧急行气管切开术,保持气道通畅。

【术后观察及处理】

1. 术后出血多发生在术后 48 小时内,是术后最危急的并发症。主要由于止血不彻底、不完善或因结扎线脱落引起。术后咳嗽、呕吐、过频活动或谈话是出血的诱因。

术后让血压平稳患者取半坐卧位,严密观察 P、R、BP 的变化,有无发生呼吸困难和窒息。观察颈部是否迅速增大,切口敷料有无渗血。

怀疑有术后出血发生时应密切观察病情变化,必要时紧急再次手术止血。

2. 喉返神经、喉上神经损伤是手术的重要并发症。由术中操作不慎、牵拉或血肿压迫神经或直接挫伤引起。术后评估患者的声音,清醒后向患者提问,仔细注意其声音和音调的改变,但尽量避免过多说话。保持呼吸道通畅,观察呼吸的频率、节律,有无呼吸困难、窒息等情况。进食时特别是饮水时,观察有无发生呛咳、误吸等情况,协助患者坐起进食或进半流质固体食物,进食速度不宜过快。

3. 手足抽搐 由于术中误切或挫伤甲状旁腺,以致出现低钙抽搐。多发生于术后 1～3 天。观察病情时注意面部、口唇周围和手、足有无针刺和麻木感。症状轻者,口服钙片和维生素 D_2,抽搐发作时,应立即静脉缓慢推注 10% 葡萄糖酸钙,以解除痉挛。

【疗效判断及处理】

治疗后疗效的判断主要通过几个方面:

1. 症状的缓解,如气管、食道压迫症状有无缓解。

2. 辅助检查 如 B 超、CT 等影像学检查,有助于判断肿瘤是否完整切除,有无复发。对于姑息性治疗的患者,影像学检查在判断放疗、化疗的疗效是更具有决定性的意义。需要特别提出的是血浆甲状腺球蛋白定量检测在判断甲状腺癌疗效中的意义。如果术前甲状腺球蛋白定量检测表明其明显升高,而进行根治性手术后,血浆甲状腺球蛋白检测不到,这可以认为肿瘤及甲状腺组织已被完全切除。如果随访中血浆甲状腺球蛋白升高,则出现复发的机会极大,需要进一步检查明确。

明确复发者,根据病情进行相应治疗,有条件者可再次手术。不能采用手术治疗者,可考虑放疗、化疗。

【出院后随访】

1. 服用外源甲状腺素,如左旋甲状腺素,每天 100～300 μg,使 TSH 低于

0.1 mU/L。

2. 定期复查　每3个月复查,B超、甲状腺功能及血浆甲状腺球蛋白定量,必要时进一步检查。

(叶财盛)

第九节　甲状腺恶性淋巴瘤

【概述】

甲状腺恶性淋巴瘤是结外淋巴瘤的一种,占结外淋巴瘤的2%,占所有甲状腺恶性肿瘤的3%~5%,多发生在桥本甲状腺炎的基础上。

【诊断步骤】

(一)病史采集要点

典型原发性甲状腺恶性淋巴瘤表现为颈前无痛性迅速增大的甲状腺肿块,几乎均有短期内甲状腺迅速增大史。常有气管及喉部受压症状,部分患者有声音嘶哑、吞咽和呼吸困难,个别有Horner综合征。

(二)体格检查要点

查体发现甲状腺无痛性结节,边界欠清,活动度差,颈部淋巴结可肿大。

(三)辅助检查要点

1. 实验室检查　甲状腺功能检测:多数患者甲状腺功能正常,少部分患者可出现甲状腺功能减退症或一过性甲状腺功能亢进症。甲状腺抗体大多阳性。

2. 其他检查　甲状腺同位素扫描多数为冷结节或凉结节,B超及CT检查可以发现甲状腺占位,但是均只能定位无助于定性。

(四)进一步检查项目

病理学检查　甲状腺恶性淋巴瘤单从临床表现和实验室检查方面都难以确诊,病理学检查是诊断甲状腺恶性淋巴瘤的金标准。细针吸取细胞学检查对高度恶性大细胞淋巴瘤确诊率高,但对分辨低、中度恶性淋巴瘤,单从细针吸取检查仍是困难的,不能确诊时须做活检。术中行快速冰冻切片检查也往往不能明确诊断,须行术后石蜡切片和免疫组化染色检查。免疫组化表型提示：癌表现为 CK（＋）、LCA（－），而淋巴瘤表现为 CK（－）、LCA（＋）。除此之外淋巴瘤细胞还表达 L26 和 CD_{79a}，不表达 CD_3、CD_{30}、NSE 等。

【诊断对策】

（一）诊断要点

对于短期内迅速增大的甲状腺肿块患者，当伴有颈深淋巴结肿大，在考虑甲状腺未分化癌或髓样癌的诊断时，还应想到有甲状腺恶性淋巴瘤的可能；不伴有颈深淋巴结肿大者，在考虑慢性淋巴细胞性甲状腺炎的诊断时，也不能排除甲状腺恶性淋巴瘤的可能。石蜡切片及免疫组化检查是明确甲状腺恶性淋巴瘤诊断的可靠依据。

（二）鉴别诊断要点

1. 桥本甲状腺炎　一般表现为甲状腺肿大，基础代谢率低，甲状腺摄^{131}I 碘量减少，血清中检出多种抗甲状腺抗体，由于原发于甲状腺的恶性淋巴瘤很少见，大多发生在桥本甲状腺炎的基础上，两者鉴别较困难，必要时可行穿刺活检以鉴别。

2. 系统性淋巴瘤累及甲状腺　系统性淋巴瘤累及甲状腺常常为进行性的、无痛性淋巴结肿大、发热、盗汗、瘙痒、体重下降等症状，确诊需依靠病理活检。

3. 甲状腺癌　典型原发性甲状腺恶性淋巴瘤表现为颈前无痛性迅速的甲状腺肿块，几乎均有短期内甲状腺迅速增大史，细针吸取细胞学检查确诊率高，诊断困难时须做活检。

4. 结节性甲状腺肿　结节性甲状腺肿病程一般较长，甲状腺常呈对称性、弥漫性肿大，腺体表面光滑，质地柔软，甲状腺功能和基础代谢率一般正常。

【治疗对策】

对于原发性甲状腺淋巴瘤的治疗已从单一手术发展到手术、放疗和化疗的综合性治疗，依病理结果决定下一步的合理治疗方案。早期肿瘤局限在甲状腺内，或仅侵及周围淋巴结，可以采用放疗；肿瘤晚期瘤细胞广泛扩散，应采用化疗。手术的目的：一是取病理组织学检查；二是解除压迫症状，其他方面的作用则有限。手术范围取决于病变范围，局限于腺叶内应做腺叶的全部切除。浸润至腺外组织，应尽可能多切除病变，以解除对周围组织器官压迫。

近年来对于甲状腺恶性淋巴瘤治疗普遍采用以 CHOP 方案为主的全身化疗，辅助甲状腺区及颈部局部放疗的综合治疗，其中化疗起主要的治疗作用，放疗能降低局部复发率,放疗的优点是能避免手术造成的喉返神经与甲状旁腺的损伤,对比放化疗联合应用与单纯放疗,前者的局部和远处复发率均明显低于后者。

(刘　宇)

第十节　甲状腺结核

【概述】

甲状腺结核是甲状腺慢性特殊感染性疾病之一,为临床罕见的甲状腺疾病,有的仅在尸检中偶然发现。本病是由结核杆菌侵入甲状腺所致。其侵入途径有两种情况:一种是体内其他部位并无结核病灶,结核杆菌仅侵入甲状腺组织而引起甲状腺的部分或全部甲状腺防卫反应;另一种是体内其他部位有结核病灶,通过血液途径结核杆菌侵入甲状腺组织,引起甲状腺的结核病变。一般是在机体抵抗力降低的情况下发病,与体内其他部位如肺结核致病情况相似。

【诊断步骤】

(一)病史采集要点

1. 本病多见于青壮年,以女性居多。

2. 多有甲状腺部位的疼痛不适,患者自己触及肿大的甲状腺。

3. 原发性甲状腺结核仅表现甲状腺的局部体征而多无全身症状;继发性甲状腺结核则除甲状腺结核症状外尚有全身结核的中毒症状和体征。

(二)体格检查要点

1. 一般情况　发育、营养、体重、精神、血压和脉搏。

2. 局部检查　甲状腺弥漫性或局限性肿大,触痛,质地较硬,表面不平整,甚至可以扪及结节。

3. 全身检查　不可忽视全身体格检查,应注意:

(1)是否有低热、乏力、盗汗、消瘦等全身结核症状。

(2)咳嗽、咳痰、咯血等肺结核症状。

(三)辅助检查要点

1. 实验室检查

(1)白细胞总数和中性粒细胞比例升高,血沉大多数加快。

(2)甲状腺功能 T_3、T_4、FT_3、FT_4测定可正常或偏低。

2. 超声检查

(1)可显示双叶或一叶增大,光点增粗,甚或有无包膜的结节。

(2)颈部淋巴结可肿大。

(四)进一步检查项目

1. SPECT 检查　本病表现为无功能状态,失去吸碘能力,SPECT 检查多表现为一侧或双侧腺叶增大,放射性密度普遍降低,有结节者可显示为凉结节或冷结节。

2. CT 检查　CT 示甲状腺内的低密度灶,囊实性或囊性病变,反映了结核病变的不同病程阶段;如病变属于增生性或干酪性改变时,为结核的一个重要的 CT 图像。

3. 甲状腺淋巴结造影　本病属于慢性炎症,造影时显影慢,排泄也慢,可显示甲状腺的轮廓和分布不均匀的淋巴网状结构,但对甲状腺结核的诊断仍缺乏特异性。

4. 细针穿刺细胞学检查　如能找到郎格罕细胞、干酪样物质及间质细胞可确诊,脓液抗酸染色如找到抗酸杆菌亦可确诊。

【诊断对策】

(一)诊断要点

1. 病史　本病诊断比较困难,所见报道的甲状腺结核病例几乎都是在甲状腺手术时经病理切片确诊而发现,术前诊断较困难。

2. 临床表现　青壮年患者,特别是女性,发现甲状腺部位的疼痛不适,体检时可触及甲状腺弥漫性或局限性肿大,触痛,质地较硬,表面不平整,甚至可触及结节者,在排除常见甲状腺病变后应做甲状腺结核的考虑,特别是伴有低热、盗汗、乏力等结核中毒症状的患者发生甲状腺结核的可能性更大。

3. 辅助检查　甲状腺功能检测、B 超、SPECT 扫描等检查均可提供诊断依据,病理学检查是诊断甲状腺结核的金标准。

4. 手术可为确诊提供证据。

(二)临床类型

1. 根据临床表现,甲状腺结核可分为下列类型:

(1)粟粒型　为全身结核的一部分,起病急,身体其他部位同时患有结核,甲状腺不大,局部症状亦不明显,但甲状腺组织内可找到粟粒型结核结节,生前无法发现,大多数在尸检时发现,故临床意义不大。

(2)干酪型　临床多见,表现为甲状腺肿大,出现无痛性肿块,大多为孤立性硬结,表面不光滑,边界清楚,随吞咽上下移动,其时间可由1个月至10余年不等。一旦形成寒性脓肿,则肿块张力高,且有明显波动,轻度触痛,重者肿块与周围组织或器官黏合成块,固定不动。

(3)纤维弥漫型　甲状腺明显肿大,表面高低不平,呈结节状,质硬,与甲状腺肿或慢性甲状腺炎极为相似;重者与周围组织或器官、皮肤粘连而常误诊为甲状腺癌。

(4)肉芽肿型　本型最多见,占47.7%。甲状腺呈结节性肿大,质地较硬,病变由增生性结核性肉芽构成,其周围有纤维组织增生,常误诊为腺瘤。

(三)鉴别诊断要点

1. 甲状腺结核与亚急性甲状腺炎

(1)亚急性甲状腺炎常发生于病毒性上呼吸道感染之后,甲状腺结核则多无前驱感染病史。

(2)亚急性甲状腺炎常为突然发生甲状腺肿胀、发硬、吞咽困难及疼痛,而甲状腺结核一般起病缓慢,病程较长。

(3)亚急性甲状腺炎多表现为甲状腺异物反应和多形核白细胞、淋巴及异物巨细胞浸润,并在病变滤泡周围出现巨细胞性肉芽肿是其特征,甲状腺结核病理切片多能找到郎格罕细胞、干酪样物质及间质细胞。

(4)亚急性甲状腺炎泼尼松治疗有效,而甲状腺结核则需长期、规范的全身抗结核治疗。

2. 甲状腺结核与桥本甲状腺炎

(1)桥本甲状腺炎多为无痛性弥漫性甲状腺肿,对称,质硬,表面光滑,而甲状腺结核则表现为甲状腺弥漫性或局限性肿大,触痛,质地较硬,表面不平整,甚至可触及结节。

(2)桥本甲状腺炎甲状腺功能多减退,血清中出现多种甲状腺抗体,而甲状腺结核甲状腺功能多正常或偏低。

3. 甲状腺结核与甲状腺癌　甲状腺弥漫纤维型结核与甲状腺癌难以鉴别,最主要的鉴别方法是病理学检查。

【治疗对策】

(一)治疗原则

甲状腺结核的治疗包括全身治疗和局部治疗。

(二)治疗方案

1. 全身治疗 因为甲状腺结核是全身结核的一部分,所以全身抗结核治疗十分必要,可应用链霉素和异烟肼、利福平、乙胺丁醇、吡嗪酰胺等三联或四联,较常规疗程要长。

2. 局部治疗 根据不同病变可采用不同治疗方法。

(1)对于干酪坏死寒性脓肿形成、但体积较小者,可穿刺抽脓并脓腔内注射链霉素或异烟肼。

(2)寒性脓肿较大者,脓腔直径超过 3 cm 以上,需行病灶清除术。

(3)对弥漫纤维性甲状腺结核可行一侧甲状腺全部或大部切除术,术中如诊断不明确时应先行快速病理检查,以防误诊为甲状腺癌而施行过大的手术。

(4)对窦道形成粘连不重,周围有慢性结核性改变,又无手术禁忌者,可行一侧病灶大块切除。

(5)如甲状腺周围组织有混合感染,急性炎症浸润,且又有脓肿形成者,可先切开引流,待以后再行二期手术处理。

(6)如甲状腺与喉、气管、纵隔或颈部大血管同时受累,则不宜强行手术切除,仅可行全身抗结核治疗。

甲状腺结核预后较好,手术切除病灶者大多无复发。

(刘　宇)

第十一节　原发性甲状旁腺功能亢进症

【概述】

甲状旁腺功能亢进(hyperparathyroidism)可分为原发性、继发性、散发性和异位性(假性)四种。临床上以往认为甲状旁腺功能亢进主要是骨骼和泌尿系病变,近20年来随着血钙筛选的应用,约50%的甲状旁腺功能亢进患者无症状,只表现血清钙、磷生化改变和PTH激素的升高。

原发性甲状旁腺功能亢进是由于甲状旁腺本身病变引起的PTH合成、分泌过多所致。继发性甲状旁腺功能亢进则是由于各种原因所致的低钙血症,刺激甲状旁腺,使之增生肥大,从而分泌过多的PTH。见于肾功能不全、骨质软化症和小肠吸收不良或广泛性骨肿瘤(多发性骨髓瘤或转移癌)等。散发性甲状旁腺功能亢进是在继发性甲状旁腺功能亢进的基础上,由于腺体受到持久和强烈的刺激,部分增生组织转变为肿瘤,自主地分泌过多的PTH所致,过去被列为原发性范畴,见于肾移植后。异位甲状旁腺功能亢进是由于某些器官,如肺、肾和卵巢等的肿瘤,能分泌类似甲状旁腺素多肽物质,导致血钙增高等甲状旁腺功能亢进的症状。

原发性甲状旁腺功能亢进是指由PTH过度分泌引起的钙、磷和骨代谢紊乱的一种全身性疾病,表现为骨吸收增加的骨骼病变、肾石病、高钙血症和低磷血症等。临床上血钙增高(亦可正常甚至降低)视原发病因及病理生理等情况而定。

原发性甲状旁腺功能亢进在欧美多见,仅次于糖尿病和甲状腺功能亢进,占内分泌疾病的第三位,我国较少见。近20年来,随着临床医学中开展多种甲状旁腺功能亢进的筛选检查,特别是血清离子钙浓度和PTH测定的推广应用,其发生率明显提高。采用血钙筛查后本病的发病率较前增加4倍。女性多于男性,约(2~4):1。本病发病率为就诊人数的0.1%~0.25%。最常见于成年人,发病高峰在30~50岁,但也可见于幼儿和老年人,以60岁以上的女性较多见。目前我国报道的主要是症状型原发性甲旁亢,而无症状型原发性甲旁亢并不多见,究竟是种族差异、地理环境所致,还是对无症状型原发性甲旁亢的诊断和治疗尚未普及所致,尚不清楚。

【诊断步骤】

(一)病史采集要点

1. 是否有高钙血症的临床表现　①是否有淡漠、烦躁、消沉、性格改变、反应迟钝、记忆力减退、失眠、情绪不稳定及衰老加速等中枢神经系统症状。②有无神经肌肉激惹性降低的表现:如胃肠道平滑肌张力降低,蠕动缓慢,引起食欲不振、腹胀、便秘、恶心呕吐、返酸、上腹痛。③有无消化性溃疡、急性或慢性胰腺炎病史。④有无心悸、气促、心律失常、心力衰竭以及眼部病变等。

2. 是否存在骨骼系统受累的临床表现　有无广泛的骨关节疼痛。疼痛的程度以及疼痛发生的顺序。有无病理性骨折发生。易发生病理性骨折。有无颌骨、肋骨、锁骨外 1/3 端及长骨的膨隆，又没有压痛。

3. 有无泌尿系统受累的临床表现　有无烦渴、多饮和多尿。有无反复发生的肾脏或输尿管结石，如肾绞痛或输尿管痉挛的症状、血尿或沙石尿等。有无尿路梗阻和感染，或者肾功能不全和尿毒症的临床表现。

（二）体格检查要点

1. 一般情况　发育、营养、体重、精神、血压和脉搏。

2. 局部检查　颈部检查有没有发现颈部包块，包块的部位、大小、质地、边界、活动等。

3. 全身检查

（1）有无急慢性胰腺炎的体征，有无心律失常及心功能不全的体征。

（2）有无骨骼囊肿，骨骼囊肿有没有压痛、红肿等。病理性骨折和骨畸形，如身高变矮、头颅变形、鸡胸、驼背、四肢骨弯曲，呈 O 型或 X 型腿，髋内翻，骨囊肿部位膨大变形等，有无关节活动受限。

（3）有无身躯叩击痛，肋脊角压痛，有无尿毒症的体征。

（三）辅助检查要点

1. 实验室检查

（1）血钙、尿钙和血磷浓度的检测，甲状旁腺功能亢进表现为高血钙、高尿钙、低血磷、高尿磷。

（2）血清甲状旁腺素检测（iPTH）（正常值：9～55pg/ml）。

（3）尿常规检测有无血尿，尿磷酸盐有无增高。

（4）肾功能检测　有无肾功能不全或尿毒症。

2. X 线检查　有无骨膜下吸收、牙齿硬板损耗、肾实质钙化或结石、骨囊肿。眼裂隙灯检查显示"带状角膜病变"。

（四）进一步检查项目

定位诊断：原发性甲状旁腺功能亢进症的治疗主要是手术治疗，而手术治疗的术前定位是非常重要的。定位诊断的主要方法包括 B 超、CT、MRI、数字减影血管造影和核素扫描等。

1. 颈部 B 超　B 超（10Hz）可显示较大的病变腺体。B 超定位的敏感性达89%，阳性正确率达 94%。假阴性的原因是位置太高或太低，或藏在超声暗区，腺体太小、异位甲状旁腺等。B 超检查作为术前的常规检查，对鉴别腺瘤和增生有一定的价值。我院 55 例经 B 超探查定位的阳性率达 76.4%。

2. 放射性核素甲状旁腺显像　放射性核素甲状旁腺显像是诊断甲状旁腺疾

病的重要方法和途径,近年来应用广泛。正常甲状旁腺组织和功能亢进的甲状旁腺组织均可摄取放射性核素^{201}Tl和^{99m}Tc-MIBI(^{99m}Tc-异丁基异氰)。但前者的摄取量较低,且清除较快。利用计算机减影,即可得到功能亢进的甲状旁腺影像。常用的显像方法有三种:①^{201}Tl/^{99m}Tc双核素减影法;②^{99m}Tc-MIBI/^{99m}Tc双核素减影法;③^{99m}Tc-MIBI双时相法。前面两种检查,患者必须在两次注药显像时完全保持体位不动,才能保证减影后甲状旁腺影像的正确性,否则可出现明显误差。根据^{99m}Tc-MIBI在正常甲状腺组织内清除快,在功能亢进的甲状旁腺组织内清除慢的原理建立双时相法。

甲状旁腺功能正常时不显影,对于功能亢进的甲状旁腺组织术前定位及术后追踪。^{201}Tl/^{99m}Tc双核素减影法灵敏度为80%～90%,^{99m}Tc-MIBI/^{99m}Tc双核素减影法更高。异位甲状旁腺腺瘤的灵敏度最高。甲状旁腺瘤重量超过1500mg时阳性率达100%。^{99m}Tc-MIBI显像对原发性甲状旁腺功能亢进定位的诊断敏感性(91%)高于继发性甲旁亢(83%)。我院经^{99m}Tc核素扫描定位阳性率为81.6%。

3. 颈部和纵隔CT 可发现纵隔内病变,对位于前上纵隔腺瘤的诊断符合率达67%,可检出直径1 cm以上的病变。中山大学附属第一医院CT定位阳性率为76.9%。

通过上述三种检查至少有3/4以上的旁腺瘤可以通过这些常规检查而发现。

4. 选择性甲状腺静脉取血测iPTH 血iPTH的峰值点反映病变甲状旁腺的位置,增生和位于纵隔的病变则可选用上腔、颈外和甲状腺静脉分段抽血,测定PTH,在PTH偏高的静脉旁探查,寻找甲状旁腺有一定的意义。

5. 选择性甲状腺动脉造影 其肿瘤染色的定位诊断率为50%～70%。其主要目的是显示异位的甲状旁腺腺瘤。选择性动脉造影至少需要包括甲状颈干、颈总动脉及内乳动脉造影。导管插入上述血管后,经导管注入少量稀释的造影剂,确认导管的位置,注入造影剂。若以上造影均为阴性,则需行其他动脉造影,如支气管动脉、主动脉弓或无名动脉造影,以显示异位的甲状旁腺腺瘤。甲状旁腺腺瘤具有特征性的血管造影表现,表现为丰富血管的、圆形或卵圆形的肿块影,边缘光滑锐利,呈均匀血管染色。DSA较常规血管造影能更好地显示甲状旁腺腺瘤。

【诊断对策】

(一)诊断要点
甲状旁腺功能亢进的诊断主要依靠临床和实验室资料。出现以下情况时应怀疑本病：①经常复发的、活动性泌尿系结石或肾钙盐沉积者；②原因未明的骨质疏松，尤其伴有骨膜下骨皮质吸收和/或牙槽骨板吸收及骨囊肿形成者；③长骨骨干、肋骨、颌骨或锁骨巨细胞瘤，特别是多发者；④原因不明的恶心、呕吐，久治不愈的消化性溃疡，顽固性便秘和复发性胰腺炎者；⑤无法解释的精神神经症状，尤其伴有口渴、多尿和骨痛者；⑥阳性家族史者以及新生儿手足抽搐症者的母亲；⑦长期应用抗惊厥药或噻嗪类利尿剂而发生较明显的高血钙症者；⑧高尿钙伴或不伴高钙血症者。

原发性甲状旁腺功能亢进症的诊断要点：

(1)肾石病、钙化性肾功能不全、多尿、烦渴、高血压、尿毒症、难治性胃十二指肠溃疡、便秘。

(2)骨痛、囊肿性病变和较少见的病理性骨折。

(3)血清和尿钙增高，尿磷酸盐增高伴血清磷酸盐降低或正常，ALP 正常至增高。

(4)眼裂隙灯检查显示"带状角膜病变"。

(5)X 线检查示骨膜下吸收、牙齿硬板损耗、肾实质钙化或结石、骨囊肿。

(二)临床类型

原发性甲旁腺功能亢进症依病理分为三种类型：甲状旁腺增生，甲状旁腺腺瘤和甲状旁腺癌。其各自的特点和鉴别如下。

1. 甲状旁腺增生 原发性甲状旁腺增生约占原发性甲旁亢的 15%，病变常累及多个腺体。分为主细胞增生和透明细胞增生两类，前者最为常见。另外还有一种少见类型，为增生性慢性甲状旁腺炎，病变除主细胞增生外，还伴有淋巴细胞性甲状旁腺炎，无甲状旁腺功能亢进的表现，酷似桥本甲状腺炎的改变。可能是一种自身免疫反应，刺激实质细胞增生，导致甲状旁腺的增生。

由于维生素 D 缺乏、肾脏疾病等所致的继发性甲旁亢患者的甲状旁腺增生均呈均匀性，增生细胞以主细胞为主，但亦可见过渡型及成熟型嗜酸性细胞增生。

2. 甲状旁腺腺瘤 甲状旁腺腺瘤为甲状旁腺亢进的主要病因，可单发或多发。腺瘤可有三种类型，即主细胞腺瘤、嗜酸性细胞腺瘤和混合性腺瘤。本瘤常为功能性的，占 30%～90%，也可为非功能性的。肿瘤可发生于任何一个腺体，但以下一对甲状旁腺多发，为上一对的 2～4 倍。甲状旁腺腺瘤的部位随胚胎时正常甲状旁腺的位置而异，可从颈动脉分叉处到心包，从甲状腺的前面到胸骨后或食管后，有时可位于甲状腺包膜内，甚至被结节性甲状腺肿的结节所包裹。异位腺瘤占 10%～20%，其中 70% 见于纵隔，20% 见于甲状腺。甲状旁腺增生与甲状旁腺腺瘤的鉴别如表 3-2。

表 3-2 甲状旁腺增生与甲状旁腺瘤的鉴别

病变	增生	腺瘤
累及腺体	累及 4 个腺体	累及 1 个,偶尔 2 个腺体
病变部位	常为双侧腺体病变	多见于下部腺体
包膜	被膜薄,不完整	包膜完整,无粘连
镜下改变	常为多种成分混合性增生	主要为主细胞
脂肪间质	脂肪间质存在	脂肪间质缺乏
甲状旁腺	被膜旁无挤压的甲状旁腺	被膜旁见挤压的甲状旁腺
铽酸卡红染色	大量细胞内脂质	部分含少量细胞内脂质
功能亢进症状	有	有,少数无症状

3. 甲状旁腺癌 甲状旁腺癌很少见,占原发性甲状旁腺功能亢进病例的 $2\%\sim4\%$。临床诊断甲状旁腺癌的可靠依据是周围组织浸润、局部淋巴结和远处脏器如肺、胸膜、心包、肝脏、骨等转移。病理上有人认为最有价值的诊断指标是核分裂。甲状旁腺癌的诊断标准如下:①甲旁亢表现显著;②血 PTH 值高于正常 $2\sim4$ 倍,血钙大于 3.2 mmol/L;③颈部触诊或 B 超检查发现肿块;④术中发现肿块与周围粘连;⑤病理见核分裂像,或侵犯包膜、血管,或证明有颈部淋巴结转移。甲状旁腺瘤与甲状旁腺癌的鉴别如表 3-3。

表 3-3 甲状旁腺腺瘤与甲状旁腺癌的鉴别

病变	腺瘤	腺癌
累及范围	1 个,偶尔 2 个腺体	1 个腺体
生长速度	缓慢	较快
肿瘤大小	大多小于 3 cm	多数大于 3 cm
包膜	完整,无粘连	厚,有粘连
浸润	无	浸润邻近组织和/或脏器
转移	无	有局部淋巴结和/或远处转移

续表

病变	腺瘤	腺癌
血管瘤栓	无	有
细胞异型性	不明显	明显
核分裂象	很少	较多

（三）鉴别诊断

1. 排除其他原因所致的高钙血症　高钙血症的病因很多，主要包括维生素 AD 中毒、甲亢、阿狄森病、乳碱综合征、炎症性疾病、肿瘤、结节病、噻嗪类及其他药物、横纹肌溶解症、艾滋病（获得性免疫缺陷综合征）、变形性骨炎、肠外高营养疗法等。在以上病因中，尤其应注意排除恶性肿瘤、结节病、维生素 D 中毒和多发性骨髓瘤等可能。恶性肿瘤导致高钙血症很常见，其中较多见的肿瘤为乳腺癌、淋巴瘤、白血病、骨髓瘤、肺癌、肾癌等。但除分泌 PTH 或 PTH 样肽外，这些患者的血清 PTH 降低或不可测得。非 PTH 分泌过多所致的高钙血症一般可被糖皮质激素抑制，而原发性、散发性甲旁亢以及部分异位 PTH 综合征的高钙血症则不被抑制。

2. 排除继发性甲旁亢　原发性和继发性甲旁亢的鉴别见表3-4。

表 3-4　原发性与继发性甲旁亢的鉴别

疾病	原发性甲旁亢	继发性甲旁亢
病因	甲状旁腺增生、腺瘤或腺癌	肾功能不全、维生素 D 缺乏或抵抗等
血钙	升高或正常	正常或降低
血磷	下降	升高或正常
血 ALP	明显升高	稍升高或正常
尿钙	增高	正常或降低
血钙/磷比值	>33	<33
骨病变特点	骨膜下骨皮质吸收，常见于中指指骨桡侧，伴纤维囊性骨炎和(或)病理性骨折	骨膜下骨皮质吸收，长骨近骨骺端较明显，呈毛刷状改变，伴佝偻-骨软化症表现

【治疗对策】

(一)治疗原则

无症状性甲旁亢的治疗:无症状性甲旁亢常表现为轻度的高血钙及低尿钙,无症状性甲旁亢,首先要详细采集病史,排除家族性低尿钙性高钙血症、家族性甲旁亢及三发性内分泌腺瘤病(MEN),推迟手术,每6～12个月检查有无肾和骨的损害,若出现肾和(或)骨的损害,即使无高钙血症的症状,也应考虑手术治疗。

(二)术前准备

1. 对已确诊者按一般术前处理 血钙明显升高者,应将血钙降至正常范围,因高血钙症易导致严重的心律失常。

2. 术前定位 采用B超及同位素扫描相结合的方法,使术前可以确定甲状旁腺腺瘤的位置。必要时可以行有创的定位检查如动脉造影、颈静脉插管分段取样检测iPTH浓度,主要用于初次探查因肿瘤异位等特殊困难而失败的再次探查术。

(三)治疗方案

手术是治疗原发性甲旁亢的有效措施。

1. 非手术治疗 对PHPT迄今尚无满意的内科治疗方法;内科保守治疗仅适用于暂不宜手术、拒绝手术及术后血钙依然增高者。下述药物可能有助于降低血钙和(或)血中PTH的水平。

(1)磷酸盐 口服磷酸盐可提高血磷的水平,有助于骨矿盐的沉积,降低血钙,减少尿钙排泄,阻抑肾结石的发展,降低$1,25\text{-}(OH)_2D_3$的浓度。最初2～3天宜给相当于2g元素磷的磷酸盐,分次口服,继后减至$1.0～1.5$ g/d疗程1年以上。常用Na_2HPO_4/NaH_2PO_4(3.66:1)的溶液口服,10 ml,3次/d。近年来,有不少二磷酸盐的新制剂应市,可能疗效更好。用药期间要经常监测血钙及血磷;磷酸盐过量,血钙低于正常,可刺激PTH分泌,增加尿中的cAMP排泄,并引起骨脱钙及并发转移性钙化,有肾功能损害者尤需防范,必要时可暂时加用阻抑骨吸收的普卡霉素25～50 μg/kg,静脉注射;不宜重复或多次使用,以防对骨髓的毒副反应。

(2)西咪替丁 可能有阻抑PTH合成和(或)分泌的作用,但停药后可反跳,用量为$0.6～0.8$ g/d,分次口服。

(3)普萘洛尔 可能有抑制PTH分泌的作用,但甲状旁腺细胞肾上腺素能β受体对它的反应不一,故疗效并不确切。

(4)雌激素 用于绝经期后女性的轻症甲旁亢,可使血钙降低,但对PTH分泌无作用,长期服用的疗效尚无定论。

(5)其他治疗　降钙素对 PHPT 引起的高血钙并无作用,糖皮质激素对之也无效,且可增加术前、术中及术后的并发症。

2. 手术治疗

(1)手术指征　①血钙>3 mmol/L(12 mg/dl),但对>3.24 mmol/L(13 mg/dl)者,应排除恶性肿瘤引起的高钙血症,并予内科治疗降低血钙。②有代谢性骨病、肾结石和(或)肾盂肾炎伴肾钙盐沉着症。③有难以控制的并发症,如消化性溃疡、胰腺炎、精神病。④血中 PTH 超过正常的 2 倍以上。

(2)手术时机　行择期或限期手术。由于有部分患者并发肾功能不全、尿毒症、心功能不全,术前应予以纠正。血钙明显升高者,应将血钙降至正常范围,因高血钙症易导致严重的心律失常。若患者心肾功能不能适应时,应暂缓手术。

(3)手术方法　手术探查术前明确定位的腺瘤可直接切除,但术中应行冰冻切片予以证实。若无明确定位者探查时必须详细寻找 4 枚腺体,以免手术失败。如属腺瘤,应予以切除,但需保留 1 枚正常腺体;如属增生,则应切除 3 枚,第 4 枚腺体切除 50% 左右。也可将全部增生的甲状旁腺切下,将其中一个做小薄片行自体移植,移植于前臂内侧,术后若仍有高血钙症则切开植入的部位取出其中一部分薄片(Wells 法)。异位的腺体,多数位于纵隔,可顺沿甲状腺下动脉分支寻找,不必常规打开胸骨。若仍未能探查到则加胸骨正中纵行切口,暴露纵隔,探查胸腺周围及纵隔的脂肪组织。有时异位甲状旁腺包埋在甲状腺中,应避免遗漏。

手术成功者,血磷常迅速恢复正常,血钙和血 PTH 多在术后 1 周内降至正常。伴有明显骨病者,由于术后钙、磷大量沉积于脱钙的骨组织,故术后数日内可发生手足抽搐症。有时血钙迅速下降,可造成意外,必须定期检查血生化指标。如术后症状无缓解,血钙与血 PTH 于 1 周后仍未能纠正,提示手术失败。其常见原因有:①腺瘤为多发性,探查中遗漏了能自主分泌 PTH 的腺瘤,被遗漏的腺瘤可能在甲状腺、食管旁、颈动脉附近甚至纵隔;②甲状旁腺有 5 枚以上,腺体切除相对不足;③甲状旁腺腺癌复发或已有远处转移;④非甲状旁腺来源的异位 PTH 综合征。

对于无症状型甲旁亢是否需要手术目前还有分歧,赞成者认为 30% 无症状型甲旁亢会发生一种或多种代谢性疾病。1992 年,美国 NIH 研究讨论会提出,无症状患者具有客观的原发性甲旁亢表现者,宜予手术治疗。无症状而仅有轻度高钙血症的甲旁亢病例需随访观察,如有以下情况需手术治疗:①骨吸收病变的 X 线表现;②肾功能减退;③活动性尿路结石;④血钙水平大于 3 mmol/L;⑤血 iPTH 较正常增高 2 倍以上;⑥严重精神病、溃疡病、胰腺炎和高血压等。

近几年来开展的新技术射线引导下的微创性甲状旁腺切除术(minimally inva-
sive radioguided parathyroidectomy,MIRP),可在局麻下进行。其优点是切口小、
手术时间短、治愈率高、甲旁减的机会低。但适应证只是扫描证实为单个腺瘤的原
发性甲旁亢患者。

【术后观察及处理】

(一)病情观察

1. 一般情况的观察和处理

①术后回房测血压 1 次/15 min,平稳后改为 1 次/h,并观察心率、呼吸、切口
有无渗血及引流量。如病情许可,6 小时后改为半卧位,减轻局部水肿,有利于呼
吸。②注意吞咽及声音情况,严防呛咳及窒息,保持负压引流通畅。③床头备好气
管切开包。④如有泡沫样痰及心衰表现应及时行无肝素透析。

2. 血钙监测　密切监测血钙 1~3 周,1 周测血钙 1 次/d,根据测定值用注射
泵持续补充葡萄糖酸钙(10~35 g/d),保持血钙 1.7~2.0 mmol/L,进食后可同时
口服碳酸钙,罗钙全继续服 2 周(3 μg/d),以后逐渐减至 0.5~1.0 μg/d。防止由
于血 PTH 急剧下降,钙离子流入骨骼明显增加,导致血中游离钙浓度下降,而出现
低血钙抽搐。

(二)并发症的观察及处理

1. 术后 3~5 天内严密观察颈部切口,保持引流管通畅。注意有无出现出血、
渗血、局部肿胀、窒息等,切口愈合好。

2. 注意有无喉返神经、甲状腺损伤及甲状旁腺功能减退等症状。

【疗效判断及处理】

PHPT 的手术预后良好,术后 1~2 个月内血钙可恢复至>2 mmol/L(8 mg/
dl)以上,或经替代治疗后血钙突然升高,提示甲状旁腺功能已恢复正常;骨病逐渐
恢复,完全康复需 1 年以上;新生肾结石减少,肾钙化不再发展。但术前的肾功能
大多难以恢复,若术后 3 天以上血钙>2.5 mmol/L(10 mg/dl),提示手术切除不
足。若经替代治疗数月,且经补镁纠正低血镁后,血钙仍不见回升,提示残存甲状
旁腺不足而并发永久性甲旁减,但发生率<0.5%,手术的死亡率几乎为零。

【出院后随访】

①出院时带药;②定期检查项目与检查周期;③定期门诊与取药;④出院应当

注意的问题。

（姚　陈）

第十二节　继发性甲状旁腺功能亢进症

【概述】

继发性甲状旁腺功能亢进症（secondary hyperparathyroidism，SHPT），简称继发性甲旁亢，是指在慢性肾功能不全、肠吸收不良综合征、Fanconi 综合征和肾小管酸中毒、维生素 D 缺乏或抵抗以及妊娠、哺乳等情况下，甲状旁腺长期受到低血钙、低血镁或高血磷的刺激而分泌过量的 PTH，以提高血钙、血镁和降低血磷的一种慢性代偿性临床综合征。伴有不同程度的甲状旁腺增生，但并非甲状旁腺本身疾病所致。临床除原发病外，可出现甲旁亢样骨病如骨质软化、骨质硬化、骨质疏松、纤维囊性骨炎等，亦可发生肾结石及其他临床表现。多数继发性甲旁亢对药物治疗有效，症状能够缓解。5%～10%患者可因症状明显或代谢并发症而需手术治疗。

当甲状旁腺长期受刺激形成自主结节或腺瘤、PTH 呈自主性分泌、不受血钙调节时称为三发性甲旁亢（tertiary hyperparathyroidism）。部分长期慢性肾衰的患者可发生三发性甲旁亢。这些患者在去除甲旁亢的刺激（如肾移植）后，甲旁亢症状仍持续加重，乃因甲状旁腺已发展成为功能自主的增生或肿瘤，需要手术治疗。

由于血液透析及肾移植的广泛应用，使慢性肾衰患者的生命明显延长，对继发性甲旁亢及骨骼病变也有重要的临床意义。

【诊断步骤】

(一)病史采集要点

1. 骨质病的表现

(1)骨骼疼痛及行走困难　骨骼疼痛是最常见的临床症状。通常呈缓慢发作，突然改变姿势或承受重量时，症状加重，主要见于腰部、臀部和下肢。也可见于肩部、膝、踝及腕部等关节。疼痛程度通常不严重,除非发生病理骨折。骨软化症患者较囊状纤维性骨炎者症状明显。

(2)骨骼畸形 多见于脊柱及肋骨畸形,常发生于儿童,表现为佝偻病,还可能出现生长停滞。成人、小孩皆可能发生无菌性股骨头坏死,致股骨头弓状外翻。在成人骨软化症患者,多表现为鸡胸、脊柱侧弯、驼背、骨盆变形等畸形,囊状纤维性骨炎者较少发生此种病变。

(3)病理性骨折 见于严重的患者。患者在癫痫、慢跑或长期咳嗽等持续性张力作用下,可导致脊椎、趾骨或肋骨骨折。长期透析患有骨褐色瘤的患者,或成人骨骼淀粉样病症患者,也可能发生骨折。

(4)软组织钙化 表现为:①关节软组织钙化,多发生在肘、肩及髋关节周围,表现为硬而不规则的肿物,关节运动因瘤样钙化物包围而受影响,手、足及肘关节等产生红肿热痛等急性发炎症状,称为假性痛风;②血管(主要是动脉中层及动脉周围)、胃、肺及心脏钙化;③小血管钙化引起的皮肤坏死性病变,多见于小腿腹侧及指尖。其中,血管钙化多见,而内脏钙化相对少见。

(5)肌肉病变 表现为近端肌病(即四肢近端肌无力)。患者肌肉容易疲劳,上下楼梯困难;甚至梳头,蹲姿起立,跨过门槛都感吃力。重症患者可因承受轻微外力便发生肌腱撕裂,以股四头肌最易发生。肌肉本身的病变,可能是贫血性,或是代谢性障碍所致。患者常感肌肉酸痛,下肢较上肢明显,可被误为尿毒症之一般症状而遭忽略。

(6)皮肤病变 皮肤瘙痒常见。在维持透析或肾移植术后患者,常表现为双侧对称性浅表部位的疼痛性斑点状皮疹病灶,酷似网状青斑,在指(趾)尖、踝、膝或臀部表面可见紫色结节,进一步可发展为出血灶;病情进展发生皮肤坏疽后,可出现手指皮肤疼痛,部分患者出现手指坏疽,称为钙过敏综合征(Calciphylaxis syndrome)。皮肤结节活检,可见小动脉壁钙沉积伴小叶状脂肪坏死、钙化和中性粒细胞、淋巴细胞及巨噬细胞浸润。钙过敏综合征的发病机制目前尚未明确,可能与以下原因有关。①钙磷乘积升高:是发生钙过敏综合征最首要因素;②皮肤含钙量增高:因为降低透析液钙离子浓度可很大程度地逆转钙过敏综合征,而服用过量碳酸钙会触发钙过敏综合征,停药之后可以逆转;③PTH 水平升高:是另一个好发因素。但近 10 年来,有作者报道部分低 PTH 患者也伴有钙过敏综合征。钙过敏综合征患者预后很差,多死于败血症或缺血性疾病。

(7)神经症状 周围神经炎、脑电波异常、辨识力差等较为常见。

(8)其他 在生理情况下,PTH 对于淋巴细胞、心肌及肌细胞并无明显作用,但当血中 PTH 急剧升高时,可致白细胞减少,以及心肌功能障碍、性无能、高血脂等,故有的称 PTH 为尿毒素。

2. 肾功能不全症状 消化不良、消瘦、苍白、水肿、少尿、厌食、恶心呕吐。有不同程度的血尿、蛋白尿、高血压等。尿素氮增高,尿素廓清率下降,肾小球滤过率、肌酐清除率下降,不同程度的失血。可出现酸中毒,表现为呼吸深大,血 CP-CO_2 降低,血 pH 降低。

(二)辅助检查要点

1. 实验室检查

(1)血钙、血磷的测定 血钙浓度降低或正常,其高低可受到血磷、维生素 D 浓度,以及卧床过久等因素影响。若合并有铝中毒,给予少量维生素 D 便足以引发高血钙,血磷升高。血磷则与食物中磷含量、骨质再吸收活性、分解代谢、透析效率等因素有关。

(2)碱性磷酸酶(ALP)和骨特异性碱性磷酸酶(ALP-BAP)的测定 ALP 升高,与 HPT 的严重程度有关。长期以来,ALP 一直被作为可反映骨代谢的指标,但它有许多同工酶,存在于体内不同组织和器官,如小肠、肝胆系统、肾脏、白细胞、成骨细胞,这使得血清中总 ALP 水平不能准确反映骨代谢情况。近年来分离纯化出骨特异性 ALP-BAP,并制备了 BAP 特异抗体,使测 BAP 成为可能。所以,测定血清中 BAP,能排除其他因素干扰,使其与骨代谢变化更相符。

(3)PTH 的测定 目前常用的 PTH 测定方法,以全段甲状旁腺激素(intact PTH,iPTH)全分子定量最能反应甲状旁腺的活性。具有生物活性的 iPTH 能反映直接从甲状旁腺分泌、释放至血中的 iPTH 水平,不受肝脏、肾脏代谢的影响,所以它比测定血清中某些片段 PTH(包括中段 PTH,C 末端 PTH)的敏感性、特异性高。有研究认为,iPTH 大于 450 ng/L 时预测 SHPT 骨病的符合率大于 95%。也适用于甲状旁腺切除手术后低血钙患者甲状旁腺功能,或移植甲状旁腺组织生长的监测。

(4)骨钙素(BGP)的测定 BGP 由成骨细胞分泌,它与骨形成指标及骨吸收指标均有一定程度相关性,但与骨形成指标相关性更好。与 PTH 一样,全段 BGP 比某个片段的 BGP 具有更好的敏感性、特异性。

(5)Ⅰ型前胶原羧基前肽(carboxy terminal propeptide of type Ⅰ procollagen,PICP)、Ⅰ型胶原羧基调聚肽(carboxy terminal cross-linked telopeptide of type Ⅰ collagen,ICTP)的测定 PICP 是由Ⅰ型前胶原肽链形成Ⅰ型胶原分子过程中,在前胶原羧基蛋白酶的作用下修剪所得。它的分子量为 100 000,不通过肾

小球基底膜,而由肝脏代谢清除,可以反映骨形成情况。ICTP是Ⅰ型胶原分解代谢产物,可以反映骨吸收情况。有研究表明,PICP与骨组织形态学的骨形成指标有相关性;ICTP与骨组织形态学的骨吸收指标有相关性。慢性肾衰继发性甲旁亢患者的血清PICP和ICTP均明显升高,且与血清PTH及ALP水平呈正相关,是诊断高转化性骨病的较好指标。

2. X线检查 可见骨质普遍性脱钙,偶有病理性骨折(肋骨多见)和骨畸形。骨纹理明显粗糙,骨骺线宽而不规则,与普通软骨病及佝偻病无异。有的纹理不粗,但表现为绒毛状、颗粒状或毛玻璃状,表示骨质有纤维化。这种改变在颅骨及盆骨最多见。骨硬化表现以脊柱明显。椎体上下缘密度增高、中央密度降低。

(三)进一步检查项目

1. B超检查 超声(US)对继发性甲旁亢患者的甲状旁腺肿大检测有诊断价值。甲状旁腺疾病时甲状旁腺内部改变,可导致其回声较甲状腺及周围结缔组织低,其敏感性约为69%～88%,其中假阴性的主要原因有:①肿瘤太小,重量小于200 mg或直径小于0.7 cm时,不易探出;②肿瘤位于US不能探到的位置(如纵隔、锁骨后、气管或食管后);③伴有甲状腺结节的患者,US很难分辨甲状旁腺腺瘤和甲状腺结节病变。假阳性的原因有:①结节性甲状腺疾病;②错把低回声的正常解剖结构(如增大的淋巴结、深部肌肉组织或神经纤维)误为甲状旁腺。US对于诊断增大的甲状旁腺是很有用的定位方法,但有时可出现假阳性或假阴性,通过US引导细针穿刺术细胞学检查,增加了定位的准确性。B超发现甲状旁腺增大有助于诊断SHPT,但是它必须结合病史、症状、临床生化指标等综合做出判断。

2. 核素扫描检查 ^{99m}Tc-甲氧基异丁基异腈(MIBI)双时相显像法SHPT患者中有较高的定位诊断价值。MIBI进入甲状旁腺的机制主要是主动运输与被动扩散,而功能亢进细胞加大的膜电位可促进以上过程。另外,多数增生细胞中富含线粒体,也易与MIBI结合,因而功能亢进的甲状旁腺影像表现为放射性浓聚。一般认为,与甲状腺相比,对MIBI的慢清除为甲状旁腺增生或腺瘤的特征。

对肿大甲状旁腺的诊断除超声、核素外,还有CT、MRI等影像学检查,其中CT、MRI和核素检查对异位甲状旁腺诊断较超声优越,但均不能鉴别轻度甲状旁腺增生与正常甲状旁腺,目前还没有任何非侵入性方法能够鉴别。超声与其他几种影像学检查相比,具有简单方便、安全、价廉等独特优势,而且可作为穿刺及介入治疗的引导,故作为首选的诊断方法。如与其他影像学检查结合,可提高诊断符合率。

3. 骨活检 骨活检是诊断SHPT骨病的重要手段之一,是肾性骨病诊断的金标准。根据骨重建的转化状态的不同,在组织学上可将肾性骨营养不良分为三种类型:即高转化型(Ⅰ型)、低转化型(Ⅱ型)和混合型(Ⅲ型)。Ⅰ型和Ⅱ型患者,均可见到纤维性骨炎,它是高转化状态的共有表现。由于PTH同时刺激骨重建过程中破骨细胞和成骨细胞的功能,骨的吸收和生成往往处于不平衡状态。一般说来,Ⅰ型和Ⅱ型患者多数骨量在正常范围内。部分患者的骨生成大于吸收,骨量高于正常,甚至出现骨硬化。少数患者骨的吸收大于生成,骨量减少。组织形态学上表现为类骨质表面增加,成骨细胞及破骨细胞数目和表面增加,骨形成率和骨矿化率增加,外周骨小梁纤维化面积$\geq 0.5\%$。此检查安全可靠,可在门诊施行,可作为决定治疗步骤前的参考。

【诊断对策】

(一)诊断要点

常见CRF所致的继发性甲状旁腺功能亢进,依靠相应的症状和体征以及实验室检查结果可做出临床诊断。

1. 有引起低钙血症的原发疾病所致的症状,如慢性肾衰竭、肾性骨营养不良症或软骨病的综合征及其实验室异常。

2. 有低钙血症的症状和体征,如肢体麻木、搐搦、四肢近端肌力进行性下降等。

3. 严重患者可有原发性甲旁亢的症状,如近端肌无力、骨痛、骨病(可有纤维性骨炎、骨软化症、骨硬化及骨质疏松),唯骨囊肿少见。据研究,肾性骨营养不良早期的骨病,多以PTH过多所致的骨炎及骨质疏松为主,后期因$1,25-(OH)_2D_3$生成障碍,而以软骨病为多见,也可见到骨硬化。近年来由于慢性肾功能衰竭患者用透析疗法使寿命延长,肾性骨病的发生率大大增多且呈进行性加剧,还可能与血液透析使用肝素及动静脉分流去除了血中骨生长因子有关。此外,继发性甲旁亢时,还可出现与肾钙漏有关的亚型尿路结石,此类患者常伴有轻度的低血磷及尿中cAMP增高。部分继发性甲旁亢也可有轻度的代谢性酸中毒。

4. 血生化检查血钙浓度降低,血磷升高,血碱性磷酸酶异常改变,血$1,25-(OH)_2D_3$下降,血中三种形式的PTH均升高。影像学检查如能发现肿大的甲状旁腺,可以确定2-HPT的诊断。

(二)临床病理分期

根据矿物质代谢异常与病程长短及病情的严重程度可把肾性继发性甲旁亢(又称肾性骨营养不良)分为4期:

1. Ⅰ期　轻、中度肾功能不全，肾小球滤过率已降到＜40 ml/min，血清肌酐＜3 mg/dl。因血 PTH 继发性增高，使高血磷和高血钙得到纠正，骨活检可见骨膜下已有骨质的吸收。

2. Ⅱ期　严重肾功能损害及高血磷使 1,25-$(OH)_2D_3$ 减少，致使严重维生素 D 缺乏，检查可见高血磷、低血钙、iPTH 进一步增高。骨质纤维化加重，并且出现骨质软化的表现。血清中 iPTH C 端及中段片段为正常人的 20～30 倍。

3. Ⅲ期与Ⅳ期　Ⅲ期患者有高血磷，血钙可正常，血清 iPTH（C 端片段）为正常值的 50～100 倍。在Ⅳ期患者有高血钙、高血磷、血清 iPTH 为正常值的 20～100 倍，若不进行透析或肾移植，患者多为进入Ⅲ期即已死亡。若经透析或肾移植使患者存活较久。长期低钙刺激，使甲状旁腺长期受到刺激发生增生肥大而产生自主性分泌 PTH。该类患者自主分泌较多，结果造成血钙很高时，PTH 分泌仍很多。此时，血钙越高，PTH 分泌越多。完全失去了反馈抑制作用，甚则出现正反馈作用。在Ⅲ期时血钙正常而 iPTH 仍然很高，已说明有显著的 PTH 自主分泌。因此自Ⅱ期至Ⅲ期，继发性甲旁亢已发生了质的变化，即Ⅰ、Ⅱ期血钙水平与血 iPTH 成反比例（负相关）。在第Ⅲ及第Ⅳ期血钙水平与血 iPTH 呈正相关。PTH 进入自主分泌阶段。故这时又称为第三性甲旁亢（tertiary hyperparathyroidism），骨纤维化及骨软化都很严重，而且由于钙磷乘积明显增高引起广泛软组织钙化。

4. Ⅴ期　此种患者除与Ⅳ期表现相似外，还有多发性骨折，趋于高血钙。骨质改变为骨质软化及骨质疏松，而非囊性纤维性骨炎。血清 iPTH 轻、中度增加。为数较少，约占肾性继发甲旁亢的 5%～10%，病因不清，国外有人认为与透析液中含铝沉积骨质有关。但未透析者亦有类似表现。该种患者在甲状旁腺次全切除术治疗效果很差。与Ⅳ期患者术后可完全控制甲状旁腺功能亢进完全不同。该期患者目前用铝的螯合剂去铁胺治疗有一定效果。

（三）鉴别诊断要点

本病主要是原发性、继发性和三发性甲状旁腺功能亢进相鉴别。原发性和继发性甲状旁腺功能亢进均能致肾小管性酸中毒，其发生可能是 PTH 直接作用于肾小管，使碳酸氢盐重吸收减少。磷酸盐缺乏也抑制了碳酸氢盐的重吸收。甲状旁腺功能亢进的高钙尿症损伤肾小管，可发生远端和近端肾小管性酸中毒。而未经治疗的肾小管性酸中毒由于尿钙排出过多，低钙常使 PTH 增高。此时虽有肾小管性酸中毒和 PTH 升高，但早期的低血钙可资鉴别。近端肾小管重吸收氨基酸的功能受 PTH 调节，当 PTH 增多时氨基酸的重吸收减少，因此甲状旁腺功能亢进常有氨基酸尿。

【治疗对策】

（一）治疗原则

本病的治疗首先应在确定何种类型 PTH 增高明显,然后采取综合治疗措施,控制其在血中积聚,从而减轻尿毒症的症状,防止肾性骨病的发生。

（二）术前准备

术前评估应包括完整的病史、体格检查、间接喉镜检查、甲状腺功能检查及细针穿刺活检。术前准备应注意纠正水、电解质和酸碱平衡紊乱;术前可给予抗生素预防感染。

（三）治疗方案

1. 病因治疗　针对导致继发性甲旁亢的病因进行治疗,尽量去除和改善原发病,如肾移植。

2. 纠正高磷血症

（1）限制磷的摄入　有人主张限食高磷食物(主要是肉类和乳制品)减少膳食中的含磷量,磷的摄入多主张控制在 600～1 000 mg/d。

（2）降低肠磷的吸收　临床上磷结合剂有铝盐、钙盐和镁盐三类。传统应用的氢氧化铝或碳酸铝凝胶有较好的防止磷吸收的效果,但近年来发现,其摄入量与血清铝水平呈线形相关。长期应用有铝蓄积与中毒的危险,故应控制使用。目前主张小剂量(成人<6 g/d)短期应用,并监测血清铝水平,如显著升高(>100 μg/L)即停止使用。同时应预防便秘的发生。临床常用钙盐为碳酸钙和醋酸钙。据研究,醋酸钙在结合磷方面优于碳酸钙,也易于吸收,应列为首选。这两种钙剂成人常用剂量为 3～6 g/d。主要副反应是高钙血症,特别是与维生素 D 制剂合用时,更应监测血钙水平。如同时存在高磷血症,还应注意骨外钙化。目前应用的镁盐有氢氧化镁与碳酸镁两种,有一定的结合磷作用。由于高血镁对骨的钙化和中枢神经系统均有不利影响,故需与无镁透析液同用。剂量氢氧化镁为 1～4 g/d,碳酸镁为 0.5～1.5 g/d。

控制血磷水平的升高可延缓 SHPT 的进展并治疗 SHPT。研究表明,早期肾功能不全患者,血磷水平得到控制后,可见血游离钙浓度升高,钙对 PTH 调定点改善,活性维生素 D_3 的合成有所增加(与解除高磷对 α-羟化酶抑制有关),血 iPTH 水平下降;而晚期肾功能不全患者,限制磷的摄入后,活性维生素 D_3 水平未增高,但同样能使血 iPTH 降低,提示血磷可不依赖于钙和活性维生素 D_3 而直接对 PTH 发挥作用。还有研究发现,高磷抑制维生素 D_3 对甲状旁腺的作用。因此,应用活

性维生素 D_3 治疗前,积极控制血磷,有助于增加治疗的有效性。为达到最佳治疗效果,血磷水平至少应维持在 1.94 mmol/L 以下,最好在 1.62 mmol/L 左右。

3. 补充钙剂和维生素 D_3 或其活性代谢物 对于有低血钙及骨软化症的患者,可补充钙剂和维生素 D_3 或其活性代谢物,具体如下:

(1)大剂量钙剂的应用。

(2)1,25-$(OH)_2D_3$(calcitriol,钙三醇,商品名为罗钙全)的应用。

(3)1,25-$(OH)_2D_3$ 治疗 SHPT 是一个重要进展。其治疗机理目前研究表明认为是:①促进肠道吸收钙,增加血钙,从而间接抑制 PTH 分泌;②减少前 PTH 原的基因转录,减少前 PTH 原 mRNA 的水平,从而减少 PTH 的分泌;③增加甲状旁腺细胞内钙浓度;④抑制甲状旁腺细胞的增殖。

影响钙三醇疗效的可能因素有:①血磷水平:一般血磷水平>2.26 mmol/L 即影响 PTH 对钙三醇的反应。钙三醇还可加重高磷血症,拮抗了自身的治疗作用,因此在钙三醇治疗前必须控制血磷;②透析液钙浓度:一般认为在钙三醇治疗期间透析液钙浓度不应过高,以 1.25 mmol/L 为宜,减少高钙血症的发生率;③甲状旁腺增生的情况:Fukagawa 等发现,患者只要有一个甲状旁腺直径超过 1 cm 或体积超过 0.5 cm^3,长期钙三醇冲击治疗也难以奏效,而体积小的结节治疗效果却很好;④钙三醇的使用方式:静脉使用钙三醇理论上优于口服治疗,因为钙三醇不会被肠道破坏,也不刺激肠道吸收钙,同时对甲状旁腺钙三醇受体刺激作用大。多数学者支持这一观点。目前有许多作者认为,为提高治疗有效性,减少不良反应,主张间歇性静脉大剂量或口服冲击治疗。静脉应用 1,25-$(OH)_2D_3$,不经胃肠道代谢,直接分布到周围组织中,高钙血症发生率低而生物效应高,即最大程度地抑制 iPTH。口服冲击量的 1,25-$(OH)_2D_3$,尤其在夜间睡眠前肠道钙负荷最低时服药,高钙血症发生率低而同样达到抑制 iPTH 的作用。亦有作者比较了口服与静脉冲击应用 1,25-$(OH)_2D_3$ 对 SHPT 骨病疗效的比较,发现静脉用药,1,25-$(OH)_2D_3$ 浓度在用药后 6 小时及持续 24 小时内均比口服高。且使 iPTH、骨特异 ALP(BAP)开始下降所需时间短,下降幅度大。骨活检也证实,静脉应用 1,25-$(OH)_2D_3$ 8 个月后,骨组织形态学上可见成骨细胞表面及数目下降,骨侵蚀表面减少,骨形成率和骨矿化率下降。而口服用药未发现有骨组织形态学上的明显改变。但也有研究表明,每周 1 次口服冲击治疗比静脉治疗或每周 2 次口服冲击治疗更易被接受、顺应性更好,花费更少,高钙发生率低。总之,应用 1,25-$(OH)_2D_3$ 剂量、疗程、用法等问题值得继续探讨。

(4)维生素 D_2、维生素 D_3 的应用 维生素 D 有抑制甲状旁腺分泌作用,可应

用大剂量维生素 D_2、维生素 D_3 治疗,2万～40万 U/d,个别患者可用60万 U/d,可有效地使血钙上升。应经常监测血钙,勿使过高。治疗之初,必须先将血磷降至正常范围,然后使用维生素 D,否则,维生素 D 促使肠胃过吸收大量钙与磷,易生骨骼外钙化现象。治疗第1周,因骨骼再钙化骤增,磷的利用大于胃肠道吸收,血磷往往明显下降;久之,骨钙化速率逐渐减低,而胃肠道仍维持高钙、磷的吸收,此时,可能发生高血钙,应即停用。据 Rober 的经验,血钙高于 2.6 mmol/L,血磷高于 2.58 mmol/L,PTH 高于正常4倍以上者,维生素 D 治疗效果不佳,即使有反应,若 PTH 下降不到原来的 50% 以上,也不宜继续使用。

(5)其他维生素 D_3 活性代谢物的应用 除 $1,25\text{-}(OH)_2D_3$ 外,目前应用的维生素 D_3 衍生物还有 $\alpha\text{-}D_2$、$1,25\text{-}(OH)_2D_2$、$2\beta\text{-}1,25\text{-}(OH)_2D_3$（ED71）、$22\text{-}oxa\text{-}1,25\text{-}(OH)_2D_3$（OCT）、$24,25\text{-}(OH)_2D_3$ 等。研究表明,$\alpha\text{-}D_2$ 可刺激成骨细胞活性而不发生高钙血症;ED71 可增加骨形成,降低骨吸收,增加骨密度;OCT 对肠道钙转运影响甚微,它主要积聚在甲状旁腺细胞内,通过抑制甲状旁腺细胞的生长减少 PTH 分泌;$24,25\text{-}(OH)_2D_3$ 可不依赖于血浆钙水平而直接抑制 PTH 对骨的作用,促进肠钙吸收并促钙沉积骨中。$1\alpha\text{-}(OH)D_3$：$1.5\sim2$ $\mu g/d$。

应当针对各种各样活性维生素 D_3 及其衍生物的不同作用,根据患者情况,恰当地选择不同药物或几种药物联合应用,尽可能地提高治疗的有效性。无论采用何种疗法,在治疗过程中必须密切监测血钙、磷、PTH、BGP、BAP 的变化,及时调整药物剂量,避免或减少副作用的发生。须每两周查验血钙一次,以防突然发生高血钙症;每4个月抽血检测血中 $25\text{-}(OH)D_3$ 一次,更有助于了解患者维生素 D 缺乏的情况,及时补充。行透析治疗的患者,可提高透析液中钙浓度至 $1.5\sim1.75$ mmol/L,但应注意软组织钙化的发生。

4. 细针穿刺注射化学性药物 1985年 Solbiati 等首次在超声(US)引导下用细针穿刺注射无水酒精治疗 SHPT 取得成功,细针穿刺 US 引导下注射化学性药物是诊断和治疗甲旁亢的一项新方法,它弥补了其他治疗方法的不足。在 US 引导下做细针穿刺可行细胞学检查,组织病理学检查,PTH 测定,能对肿大的甲状旁腺行准确的定位。在有手术禁忌证、不愿接受手术、甲旁亢危象、手术治疗无效及内科治疗无效的患者中,进行细针穿刺甲状旁腺腺内注射化学性药物（如 $1,25\text{-}(OH)_2D_3$）,是一种安全有效的方法,大多数报道未见严重并发症。

5. 抑制 PTH 的分泌 对于肾性病因引起的继发性甲旁亢,可应用心得安或甲氰咪胍抑制 PTH 的分泌。心得安 40～320 mg/d,分次口服;甲氰咪胍 0.4～0.6 g/d,分次口服。

6. 手术治疗　并非所有继发性甲状旁腺功能亢进患者都要进行手术治疗。对于慢性肾衰合并甲旁亢，早期药物治疗往往可改善临床的症状。继发性甲状旁腺功能亢进的手术指征如下所列：

(1)严重的高 PTH 血症　iPTH＞300ng/L,ALP 增高。以往认为只有在药物不能控制 PTH 分泌的情况下才行甲状旁腺切除。但近来研究表明，如果钙受体表达丧失，PTH 分泌调控点上升，出现结节性增生前行甲状旁腺次全切除术，同时用钙三醇控制残余的甲状旁腺分泌增生，那么严重甲旁亢很少复发。相反，若患者已有严重纤维骨炎或高钙血症才行甲状旁腺切除，那么残余细胞可能出现结节增生，腺瘤形成。影像诊断确认甲状旁腺肿大：用单光子发射型计算机断层(SPECT)、Tc-甲氧基异丁基异腈(MIBI)双时相甲状旁腺显像法及彩色多普勒电脑显像仪探测定位，必要时加 CT、磁共振；有人认为，触诊可扪及肿大的甲状旁腺或影像诊断显示甲状旁腺肿大，甲状旁腺总重量在 1 g 以上，最适合手术治疗。

(2)骨 X 线片出现纤维性骨炎、骨质疏松等症。

(3)对内科治疗抵抗　内科治疗包括低磷饮食、充分透析、补充钙剂、磷结合物、活性维生素 D(含冲击治疗)。抵抗指标：①高钙血症＞2.88 mmol/L;②血 PTH＞5×正常值;③异位钙化;④持续高 ALP;⑤严重的瘙痒、骨痛、肌无力;⑥不能控制的高磷血症;⑦[Ca]×[P]＞70～80(以 mg/dl 计)。手术前最好能做骨活检明确 SHPT 骨病的诊断，尤其是排除铝中毒骨病。否则，会造成术后骨病的加重。

(4)慢性肾功能不全或肾功能衰竭继发甲状旁腺功能亢进症，需施行肾移植术的患者，在肾移植术同时应做甲状旁腺次全切除术。其意义在于缓和在肾移植术后数月或数年内因甲状旁腺亢进所致的高钙血症而威胁肾功能的恢复。

手术禁忌证：对于严重的继发性甲旁亢，已发生明显的骨骼畸形、骨折及血管、心瓣膜等转移性钙化者，此时再手术可能太迟，术后难以逆转这些病变。对此类患者，可在超声引导下用无水酒精做甲状旁腺注射。

(5)手术方法及注意事项

1)甲状旁腺全切除：此为早期治疗方式，后期因患者骨骼缺乏 PTH 而无法再钙化，需终身服用维生素 D 及钙片，十分不便，只有少数学者采用。目前多采用甲状旁腺次全切除，或甲状旁腺全切除并自体移植。

2)甲状旁腺次全切除：此法自用以治疗肾性 HPT 以来，一直被奉为标准术式。两侧颈区探查后，选择最小的甲状旁腺保留 30～60 mg,其余肿大的甲状旁腺全部切除；此外，为避免遗漏额外甲状旁腺，两侧胸腺舌部亦例行切除。但无从确定所欲保留部分是否无结节组织；且有可能发生甲状旁腺组织播散，以致日后再发；以及再次手术时并发症较多，是本法之缺点。此法术后复发率较高，为 $26\%\sim30\%$，且复发后在颈部再次手术难度较大。

3）甲状旁腺全切除并自体移植：颈部横切口，逐层分离，仔细游离切除全部甲状旁腺组织，所有甲状旁腺包括胸腺舌部切除后，腺体均经冰冻切片得到组织学证实。将最小的腺体及弥漫增生部分切成 $1mm^3$ 小片约 $20\sim30$ 片，分别种植到患者前臂无动-静脉瘘的肌肉床内，用不吸收丝线结扎，以便必要时作再暴露的标记。移植时，在前臂中段纵切约 $5cm$ 长切口，划开肌膜后，以蚊式钳沿肱桡肌肌纤维方向撑开，然后植入甲状旁腺，约二三碎片一窝，每窝以黑丝线缝合标记，窝间相距 $2cm$ 以上，并避免出血，以免影响植入腺体的存活，切口可用皮下连续缝合。至于移植组织的选择，由于 SHPT 时甲状旁腺增生可以是弥漫性或结节性，临床经验表明，甲状旁腺功能亢进越严重，甲状旁腺增大越明显，结节性增生的可能性越大，结节内细胞增殖能力越强，使得在甲状旁腺切除自体移植后甲状旁腺功能亢进复发越严重。因此，多数学者偏好选取最小腺体移植。有研究发现，如果移植物取自超过 $0.5g$（相当与直径 $1cm$ 或体积 $0.5cm^3$）的腺体，几乎都会复发。大量临床资料证明此手术安全、有效、复发率低，复发后在前臂做二次手术切除也较简单。

4）手术注意事项

①术前定位甲状旁腺：正常人有 $2\sim6$ 个甲状旁腺，一般 4 个，个体变动较大。残留腺体是造成复发的主要原因，因此术前腺体定位非常重要。常用定位技术有核素扫描、B 型超声、CT、MRI 等。另外，还有创伤性定位技术，如选择性甲状腺动脉造影和选择性甲状腺静脉血标本测定 PTH 值。这些常在复发性和持续性高甲状旁腺功能时可考虑采用。但也有作者认为术前定位没有必要，认为本症患者的甲状旁腺病变均为过度增生，故无论定位结果如何，均须探查两侧颈区。而且在目前的定位检查中，没有一项能在术前正确定位同一患者的所有病灶。

②自体移植注意点：切下的全部腺体应做冰冻切片病理证实。增生的腺体有结节型与弥漫型二种，结节性增生的腺体易复发，因此，宜取弥漫性增生部分作移植物。一般种植 $20\sim30$ 片，严重甲旁亢可减少。移植片功能的判断：术后分别测定左右上肢血 PTH 值，若移植侧大于非移植侧 1.5 倍，一般认为移植片有功能。

【术后观察及处理】

术后处理要点：①术后若血 PTH 立即下降为术前的 70% 以上，预示手术有效。②监测血钙、血磷及尿钙、尿磷。③注意处理术后低钙血症和低镁血症：手术成功的患者,甲旁亢的症状在术后迅速好转。患者常在术后 48 小时内有短期的甲状旁腺功能降低的表现,表现为低钙血症和低镁血症。临床上有口唇周围麻木感和 Chvostek 和 Trousseau 征阳性体征。④继续补充钙剂、维生素 D 及其活性代谢物:补钙量以维持血钙在 1.7～2.4 mmol/L 为宜;钙三醇的补充剂量变动也较大,0.25～4 μg/d 口服,术后持续 1～2 个月,需随时调整。

【疗效判断及处理】

继发性甲状旁腺功能亢进症的预后决定于原发病因的性质、病情经过、治疗情况和恢复状况。

【出院后随访】

①出院时带药;②定期检查项目与检查周期;③定期门诊与取药;④出院应当注意的问题。

（姚　陈）

第十三节　甲状旁腺功能减退症

【概述】

甲状旁腺功能减退症(Hypoparathyroidism,简称甲旁减)是指甲状旁腺激素(PTH)分泌减少和(或)功能障碍,或靶器官对 PTH 反应缺陷所引起的一组临床综合征。自腺体至靶组织细胞之间任何环节的缺陷均可引起甲旁减。主要临床特征是神经肌肉兴奋性增高、低钙血症及高磷血症。甲旁减的病因有两种,一类较常见,血中 PTH 降低,包括先天性、自体免疫性(既原发性特发性甲旁减)、颈部手术后的继发性甲旁减、新生儿甲旁减等。另一类是血中 PTH 升高者,包括 4 种病,均为产生生物学上无效的 PTH,或效应细胞对正常 PTH 无生物学效应。

【诊断步骤】

（一）病史采集要点

最典型的症状是神经肌肉应激性和兴奋性增高的表现。症状的轻重不仅与低钙血症的严重程度相关，而且与血钙下降的速度有关，长期慢性低钙血症者临床表现并非十分明显。发病年龄、有无颈部手术史的询问对病因诊断很有帮助。

1. 骨骼肌表现　轻症仅有感觉异常，四肢刺痛、发麻、手足痉挛僵直。重者出现反复手足搐搦和惊厥发作。可由许多微小刺激诱发，如寒冷、情绪激动、深呼吸等。女性在经期前后更易发作。发作前常有手指、脚趾及口周感觉异常，局部发麻、蚁行感及肌肉刺痛感等先兆症状。继而出现手足搐搦，甚至惊厥发作。

2. 平滑肌表现　可引起喉、气管痉挛，严重时出现喉头水肿。膈肌痉挛时有呃逆。肠痉挛引起腹痛、腹泻和胆绞痛。膀胱括约肌痉挛有尿急感。动脉痉挛可发生偏头痛、心绞痛、心动过速及肢体动脉痉挛，即所谓血管型或内脏型手足抽搐症。

3. 精神异常表现　轻者表现为易激动、焦虑、烦躁、抑郁、恐惧、失眠、记忆减退，重者出现妄想、幻觉、定向失常、人格改变、谵妄或痴呆。但除在惊厥时，少有神志丧失。

4. 眼部表现　低血钙引起的眼部病变约 50% 为白内障，常为双侧性，治疗后难以逆转。少数患者可有假性脑瘤的临床表现，出现视野缺损、颅内高压。

（二）体格检查要点

1. 一般情况　长期缺钙引起皮肤、毛发、指甲等外胚层组织病变。体查发现皮肤干燥、粗糙或脱屑，色素沉着、毛发稀少或脱落，指（趾）甲脆软萎缩，甚而脱落。病起于儿童期者，牙齿发育不良，钙化不全，齿釉发育障碍，呈黄点、横纹、小孔等病变。患儿智力多衰退。

2. 局部检查

（1）手足搐搦　当血钙降低至一定水平时（80 mg/L 以下）常出现手足搐搦发作，典型者为双侧对称性呈手掌指关节屈曲，指间关节伸直，大拇指内收，腕、肘关节屈曲，形成鹰爪状或"助产士"手。同时双足亦呈强直性伸展，膝、髋关节屈曲。新生儿患者主要表现为手足搐搦。

（2）癫痫发作　表现为全身骨骼肌及平滑肌痉挛，可表现为典型癫痫大、小发作，亦可局限性发作。重者还可见腕踝痉挛、抽搐，可发生喉头和支气管痉挛，窒息等危象。小儿多惊厥，大多系全身性，像原因不明性癫痫大发作而可无昏迷、大小便失禁等表现。

(3)部分患者表现为帕金森征或舞蹈病等椎体外系症状。

(4)由于阳离子转运受阻而出现晶状体混浊。裂隙灯检查可发现早期白内障。常为双侧性,早期多为晶状体前后层混浊,晚期弥散性混浊而不能与老年性白内障区别。眼底检查有视神经乳头水肿。可有假性脑瘤的表现,但无脑瘤引起的眼、脑定位性症状和体征。

(5)血钙在 70~80 mg/L 左右,临床上可无明显搐搦称为隐性搐搦症,若诱发血清游离钙降低或神经肌肉应激性增高时可发作。怀疑血钙降低时可进行以下两个试验:

1)面神经叩击试验(Chvostek 征)　以手指叩击咀嚼肌外表皮肤,可引起同侧口角或鼻翼抽搐,重者同侧面部肌肉亦有抽搐。

2)束臂加压试验(Trousseau 征)　将血压计袖袋缠于上臂,测得血压后重新使袖带充气,维持血压在舒张压及收缩压之间 3 分钟,低血钙患者可引起典型手抽搐。

3. 其他表现

(1)原发性特发性甲旁减　①神经性耳聋;②肾发育不良;③先天性胸腺萎缩所致免疫缺陷;④Schmidt 综合征,即甲状腺功能减退症伴肾上腺皮质功能减退症或(和)糖尿病或其他内分泌腺功能异常:肾上腺皮质功能减退、甲状腺功能异常、性发育缺陷等;⑤指甲和口腔并发白色念珠菌感染;⑥心肌损害、心律紊乱及心衰等;⑦贫血。

(2)假性甲旁减　①Albright 遗传性骨营养不良:身材矮胖、圆脸、颈短、盾状胸廓、指趾短小畸形,常见第 1、第 4、第 5 掌骨或跖骨缩短,以致握拳时在 1、4、5 掌骨头部形成凹陷(Albright 征),拇指末节短而宽,其指甲横径大于纵径,即 Murder拇指;②骨骼病变:骨质疏松或纤维性囊性骨炎、骨骼疼痛及反复病理性骨折等。

(三)辅助检查要点

1. 实验室检查

(1)血钙、磷测定　正常成年人血清总钙值为 2.2~2.7 mmol/L(88~109 mg/L),血游离钙值为(1.18±0.05)mmol/L;正常成年人血清磷浓度为 0.97~1.45 mmol/L(30~45 mg/L),儿童为 1.29~2.10 mmol/L(40~65 mg/L)。患者血清钙多<2.0 mmol/L,严重者可降至 1.0 mmol/L;血清无机磷>1.61 mmol/L或1.94 mmol/L。

(2)血 PTH　正常人血 PTH 范围为 24~36 pmol/L。原发性甲旁减患者血

PTH 多数低于正常,亦可在正常范围;而假性甲旁减患者则血 PTH 可正常或高于正常人范围。

(3)PTH 刺激试验　肌注外源性 PTH 后检测尿磷及尿 cAMP 排量,正常人尿磷排量可增加 5~10 倍以上。假性甲旁减Ⅰ型者尿中 cAMP 不增加,提示肾对 PTH 不敏感;假性甲旁减Ⅱ型者尿 cAMP 增高,但尿磷不增高,提示肾内细胞 cAMP 不能引起尿磷排泄量增加的效应,属于一种受体后的缺陷。

2. EEG 检查　心肌累及时呈心动过速,心电图示 QT 延长,主要为 ST 段延长,伴异常 T 波。癫痫发作时的异常特点为,各导联基础节律持续广泛的慢波化,并突发性高电位慢波,过度呼气时慢波成分增加等。

3. X 线检查　①骨质疏松:呈现为普遍性骨小梁数目减少、变细,骨皮质变薄,骨质吸收脱钙,骨质稀疏。颅骨变薄,出现多发性斑点状透亮区,毛玻璃样或颗粒状,少数见局限性透亮区,可见虫蚀样骨质吸收。四肢长骨的生长障碍线明显,处于生长发育期的患者可出现干骺端的宽阔钙化带。②骨质软化:儿童患者主要表现为似佝偻病损害的骨骺端膨大变形,以及具有特征的假性骨折(Looser 带)。由于骨骼处于生长发育期,在 X 线上可见许多特殊征象:早期为骨骺板临时钙化带不规则、变薄或模糊,干骺端凹陷。当临时钙化带消失后干骺端变宽伴毛刷状高密度影。③软组织钙化:表现为密度高、边缘锐利的斑点状、颗粒状、环状或线条状浓影。如能见到骨小梁结构则被称为软组织骨化。

(四)进一步检查项目

1. MRI 检查　常被用于甲状旁腺扫描,腺体发育与否,腺体的大小、定位及其性质,并可检出 84% 的异位甲状旁腺腺体。

2. 颅脑 CT　可见以基底节为中心的双侧对称性、多发性、多形性脑钙化的特点。除苍白球外,可广泛分布于壳核、尾状核、小脑齿状核、丘核、内囊及脑皮质、白质等处。

【诊断对策】

(一)诊断要点

1. 病史　典型甲旁减患者有手足抽搐史;非先天性者有颈部手术史。

2. 临床表现　由于长期血钙过低伴阵发性加剧而引起。

(1)神经肌肉表现　由于神经肌肉应激性增加所致。轻症仅有感觉异常、四肢刺痛、发麻、手足痉挛僵直,易被忽视或误诊。膈肌痉挛时有呃逆。

1)手足搐搦　表现为反复发作。当血钙降低至一定水平时(80 mg/L 以下)常出现手足搐搦发作,发作前常有手指、脚趾及口周感觉异常,局部发麻、蚁行感及肌肉刺痛感等先兆症状。发作时手足及面肌麻木、痉挛,继而出现手足搐搦,典型者表现为双侧对称性呈手掌指关节屈曲,指间关节伸直,大拇指内收,腕、肘关节屈曲,形成鹰爪状或"助产士"手。同时,双足亦呈强直性伸展,膝、髋关节屈曲。新生儿患者主要表现为手足搐搦。上述症状均可由于感染、过劳和情绪等因素诱发。女性在经期前后更易发作。由于甲旁减主要改变是低血钙和高血磷,而低血钙又与神经肌肉兴奋性密切相关,故长期或反复手足搐搦的病史是甲旁减临床诊断的重要线索。

2)癫痫发作 发生率仅次于手足搐搦。由于全身骨骼肌及平滑肌痉挛,可表现为典型癫痫大、小发作,亦可局限性发作,少数则以癫痫为首发或惟一表现而易致误诊。重者还可见腕踝痉挛、抽搐,可发生喉头和支气管痉挛、窒息等危象。小儿多惊厥,大多系全身性,像原因不明性癫痫大发作而可无昏迷、大小便失禁等表现。其发生机制不明,可能与低血钙使脑组织发生病理性水潴留,或激发原有的致痫因素有关。

3)异位钙化 约有2/3患者可出现颅内基底节钙化,多见特发性甲旁减及假性甲旁减。基底节钙化与低血钙可引起锥体外系症状,如帕金森征或舞蹈病。纠正低血钙上述症状可减轻或消失。有时小脑亦可钙化。骨质较正常致密,若异位钙化出现在骨、关节或软组织周围,则形成骨赘,引起关节强直和疼痛等。

4)颅内高压及视神经乳头水肿 少数患者可有假性脑瘤的临床表现,出现视野缺损、头痛、嗜睡、视乳头水肿和颅高压,但无脑瘤引起的眼、脑定位性症状和体征。可能与低血钙致血管渗透性增加有关,补钙治疗后症状可消失。

5)隐匿型手足搐搦 对隐匿型手足搐搦患者应注意观察 Chvostek's 和 Trousseau's 征阳性。

(2)精神异常表现 轻者表现为易激动、焦虑、烦躁、抑郁、恐惧、失眠、记忆减退,重者出现妄想、幻觉、定向失常、人格改变、谵妄或痴呆。但除在惊厥时,少有神志丧失。其发生可能与钙磷代谢异常影响神经递质释放、树突电位改变、轴突冲动传导减慢和脑基底核功能障碍有关。

(3)外胚层组织营养变形表现 如甲状旁腺功能减退为时过久,常发现皮肤干燥、粗糙或脱屑、色素沉着、毛发稀少或脱落,指(趾)甲脆软萎缩,甚而脱落;由于晶状体阳离子转运受阻而混浊临床出现白内障。病起于儿童期者,牙齿发育不良,钙化不全,齿釉发育障碍,呈黄点、横纹、小孔等病变。患儿智力多衰退、脑电图常有异常表现,可出现癫痫样波(不同于原因不明性癫痫,于补钙后,癫痫样波可消失)。

3. 辅助检查

(1)血钙、磷测定 血清钙常降低至 2.0 mmol/L（80 mg/L）以下，可低至 1.0 mmol/L，主要是钙离子浓度的降低。血钙过低者宜同时测定血浆蛋白，以除外因蛋白浓度低下而引起的钙总量减低。成年患者血清无机磷常上升至 1.94 mmol/L（60 mg/L）左右，幼年患者中浓度更高。

(2)血清碱性磷酸酶（ALP）及其同工酶可正常或稍低。

(3)血 PTH 原发性甲旁减患者血 PTH 多数低于正常，亦可在正常范围；而假性甲旁减患者则血 PTH 可正常或高于正常人范围。

(4)尿钙、磷排量 我国正常成年人随意饮食时尿钙排量为每天 1.9～5.6 mmol（75～225 mg）。若患者用低钙饮食 3～4 天后 24 小时尿钙排量＞4.99 mmol 即为升高；当血钙浓度低于 70 mg/L 时，尿钙浓度显著降低或消失，草酸铵盐溶液定性试验呈阴性反应。由于尿磷排量受饮食等因素影响，故对诊断的意义不如尿钙排量，只能作为初筛试验。

(5)环磷酸腺苷（cAMP） cAMP 是目前已公认的细胞内第二信使物质之一，其浓度取决于细胞膜上的腺苷环化酶和磷酸二酯酶的活性，并需要 PTH 参与。

(6)PTH 刺激试验。

(7)基因诊断 根据临床病史特征，选择性进行相关基因某些已知缺陷筛查，如 PTH、GATA3、AIRE、CASR 及 GNAS1 基因等。

(8)EEG 检查。

(9)X 线检查 基本变化主要包括为骨质疏松、骨质软化与佝偻病、软组织钙化与骨化等表现。

(10)MRI 检查 甲状旁腺的大小、性质并进行定位。

(11)颅脑 CT 可发现异位钙化点。

（二）鉴别诊断要点

甲状腺手术后发生者诊断容易。特发性而症状隐潜者易被忽略，误认为神经官能症或癫痫者并不鲜见。但如能进行多次血和尿的检验，则大多数均能及时发现血钙过低性搐搦，上述诱发试验可帮助诊断。特发性甲状旁腺功能减退症尚须和假性特发性甲状旁腺功能减退症、假性甲状旁腺功能减退症等鉴别。其他需鉴别的疾病包括：

1. 可引起血浆钙离子过低的其他原因，如肾功能不全、脂肪痢、慢性腹泻、维生素 D 缺乏症及碱中毒等。

2. 其他原因引起的手足搐搦症，如特发性体质性易痉症（spasmophilie consti-

tutionnelle idiopathique)系慢性体质性神经-肌肉过度应激状态,伴失眠,蚁痒及疼痛等神经官能症表现,并可出现典型的手足搐搦症、血浆钙、镁浓度均正常,但红细胞内镁含量减低,此病虽不多见,也需和特发性甲状旁腺功能减退症相鉴别。

(三)临床类型

主要与病因有关:

1. 先天性甲状旁腺发育不全或未发育和家族性甲旁减,是临床较为少见的遗传缺陷疾病。可为 X 连锁或常染色体隐性遗传和常染色体显性遗传。

(1)伴有胸腺发育缺损或其他第三、第四咽弓发育缺陷者,尚可有第一、第五咽弓发育异常及其他内脏器官的发育畸形(Di-George 综合征)。

(2)伴有染色体异常第 18 对或第 16 对常染色体呈环形。

(3)单纯缺损。

2. 原发性特发性甲旁减较少见,可见于各种年龄,原因不明,可能为自身免疫性疾病,常合并其他自身免疫性疾病,如阿狄森病、桥本病、甲亢、糖尿病、恶性贫血或多发性内分泌腺功能减退症等,包括自身免疫性多内分泌病综合征Ⅰ型(autoimmune polyendocrinopathy syndrome-1 type)。1/3 以上的患者血中可查到抗甲状旁腺抗体。有的患者血中尚可检出抗胃壁细胞、肾上腺皮质和甲状腺的自身抗体。原发性特发性甲旁减的临床诊断标准应包括:①血钙低;②血磷高或正常;③慢性手足搐搦或麻木感;④肾功能正常;⑤24 小时尿钙排泄低于健康人;⑥尿cAMP 减少,对外源性 PTH 有明显增加反应;⑦脑电图示异常慢波及棘波。但对特殊病例或不典型患者应进一步做 PTH 组分分析、PTH 动态试验、钙受体调定点试验及相关基因分析。

3. 继发性外科切除或甲状旁腺受损伤较为常见。最多见者为甲状腺手术时误将甲状旁腺切除或损伤所致。如系部分切除或供血暂时不足者数周后可自行恢复,如腺体大部或全部被切除,则发生永久性甲状旁腺功能减退症,约占甲状腺手术中的 1%～1.7%。甲状腺增生切除腺体过多也可引起本病。至于因颈部炎症、创伤或甲状腺功能亢进症接受放射性碘治疗后或因恶性肿瘤侵及甲状旁腺所致者较少见。

4. 新生儿暂时性甲状旁腺功能减低

(1)早期新生儿低血钙 脐血 PTH 水平低,至第 6 天才增长 1 倍达正常小儿水平,生后 12～72 小时常有低血钙,尤多见于早产儿、生时有窒息者及糖尿病母亲所生的新生儿。

(2)晚期新生儿低血钙 生后 2～3 天至 1 周,低血钙的出现可受牛奶喂养的影响,人奶喂养者少见,因人奶中含磷 4.8～5.6 mmol/L(150～175 mg/L),而牛奶含磷 32.2 mmol/L,摄入磷高而肾脏滤过磷相对较低,因此产生高血磷低血钙。

(3)酶成熟延迟　见于某些 1～8 周婴儿,由于酶的未成熟,不能将所生成的前甲状旁腺素原(preproPTH)或甲状旁腺素原(proPTH)裂解成有生物活性的 PTH 释放入血,或由于腺细胞的胞溢作用障碍,不能释放出细胞,因此 iPTH 低下或 PTH 生物活性不足。

(4)暂时性甲状旁腺功能减低　母亲患甲状旁腺功能亢进胚胎期间受母体血中高血钙影响,新生儿甲状旁腺受到抑制,出生后可表现为暂时性甲状旁腺功能减低,可持续数周或数月之久。

5. PTH 分子结构不正常　又称假性特发性甲旁减,PTH 数值虽然正常或增高,但无生理活性,临床表现与甲旁低同,注射外源有活性的 PTH 可矫正其钙、磷异常。

6. 靶组织对 PTH 反应不敏感(pseudohypoparathyroidism,PHP,遗传性假性甲状旁腺功能减退,简称假性甲旁减)　是一种罕见的家族遗传病,主要是由于位于 20q13.2-13.3 的 GNAS1 基因缺陷引起 Gsa 蛋白异常,使 G 蛋白受体功能障碍导致 PTH 抵抗所致的甲旁减。

(1)假性甲旁减Ⅰa、Ⅰb型。

(2)假性甲旁减Ⅱ型。

(3)假性甲旁减伴亢进症(纤维囊性骨炎)。

以及假-假性甲状旁腺功能减退症(pseudopseudohypoparathyroidism)。

【治疗对策】

(一)治疗原则

甲旁减的治疗主要是非手术治疗,早期诊断和及时治疗,不但可消除各种症状,还可延缓各种病变发展,尤其是预防白内障与异位钙化。治疗目标是纠正低钙血症,缓解症状;手术治疗可以考虑甲状旁腺移植,对于自体移植效果好,但异体移植疗效仍需进一步提高。

(二)治疗计划

1. 急性低钙血症治疗　即刻缓慢静脉注射 10%葡萄糖酸钙或氯化钙 10～20 ml,必要时 1 小时后重复给药,可辅以镇静剂如苯巴比妥钠或苯妥英钠肌注。抽搐严重或难以缓解时,可将 10%葡萄糖酸钙 100 ml 稀释于 500～1 000 ml 生理盐水或葡萄糖液内持续静脉滴注,速度以每小时不超过元素钙 4 mg/kg 体重为宜。

定期检测血钙水平,使之维持在 1.75 mmol/L 以上,避免发生高钙血症,以及致死性心律紊乱。若患者在 3 周内曾用过洋地黄,应更加小心,因为高钙血症可使心脏对洋地黄更敏感。可能时尽量改为口服,10％氯化钙 10～15 ml,每 2～6 小时 1 次。如无手足抽搐或只有轻微的神经肌肉症状,可口服钙剂,或加用维生素 D 及其衍生物,如双氢速固醇(dihydrotachysterol,双氢速甾醇,DHT 或 AT-10),0.5～1.0 mg/d,也是方便而有效的方法。

少数患者经上述处理后,血钙虽已提高至正常,但仍有搐搦症则应疑及可能伴有血镁过低症,应使用镁剂,如硫酸镁 50％ 10～20 ml 加入 500～1 000 ml 5％葡萄糖盐水中静脉滴注,或用 50％硫酸镁溶液肌肉注射,剂量视血镁降低程度而定,治疗中须复查血镁以免过量。

2. 慢性低钙血症治疗 目的在于维持血钙在正常浓度,降低血磷,防止搐搦及异位钙化,减少甲旁减并发症的发生,同时避免维生素 D 中毒。要注意对原发病的诊治。

(1)宜进高钙、低磷饮食,不宜多进乳品、蛋黄及菜花等食品。

(2)维生素 D 及其衍生物 一般需维生素 D1 万～5 万 U/d,有的病例需加大至 40 万 U,个别可达 150 万。

如维生素 D 效果不理想,可用维生素 D 衍生物,常有以下几种:①麦角骨化醇(维生素 D_2)或胆骨化醇(维生素 D_3),促进钙自肠道吸收,每日 5 万～20 万 U。②由于患者缺乏内源 PTH 以及血磷增高,肾小管 1α-羟化酶相对活性减弱,故如 D_2 或 D_3 效果不佳,可给予钙三醇(1,25 双羟维生素 D_3),初剂为 0.5 μg,以后每1～2 天增加 0.25 μg 直至生效,每日剂量可至 2.0 μg。③阿法骨化醇(1 羟维生素 D_3),每日剂量约为 2.0～4.0 μg。④双氢速固醇 1～3 mg/d,2 天可起效。其作用介于甲状旁腺素和维生素 D 之间,疗效开始较维生素 D 快,促进磷排泄作用不及维生素 D。

维生素 D 及其衍生物过量均可引起高钙血症,久后伤及肾脏,并可因钙磷浓度增高,发生异位钙化,故宜在用药期间观察尿钙及血钙变化,调整药量,维持血钙在 90～100 mg/L 左右。

(3)钙盐 常用的钙剂包括葡萄糖酸钙,乳酸钙,氯化钙和碳酸钙等。应长期元素钙 1～1.5 g/d,分 3～4 次口服。常和维生素 D 等药物同时使用。

(4)氯噻酮 每日 50 mg 和低盐饮食维持血钙正常。其作用主要是减少尿钙排泄。

(5)镁剂 如有镁缺乏,应口服枸橼酸镁及氯化镁混合物较好,也可口服

33％～50％硫酸镁 10 ml,3 次/d。必要时静脉或深部肌肉注射 25％硫酸镁,5～10 ml/周。

【随访与预后】

大多数甲旁减需终生服药,长期随访。

（林　颖）

第十四节　甲状腺及甲状旁腺的微创治疗

【概述】

经颈部切口的甲状腺和甲状旁腺的传统外科手术已非常成熟,这类手术的并发症发生率非常低,死亡率为零。随着各种微创手术的开展和逐渐为大众接受,外科医生开始在颈部手术中使用这些技术。Ganger 于 1996 年施行了第一例内镜下甲状旁腺切除术,随后 Huscher 又施行了第一例内镜下甲状腺切除术。

传统的颈部探查需要做位于中央的切口（Kocher 切口）、分离肌皮瓣、分离或切断局部肌肉,以保证术中能够顺利到达甲状腺或甲状旁腺底部,从美容的角度会在局部遗留瘢痕。此外,有一些患者在双侧颈部探查后出现强烈疼痛及颈部运动障碍,尤其是在术后早期,这也是传统方法较大的不足。

早期文献报道内镜下颈部手术与传统手术相比有相同的治愈率,美观且疼痛较少。同时,内镜可放大颈部局部解剖结构,包括喉返神经、甲状旁腺、喉上神经外支,从而减少组织损伤的发生率。

【甲状腺微创手术】

(一)患者选择

1. 适应证

(1)直径小于 3 cm 的孤立性非功能性甲状腺结节;

(2)多发性小结节性甲状腺肿;

(3)甲状腺囊肿复发。

2. 禁忌证

(1)甲状腺炎、Graves 病;

(2)直径大于 3cm 甲状腺结节;

(3)多发性大结节性甲状腺肿;

(4)既往有颈部手术史或肥胖。

3. 术前评估及准备　术前评估应包括完整的病史、体格检查、间接喉镜检查、甲状腺功能检查及细针穿刺活检。术前准备同普通甲状腺手术,包括心、肺等重要脏器功能的评估;甲状腺超声检查了解结节大小及甲状腺容积,以及有无颈淋巴结肿大;细针穿刺活检了解甲状腺结节性质;甲状腺激素及其抗体测定。做好中转开放手术的准备。

(二)手术技术

患者仰卧于手术台上,颈后伸位,标记解剖界限,包括胸骨切迹、颈中线、胸锁乳突肌前界、颈外静脉。头转向健侧,尽量暴露患侧颈部。

胸骨切迹处做一 0.5 cm 切口,直视下打开颈筋膜。沿胸锁乳突肌前界分离颈阔肌下方区域,插入 5 mm 套管针并沿周围皮下组织做荷包缝合固定。

初步分离后,使用 30°或 50°的 5 mm 内镜完成余下操作。直视下将 2 mm 或 3 mm 套管针分别插入颈中线及颈部下象限处,再在胸锁乳突肌前界外上方插入 5 mm 或 10 mm 套管针,用于手术末取出切除的组织,具体位置可根据整形需要决定。

找到颈动脉后,首先游离同侧舌骨下肌群和颈动脉之间的区域,将肌肉向前内方牵拉,再向侧面深入即可达甲状腺。锐性或钝性分离甲状腺组织,用 5 mm 钛夹或 5 mm 超声刀结扎甲状腺中静脉。钝性分离找到喉返神经和甲状旁腺,仔细将它们与甲状腺分离。用 5 mm 金属夹钳或超声刀在喉返神经和甲状腺下动脉交叉处分离并结扎甲状腺下动脉。

用超声刀解剖出甲状腺上级的血管以分辨喉上神经外支。同样方法分离出下极血管。钝性分离喉返神经前内部连接的组织后,用 5 mm 超声刀分离甲状腺外侧韧带(Berry 韧带)。整个分离过程中,必须仔细检查有无损伤喉返神经,最后用超声刀分离甲状腺峡部。

将 7 号半手套拇指段剪下做成一个小囊,在其边缘荷包缝合。将组织放入小囊,结扎后从外上方的套管针中取出。再次将内镜置入切口内,创面仔细电凝止血。确认创面无出血后喷涂纤维蛋白胶。通常不需放置引流,缝合颈部白线和颈阔肌,伤口用皮下缝线缝合或用皮肤胶粘合。

（三）手术评价

内镜手术的突出特点是切口小、美观。但还需满足下列要求：创伤要尽可能小，保证手术安全，而且要达到与常规手术同样的效果。

内镜辅助甲状腺切除术有几个独特优点：完全不需要气体，无需特殊皮肤提起装置和昂贵的器械；无颈部充气途径经常存在的皮下气肿和高碳酸血症等问题；技术难度较低，手术时间较短，而且许多操作可以直视下用常规操作技术完成；由于内镜的放大作用，可以很好地辨清神经、血管结构和甲状旁腺；无须广泛分离颈阔肌下平面，无须离断带状肌，因此创伤较小。

【甲状旁腺微创手术】

（一）患者选择

1. 适应证　内镜下甲状旁腺切除术适合于术前检查发现有孤立的甲状旁腺腺瘤的原发性甲状旁腺功能亢进患者。虽然内镜下甲状旁腺切除术适合绝大多数孤立腺瘤患者，但是它特别适合肿块位于深部或异位的甲状旁腺手术。

2. 禁忌证

（1）家族性甲状旁腺功能亢进。

（2）多发的内分泌肿瘤。

（3）既往颈部手术史及甲状腺炎病史。

3. 术前评估及准备　术前评估与甲状腺手术相似，应包括完整的病史、体格检查、甲状旁腺功能检查、甲状旁腺核素检查以明确诊断。术前准备包括心、肺等重要脏器功能的评估；做好中转开放手术的准备。

（二）手术技术

内镜下甲状旁腺切除术一般在全麻下进行，患者仰卧位。所有病例术中必须监测甲状旁腺激素，具有以下几个时间点：基础水平、切除前及切除后 5、10、30 分钟。颈部进针顺序与内镜下甲状腺切除术顺序相同。

第一个 5 mm 套管针进针位置根据所切除腺体组织位置决定，如果切除上部甲状旁腺，则进针位置在胸骨切迹；如果切除下部，则位于胸锁乳突肌前界。

找到颈动脉，分离舌骨下肌群侧方和颈动脉内侧缘之间的区域。将舌骨下肌群向前内方牵拉，以暴露甲状腺外侧部分。再将甲状腺轻轻向正中牵拉使手术野更加清晰，并暴露出甲状腺后外侧的疏松结缔组织。

肿大的甲状旁腺有时候很容易发现，不需扩大分离其他结构。但当甲状旁腺不能很快发现时，经典解剖标志在分离中起很大作用。多数情况下，喉返神经可用于定位。上部甲状旁腺位于甲状腺后包膜的上 2/3 水平处,下部甲状旁腺在多数时候需要靠甲状腺下动脉或其分支来寻找,如果甲状旁腺位于气管食管沟内或上纵隔时,内镜手术同样可以很好地暴露术野。

当甲状旁腺被仔细游离后,必须切断血管蒂,并用 2 mm 血管套结扎。也可以将 2 mm 的内镜插入其中一个较细的套管针内,而于 5 mm 的套管针处通过 5 mm 施夹器钳夹血管。将甲状旁腺组织放入一个小的可收缩囊袋中,从切口中取出。如果术后甲状旁腺激素下降超过基础最高水平的 50%,说明手术是成功的;如果甲状旁腺激素仍维持高值,手术将继续,直至高功能腺瘤组织全部切除为止。

(胡作军)

第 **4** 章 | 乳腺外科疾病

第一节　多乳头、多乳房畸形

【概述】

当胎儿体长 9 mm（胚胎 6 周）时，在腹侧两旁，自腋窝至腹股沟线上（乳线），由外胚层的上皮组织发生 6～8 对乳头状局部增厚，即为乳房始基。在正常情况下，除胸部的一对外，其余均在出生前退化、消失。如不退化者，则形成多乳头或多乳房。

多乳头、多乳房为乳腺先天发育畸形，亦称多乳房症、多乳头症、多乳头多乳房症、副乳或多余乳房、多乳腺病，临床上多称副乳。其发生率一般为 1‰～5‰，男女皆可发生，男：女为 1：5，且常有遗传性。病变多位于乳线上，多好发于腋窝，其次是胸部和腹股沟。也有报道发生于"乳线"外的少见部位，有面颊、耳、颈背部、手臂、大腿外侧、臀部、肛周旁、食指等处。乳腺病变可单发、多发或对称分布。

【诊断步骤】

(一)病史采集要点

1. 肿块出现的部位、性质，是否出现在乳线上，是否伴有疼痛，疼痛是否与经期、妊娠及哺乳有关。

2. 肿块出现时间，肿块的出现和变化是否与青春期、妊娠期和哺乳期有关。

3. 肿块在哺乳期是否有乳汁分泌。

4. 追问家族史，是否有乳腺癌家族史。

（二）体格检查要点

1. 一般情况　发育、营养、体重、精神、血压和脉搏。

2. 局部检查应注意以下内容

（1）肿块的性质，肿块的位置、大小、形状、质地。肿块质地是软还是韧，与皮肤、深部组织及周围组织有无粘连，肿块呈扁平、分叶还是结节状。

（2）肿块是否有触痛、压痛，表面有无典型乳头及乳晕。

（3）在哺乳期是否伴有乳汁样液体。

（4）肿块分布是否呈对称性。

3. 全身检查应注意

（1）肿块位于腋窝，检查乳腺是否存在病变。

（2）肿块所属区域淋巴结是否肿大，尤其是腋窝及腹股沟淋巴结。

（三）辅助检查

1. 超声检查　可作为首选的诊断手段，超声检查简单、快速、经济及可重复性好，可了解肿块的质地、内容、边界及与周围组织的关系。典型的腋窝的副乳超声征象为位于皮下脂肪层内，呈长椭圆形或梭形，形态不规则，边界欠整齐，无包膜，回声与正常乳腺组织回声近似，多为中等回声，高于周围脂肪组织回声，后方回声可无改变或轻度衰减。在月经期、妊娠期、哺乳期肿块的大小、边界、回声及后方回声均有一定的变化。

2. 钼靶 X 线检查　副乳的钼靶 X 线表现很有特征性，如条件允许可行该项检查，如腋窝的副乳通常表现为与正常乳腺不相连的腋内中等大小的似正常乳腺腺体样的致密影，由于在乳腺内侧斜位片上可更好的显示，故摄片时应采取内侧斜位摄片。钼靶 X 线表现可分为 4 种类型：①斑片及团块型：腋窝内见大小不一斑片状或团块状影，密度不等可浓可淡，边缘多较清晰；②条索及分支型：腋窝内见粗、细条索状致密影或错落无序条形分支状致密影—乳腺小梁，边缘清晰；③混合型：腋窝内见形态多样的多种混杂影像，密度不均；④低密度脂肪型：腋窝内见透亮脂肪影。

3. 近红外线扫描　对肿块的诊断有一定的帮助。

（四）进一步检查项目

1. 细针穿刺诊断　为有创检查，阳性率高、结果可靠，对明确肿块的性质有较大的意义，但存在假阴性及熟练程度的问题。

2. CT、MRI 检查　可协助诊断肿块的性质，对明确肿块的范围及与周围组织的关系有实用价值，但费用较昂贵。

【诊断对策】

（一）诊断要点

1. 病史　肿块位于乳腺始基上，具有典型周期性胀痛及肿块有乳头、乳晕时不难诊断。而对于病变平时不易被查觉，妊娠、哺乳或月经来潮时，才因肿胀或疼痛而被发现，但这种伴发症状，患者就诊时一般不会主动陈述。因此，诊断应结合部位，详细询问病史、症状与月经、哺乳等的关系，有助于确诊。

2. 临床表现　肿块为呈圆形或扁平形，大小不一，触之质软，有条索感或腺体样肿块；仔细检查可见肿块表面皮肤上有小乳头或乳头痕迹，米粒大小，多呈凹陷状，乳晕不明显。有少数患者哺乳期可发现乳头溢液。同时需检查病变对侧部位、正常乳腺及所属区域淋巴结。

3. 辅助检查　超声检查、钼靶 X 线可提供诊断依据，必要时行 CT、MRI 检查。

（二）临床类型

1. Kajava 将副乳分为 8 型　①完整乳房，即有乳晕、乳头和乳腺组织；②乳腺组织和乳头；③乳腺组织和乳晕；④仅有乳腺组织；⑤乳头、乳晕和脂肪组织代替腺组织（假乳）；⑥仅有乳头；⑦仅有乳晕；⑧仅有毛发斑。

2. Cholnoky 把腋窝副乳分以下 3 种　①副乳：无自觉症状，患者偶有不适；②妊娠瘤：妊娠时出现，长大，在哺乳期最大，有乳汁分泌；③绝经前瘤：妊娠时无变化，在绝经期前触至。

3. 通常按形态将副乳分为以下二种类型　①完全型：指腺体，乳头及乳晕俱全；②不完全型：指乳头、乳晕、腺体三者不完全的结合。在临床上不完全型以腺体为主的病变最常见，以腺体乳头组合次之，完全型极少。

4. 也有将副乳分为 3 型　第 1 型（单纯乳腺型）：有乳腺而无乳头及乳晕；第 2 型（乳头乳腺型）：有乳腺及乳头而无乳晕；第 3 型（类乳房型）：同时具备乳腺、乳头和乳晕。

（三）鉴别诊断要点

1. 慢性淋巴结炎　以腋窝、腹股沟多见，淋巴结炎可有触痛或胀痛，但与月经、妊娠等情况无关，多伴有炎性病史，肿物质硬或韧，界限清，活动度可，详细询问病史及超声检查可鉴别。

2. 脂肪瘤　脂肪瘤触之柔软，边界清，光滑，与皮肤无明显粘连，无触痛及条索感，无随月经周期出现胀痛，常见于颈、肩、背及腹部的皮下组织，腋窝少见。

3. 皮脂腺囊肿 皮脂腺囊肿有完整包膜,多呈圆形或椭圆形,由于其内含豆渣样物质,质硬韧,增大缓慢,亦并发感染,质地与副乳有明显区别,一般易鉴别。

4. 乳腺尾叶癌 乳腺尾叶是乳腺的延续部分,癌肿与正常部分的乳腺有关,而副乳与乳腺无关,可行超声检查鉴别。

5. 乳腺的腋窝淋巴结转移癌 多有乳腺癌的病史或乳腺部位原发癌,转移癌组织多见于淋巴结内。

【治疗对策】

(一)治疗原则

与正常乳腺一样,副乳在内分泌影响下呈周期性变化。在月经前,特别是妊娠、哺乳期出现肿胀、压痛,其所含乳腺组织有发生各种乳房疾病(包括肿瘤)的可能,其属于废退器官,对人体无功能,故首选手术治疗。但对于病变小,无明显症状,患者所在地卫生条件良好,可以定期检查及时发现肿瘤者,可选择随访观察。

(二)术前准备

完善手术的常规检查,术前在超声引导下于手术体位标出肿块范围,供手术时参照。

(三)治疗方案

1. 非手术治疗

(1)非手术治疗的适应证 ①仅有乳头、乳晕型者。因无发育不全的腺体,可予以观察。②副乳小无明显症状者。③副乳较小,触之柔软,有轻度周期性胀痛症状,B超或钼靶检查提示仅有少量腺体组织,无明显肿块等异常征象者,可随访观察。

(2)非手术治疗的方案 定期随访,对于有轻度不适者可予以中成药疏肝理气、活血化瘀,可选用逍遥丸、小金丸等药物治疗。

2. 手术治疗

(1)手术指征 ①副乳腺体积较大或有乳晕影响外观、着装,患者有手术要求的。②伴有周期性胀痛或者有不规律痛者,近期增大显著,服药治疗效果不佳者。③在妊娠或哺乳期明显增大疼痛,乳汁积存,且不能排出者。④副乳内触及异常肿块不能与其他肿瘤鉴别,或疑有恶变,或乳头溢液者。⑤有乳癌易患因素,如乳癌家族史者。

(2)手术时机 对于诊断明确,其内未发现异常肿块,密切随访,择期手术切除。对副乳内存在异常肿块,无法鉴定肿块性质,尤其拟恶变者,需早期手术治疗。

（3）手术方法　单纯副乳行副乳切除：副乳内存在良性肿瘤的行包括肿瘤在内的全部腺体和周围部分脂肪组织切除；诊断为恶性肿瘤以根治性切除为主，手术方式为肿瘤扩大切除加同侧区域淋巴结清扫，位于腋窝的病变行改良根治术宜切除同侧乳房。

所有病例术中需送冰冻病理检查协助诊断。

（4）手术方法评估　对于良性的病变切除肿瘤及部分正常组织即可，一般来讲手术效果都较好。对于恶性肿瘤按照恶性肿瘤切除原则，同时考虑患者生存质量，扩大切除术可作为较佳术式，由于副乳内发生恶性肿瘤几率较低，尚未有系统临床资料。

（5）手术方案选择　手术方案主要与病变有关，单纯副乳的行副乳切除，副乳内存在良性肿瘤的行包括肿瘤在内的全部腺体和周围部分脂肪组织切除，诊断为恶性肿瘤的以根治性切除为主。

【术后观察及处理】

1. 一般处理

（1）良性的腋窝病变，术后腋窝敷料应填塞饱满，上肢适当制动，胸带包扎，防止皮下积液。

（2）术后术野放置胶片引流或胶管引流、负压吸引是必须的基本措施，并保持引流通畅，以防形成皮下积液。

（3）腋窝恶性肿瘤的改良根治术，术后观察患者呼吸情况，注意上肢的动脉搏动是否良好，有无静脉回流障碍等表现。

（4）术后应根据病理类型和淋巴结转移情况规范地辅以适当的化疗、放疗。对晚期病例，则选择化疗为主。

2. 并发症的观察及处理　副乳术后常见的并发症为皮下积液，一般病变范围小，发生几率小，主要见于腋窝病变。主要是术后引流不通畅、拔除引流过早引起。少量积液可自行吸收；积液较多时可行穿刺抽吸后加压包扎。

【疗效判断及处理】

副乳手术效果满意，病理结果是恶性肿瘤的需根据病情术后选择性应用化疗和（或）放疗。

【出院后随访】

患者为良性病变者，不适时门诊随诊。恶性肿瘤可根据病理结果予以化疗和

（或）放疗，具体可参考乳腺癌的出院后随访。

【预后评估】

良性病变预后良好，文献报道未见复发。恶性肿瘤综合治疗可提高生存率。

（刘池拽）

第二节　急性乳腺炎

【概述】

乳腺的炎症性疾病较为多见，可分为特殊性炎症和非特殊性炎症两类，后者多由化脓性球菌感染所致，有典型的炎症症状和体征，如发热，局部红、肿、热、痛等。

【诊断步骤】

（一）病史采集要点

1. 乳腺疼痛和包块发生的部位、性质。

2. 疼痛性乳腺肿物发生前的既往有无存在乳腺肿物，是否有乳头皲裂及乳汁淤积史。

3. 乳腺疼痛和包块发生的时间，是否与哺乳有关，是否随病程的演进而变化。

4. 乳腺疼痛和包块的出现是否为全身的感染症状和炎症的临床表现。

（二）体格检查要点

1. 一般情况　发育、营养、体重、精神、血压和脉搏。

2. 局部检查　特别仔细地进行局部检查，应注意以下内容。

（1）是否有乳房肿大，乳腺肿块，肿块的大小、形状、质地、张力。

（2）乳腺是否有局限于一侧或某一象限的肿块，局部皮肤潮红，是否伴有皮温增高，以及是否有压痛和波动感等。脓肿在深部时，波动不明显。

3. 全身检查　可见高热、寒战，患侧腋下淋巴结肿大，光滑、无粘连固定。

（三）实验室检查

血常规检查是必要的，初起白细胞计数一般正常，脓肿形成后白细胞总数通常升高、中性粒细胞计数增加。

(四)进一步检查项目

1. 超声波检查　是乳腺疾病时重要的辅助检查方法,超声波检查可以发现炎症区乳房组织增厚,内部回声较正常低,分布欠均匀。当有脓肿形成时,可见数目不一、大小形态不同的无回声区,边缘欠清晰。如脓液较稠厚时,则可见分布不均的低回声区,较大脓肿的深部回声浅部稍高而密,两者之间可见液平面,内部有不均匀的光点或光团。

B超检查的意义还有:①是否有乳腺肿物。②乳腺肿物是实质性、囊性、还是混合性。③乳腺肿物的血液供应情况。④乳腺肿物是单发性肿物还是多发性肿物。⑤乳腺的炎症性肿物是否伴有其他的乳腺疾病,例如乳腺纤维囊性病、乳腺纤维腺瘤、乳腺癌等。

2. 乳腺钼靶X线摄片　乳腺组织由于炎性水肿,X线上表现为边界模糊的片状密度增高阴影,乳腺小梁结构模糊不清,皮肤增厚,皮下脂肪组织模糊,血管影增多增粗。

3. 局部诊断性穿刺　急性乳腺炎的脓肿形成后,尤其是深部脓肿,可行穿刺抽脓,有助于确诊并判断脓肿的位置。

【诊断对策】

(一)诊断要点

1. 病史　急性乳腺炎大多发生在哺乳期,有乳腺的疼痛。

2. 临床表现　急性乳腺炎有典型的炎症症状和体征,如发热,局部红、肿、热、痛等。

(二)临床类型

1. 特殊性急性乳腺炎　是由化脓性球菌感染所致的急性乳腺炎,可分为:

(1)急性乳腺炎大多发生在产后哺乳期,即产后乳腺炎,又可分为急性化脓性乳腺炎和乳汁淤积性乳腺炎。

1)急性化脓性乳腺炎　通常发生在哺乳后的2～3周,是乳腺导管的感染所致。金黄色葡萄球菌是最常见的致病菌。感染途径有二,致病菌直接侵入导管,并逆行至乳腺小叶内;致病菌经乳头的皮肤破损或皲裂侵入。乳腺导管和乳腺小叶内积聚的乳汁促进细菌的生长。引起累及一个或数个腺叶的急性炎症。

①急性化脓性乳腺炎早期:急性乳腺炎在开始时呈蜂窝织炎,患者乳房胀满、疼痛,哺乳时更甚,乳汁分泌不畅,乳房肿块或有或无,皮肤微红或不红,或伴有全

身不适,食欲欠佳,胸闷烦躁等。

②急性化脓性乳腺炎脓肿形成期:局部乳房变硬,肿块逐渐增大,此时可伴高热、寒战、全身无力、大便干燥、脉搏加快、同侧淋巴结肿大、白细胞增高。乳腺脓肿形成后,可出现乳房跳痛,局部皮肤红肿透亮,肿块中央变软,按之有波动感,若为乳房深部脓肿,可出现全乳房肿胀、疼痛、高热,但局部皮肤红肿及波动不明显,有时一个乳房内可同时或先后存在多个脓腔。

③急性化脓性乳腺炎脓肿破溃期:浅表的脓肿常可穿破皮肤,形成溃烂或乳汁自创口处溢出而形成乳漏,或形成瘘道。较深部的脓肿,可穿向乳房和胸大肌间的脂肪,形成乳房后位脓肿,严重者可发生脓毒败血症。

2)乳汁淤积性乳腺炎　也是产后乳腺炎,因某些原因乳汁在乳腺内积存而不能排出,患者感到乳腺胀痛,乳腺表面充血,有轻度压痛,体温稍升高。经吸出乳汁后,炎症多能消退,故不是真正的乳腺炎。但如未及时处理,细菌感染可发展成为急性化脓性乳腺炎。

(2)导管周围性乳腺炎　临床上较少见,有时易同乳腺癌混淆。导管周围性乳腺炎大多有乳腺炎的病史。临床表现为患者发热、白细胞增高,乳腺皮肤出现红、肿、热、痛等炎症改变,有时出现局部肿块,可与皮肤粘连,同侧腋下淋巴结可肿大。后期纤维组织增生,乳腺出现质硬的肿块。

2. 乳腺特殊性炎症

(1)乳腺结核　又称结核性乳腺炎　是结核杆菌感染所致的急性乳腺炎,也可分为原发性乳腺结核和继发性乳腺结核两种,但原发者极少见。乳腺结核多为其他部位结核直接蔓延或沿淋巴道逆行传播而来,绝大多数患者除了乳腺有结核病变外,还可以追查到其他器官的结核病灶。随着结核病的有效控制,在发达国家已不常见,但不发达国家仍较严重,而且近年来结核病有重新蔓延的趋势。此外,结核病还是艾滋病(AIDS)的症状之一,在 HIV 阳性的患者中,结核病的发生率似乎较高。乳腺结核可见于各个年龄阶段的妇女,但以在 20~40 岁的妇女发病较多,男性极少见。病程进展缓慢,临床表现复杂多样,可分为三个类型:

1)结节型　最常见,在乳腺内有 1 个或多个结节,一般为无痛性,可有压痛。随着肿物的增大,出现疼痛或乳头溢液,可出现寒性脓肿,腋淋巴结常肿大。

2)弥散型　乳腺内有多个痛性结节,输乳管被破坏,结核性脓汁可由乳头溢出或穿破皮肤形成瘘道,瘘道可经久不愈。

3)硬化型　表现为乳腺的弥漫性硬化,乳腺严重变形,易误诊为乳腺癌。

(2)乳腺真菌感染　又称真菌性乳腺炎,不是临床上的常见病。乳腺真菌感染主要出现在严重免疫抑制的患者,包括曲菌病、放线菌病、组织胞浆菌病、毛霉菌病等。临床上多表现为乳腺内的肿块,常被误为炎症而给予抗生素治疗,或被误为乳腺肿瘤而行切除术。明确诊断须靠病理学依据。

(3)乳腺寄生虫感染　包括丝虫病和包虫病。

1)丝虫病　主要是由班氏丝虫引起。成虫寄生在乳腺淋巴管中,产生肉芽肿性淋巴管炎,基本病变可分为淋巴管的内膜和外膜炎的急性期、结核样淋巴管炎的亚急性期、闭塞性淋巴管炎和钙化的慢性期。临床表现主要是乳腺内的肿块,直径0.5～2.5 cm。诊断依据是:①患者有丝虫病多发区的居住史。②午夜的血涂片中可查到微丝蚴。有些患者查不到。③乳腺肿块的肉芽肿组织中可查到丝虫体或微丝蚴的虫体。

2)包虫病　是人感染细粒棘球绦虫的幼虫所引起的病变。人是包虫的宿主之一,肝和肺是常见的寄生处,乳腺的包虫病不多见。临床表现主要是乳腺的一个或多个肿块,表面光滑,有囊性感,活动性好。肿块为囊性,内有澄清无色液体。

(4)乳腺湿症　乳腺湿症并不多见,是皮肤的一种非特异性过敏性炎症,是一种迟发型变态反应。乳腺湿症多发生在乳头及乳晕处,特别是乳腺下方。急性期表现为小丘疹、疱疹或小水疱,有渗出和糜烂面,可伴结痂、脱屑等。皮损可转为亚急性和慢性而经久不愈。患者感觉奇痒难忍。诊断时应注意与接触性皮炎鉴别。

3. 乳腺脂肪坏死　乳腺脂肪坏死是外伤(硬物撞击、碰伤)、感染、手术后引起的无菌性脂肪坏死性炎症,多见于 40 岁以上的妇女,特别是脂肪丰富、肥大、下垂型乳腺的妇女。病变可发生于乳腺的任何部位,但以乳晕下方和乳晕周围常见。

乳腺脂肪坏死的早期表现是乳晕或其附近出现直径 2～8 cm 黄色或棕黄色的瘀斑,乳腺有直径 2～5 cm 大小的肿块。界限不清,质地坚韧,有压痛,与周围组织轻度粘连。肿块可增大,也可逐渐缩小甚至消失,有的病例可持续存在数年。后期由于纤维组织大量增生,肿块变硬,附着的皮肤收缩而凹陷,有时出现乳头内陷和变形,与乳腺癌不易区别。但乳腺脂肪坏死极少与深部皮肤粘连,也不会出现皮肤水肿或橘皮样改变。

(三)鉴别诊断要点

需要与急性乳腺炎鉴别的主要是炎症性乳腺癌,炎症性乳腺癌不常见,好发于青年妇女,尤其是在妊娠期或哺乳期,局部症状明显,乳房迅速增大,常累及整个乳房的 1/3 或 2/3,病变的局部皮肤呈特殊的黯红或紫红色,皮肤肿胀、有一种韧性感,毛孔深陷呈橘皮样改变,局部无痛或轻压痛,常不能扪及明显肿块,同侧的腋窝淋巴结明显肿大,质地硬且固定。无全身症状或症状较轻,体温正常,白细胞计数不高,抗炎治疗无效。炎症性乳腺癌的进展较快,预后不良,死亡率高。

【治疗对策】

(一)治疗原则

急性乳腺炎的治疗包括非手术治疗和手术治疗,目的是消除炎症,保护乳腺组织。治疗的方法取决于急性乳腺炎的临床类型。

(二)治疗方案

1. 非手术治疗 是在急性乳腺炎的脓肿形成前的治疗,包括:

(1)尽可能地将乳汁排空,感染不严重时,不必停止哺乳,因停止哺乳不仅影响婴儿的喂养,且提供了乳汁淤积的机会。但患侧乳房应停止哺乳,并以吸乳器吸尽乳汁,促使乳汁通畅排出。若感染严重或脓肿引流后并发乳瘘,应停止哺乳。可口服溴隐亭 1.25 mg,每日 2 次,服用 7～14 天,或口服已烯雌酚 1～2 mg,每日 3 次,共 2～3 日,或肌内注射苯甲酸雌二醇,每次 2 mg,每日 1 次,至乳汁停止分泌为止。

(2)局部热敷 有助于早期炎症的消退。

(3)全身用抗生素 急性乳腺炎呈蜂窝织炎表现而未形成脓肿之前,抗生素治疗可获得较好的结果。由于主要病原菌为金黄色葡萄球菌,故不必等待细菌培养的结果,可应用青霉素类的药物。因抗菌药物可被分泌至乳汁,影响婴儿,故如四环素、氨基糖苷类、磺胺药和甲硝唑等药物应避免使用。

(4)清热解毒的中药 如蒲公英,有清热解毒、消肿散结等作用,可以煎汁口服,或捣泥外敷。

2. 手术治疗 急性乳腺炎早期呈蜂窝织炎表现时不宜手术,但脓肿形成后仍仅以抗生素治疗,则可造成更多的乳腺组织遭受破坏,急性乳腺炎的脓肿形成后,主要治疗措施是及时作脓肿切开和脓肿的彻底引流。

(1)麻醉 选择局部麻醉。

(2)手术切口 应选择在脓肿最低部位,以乳头为中心,循乳腺导管方向,行放射状切口,避免损伤乳腺管后发生乳瘘。位于乳晕部位的脓肿,应沿乳晕边缘做弧形切口。深在乳房后的脓肿或深部脓肿,则沿乳房下皱褶处做弧形切口,直达脓腔,此切口便于引流,且不损伤乳管。如脓肿较大而引流不畅者,须作对口引流。

(3)排脓引流 皮肤消毒,铺无菌巾。切开皮肤前应再次局部穿刺抽脓,确认脓肿的位置,抽得脓液后留针作为引导,切开皮肤和皮下组织后,用止血钳做钝性分离。进入脓腔后撑开,使脓液流出,然后用手指伸入脓腔探查,并分开脓腔的纤维间隔彻底引流,必要时向低位扩大切口以防脓液残留。排空脓液后,用凡士林油纱布填塞止血,然后用纱布覆盖伤口。

(4)术后处理　术后用绷带托起乳房,避免下垂,有助于改善局部血液循环,24小时后更换敷料,拔出填塞止血的凡士林油纱,重新置入引流的凡士林油纱布。以后每次换药时,根据脓液减少情况逐步减小引流条置入的深度,保证有效引流,防止脓腔残留、切口经久不愈,或切口闭合过早。感染严重伴全身中毒症者,应积极控制感染,给予全身支持疗法。

3. 导管周围性乳腺炎的治疗　早期的治疗主要是对症消炎,必要时可行切除活检。

4. 乳腺结核的治疗　除休息、营养和抗结核病治疗外,可做局部病灶的切除。局部病灶的切除活检也是明确诊断的必要手段。病变范围大时,可将全部乳腺连同腋淋巴结切除。仅切开引流或搔刮术,甚至不彻底的切除都是不可取的。

5. 乳腺真菌感染的治疗　乳腺真菌感染用制霉菌素或两性霉素 B 有较好的效果,如坏死严重时,可考虑手术切除病变组织。而放线菌病的脓样液体中可见到黄白色的硫磺颗粒,涂片有革兰阳性的菌丝或菌落即可明确诊断,青霉素是有效的治疗方法,但复发病例的乳腺肿块应手术切除。

6. 乳腺丝虫病的治疗　以药物治疗为主,如海群生、卡巴砷等。病情较重者,可切除乳腺肿块。

7. 乳腺包虫病的治疗　应以外科治疗为主,先将囊液吸净,不可外漏,再向囊内注入 10％的福尔马林溶液,待 5～10 分钟,包虫被杀死后,才行囊肿切除,以免包囊破损造成人为种植。

8. 乳腺湿症的治疗　可用抗组胺药物止痒。重要的是找出过敏原,并去除之。

9. 乳腺脂肪坏死的治疗　乳腺脂肪坏死的药物治疗效果不理想,切除活检是最好的治疗方法。

【疗效判断及处理】

正确及时的治疗后,急性乳腺炎有较好的治疗效果。急性乳腺炎形成乳瘘后,伤口愈合时间较长。

(李晓曦)

第三节　乳腺结核

【概述】

乳腺结核为乳腺少见疾病。1829 年 Astley Cooper 首次报道乳腺结核病例。本病以南非和印度报告最高，占乳腺疾病的 4.5%；欧美乳腺结核发病率较低，报告占乳腺疾病的 0.5%～1.0%；国内乳腺结核的发病率介于二者之间，报道为 1.88%～2.8%，但是近年来发病率呈上升趋势，是一种慢性特异性感染，乳腺结核感染途径大多是结核杆菌血行播散。其原发病灶多为肺或肠系膜淋巴结结核，由邻近结核病灶（肋骨、胸骨、胸膜、腋淋巴结结核及颈淋巴结结核等）直接蔓延或沿淋巴道逆行传播而来的较少见。

【临床表现】

乳腺结核较多见于发展中国家，可能与整体卫生水平较低、结核病总体发病率较高有关。国内侯利华、单小霞报告 56 例乳腺结核，其中农民工 48 例，占 86%。这一现象值得有关部门重视，提示改善打工人员的工作环境、规范工作时间、提高生活条件迫在眉睫。

本病好发于 20～40 岁已婚已育女性。由于哺乳期乳房血液和淋巴循环增加、乳汁淤积，加上乳头因婴儿吸吮所致损伤，有利于结核杆菌逆行传播而致感染和发病，所以本病多见于妊娠哺乳期。

乳腺结核病程进展缓慢，开始时为一个或数个结节状肿块，触之不甚疼痛，与周围正常组织分界不清，逐渐与皮肤粘连。数月后，肿块软化、形成寒性脓肿。脓肿溃破后发生一个或数个窦道或溃疡，排出混有豆渣样碎屑的稀薄脓液。有时，肿块不软化，发生纤维组织增生，引起病变乳房硬化，使乳房严重变形和乳头内缩。患侧腋淋巴结常肿大。

【诊断对策】

由于乳腺结核在临床上少见，临床表现多样、缺乏特异性，各种检测方法各有局限，其临床误诊率可达 57%～80%。乳房内肿块光滑，活动度较好，误诊为纤维瘤;乳房出现肿块,乳头内陷、溢液,同侧腋下淋巴结肿大误诊为乳腺癌;急性起病,乳房内出现肿块伴疼痛,误诊为急性非特异性炎症;哺乳期出现乳房内局限性脓肿,误诊为乳腺积乳囊肿。

患者多以发现乳房肿块就诊,单发或多发肿块,大多数边界不清。其他就诊原因可为乳头内陷、乳头溢液、窦道形成、低热、乳房疼痛、腋窝淋巴结肿大。早期乳腺结核肿块,不易与其他疾病鉴别,常需行切除组织学检查。晚期窦道或溃疡形成,诊断不难;脓液镜检仅见坏死组织碎屑而无脓细胞,脓液染色后有时可找到结核杆菌。

乳腺X线检查多显示界限不清的肿块致密影,边缘锯齿状或粗糙;部分患者显示界限尚清楚的单发结节致密影。此外,X线胸片检查可发现肺结核、肋骨结核、胸骨结核等。

乳腺结核的确诊有赖于病理学检查,包括细胞学穿刺检查、脓液涂片找到结核杆菌以及术中快速冰冻切片检查。

【治疗对策】

1. 抗结核药物治疗　对确诊为乳腺结核者,应进行全身抗结核药物治疗。脓肿形成时在穿刺排脓同时注入抗结核药物每周1次,6周无效则手术。

2. 手术治疗　对局限在一处的乳房结核,可行病灶切除。若病变范围较大、侵及整个乳腺的溃疡性损坏或复发病变尤其是已破溃形成溃疡或瘘管者,则最好将整个乳房(尽量保留正常皮肤和乳头)连同病变的腋淋巴结一并切除。

3. 对症治疗　加强营养,注意休息。

(石汉平)

第四节　乳腺囊性增生症

【概述】

或称纤维囊性乳腺病(fibrocystic mastopathy),是乳腺导管和小叶结构上的增生性和退行性变化,包括三个方面:①导管囊状扩张,形成大小不等的囊肿;②导管上皮乳头状增生,程度不等;③间质组织增生,小叶内和小叶周围的纤维组织不同程度的增生。上述结构变化的结果主观上表现为乳腺疼痛、客观上表现为乳腺结节。近年,按导管上皮增生的形态将其分成四级,乳腺囊性增生症的上述三种结构变化及其四级不同形态可以单独出现,但是多数情况下它们同时存在于同一乳腺内。(表 4-1)

表 4-1　乳腺囊性增生病的形态级别

级别	特征			发生率(%)
	导管囊状扩张	导管上皮增生	上皮细胞异型	
Ⅰ	有	无	无	70
Ⅱ	有	有	无	20
Ⅲa	有	有	轻	5
Ⅲb	有	有	重	5

本病与乳腺癌的关系曾经一度被夸大,认为乳腺囊性增生症就是癌前病变,给社会、患者造成了不必要的心理压力。目前认为,只有导管上皮增生,特别是上皮细胞异型的患者其乳腺癌的危险性才会增加。

乳腺囊性增生病的发病原因与激素调节障碍有关:可能是孕酮与雌激素比例失去平衡,孕酮分泌减少,雌激素相对地增多。

【临床表现】

临床上此病非常常见,几乎占乳腺门诊患者的 90% 以上,而且其发病率有迅速增加趋势。其发病率在我国东南部高于西北部,城市高于农村,经济发达地区高于经济落后地区,脑力劳动者高于体力劳动者。

本病患者主要为性活跃期妇女,年龄 20~50 岁,但是其发病年龄有提前及延后趋势。初期病变可表现在一侧乳腺,但是半数以上为双侧。主要临床表现为乳腺疼痛及乳腺肿块。

1. 乳腺疼痛　患者常感乳房疼痛,在月经来临前 3~4 日出现或加重,月经后疼痛减轻或消失,即所谓周期性疼痛。但是,临床上主诉为规律的周期性疼痛患者不足一半,多数患者表现为无周期性、无规律的疼痛;而且其疼痛的表现非常多样,如胀痛、针刺样痛、酸胀感、下坠感、蚁咬感、放电感、烧灼感、火辣感、瘙痒感、麻木感、感觉过敏及难以言状的不适感等,部分患者不能患侧卧寝,乳腺不能触碰。疼痛部位尽管主要为乳腺,但是可以涉及患侧上肢、腋窝、肩关节、颈部甚至上背部。

疼痛程度多数为轻度,少数患者疼痛严重,影响工作、生活与休息。

2. 乳腺肿块　可局限于一侧或双侧,常呈多发性,以外上象限多见。体格检查有时可见患侧乳腺较健侧为大,有触痛,扣及边界不清的条索状或片状增厚,部分患者可触及多个大小不一、圆形、质韧的结节。结节常分散于整个乳房,也可局限在乳房的一部,结节与周围组织分界不甚清楚,与皮肤和胸肌筋膜无粘连,可被推动。除非形成乳腺囊肿或增生性结节,一般情况下不会触及孤立性乳腺肿块。传统教科书上描述的周期性肿块或肿块的周期性变化临床上较为少见。患侧腋淋巴结不肿大。

3. 其他　少数患者有时诉乳头溢液,多数为双侧。液体多数为乳汁样或水样,少数为黄绿色、棕色、黄色或混浊状。体格检查挤压乳腺时可见液体溢出。

【诊断对策】

1. 临床表现　有乳腺疼痛、乳腺肿块或伴随乳头溢液,尤其是上述表现随月经周期发生周期性变化者,可以初步诊断为乳腺囊性增生症。

2. 辅助检查　有效的乳腺检查方法包括钼靶X线乳腺摄影、B型超声检查、乳头溢液涂片脱落细胞学检查等。对疑有非典型增生或癌变者应行细针针吸细胞学检查,必要时手术活检。

【治疗对策】

1. 一般药物治疗

(1)中药　常用中成药包括小金丸、逍遥丸、乳康片等。

(2)维生素　维生素A是上皮细胞生长和分化的诱导剂,正常需要量对预防乳腺癌的发生有一定作用。维生素E作为抗氧化剂,对维持上皮细胞的正常功能起重要作用。二者目前常用为辅助药物。

(3)碘制剂　通过刺激腺垂体、产生黄体生成素,调节雌激素水平。常用10%碘化钾。

2. 内分泌治疗　对乳腺增生严重、疼痛明显或上述药物治疗无明显疗效者可试用内分泌治疗。

根据本病的发病原理,采用雌激素受体阻断剂干扰或阻断雌激素对靶细胞的作用(不影响血液雌激素水平),从而抑制导管上皮细胞增生。常用药物有他莫昔芬、特瑞米芬,后者副作用更低,但是价格更高。治疗疗程以1~2个月为宜。

亦可在经前7~10天口服孕酮,以维护雌激素/孕激素平衡。

第三代芳香化酶抑制剂及雄激素由于严重干扰血液雌激素水平,笔者认为不适宜于本病的治疗,特别是绝经前患者更应该谨慎。

3. 手术治疗　合并大于 1 cm 增生性结节和/或囊肿而内分泌治疗仍然继续增大者,以及 B 超、钼靶 X 线检查不能除外乳腺癌者,应行手术治疗。一般情况下单纯局部切除手术即可。若囊性增生病变局限在一侧乳房的一部,特别是在乳房的外上象限,恶变的可能较大,可行乳腺区段或象限切除。全乳腺切除应该十分谨慎,严格掌握适应证。目前,在一些地方不同程度地存在过度医疗、盲目扩大手术指征的问题,应该引起高度重视。

（石汉平）

第五节　乳腺良性肿瘤

一、乳腺纤维腺瘤

【概述】

乳腺纤维腺瘤是乳腺最常见的良性肿瘤,占乳腺良性肿瘤的 3/4。多为单发性,也可有多个在一侧或两侧乳房内出现。常见于 18～25 岁青年妇女。纤维腺瘤的发生与雌激素的刺激有密切关系,因此很少发生在月经初潮前或绝经后。

【临床表现】

纤维腺瘤好发于乳房的外上象限。呈卵圆形,数量不一,大小不等,直径大于 5 cm 以上者称为巨纤维腺瘤。表面平滑,质坚韧。肿瘤的边界清楚,与皮肤和周围组织没有粘连。在乳房内容被推动,触之有滑动感。腋淋巴结不肿大。肿瘤一般生长缓慢,可能数年没有变化;但在妊娠期或哺乳期可迅速增大。多无痛感。

【诊断对策】

年轻女性、发现乳房内生长缓慢的肿瘤,其表面光滑、质韧实、边界清楚、活动等,常可明确诊断。

对于诊断较困难的病例,可借助乳腺特殊检查仪器,以 B 型超声检查最为实用。超声提示:肿瘤为圆形或卵圆形,实质性,边界清楚,内部为均质的弱光点,后壁线完整,有侧方声影,后方回声增强。其他诊断手段如钼靶 X 线检查、红外线透照检查、针吸细胞学检查等增加了患者的经济负担,实无必要。

【治疗对策】

纤维腺瘤顾名思义其成分包括纤维与腺上皮两种组织,理论上其恶变有两种可能:癌变与肉瘤变。研究发现:癌变几率极低,而且多见于 40 岁以上患者;肉瘤变几率略高(主要见于巨纤维腺瘤),多见于 25~40 岁之间。

治疗以手术切除为原则。国内传统推荐:对于诊断明确的未婚患者,可行择期手术治疗;对于已婚但未受孕者,宜在计划怀孕前手术切除;怀孕后发现肿瘤者,宜在怀孕 3~6 个月间行手术切除;对于年龄超过 35 岁者,应及时手术治疗;肿瘤短期内突然生长加快者,应立即手术治疗。

目前,积极的手术观念正在发生改变。对于 20 岁左右的患者,美国外科医生建议观察治疗,必要时行空心针穿刺活检,病理检查结果为纤维腺瘤者,可继续观察,而无需手术。对肿瘤较小、数量较多、年轻患者可先试用雌激素受体阻断等内分泌治疗。

二、乳腺导管内乳头状瘤

【概述】

比较少见,患者多为 40~50 岁妇女。单个乳头状瘤绝大多数位于乳晕下的输乳管内,多发乳头状瘤多数位于外周扩张乳管中。乳头状瘤一般很小,小于 1 cm;发生于囊状扩张导管内的乳头状瘤可达 4~5 cm。

【临床表现】

临床上惟一表现多数是乳头溢出血性液体,患者无意中发现文胸被血性或黄褐色液体沾染。无疼痛及其他不适,挤压乳腺时可见乳头溢出血性液体。少数情况下能扪及肿块,肿瘤多呈圆形,质较软,不与皮肤粘连,可被推动。以溢血就诊者,病变多数在乳晕下输乳管;而以肿块就诊者,病变多在中小乳管,可同时伴有乳头溢液。统计发现:大导管的乳头状瘤溢液发生率为 70%~80%,乳腺中小乳管的乳头状瘤溢液发生率仅为 10%~25%。乳头溢液性质以血性为主,少数患者为浆液性。

【诊断对策】

乳头血性溢液患者,在乳晕附近扪及肿物则可初步诊断为导管内乳头状瘤。下列辅助检查有助于进一步明确诊断:

1. 选择性乳腺导管造影　用平头针或细导管经溢液导管开口插入并注射造影剂,然后摄取 X 线片。发现位于主导管及二级分支导管的单发或多发的圆形或椭圆形充盈缺损,远端乳管扩张或梗阻。

2. 脱落细胞学检查　将乳头溢液涂片进行细胞学检查,如能找到癌细胞,则可明确诊断,但临床阳性率较低。

3. 乳腺导管镜检查　纤维乳管镜经溢液导管开口插入,可在直视下观察肿瘤,并可行活检明确诊断。

4. 彩色超声检查　对较大的乳管内乳头状瘤可见扩张导管和肿瘤影像。

【治疗对策】

输乳管内的乳头状瘤很少发生恶变,外周乳管内或囊内乳头状瘤有癌变的可能(6%~8%),应早期手术切除。切除时,可沿乳晕反复顺序轻压,明确出血的乳管开口,即用一钝头针(笔者多用硬膜外麻醉导管)插入该乳管,沿针做放射状切口(笔者多用沿乳晕弧形切口),切除该孔管及其周围的腺组织。由于乳头状瘤与非浸润型乳头状癌在冰冻切片上难以鉴别,美国病理学会要求对所有乳头状瘤标本进行石蜡切片检查,根据石蜡切片(而不是冰冻切片)结果确定是否施行进一步手术及其方式。

三、乳腺脂肪瘤

正常乳腺的 2/3 为脂肪组织,据此推测,乳腺应该为脂肪瘤的好发部位。但是,临床上乳腺脂肪瘤非常少见。本病好发于中年以上妇女,多数患者乳房较丰满、体态肥胖。临床表现同其他一般体表脂肪瘤。患者均以乳腺肿块就诊,无其他伴随症状。体格检查:肿瘤多为单发,圆形或椭圆形,可呈分叶状,大小不等,大者可达 10 cm 以上,质软,边界清楚,活动。临床确诊往往有赖于 B 型超声检查。单个肿块较小、多发性脂肪瘤病,诊断明确且不影响美观和功能者建议观察治疗。肿块较大或生长较快者可行手术切除。

(石汉平)

第六节 乳腺癌

【概述】

乳腺癌在美国等西方国家为女性发病率最高的恶性肿瘤。在我国占全身各种恶性肿瘤的 7%～10%，仅次于子宫颈癌，但近年来有超过子宫颈癌的倾向，并呈逐年上升趋势。上海等部分大城市报告乳腺癌占女性恶性肿瘤之首位。

男性乳腺癌发病率约为女性的 1%。

【诊断步骤】

(一)病史采集要点

1. 年龄 既往乳腺疾病史。20 岁前本病少见，20 岁以后发病率迅速上升，45～50 岁较高，绝经后发病率继续上升。我国绝经前乳腺癌比例高于西方国家。乳腺良性疾病与乳腺癌的关系尚有争论，多数学者认为乳腺小叶高度增生或不典型增生可能与乳腺癌发病有关。

2. 肿块 肿块是大多数患者就诊的原因，应询问何时及怎样发现的乳腺包块，如体检中发现(如为恶性肿块，常提示较早期病变)、洗浴、更衣时无意发现等；再者，在月经周期中肿块的大小、肿物增长速度和是否疼痛等。

3. 疼痛 乳腺癌早期常无疼痛症状，或仅表现为轻微的乳房疼痛，性质多为钝痛或隐痛，少数为针刺样痛，常呈间歇性且局限于病变处，疼痛不随月经周期而变化。至晚期癌肿侵犯神经时则疼痛较剧烈，可放射到同侧肩、臂部等。

4. 乳头排除物 有无乳头溢液，溢液颜色、性状等。有乳头溢液的女性乳腺癌患者约 7%，多数绝经前妇女，挤压乳头时可有少许清薄液体排出；乳腺癌的乳头溢液发生率较低，一般在 10%以下，但 50 岁以上患者的乳头血性溢液，应高度怀疑乳腺癌。乳腺癌原发于大导管或为管内癌者，合并乳头溢液较多。有时仅有溢液，而触不到明显肿块，可为管内癌的早期临床表现。但乳腺癌以乳头溢液为惟一症状者少见，多数伴有乳腺肿块。管内乳头状瘤恶变、乳头湿疹样癌亦可伴有乳头溢液。

5. 生育史、哺乳状况、月经史、肿瘤家族史及性激素类药物使用情况 月经初潮过早,绝经过晚,未生育,不哺乳或初次足月产的年龄;一级亲属中有乳腺癌病史者,发病危险性是普通人群的 2～3 倍;服用避孕药或外源性激素增加乳腺癌危险性。

6. 其他　放射线的暴露情况(从事与放射线相关的职业年龄或类似经历),以及肥胖者、高脂肪饮食习惯者均增加乳腺癌发病机会。

(二)体格检查要点

1. 一般情况　发育、营养、体重、精神、血压和脉搏。

2. 专科检查

(1)乳腺癌最多见于乳房的外上象限(45%～50%),其次是乳头、乳晕(15%～20%)和内上象限(12%～15%)。较早期多为单发的无痛小肿块,质硬,表面不光滑,与周围组织分界不很清楚,在乳房内不易被推动。肿瘤不断增大,可引起乳房局部隆起。

(2)皮肤改变

1)若肿瘤累计 Cooper 韧带,可使其缩短而使肿瘤表面皮肤凹陷,呈"酒窝征",以手指轻捏局部皮肤时更明显。

2)皮肤淋巴管阻塞,淋巴滞留,皮肤水肿变粗增厚,呈"橘皮样"改变。

3)乳腺癌发展至晚期,肿瘤可破溃形成溃疡,常有恶臭,容易出血,外形有时凹陷似弹坑,有时外翻似菜花;癌肿亦可侵入胸筋膜、胸肌,以至癌块固定于胸壁而不易推动。如癌细胞沿皮下淋巴网侵入大片皮肤,形成多数皮肤硬结,即所谓"卫星结节"。这些结节可相互融合成片,甚至蔓延至背部和对侧胸部皮肤,紧缩胸廓,可限制呼吸,称铠甲状癌。

(3)乳房及乳头改变　硬癌可使乳房缩小变硬,乳头或肿块明显突出,而髓样癌和腺癌则使乳房增大。邻近乳头的癌块因为侵入乳管使之收缩,可把乳头牵向癌块方向;乳头深部癌肿也因侵及乳管时而使乳头扁平、回缩、内陷;乳晕轻度水肿,这些都是有价值的临床体征。再者,乳腺癌的溢液多见于单侧乳房的单个乳管口,溢液可自行溢出,亦可挤压而被动溢出,其性质多见于血性、浆液血性溢液。

(4)转移体征　乳腺癌淋巴结转移最初多见于腋窝。肿大淋巴结质硬、无痛、可被推动;以后数目增多,并融合成团,甚至与皮肤或深部组织黏着、固定。当影响淋巴回流和压迫血管时,则引起该侧手臂水肿、青紫;胸骨旁淋巴结位置很深,常规查体不能探及;晚期,锁骨上淋巴结亦增大、变硬。少数患者对侧腋窝亦有淋巴结转移。偶有患者腋窝或锁骨上淋巴结转移为首发症状,此时,应进一步追查乳腺癌原发灶。乳腺癌转移至肺、骨、肝时,可出现相应的症状。例如肺转移可出现胸痛、气急,骨转移可出现局部疼痛,肝脏转移可出现肝肿大、黄疸。

（三）辅助检查

与病理检查比较,临床检查有一定的误差,即使有丰富临床经验的医师对原发灶检查的正确率约为70%～80%。临床检查腋窝淋巴结约有30%假阴性和30%～40%假阳性,故尚需其他辅助诊断方法,以提高诊断的正确率。常用的辅助诊断方法有:

1. 乳腺的X线摄片检查　是乳腺疾病诊断的常用方法,有钼靶摄片及干板摄片两种,均适用于观察乳腺及软组织的结构,其中以钼靶摄片最为常见。

乳腺癌X线表现有直接征象或间接征象。直接征象有:①肿块或结节明显:表现为密度高的致密影,边界不清或结节状,典型者周围呈毛刺状,肿瘤周围常有透明晕,X线表现的肿块常较临床触及的为小。②钙化点:有30%～50%的乳腺癌在X线表现中可见有钙化点,其颗粒甚小,密度不一致,呈点状、小分支状或泥沙样,直径5～500 μm,良性病变也有钙化点,但常较粗糙,大多圆形,数量较少。乳晕下肿块可引起乳头凹陷,X线片上可表现为漏斗征。间接征有乳房导管影增生,常表现为非对称性,乳腺结构扭曲变形,肿瘤周围结构有改变,肿瘤浸润皮肤或腋淋巴结导致淋巴回流受阻引起皮肤增厚等。

X线检查也用做乳腺癌高发人群中普查,可以查出临床上摸不到肿块的原位癌,表现为导管影增粗及微小钙化点,可经立体定位下插入有钩的金属针,确定部位后切除,切除的标本应作X线检查以观察病灶是否已被切净。

乳腺X线摄片可用以临床鉴别肿块的良、恶性,也可用于作为发现临床不能触及的肿块,临床常用于:乳腺癌术前检查,明确是否有多发性病灶或对侧乳房有无病灶;乳腺病变的鉴别诊断;乳头排液、溃疡、酒窝皮肤增厚和乳头凹陷的辅助诊断;高危人群的普查应用。

随着计算机技术的飞速发展,应用于影像诊断领域的另一项新技术-计算机辅助检测(computer-aided detection,CAD)系统已在乳腺X线普查和诊断中得到推广应用。乳腺CAD是使X线片所显示的图像数字化或直接将数字乳腺摄影的数据输入,然后利用专门的软件分析图像并对各种异常征象予以标记,再由专科医师复阅,以期提高对微小病变特别是微小钙化的检出能力。

2. 乳腺超声波检查　超声检查能清晰显示乳腺内各层结构、肿块的形态及其质地,对于乳腺疾病的诊断也是一种有价值的影像学检查方法。超声检查对囊性病灶较敏感,可明确区分囊、实性肿块,并能在囊性增生性病变中发现乳腺肿瘤;具有实时性,可动态观察病灶的弹性、活动性,并可观察彩色多普勒血流情况;对临床未触到或X线片未发现的病灶进行确认并可行超声引导下活检及术前定位;可显示腋窝淋巴结;有助于评估致密型乳腺及置入乳腺假体后的可疑病变;对纤维腺瘤有较为特征性表现。超声检查无辐射性,是年轻或妊娠、哺乳期妇女乳腺病变的首选检查方法。但其诊断准确性很大程度上取决于所使用的设备及检查医师的个人经验;10 MHz以上的探头虽可提高成簇微小钙化的检出率,但敏感性仍不如X线片;对于较小病变,超声常常不易显示或不能可靠区分良、恶性,但超声显像对明确肿块大小较准确,可用以比较非手术治疗的疗效。

3. 近红外线检查　近红外线的波长为600～900 μm,易穿透软组织,利用红外线穿过不同密度组织,可显示各种不同灰度,从而显示肿块。此外,红外线对血红蛋白的敏感度强,乳房内血管显示清晰。乳腺癌癌周的血运常较丰富,血管较粗,近红外线对此有较好的图像显示,有助于诊断。

4. 乳头溢液的辅助检查　乳头溢液是乳腺疾病的三大症状之一,发生率约为7%,是乳管内病变的早期表现(有时是最早甚至是惟一的症状)。多种乳腺的良恶性疾病均可表现为乳头溢液,如乳腺小叶增生、导管扩张、乳汁潴留、导管内乳头状瘤以及乳腺癌(包括导管内癌、小叶原位瘤在内的早期乳腺癌)等,其中导管内乳头状病又是乳腺癌的前期病变。因此,对于乳头溢液的正确诊治已成为乳腺外科医师面临的一项重要课题。其主要检查方法如下:

(1)脱落细胞学检查　癌细胞生长迅速,新陈代谢旺盛,供血不足,表面易坏死,细胞之间的结合力是正常的1/10,细胞易脱落。有报道在有乳头溢液的患者中,有35%～71%可以检出脱落细胞,其中3%～5%为乳腺癌。

检查方法有挤压涂片法及负压吸引法。挤压涂片法检查者以右手示指沿溢乳导管引流方向,自乳房肿块处向乳头方向滑动,当有溢液自相应乳管开口处溢出时,用玻璃片一端刮取标本并推片形成薄膜,经95%乙醇固定,常规染色镜检。负压吸引涂片法对于有乳房肿块而无乳头液体自溢者,或仅是内衣溢液着色而不能挤压出者,可行负压吸引分泌物涂片检查。可利用吸乳器进行吸引,见有液体从乳头溢出即可涂片。此法对乳房导管疾病有一定帮助,但其诊断价值颇多争议。因为临床上的假阳性及假阴性常见,阴性者不一定正常,阳性者,除非见有典型的恶性细胞,否则对疑似恶性者仍须行组织病理检查。

(2)乳腺导管造影　乳腺导管造影是经溢液的乳腺导管在乳头的开口注入对比剂使乳腺导管显影的X线检查方法。通常患者可取坐位或仰卧位,常规消毒并清除乳头分泌物后,轻挤患乳,使乳头有少量液体流出,识别出溢液的导管口,一手固定乳头并轻微上提,将顶端平头针头垂直缓慢插入溢液的导管口,先滴入数滴对比剂至针座充满(以免空气注入影响诊断),而后将抽有对比剂的注射器插入针座,即可缓慢注入对比剂,推入对比剂 0.5~2 ml 至患者有胀感时止,避免压力过大使对比剂进入腺泡,后拔出针头,擦净溢出的对比剂即行 X 线摄片,完毕后嘱患者挤压乳房使对比剂尽量排出。乳腺导管造影所用对比剂可选择 40%碘化油或 50%的水溶性碘制剂,如泛影钠、泛影葡胺等,由于水溶性碘对比剂黏稠度低,容易注入,易与溢液混合,不会形成碘珠,细小的末梢分支导管亦能充分充盈,因此近年来被普遍采用。通过乳腺导管造影可发现导管内的变化,如导管有无扩张、截断、充盈缺损、受压移位、走行僵直、破坏、分支减少及排列紊乱等。

(3)纤维乳管镜(fiberoptic ductoscopy,FDS)检查 乳管内镜主要由光导纤维、光源、图像显示设备和图像记录设备组成。其中光导纤维主要分为软性和半软性 2 种。FDS 明显提高了乳头溢液的诊断准确性,使部分患者避免了不必要的手术,也克服了乳腺导管造影难以成功或只有间接证据的缺点。FDS 在检查的同时还可进行乳管内活检(tube curette cytology,TCC)、洗涤细胞检查、分泌物 CEA 测定等,并实施一些相关的治疗,如乳管炎的冲洗、FDS 下的激光治疗,尚可发现一些局限在导管上皮的早期微小癌。通过镜头对病灶的精确定位,指导乳腺癌保留乳房手术的准确进行。FDS 能够观察到的范围是从乳管开口至远端 5~6 cm,插入最大深度平均为(4.5±1)cm,基本能满足临床需要。

因此,FDS 作为一种微型内视镜,操作简便,创伤小。FDS 检查方法弥补了常规的乳头溢液诊断方法的局限性,具有独特的优势:①正常情况下,属于无创检查手术。②能够在直视状况下做检查,可以作为临床确诊的依据,使以乳头溢液为表现而无扪及肿块的乳腺疾病患者的手术指征明确化,使仅患有导管扩张等症状的患者免除了手术;同时,为乳腺癌的早期诊断提供了可靠的依据。③提供了三维的手术定位,明确了手术的部位和范围,提高了手术的准确性和成功率,缩小了手术的范围。④乳管镜能够更准确判断病变与乳头的距离和病变乳管的走行,为保乳手术提供解剖学依据。⑤借助乳管镜器械通道,使得一些手术和检查器械能直接进入乳管腔内,例如可利用细胞刷刷取病灶部位细胞(不再通过吸取腔内液体获取细胞样本)做细胞学检查,利用器械(如网篮)摘取单发性良性刺状瘤,完成一些局部的手术。⑥随着临床医学的发展,乳管镜将为应用激光技术直接摘除乳管内肿瘤开创有利的条件。临床实践证明,FDS 基本解决了乳头溢液的病因诊断问题,已成为乳腺外科医师进行诊断和治疗的不可或缺的手段之一。

(四)进一步检查项目

成像技术的优选和综合应用:在众多乳腺影像学检查方法中,由于成像原理不同,各种检查方法各有其所长和不足,因而必须根据病情和设备条件选择最恰当的影像学检查方法或最佳的组合,对节省资源和正确诊断具有重要意义。目前乳腺影像学检查主要以X线摄影及超声检查为主,二者结合是目前国际上广泛采用的检查方法并被认为是乳腺影像学检查的最佳黄金组合。MRI和CT检查因各自的成像优势,可成为X线及超声检查的重要补充方法。

1. 乳腺磁共振MRI检查 MRI检查因其具有的成像优势,已成为乳腺X线检查的重要补充方法。优势:软组织分辨力极高,对发现乳腺病变具有较高的敏感性,特别适于观察致密型乳腺内的肿瘤、乳腺癌术后局部复发以及乳房成形术后乳腺组织内有无癌瘤等;MRI三维成像使病灶定位更准确、显示更直观;对乳腺高位、深位病灶的显示较好;对多中心、多灶性病变的检出、对胸壁侵犯的观察以及对腋窝、胸骨后、纵隔淋巴结转移的显示较为敏感,所以可为乳腺癌的准确分期和临床制订治疗方案提供可靠的依据;能可靠鉴别乳腺囊、实性肿物;可准确观察乳腺假体位置、有无遗漏或并发症;增强检查可了解病变血流灌注情况,有助于良、恶性病变的鉴别;双侧乳腺同时成像;无辐射性。乳腺MRI检查的限度在于:对微小钙化不敏感,特别是当钙化数目较少时,而此种微小钙化常是诊断乳腺癌的可靠依据,因此,乳腺MR仍需结合X线平片进行诊断;MRI检查比较费时,费用较高;良、恶性病变的MRI表现存在一定的重叠,特别是MRI对部分导管内癌和新生血管少的肿瘤的检出仍存在困难,因此对MRI表现不典型的病变还需要进行活检。

2. 乳腺CT检查 CT一般作为乳腺X线和超声检查的补充检查手段。CT检查乳腺的原理和X线检查相仿,取决于病变对X线的吸收量,但CT的密度分辨力高,可清晰显示乳腺内的解剖结构,对观察致密型乳腺内的病灶、发现胸壁异常改变、检出乳腺尾部病变以及腋窝和内乳淋巴结肿大(确定肿瘤的术前分期)等要优于X线片。此外,CT对乳腺病变不仅可作形态学观察,而且通过增强扫描还可评估病变的血流情况。然而,CT平扫对鉴别囊、实性病变的准确性不及超声;CT对显示微小钙化特别是数目较少的钙化不及X线片;对良、恶性病变的鉴别诊断也无特殊价值。此外,由于乳腺组织对射线较敏感,而CT检查的射线剂量比X线摄影大,所以不宜作为乳腺的常规检查手段。

3. 乳腺肿瘤PET-CT诊断 正电子发射计算机断层扫描(positron emission tomography-computed tomography,PET-CT)是近年来发展起来的一种新型影像技术,是一种在分子水平上显示活体生物活动的医学影像技术。它是在原有细胞和分子水平反映生理和病理特点的功能分子影像设备——正电子发射体层摄影术(positron emission tomography,PET)的基础上,与能够在组织水平上反映生理和病理解剖结构变化的影像设备 CT(computed tomography)结合,同时提供 PET 图像与 CT 影像,并进行图像融合的影像设备,故可称为解剖-功能影像设备。其应用价值广泛,特别是在肿瘤的定性定位诊断、良恶性的鉴别诊断、临床分期与再分期、治疗方案的选择与疗效评价,以及复发的监测等方面具有重要意义。目前在理论研究和临床诊断方面,已有广泛的应用。

4. 乳房穿刺检查

(1)细针抽吸细胞学检查(fine needle aspiration,FNA) 用于临床可扪及乳腺肿块的诊断。利用癌细胞黏着力低、易脱落的特征,从肿瘤组织中吸取少量细胞,达到诊断目的。此方法有以下特点:FNA 可确定是否有乳腺癌的存在而不需冷冻切片,安全省时,诊断符合率可达 85% 左右。对病变范围较大的乳房肿块,切取肿块对病情不利,针吸检查较为合适。乳腺有增厚表现者,常为慢性,月经前后反复发生,要排除恶性,FNA 是较好的方法。应用针吸法,不用麻醉,简单方便。FNA 准确率各家报告不同,其诊断的敏感性为 71%~97%,特异性为 99%。与 X 线干板摄影,液晶热图像准确率相似,但以细胞学的假阴性最低。出现假阳性,多因技术操作不熟练或肿瘤直径在 1 cm 以下者。然而配合其他检查,多可达到诊断乳腺癌的满意效果。

而对于亚临床病灶的准确性来说文献报道差异较大,敏感性为 65%~100%,特异性为 88%~94%。这可能与各诊疗中心的穿刺技术,所采用的定位设备以及细胞学诊断标准不同有关。

影响细胞学诊断的因素包括以下几个方面:

1)出现假阴性的主要原因 肿块过小,针吸时不易掌握;针吸部位不准确,细胞的辨认能力差;部分分化好的癌细胞或小细胞型癌,细胞形态极难鉴别其良恶性。

2)出现假阳性的原因 出现假阳性性最多的是纤维腺瘤。因为纤维腺瘤除有双极裸核细胞外,其周围带有大而间变的细胞,核大且核染色质颗粒粗糙,是误诊为癌的一种常见原因;其次是乳腺结核病,增生的间叶细胞与异形上皮细胞难以区别,易误诊为癌细胞;另外,脂肪坏死细胞变性严重,也易出现假阳性。

3)取材不准的原因有 抽取时取材太少;肿块过小或部位过深;肿块如有纤维化增生时,组织较硬,穿刺细胞脱落少,故硬癌针吸诊断率较低。

(2)空芯针活检(core needle biopsy,CNB) 最近的一些有关乳腺癌临床病灶活检方法的比较试验都显示,空芯针活检除了具有 FNA 一样的简便、安全、经济等优点外,在许多方面要优于 FNA。例如它可以获得更加明确的组织学诊断,减少甚至避免标本量的不足以及能够区分原位癌和浸润性癌。在进行空芯针活检时也无需有细胞学专家在场。CNB 与 FNA 最主要的区别在于它们所采用的穿刺针口径大小的不同,从而决定了它们获取的标本有明显差别。CNB 采用的切割针,一般为 8～18 G。通常空芯针都由内针芯和外套管组成,前者在靠近顶部处有一凹槽,用于获取标本,而圆筒形外套管的顶部边缘锋利,在活检时依靠外力作用将陷于针芯凹槽内的标本切制下来。这样一次切割便取得一条呈圆形的组织标本,适于组织学诊断。而 FNA 则采用 20～22 G 的细针,依靠针筒的抽吸作用取得标本,因此获得的组织量少,仅适于行细胞学检查,易出现标本不足的情况。

(3)切除活组织检查 病理检查是最可靠的方法,其他检查不能代替。做活检时应将肿块完整切除,并最好在肋间神经阻滞麻醉或硬脊膜外麻醉下进行,避免局麻下手术,以减少肿瘤的播散,同时作冰冻切片检查。如果证实为恶性肿瘤,应及时施行根治性手术。

以上三种确诊的方法,针对可扪及肿块病例:首选细针吸取细胞学检查(FNA),次选空芯针活检(CNB),三选手术活检。针对临床不可扪及肿块病例:B超检查显示的病灶首选超声引导下 FNA,次选超声引导下 CNB 或手术活检,三选手术活检;X 线摄片显示的病灶首选 X 线引导下 CNB,次选手术活检。

【诊断对策】

(一)诊断

1. 病史 同任何其他疾病一样,完整的病史有助于正确诊断,系统的病史采集应该包括如下几个方面:

(1)肿块发现日期、大小、部位、质地、发展速度,与月经周期的关系。

(2)有无伴随症状,如疼痛及疼痛的性质与时间? 有无乳头溢液,液体颜色、性状、量。

(3)是否做过检查,如病理检查和雌、孕激素受体测定;是否接受治疗,治疗方案如何,反应如何?

(4)既往有无乳腺炎症、外伤、增生性疾病以及良、恶性肿瘤史?

(5)月经、婚育、哺育史,是否妊娠或哺乳?

(6)有无肿瘤家族史,尤其是直系亲属有无乳腺癌病史?

表 4-2 概括了乳腺癌的危险因素,在病史采集过程中应该给予特别注意。

表 4-2 乳腺癌危险因素

因素	高危	低危
年龄	老年,×4 倍	年轻
家族史		
一级亲属绝经前双侧乳腺癌病史	有,×8 倍	无
一级亲属双侧乳腺癌病史	有,×5 倍	无
一级亲属绝经前一侧乳腺癌病史	有,×3 倍	无
既往病史		
乳腺囊性增生症伴不典型增生	有,×3~6 倍	无
对侧乳腺癌——腺癌	有,×2 倍	无
对侧乳腺癌——小叶癌	有,×0.2~0.5 倍	无
卵巢或子宫内膜癌	有,×2~4 倍	无
卵巢切除术	无	有
月经/婚育史		
婚姻状态	独身,×1~2 倍	已婚
初潮年龄	早,×1~2 倍	晚
绝经年龄	晚,×1~2 倍	早
第一次足月妊娠年龄	>30 岁,×2~4 倍	<20 岁
生产有否	未,×2~3 倍	23 岁前生产
其他		
社会经济地位	高,×2~4 倍	低
出生地	北美(欧),×2~4 倍	亚洲,非洲
绝经后体态	肥胖,×2~4 倍	正常
耳垢干湿度	湿	干

2. 临床表现

(1)乳腺肿块 85%~90%乳腺癌患者以乳腺肿块就诊,60%肿块有患者自己发现。

(2)乳腺疼痛 不是乳腺癌的临床表现,但是应该除外乳腺癌。

(3)转移病灶 也可能是乳腺癌的首发表现,转移部位可能是远隔器官或腋窝淋巴结。2%乳腺癌患者以腋窝淋巴结肿大为首发表现,而乳腺不能触及肿块。

(4)无症状患者　对高危而无临床表现的患者应该定期接受钼靶X线检查,并教会患者进行自我检查。

3.辅助检查

(1)乳腺X线检查　是迄今为止惟一被证实有效的乳腺癌普查措施。50%未扪及肿块的乳腺癌以及70%的乳腺原位癌的检出要归功于X线。其主要表现为肿块和钙化灶。西方国家推荐40岁以后每年1次钼靶检查,由于我国乳腺癌发病高峰年龄远远早于西方国家,所以我国妇女乳腺癌的普查年龄应较西方国家为早。另一方面,西方国家乳腺癌患者多为绝经后妇女,此时乳腺主要为脂肪组织,癌肿容易发现;我国乳腺癌高峰年龄为45岁,此时乳腺大部是腺体,癌变不易被X线发现,漏诊几率较高。因此在我国乳腺癌的早期诊断应采用多种方法联合诊断。

(2)B型超声检查　为应用最为广泛的乳腺检查设备。超声波检查具有无痛苦、无损害,可以反复进行的独到优势,因而通常用于乳腺X线或体检发现异常病灶的进一步诊断。由于能清晰显示乳房各层软组织结构及其内肿块的形态和质地,因此能鉴别乳癌和良性肿块。B型超声检查诊断乳腺癌的正确率可高达90%,对良性肿块可高达84%。但对直径小于1cm的乳腺癌,超声诊断率则低于X线检查。

(3)乳腺MRI显像　在乳腺癌早期诊断方面较X线检查虽然有着更高的敏感性和特异性,但其检查费用昂贵,检查时间长;需要注射造影剂,因此不适用于大规模的人群普查。其主要适应证如下:①钼靶X线诊断困难患者,如致密型乳腺、植入假体的乳腺、有瘢痕的乳腺等;②保乳手术前需排除多中心病灶者;③钼靶X线诊断较困难的乳腺癌组织类型,如小叶癌、导管内癌等;④以腋窝淋巴结转移为首发表现而找不到原发病灶时;⑤高危人群;⑥乳腺癌保乳手术放疗后X线及超声扫描不能除外残余肿瘤者。

影像学引导下的微创活检需要特殊穿刺针、开放型MRI机及价格因素,其应用收到一定的限制。

(4)针吸细胞学检查和切除组织学检查　应用细针(直径0.7~0.9mm)穿刺吸出组织液内含有的细胞做检查,诊断乳癌的正确率达80%以上,其损伤小而安全性大,但对于直径小于1cm的乳癌不易取到标本。

当针吸细胞学检查的结果为阴性,而临床上仍怀疑为乳腺癌时,应该进行切除活检。切除活检时应将肿块连同周围乳腺组织完整切除。鉴于切除活检时有可能将癌肿周围的浸润切开、促使癌细胞入血,因此,切除活检要与乳腺癌的进一步手术紧密衔接。根据快速冻结切片或石蜡切片结果,确定是否需要进一步手术及其手术方式。

(二)鉴别诊断

晚期乳癌临床表现明显,诊断并不困难。早期乳癌缺乏特异性临床表现,需要与下列疾病鉴别。

1. 外伤性脂肪坏死 多见于50～60岁中老年患者,以肥大而下垂的乳房容易受伤。多在挫伤数月后形成,虽然有外伤史,但是不一定能被问出。临床表现为无痛的局限性硬块,单个,边缘不清,往往与皮肤粘连。

2. 乳房结核 20～40岁青年妇女多见,进展缓慢,疼痛较明显,肿块数量不一、位置不定、边界不清,与周围组织粘连。患者可能有低热、乏力及盗汗等全身症状。早期不易与乳腺癌鉴别。乳腺结核形成寒性脓肿,溃破后产生窦道。

3. 乳房囊性增生症 20～50岁妇女多见,有多个大小不一、质韧、边界不清的结节,散在分布于两侧整个乳房,但是往往难以触及单个孤立肿块。患者常常有程度不等、性质不同的乳腺疼痛。

(三)特殊类型乳腺癌

1. 隐性乳腺癌 隐性乳腺癌(occult breast cancer,OBC)是一种以转移灶为首发表现、而体格检查及钼靶 X 等检查找不到乳腺原发病灶的特殊类型乳腺癌。转移灶以腋窝淋巴结肿大最为常见,少数情况是在其他部位发现转移性乳腺癌。隐性乳腺癌与 T_0 期乳腺癌完全不同,后者属早期乳腺癌,体格检查虽然扪不到乳房包块,但辅助检查如钼靶摄片、MRI 等可发现乳房内病灶,患者多无腋窝淋巴结肿大。

隐性乳腺癌约占乳腺癌伴腋淋巴结转移患者的 0.5%,占所有乳腺癌病例的0.3%～1%。国内天津肿瘤医院资料显示:2/3 隐性乳腺癌患者的乳房切除标本内可找到原发灶,约 75% 隐性乳腺癌属浸润性导管癌,发病部位多为外上象限,45% 的标本为多中心病灶。

发现腋窝肿大淋巴结时,细针穿刺活检可作为首选的诊断手段,但阴性结果不能排除恶性病灶,如穿刺活检阴性,应进行手术切除活检。对 90% 以上的女性患者如果能确定为腺癌则支持同侧隐性乳腺癌的诊断。对切除的癌转移淋巴结必须进行 ER、PR 检测,一是为了指导内分泌治疗,二是为了进一步明确诊断;阳性结果提示乳腺癌,约 50% 的女性乳腺癌患者表现为 ER 阳性。但 ER、PR 阴性不能排除乳腺癌。

隐性乳腺癌应该采用以手术为主的综合治疗。传统手术方式为根治术或改良根治术,应用新的检测手段如 MRI 检测到原发肿瘤后则可行保乳治疗,即行单纯肿瘤切除术或象限切除术联合腋窝淋巴结清扫。术后根据病理检查结果,按照普通乳腺癌辅以化疗、放疗及内分泌治疗。其预后与相同分期的非隐性乳腺癌相似。

2. 双侧乳腺癌　两侧乳房同时或先后独立发生的原发性乳腺癌称为双侧原发性乳腺癌(bilateral primary breast cancer,BPBC)。发现两侧乳腺癌的时间等于 6 个月为同时性双侧乳腺癌,发现两侧乳腺癌的间隔时间大于 6 个月称异时性双侧乳腺癌。异时性双侧乳腺癌间隔时间最长可达 20 多年。BPBC 诊断标准为:① 双侧乳腺癌的病理类型不同;②双侧乳腺癌组织中分别可找到原位癌成分;③异时性双侧乳腺癌病理组织学类型虽然相同,但是第一癌无局部复发、淋巴结转移及远处转移;④第一原发性乳腺癌治疗后 5 年以上对侧发生的乳腺癌。

双侧原发性乳腺癌占乳腺癌病例比率,国外报告为 5%～15%,国内报告为 1.4%～7.7%。双侧乳腺癌与单侧乳腺癌病理类型无明显差异,双侧乳腺癌第一癌与第二癌病理类型可能相同也可以不同,以浸润性导管癌居多数。双侧乳腺癌与单侧乳腺癌的临床表现及 X 线钼靶摄片影像无明显区别,同时性双侧乳腺癌与异时性双侧乳腺癌摄片特点也无明显不同,但异时性双侧乳腺癌第二侧病变常较第一侧小,表现为多中心性,侵犯淋巴结的机会也较小。多数文献报道与单侧乳腺癌相比,双侧乳腺癌腋淋巴结阳性率较高,可能与双侧癌灶均能发生淋巴结转移有关。

双侧原发性乳腺癌需要与对侧转移性乳腺癌相鉴别,因为两者的治疗及预后完全不同。前者两侧乳腺癌均为原发癌,均可能治愈;而后者属晚期乳腺癌。

可手术的双侧原发性乳腺癌的治疗原则与单侧乳腺癌基本相同,即以手术治疗为主的综合治疗。手术方式包括标准根治术、改良根治术,有适应证者也可选用保乳手术。同时发现的 BPBC 按 TNM 分期较高一侧原则确定术后治疗方案和治疗顺序,先后发现的 BPBC 按两个单发乳腺癌治疗。术后治疗参照单侧乳腺癌治疗的基本原则,根据临床病理分期的早晚、病理组织学类型、淋巴结转移情况和激素受体及 Her-2 基因表达情况等选择放疗、化疗、内分泌治疗和生物治疗。研究发现双侧原发性乳腺癌的预后与单侧乳腺癌无明显差别,同时性与异时性双侧乳腺癌的预后报道各家不同。

3. 妊娠/哺乳期乳腺癌　是指从妊娠开始至妊娠结束后 1 年内(包括哺乳期间)发生的原发性乳腺癌。国内报告妊娠/哺乳期乳腺癌在妊娠/哺乳期妇女中的发病率为 1/3 000～1/10 000,约占全部乳腺癌的 1.5%～8.2%。

妊娠/哺乳期乳腺癌多为非特殊型浸润性癌,尤以弥漫性浸润型者为多,肿瘤分化较差,ER、PR 阳性率低,且多呈双阴性,HER-2/neu 常过表达。其恶性程度常高于非妊娠/哺乳期乳腺癌。

妊娠/哺乳期乳腺癌的发病年龄平均为 35 岁,患者起病隐匿、进展迅速、症状期短。常见的体征多为乳房皮肤红肿、皮温增高、触痛明显等类似炎性乳癌的表现。查体多可发现较大的乳房肿块,同时伴有腋淋巴结或锁骨上淋巴结肿大。部分患者不愿中止妊娠和哺乳而延误病情,所以大多数妊娠/哺乳期乳腺癌患者的临床分期比非妊娠/哺乳期乳腺癌患者晚、且预后差,临床误诊率也高。

妊娠/哺乳期乳腺癌的治疗原则与非妊娠/哺乳期乳腺癌相同,均应采用手术为主的综合治疗。尽管目前尚未发现妊娠期乳腺癌对胎儿造成的损害(癌细胞不能通过胎盘),但是乳腺癌放疗、化疗均会影响胎儿发育、引起畸形,因此诊断明确者原则上应终止妊娠、停止哺乳。改良根治术是妊娠/哺乳期乳腺癌患者的首选手术方法。在妊娠早、中期,应尽早终止妊娠,实施手术;在妊娠末期可待分娩后再进行手术治疗。妊娠终止前,应该避免抗癌药物治疗及放射治疗;对拒绝终止妊娠的患者,以单纯手术治疗为宜,放疗、化疗应列为禁忌。

4. 炎性乳癌　是一类侵袭性最强的乳腺癌,多数为分化差的浸润性导管癌。占所有乳腺癌的 1%～3%,多见于妊娠、哺乳期妇女。

临床表现同急性乳腺炎,乳房皮肤红、肿、热、痛、厚度增加。体检可以见到典型的"橘皮征",其组织病理学特征为皮下淋巴管有成簇癌细胞堵塞形成癌栓,腋窝淋巴结肿大常见。临床上怀疑为炎性乳腺癌者必须进行穿刺活检,由于不易获得足够的细胞量,需要增加针吸次数。

炎性乳腺癌明确诊断后,应该及时进行化疗,即所谓新辅助化疗。根据新辅助化疗反应与结果,制订进一步的治疗方案,如手术、放疗、化疗、内分泌治疗。炎性乳癌的预后极差,综合治疗后 5 年生存率仅为 25%～48%。

5. 男性乳腺癌　是少见的恶性肿瘤,在人群中的发病率约为 1/10 万,占全部乳腺癌患者的 1%。男性乳腺癌有明显的种族差异,白种人发病率最低,非洲黑人最高。

男性乳腺癌的组织病理学类型与女性乳腺癌基本相同,以分化良好的非特殊性浸润癌最为常见,因男性乳腺无腺泡发育,所以小叶癌少见。

男性乳腺癌好发年龄为 50～60 岁,多以乳腺肿块就诊,体格检查发现乳晕下肿块,无疼痛,一般为单侧,容易与皮肤及胸肌粘连。腋窝常常能触及肿大的淋巴结。

男性乳腺癌的治疗原则与女性乳腺癌相同,采用以手术为主的综合治疗。改良根治术为首选手术方式,如果肿瘤侵犯胸肌,应该选择经典的根治术。放射治疗与化学治疗对男性乳腺癌有重要意义,可以显著提高生存率,实施原则与女性乳腺癌相同。男性乳腺癌患者 ER 阳性率可达 75% 以上,提示其对内分泌治疗敏感。他莫昔芬为 ER(+)男性乳腺癌患者首选药物,适用于任何年龄的患者。男性乳腺癌内分泌治疗应该遵循如下原则:①已经手术、ER(+)者术后服用他莫昔芬 5 年;②无论 ER 状态,局部复发或远处转移患者均可服用他莫昔芬治疗,无效者可考虑施行睾丸切除术。睾丸间质细胞对放射线不敏感,所以不用放射去势。

【治疗对策】

(一)治疗原则

乳腺癌的治疗方法有手术、放疗、化疗、内分泌以及靶向治疗等。早期乳腺癌主要的治疗方式是以手术为主,术后予以必要的放疗、化疗以及内分泌治疗等的综合措施;对中、晚期的乳腺癌,手术可以作为配合全身性治疗的一个组成部分。

按照肿瘤部位及临床瘤期,乳腺癌治疗原则如下:

1. 早期乳腺癌　指临床Ⅰ、Ⅱ期的能手术治疗的乳腺癌,以手术治疗为主。手术方式可采用改良根治术或保留乳房的手术方式。病灶位于内侧或中央者必要时需同时处理内乳淋巴结,术后根据患者的年龄、病灶部位、淋巴结有无转移以及激素受体等决定辅助后续治疗。

2. 局部晚期乳腺癌　指临床ⅢA 及部分ⅢB 期病例,此类病例以往单纯手术治疗的效果欠佳,目前采用术前新辅助化疗,使肿瘤降期以后再决定手术的方式,如术前化疗后肿瘤退缩不明显,必要时可给予放射治疗,手术后应继续予以必要的辅助治疗。

3. 晚期　指临床部分ⅢB 及Ⅳ期病例,应以化疗及内分泌治疗为主,而手术及放疗可作为综合治疗的一部分。

(二)术前准备

1. 一般术前准备　同其他常规手术。

2. 特殊术前准备

(1)不可触及病灶的精确定位　如钼靶 X 线、MRI 等立体定位下的钩状钢丝(hook wire)留置法。

(2)需前哨淋巴结活检(sentinel lymph node biopsy,SLNB)的乳腺手术　术前 4～20 小时注射核素示踪剂(如 ^{99}Tc 标记的硫胶体)。注射部位为原发肿瘤或原发肿瘤切除后的残腔周围的乳腺组织、肿瘤实质内、原发肿瘤表面的皮下组织或者患侧的乳晕下组织。目前未见关于各种不同的注射方法对成功率和假阴性率的影响。但注射到肿瘤实质内有促进肿瘤转移的危险,不提倡。

(3)心理方面准备 影响保乳治疗决策的一个极为重要的因素是患者自身对于治疗的看法,患者自身对保乳治疗的理解和认可是保乳治疗得以实施的必要前提,所以医师在手术前应与患者就保乳治疗与根治术的优缺点做详细的讨论。患者在对治疗做出选择时应考虑到:①局部复发的可能性和结局;②心理调节,包括对肿瘤复发的恐惧、性生活方面的适应、身体功能的恢复等方面;③经济条件、就医条件等,能否确保术后放疗等后续治疗的完成。

(三)治疗方案

1. 手术治疗 自从 1890 年 Halsted 建立了乳腺癌根治术以来,该术式一直被认为是治疗乳腺癌的经典术式。1948 年 Handley 在根治术的同时做第 2 肋间内乳淋巴结的活检,证实内乳淋巴结也是乳腺癌转移的第一站淋巴结,从而开展了各种清除内乳淋巴结的扩大根治术。以后又有作者将手术范围扩大到锁骨上及前纵隔淋巴结,但此类手术增加了并发症而疗效无提高而被弃用。1970 年以后较多采用的是保留胸肌的改良根治术。1980 年以后由于对乳腺癌生物学行为的进一步了解,同时从大量的资料中看到,虽然手术范围不断地扩大,但治疗后的疗效无明显提高,手术治疗后的失败原因主要是肿瘤细胞的血道转移。即使Ⅰ期病例中术后仍有 10%~15% 的患者因血道转移而失败。因而认为乳腺癌自发病起即是一个全身性疾病。同时由于目前所发现的患者的病期较以往为早,淋巴结转移率较以往低,并且由于化疗的应用,放射治疗设备的改善,放射技术的改进,如目前应用的超高压直线加速器及三维立体定位适形放疗等治疗方法的应用,使病灶部位可达到恰当的剂量,因而近年来保留乳腺的手术得到了逐步的推广应用。

以往对乳腺癌的手术治疗时,不论采用何种手术方式仍需常规作腋淋巴结的清扫,目的是防止区域淋巴结的复发,同时根据淋巴结的病理检查决定术后辅助治疗的应用及判断预后。然而各期乳腺癌的淋巴结转移率平均为 40%~50%,而一期病例的转移率为 20%~30%,因而如常规的淋巴结清除可使 50%~60% 的患者接受了不必要的手术,同时增加了术后的并发症如上肢水肿、淋巴积液及功能障碍等,实际上肿瘤向区域淋巴结转移时总是有一个淋巴结首先受到癌细胞的转移,称之为前哨淋巴结(sentinel lymph node),该淋巴结如有转移时表明腋淋巴结已有癌转移,在该淋巴结阴性时,那么其他淋巴结有转移的可能性<3%。因此,近年来研究如何正确找到该淋巴结,并予以活检,如该淋巴结病理证实有转移时则进一步做腋淋巴结清扫,如无转移时则可不必施行淋巴结清扫术。这一乳腺癌治疗观点的

确立,是 20 世纪 90 年代乳腺外科的一个重要进展(首次写入最新第七版《外科学》教材)。

(1)手术指征

手术适应证:临床 0、Ⅰ、Ⅱ及部分Ⅲ期病变,无其他内科禁忌证者。

手术禁忌证:有以下情况之一,不适合手术治疗:①乳房及其周围皮肤有广泛水肿,其范围超过乳房面积的一半以上;②肿块与胸壁(指肋间肌、前锯肌及肋骨)固定;③腋下淋巴结显著肿大,且已与深部组织紧密粘连,或患侧上肢水肿或有明显肩部胀痛;④乳房及其周围皮肤有卫星结节;⑤锁骨上淋巴结转移;炎性乳腺癌;已有远处转移。

(2)手术时机 因恶性肿瘤组织有较丰富的血液循环及淋巴引流,所以任何损伤和刺激,都有可能使肿瘤细胞沿血管及淋巴管扩散转移,无论是穿刺细胞学或组织学检查,也无论针头粗细,总是有伤检查,因此难免有使肿瘤细胞扩散的可能,但穿刺毕竟较肿块部分切除的损伤小,既方便安全,诊断率又高。所以患者在行乳腺穿刺后,如证实为恶性,应争取尽早手术,最好不超过 1 周,最迟不能超过 2 周。如因其他原因不能及时手术者,可先行化疗,以防癌细胞扩散。

(3)手术方法 乳腺癌的手术方式很多,手术范围可自局部切除及合并应用放射治疗直到扩大根治手术,但是没有一种固定的手术方式适合各种不同情况的乳腺癌。对手术方式的选择应结合具体的医疗条件来全面考虑,如手术医师的习惯,放射治疗和化疗的条件,患者的年龄、病期、肿瘤的部位等具体情况,以及患者对外形的要求。

1)乳腺癌根治术 最常用亦是最经典的肿瘤外科治疗的术式。手术一般可在全麻或高位硬脊膜外麻醉下进行。可根据肿瘤的不同部位采用纵形或横形切口,皮肤切除范围可在肿瘤外 3～4 cm,皮瓣剥离时在肿瘤周围宜采用薄皮瓣法,将皮下脂肪组织尽量剥除,在此以外可逐渐保留皮下脂肪组织,但不要将乳腺组织保留在皮瓣上。皮瓣剥离范围内侧到胸骨缘,外侧到腋中线。先切断胸大、小肌的附着点。保留胸大肌的锁骨部,这样可以保护腋血管及神经。仔细解剖腋窝及锁骨下区,清除所有脂肪及淋巴组织,尽可能保留胸长及胸背神经,使术后上肢高举及向后运动不受障碍,最后将整个乳房连同周围的脂肪淋巴组织、胸大肌、胸小肌和锁骨下淋巴脂肪组织一并切除。术毕在腋下做小口,置负压引流,以减少积液,使皮片紧贴于创面。

2)乳腺癌改良根治术 该手术目的是切除乳房及清除腋血管周围淋巴脂肪组织,保留胸肌。使术后胸壁有较好的外形,且手术切口大都采用横切口,皮瓣分离时保留薄层脂肪。术后可有较好的功能及外形,便于需要时做乳房重建手术。手术方式有:①保留胸大、小肌的改良根治Ⅰ式(Auchincloss 手术);②保留胸大肌切除胸小肌的改良根治Ⅱ式(Paley 手术)。手术大都采用横切口,皮瓣分离与根治术相似,在改良根治Ⅰ式手术时可用拉钩将胸大小肌拉开,尽量清除腋血管旁淋巴脂肪组织,但清除范围仅能包括腋中、下群淋巴结。而改良根治Ⅱ式,由于切除胸小肌使腋血管周围的解剖能达到更高的位置,一般可以将腋上群淋巴结同时清除。此手术方式适合于微小癌及临床第Ⅰ、Ⅱ期乳腺癌,然而由于保留了胸肌,使淋巴结的清除不够彻底,因而对临床已有明确淋巴结转移病例的应用有一定的限制。

3)乳腺癌扩大根治术 Handley(1948)在乳腺癌根治术的同时作第 2 肋间内乳淋巴结的活检,国内李月云等(1955)报道根治术时内乳淋巴结活检的阳性率为19.3%(23/119),证实内乳淋巴结与腋下淋巴结同样是乳腺癌的第一站转移淋巴结。复旦大学肿瘤医院在 1242 例乳腺癌扩大根治术病例中,腋淋巴结转移率为51%,内乳淋巴结转移率为 17.7%。肿瘤位于乳房外侧者内乳淋巴结转移率为12.9%,位于内侧及乳房中央者为 22.5%。因而根治术时同时将第 1～4 肋间内乳淋巴结清除称为扩大根治术。手术方式有:胸膜内法(Uthan 手术):手术将胸膜连同内乳血管及淋巴结一并切除。胸膜缺损用阔筋膜修补。该方法术后并发症多,现已较少采用。胸膜外法:切除第 2～4 肋软骨连同第 1～4 肋间乳内血管旁脂肪淋巴结一并切除。该方法的并发症并不比一般根治术多。虽然该手术方式目前已较少应用,但对临床Ⅱ、Ⅲ期尤其病灶位于中央及内侧者其 5 年与 10 年生存率较一般根治术提高 5%～10%,因而对病灶位于内侧及中央时该手术方式还是有应用价值的。

4)单纯乳房切除术 切除乳腺组织、乳头及表面皮肤和胸大肌筋膜。此方法适用于非浸润性癌、微小癌、湿疹样癌限于乳头者,亦可用于年老体弱不适合根治手术,或因肿瘤较大或有溃破、出血时配合放射治疗。

5)保留乳房的治疗方法 近年来由于对乳腺癌生物学特性的进一步了解,手术后失败的原因主要是癌细胞的血道扩散,因而即使扩大手术切除范围也不能减少血道扩散。自 1972 年起国际上有六组临床随机分组的研究比较对早期乳腺癌采用肿瘤局部切除,术后应用放射治疗与乳房切除术的效果相似。手术切除肿瘤连同周围部分正常乳腺组织(方式有肿瘤切除、肿瘤广泛切除或象限乳腺切除等)。然而各种术式的基本要求是手术切缘无残留癌细胞,同时腋淋巴结清除,术后用超高压放射线照射整个乳腺、锁骨上、下及内乳区淋巴结。

保乳治疗的适应证:保乳治疗主要应用于 0 期的导管原位癌和早期(即Ⅰ、Ⅱ

期)浸润性乳腺癌。这些患者只要没有禁忌证就都可以视为保乳的适应证。另外，保乳治疗还可用于术前化疗取得满意效果的局部晚期乳腺癌和原本因为肿瘤比较大而不能进行保乳的Ⅱ期乳腺癌。

保乳手术绝对禁忌证：①既往做过乳腺或胸壁放疗；②妊娠期间的放疗；③钼靶摄片显示弥漫性可疑或癌性微钙化灶；④病变广泛，不可能通过单一切口的局部切除就达到切缘阴性且不致影响美观；⑤阳性病理切缘。

保乳手术相对禁忌证：①累及皮肤的活动性结缔组织病（尤其是硬皮病和狼疮）；②肿瘤直径＞5 cm(2B类)；③灶性阳性切缘；④已知存在BRCA1/2突变的绝经前妇女；⑤等于35岁的妇女。

6)"保腋窝"通过前哨淋巴结活检术(SLNB)来实施　前哨淋巴结指患侧腋窝中接受乳腺癌淋巴引流的第一枚淋巴结，可采用示踪剂显示后切除活检。根据前哨淋巴结的病理结果预测腋淋巴结是否有肿瘤转移，对淋巴结阴性的乳腺癌患者可不做腋淋巴结清扫，以减少术后患肢淋巴水肿等并发症。该项工作是20世纪90年代中乳腺外科的一个里程碑式的进展。前哨淋巴结活检适用于临床腋淋巴结阴性的乳腺癌患者，对临床Ⅰ期的病例其准确性更高。示踪剂有蓝色染料和放射性核素两种。一般注射于肿瘤周围的乳腺实质内，于腋毛区下缘作切口，先找到蓝染的淋巴管，沿着其引流方向即可发现蓝染的淋巴结即前哨淋巴结。放射性核素常用的有^{99m}Tc标记的硫胶体等，将其注射于肿瘤周围的乳腺实质内，根据放射性胶体颗粒的大小，在一定时间内用γ-计数器探测腋窝区放射性核素热点，热点附近做切口，并在γ-计数器引导下寻找放射性核素浓聚的淋巴结即前哨淋巴结。亦可在术中同时使用染料和核素示踪两种方法，旨在降低假阴性率。前哨淋巴结阳性的乳腺癌患者需做腋淋巴结清扫，阴性者免于腋淋巴结清扫。

(4)手术方法评估　就乳腺癌手术术式的发展而言，早期以局部切除及全乳房切除治疗乳腺癌，治疗结果悲观，自1894年美国Halsted提出乳腺癌根治术以来，该术式以其较前良好的术后效果，半个世纪以来并无争论；20世纪50年代进而有扩大根治术问世，但随着手术范围的扩大，发现术后生存率并无明显改善。这一事实促使不少学者采取缩小手术范围以治疗乳腺癌，保留胸肌的改良根治术应运而生。1979年美国国立癌肿研究院对乳腺癌的治疗作了专题讨论，并提出对Ⅰ、Ⅱ期乳腺癌患者，改良根治术与根治术同样有效。近20余年来Fisher对乳腺癌的生物学行为做了研究，通过动物实验及前瞻性随机临床试验，1971年Fisher领导的NSARP(B-04)对1700余例乳腺癌患者的乳腺癌根治术、全乳房切除术及全乳房切除区域淋巴结照射的手术方法进行效果评估，2002年公布了随访25年的结果，三组治疗的无病生存率、无转移生存率及总生存率无明显差异。1976年Fisher开始另一组随机临床试验(NSABP B-06),对1 800余例肿瘤小于4 cm的Ⅰ、Ⅱ期乳腺癌患者,评估保留乳房乳腺癌切除术、保留乳房乳腺癌切除术加放疗和全乳房切除术的治疗效果,2002年公布了随访20年的结果,发现三组的无病生存率、无转移生存率及总生存率也相似,而保留乳房乳腺癌切除术后同侧乳房癌肿复发的几率高于术后加放疗组,从而确定了保乳手术后放疗的必要性。基于以上资料,Fisher提出乳腺癌自发病开始即是一个全身性疾病,手术范围似不影响治疗结果,并力主缩小范围,而加强术后综合辅助治疗。目前应用的多种手术方式,包括保留乳房乳腺癌切除术均属治疗性手术,而不是姑息性手术。

针对乳腺癌选择性腋窝淋巴结清扫(即Ⅲ级腋窝清扫原则)、内乳淋巴结的外科处理原则以及乳腺镜辅助下乳腺癌外科等手术方法的评估,今后还需遵循以上"循证医学"的原则来开展完成。

(5)手术方案选择 关于手术方式的选择目前尚有分歧,但没有一个手术方式能适合各种情况的乳腺癌。手术方式的选择还应根据病理分型、疾病分期、手术医师的习惯及辅助治疗的条件而定。对可切除的乳腺癌患者,手术应达到局部及区域淋巴结能最大程度地清除,以提高生存率,然后再考虑外观及功能。对Ⅰ、Ⅱ期乳腺癌可采用乳腺癌改良根治术及保留乳房的乳腺癌切除术,其中针对临床腋窝淋巴结阴性的患者,可通过前哨淋巴结活检术进行"保腋窝"乳腺癌外科手术治疗。

在国内综合辅助治疗较差的地区,乳腺癌根治术还是比较适合的手术方式。胸骨旁淋巴结有转移者如术后无放疗条件可行扩大根治术。

以下是一些特殊性乳腺恶性肿瘤的治疗方案选择:

(1)妊娠及哺乳期乳腺癌 我国乳腺癌发生在妊娠或哺乳期者约占乳腺癌中7%～12%。妊娠及哺乳期由于体内激素水平的改变、乳腺组织增生、充血、免疫功能降低,使肿瘤发展较快,不易早期发现,因而其预后较差。

妊娠及哺乳期乳腺癌的处理关系到病员和胎儿的生命,是否需要中止妊娠应根据妊娠时间及肿瘤的病期而定。早期妊娠宜先中止妊娠,中期妊娠应根据肿瘤情况决定,妊娠后期应及时处理肿瘤,待其自然分娩。许多报道在妊娠后期如先处理妊娠常可因此而延误治疗,使生存率降低,哺乳期乳腺癌应先中止哺乳。

治疗应采用综合治疗,部分患者需做术前辅助治疗,以后再做手术,术后继续化疗。应根据病情决定是否需做放疗,预防性去势能否提高生存率尚有争论。无淋巴结转移病例的预后与一般乳腺癌相似,但有转移者则预后较差。

(2)隐性乳腺癌 隐性乳腺癌是指乳房内未扪及肿块而已有腋淋巴结转移或

其他部位远处转移的乳腺癌,约占乳腺癌中 $0.3\%\sim0.5\%$。原发病灶常很小,往往位于乳腺外上方或其尾部,临床不易察觉。腋淋巴结的病理检查、激素受体测定及乳腺摄片有助于明确诊断。病理切片检查提示肿瘤来自乳腺的可能时,如无远处转移,即使乳腺内未扪及肿块亦可按照乳腺癌治疗。术后标本可先行 X 线摄片常可提示病灶部位,在该处作病理检查可能发现原发病灶,预后与一般乳腺癌相似。但由于已有腋淋巴结转移,手术前后应行综合治疗。

(3)炎性乳腺癌　并不多见,此类肿瘤生长迅速,发展快,恶性程度高,预后差。局部皮肤可呈炎症样表现,开始时比较局限,不久即扩展到乳房大部分皮肤,皮肤发红、水肿、增厚、粗糙、表面温度升高、肿块边界不清,腋淋巴结常有肿大,有时与晚期乳腺癌伴皮肤炎症难以鉴别。

治疗主要用化疗及放疗,一般不做手术治疗。

(4)乳腺恶性淋巴瘤　乳腺原发恶性淋巴瘤属于结外型淋巴瘤,较少见。发病年龄常较轻,表现为一侧或双侧乳房内一个或多个散在的活动性肿块,边界清楚,质韧,与皮肤无粘连,有时伴浅表淋巴结或肝脾肿大。临床检查不易确诊,常需活检才能明确。治疗可用手术与放疗及化疗的综合治疗。

(5)乳腺间叶组织肉瘤　乳腺间叶组织肉瘤较少见,性质与身体其他部位的间叶组织肉瘤相似,其中以纤维肉瘤较多见。此外,还有血管肉瘤、神经纤维肉瘤等。症状常为无痛性肿块,圆形或椭圆形,可呈结节分叶状,边界清,质硬,与皮肤无粘连,淋巴结转移少见。

治疗应采用手术切除。失败原因常为血道转移,局部切除不彻底时可有局部复发。

(6)乳腺恶性分叶状肿瘤　本病与纤维腺瘤、巨纤维腺瘤同属乳腺纤维上皮型肿瘤,发病年龄为 $20\sim69$ 岁,病程较长,生长缓慢,瘤体有时很大,边界清楚,呈结节分叶状,质地韧如橡皮,部分区域可以呈囊性,表面皮肤有时由于瘤体张力大而呈菲薄,光滑水肿状,有时有表明曲张静脉,很少淋巴结转移,约 $4\%\sim5\%$。病理切片根据间质细胞的不典型程度、核分裂数等将肿瘤分为高度分化、中度分化及分化差三类。治疗方法主要是手术切除,手术范围可以作单纯乳房连同胸大肌筋膜切除,如有肿大淋巴结者则可予一并切除。预后与手术方式及肿瘤分化程度有关。局部切除的复发率较高,但复发后再做彻底切除仍可获得较好的效果;中度及高度恶性肿瘤易有血道转移,化疗及放疗的效果尚难评价。

(7)男性乳腺癌　男性乳腺癌约占乳腺癌病例中 1%,发病年龄在 $50\sim60$ 岁,略高于女性乳腺癌。病因尚未完全明了,但与睾丸功能减退或发育不全,长期应用外源性雌激素以及肝功能失常有关。病理类型与女性病例相似,但男性乳腺无小叶腺泡发育,因而病理中无小叶癌。

男性乳腺癌的主要症状是乳房内肿块,可发生在乳晕下或乳晕周围,质硬。由于男性乳房较小,因而肿瘤容易早期侵犯皮肤及胸肌,淋巴结转移的发生亦较早。男性乳房肿块同时伴乳头排液或溢血者常为恶性病变的征象。

治疗应早期手术,术后生存率与女性乳腺癌相似,但有淋巴结转移者其术后 5 年生存率较差,约为 30%~40%。晚期病例采用双侧睾丸切除术及其他内分泌治疗常有一定的姑息作用,其效果较女性卵巢切除为佳。

(8)湿疹样乳腺癌 湿疹样乳腺癌(Paget 病)亦少见,组织来源可能起自乳头下方大导管内的癌细胞,向上侵犯乳头,向下沿导管侵犯乳腺实质。早期时常为一侧乳头瘙痒、烧灼感、变红,继而变为粗糙、增厚、糜烂如湿疹样,可形成溃疡,有时覆盖黄褐色鳞屑样痂皮。病变可逐步累及乳晕皮肤。初起时乳房内常无肿块,病变进展后乳房内出现块物。组织学特点是乳头表皮内有腺体较大,胞浆丰富、核大的 Paget 细胞,乳头部乳管内可见有管内癌细胞。早期时不易与乳头湿疹相鉴别。恶性程度低,发展慢,较晚发生腋窝淋巴结转移。乳头糜烂部涂片或活组织检查可以明确诊断。

Paget 病病变限于乳头而乳房内未扪及肿块,临床分期属于原位癌时,做单纯乳房切除即可达到根治;乳晕受累时应作改良根治术;乳房内已有明确肿块时,其治疗方法及其预后与一般乳腺癌相似。

2. 非手术治疗

(1)放射治疗 放射治疗(radiotherapy)与手术相似,也是乳腺癌局部治疗的手段之一。放射治疗以往常用于乳腺癌根治手术前、后作为综合治疗的一部分,近年来已成为与早期病例的局部肿瘤切除组合成为一种主要的治疗手段。尤其在保留乳房的乳腺癌手术后,放射治疗是一重要组成部分,应用直线加速器可使到达肿瘤深部的剂量增加,局部得到足够的剂量可以减少局部复发,同时可以减少皮肤反应,术后患者能有较好的外形。靶区范围包括整个乳房、腋窝部乳腺组织。胸壁照射可采用双切线野,照射剂量为 46~50 Gy,肿瘤床局部再追加 10 Gy,同时做内乳及锁骨上区照射。

1)乳腺癌根治术后对复发高危病例,放疗可降低局部复发率,提高生存质量。指征如下:①病理报告有腋中或腋上组淋巴结转移者;②阳性淋巴结占淋巴结总数 1/2 以上或有 4 个以上淋巴结阳性者和 T_3 病例;③病理证实胸骨旁淋巴结阳性者(照射锁骨上区);④原发灶位于乳房中央或内侧而做根治术后,尤其是腋淋巴结阳性者(照射锁骨上及内乳区);⑤腋淋巴结阳性少于 4 个和 T_3 或腋淋巴结阳性超过 4 个和 $T_{1\sim2}$ 者为放疗的相对适应证。

放射设备用直线加速器或 ^{60}Co,一般剂量为 50 Gy(5 000 rad)/5 周,并鼓励乳腺外科医生术中放置金属标记物(如银夹)定位标记瘤床,便于术后精确照射。

2)术前放疗主要用于第Ⅲ期病例或病灶较大、有皮肤水肿者。照射使局部肿瘤缩小,水肿消退,可以提高手术切除率。术前放疗可降低癌细胞的活力,减少术后局部复发及血道播散,提高生存率。一般采用乳腺两侧切线野,照射剂量为 40 Gy/4 周,照射结束后 2~4 周手术。

炎性乳腺癌可用放射治疗配合化疗。

3)复发肿瘤的放射治疗,对手术野内复发结节或锁骨上淋巴结转移,放射治疗常可取得较好的效果。局限性骨转移灶应用放射治疗的效果也较好,可以减轻疼痛,少数病灶可以钙化。脑转移时可用全脑放射减轻症状。

(2)化学治疗(chemotherapy) 根据大量病例观察,业已证明浸润性乳腺癌术后应用化学药物辅助治疗,可以改善生存率。乳腺癌是实体瘤中应用化疗最有效的肿瘤之一,对晚期或复发病例也有较好的效果,即化疗在整个治疗中占有重要的地位。由于手术尽量去除了肿瘤负荷,残存的肿瘤细胞易被化学抗癌药物杀灭。

浸润性乳腺癌伴腋淋巴结转移者是应用辅助化疗的指征。对腋淋巴结阴性者是否应用辅助化疗尚有不同意见,有人认为除原位癌及微小癌(直径<1 cm)外均应用辅助化疗。一般认为腋淋巴结阴性而有高危复发因素者,诸如原发肿瘤直径大于 2 cm,组织学分类差,雌、孕激素受体阴性,肿瘤 S 期细胞百分率高,癌细胞分裂象多,异倍体肿瘤及癌基因 C-erB-2 有过度表达及年龄小于 35 岁者,适宜应用术后辅助化疗。

化疗配合术前、术中及术后的综合治疗是近年来发展的方向。常用的化疗药物有环磷酸胺、氟尿嘧啶、甲氨蝶呤、蒽环类及丝裂霉素等,近年来还有一些新的抗癌药物如紫杉醇类(泰素,泰素帝),去甲长春花碱(诺维本)等对乳腺癌都有较好的效果。联合应用多种化疗药物治疗晚期乳腺癌的有效率达 40%~60%。

术前化疗又称新辅助化疗的目的是使原发灶及区域淋巴结转移灶缩小使肿瘤降期,以提高手术切除率。同时癌细胞的活力受到抑制,减少远处转移且对循环血液中的癌细胞及亚临床型转移灶也有一定的杀灭作用。新辅助化疗也可了解肿瘤对化疗的敏感性。术后辅助化疗的目的是杀灭术时已存在的亚临床型的转移灶,又减少因手术操作而引起的肿瘤播散。一般都采用多药联合治疗的方案,常用的方案有磷酰酰胺、甲氨蝶呤、氟尿嘧啶三药联合方案(CMF 方案)及环磷酰胺、阿霉素(或表阿霉素)、氟尿嘧啶方案(CAF 或 CEF 方案),以及近年来应用紫杉醇及诺维本等为主的联合方案。术后化疗对绝经期前已有淋巴结转移的病灶能提高生存率,对绝经后患者的疗效提高并不显著。术后化疗应在术后 1 个月内开始应用,每次用药希望能达到规定剂量的 85％以上,低于规定量的 65％以下时效果较差。用药时间为 6～8 疗程,长期应用并不提高疗效,同时对机体的免疫功能亦有一定的损害。

晚期或复发性乳腺癌一般多采用抗癌药物及内分泌药物治疗,常用的方案有 CMF、CEF 及紫杉醇、阿霉素(TA、TE)或诺维本、阿霉素(NA、NE)等方案,对激素受体测定阳性的病例,同时可予以内分泌药物合并治疗。

(3)内分泌治疗 早在 1896 年就有报道应用卵巢切除治疗晚期及复发性乳腺癌取得一定的疗效后,内分泌治疗已作为乳腺癌的一种有效治疗方法。以往根据患者的年龄、月经情况、手术与复发间隔期、转移部位等因素来选用内分泌治疗,其有效率约为 30％～35％。20 世纪 70 年代以来,应用甾体激素受体的检测可以更正确地判断应用内分泌治疗的效果。

1)内分泌治疗的机制 乳腺细胞内有一种能与雌激素相结合的蛋白质,称为雌激素受体(ER)。细胞恶变后,这种雌激素受体可以继续保留,亦可以丢失。如仍保存时,细胞的生长和分裂仍受体内的内分泌控制,这种细胞称为激素依赖性细胞;如受体丢失,细胞就不再受内分泌控制,称为激素非依赖性细胞或自主细胞。雌激素对细胞的作用是通过与细胞质内的雌激素受体的结合,形成雌激素与受体复合物,转向核内而作用于染色体,导致基因转录并形成新的蛋白质,其中包括孕激素受体(PR)。孕激素受体是雌激素作用的最终产物,通常认为孕激素受体是雌激素受体活性的反应性标志。雌激素受体测定阳性的病例应用内分泌治疗的有效率约为 50％～60％,如果孕激素受体亦为阳性者,有效率可高达 60％～70％,雌激素受体测定阴性的病例内分泌治疗有效率仅为 5％～8％。

雌激素受体的测定方法有生化法(如葡聚糖包埋活性炭法及蔗糖梯度滴定法),近年来都采用免疫组织法,可用肿瘤组织的冷冻或石蜡切片检测。绝经后病例的阳性率高于绝经前病例。

雌激素受体及孕激素受体的测定可用以预测治疗的疗效和制订治疗方案。手术后受体测定阳性的病例预后较阴性者为好,此类病例如无转移者,则术后不必用辅助治疗或可用内分泌治疗。在晚期或复发病例中如激素受体测定阳性的病例可以选用内分泌治疗,而阴性的病例应用内分泌治疗的效果较差,应以化疗为主。

2)内分泌治疗的方法 有切除内分泌腺体及内分泌药物治疗两种。

①切除内分泌腺体中最常用的方法是双侧卵巢切除或用放射线照射卵巢两种方法,对绝经前雌激素受体测定阳性的患者常有较好的效果。尤其对有骨、软组织及淋巴结转移的效果较好,对肝、脑等部位转移则基本无效。此外,晚期男性乳腺癌病例应用双侧睾丸切除也有较好的效果。

卵巢切除作为手术后的辅助治疗,一般用于绝经前,雌激素受体测定阳性,有较广泛的淋巴结转移的患者,手术后应用预防性卵巢切除可以推迟复发,但对生存期的延长并不明显。

②内分泌药物治疗

抗雌激素类药物:目前最常用的内分泌药物是三苯氧胺,其作用机制是与雌激素竞争细胞内的雌激素受体,从而抑制癌细胞的生长。对雌激素受体测定阳性病例的有效率为55%～60%,而阴性者的有效率<8%。一般剂量为每日 20 mg 口服,至少服用 3 年,一般服用 5 年。其毒性反应较少,常见为肝功能障碍,视力模糊,少数患者应用后有子宫内膜增厚,长期应用者发生子宫内膜癌的机会增多,因而应用过程中应定期作超声波检查。对绝经后,软组织淋巴结及肺转移的效果较好。三苯氧胺用于手术后作为辅助治疗,对雌激素受体阳性病例可预防复发及减少对侧乳腺发生第二个原发癌的机会。

芳香化酶抑制剂:绝经后妇女体内雌激素来自肾上腺皮质分泌的胆固醇及食物中的胆固醇经芳香化酶的作用转化而成。芳香化酶抑制剂可以阻断绝经后妇女体内雌激素的合成,因而主要用于绝经后患者。第一代的芳香化酶抑制剂为甾体类的氨鲁米特,在应用的同时有抑制肾上腺的作用,需同时服用氢化考的松,以抑制垂体的负反馈作用。目前常用的为第三代芳香化酶抑制剂,如非甾体类的阿那曲唑,每日 1 次,每次 1 mg;来曲唑(letrozole),每日 1 次,每次 2.5 mg 口服;甾体类的芳香化酶抑制剂乙烯美坦(exemestane),每日 1 次,每次 25 mg 口服,副反应不大,常见如恶心等,长期应用可引起骨关节酸痛、骨质疏松。对激素受体阳性,以及有骨、软组织、淋巴等部位转移的患者效果较好。目前,芳香化酶抑制剂已正式进入手术治疗后的辅助治疗。

孕酮类:如甲地孕酮、甲孕酮、安宫黄体酮等对激素受体阳性的病例有一定的疗效,有效率约为10%～15%,主要用于绝经后的妇女,副反应有阴道排液、皮疹、水钠潴留等。

垂体促生殖激素释放素类似物(LH-RHa):有诺雷得(zoladex),其作用为抑制垂体促生殖腺激素的释放,因而在绝经前妇女应用后可起到类似卵巢切除的作用,多数患者应用后可以停经,但停用后可以有月经恢复,用法每月 1 次,3.6 mg 肌内注射。

雄激素：如丙酸睾酮，可用于绝经前病例，对骨转移有一定的疗效，常用剂量每周肌注 2～3 次，每次 50～100 mg，总量 4～6 g，副作用常有男性化症状、水钠潴留、高血钙等。女性激素如乙烯雌酚等已较少应用，对老年病例，长期应用三苯氧胺失效者可以试用。

（4）靶向治疗　靶向治疗是目前乳腺癌治疗研究的最前沿内容，而生长因子通路是分子靶向治疗的最适合"靶标"。目前临床上较多应用的是针对肿瘤 her-2 基因高表达者，可应用曲妥珠单抗（商品名赫赛汀）治疗。

【术后观察及处理】

乳腺癌标准根治及改良根治术后的常见并发症包括皮瓣坏死、皮下积液和患肢水肿。后二者亦会发生于保乳手术加腋窝淋巴结清扫的病例。术后观察也以预防和处理上述并发症为主。

1. 皮瓣坏死最常见，文献报道其发生率可达 10%～50%。预防皮瓣坏死，首先在术前应注意患者全身情况，纠正贫血及低蛋白血症等。术前设计好皮肤切口，并予标记。既要满足根治术标准，充分暴露术野，又可保留足够皮瓣关闭切口，必要时提早作好植皮的准备。术中操作应精细，皮瓣边缘厚度为 1～2 mm 为宜，基底部厚度约 5～6 mm，游离皮瓣可用电刀，但功率不宜过大。术毕观察皮缘血运，血运欠佳时可剪除皮下脂肪，使皮瓣变为全厚皮。缝合皮肤时张力不能过大，关闭以前用小血管钳夹住皮下组织，试测皮瓣游离动度，如不能对拢则向两侧游离，必要时减张缝合甚至植皮。术后在腋窝内及锁骨下方填塞蓬松纱布团，使皮瓣承压均匀。对术后皮瓣坏死面积较大者，行早期清创植皮。

2. 皮下积液主要为术后引流不畅所致，可因引流管放置不当或引流管扭曲、阻塞，导致创面积液或积血。预防包括术中解剖腋下时对可疑之束索状组织，给予切断结扎；防止淋巴管未扎所致术后渗液；创面彻底止血，给予创面喷洒医用蛋白胶；术后常规放置两根胶管引流，胸壁、腋窝各一条；缝合皮瓣时臂内收，使皮瓣自然对拢；术后腋窝加压包扎，可用普通绷带或弹性自粘绷带包扎，排除皮瓣下所有积液；常规负压吸引，术后 3～5 天拔除引流，7 天打开包扎绷带。目前有部分医院采用单纯引流管负压吸引而不需加压包扎的方法，可减少术后呼吸不畅，需根据引流量多少决定拔除引流时间，适当延长以减少皮下积液的发生。如有皮瓣下积液可在严格无菌下抽吸，残腔处用敷料绷带压迫，防止再度积液。

3. 患肢水肿主要表现为全手臂肿胀，多在术后半年至两年发生，进行性加重。

发病原因是由于腋窝淋巴结被切除后,上肢淋巴回流受阻,偶尔由于血栓性静脉炎所致的静脉阻塞,静脉粘连及附近的淋巴结炎的影响。预防包括术中清扫淋巴结时勿高于腋静脉,同时减少对腋静脉牵拉等刺激。治疗上较为困难,可给予功能锻炼,局部按摩,循序加压理疗等促进回流,疗效欠佳。

【疗效判断和处理】

乳腺癌是一种自然病程较长的恶性肿瘤,因此其疗效判断也是依据长期无病生存率、总生存率、局部复发率、远处转移率等指标。在出现复发等情况后,仍然可以通过进一步的手术、化疗、放疗等方法继续延长生命。在这一过程中,随访起着重要的作用。

【出院后随访】

外科手术治疗是乳腺癌治疗的重要一环,却不是治疗的全部。通过科学合理的随访,得到必要的检查、及时的治疗,是乳腺癌患者术后长期生存的保障。

随访目的包括:①检查手术伤口愈合情况;②监督术后化疗、放疗等辅助治疗的实施情况;③监测同侧复发和对侧乳腺癌;④监测远处转移。

随访时间一般为:第一年,每3个月随访一次。后2年,每6个月随访一次。3年之后,每年随访一次。

随访内容:

(1)自我检查　每月自行乳房、胸壁和腋窝检查,发现异常及时就诊。

(2)B超　包括乳腺、腋窝、肝胆。对于服用三苯氧胺等内分泌药物的患者建议定期作子宫、卵巢及肝脏的B超检查。

(3)胸片　一年一次。

(4)骨扫描　一年一次。

(5)乳腺钼靶摄片　35岁以上患者一年一次。

(6)CT、MRI　随访中医生认为必要时。

【预后评估】

影响乳腺癌预后的因素很多,其相互关系错综复杂,应当综合各方面的因素来估计患者的预后。影响预后的主要因素有以下几个方面:①临床因素;②年龄:一般认为年轻的病例肿瘤发展迅速,淋巴结转移率高,预后差;③原发灶大小和局部浸润情况:在没有区域性淋巴结转移和远处转移的情况下,原发灶越大和局部浸润越严重,预后越差;④淋巴结转移;⑤肿瘤的病理类型和组织分化程度;⑥雌、孕激素受体阴性者预后差;⑦细胞增生率及 DNA 含量;⑧癌基因 C-erbB-2 阳性者预后差。

　　乳腺癌的病因问题尚未解决,故真正可用于一级预防的手段极为有限,但谨慎地提出几种降低乳腺癌危险性的措施是有可能的,如青春期适当节制脂肪和动物蛋白质摄入,增加体育活动,鼓励母乳喂养婴儿,更年期妇女尽量避免使用雌激素,更年期后适当增加体育活动,控制总热量及脂肪摄入,避免不必要的放射线照射等。

(马浙夫　石汉平　林　颖)

第 **5** 章 | 腹外疝

【概述】

任何脏器或组织离开原来的部位,通过人体正常的或不正常的薄弱区或缺损、孔隙进入另一部分,即称为疝。发生于腹部的疝称腹部疝,其中以腹外疝为多见,它是由腹腔内脏器或组织连同腹膜壁层经腹壁或贫壁的薄弱区缺损、孔隙,向体表突出所形成,类似一个腹膜憩室。

腹外疝是外科最常见的疾病之一,其中以腹股沟区的腹外疝发生率最高,占90%以上,其次是股疝占 5% 左右,较常见的腹外疝还有切口疝、脐疝和白线疝。此外,尚有类别甚多的罕见疝。

【诊断步骤】

(一)病史采集要点

1. 疝块发生的部位、性质,是否具有可复性,是否随体位改变。

2. 疝块发生的时间,是否随病程的演进而变化。

3. 疝块的出现是否伴有局部胀痛和肠梗阻症状,以及泌尿系统和消化道症状。

4. 有无慢性咳嗽、慢性便秘、排尿困难等病史,有无腹部手术、外伤史和家族史。

(二)体格检查要点

1. 一般情况 发育、营养、体重、精神、血压和脉搏。

2. 局部检查 特别仔细地进行局部检查,应注意以下内容:

(1)是否有肿块,肿块在腹部的位置、大小、形状、质地、张力,以及是否有压疝、红肿、波动和肠鸣音、气过水声等。

(2)肿块是否具有可复性,若随体位改变或加压还纳肿块后,可否能够再现,其突出的途径及毗邻关系如何;疝环的位置、大小、强度;肿块近腹腔侧是否有蒂状组织。

(3)直肠指检 是否触及肿块、直肠前突或前列腺增生及其程度。

3. 全身检查 不可忽视全身体格检查,应注意:

(1)是否有腹胀、肠型,腹部是否有压痛、肌紧张、反跳痛等腹膜刺激征,能否闻及肠鸣音亢进及气过水声,是否存在移动性浊音。腹壁是否有手术瘢痕。

(2)是否有耻骨上压痛、肾区叩击痛,肾脏是否肿大。

(3)有无老年慢性支气管炎及肺气肿体征,如杵状指、桶状胸、呼吸音粗糙或过轻音。有无循环系统体征。

(三)辅助检查要点

1. 实验室检查

(1)血、尿常规 在可复性疝时通常无明显变化;当发生嵌顿或绞窄引发肠梗阻时,白细胞计数通常升高;若疝内容物为膀胱时,则可出现血尿。

(2)血生化 若伴有肠梗阻时,可出现水、电解质及酸碱平衡紊乱。

2. X线检查

(1)腹平片 嵌顿性或绞窄性腹外疝站立位时,可见肠胀气、阶梯状气液平等肠梗阻征象。

(2)胸片 可发现老年慢性支气管炎、肺气肿等改变。

(四)进一步检查项目

1. X线检查

(1)疝囊造影术 首先由加拿大医师介绍(1967)。疝囊造影术为疝外科的发展提供了有价值的资料。在第一次手术前,它可以作为精确的诊断,包括疝的类型、数目,以协助手术方式的选择,有效地减少遗留疝的发生。在手术后,此法既可诊断复发疝,又能较准确地分辨出遗留疝、新发疝或真性复发疝,疝造影术不是常规检查。适应证为:①病史中有可复性腹股沟肿块,但临床检查不能证实者;②下腹部有外伤史,经常隐痛不适,不能用其他原因解释者;③复发性疝,可准确显示疝囊数目、腹横筋膜破口或哆开处的部位、大小;④疝手术后的随访;⑤其他如对小儿单侧斜疝可考虑造影,另外在某些腹股沟区、下腹部或会阴部肿块诊断不明、需要鉴别时,也可考虑行造影以明确之,但不适用于嵌顿性腹外疝。

(2)胃肠钡剂造影 对腰疝诊断具有重要的提示价值。

2. 超声波检查

(1)B超检查 有助于对疝的诊断,特别适用于隐匿性或隐蔽性疝的诊断和鉴别诊断。了解有无前列腺增生、尿潴留等。

(2)彩色多普勒超声检查　可以观察疝内容物的血供情况、血流速度,以了解有无绞窄及坏死。

3. 近红外线扫描　近年来发现应用近红外线扫描对腹外疝诊断有所帮助,特别是对巨大疝块,如切口疝、腹股沟斜疝等,了解疝内容物的类型、腹壁缺损的范围,疝内容物是否绞窄等有一定价值。同时,在鉴别腹股沟斜疝与睾丸鞘膜积液或精索鞘膜积液时,比传统的"透光试验"更为可靠。

4. 腹腔检查　主要适用于局部表现不明显的隐蔽部位的腹外疝或早期隐匿型腹外疝。

【诊断对策】

(一)诊断要点

1. 病史　腹壁强度降低和腹内压增高是腹外疝的两大发病原因。因此,详尽询问病史,确切了解发病全过程、治疗史、治疗结果及相关病史是疝的主要诊断方法之一。

2. 临床表现　具有典型疝块的局部和全身症状,又有明确的体征,确定疝是否存在,通常并无困难。因疝的种类及疝内容物的不同,其疝块的位置、大小、形态、张力及有无压痛等而各异。同时注意是否伴有肠梗阻表现。

3. 辅助检查　X线造影、B超、近红外线扫描、腹腔镜等检查均可提供诊断依据。

4. 手术　可为确诊提供证据。在具体病例的诊断过程中,必须明辨下列问题:①腹外疝是否存在及是何种疝;②是易复性疝或是难复性疝,还是嵌顿性疝;③疝内容物是否发生绞窄。

(二)临床类型

1. 根据疝内容的病理变化和临床表现,腹外疝可分为下列类型。

(1)易复性疝　凡疝内容很容易回入腹腔的,称为易复性疝。其特点为:①此类疝内容物可自行出入疝环,可无明确的病理生理紊乱,若为中空脏器且在疝囊内停留时间较久,则可出现腹胀、消化不良、便秘、尿频等症状;②疝内容物可以不是固定的肠袢或器官,疝环邻近的有一定活动度的腹内脏器都可能在某次发作时突出疝环,成为疝内容物,其突出与还纳常由于体位和腹压改变所致。

(2)难复性疝　疝内容不能完全回入腹腔内但并不引起严重症状的,称为难复性疝。其特点为:①常因疝内容物(多数是大网膜,也有小肠)反复疝出,表面受摩擦而损伤，与疝囊发生粘连所致；②疝内容物若为大网膜则没有明显的病理生理紊乱出现，若为中空脏器则可以出现较为明显的临床表现，如疼痛、肿胀、压痛、局部闻及肠鸣音亢进及高声调气过水声等病理生理紊乱，但疝内容物的血液循环良好。

（3）滑动性疝　腹膜外的脏器，在疝的形成过程中，可随后腹膜壁层而被上牵，也滑经疝门，遂构成疝囊的一部分，称为滑动性疝。其特点为：①常见脏器右侧为盲肠，左侧为乙状结肠或降结肠，前位是膀胱；②虽属难复性疝，但其病理学特点是与疝囊相连的组织内含有供应盲肠等脏器的主要血管，损伤切断后可使其失去活力；而难复性疝的粘连一般是可以分离的。

（4）嵌顿性疝　疝内容物突然不能回纳、发生疼痛等一系列症状者，称为嵌顿性疝。其特点为：①其主要病理特征是肠腔受压梗阻但其动静脉血运的供应尚未受阻，临床表现为急性肠梗阻症状；②其发生机制为弹力性或粪便性嵌顿均可以造成嵌顿的近端与远端肠袢内腔同时的完全性梗阻，属于闭袢性肠梗阻，也称为嵌闭性疝；③若嵌顿仅为肠壁的一部分，肠系膜并未进入疝囊，称之为肠管壁疝，或叫Richter疝，若嵌顿的内容物是Meckel憩室，则称为Littre疝，有些嵌顿肠管可包括几个肠袢，或呈"W"形，疝囊内各嵌顿肠袢之间的肠管可隐藏在腹腔内，这种情况称为逆行性嵌顿疝。

（5）绞窄性疝　嵌顿性疝，如不及时解除，其系膜受压渐重，先是静脉，后是动脉，血流逐渐减少，终至完全阻断，叫做绞窄性疝。其特点为：①疝块突然疝出肿大，伴有明显疼痛，与往常不同，不能回纳入腹腔；②疝块坚实、变硬、有明显压痛，令患者咳嗽时疝块无冲击感，也无膨胀性肿大；③出现急性机械性肠梗阻症状：剧烈的阵发性腹痛，伴有呕吐，排气排便停止，肠鸣音亢进，稍晚时还出现腹胀。

2. 根据疝门（亦称疝环）所在的解剖部位的不同，腹外疝又可分为以下种类：

（1）腹股沟斜疝　腹股沟斜疝是从腹壁下动脉外侧的腹股沟管深环（内环）处突出，通过全腹股沟管，向内下前方斜行，再穿过腹股沟管浅环（外环）形成的疝块，并可下降至阴囊。斜疝又有先天性和后天性两种。斜疝是最常见的腹外疝，国内统计表明斜疝约占各种疝的80%，占腹股沟疝的90%。斜疝多见于男性（占90%），右侧多于左侧（60%为右侧，25%为左侧，15%为双侧）。斜疝除了具有"膨胀性咳嗽冲击试验"阳性这一疝所具有的特征外，其最具特点的是还纳疝内容物后，手指压迫深环口（腹股沟韧带中点上方2 cm处）时肿块不再突出。

（2）腹股沟直疝　腹股沟直疝是从腹壁下动脉内侧，经Hesselbach三角区向前突出，不进入腹股沟管深环和陷囊的腹股沟疝。肿块多呈半球形，位于耻骨结节外上方。约占腹股沟疝的5%，常见于老年体弱者，特别容易继发于长期咳嗽的老年慢性支气管炎及老年性前列腺增生症等疾病。

（3）股疝　凡腹腔内或盆腔内的脏器通过股环脱出至股管中，或者穿过股管脱出至大腿上端内侧皮下者，称为股疝，占腹外疝的 4％～5％。嵌顿发生率在 56％～70％。女性股疝患病较男性多 4～6 倍，一般统计，股疝约占女性各种疝的 30％。

（4）腹部切口疝　腹部切口疝是腹部手术后由于切口处瘢痕愈合不佳，部分腹壁缺损而造成腹内脏器脱出所形成的腹外疝，是一种医源性疝。临床较为多见，在疝发病率中约占 1.5％，在腹外疝中仅次于腹股沟和股疝居第三位。切口疝大多数发生于术后最初几周或几个月内，但也可在术后数年发生，特别易于发生在肥胖者，文献报道有 80％发生在超体重者，尤以妇女多见，男女之比约为 1：2.5。切口疝依据疝环大小分为　①巨型：疝环直径大于 10 cm；②中型：疝环直径在 5～10 cm；③小型：疝环直径小于 5 cm。腹部发口疝的严重程度主要取决于腹壁组织缺损的大小和腹壁肌肉缺损以及萎缩的程度。

（5）造口旁疝　造口旁疝是与肠造口有关的腹部切口疝，腹内脏器从肠造口旁间隙或腹壁薄弱处脱出。造口旁疝也是肠造口术后一个较常见的并发症。结肠造口旁疝的发生率高，分别为 10％～20％和 5％～10％。肠双管造口比单管造口旁疝的发生率要高。造口旁疝大多发生在手术后近期，主要与造口部位的选择，如经腹切口处造口；局部因素，如造口处感染等；全身因素，如营养不良、慢性咳嗽使腹内压升高等有关。肥胖者腹腔内径和造口半径均较体瘦者为大，故更易发生造口旁疝。由于造口旁疝的颈部较宽大，一般疝内容物嵌顿、绞窄的发生率较低。

（6）脐疝　凡内脏由脐环中脱出者，统称为脐疝。在临床上可分为婴儿脐疝和成人脐疝。婴儿脐疝是因脐部发育不全，脐环没有完全闭锁，当腹内压骤然增加时，内脏经脐环突出而形成的腹外疝，是一种先天性发育缺陷。其发病率较高，在新生儿中占 5％～10％，早产儿、低体重儿多见。成人脐疝多为后天获得性，腹内压升高是主要原因。多发生于中年肥胖的经产妇女，常见诱因是妊娠大网膜脂肪过多、慢性咳嗽、腹水等。肿块多在脐环上缘处疝出，在脐部可见半球形疝块。

（7）白线疝　所有发于腹部中线的疝，除脐疝外都统称为白线疝。脐上远较脐下常见，又称上腹疝。白线疝是一种较少见的腹外疝（占 0.4％～3％），多发于20～40岁，男性多于女性，男女之比为 5：1。根据有无疝囊可分为：①无疝囊型：只有腹膜外脂肪垂脱出；②有疝囊型：其疝内容物多为大网膜，肠管或胃壁少见。上腹肿块是其主要体征，用手指夹住肿块向外牵拉可诱发疼痛是白线疝的特征。

（8）半月线疝　半月线疝又名 Spigel 疝，是经 Spigel 筋膜突出的疝。Spigel 筋膜是位于腹直肌外侧的腹横筋膜,此筋膜自第八、第九肋软骨水平开始向下,呈弧形,达耻骨结节。它在脐下方与半环线交界处最宽,也是最薄弱处,半月线疝多见于此处。其发病年龄多在50岁左右,左右之比为1.6∶1。半月线疝较易发生嵌顿和绞窄。

(9)闭孔疝　腹腔内脏器经髋骨的闭孔中突出的疝称为闭孔疝,属骨盆疝(还包括会阴疝、坐骨疝)是较为少见的腹外疝。闭孔疝多见于女性,男女之比约为1∶6。凡致闭孔管周围脂肪组织丧失而腹内压增高者,均可发生此疝。根据不同的疝出途径,通常将闭孔疝分为三型:①在闭孔管内;②在闭孔外肌的中上肌束之间;③在闭孔外膜与内膜之间。但无论何种情况,部位根深,除非疝囊很大,否则不易在股部扪及肿物。疝内容物多为小肠,由于疝环小而无弹性,常易嵌顿且在短期内发生绞窄,容易被延误诊断和治疗,肠坏死率可高达50%。临床上,闭孔疝主要表现有 Howship-Romberg 征和肠梗阻症状,有意义的体征为:①股三角上方及卵圆窝处的检查,约20%的患者可触及一圆形肿块,伴有轻压痛;②直肠指检,部分患者可以发现其患侧骨盆前壁闭孔区,有条索状疝块,有绞窄时,如将患肢外展,则肿块触痛明显加剧;③由于疝块小而深,不易被发现,直肠离闭孔较远,因而,部分患者经阴道检查,可使肿块较易被发现;④闭孔疝钳闭时,患侧下腹部及耻骨上区可有明显的肌卫、压痛、反跳痛等腹膜炎体征。此外,腹部的X线片上,除了一般性的肠梗阻表现外,有时可以见到耻骨上缘有固定充气肠曲阴影,改变体位后,重复检查,该项发现依旧不变。闭孔疝的发病率远较其他疝为低,但误诊率较高,达80%左右。常见误诊的疾病为:①肠梗阻;②腹膜炎;③关节炎。

(三)鉴别诊断要点

1.腹股沟疝

(1)斜疝与直疝

1)发病年龄　斜疝多见于儿童及青壮年;直疝多见于老年人。

2)突出途径　斜疝经腹股沟管突出,可入阴囊;直疝由直疝三角突出,不入阴囊。

3)疝块外形　斜疝呈椭圆或梨形,上部呈蒂柄状;直疝呈半球形,基底较宽。

4)回纳疝块后压住深(内)环　斜疝疝块不再突出;直疝疝块仍可突出。

5)精索与疝囊的关系　斜疝精索在疝囊后方;直疝精索在疝囊前外方。

6)疝囊颈与腹壁下动脉的关系,斜疝疝囊颈在腹壁下动脉外侧;直疝疝囊颈在腹壁下动脉内侧。

7)嵌顿机会　斜疝较多;直疝极少。

(2)斜疝与其他疾病

1)睾丸鞘膜积液　完全局限在阴囊内,其上界可触及,无蒂柄进入腹股沟管内,发病后从不能回纳,透光试验阳性。睾丸在积液之中,肿块各方均呈囊性而不能扪及实质感的睾丸。而斜疝则可扪及睾丸。

2)精索鞘膜积液　肿块位于腹股沟区睾丸上方,无回纳史,肿块较小,边缘清楚,有囊性感,牵拉睾丸时可随之而上下移动。但无咳嗽冲击感,透光试验阳性。

3)交通性鞘膜积液　肿块于每日起床或站立活动后缓慢出现渐增大。挤压肿块其体积可逐渐缩小,透光试验阳性。

4)睾丸下降不全　隐睾多位于腹股沟管内,肿块较小,界清挤压时有一种特殊的睾丸胀痛感,同侧阴囊内缺如。

5)髂窝部寒性脓肿　肿块往往较大,位置多偏右腹股沟外侧,边缘不清,质软而有波动感。腰椎或骶髂关节有结核病变。

2. 股疝　应与下列疾病相鉴别。

(1)腹股沟疝　斜疝位于腹股沟韧带的上内方,呈梨形;而股疝位于其下斜方,多呈半球形。疝块回纳后,紧压深环处;嘱患者站立或咳嗽,斜疝时疝块不再出现,而股疝则复现。直疝位于腹股沟韧带上方,手指检查腹股沟三角,腹壁有缺损。

(2)大隐静脉曲张结节　鉴别要点在于用手指压住股静脉近侧端,可使之膨胀增大,而股疝则不然。静脉曲线者常伴有下肢其他部分的静脉曲张表现。

(3)淋巴结肿大　嵌顿性股疝应与急性淋巴结炎相鉴别,后者常可在同侧下肢找到原发感染灶,外形多呈椭圆形;股疝常呈半球形,嵌顿时常伴有急性机械性肠梗阻。

(4)脂肪瘤和髂腰部结核性脓肿　其基底并不固定且活动度较大;股疝基底固定而不能被推动。

(5)急性肠梗阻　嵌顿疝或绞窄疝可伴发急性肠梗阻,但不应诊断肠梗阻而忽略疝存在。

【治疗对策】

(一)治疗原则

腹外疝的治疗包括非手术治疗和手术治疗,治愈的方法是手术治疗。治疗的方法取决于腹外疝的种类和临床类型及程度。

(二)术前准备

1. 手术前需灌肠1~2次,排空肠道。

2. 注意纠正水、电解质和酸碱平衡紊乱,尤其是对嵌顿或绞窄疝伴有肠梗阻症状时。

3. 对嵌顿或绞窄性疝,术前应给予抗革兰阴性杆菌及抗厌氧菌的抗生素。

(三)治疗方案

1. 非手术治疗

(1)婴儿治疗　婴儿腹肌可随体躯生长逐渐强壮,斜疝有自愈的可能。通常主张在 1 周岁内的婴儿可暂不手术,用棉线束带或绷带压住腹股沟管内环,以防疝的突出并给发育中的腹肌以加强腹壁的机会。

(2)疝带治疗　适用于年老体弱或因身患其他重病不能施行手术者,但不能用于难复性疝。

(3)手法复位　嵌顿性疝原则上应紧急手术治疗,仅在下列少数情况下,可以试行手法复位。

1)嵌顿时间在 3～4 小时以内,局部压痛不明显,也无腹部压痛或腹肌紧张等腹膜刺激征者;特别是小儿斜疝。

2)年老体弱或伴有其他较严重疾病而估计肠袢尚未绞窄坏死者。

3)手法复位也适用于病史长的巨大疝,估计腹壁缺损较大而疝环松弛者。

复位手法:采取头低脚高仰卧位,注射吗啡或哌替啶以镇静、止痛、松弛腹肌。医师用手托起阴囊,将突出的疝块向外上方的腹股沟管作均匀缓慢、挤压式还纳,左手还可以轻轻按摩嵌顿的疝环处以协助回纳。

注意事项:①手法复位,切忌粗暴,以免挤破肠管;②回纳后,应反复严密观察 24 小时,注意有无腹痛、腹肌紧张以及大便带血现象,以及肠梗阻现象是否得到解除。需要明确的是,手法复位虽然可能获得成功,但也仅仅是一种姑息性的临时措施,因其具有一定的危险性,须严格控制应用。即便成功也应建议患者日后及早进行手术治疗,以防复发。

2. 手术治疗

(1)手术指征　手术是治疗腹外疝的有效方法,除非有明显禁忌情况或某些暂时不能手术的原因,都应该尽早施行手术。

(2)手术时机

1)择期性手术　腹外疝修补术后复发的主要原因是手术技术上的不当;存在着腹内压增加的因素;手术部位有感染以及年老体弱肌肉进一步萎缩等。因此,择期手术前应根据下列情况选择手术时机,如:①前列腺增生、腹水等,手术可暂缓,待这些诱因解除后再行手术;②妊娠妇女的疝修补术应在分娩后考虑;③手术区或身体其他部位有化脓性感染灶时,手术应在感染消退 2 周后进行;④对巨型疝,术前应注意检查心肺功能,尤其是老年患者,若患者心肺功能不能适应时,应暂缓手术。

2)紧急手术 在疝出现嵌顿,非手术治疗无效时,应考虑急诊手术;当有绞窄发生时,则应作为紧急手术处理。

(3)手术方法 腹股沟疝手术治疗方法很多,以下介绍几种临床上较为常见和实用的手术方法之要点(适应证、手术步骤和技术、优点缺点、注意要点)。

1)Bassini 法 Bassini 法(1884)是目前疝修补术中应用最普通的一种,对青壮年的斜疝病人,凡腹壁的组织萎缩退化不甚严重者最为理想,因而成为广泛应用的最基本的一种术式,其修补要点:

第一,修补深环。对深环处组织明显松弛者,应加以修补。显露深环裂孔,以1号丝线间断缝合腹横筋膜数针,缩紧扩大的深环,以能容纳成人小指尖为度,避免过紧压迫精索而影响其血供。应注意不要损伤其深面的腹壁下血管。

第二,修补腹股沟管。将精索自深环至耻骨棘完全游离,用纱布条将其牵开,在其深面用7号丝线将腹横腱膜弓(或联合肌腱)与腹股沟韧带内侧面作不等距的间断缝合,自上而下缝合3~5针,第一针应在腹股沟管的最外侧端开始,即精索从深环穿出处之内缘,最后一针应将腹横腱膜弓(或联合肌腱)缝于耻骨结节的骨膜上,以防止最内端残留三角形空隙而导致术后复发。这样原来的腹股沟管被完全闭合,精索被移位到腹内斜肌的上面,新形成的腹股沟管后壁得到了加强。缝合时应注意在腹股沟韧带深面勿伤及股动静脉。应当强调的是穿过腹股沟韧带的每一针,均应在不同平面出针,避免韧带被撕裂。再将内外两片腹外斜肌腱膜在精索的上面予以间断缝合,重建浅环以容纳成人小指尖为度,避免精索受压。

2)Halsted 法 Halsted 法(1983)是除将腹内斜肌、腹横腱膜弓(或联合肌腱)与腹股沟韧带缝合以外,还将腹外斜肌两片腱膜先予缝合,而将精索移位在腹外斜肌腱膜之上,皮下组织之下。腹股沟管原来的螺旋状倾斜方向随之消失,其内侧靠近耻骨的部位得到了完全而坚强的缝合。

3)Ferguson 法 Ferguson 法(1890)与 Bassini 法或 Halsted 法的区别在于精索不予移位,将腹内斜肌、腹横腱膜(或联合肌腱)与腹股沟韧带在精索浅面相缝合。缝合腹外斜肌腱膜时,可以单纯缝合,也可以重叠缝合。

4)Mc Vay 法 Mc Vay 法(1940)不仅适用于巨大的斜疝,而且尤其适用于直疝。其修补要点是:在间断缝合修补腹横筋膜的薄弱区后,将精索牵开,在耻骨上支的浅面切开薄弱的腹横筋膜,推开疏松组织,以显露耻骨梳韧带,术者用左手沿着耻骨梳韧带由内向外侧移动,直至触及股动静脉,避免损伤之。以左示(食)指固定于股静脉位置以挡开血管,此时将腹内斜肌、腹横腱膜弓(或联合肌腱)的游离缘缝穿一针于耻骨梳韧带上,然后在第一针缝合和耻骨结节之间,再缝合 2～3 针,暂不打结,待全部缝合后一并结扎,由此腹股沟管后壁即获得加强。如估计缝合后的张力过大,可切开腹直肌前鞘(Rienhoff 法),使缝合加强时减少张力。

5)Shouldice 法　Shouldice 法(1945)强调的是缩紧深环,加强腹横筋膜的屏障作用,以达到疝修补的目的。适合于较大的成人斜疝和直疝。具体操作步骤如下:

第一步,游离精索。用小拉钩牵开腹内斜肌和腹横肌的弓状缘,切断提睾肌根部,其残端双重结扎,自深环的内侧开始向下,切开腹横筋膜直至耻骨结节,注意在上端要避开腹壁下血管。检查股环,有无股疝并存。

第二步,如腹横筋膜被弥漫膨出的直疝或斜疝过度牵伸,应切除两侧筋膜瓣的过剩部分,上瓣通常较下瓣为窄。为保证修复成功,形成适当的下瓣极为重要,下瓣宜在 1～2 cm 宽,较为坚固,小心解剖使下瓣全部游离,腹横筋膜下瓣的形成对 Shouldice 法随后的若干步骤十分重要。

第三步,随后的步骤包括组织的四层缝合,其必须谨慎进行,小而均匀地缝合,不得有张力。Glason 推荐用连续缝合,使其压力分布均匀。

缝合第一层:从耻骨结节开始包括陷窝韧带和耻骨梳韧带,以闭合最下端的三角间隙,不留缺损区。接着用平行连续缝合将腹横筋膜下瓣缝合到瓣深面上部筋膜融合增厚部分包括腹直肌鞘外缘,连续缝合继续平等前进达内环,并缝缩深环仅容精索通过,此外要注意避免损伤腹壁下血管。

缝合第二层:于深环处将缝线反转方向,向内侧缝合上侧腹横筋膜瓣的游离缘至腹股沟韧带的边缘,继续向下缝直至耻骨并打结。

缝合第三层:另一连续缝线用以加强刚完成的第二层缝合。自深环开始将腹内斜肌和腹横肌(或联合肌腱)缝至腹股沟韧带深面,继续向内侧缝合直至耻骨结节。

缝合第四层:自耻骨结节往回缝,在稍微表浅的层次连续缝合同第三层的结构,向上直至深环,并在此打结。

第四步:检查精索,避免受压。将精索回复原位,间断缝合腹外斜肌腱膜,勿使精索血管在浅环处绞窄,间断缝合皮下组织和皮肤。

6)疝环充填式无张力疝修补术(1987)　此法适用于修补各种初发和复发的成人腹股沟疝,近年(1997)由美国引入国内。

修补材料:选用单纤维编织聚丙烯网(Marlex),每套修补材料有补片和伞形

"塞子"组成。有大、中、小三种型号。"塞子"外有凹槽,内有八个花瓣,呈锥形。

手术方法:游离疝囊至显露腹膜外脂肪为止(此前步骤同常法),如疝囊小,不予切开,如疝囊大则将远处疝囊离断,保留近侧的疝囊并结扎,无需高位结扎疝囊;而是将其还纳入腹腔,根据不同深环口大小,选用不同型号"塞子",充填深环并将其与周围组织固定。

另将一补片置于精索后、腹横筋膜的前面、腹外斜肌腱膜的后面,精索由补片的缺口中通过,从深环口的上方到耻骨结节予以展平,此补片具有"尼龙褡扣样反应",故不需固定。缝合腹外斜肌腱膜等。

本法主要特点是无张力缝合修补、创伤轻、复发少、恢复快、痛苦小。

(4)手术方法评估 腹外疝的手术术式种类几百年中不断出新,自 1884 年 Bassini 法问世以来,报道腹股沟疝手术术式不少于 81 种,股疝手术术式不少于 79 种。术式不断变化的主要原因是疝复发的困扰。为降低疝手术复发率,近代疝外科有三大热点。一是利用筋膜的叠瓦状缝合修补腹股沟管后壁的完整性;二是使用合成材料加强或替代筋膜层;三是对腹膜前途的再度重视,这一技术与支撑物如聚丙烯网联合运用,将疝外科推进到了一个现代化时代。所有这些均基于对疝发生机制和腹股沟区防止疝发生机制的认识。腹横筋膜是构成腹股沟管后壁的主要组织,也是防止腹外疝的第一道屏障,腹股沟区的括约肌机制和开闭作用与腹横筋膜一起构成防止疝发生的生理机制。疝手术的目的主要在于修补被减弱和破坏了的防止疝发生的机制,同时要尽量保留原本健康的防疝机制。众多疝修补术中,效果最好的是 Shouldice 手术和疝环充填式无张力修补术,集中代表了当今疝外科的三大热点。

(5)手术方案的选择

1)腹股沟斜疝 近代疝修补术始创于 Bassini(1884)和 Halsted(1893),继而各种不同的手术方法很多,但手术的一般原则基本相同,可归纳为三类:疝囊切除、高位结扎术、疝修补术和疝成形术。

疝囊切除、高位结扎术:仅适用于婴幼儿,对成年人不能预防其复发。也适用于斜疝绞窄发生肠坏死局部有严重感染者。

疝修补术:是治疗斜疝最常见的手术。修补术是在上述基础上进行的,应包括深环修补和腹股沟管壁修补两个主要环节。深环修补只适用于深环扩大、松弛的患者;而腹股沟管壁的修补是修补术中主要内容。通常有加强前壁和加强后壁两类手术。各种术式以主张如何修补的创制者而命名:①Ferguson 法:适用于腹横筋膜无明显缺损,腹股沟管后壁尚健全的儿童和年轻人的小型斜疝和一般直疝;

②Bassini 法：以加强后壁此法应用最广，适用于成人斜疝，腹壁一般薄弱者；③McVay 法：此法适用于腹壁肌肉重度薄弱的成人、老年人和复发性斜疝及直疝患者；④Halsted 法：适用于腹壁肌肉重度薄弱的斜疝，不适用于儿童和年轻人；⑤Shouldice 法：注重腹横层的修补，适用于较大的成人斜疝和直疝，近年来有广泛应用趋势；⑥疝环充填式无张力疝修补术：代表了新的方向。

疝成形术：适用于巨型斜疝、复发性疝、腹股沟管后壁严重缺损，腹横筋膜完全萎缩，不能用于缝合修补的患者。利用物为腹直肌前鞘、移植游离自体阔筋膜或各种人工材料。

嵌顿性和绞窄性疝的处理原则：①应紧急手术；②手术的关键在于正确地判断疝内容的生命力，然后根据病情确定处理方法；③仔细探查是正确判断的基础；④对手术区污染严重者不宜行疝修补术。

2）腹股沟直疝　手术要点是以修补缺陷、加强腹壁为主，而疝囊的切除与否并不重要，此与斜疝的手术原则有所不同。较大的直疝常有腹股沟管后壁，尤其是其内侧部位的显著缺损，因而手术的主要环节是修补加强 Hesselbach 三角。一般可采用 Bassini 法和 McVay 法手术，而 McVay 法是较为理想的方法。必要时（腹横筋膜缺损过大）需进行疝成形术。近年来推荐用疝环充填式无张力疝修补术。

3）腹股沟骑跨疝　腹股沟斜疝和直疝并存时，又称"马鞍疝"。通常采用 Hoguet 法或 Callander 法，在一次手术、一个切口中来处理这两个马鞍形的疝囊。

4）腹股沟滑动性疝　滑疝惟有手术才能治愈，手术目的在于切除可能存在的疝囊，缩小并加强深环，防止受累的部分腹膜外肠袢脱垂，并修补腹股沟部的腹壁。

基本手术方法为：先行 Bevan 法（腹腔外修补法）或 LaRoque-Moschowltz 法（腹腔内修补法）修补，前者较为常用，适用于较小、易于还纳的滑疝，后者适用于较大疝囊的患者。然后再施行 Bassini 法或 McVay 法修补腹股沟管。现代有人采用滑疝 Zimmerman 修补法。

5）复发性腹股沟疝　腹股沟疝修补术后的复发率达 5%～10%，复发时间多在 1 年内。直疝术后复发率比斜疝高 5～8 倍。美国每年复发疝手术达 10 万例以上，若能使复发率降低 1%，将使 1 000 人免于再手术。

造成疝复发的原因众多，治疗需行再手术修补。根据腹股沟壁缺损情况，采取 Bassini 法或 McVay 法手术，或施行各种成形术。近年来，美国 Robbins 和 Rutkow 采用 Bard 补片的 PerFix TM 疝环填充物，施行疝环充填式无张力疝修补术收到显著疗效，复发率为 0.1%，在疝治疗史上具有里程碑意义。适用于所有初发或复发的斜疝和直疝。

6)股疝　股疝易嵌顿,又易发展为绞窄,应早期施行手术治疗,最常见的手术方法是 McVay 法修补术。有两种手术径路:腹股沟上切口和腹股沟下切口。

7)腹部切口疝　主要是手术治疗,不能自愈;仅在年老体弱,不能耐受手术,或有顽固性剧咳不能控制者可使用弹性绷带包扎。手术疗法有两种:一是单纯疝修补术,适用于中小型切口疝;二是疝成形术,适用于巨大切口疝,利用物为自体阔筋膜或人工材料。

8)造口旁疝　通常在疝体较小、临床症状轻时无需手术,主要是借助腹带或环形压具使疝内容物不再突出,大多可以延缓病况的发展。仅在造口旁疝较大且引发造口处过度肠脱垂而致狭窄或反复发作肠梗阻,以及严重影响造口的护理和功能时,才应考虑手术处理。若为肿瘤姑息性手术或已有转移的造口患者,以及存在严重心肺疾病或慢性咳嗽的支气管疾病时则不宜手术。手术方法:①造口旁疝原位修补术,主要采用合成材料修补,凡是较大筋膜缺损,多次复发性和巨大的造口旁疝都是应用 Marlex 网修补的适应证;②造口易位术,主要是切除原造口,行疝修补并关闭原造口,再选择恰当位置重新经腹直肌造口,适用于原位修补失败者或首选术式。

【术后观察及处理】

(一)一般处理

1. 卧位　疝修补术后,可取平卧位或侧卧位,手术侧下肢屈曲,以减少腹股沟切口处的张力,除巨大疝修补外,通常主张术后可以早期下床活动。

2. 防止腹胀　术后宜保持排便通畅,防止便秘,饮食中应少吃含有产气的食物。

3. 预防肺部并发症　术后如发生上呼吸道感染、气管炎、肺炎等,将因咳嗽而增加腹内压,使切口部疼痛并影响愈合。术后应注意保暖,及时控制炎症极为重要。

(二)并发症的观察及处理

1. 切口感染　疝手术的切口感染可导致手术的彻底失败——疝复发。因此,术后应严密观察切口是否有感染征象,给予抗生素及理疗,一旦切口化脓应及早切开引流,保持引流通畅,防止感染扩散。

2. 阴囊血肿和阴囊水肿　其原因为止血不够完善所致。当血肿或水肿发生后,可以应用提睾带将阴囊托起,予以热敷或理疗,水肿常能消退,血肿也可渐被吸收而消退,很少有再次切开手术者。

【疗效判断及处理】

腹外疝手术后大多疗效确切,但都有一定数量的复发率。Editorial 等统计,腹股沟斜疝的复发率为 5%～10%,直疝的复发率为 0.9%～15%,股疝为 1.3%～12%,"马鞍疝"为 0.4%,滑疝为 0,切口疝为 3%。复发疝修补术后,再次复发率仍然较高,Shouldice 医院的斜疝为 0.8%,直疝为 1.6%,"马鞍疝"为 1.6%,股疝高达 22.2%。因此,争取降低第一次手术后腹外疝的复发率十分重要。

【出院后随访】

①出院后 3 个月内勿负重,勿突然增加腹压;②感冒、便秘及时治疗。

(张常华　何裕隆)

第 **6** 章 | 腹部外伤

【概述】

腹部损伤可分为开放性和闭合性两大类,前者多系利器或火器所致,后者则常发生于挤压、碰撞等钝性暴力之后。根据腹膜有无破裂,把开放性损伤又分为穿透伤(多伴内脏损伤)和非穿透伤(偶伴内脏损伤);其中投射物有入口、出口者为贯通伤,有入口无出口者为盲管伤。闭合性损伤可能仅限于腹壁,也可能同时兼有内脏损伤。此外,各种穿刺、内镜、钡灌肠等诊治措施可导致一些医源性损伤。

开放性损伤常由刀刺、枪弹、弹片所引起,闭合性损伤常系坠落、碰撞、冲击、挤压等钝性暴力所致。常受累的内脏在开放性损伤中依次为肝、小肠、胃、结肠、大血管等;在闭合性损伤中依次脾、肾、小肠、肝、肠系膜等。胰、十二指肠、膈、直肠等由于解剖位置较深,故损伤发病率较低。

【诊断步骤】

(一)病史采集要点

1. 询问致伤原因,了解受伤过程　仔细询问受伤时间、受伤地点、致伤条件、伤情、受伤至就诊之间的伤情变化和就诊前的急救处理。伤者有意识障碍或其他情况不能回答问话时,应向现场目击者和护送人询问。腹部损伤的严重程度、是否涉及内脏、涉及什么内脏等情况在很大程度上取决于暴力的强度、速度、着力部位和作用方向等因素。

2. 腹痛　一般单纯性腹壁损伤可出现受伤部位疼痛,局限性腹壁肿胀、压痛,或有时可见皮下瘀斑。内脏如为挫伤,可有腹痛或无明显临床表现。严重者可表现为腹腔内出血和腹膜炎。肠、胃、胆囊、膀胱等空腔脏器破裂主要表现是腹膜炎的表现。

3. 胃肠道症状　有恶心、呕吐、便血、呕血等症状者常常为胃肠道损伤。

4. 泌尿系统症状 有排尿困难、血尿、外阴或会阴牵痛者,提示泌尿系脏器损伤。

5. 失血或休克症状 有面色苍白、脉搏加快,严重时脉搏细弱,血压不稳,甚至休克。肝、脾、肠系膜等腹内实质性脏器破裂主要表现为腹内出血,包括面色苍白、脉率加快,严重时脉率微弱、血压不稳甚至休克,出血多者可有明显腹胀和移动性浊音。一般腹痛和腹膜刺激征均不严重。

6. 其他 应注意某些伤者可同时有一处以上内脏损伤,有些还可同时合并腹部外损伤(如颅脑损伤、肋骨骨折、胸部损伤等)。

(二)体格检查要点

1. 观察生命体征及全身情况 首先观察伤者的神志情况,测定其脉搏、呼吸、体温和血压,注意有无休克征象。在重视腹部损伤检查的同时不要忽视合并腹部外损伤的检查。

2. 腹部视诊 观察腹壁有无伤痕及裂口,了解伤道情况,是否可见皮下瘀斑,注意腹部膨胀和腹式呼吸的变化。

3. 腹部触诊 包括腹肌紧张、腹部压痛和反跳痛的程度和范围,有无触及痛性包块。

4. 腹部叩诊 注意肝浊音界变化,肝区及双肾区有无叩击痛,有无移动性浊音。

5. 腹部听诊 注意肠鸣音的变化,若肠、胃、胆囊、膀胱等空腔脏器破裂表现为腹膜炎时,肠鸣音减弱或消失。

6. 直肠指检 有无会阴部损伤,直肠指检直肠内是否可扪及裂口及伤道,指套有无血污等。

(三)辅助检查要点

1. 实验室检查 ①腹部损伤伤者做血常规检查,若红细胞、血红蛋白和红细胞压积下降,表示有大量失血。白细胞计数和中性粒细胞升高不但见于腹内脏器损伤时,也是机体对创伤的一种应激性反应。②尿常规检查有血尿提示泌尿系损伤,但血尿的程度与伤情可能不成正比。③大便常规及呕吐物检查若发现有大量红细胞或隐血阳性,应考虑有胃、肠管、胆管等空腔脏器损伤的可能。④血淀粉酶或尿淀粉酶升高提示胰腺损伤或胃肠道穿孔,或是腹膜后十二指肠破裂,但胰腺损伤或胃肠道损伤未必均伴有淀粉酶升高。

2. 影像学检查 ①X线检查:急诊胸、腹部透视或胸、腹部照片了解心、肺情况,是否有膈下游离气体及肠麻痹征象等情况,这可助诊断。骨盆X线检查可发现有无骨盆骨折。腹部损伤多系急症患者,行上消化道造影,不仅可能加重腹腔污染,而且会延误诊断,加重病情,一般不宜采用。②B超检查可发现肝、脾、胰腺、肾脏等腹内实质性脏器损伤。③CT扫描效果类似于B超检查,但比B超检查更为精确,假阳性率低。④MRI检查对血管损伤和某些特殊部位的血肿如十二指肠壁间血肿有较高的诊断价值。⑤可疑肝、脾、胰腺、肾脏、十二指肠等腹内脏器损伤,经上述检查仍未能证实者,选择性血管造影可有很大帮助。实质性脏器损伤时,可见动脉像的造影剂外漏、实质像的血管缺如及静脉像的早期充盈。⑥有时也可酌情使用腹腔镜检查,但不宜行二氧化碳气腹。

3. 诊断性腹腔穿刺与腹腔灌洗术 腹腔穿刺术的穿刺点最多选于脐与髂前上棘连线的中、外1/3交界处或经脐水平线与腋前线相交处。腹腔穿刺抽到液体后,应观察其性状(血液、胃肠内容物、混浊腹水、胆汁或尿液),借以判断哪类脏器损伤;若怀疑胰腺损伤时,可测定穿刺液淀粉酶是否升高以助诊断。腹腔灌洗术则是经腹腔穿刺置入塑料管并向腹腔内缓慢灌入500~1 000 ml无菌生理盐水,然后借虹吸作用使腹内灌洗液流回输液瓶中。取瓶中液体进行肉眼或显微镜下检查,必要时涂片、培养或测定淀粉酶含量。灌洗液检查结果符合以下任何一项,即属阳性:①灌洗液含有肉眼可见的血液、胃肠内容物、混浊腹水、胆汁或证明是尿液;②显微镜下红细胞计数超过 $100 \times 10^9/L$ 或白细胞计数超过 $0.5 \times 10^9/L$;③淀粉酶超过 100 Somogyi 单位;④灌洗液发现细菌。腹腔穿刺与腹腔灌洗术阳性率高达90%以上,对于判断腹内脏器有无损伤和哪一类脏器损伤有很大帮助。若诊断性腹腔穿刺抽不到液体,必要时可重复穿刺,或改行腹腔灌洗术。穿刺液或灌洗液中有胆汁或血细胞,且淀粉酶升高,则可能有十二指肠损伤。

【诊断对策】

(一)诊断要点

1. 外伤病史 询问致伤原因,了解受伤及就诊前的急救处理过程。腹部损伤有时因伤情紧急,了解受伤史和检查体征常需和一些必要的治疗措施(如止血、输液、抗休克、维持呼吸道通畅等)同时进行。腹部损伤是开放性损伤还是闭合性损伤,其中闭合性损伤的重点是判断有无内脏损伤。此外,应注意某些伤者可同时有一处以上内脏损伤,有些还可同时合并腹部外损伤(如颅脑损伤、肋骨骨折、胸部损伤等)。

2. 临床表现

(1)单纯腹壁损伤 其损伤的症状和体征一般较轻。常表现为局限性腹壁肿、痛和压痛,有时可见皮下瘀斑。它们损伤的程度和范围并不随时间的推移而加重或扩大。

(2)实质性脏器损伤 肝、脾、肾、肠系膜等腹内实质性脏器破裂主要表现为内出血,包括面色苍白、脉率加快,严重时脉率微弱、血压不稳甚至休克,出血多者可有明显腹胀和移动性浊音。一般腹痛和腹膜刺激征均不严重。

(3)空腔脏器损伤 肠、胃、胆囊、膀胱等空腔脏器破裂主要表现是腹膜炎的表现。除胃肠道症状(恶心、呕吐、便血、呕血等)及稍后出现的全身感染的表现外,最为突出的表现是腹部有强烈的腹膜刺激征,其程度因空腔脏器内容物不同而异。通常是胃液、胆汁、胰液刺激最强,肠液次之,血液最轻。伤者有时可有气腹征,稍后可因肠麻痹而出现腹胀,严重时可发生感染性休克。

(4)空腔脏器和实质性脏器同时损伤 出血性表现和腹膜炎表现可同时并存。

3. 辅助检查 腹部损伤者若红细胞、血红蛋白和红细胞压积下降,表示有大量失血。尿常规检查有血尿提示泌尿系损伤。大便常规及呕吐物检查若发现有大量红细胞或隐血阳性,提示有胃、肠管、胆管等空腔脏器损伤的可能。血淀粉酶或尿淀粉酶升高提示胰腺损伤或胃肠道穿孔。腹部 X 线检查、B 超检查、CT 扫描或MRI 检查和/或选择性血管造影等有助于诊断,必要时酌情做腹腔镜检查。诊断遇到困难时,应进行诊断性腹腔穿刺术或腹腔灌洗术。

(二)临床类型

1. 脾破裂 脾脏是一个血液供应丰富、质地脆弱的实质性器官,是腹内脏器中最易受损伤的器官,其发病几率占各种腹部损伤的 40%～50%。根据脾损伤的病因不同可分为:①外伤性脾破裂,较常见,裂伤的部位以脾脏的外侧凸面为多,也可在内侧脾门处,主要取决于暴力作用的方向和部位。按伤情不同又可分为闭合性和开放性脾破裂,前者为钝性伤所致,后者为锐器所伤;在平时约 80%～90%的脾破裂属于闭合性损伤。②自发性脾破裂:少见,主要为轻微外力作用于病理性肿大的脾脏,常见于血吸虫病、疟疾、淋巴瘤等疾病。③医源性脾损伤:多见于胃、胰腺及左肾等手术,由于操作不当所致。根据损伤的范围,脾破裂分为中央型破裂(破在脾实质深部)、被膜下破裂(破在脾实质周边部分)和真性破裂(破损累及被膜)三种。前两种因被膜完整,出血量可受到限制,临床上并无明显内出血征象而不易被发现。临床上约 85% 是真性脾破裂。破裂多位于脾上极及膈面,有时在裂口对应部位有下位肋骨骨折存在。主要表现为腹腔内出血,严重者可休克,甚至死亡。脾破裂应与单纯的腹部挫伤、肝破裂、左肾损伤、胃肠道急性穿孔等鉴别。

2. 肝破裂 肝脏是人体最大的实质性脏器,质脆易碎,血管丰富,结构复杂。

任何作用于上腹部、下胸部的直接暴力,或作用于腹部的间接暴力都可造成肝脏损伤,损伤可从单纯表浅裂伤至深部的肝实质碎裂和大量的肝组织毁损。在各种腹部损伤中约占 15%~20%,右肝破裂又较左肝为多,且常合并其他脏器的损伤。肝硬化等慢性病变时发病率较高。肝脏损伤按其病因分为两型:①开放性损伤,如锐器刺伤,或火器贯通伤。②闭合性损伤,多为钝性暴力引起,如挤压、从高处坠落,肝脏受对冲力的侵袭而破裂。与脾破裂极相似,可出现腹腔内出血,甚至失血性休克,但由于有胆汁溢入腹腔引起胆汁性腹膜炎,其腹痛和腹膜刺激征常较脾破裂伤者更为明显;血液有时可能通过胆管进入十二指肠而出现黑便或呕血。晚期可继发感染。严重肝破裂的死亡率极高,早期主要死于失血性休克,晚期主要死于胆汁化脓性腹膜炎或继发性出血与感染。肝破裂可分为中央型肝破裂、被膜下肝破裂和真性肝破裂三类。肝破裂应与单纯的腹壁挫伤、脾破裂、肾脏损伤、胃肠道急性穿孔、肝癌破裂出血等相鉴别。

3. **胰腺损伤**　约占腹部损伤的 1%~2%。胰腺损伤因其位置深而隐蔽,不易早期诊断,手术探查时也易漏诊。胰腺损伤后常并发胰液漏或胰瘘。由于胰液侵蚀性强,又影响消化功能,胰腺损伤的死亡率可达 20%,死亡原因主要是难以控制的大出血所造成的休克、败血症和多器官功能衰竭。胰腺损伤分为非穿透性(钝性)损伤和穿透性(利器或锐器)损伤。前者平时较多见,约占 1/3,为钝性暴力作用于上腹部,将胰腺挤压在脊柱上,而发生胰腺挫伤或撕裂伤。后者战时较多见,约占 2/3,为锐性暴力作用于左上腹部或腰部所引起的胰腺损伤。手术损伤胰腺也是常见的原因之一。如暴力直接作用于上腹中线,损伤常在胰腺的颈、体部;如暴力作用于脊柱左侧,则多伤在胰尾;若作用于脊柱右侧,可致胰头损伤,常伴有肝损伤、胆总管、胃十二指肠动脉撕裂伤。胰腺损伤后局部有水肿、出血、包膜破裂或包膜下血肿,胰腺腺体破裂或胰管断裂,也可合并其他脏器损伤。胰腺闭合性损伤常表现为上腹明显压痛和肌紧张(胰液积聚于网膜囊内所致)、肩部疼痛(膈肌受刺激),弥漫性腹膜炎(胰液外渗到腹腔),胰腺假性囊肿(胰液长期局限于网膜囊内)。脐周可出现不规则的青紫色皮下瘀斑(Cullen 征),也可在腰部(Grey-Turner 征)和前下腹壁出现瘀斑。若有腹腔积液时则移动性浊音阳性。腹腔穿刺液及尿淀粉酶含量多明显增高。胰腺损伤应与左肾挫裂伤、脾破裂、胃损伤、十二指肠损伤及小肠损伤等相鉴别。

4. **胃损伤**　胃是上腹部较大的空腔器官,胃壁较厚,且活动度较大,除胃窦部外大部分受到肋弓的保护,因而除穿透伤外,胃外伤性损伤并不多见。据统计,单纯胃损伤的发生率在腹部钝性伤中仅占腹内脏器伤的 1%~5%,但在穿透性腹部伤中胃损伤率约占 10%～13%，居内脏伤第四位，且常合并其他内脏损伤。胃损伤按受伤的原因不同可分为机械性损伤和化学性损伤两类。机械性损伤的原因有：①穿透伤损伤，如枪弹伤、弹片伤、刀刃伤等，不仅能伤及胃前后壁，而且也可累及邻近的脏器如肝、脾、胰等，甚至引起胸腹联合伤。②钝性损伤，如钝物打击、挤压等，不但可能造成胃壁的挫伤和黏膜裂伤，也可能引起胃破裂。③胃腔内张力过大，如在洗胃时所用液体容量或压力过大或胃过度饱胀时即有可能发生胃破裂，但绝大多数是发生在已有局部病变（如溃疡、腐蚀等）的胃。④胃内有锐器或插入胃镜、胃管进行治疗时，均有损伤胃的可能。胃的机械性损伤可仅限于胃壁的一部分，如黏膜或浆膜下血肿，黏膜或浆肌层破裂等；也可累及胃壁全层，如挫伤、穿孔等。化学性损伤多为误饮强酸、强碱或其他腐蚀性化学物所致，多见于儿童。胃创伤后的症状和体征取决于损伤的范围、程度以及有无其他脏器损伤；常表现为不同程度的腹痛，可伴恶心、呕吐、呕血、排柏油样大便等症状，严重者因大出血而致休克；体征上有明显的腹膜刺激征。若合并有其他脏器损伤可伴有相应的症状和体征。胃损伤应与消化性溃疡穿孔、十二指肠破裂、胰腺损伤、肝或脾破裂等相鉴别。

5. 十二指肠损伤　十二指肠大部分位于腹膜后，损伤的发生率很低，多见于十二指肠水平部和降部，常伴有肝、胰、胆管、大血管、横结肠、胃和肾的损伤。按受伤的病因不同将十二指肠损伤分为：①闭合性损伤，多为前腹壁遭受强烈暴力挤压或碾轧、传至脊柱，造成一种剪切力，使十二指肠降部、水平部及胰头部向脊柱右侧移位，而球部及升部、胰体尾部向脊柱左侧移位，因而造成其损伤；直接撞击力尚可使位置比较固定的十二指肠发生撕裂伤。②开放性损伤，多为锐器直接刺入腹部所引起的损伤，常造成腹腔内多脏器的联合伤。损伤如发生在腹腔内部分，破裂后可有胰液和胆汁流入腹腔而早期引起腹膜炎，术前因症状明显，一般不致耽误手术时机；损伤如发生在腹膜后部分，早期常无明显体征，可延误诊治或漏诊。可有不同程度的脱水，严重者出现低血容量性休克症状。十二指肠损伤应与胰腺损伤、肾挫裂伤、消化性溃疡穿孔、小肠破裂等相鉴别。

6. 小肠损伤　小肠占据着中、下腹的大部分空间，故受伤的机会较多。小肠损伤后可早期产生明显的腹膜炎，故一般诊断不难。按受伤的病因不同将小肠损伤分为：①闭合性损伤，多为钝性外力的直接或间接作用所致；②开放性损伤，多为锐器刺伤小肠所引起。轻者可为单一穿孔，重者可发生小肠多处穿孔、大部分断裂、完全离断和多处离断，常合并小肠系膜损伤、小肠系膜血肿，甚至小肠系膜血管断裂大出血、休克乃至腹内多器官创伤。小肠破裂的症状和体征取决于伤后时间、流出肠内容物的性质、所含的消化酶与细菌数量。常表现为不同程度的腹痛，可伴恶心、呕吐、腹胀等症状,严重者有脱水或休克征象;有明显的腹膜刺激征,移动性浊音可阳性。小肠损伤应与消化性溃疡穿孔、阑尾炎穿孔、十二指肠损伤、结肠破裂、肝破裂及脾破裂等相鉴别。

7. 结肠损伤 可分为闭合性和开放性损伤两类,结肠的开放性损伤多于闭合性损伤。偶可见于医源性损伤,如结肠镜检查。由于结肠壁薄、血供差、含细菌量大,但结肠早期溢出物的化学性刺激小,故破裂后早期症状常不显著,而感染的危险性较大。按伤后的病理改变可分为肠壁挫伤、血肿、不全破裂及完全破裂。开放性结肠损伤有伤道、出血、粪便性腹膜炎,症状典型,诊断并不困难。闭合性结肠损伤早期症状不明显,必须严密观察及反复检查。如损伤仅限于腹膜后结肠部分,则腹膜刺激征多不明显,伤后早期患者可能全身情况尚好,自觉腹痛不剧烈,易被误诊。结肠损伤应与小肠破裂、十二指肠损伤、消化性溃疡穿孔、结直肠癌穿孔等相鉴别。

8. 直肠损伤 可分为闭合性和开放性损伤两类,闭合性损伤略多于开放性,常由于骨盆严重骨折引起。按伤后的病理改变可分为肠壁挫伤、血肿、不全破裂及完全破裂。损伤在腹膜反折以上,与结肠破裂临床表现相似;损伤在腹膜反折以下,可引起严重的直肠周围感染。直肠损伤后肛门流出鲜血,伴里急后重,若与膀胱或阴道贯通,则阴道有血及粪便流出,肛门有尿液流出;肛门指检有重要意义,可发现血便和直肠破裂处。直肠损伤应与小肠破裂、十二指肠损伤、消化性溃疡穿孔、结直肠癌穿孔等相鉴别。

9. 腹膜后血肿 除部分伤者可出现腰胁部瘀斑(Grey-Turner 征)外,突出的表现是内出血征象、腰背痛和肠麻痹;伴尿路损伤者则常有血尿,血肿进入盆腔者可有里急后重感,直肠指检触及骶前区有波动感等。感染是腹膜后血肿最重要的并发症,死亡率很高。

10. 胸腹联合伤 是由刀锥、子弹、火器穿过或因挤压、坠落、碾轧所致的下胸部开放性或闭合性损伤,同时合并腹腔内脏器损伤。它是一种比较复杂的多体腔损伤,不仅有呼吸、循环功能障碍,而且还有胸腔及腹腔脏器破裂、出血、污染等危害,常并发急性弥漫性腹膜炎,胸腔感染和急性失血性休克,若处理不当,可导致死亡。发生部位左侧多于右侧,受伤脏器数目越多,伤情越重,死亡率也越高。按受伤的病因不同将胸腹联合伤分为:①闭合性损伤,多为下胸部或上腹部突然遭受严重挤压,使胸腔或腹腔内压力骤然升高,可造成胸内或腹内脏器破裂及膈肌破裂;②开放性损伤,多为火器或刀刃直接穿透胸腔、膈肌和腹腔而引起的开放伤。胸腹联合伤后可有心功能不全而造成的心源性休克,而且常伴有腹腔实质性脏器破裂引起的失血性休克。伤者往往迅速出现低血压甚至昏迷、呼吸困难、缺氧、紫绀、胸痛、脉速以及腹膜刺激征。可有创伤性膈疝表现,胸部可闻及肠鸣音或伴有上消化道梗阻症状。如有胃肠道破裂,则有急性腹膜炎并急性脓胸症状。

(三)鉴别诊断要点

1. 开放性损伤的诊断比较容易,但要慎重考虑是否为穿透伤,若为穿透伤还需注意:①穿透伤入口或出口可能不在腹部而在其他部位;②有些腹壁切线伤即使未穿透腹膜,也不能排除内脏损伤的可能;③穿透伤的入口、出口和伤道不一定呈直线;④伤口大小与伤情严重程度不一定成正比。

2. 闭合性损伤的诊断重点是内脏损伤与否。腹部闭合性损伤的诊断步骤具体包括以下各点:

(1)有无内脏损伤 多数伤者借临床表现可确定内脏是否受损,但仍有不少伤者的诊断却并不容易。这种情况常见于早期就诊而腹内脏器损伤的体征尚不明显者及单纯腹壁损伤伴有明显软组织挫伤者。因此,进行短时间的严密观察患者是十分重要的。为防漏诊,必须做到:①详细了解受伤经过;②重视全身情况的观察,尤其注意有无休克征象;③全面而有重点的体格检查,包括腹部压痛、肌紧张和反跳痛的程度和范围,是否有肝浊音界改变或移动性浊音,肠蠕动是否受抑制,直肠指检是否有阳性发现等;④进行必要的化验,如血常规、尿常规和血、尿淀粉酶等检查。

通过以上检查,如发现下列情况之一者,应考虑有腹内脏器损伤:①早期出现休克征象(尤其是出血性休克);②有持续性甚至进行性腹部剧痛伴恶心、呕吐等消化道症状者;③有明显腹膜刺激征者;④有气腹表现者;⑤腹部出现移动性浊音者;⑥有便血、呕血或尿血者;⑦直肠指检发现前壁有压痛或波动感,或指套染血者。

(2)什么脏器受损 应先确定是哪一类脏器受损(空腔脏器和实质性脏器),再考虑具体的脏器损伤。肝、脾、肾、肠系膜等腹内实质性脏器破裂主要表现为内出血。肠、胃、胆囊、膀胱等空腔脏器破裂主要表现为腹膜炎。以下各项表现对于确定哪一类脏器破裂有一定价值:①有恶心、呕吐、便血、气腹者多见为胃肠道损伤;②有排尿困难、血尿、外阴或会阴牵痛者,提示系泌尿系脏器损伤;③有同侧肩部牵涉痛等膈面腹膜刺激征者提示上腹脏器损伤,其中尤以肝和脾破裂为多见;④有下位肋骨骨折者,提示有肝或脾破裂的可能;⑤有骨盆骨折者,提示有直肠、膀胱或尿道损伤的可能。

(3)是否有多发性损伤 各种多发性损伤可能有以下几种情况:①腹内某一脏器有多处破裂;②腹内有一个以上脏器受到损伤;③除腹部损伤外,尚有腹部以外的合并损伤;④腹部以外损伤累及腹内脏器。

(4)诊断遇到困难应采取的措施如下

1)进行其他辅助检查　包括诊断性腹腔穿刺术或腹腔灌洗术,X线检查和B超检查等。

2)进行严密观察　①每15～30分钟测量一次脉率、呼吸和血压;②每30分钟检查一次腹部体征,注意腹膜刺激征程度和范围的改变;③每30～60分钟测定一次红细胞数、血红蛋白和红细胞压积,了解是否有所下降,并复查白细胞是否有所上升;④必要时可重复进行诊断性腹腔穿刺术或腹腔灌洗术。

观察期间应做到"三不"和"三要"。"三不"是指:①不随便搬动伤者,以免加重伤情;②不注射止痛剂,以免掩盖伤情;③不给饮食,以免万一有胃肠道穿孔而加重腹腔污染。"三要"是指:①要积极补充血容量,并防治休克;②要注射广谱抗生素以预防或治疗可能存在的腹内感染;③疑有空腔脏器破裂或有明显腹胀时,要进行胃肠减压。

3)剖腹探查　以上方法未能排除腹内脏器损伤或在观察期间出现以下情况时,应中止观察,及时进行手术探查。手术探查指征包括:①腹痛和腹膜刺激征有进行性加重或范围扩大者;②肠蠕动音逐渐减少、消失或出现明显腹胀者;③全身情况有恶化趋势,出现口渴、烦躁、脉率增快或体温及白细胞计数上升者;④膈下有游离气体表现者;⑤红细胞计数进行性下降者;⑥血压由稳定转为不稳定甚至下降者;⑦腹腔穿刺吸出气体、不凝血液、胆汁或胃肠内容物者;⑧胃肠出血者;⑨积极救治休克而情况不见好转或继续恶化者。

【治疗对策】

(一)治疗原则

腹壁闭合性损伤和盲管伤的处理原则与其他软组织的相应损伤是一致的。穿透性开放性损伤和闭合性腹内损伤多需手术。穿透性损伤如伴腹内脏器或组织自腹壁伤口突出时,切勿在毫无准备的情况下强行回纳,应用消毒碗覆盖保护。对于已确诊或高度怀疑腹内脏器损伤者的处理原则是做好紧急术前准备,力争早期手术。对于复合伤,应首先处理对生命威胁最大的损伤。在最危急的病例,心肺复苏是压倒一切的任务,其中解除气道梗阻是首要的一环,其次要控制明显的外出血,处理开放性气胸或张力性气胸,尽快恢复循环血容量,控制休克和进展迅速的颅脑外伤。若无上述情况,腹部损伤的救治就应当优先处理,其中实质性脏器损伤比空腔脏器损伤更为紧急。

腹部内脏损伤的伤者很易发生休克,故休克的防治非常重要。①对尚未发生休克者,应使其保持安静,同时积极输液;诊断已明确者可给予镇静剂或止痛药。②已发生休克的内出血伤者,应力争收缩压回升至 11.9 kPa(90 mmHg)以上后进行手术,如果休克未能纠正则应在抗休克治疗的同时迅速剖腹探查止血,挽救生命。

(二)术前准备

1. 术前应做血常规(包括血型)、尿常规、生化和胸、腹部 X 线检查。视伤者情况决定是否做心电图、血气分析等检查。

2. 腹部损伤有休克者应积极抗休克,补充血容量,待纠正休克的前提下进行手术,少数也可边抗休克,边手术治疗。

3. 注意纠正水、电解质和酸碱平衡紊乱。

4. 手术前备皮、停留胃管和导尿管。

5. 视伤情配同型血 400~2 000 ml。

6. 术前 30 分钟肌注术前针 海俄辛 0.3 mg im 或阿托品 0.5 mg im,苯巴比妥或鲁米纳 0.1 g im。

7. 术前应给予足量的抗生素。

8. 开放性腹部损伤者尚应肌注破伤风抗毒素(TAT)1 500~3 000 U 预防破伤风,注射前须皮试。

(三)治疗方案

1. 麻醉方式 选择气管内麻醉比较理想,既能保证麻醉效果,又能根据需要供氧,并防止术中发生误吸。胸部有穿透伤者均应先作患侧胸腔闭式引流,以免在正压呼吸时发生危险的张力性气胸。

2. 切口选择 常用腹部正中切口,进腹迅速,创伤和出血较少,能满足彻底探查腹腔内所有部位的需要,还可根据需要向上、向下延长切口或向侧方添加切口甚至联合开胸。

3. 腹腔内出血的探查 开腹后立即清除积血,迅速查明来源,加以控制。肝、脾、肾、胰腺、肠系膜等腹内实质性脏器是腹部损伤常见的出血来源。决定探查顺序时可参考两点:①根据术前诊断或判断,首先探查受伤的脏器;②凝血块集中处往往是出血部位。

4. 没有腹腔内出血时则手术探查应按步骤、系统全面、仔细地进行。切开腹膜时,首先注意有无气体溢出,有则提示胃肠道破裂,然后根据腹内积液的性质,初步估计哪一类脏器损伤。有出血者,则根据血块集中的部位寻找受损脏器,并迅速控制活动性出血。若有空腔脏器穿破迹象,则可借助大网膜移行方位和纤维蛋白素较集中的部位找到穿破口,暂时夹住穿破口以阻止其内容物继续污染腹腔。经上述初步处理后或未找到明确损伤时,应吸去腹内积液,开始有步骤的全面探查。探查次序原则上应先探肝、脾等实质性器官,同时探查膈肌有无破损。接着从胃开始,逐段探查十二指肠第一段、空肠、回肠、大肠以及它们的系膜。然后探查盆腔器官。再后则切开胃结肠韧带显露网膜囊,检查胃后壁和胰腺。如属必要,最后还应切开后腹膜探查十二指肠二、三、四段。探查过程中发现的出血性损伤或脏器破裂,应随时止血或夹住破口。待探查结束,对伤情作全面估计,然后按轻重缓急逐一予以处理。原则上先处理出血性损伤,后处理穿破性损伤;对于穿破性损伤,应先处理污染重的损伤,后处理污染轻的损伤。

5. 彻底清除腹内残留液体和异物,冲洗腹腔,视情况决定是否放置引流管。引流管可选用烟卷引流、乳胶管引流或思华龙双腔管引流等。

6. 常见的腹部损伤处理

(1)脾破裂的处理 脾破裂一经诊断,原则上应紧急手术处理。部分伤者无休克或容易纠正的一过性休克,影像学检查(B超检查、CT扫描或MRI检查)证实脾破裂较局限、表浅,无其他腹腔脏器合并伤,可在严密观察血压、脉搏、腹部体征、红细胞压积及影像学变化的条件下行非手术治疗。手术治疗的适应证是凡不适合非手术治疗者,或非手术治疗后病情加重者,均应考虑手术治疗。通常采用脾切除术。手术治疗前应按腹腔内出血及时进行输液、止血、抗休克等处理。近年由于对人体免疫功能的研究日益深入,在坚持"抢救生命第一,保留脾第二"的原则下,多数人主张尽量行保留脾的手术,尤其是在儿童,手术方式可有脾纤维蛋白黏合剂黏合止血、脾破裂口修补、脾部分切除、脾动脉结扎和脾切除术后自体脾片移植术。

(2)肝破裂的处理 肝破裂手术治疗的基本要求是彻底清创、确切止血、消除胆汁溢漏和建立通畅的引流。肝火器伤和累及空腔脏器的非火器伤都应手术治疗。其他的刺伤和钝性伤则主要根据伤员全身情况决定治疗方案。血流动力学指标稳定或经补充血容量后保持稳定的伤员,可在严密观察血压、脉搏、腹部体征、红细胞压积及影像学变化的条件下行非手术治疗。手术治疗可酌情选用单纯缝合法、清创止血、肝动脉结扎、填塞止血、肝部分切除及门静脉修复等手术,但都必须放置引流。

(3)胰腺损伤的处理 治疗原则是临床上怀疑有胰腺损伤时,除无腹膜刺激征的伤情较轻伤者可用非手术治疗外,凡有明显腹膜刺激征且伤情较重者均应积极手术探查。手术的目的是妥善止血,彻底清创,充分引流,控制胰腺外分泌及处理合并伤。手术中处理原则:①胰体部分破裂而主胰管未断者,可用丝线作褥式缝合修补术。②体尾部断裂者,可结扎头侧胰管断端并缝合其断面,尾侧胰腺则予以切除,一般不致引起胰腺功能不足。③胰腺头部断裂时,除结扎头侧主胰管断端和缝合腺体断端外,为了保全胰腺功能,尾侧断端可与空肠 Roux-Y 吻合。④胰头损伤合并十二指肠破裂者,可施行十二指肠憩室化手术。只有在胰头严重毁损确实无法修复时才施行胰头十二指肠切除术。⑤各类胰腺手术之后,腹内均应留置引流物,因为胰腺手术并发胰瘘的可能性很大,积聚于腹内胰液可侵蚀邻近组织而导致严重后果。一般引流 7~10 日。⑥胰瘘明显者,除加强引流外,宜禁食并给予肠外营养治疗。

(4)胃损伤的处理 胃穿孔或破裂一经确诊或极为可疑时,应及早手术探查,但仅有胃的局部轻度损伤,尤其是损伤黏膜层及局部挫伤,可给予保守治疗。急救处理包括禁食、胃肠减压、输血输液、纠正水电解质酸碱平衡失调和抗感染等,可作为术前准备,也可作为保守治疗的措施。手术治疗可酌情选用下列手术方式:①挫伤血肿及非全层的撕裂伤:清除血肿,彻底止血,缝合裂伤。②胃裂伤的缝合修补术。③胃幽门管破裂:可作幽门成形术,而严重幽门部创伤或幽门完全横断者,清创后可做毕Ⅰ式胃十二指肠吻合或毕Ⅱ式胃空肠吻合术。④胃部分切除术:仅用于大面积的胃撕裂伤、胃大块缺损或位于幽门的较大裂伤。⑤凡胃穿透伤,手术结束前应彻底冲洗腹腔,放置引流物。⑥对化学性损伤晚期形成胃内瘢痕收缩者,可视病情行胃大部分切除或胃空肠吻合术;胃体部狭窄可做全胃切除术。

(5)十二指肠损伤的处理 十二指肠损伤大部分均需手术治疗。抗休克和及时、得当的局部处理,是预防术后并发症和治疗的两大关键。急救处理包括禁食、胃肠减压、纠正水电解质酸碱平衡失调和应用广谱抗生素抗感染等。若术前能确诊十二指肠壁内血肿,则先行保守治疗,无效者再做手术治疗。其余十二指肠损伤可酌情选用下列手术方法:单纯修补术、带蒂肠片修补术、损伤肠段切除吻合术、十二指肠憩室化、胰头十二指肠切除术以及浆膜切开血肿清除术。

(6)小肠破裂的处理 一旦确诊,应立即手术治疗。急救处理包括禁食、胃肠减压、纠正水电解质酸碱平衡失调、抗休克及给予广谱抗生素抗感染等,并积极做好术前准备。手术方式以简单修补为主,一般采用间断横向缝合以防修补后肠腔发生狭窄。但下列情况应采用部分小肠切除吻合术:①裂口较大或裂口边缘部肠壁组织挫伤严重者。②小段肠管有多处破裂者。③肠管大部分或完全断裂者。④肠系膜损伤影响肠壁血循环者。

(7)结肠破裂的处理 一旦确诊,应立即手术治疗。急救处理包括禁食、胃肠减压、纠正水电解质酸碱平衡失调、抗休克及使用广谱抗生素等，积极做好术前准备。由于结肠内细菌较多且壁薄、血供差，故大多数结肠破裂患者需先行结肠外置或修补后近端造瘘，待二期行关瘘术。少数裂口小、腹腔污染轻、全身情况良好的患者可以考虑一期修补或一期切除吻合。

(8)直肠损伤的处理　一旦确诊，应立即手术治疗。急救处理包括禁食、胃肠减压、纠正水电解质酸碱平衡失调、抗休克及使用广谱抗生素等，积极做好术前准备。直肠损伤在腹膜反折以上，宜剖腹修补同时应行乙状结肠双腔造瘘术，二期行关瘘术；损伤在腹膜反折以下，可引起严重的直肠周围感染，应充分引流直肠周围间隙并行乙状结肠造瘘术。

(9)腹膜后血肿的处理　治疗上除积极防治休克和感染外，多需剖腹探查，因腹膜后血肿常伴大血管或内脏损伤。术中如见后腹膜并未破损，可先估计血肿范围和大小，在全面探查腹内脏器并对其损伤作相应处理后，再对血肿范围和大小进行一次估计。如血肿有所扩展，则应切开后腹膜，寻找破损血管，予以结扎或修补；如无扩展，可不予切开，因完整的后腹膜对血肿可起压迫作用。剖腹探查如后腹膜已破损，则应探查血肿。

(10)胸腹联合伤的处理　树立抢救生命第一的原则，包括保持呼吸道通畅，吸氧，及时处理开放性伤口，并做有效止血，抗休克，迅速纠正开放性或张力性气胸，放置胸腔闭式引流，胃肠减压及预防感染等。胸腹联合伤均应尽快手术治疗，一般来说，手术的原则是先处理胸部创伤，再处理腹部创伤；胸腹腔内大出血和腹腔脏器损伤破裂者，则可同时开胸开腹处理。术中应注意有无膈肌损伤。

【术后观察及处理】

(一)一般处理

1. 术后体位　在麻醉尚未完全恢复时取平卧位，清醒、血压正常后取半坐卧位，并尽量鼓励患者早期床上活动，以利患者术后胃肠功能恢复并防止肠粘连。

2. 切口疼痛　有硬膜外置管镇痛者患者术后疼痛会明显减轻，但无镇痛管者应酌情使用镇痛药物止痛，如吗啡或度冷丁等药。

3. 定期复查血常规、生化、肝功能等检查　术后当天应急查血常规和生化，了解出血、水电解质酸碱等情况；术后定期复查血常规、生化、肝功能等检查，以指导并调整术后的补液治疗。

4. 继续治疗休克，防治急性呼吸窘迫综合征(ARDS)　严重的腹部损伤常伴有休克，术后休克持续时间长，可发生 ARDS，故术后仍需积极抗休克治疗，并保证呼吸道通畅,充分给氧,定时做血气分析和 X 线胸片,必要时给予呼吸机辅助呼吸。

5. 注意肾功能的保护　严重腹部损伤常伴有休克,并引起肾血流量减少而致肾功能障碍,甚至肾功能衰竭。术后应严密观察尿量,定时检测血尿素氮和肌酐。对有肾功能衰竭的伤者应及早处理,可用血液透析,协助伤者度过急性肾功能衰竭阶段。同时,术后抗生素的选择应慎用或不用对肾功能有损害的药物。

6. 保持各引流管通畅,并注意引流液颜色和量　通常伤者术后有胃管、导尿管和腹腔引流管,应保持各引流管通畅,胃管和腹腔引流管的量是临床计算补液量的重要依据,其量和颜色可作为病情观察的指标。尿液量多少可作为估计补液量是否足够的重要参考指标。待肛门排气或排便、腹不胀、胃肠功能恢复后可拔除胃管;术后腹腔引流液减少且无渗出时可拔除腹腔引流管;若患者术后恢复满意时可在术后第 3～第 5 天拔除导尿管,避免长期留置导尿管而引起的泌尿道感染。

7. 防治应激性溃疡　严重腹部损伤常伴有休克,术后常可出现应激性溃疡出血,故术后应给予雷尼替丁或洛赛克等药预防。一旦出现应激性溃疡,可采用洛赛克和/或生长抑素(如施他宁或善宁)等药,或口服胃黏膜保护剂硫糖铝。也可采用电子胃镜检查局部用去甲肾上腺素溶液或凝血酶止血。上述保守治疗无效时需手术治疗。

8. 补液治疗及恢复饮食　在胃肠功能尚未恢复时暂时禁食,补液补充热量及每日生理需要量、额外损失量和累积损失量,同时使用抗生素预防感染。待肛门排气或排便后恢复进食,先流质饮食,再过渡到半流质饮食,甚至普食。

9. 观察腹部切口,定期伤口换药或拆线　观察切口有无渗液及分泌物,是否出现红、肿、热、痛等情况,若有则应及时拆除部分缝线引流切口。一般术后第一天查看伤口并换药,此后若无伤口渗出或分泌物,可隔 2～3 天再换一次药,直至拆线。术后 7～10 天可拆线。

(二)术后并发症的观察及处理

1. 腹腔脓肿或感染　这是最常见的并发症。常常由于腹部损伤时受严重污染,或剖腹探查时腹腔已感染化脓,或手术切开肠管时无菌操作不严格,导致肠内容物或粪便等污染腹腔,或手术探查时腹腔未放置引流管,或术后腹腔引流不通畅,或脾切除术后等。患者在术后有腹膜刺激征及全身感染中毒症状,腹腔或盆腔有积液等。处理上应加强抗感染、保证腹腔引流通畅、加强营养支持治疗等,必要时可在 B 超定位下行腹腔或盆腔积液穿刺抽液治疗,甚至手术引流。

2. 腹部损伤手术探查不仔细,遗漏有损伤的脏器或组织　腹部损伤有的为多发性损伤,有的为穿透伤,有的为腹膜后脏器损伤(如胰腺、十二指肠等),术者在手术探查时不够仔细、全面,忽视腹部穿透伤的特点,没有结合临床资料探查腹膜后脏器,导致遗漏有损伤的脏器或组织,表现为伤者术后尚出现相应脏器或组织损伤的临床表现(如腹内出血或腹膜炎等)。因此,腹部损伤手术时应仔细、系统、有序地探查,避免遗漏有损伤的脏器或组织,如术后在严密观察血压、脉搏、腹部体征、红细胞压积及影像学变化的条件下保守治疗无效时,则应及时再次手术探查。

3. 切口感染　切口感染为常见并发症,常常由于腹部损伤时受严重污染,或剖腹探查时腹腔已感染化脓,或手术切开肠管时无菌操作不严格,导致肠内容物或粪便等污染手术切口。术后表现为切口处红肿、胀痛或跳痛,局部有压痛及分泌物,此时应及时剪去部分缝线,扩大切口,排出脓液,并清除异物、充分引流。

4. 术后发生粘连性肠梗阻　多与腹部损伤时腹腔受严重污染,或剖腹探查时腹腔已感染化脓,或由于胰腺损伤、胆管损伤等导致胰液或胆汁引起的化学性或胆汁性腹膜炎,或手术切开肠管时无菌操作不严格,导致肠内容物或粪便污染腹腔等有关。患者术后一段时间内有腹痛、呕吐、腹胀和肛门停止排气排便等表现,X线检查有肠梗阻的征象。对术后发生粘连性肠梗阻的预防关键在于防止腹腔粘连,应鼓励患者术后早期床上或下床活动。对大多数粘连性肠梗阻患者,通过非手术治疗都可缓解;但对反复发作、病情重的患者则须手术治疗。

5. 常见腹部损伤术后并发症的观察及处理

(1)脾破裂术后并发症的观察及处理　脾切除术后可发生暴发性感染,是一种非常凶险的感染,尤其是在儿童。发病急骤,处理不当时可造成严重后果,甚至死亡。原因在于脾切除术后机体免疫功能低下,对某些致病菌产生易感性,最常见的是肺炎链球菌和带荚膜的细菌。临床表现为高热、恶心、呕吐、头痛、呼吸困难,很快出现神志模糊,甚至昏迷,常有休克及各种出血倾向。治疗原则同抗感染性休克,及时使用大量抗生素;早期使用大剂量肾上腺皮质激素;纠正电解质酸碱平衡紊乱;适当补充血容量;防治DIC的发生等。

(2)肝破裂术后并发症的观察及处理　肝破裂后由于初期处理不及时或手术中、术后处理不当,常常发生再出血、胆道出血、局部或全身感染、胆瘘、创伤性肝囊肿、肝肾综合征等并发症。①术后再出血可分为原发性出血、延迟性出血和凝血功能紊乱性出血,往往表现为术后伤口或引流口处出血,凝血功能紊乱性出血时针眼尚可出血,严重者可引起休克。治疗应积极补充血容量,包括输新鲜血、新鲜血浆或浓缩血小板;使用止血药物;应用抗生素;保证引流通畅;必要时再次手术止血治疗。②胆道出血往往表现为外伤后有阵发性胆绞痛及上消化道出血表现,周期性发作,间隔1～2周。胆道出血非手术治疗死亡率相当高,故应积极手术,可酌情选用肝动脉栓塞术、肝动脉结扎术、胆总管引流和肝动脉结扎术、肝部分切除术等。③术后感染可有膈下脓肿、肝脓肿、弥漫性腹膜炎、腹腔脓肿、伤口感染，甚至全身感染，其中以膈下脓肿和肝脓肿为多见。肝破裂手术时彻底清创、确切止血、通畅引流等是降低感染率的重要手段，术后应选用广谱抗生素预防感染。明确感染后应根据细菌培养结果选用敏感抗生素，必要时可在 B 超定位下行脓肿穿刺置管引流，甚至手术引流治疗。④术后胆瘘多由于小胆管断裂术中未能发现或大胆管处理不当所致。术后往往有胆汁性腹膜炎、引流管引出胆汁等表现。若胆汁流出量少者，经保守治疗后往往可以逐渐愈合；如果流出量多者，常常需要手术治疗，可酌情选用胆总管引流术、胆瘘修补术、胆管与肠管吻合术或肝部分切除术等。

(3)胰腺损伤术后并发症的观察及处理　胰腺损伤或手术后常常发生胰瘘、腹腔脓肿、术后再出血、胰腺假性囊肿、创伤性胰腺炎等并发症。①胰瘘是胰腺损伤或手术后常见的并发症，发生率可高达 10%～40%。常常表现为引流液淀粉酶比较高。若为低流量瘘(小于 200 ml/d)，通过保证引流通畅、禁食、肠外营养治疗和使用生长抑素等非手术治疗，多数可自行愈合；严重的胰瘘则需要长期外引流或再次手术治疗。②腹腔脓肿发生率为 5%～11%，常由于坏死胰腺组织引流不通畅，清创不彻底所致。一旦发现腹腔脓肿，需积极引流，并选用敏感抗生素等治疗。③术后再出血表现为上消化道出血或引流管出血。术后早期出血多为技术性因素引起，后期出血可能为吻合口出血或胰瘘胰液腐蚀所致。应积极补充血容量，包括输新鲜血、新鲜血浆或浓缩血小板；使用止血药物；应用抗生素；保证引流通畅；必要时再次手术止血治疗。④胰腺假性囊肿发生率为 5%，一般需要手术治疗，可行内引流手术。⑤创伤性胰腺炎与非创伤性胰腺炎相类似，一般采用非手术治疗可达到良好疗效。

(4)胃损伤术后并发症的观察及处理　胃损伤行修补术、胃大部分切除或胃空肠吻合术后有可能会发生缝合口裂开或吻合口瘘、膈下脓肿、腹腔脓肿等并发症。处理上应加强抗感染、保证腹腔引流通畅、加强营养支持治疗等，必要时可在 B 超定位下行腹腔积液穿刺抽液，甚至手术引流治疗。

(5)十二指肠损伤术后并发症的观察及处理　十二指肠损伤时因胰液和肠液的腐蚀性，所以术后并发症多而严重，除术后出血、休克外，还可并发十二指肠瘘、腹膜后蜂窝织炎、胰腺炎或胰瘘、膈下脓肿、腹腔脓肿等并发症。十二指肠损伤手术时应在十二指肠旁、腹膜后间隙放置双腔引流管，保证引流通畅，并加强抗感染、使用生长抑素药物和营养支持等治疗，即使术后发生十二指肠瘘也可自行愈合；若引流不通畅，可引起腹膜后蜂窝织炎或腹腔脓肿，此时应使引流管引流通畅，加强抗感染和营养支持等治疗,必要时可在 B 超定位下行腹腔积液穿刺抽液,甚至手术引流治疗;若术后发生胰腺炎或胰瘘,则按上述胰腺损伤术后相应并发症进行处理。

(6)小肠破裂术后并发症的观察及处理 ①肠吻合口裂开或小肠破裂口修补术后裂开的发生率约为 0.5%～10%,主要原因与手术清创不彻底,吻合口血运差,修补术后肠腔狭窄,吻合口局部感染,营养不良和低蛋白血症等有关。出现此并发症时应再次手术修补或行部分小肠切除吻合术,并放置引流;加强抗感染和营养支持等治疗。②肠瘘发生的主要原因与小肠损伤后导致的感染或组织缺血、小肠破裂口经修补或吻合后愈合不良、或小肠损伤手术时有遗漏等有关,应按肠瘘情况进行相应治疗。③腹腔脓肿常常由于肠吻合口裂开或小肠破裂口修补术后裂开、肠瘘或腹腔内残留污染或遗漏腹内损伤未作处理等所致。一旦确诊,应积极引流,并加强抗感染和营养支持等治疗。④短肠综合征是因小肠损伤后行小肠广泛切除而引起的小肠实际消化吸收面积大量减少,而导致水电解质酸碱平衡紊乱以及各种营养物质吸收不良的一种临床综合征。主要以腹泻、营养不良、体重减轻、脱水和电解质紊乱为主的临床表现。因此,小肠损伤行广泛小肠切除吻合术时应切除有血运障碍的损伤肠管,而又必须珍惜每一段可保留的肠管,避免发生短肠综合征。一旦发生短肠综合征,治疗上以维持水电解质酸碱平衡、控制腹泻、防治感染、加强营养支持(肠外营养和肠内营养)、防治胃酸过多等为主,当经过一段时间(6～12 个月)严格的非手术治疗后疗效不佳的患者,才考虑行手术治疗,常用的手术方法有小肠倒置术、结肠间置术、小肠移植术等。

(7)结直肠损伤术后并发症的观察及处理 由于结直肠内具有粪便多而富含细菌且壁薄、血供差、愈合能力也差等解剖和生理特点,因此,结直肠损伤后易造成组织缺损、血供丧失及腹腔污染。术后常并发腹腔脓肿、腹壁伤口感染、肠瘘等并发症。处理上按上述腹部损伤术后相应并发症进行处理。

(8)腹膜后血肿术后并发症的观察及处理 感染是腹膜后血肿术后常见的并发症,尤其是腹膜后血肿纱条填塞止血者,应积极防治。术后再出血又是术后另一常见的并发症,可能为感染所致,也可能为腹膜后血肿继续增大破裂所致,因此腹膜后血肿术后应积极抗感染,若是纱条填塞止血者应在术后 3～7 天逐渐拔除,不宜过早拔除;若发生术后再出血时可先保守治疗并密切观察病情变化,无效后再考虑手术止血。

(9)胸腹联合伤术后并发症的观察及处理 伤者可出现胸、腹部的并发症,包括肺部感染、胸积液和腹部损伤相应的并发症等,应积极防治。

【疗效判断及处理】

1. 单纯腹壁损伤　经保守治疗后伤者瘀肿可逐渐缩小,甚至消失,疼痛症状缓解,疗效好,并不需要特殊处理。

2. 实质性脏器损伤　肝、脾、肾、肠系膜等腹内实质性脏器损伤后主要表现为内出血,经补充血容量、预防感染和/或手术治疗后伤者疗效好,可以康复出院;若有并发症则伤者康复时间较长,需要对发生的相应并发症进行处理。

3. 空腔脏器损伤　肠、胃、胆囊、膀胱等空腔脏器损伤破裂主要表现是腹膜炎,多数伤者术后恢复良好,无并发症,少数出现肠瘘或吻合口瘘、腹腔脓肿等并发症,从而影响伤者的顺利康复,导致住院时间延长,住院费用增加,经抗感染、引流等合理治疗后也可康复。若因小肠损伤后行小肠广泛切除而引起短肠综合征,则伤者需要长期进行营养支持等治疗,甚至需行小肠移植术等手术治疗。

【出院后随访】

1. 出院时带药　单纯腹壁损伤需使用抗生素3～5天预防感染,因此,出院时带药为口服广谱抗生素继续抗感染。肝、脾、肾、肠系膜等腹内实质性脏器损伤术后出院可酌情继续服用抗生素。肠、胃、胆囊、膀胱等空腔脏器损伤破裂术后,尤其术后并发肠瘘或吻合口瘘、腹腔脓肿等并发症时也应考虑使用抗生素。

2. 检查项目与周期　出院2周后复查,查看伤口和腹部情况,了解伤者术后恢复情况。此后若无不适症状或体征,无须特殊处理。

3. 定期门诊检查与取药　无切口感染的患者出院2周后复查,肝、肾、胰腺等腹内实质性脏器损伤术后需要酌情复查肝功能、肾功能、尿常规、血尿淀粉酶、B超等,若无不适症状或体征,复查项目正常,以后无须特殊处理,否则应做相应处理。有切口感染的患者则需视伤口情况而定,每1～2天换药查看伤口并换药,直至伤口愈合;以后无不适症状或体征,无须特殊处理。

4. 出院后应当注意的问题　①多下床活动预防术后发生粘连性肠梗阻,并有利伤者尽快康复;②术后3个月内避免过度劳累或重体力劳动;③若术后尚未拆线便康复出院的伤者,需在术后第7～10天查看伤口后拆线;④肝、肾、胰腺等腹内实质性脏器损伤术后需注意肝功能、肾功能、尿常规、血尿淀粉酶的变化。

【预后评估】

肝破裂早期主要是腹腔内出血或胆汁性泄漏引起失血性休克和/或胆汁性腹

膜炎,血液有时可能通过胆管进入十二指肠而出现黑便或呕血;晚期可继发感染。严重肝破裂的死亡率极高,早期主要死于失血性休克,晚期主要死于胆汁化脓性腹膜炎或继发性出血与感染。

单纯脾破裂的死亡率为10%,若有多发伤,死亡率可达15%~25%。

胰腺损伤后常并发胰液漏或胰瘘。因胰液侵蚀性强,又影响消化功能,故胰腺损伤的死亡率高达20%左右,死亡原因主要是难以控制的大出血所造成的休克、败血症和多器官功能衰竭。

胃除胃窦部外大部分受到肋弓的保护,因而除穿透伤外,胃外伤性损伤并不多见。在穿透性腹部伤中胃损伤率约占10%~13%,居内脏伤第四位,且常合并其他内脏损伤,往往诊断较为及时,手术治疗后预后较好。

十二指肠损伤属于腹内脏器的严重伤,诊断和处理上都存在不少困难,死亡率高达10%~27.8%,常伴有肝、胰、胆管、大血管、横结肠、胃和肾的损伤。小肠占据着中、下腹的大部分空间,故受伤的机会较多。小肠破裂后可早期产生明显的腹膜炎,故一般诊断不难,也可得到及时的手术治疗,但如果小肠广泛损伤需切除大部分肠管,术后可发生短肠综合征,或手术探查不仔细,遗漏损伤的小肠导致术后肠瘘,从而影响伤者的预后,部分伤者因此而死亡。

由于结直肠内粪便含有大量细菌,结直肠损伤如不早期诊断、及时处理,将会发生严重的腹膜炎或致死性的腹膜后蜂窝织炎,部分伤者出现严重感染而死亡。

胸腹联合伤是一种比较复杂的多体腔损伤,不仅有呼吸、循环功能障碍,而且还有胸腔及腹腔脏器破裂、出血、污染等危害,常并发急性弥漫性腹膜炎,胸腔感染和急性失血性休克,若处理不当,可导致死亡。发生部位左侧多于右侧,受伤脏器数目越多,伤情越重,死亡率也越高。

(陈创奇)

第 7 章 | 急性化脓性腹膜炎

【概述】

腹膜(peritoneum)分为相互连续的壁层腹膜和脏层腹膜两部分。壁层腹膜贴附于腹壁、横膈脏面和盆壁的内面;脏层腹膜覆盖于内脏表面,成为它们的浆膜面。壁层腹膜和脏层腹膜相互移行,共同围成一个不规则的潜在性的浆膜间隙称腹膜腔。男性腹膜腔为一密闭的腔隙;女性则借输卵管腹腔口,经输卵管、子宫和阴道与外界相通。通常这一通道在子宫颈管处为黏液栓所封闭,若感染使黏液栓溶解,则可上行扩散至腹膜腔。

腹膜薄而光滑,呈半透明状,由单层扁平上皮和结缔组织构成,具有分泌、吸收、支持、固定和防御等功能。腹膜分泌的浆液可润滑脏器表面、减少脏器间的摩擦。腹膜有广阔的表面积,具有很强的吸收能力。腹膜所形成的系膜、韧带等结构,对腹腔脏器起支持或固定作用。腹膜有很强的修复和再生能力,可包裹病变部位,防止炎症的扩散。

壁层腹膜主要受体神经(肋间神经和腰神经的分支)的支配。对各种刺激敏感,痛觉定位准确。腹前壁腹膜在炎症时,可引起局部疼痛、压痛和反射性的腹肌紧张,是诊断腹膜炎的主要临床依据。膈肌中心部分的腹膜受到刺激时,通过膈神经的反射可引起肩背部放射性疼痛或呃逆。脏层腹膜受自主神经支配,来自交感神经和迷走神经末梢,对牵拉、胃肠腔内压力增加或炎症、压迫等刺激较为敏感,其性质常为钝痛而定位较差。

腹膜炎(peritonitis)是壁层腹膜和脏层腹膜的炎症,可由细菌感染、化学性或物理性损伤等引起。按病因可分为细菌性和非细菌性两类;按临床经过可分为急性、亚急性、慢性三类;按发病机制可分为原发性和继发性两类;按累及的范围可分为弥漫性和局限性两类。急性化脓性腹膜炎累及整个腹腔称为急性弥漫性腹膜炎。

第一节　急性弥漫性腹膜炎

【诊断步骤】

(一)病史采集要点

1. 腹痛　这是腹膜炎最主要的症状。疼痛的程度与发病原因、炎症的程度、年龄、身体素质等有关。但一般都很剧烈,难以忍受,呈持续性。深呼吸、咳嗽,转动身体时都可加剧疼痛。故患者不愿变动体位,疼痛多自原发灶开始,炎症扩散后蔓延及全腹,但仍以原发病变部位较为显著。

2. 恶心、呕吐　此为早期出现的常见症状。早期因腹膜受刺激,可引起反射性恶心、呕吐,呕吐物多是胃内容物。后期出现麻痹性肠梗阻时,呕吐物转为黄绿色的含胆汁液,甚至为棕褐色粪水样肠内容物。由于呕吐频繁可呈现严重脱水和电解质紊乱。

3. 体温、脉搏　突然发病的腹膜炎,开始时体温可以正常,之后逐渐升高。原发病变为炎症性(如阑尾炎),发生腹膜炎之前已经体温升高,发生腹膜炎后更加增高。脉搏通常随体温的升高而加快。老年体质衰弱的患者,体温不一定随病情加重而升高。如果脉搏增快而体温反而下降,多为病情恶化的征象,必须及早采取有效措施。

4. 全身症状　腹膜炎进入严重阶段时,可有寒战、高热、脉速、呼吸浅快、口干,以后面色灰白、眼窝凹陷、皮肤冷汗、四肢发凉、呼吸急促、口唇发绀、脉细弱、体温骤升或下降、血压下降、神志恍惚或不清,提示重度脱水、代谢性酸中毒或感染性休克。若病情继续恶化,可因肝肾功能衰弱及呼吸循环衰竭而死亡。

(二)体格检查要点

1. 腹部体征

视诊:腹式呼吸减弱或消失、腹部膨隆。

触诊:腹肌紧张、腹部压痛和反跳痛,即腹膜刺激征是腹膜炎的标志性体征,始终存在,通常遍及全腹,尤以原发灶部位最为明显,有助于定位诊断。一般腹膜受到刺激越强烈,腹膜刺激征亦越明显,如急性胃穿孔或胆囊穿孔时,因胃酸、胆汁的强烈刺激,可引起剧烈持续刀割样腹痛伴腹壁板样强直,临床上叫"板状腹"。幼儿、老人或极度衰弱者腹肌紧张不明显,易被忽视。腹肌紧张的程度随病因和患者的全身状况不同而不同,腹胀加重是病情恶化的一项标志。如局部已形成脓肿,或炎症使附近的大网膜及肠袢粘连成团,则可在该处触及明显压痛的肿块。

叩诊:腹部叩诊因胃肠胀气呈鼓音。胃十二指肠穿孔因腹内有大量气体移至膈下,使肝浊音界缩小或消失。腹腔积液多时可叩出移动性浊音,行腹腔穿刺可帮助诊断。

听诊:肠鸣音减弱,肠麻痹时肠鸣音可消失。

2. 直肠指检　直肠前窝饱满及触痛,甚至有波动感,表明盆腔已有感染或形成盆腔脓肿。

(三)辅助检查要点

1. 实验室检查　白细胞计数及嗜中性粒细胞比例增高,病情险恶或机体反应能力低下时白细胞计数不增高,仅有中性粒细胞比例升高或毒性颗粒出现。此外,还应酌情检查血细胞比容、血培养和药敏试验、血尿淀粉酶、肝肾功能等。

2. 影像学检查

①腹部 X 线平片:立卧位平片可为腹腔内积液、脓肿提供直接或间接依据,腹膜炎时腹脂线及腰大肌影消失。膈下游离气体常提示有胃肠道穿孔。十二指肠腹膜后穿孔或坏死性胰腺炎时,见腹膜后有积气影。肠麻痹时可有大小肠袢胀气,并有多个液平面。

②B 超检查:腹腔内脓肿常显示为低回声区、对膈下、肝下、肝内、盆腔脓肿均能较好显示,并能通过 B 超定位和引导进行穿刺抽液检查。穿刺点一般根据 B 超进行定位,一般在两侧下腹部髂前上嵴内下方进行诊断性腹腔穿刺抽液,根据抽出液的性质来判断病因。抽出液可为透明、浑浊、脓性、血性、含食物残渣、胆汁或粪便等几种情况。B 超尚可显示腹腔内积液及病变器官的病理改变等。

③CT 扫描:腹腔脓肿显示为边界清楚的圆形或椭圆形低密度影,有异常气体聚积,周围脂肪间隙消失,胃肠道被推挤等。CT 扫描为急性胰腺炎的诊断提供了有效的检查方法,尤其是对重症胰腺炎的诊断方面有着更为重要的作用。

3. 诊断性腹腔穿刺术和腹腔灌洗检查　腹部叩诊发现移动性浊音阳性时可做诊断性腹腔穿刺术。腹腔穿刺术的穿刺点最多选于脐和髂前上嵴连线的中、外1/3 交界处或经脐水平线与腋前线相交处。通过穿刺抽出液的性质来推断病因,抽出液可为透明、浑浊、脓性、血性、含食物残渣、胆汁或粪便等几种情况。腹腔灌洗检查是经上述诊断性腹腔穿刺置入的塑料管向腹腔内缓慢灌入 500～1 000 ml无菌生理盐水,然后借虹吸作用使腹内灌洗液流回到输液瓶中。取瓶中液体进行肉眼或显微镜下检查,必要时涂片、培养或测定淀粉酶含量。

【诊断对策】

(一)诊断要点

1. 病史 详尽询问病史,了解原发疾病的发病过程或创伤史,如急性阑尾炎穿孔、溃疡病穿孔、急性出血性坏死性胰腺炎、急性胆囊炎穿孔、创伤性胃肠破裂等。

2. 临床表现 急性腹膜炎往往都有在某一时刻突发腹痛或在原有腹痛的基础上突然加重的病史。腹痛剧烈,多为持续性,弥漫性腹膜炎时全腹均有疼痛,伴恶心、呕吐。有腹部肌紧张、压痛及反跳痛等。注意幼儿、老人和体弱者腹部体征可不明显。肠鸣音减弱或消失。

3. 辅助检查 血常规检查可发现白细胞计数及中性粒细胞比例增高。立卧位腹部 X 线检查、B 超检查或 CT 扫描有助于诊断,必要时做腹腔诊断性穿刺抽液和腹腔灌洗检查。腹腔镜检查不仅能帮助确诊,有时还能借此进行治疗。

(二)临床类型

1. 继发性腹膜炎(secondary peritonitis) 是腹内脏器穿孔或损伤的一种继发病变,必须找出其原发病因,做出病因诊断。引起继发性腹膜炎的细菌主要是胃肠道内的常驻菌群,其中以大肠杆菌最为多见,其次为厌氧拟杆菌、链球菌、变形杆菌等。一般都是混合性感染,故毒性较强。

(1)胃、十二指肠溃疡穿孔 患者多有溃疡病史,突发上腹痛并迅速弥漫全腹。腹肌呈板样强直,有压痛及反跳痛。肠鸣音减弱或消失。腹部立卧位平片示:膈下有游离气体。

(2)急性出血坏死型胰腺炎 临床表现为上腹及腰背部疼痛,可迅速发展至全腹。伴恶心呕吐,早期可出现休克。全腹压痛、反跳痛,以上腹部明显。血、尿淀粉酶增高。腹腔穿刺抽液为淡红色,淀粉酶显著升高。B 超和 CT 检查可发现胰腺水肿、增大,胰腺周围可有积液。

(3)急性阑尾炎穿孔 有转移性右下腹痛病史,腹痛多局限在右下腹部。穿孔后出现局限性或弥漫性腹膜炎,整个下腹部或全腹部均有压痛、反跳痛和肌紧张,但以右下腹最为显著。血白细胞计数升高,中性粒细胞比例增高。

(4)急性胆囊炎穿孔 患者多有胆囊结石病史,多为老年人。早期为右上腹阵发性绞痛,穿孔后可发展为全腹痛,B 超可显示胆囊结石及急性胆囊炎的征象。

(5)肠穿孔 多有外伤史。肠坏死、肠伤寒穿孔等亦可引起。

(6)腹部手术引起　胃肠道、胆道或胰管吻合口漏，以及术中腹腔有污染。也可能由于腹部手术损伤胃肠道、胆道、输尿管或胰腺等脏器所引起。

2. 原发性腹膜炎(primary peritonitis)　又称自发性腹膜炎，腹腔内无原发性病灶。致病菌多为溶血性链球菌、肺炎链球菌或大肠杆菌。细菌进入腹腔的一般途径为：(1)血行播散：婴幼儿多数属于此类，致病菌从呼吸道或泌尿系的感染灶，通过血行播散至腹膜；(2)上行性感染：多见于女性。来自于女性生殖道的细菌，通过输卵管直接扩散至腹腔；(3)直接扩散：如泌尿系感染，可直接通过腹膜层扩散进入腹腔；(4)透壁性感染：机体抵抗力下降时，如肝硬化并发腹水、肾病、猩红热或营养不良等，肠腔内的细菌可能通过肠壁进入腹腔，引起腹膜炎。

3. 第3类腹膜炎的临床特点

(1)伴有明显的免疫功能低下状态；

(2)临床表现不明显；

(3)腹腔内感染很少形成脓肿，而表现为血清样渗液；

(4)病原菌的来源不清，而且多为少见菌种，如表皮葡萄球菌、念珠菌等。

(5)即使采取积极外科治疗，MOF 的发生率和死亡率仍然很高。

【治疗对策】

(一)非手术治疗

对病情较轻，或病程较长超过 24 小时，且腹部体征已减轻或有局限趋势者，或伴有严重心肺等脏器疾患不能耐受手术者，可行非手术治疗。非手术治疗也可作为手术前的准备工作。

(1)体位　一般取半卧位，以促使腹腔内渗出液流向盆腔，减少吸收和减轻中毒症状，有利于局限和引流；且可促使腹内脏器下移，腹肌松弛，减轻因腹胀挤压膈肌而影响呼吸和循环；鼓励患者经常活动双腿，以防发生下肢静脉血栓形成。而休克者则取平卧位或头、躯干和下肢各均抬高约 20 度的体位。

(2)禁食、胃肠减压　胃肠道穿孔的患者必须禁食，并留置胃管持续胃肠减压，减少消化道内容物继续流入腹腔，减轻胃肠内积气，改善胃壁的血运，有利于炎症的局限和吸收，促进胃肠道恢复蠕动。

(3)纠正水、电解质紊乱　由于禁食、胃肠减压及腹腔内大量渗液，因而易造成体内水和电解质紊乱。根据患者的出入量及时补充补液量，计算需补充的液体总量(晶体、胶体)，以纠正缺水和酸碱失衡。病情严重的应多输血浆、白蛋白或全血，维持尿量每小时 30～50 ml。急性腹膜炎中毒症状重并有休克时，如输液、输血仍未能改善患者状况,可以使用一定剂量的激素,还可以根据患者的脉搏、血压、中心静脉压等情况给予血管收缩剂或扩张剂,其中以多巴胺较为安全有效。

(4)补充热量与营养 急性腹膜炎患者的代谢率约为正常人的140%,每日需要的热量达3 000~4 000 kcal。在输入葡萄糖、脂肪乳剂供给大部分热量外,尚须输给复方氨基酸液以减轻体内蛋白的消耗,对长期不能进食的患者应考虑深静脉高营养治疗。手术时已作空肠造口者,肠管功能恢复后可给予肠内营养。

(5)抗生素的应用 继发性腹膜炎多为大肠杆菌、肠球菌和厌氧菌所致的混合感染,早期即应选用大量广谱抗生素,之后再根据细菌培养结果加以调整,给药途径以静脉滴注较好。除大肠杆菌、粪链球菌外,要注意有耐药的金黄色葡萄球菌和无芽胞厌氧菌(如粪杆菌)的存在,特别是那些顽固的病例,适当选择敏感的抗生素。对革兰阴性杆菌败血症者可选用第三代头孢菌素如菌必治等。需要强调的是,抗生素治疗不能替代手术治疗,有些病例单独通过手术就可以获得治愈。

(6)镇静、止痛、吸氧 可减轻患者的痛苦和恐惧心理。已经确诊、治疗方案已定及手术后的患者,可用哌替啶类止痛剂。而诊断不清或需进行观察的患者,暂不用止痛剂,以免掩盖病情。

(二)手术治疗

1. 术前准备

(1)术前应做血常规(包括血型)、尿常规、出凝血时间、肝肾功能,血尿淀粉酶、血培养和药敏试验。摄立卧位腹平片及B超检查,条件允许时可以做诊断性穿刺抽液做细菌培养及药敏试验。手术前备皮,常规禁食。术前停留胃管、尿管。

(2)注意纠正水、电解质和酸碱平衡紊乱。

(3)术前应给予抗革兰阴性杆菌及抗厌氧菌的抗生素。

(4)术前30分钟肌注术前针 海俄辛0.3 mg或阿托品0.5 mg、鲁米那0.1 g。

2. 手术适应证

(1)经上述非手术治疗6~8小时后(一般不超过12小时),腹膜炎症状及体征不缓解反而加重者;

(2)腹腔内原发病严重,如胃肠道穿孔或胆囊坏疽、绞窄性肠梗阻、腹腔内脏器损伤破裂、胃肠道手术后短期内吻合口漏所致的腹膜炎;

(3)腹腔内炎症较重,有大量积液,出现严重的肠麻痹或中毒症状,尤其是有休克表现者;

(4)腹膜炎病因不明确,且无局限趋势者。

3. 麻醉方法　多选用全身麻醉或硬膜外麻醉。

4. 处理原发灶　切口应选在接近原发灶部位,如无法确定原发灶,则选用以脐为中心的右旁正中切口为好,开腹后可上下延长。如曾做过手术,可经原切口或其附近做切口。开腹后探查要轻柔细致,有重点也要有顺序。切开腹膜见有气体逸出或腹腔内有胃肠内容物,说明有胃肠道穿孔;见有血性液体,应考虑肝破裂或脾破裂、绞窄性肠梗阻或肝癌破裂;如有胆汁,可能为胆囊穿孔;如为脓性分泌物,应想到阑尾穿孔等。必须尽快探明病变部位和性质。根据病变性质,首先处理危及患者生命的病变,有出血者先止血;其次为破裂或穿孔的修补;最后处理炎症病灶。原则上应清除原发灶,如坏疽的阑尾和胆囊、坏死的肠段;修补破裂的胃肠穿孔及肝脾。如局部炎症严重,解剖层次不清,全身情况不能耐受手术,只宜做应急处理,如腹腔引流、胆囊造口或肠外置造口术等。

5. 彻底清理腹腔　用吸引器吸净腹腔内脓性渗出液,清除脓苔、纤维蛋白膜、食物残渣、粪便和异物等。可用甲硝唑、生理盐水反复冲洗腹腔直至清洁为止。关腹前尽量吸净清洗液和渗液,亦可向腹腔内注入适量抗生素。

6. 引流　为防止腹腔脓肿发生,应将腹内残留渗液和继续产生的渗液经引流物排出体外。脓液多聚积在病灶附近、膈下、两侧结肠旁沟及盆腔内。常用引流物有双腔管(思华龙管)、硅胶管、橡胶管、烟卷引流等,从腹壁另戳一口引出。对严重弥散性腹膜炎患者在剖腹探查术后,实施定期经引流管用抗生素溶液灌洗腹腔,对严重腹腔感染患者可取得较好疗效,可有效降低死亡率和腹腔脓肿发生率。放引流管的指征是:①胃肠或胆管吻合口不够满意,有渗漏可能者;②坏死灶未能切除或有大量坏死组织无法清除者;③手术部位有较多溶液或渗血;④已形成局限性脓肿。

【术后观察及处理】

(一)一般处理

1. 体位与引流　待麻醉苏醒后,采取半卧位,便于积聚在盆腔的渗出液经引流管引出,同时可减少对膈肌的刺激,改善呼吸困难。术后应密切观察引流是否通畅,记录引流液的量、颜色和气味,以掌握病情变化。

2. 禁食和胃肠减压　禁食和胃肠减压能使消化道休息,减少消化道的气体而减轻腹胀,并能增强胃肠道功能促进肠蠕动的恢复,在肠蠕动恢复排气后,终止胃肠减压,开始进食。

3. 维持水电解质平衡和营养　由于病情对机体的消耗,禁食和胃肠减压,使水、电解质失衡,血容量下降,维生素缺乏和营养不良,因此需要积极准确的补充和纠正,以利于术后持续性的高代谢与修复。

4. 控制感染　引起急性腹膜炎的病原菌多为消化道的常驻细菌混合感染,因此使用抗生素时要根据药敏试验报告进行选择性用药,对感染重者可联合应用抗生素。

5. 原发病的处理　由于继发性腹膜炎是腹腔内脏炎症、穿孔、损伤、破裂或手术污染所致。因此,必须针对原发病的特点进行特殊的处理。

(二)术后并发症的观察及处理

密切监测患者以便及早发现并发症,如呼吸衰竭、肾功能衰竭和播散性血管内凝血等,并做针对性处理。若患者始终有发热,或虽无发热,但白细胞计数持续增高,应怀疑腹腔内有脓肿存在。此外还应注意术后粘连性肠梗阻的发生。

【疗效判断及处理】

1. 痊愈　去除了原发病,腹膜炎症状消失,伤口如期愈合。

2. 好转　症状缓解,需进一步治疗。

3. 无效　症状未缓解,或术后有严重的并发症,视为治疗无效。需进一步明确病因,选择最佳治疗方案。

【出院后随访】

1. 出院时带药　急性化脓性腹膜炎手术治疗后需使用抗生素 7～10 天,因此,出院时带药包括:①广谱抗生素;②胃、十二指肠溃疡患者需抗酸治疗。

2. 检查项目与周期　出院 2 周后复查,查看伤口和腹部情况,了解患者术后恢复情况。此后若无不适症状或体征,可针对原发病进行定期随访处理。

3. 出院后应当注意的问题　①照护原则:加强营养,注意休息;②纠正不良生活习惯,定期复查,不适随诊。

【预后评估】

急性化脓性腹膜炎治愈后,一般不需要特殊处理,可针对原发病进行定期随访处理。急性化脓性腹膜炎若不及时手术治疗,可能会出现腹腔脓肿、严重感染等并发症,个别严重者甚至会致死。近几十年来,由于抗生素和重症监护的应用,腹膜炎死亡率也降至 20% 以下,但远不能令人满意。原发性腹膜炎患者的免疫功能大多有减退,影响抗感染治疗的效果,故预后较差。肝硬变患者发生原发性腹膜炎后,死亡率可达 20％～40％,儿童患者的死亡率较低。因此,应该密切观察病情变化,以便进行及时有效的处理。

（陈泓磊　陈创奇）

第二节　腹腔脓肿

【概述】

腹腔脓肿(abdominal abscess)是急性弥漫性腹膜炎、腹部内脏损伤或腹部手术后的并发症,当腹内感染局限化后,炎性渗液积聚而形成脓肿。多数为继发性,少数为原发性感染。脓肿往往位于原发病灶处,但也可发生在远离原发病灶处,如膈下、盆腔和肠袢间。腹腔脓肿可为单发或多发性,常为多种细菌混合感染,厌氧性细菌占有相当大的比例。根据脓肿部位可分为膈下脓肿、盆腔脓肿和肠间脓肿。

膈下脓肿(subphrenic abscess)是发生在膈下间隙内的脓肿,根据脓肿部位,可分为右膈下脓肿(即右肝上间隙脓肿)、右肝下间隙脓肿、左膈下脓肿和网膜囊脓肿,其中以右侧最多,约占 2/3,左侧约占 1/4,双侧者很少。

盆腔脓肿(pelvic abscess)是指腹腔内的炎性渗出物或脓液易积聚于盆腔而形成脓肿。盆腔位于腹腔最低位,盆腔腹膜面积小,吸收毒素能力较低,故盆腔脓肿时全身中毒症状较轻。

肠间脓肿(interloop abscess)指位于肠袢、系膜、腹壁和网膜间的脓肿,但也常有位于右侧或左侧结肠旁沟的。大多为多发性。横结肠系膜能够阻止腹腔内的脓液向上腹部蔓延,故肠间脓肿并不涉及上腹部。但同时有盆腔脓肿的却不少见。

【诊断步骤】

(一)病史采集要点

1. 病史　大多数腹腔脓肿有急性弥漫性腹膜炎、腹部外伤或腹部手术史。多在原发病逐渐好转后又出现腹腔感染症状。

2. 全身症状　主要是发热,体温多持续在 39 ℃以上,起初为弛张热,脓肿形成后呈持续高热,也可以为中等程度的持续发热。膈下脓肿者有全身不适、胃纳不佳、恶心腹胀、乏力、畏寒或盗汗等。脉率加速,舌苔厚腻。盆腔脓肿常有膀胱和直肠刺激症状,如里急后重、黏液便、尿频、尿急等。肠间脓肿可有腹痛、腹胀、腹泻,听诊肠鸣音减弱。

(二)体格检查要点

1. 一般情况　发热,多为高热;脉搏增快、精神差,病程较长可有消瘦。

2. 腹部体征　肠间脓肿可有腹部有压痛、反跳痛,有时可触及包块。膈下脓肿肝浊音界扩大,患侧肋间隙、腰背部、上腹部可出现凹陷性水肿,肋间隙饱满,局部有压痛和叩击痛,患侧胸部下方呼吸运动受限,呼吸音减弱或消失,可有湿性啰音。盆腔脓肿做直肠指检可触及直肠前壁饱满,有触痛及波动感。

(三)辅助检查要点

1. 实验室检查　白细胞计数和中性粒细胞比例增高,有时可见核左移现象,出现中毒颗粒。血液细菌培养有时阳性。

2. 影像学检查　①膈下脓肿胸、腹部透视或摄片显示,患侧膈肌抬高,呼吸运动减弱或消失,患侧可有胸腔积液,膈下可有液气平面。左侧者胃泡有移位。②B超和CT检查可进行腹腔脓肿定位,并协助定位穿刺抽脓或放置引流物,所抽出的脓液可做细菌培养及药物敏感试验,以利诊断和治疗。③同位素扫描有助于鉴别肝脓肿还是膈下脓肿。

【诊断对策】

1. 病史　详尽询问病史,了解原发疾病的发病过程或创伤史,大多数膈下脓肿继发于急性弥漫性腹膜炎。

2. 临床表现　膈下脓肿一旦形成,就会有明显的全身和局部症状,主要表现为发热,脓肿部位有持续的钝痛,季肋区叩痛,右侧脓肿者可有肝浊音界扩大。肠间脓肿可有腹部有压痛、反跳痛,有时可触及包块。盆腔脓肿做直肠指检可触及直肠前壁饱满,有触痛及波动感。

3. 辅助检查　血常规检查可发现白细胞计数及中性粒细胞比例增高。X线检查、B超检查或CT扫描发现有腹腔局限性积液,有助于诊断,亦可进行诊断性穿刺;若抽得脓液,即可确诊。脓液应送涂片、细菌培养和药物敏感试验,以选择合适的抗菌药物。

【治疗对策】

经积极抗炎、支持治疗后予脓肿引流。

（一）非手术治疗

仅局限于症状轻的较小脓肿，保守治疗可治愈者。

（1）加强营养，提供高蛋白、高热量饮食，必要时给予输全血或血浆。

（2）应用足量有效的抗生素，最好根据细菌培养和药物敏感试验结果进行选择抗生素。

（3）肠间脓肿可行物理透热及全身支持治疗。盆腔脓肿在较小或尚未形成时，可辅以热水坐浴，温水灌肠及物理透热等疗法。

（4）效果不佳时，可考虑行穿刺或切开置管引流。

（二）手术治疗

1. 手术适应证　经上述非手术治疗后无效，体温持续升高、感染有扩散趋势应手术切开引流。

2. 术前准备

（1）术前应做血常规（包括血型）、尿常规、出凝血时间、肝肾功能、血尿淀粉酶、血培养和药敏试验。拍摄立卧位腹部X线片及B超检查，条件允许时可以做诊断性穿刺抽液做细菌培养及药敏试验。手术前备皮，常规禁食。术前停留胃管、尿管。

（2）注意纠正水、电解质和酸碱平衡紊乱。

（3）术前应给予抗革兰阴性杆菌及抗厌氧菌的抗生素。

（4）术前30分钟肌注术前针：海俄辛0.3 mg或阿托品0.5 mg，鲁米那0.1 g。

3. 麻醉方法　穿刺术多选用局部麻醉，盆腔脓肿手术可使用硬膜外麻醉或骶管麻醉，肠间脓肿多用硬膜外麻醉或气管内全麻。

4. 处理原发灶

（1）膈下脓肿多需采用手术引流。过去基本上应用切开引流术，近年多采用经皮穿刺置管引流术。从两种方法的并发症发生率、发生引流不良的机会和脓肿愈合所需的时间等作比较，置管引流术和切开引流术是同样有效的，但前者创伤较小，恢复快。不论采用何种引流术治疗膈下脓肿，均应做好术前准备，包括补液、输血、营养支持和抗生素的应用等。

1）经皮穿刺置管引流术　此法具有不致污染游离腹腔，手术仅需应用局部麻醉和引流效果较好等优点。一般适用于与体壁贴近的、局限的单房脓肿。穿刺插管须由外科医师和放射科医师或超声科医师配合下进行，如穿刺失败或发生并发症，应即施行手术。根据CT或超声检查所显示的脓肿位置，确定穿刺的部位、方向和深度。这个部位应是脓肿距腹壁最近处，其间无内脏。接着用超声引导进行经皮穿刺置管引流脓肿。经过这种方法治疗,约有 80% 的膈下脓肿可以治愈。术后偶可发生引流管压迫腐蚀邻近脏器的并发症。

具体操作方法:常规消毒,铺巾。在选定的部位进针处,切开皮肤少许。由超声引导,将 20 号套管针向脓肿刺入,拔出针芯,抽出脓液约 5 ml 送革兰染色和细菌培养。从套管插入细的血管造影导针直达脓腔后,即将套管拔出,再用血管扩张器经此导针扩张针道,然后放入 8 号多孔导管,拔出导针,吸尽脓液,固定导管。导管可接床旁瓶,用重力引流或接负压吸引,也可用无菌盐水或抗生素溶液定期冲洗。在临床征象改善,脓液减少后,可重复 CT 或 B 超检查,或做脓腔造影。如脓腔消失,即可拔管。

2)切开引流术 一般根据脓肿所在的位置来选择适当的切口。故术前应通过 B 超检查,正、侧位 X 线摄片或 CT 来确定脓肿的位置。膈下脓肿的切开引流可以通过多种切口和途径进行,但最常用的有两种。

①经前腹壁肋缘下切口的切开引流术 经前腹壁肋缘下切口引流术可分经腹膜外途径和经腹腔途径两种方法引流。适用于右肝上、右肝下和左膈下脓肿的切开引流。优点是可以引流膈下和肝下脓肿,而不致污染游离腹腔。腹膜外途径引流术是先作与肋缘平行的斜切口,按层切开,达到腹膜时将腹膜外层向上分离。接近脓腔位置后,穿刺吸出脓液即可切开脓腔,吸尽脓液,放置引流管。

经腹膜腔途径引流术 网膜囊脓肿的引流只有通过此途径才能达到,同时可以探查腹腔内有无其他脓肿。如在术前怀疑膈下脓肿患者尚有肠间脓肿或网膜囊脓肿的可能,或尚不能肯定脓肿的位置时,可选择此种途径进行探查。术中小心保护游离腹腔,术前和术后应用抗生素,可提高手术的安全性,不致发生严重并发症,减少腹腔内有脓肿遗留的可能性。近年来用经腹膜腔途径做膈下脓肿切开引流的已日益普遍。

②经后腰部切口的切开引流术 适用于肝右叶上、膈左下背侧脓肿的切开引流。沿第十二肋下缘做皮肤切开,显露并切除第十二肋,于第一腰椎平面横行切开肋骨床。切勿顺第十二肋骨床切开,否则将切开肋膈角的胸膜隐窝而进入胸膜腔。肋骨床切开后即进入腹膜后间隙,将肾脏向下推开,检查左膈下有无脓肿。用针穿刺吸得脓液后,将脓腔切开,吸尽脓液,放置引流管。

不论采用何种切口或途径做膈下脓肿的切开引流,都应在脓液吸尽后,探查和分开脓腔内的间隔,并冲洗脓腔,放入多根有侧孔的乳胶管。引流管周围松填以凡士林纱布。皮肤切口可以部分缝合。将引流管固定于皮肤上,以防滑脱。

(2)肠间脓肿诊断明确,保守治疗效果不佳时,应立即做剖腹探查,将所有脓肿切开,吸尽脓液和彻底清除坏死组织。用大量生理盐水冲洗腹腔,最后用抗生素溶液冲洗。除非脓肿和腹壁紧贴,一般不放置引流物。脓肿容易复发,故术后须进行严密观察和积极治疗。另一方面,此病进行手术时,容易分破肠管造成肠瘘,故手术必须小心、仔细!

(3)盆腔脓肿则在硬膜外麻醉或骶管麻醉下,取截石位,经直肠或阴道作脓肿切开引流术。一般应在脓肿已局限,突出至直肠或阴道的部分变软后,在肛门镜或窥镜直视下穿刺抽脓。沿穿刺针做一小切口,用血管钳插入扩大切口,再用手指探查脓腔,分开其内的间隔,最后用生理盐水彻底冲洗脓腔,然后放橡皮管引流,直至脓腔闭塞为止。术前应嘱患者排空膀胱,以防误伤膀胱。

【术后观察及处理】

将引流管接于床旁瓶中,用重力引流或接负压吸引。约1周后,可开始冲洗脓腔。随着引流液量的减少,可逐渐拔出引流管。必要时可做脓腔造影,以了解脓腔的大小和调整引流管的位置。

继续应用抗生素。根据脓液的细菌培养和药物敏感试验的结果,选用有效的抗生素。同时,还应重视支持疗法,以加速患者的康复。

【疗效判断及处理】

1. 痊愈 消除了感染灶,症状消失,脓腔造影或B超检查证实脓腔消失。
2. 好转 症状缓解,感染灶减小,需进一步治疗。
3. 无效 症状未缓解,感染灶未减小,甚至增大,可视为治疗无效。需进一步明确病因,选择最佳治疗方案。

【出院后随访】

1. 出院时带药 需使用广谱抗生素7~10天。
2. 检查项目与周期 出院2周后复查,查看伤口和腹部情况,了解患者术后恢复情况。复查血常规、B超检查或CT扫描,了解感染或脓腔情况。此后若无不适症状或体征,脓腔消失则无须特殊处理。
3. 出院后应当注意的问题 ①照护原则:加强营养,注意休息,避免劳累。②带引流管出院的患者一定要注意保护好引流管,避免引流管脱出及受污染。③纠正不良生活习惯,定期复查,不适随诊。

【预后评估】

早期或小的多发性脓肿如肠间脓肿，可使用有效的抗菌药物；单个浅表脓肿可试行抽吸脓液，除此之外，还可以切开引流，这些治疗效果好，预后佳，一般不会导致患者死亡。但存在衰竭状态的严重腹腔脓肿患者，应酌情补液、输血、血浆、白蛋白及复方氨基酸等以维持基本营养和水电解质平衡，并给予有效的抗生素，否则死亡率仍然很高。因此，应该密切观察病情变化，以便进行及时有效的处理。

（陈泓磊　陈创奇）

第 **8** 章 | 腹膜、网膜和腹膜后间隙疾病

第一节　结核性腹膜炎

【概述】

结核性腹膜炎是结核杆菌引起的慢性、弥漫性腹膜感染。本病可发生于任何年龄,但以青壮年发病多见。女性发病率高于男性,约为 2∶1,可能与女性盆腔结核较常见有关。营养不良、嗜酒及肝硬化患者容易罹患。

【诊断步骤】

(一)病史采集要点

1. 起病的急缓。

2. 腹胀、腹痛的性质、部位、程度,有无随着病情的发展发生改变。

3. 消化道的症状　特别是有无腹泻、便秘或便秘与腹泻交替的表现。

4. 有无结核病的全身症状　发热、盗汗、乏力、食欲不振、贫血、体重减轻等。

5. 注意有无肠梗阻、肠穿孔、肠瘘等并发症。

(二)体格检查要点

1. 一般情况　发育、营养、体重、精神、血压和脉搏。

2. 局部检查　特别仔细地进行局部检查,应注意以下内容:

①腹部膨隆,以腹水型为主。

②有无腹壁柔韧感,但需明白腹壁柔韧感并非结核性腹膜炎的特殊征象;腹部压痛的程度和范围,有无反跳痛;有无触及肿块,了解肿块的质地、大小、表面的光

滑程度、性状等,提示粘连型或包裹型结核性腹膜炎。

③腹水型者移动性浊音阳性。

④并发肠梗阻时有肠鸣音亢进。

(三)辅助检查

1. 血象和血沉 多数有轻至中度贫血,多数外周血白细胞计数正常,但在结核播散、干酪型或继发细菌感染时白细胞计数及中性粒细胞比例可升高,约 2/3 患者血沉增快。

2. 结核菌素试验 80%患者为阳性,但阴性并不能排除结核病毒诊断,如重症结核患者。

3. X 线平片 注意有无并存的肺结核、胸膜结核、骨结核等。女性患者还需摄盆腔片观察有无盆腔结核。

(四)进一步检查项目

1. 腹腔穿刺液检查 有急性腹膜炎症状者,叩诊有腹水征或 B 超检查有包裹性积液可行诊断性腹腔穿刺。粘连型者禁用。典型的结核性腹水多呈草黄色、微浊,比重大于 1.016,静置后可凝固成块,蛋白定量在 30 g/L 以上,如患者有低蛋白血症,血浆和腹水白蛋白之差多在 11 g/L 以下。镜检白细胞计数多在 500/mm³ 以上,以淋巴细胞和单核细胞为主。腹水浓缩找结核杆菌的阳性率很低,一般不超过5%;腹水结核杆菌培养阳性率约为 30%。近年开展的多聚酶链反应(PCR)诊断的敏感性为 93%,特异性为 98%。

2. X 线检查 腹部平片可显示腹膜增厚、肠系膜淋巴结钙化、肠梗阻征象,钡餐或钡灌肠检查时可发现肠结核、消化道瘘,对诊断有一定帮助。

3. 腹腔镜检查 一些诊断困难而又无广泛腹膜粘连的腹水型患者,腹膜、网膜、内脏表面有散在的黄白色粟粒状结节,活检阳性率很高。

4. 剖腹探查 对诊断未明而又不能排除腹腔内恶性肿瘤者,术中取结节及腹膜做冰冻切片检查,可获得确诊;应注意有无脏器原发性结核病灶,对肿大淋巴结也应做活检。

5. 诊断性治疗 对临床上高度怀疑为结核性腹膜炎者,可给予足量的抗结核药物试验性治疗 2～4 周,如病情改善有助于诊断。

【诊断对策】

(一)诊断要点

1. 病史 结核性腹膜炎多继发于其他部位的结核病灶。因此,详尽询问病史,确切了解结核病毒发病全过程、治疗史、治疗结果及相关病史是主要诊断方法之一。

2. 临床表现 慢性病程,出现较典型的结核中毒全身症状者,有慢性腹痛病史,原因不明的腹水、不全肠梗阻或腹部出现包块。

3. 辅助检查 X线平片、腹腔穿刺、结核菌素试验等检查均可提供诊断依据。

4. 手术 腹腔镜和开腹探查可为确诊提供证据。但手术前必须掌握其禁忌证和适应证,如:①腹腔镜检查对可能有腹腔广泛粘连者不适用;②回盲部有狭窄或充盈缺损,兼有局部粘连团块不能排除盲肠癌;或顽固性腹水,排除了肝硬化,但不能排除恶性肿瘤如腹腔恶性淋巴瘤或间皮瘤,方应行开腹探查术。

(二)临床类型

1. 腹水型 以腹膜的炎性渗出为主要病理改变。腹水多为草绿色,清凉或稍浑浊,无臭,放置后呈胶冻样。体查有明显腹水征。

2. 粘连型 可发生在腹水吸收后,也可不经历大量腹水阶段而发生。形成腹膜增厚甚至闭塞成团块,腹腔内壁层腹膜、肠管浆膜、肠系膜和大网膜广泛粘连。体察腹部有广泛的轻度压痛及特有的柔韧感。

3. 包裹型 腹腔内有局限性积液或积脓。常有多个包裹性积液或积脓存在。体查可触及不规则的肿块,或呈实性、囊性或囊实性兼而有之,常有明显的压痛。

(三)鉴别诊断要点

腹水型病例需要与腹膜转移癌、腹膜间皮瘤等鉴别。有腹部包块的粘连型和干酪型需要与 Crohn 病、腹部肿瘤鉴别。

【治疗对策】

(一)治疗原则

结核性腹膜炎治疗的关键是早期彻底抗结核治疗,同时注意调整机体的全身状况,增强患者的抗病能力。

(二)治疗方案

1. 非手术治疗

(1)一般治疗 给予营养支持,包括高蛋白、高热量、高维生素的少渣饮食。结核活动期应卧床休息,对腹痛、腹胀、腹泻明显而影响进食者,应予肠外营养;对合并肠梗阻者,应及时进行胃肠减压,纠正水电解质失衡。

(2)抗结核治疗 开始阶段用三联疗法:常用异烟肼 300 mg/d＋利福平(450～600)mg/d＋链霉素 0.75 g/d 肌注;或用乙胺丁醇 750 g/d 或吡嗪酰胺

1.5～2.0 g/d代替链霉素。疗程一般12～18个月。

对腹水型患者:有人主张反复腹腔穿刺放液,腹腔内注入异烟肼、链霉素,每周1～2次,配合全身性抗结核治疗,疗效显著。

(3)激素治疗 对有血行播散或结核中毒症状严重的患者,可在有效的抗结核药物治疗的同时加用肾上腺皮质激素,如强的松30～40 mg/d,有助于减轻结核中毒症状。

2. 手术治疗

(1)手术指征 ①急性完全性肠梗阻,或慢性不完全性肠梗阻经保守治疗无效者;②肠穿孔引起急性腹膜炎,或局限性化脓性腹膜炎经抗生素治疗无效;③肠瘘经保守治疗无效,尤其是远端肠袢存在梗阻者;④诊断未明而又不能排除腹腔内恶性肿瘤者。

(2)手术时机 若出现急性完全性肠梗阻、肠穿孔引起急性腹膜炎等引起生命危险时需行紧急手术;否则应调理患者的身体,活动性结核病控制后行择期手术。

(3)手术方法 对粘连性肠梗阻、肠穿孔和肠瘘病变局限者可行病变肠段切除,一期吻合;对广泛粘连性肠梗阻者可行粘连松解;对于一般情况差的急性患者或粘连团块很难和周围分离开来时,可先行梗阻近端肠造瘘,待病情稳定后再行二期手术。手术后继续抗结核治疗。

(蔡世荣)

第二节　原发性腹膜后肿瘤

【概述】

原发性腹膜后肿瘤(简称为腹膜后肿瘤)系指来源于腹膜后脂肪组织、结缔组织、淋巴组织、肌肉、神经组织以及残留胚胎组织的各种肿瘤,不包括来自胰腺、肾、肾上腺和大血管等腹膜后器官的肿瘤。虽然腹膜后肿瘤较为少见,约占全身肿瘤的0.07%～0.2%,但由于大多数肿瘤属恶性,且腹膜后解剖部位特殊,结构疏松,肿瘤往往长至很大才被发现,根治性手术切除较为困难,预后不良。

【诊断步骤】

(一)病史采集要点

1. 占位现象　有无发现腹部包块,包块有无随着时间而增大。

2. 有无压迫症状

胃肠道受压:被推移或肠系膜受牵拉可引起腹痛、腹胀、恶心、呕吐等;

压迫直肠:肛门排便排气不尽感,大便变形,大便次数增多,里急后重感;

压迫膀胱:尿频、尿急,甚至尿潴留;

腹膜后大血管受压:下肢静脉回流受影响,引起阴囊、会阴及下肢水肿和静脉曲张;

压迫输尿管:肾盂积水,产生腰背酸痛;

双侧输尿管受压:少尿、无尿和尿毒症;

侵犯神经:产生疼痛和麻木感,常累及腰背部、会阴部以及下肢。

3. 全身症状　有无发热、乏力、食欲不振、体重减轻,严重者出现恶病质。

4. 内分泌紊乱　有无阵发性高血压发作、低血糖发作。

(二)体格检查要点

1. 一般情况　发育、营养、体重、精神、血压和脉搏。

2. 局部检查　特别仔细地进行局部检查,应注意以下内容:

(1)有无腹壁下肢静脉曲张,提示下腔静脉受压;腹部胀大,提示有腹水。

(2)有无触及腹部肿块,需注意肿块的边界、数目、形状、质地、压痛、运动等。

(3)有无压迫后出现的体征　如肠梗阻和黄疸相关体征。

(4)直肠指检　直肠指检有无触及肿块。

3. 神经系统检查　有无神经支配区的感觉障碍或运动异常,提示神经受压迫或侵犯。

(三)辅助检查

1. 血、尿常规　当发生肠梗阻时,白细胞计数通常升高;若压迫膀胱、肾脏时,可出现血尿。

2. 血生化　若伴有肠梗阻时,可出现水、电解质及酸碱平衡紊乱。

(四)进一步检查项目

1. X线检查　腹部平片可显示肿块阴影,肾脏轮廓模糊或移位,有时可见局部钙化或骨骼、牙齿等结构,对判断畸胎瘤有帮助;胃肠钡餐或钡灌肠:胃肠道受压和移位情况;静脉肾盂造影可显示肾、输尿管、膀胱受压和移位情况。

2. B超检查　显示肿瘤的大小、部位及其与周围脏器的关系,对区别囊性和实性肿瘤具有很好的价值,但有时鉴别肿瘤位于腹膜后抑或腹腔内仍有一定的困难;结合彩色多普勒检查可了解腹腔内大血管如下腔静脉、腹主动脉、肠系膜血管等有无受压或侵犯。

3. CT检查　最有价值的影像学定位手段,清楚显示肿瘤的大小、部位、范围,与重要器官与大血管的关系,以及有无肝脏和腹腔内转移等,对评估肿瘤切除的可能性具有很好的参考价值。MRI具有类似的作用,但它可做冠状面及矢状面的扫描,故对构建肿瘤三维图像要较CT为佳。

4. 选择性动脉造影　了解肿瘤的血供情况,有助于与腹膜后脏器来源的肿瘤相鉴别。

5. 特殊检查项目　如24小时尿内香草扁桃酸(VMA)明显升高,对成年人的嗜铬细胞瘤和儿童的神经母细胞瘤有确诊意义;AFP、HCG升高,对腹膜后生殖细胞性肿瘤有助于诊断。

【诊断对策】

(一)诊断要点

诊断包括两个部分:定位诊断和定性诊断。

1. 定位诊断　可触及腹部肿块,且体格检查用胸膝位检查时腹膜后肿瘤较固定,影像学如X线、CT、B超、选择性动脉造影检查通常可以提供明确的定位依据。

2. 定性诊断　比较困难。一般病程长、生长缓慢的肿瘤良性可能性大;相反,病程较短、发展较快的肿瘤恶性机会较大。一般要靠术中病理才能确诊。但应注意有时肿瘤组织的不均一性,不同部位切除组织的病理检查结果可能不同。另外,间叶组织来源的各种肿瘤在组织形态上有许多相似之处,不同的病理医师检查有可能得到不同的结论。

(二)病理类型

腹膜后肿瘤主要来自腹膜后间隙的脂肪、疏松结缔组织、筋膜肌肉、血管神经、淋巴组织以及胚胎残留组织。约80%的肿瘤是恶性的。良性肿瘤中最常见的为纤维瘤、神经纤维瘤、囊性畸胎瘤;恶性肿瘤以纤维肉瘤、神经纤维肉瘤、恶性神经鞘瘤及恶性淋巴肿瘤为多。

(三)鉴别诊断要点

1. 腹腔内肿块胸膝位检查法　患者于胸膝位时,腹腔内肿块活动度较大,腹膜后肿块与后腹壁固定,活动较小。

2. 结核性冷脓肿　X线平片有腰椎锥体破坏,腰大肌阴影模糊不清。

3. 腹主动脉或髂动脉的动脉瘤　X线平片检查有无动脉壁钙化影。腹主动脉造影、CT检查可以确定诊断。

4. 盆腔的包块　常须手术和病理检查才能确诊。

5. 和位于腹膜后的脏器如胰、肝、肾、肾上腺等的肿物鉴别:同位素扫描、腹膜后注气造影、静脉肾盂造影均有诊断价值。CT是目前较理想的影像诊断工具。

【治疗对策】

(一)治疗原则

腹膜后肿瘤应采取综合疗法,但手术切除仍是主要的治疗方法。

(二)术前准备

1. 测定肝、肾、心脏功能。特别要了解双侧肾脏各自的功能,以便知道切除患侧肾脏是否会影响肾功能。

2. 对嗜铬细胞瘤患者,采用苯苄胺做术前准备,一般 10 mg/次,每日 2 次,根据患者血压的变化可增加至 30~60 mg/次,每日 2 次,连续服用 7~14 天,待血压基本稳定后才可施行手术。

3. 对肿瘤巨大、估计手术切除难度大者,若选择性动脉造影显示肿瘤有明确供血血管,可于术前 2~3 天行栓塞治疗,有助于减少术中出血。

4. 腹膜后肿瘤的手术出血量往往较大,术前要做好大出血的准备,要备足够量的血(通常需备 2 000~3 000 ml)。

5. 术前进行肠道准备,可用卡那霉素、甲硝唑等药物。

6. 术前常规留置鼻胃管和尿管,一方面可排空相关脏器,有利于手术操作;另一方面可监测尿量,作为反映输液量足够与否的指标。

(三)治疗方案

1. 非手术治疗

(1)放射治疗根据肿瘤组织病理,选择是否使用放射治疗。肿瘤切除后结合术中放射治疗可照射瘤床,同时能避免腹腔内脏器受照射,因此在使用有效的放射治疗剂量(6 000 Gy 以上)情况下不至于引起严重并发症。外照射治疗注意腹腔内脏器可耐受照射的剂量范围,严重的会并发放射性肠炎。

(2)化疗　除恶性淋巴瘤外,大多数腹膜后肿瘤对化疗药物不敏感,根据组织病理学特征选择化疗方案。

2. 手术治疗　手术切除是腹膜后肿瘤的主要治疗手段,其中根治性切除是惟一有希望治愈肿瘤的方法;即使肿瘤已不能完全切除,部分切除亦可有效改善患者生存质量,延长生存时间。因此,对明确诊断腹膜后肿瘤患者,只要全身情况允许,无严重心、肺、肾功能障碍,无远处转移者,均应积极争取手术探查。

(1)手术指征 对明确诊断腹膜后肿瘤患者,只要全身情况允许,无严重心、肺、肾功能障碍,无远处转移者。

(2)手术方法 手术切口以腹部正中切口为常用,可以上、下延长,必要时可附加一侧或两侧的横切口。手术的关键是正确辨认肿瘤的假包膜,并始终沿着包膜进行分离。首先从简单分离的部位开始,逐步扩大深入,仔细地采用钝性分离和锐性分离相结合的方法剥离肿瘤。如遇肿瘤过大、基底部粘连严重时,可先将已游离的大部分肿瘤切下,然后在直视下继续分离切除残留的肿瘤。如遇肿瘤已浸润邻近脏器而不易分离者,可以行受累脏器与肿瘤整块切除,这样既彻底又能减少术中出血,最常见的是合并一侧肾脏切除。肿瘤侵犯包绕下腔静脉并不是手术的禁忌证,有时可以合并切除受累下腔静脉段,依靠早已建立的侧支循环,术后并无发生器官功能障碍和下肢循环障碍。

(3)手术方法评估 腹膜后肿瘤切除术后复发甚为常见,可高达 $40\%\sim82\%$,对复发病例应持积极态度,再次切除的可能性大,切除肿瘤可减轻症状,延长生存时间。

【预后评估】

预后与肿瘤的良恶性以及是否完全切除等因素有关。良性肿瘤切除术后,绝大多数患者可获得长期生存;恶性肿瘤完全切除术后 5 年生存率为 $50\%\sim70\%$,而部分切除者 5 年生存率仅为 $0\sim30\%$。

(蔡世荣)

第 *9* 章 ｜ 胃十二指肠疾病

第一节 胃十二指肠良性疾病

一、胃十二指肠溃疡

【概述】

消化性溃疡是以节律性和周期性腹痛为特征的一种常见疾病,大约有 10% 左右的人一生中可能发病。主要发生在胃和十二指肠,占 95% 以上。溃疡的形成因素有多种,但基本因素为酸性胃液对黏膜的自身消化作用,Schwarz 提出的"无酸即无溃疡"学说已经被多数的基础和临床研究所证实。所以少数消化道溃疡可以发生于和酸性胃液接触的部位,如食管下端、胃-空肠吻合口附近以及有异位黏膜的 Meckel 憩室等。近年来的研究证实幽门螺杆菌也参与了胃十二指肠溃疡的形成,以及导致胃十二指肠黏膜受损害的药物等,所以胃十二指肠溃疡的发病应该是胃酸、幽门螺杆菌等多种因素共同作用的结果。

本病可发生于任何年龄,青壮年常见,发病高峰年龄为 30～50 岁;男性较女性多见,两者比例为 3:1;十二指肠溃疡较胃溃疡多见,十二指肠溃疡大约占消化性溃疡的 80%。

【诊断步骤】

(一)病史采集要点

1. 腹痛　主要表现为慢性上腹部疼痛不适,疼痛呈现钝痛、灼痛、胀痛或剧痛。注意是否符合以下几点：

(1)慢性过程　患者多有持续数月甚至数年的病史。

(2)周期性发作　病程中疼痛发作和缓解交替发生。好发于春、秋季节,冬季和夏季多缓解。

(3)节律性　十二指肠溃疡疼痛常在上腹正中或偏右,以空腹痛、夜间痛为主,进食或服用抗酸药物后数分钟即可缓解。胃溃疡疼痛部位常在上腹部偏左,餐后半小时左右开始出现,持续至下次餐前消失。

2. 诱发因素　部分患者存在长期精神紧张、脾气暴躁、易激惹或饮食无规律等诱发因素。

3. 伴发症状　多数胃溃疡患者伴有恶心、呕吐、反酸、嗳气等不适。伴有出血的患者会伴有排黑便。

(二)体格检查要点

1. 一般情况　多数患者因为长期疼痛导致精神状态较差;伴有出血的患者可呈现轻、中度贫血症,注意脉搏以及血压是否有所变化;多数患者营养及体重并无明显改变。

2. 局部检查　溃疡活动期患者常常于上腹部有局限而固定的压痛点。

3. 全身检查　胃十二指肠溃疡的患者全身检查多无明显阳性体征,但是应该注意以下几点可以判断病情的进展情况。

(1)锁骨上淋巴结是否有异常。

(2)上腹部是否可触及包块。

(3)直肠指检是否可触及包块或沾染大便的颜色。

(三)辅助检查

1. 一般检查　活动期溃疡如有出血,或长期隐性出血,可导致缺铁性贫血,血常规化验会发现血红蛋白、红细胞压积减少,血清铁和铁蛋白水平下降,网织红细胞和血清铁的结合力增高等。大便潜血的变化既能作为治疗效果的判断依据,又能为判断是否恶变提供帮助。血清胃蛋白酶原含量的测定对诊断消化性溃疡有一定的辅助价值。

2. 胃酸分析　一般情况下胃酸分析对于诊断消化性溃疡价值不大,但是对于胃泌素瘤以及胃肿瘤的鉴别诊断具有较大帮助。正常人胃酸分泌量为 2 mmol/h,十二指肠溃疡患者平均胃酸分泌约 4 mmol/h,如果基础胃酸排出量(BAO)＞15 mmol/h,最大胃酸排量(MAO)＞60 mmol/h,BAO/MAO≥0.6,应考虑胃泌素瘤的可能性,对于检查 MAO 发现胃酸缺乏的患者,应考虑溃疡发生恶变的可能。

3. 血清胃泌素测定　　胃泌素测定同样用于胃泌素瘤的鉴别诊断,正常人的空腹血清胃泌素<100 pg/ml,空腹血清胃泌素>1 000 pg/ml 时,应高度怀疑胃泌素瘤的存在,若>200 pg/ml,同时伴有胃酸分泌明显升高,支持胃泌素瘤的诊断。

4. 上消化道钡餐检查　　X 线下见到龛影是溃疡的直接征象,具有确诊价值。间接征象包括局部压痛、胃大弯侧痉挛性切迹、十二指肠球部激惹及球部变形等。X 线钡餐检查对于定位比较确切,但是对于浅表小溃疡易漏诊。

(四)进一步检查项目

1. 内窥镜检查　　是确诊胃十二指肠溃疡最重要的方法,在内镜下,良性溃疡通常呈圆形、椭圆形或线形,边缘锐利,基底光滑,上覆盖坏死组织,呈灰白色或黄白色,有时为褐色(是陈旧性出血所致);周围黏膜充血、水肿、略隆起;胃皱襞放射至溃疡龛影的边缘。建议对所有溃疡患者常规取胃窦部黏膜进行尿素酶检查,以诊断是否伴有幽门螺杆菌感染。对怀疑恶性溃疡者,可行组织病理检查。

2. 胃电图　　较少应用。优点是简便易行,患者无痛苦。缺点是诊断价值不如别的检查有很强的针对性,只能提供线索,作为参考。正常胃的慢波频率为 3 次/分。胃溃疡时其频率大于 3 次/分,波幅在餐前或餐后升高,波形以低幅、低高幅兼存和高幅不规则波为主。

【诊断对策】

(一)诊断要点

1. 病史　　90%胃十二指肠溃疡患者都伴有上腹部疼痛的病史,疼痛的性质也是区别于其他疾病引起的上腹疼痛的重要依据,所以必须详细掌握患者疼痛发作的规律和性质。详细询问患者是否存在其他的诱发因素。既往药物服用情况,是否足疗程、联合、规律等。

2. 临床表现　　慢性、周期性、节律性上腹部疼痛是胃十二指肠溃疡的特征性表现。明显的阳性体征是位于上腹部剑突下局限而固定的压痛点。部分患者伴有恶心、呕吐、腹胀、反酸、嗳气等症状。

3. 辅助检查　　伴有慢性失血的患者会出现不同程度的贫血,血红蛋白下降,活动期大便潜血检查呈阳性;上消化道钡餐检查对于溃疡定位准确,但是浅表小溃疡易漏诊;内窥镜是确诊溃疡的最可靠方法,同时可以鉴别溃疡的良、恶性;胃酸及血清胃泌素的测定有利于排除胃泌素瘤的存在。

(二)临床类型

1. 胃溃疡分型

Ⅰ型:最为常见,约占50%~60%,胃酸较低,溃疡位于胃小弯角切迹附近,发生在胃窦黏膜和胃体黏膜交界处;

Ⅱ型:约占20%,胃酸较高,溃疡合并十二指肠溃疡,为复合溃疡;

Ⅲ型:约占20%,胃酸较高,溃疡位于幽门管或幽门前,与长期应用非甾体类抗炎药物有关;

Ⅳ型:约占5%,胃酸较低,溃疡位于胃上部1/3,胃小弯高位接近贲门处,常为穿透性溃疡,易发生出血或穿孔,老年患者相对多见。

2. 胃溃疡内镜分期

(1)活动期

A1期:溃疡底部被覆较厚的污秽苔,溃疡边缘不清楚,呈水肿状隆起状态;

A2期:溃疡底部被覆白色苔,溃疡边缘清晰,周围呈红色水肿,黏膜皱襞开始纠集。

(2)治愈过程期

H1期:溃疡开始缩小,溃疡边缘的肿胀消失,黏膜皱襞开始纠集明显,白苔周围可见凹陷及红肿;

H2期:白苔仅部分残留,被周边发红的浅溃疡所包围。

(3)瘢痕期

S1期:白苔完全消失,仅残留浅的发红区域(红色瘢痕期);

S2期:发红区域也消失,仅可见呈白色的瘢痕时期(白色瘢痕期)。

从A1期至S1期,一般经过4~6周。也有个别病例从S2期返回至A1期。

3. 胃溃疡的病理分类(UI-分类)

Murakami根据胃壁缺损的深度将溃疡分为4期:

(1)UI-Ⅰ期　为浅溃疡或糜烂,组织缺损在黏膜层内,尚未到达黏膜。

(2)UI-Ⅱ期　组织缺损达胃黏膜下层。

(3)UI-Ⅲ期　缺损已达肌层,溃疡边缘黏膜肌板和肌层常粘连。

(4)UI-Ⅳ期　溃疡累及全层,肌层断裂,由肉芽或瘢痕所替代,此时在临床被称为穿透性溃疡。

4. 高位胃溃疡　溃疡灶位于贲门邻近区域者谓之。

5. 十二指肠球后溃疡　因十二指肠溃疡多位于距离幽门2.0cm以内的区域,因而发生于距离幽门3.0cm以远区域的溃疡谓之。

(三)鉴别诊断要点

1. 胃癌

(1)临床表现　胃癌早期无特异性症状,初期可能仅有上腹部不适感,或者是膨胀感、沉重感,有时心前区隐痛。疼痛失去溃疡病"进食能缓解"和"疼痛呈节律性"的典型表现。消瘦也是胃癌的代表性症状,同时会出现一些能量消耗和代谢障碍的症状,包括食欲减退、乏力、贫血、便秘、体重减轻、皮肤干燥等。随着胃癌的进一步发展,逐渐会出现恶心、呕吐、吞咽困难等。

(2)体格检查　胃癌的体征早期不明显,上腹部触诊可有轻度肌抵抗感;如发现上腹部有包块、直肠前窝肿物、脐部肿块、锁骨上窝淋巴结肿大等则表明癌已经转移。癌远处转移最常见的体征是左锁骨上淋巴结转移。

(3)X线检查　是诊断胃癌的重要方法。如发现突向胃腔的不规则充盈缺损,则可能是肿块性癌;如发现龛影,其边缘不整齐,周围黏膜皱襞有中断现象,说明是溃疡性癌;如发现胃壁僵硬,蠕动消失,胃腔狭窄,黏膜皱襞消失,钡剂排除较快,则可能是浸润性癌。如整个胃受累,则出现"革囊胃"。

(4)内窥镜检查　内镜检查是确诊胃癌的重要手段,除了直接观察外,还可以对病变进行活体组织病理检查。近年来把超声和内镜结合,产生超声内镜,对不伴溃疡的胃癌诊断准确率提高到99%。

(5)肿瘤抗原检测　CEA、CA19-9、CA125等消化道肿瘤抗原指标的检测,对于诊断胃癌并提供预后信息有可靠的价值。

2. 胃泌素瘤

(1)发病年龄　青少年或老年人。

(2)临床表现　具有胃十二指肠溃疡的临床症状,与典型的消化性溃疡相比症状严重,易出现并发症;约1/3的患者可出现急性或慢性腹泻。

(3)实验室检查　胃液分析及血清胃泌素测定的结果联合可以基本确诊。

(4)上消化道钡餐检查　可见大量胃液积聚,胃黏膜皱襞肥大,十二指肠和空肠黏膜不规则增粗,肠腔扩大。有时能发现溃疡灶。

(5)其他方面　胰腺放射核素扫描、DSA等,其中能显示胃泌素瘤部位为放射性吸收减低的冷区,后者可显示胰头、胰尾、十二指肠胃泌素瘤,并有定位的作用。

(6)在临床上应对胃泌素瘤予以高度的重视,有下列情况就应考虑存在本病的可能:

1)消化性溃疡而积极的内科治疗无效。

2)消化性溃疡伴有顽固的水泻或脂肪泻。

3)消化性溃疡而胃酸和胃泌素分泌显著增高者。

4)多发性消化性溃疡、原发性空肠溃疡、巨大溃疡或溃疡发生在非常见位置。

5)消化性溃疡作胃大部切除术后迅速复发,或并发出血、穿孔者。

3. 慢性胃炎

(1)临床表现 最常见的症状是上腹痛和饱胀感,饭后不适。这与十二指肠溃疡的空腹时疼痛、进食后缓解不同。进食刺激性食物而引起症状或使症状加重,应用抗酸药不易缓解。多数患者食欲较差。可有出血,尤其是伴有糜烂时。

(2)实验室检查 浅表胃炎者胃酸正常或略低,而萎缩性胃炎则明显降低,空腹时常无酸;胃蛋白酶原水平高低与胃酸平行。

(3)内镜检查 慢性胃炎的内镜征象主要是黏膜颜色变红,无糜烂,无结节等。

【治疗对策】

(一)治疗原则

胃溃疡的治疗目的有四个:缓解症状、促进愈合、防治并发症和预防复发。所有无并发症的患者,在鉴别溃疡的性质后,凡是良性的均应首先采用内科治疗,只有在内科治疗无效或发生并发症时,才考虑外科治疗。

药物治疗应该连续、足疗程、联合用药。

(二)术前准备

1. 伴有胃出口梗阻的患者,应该在术前 3 天开始每晚用温盐水洗胃,并纠正水、电解质紊乱和低蛋白血症。

2. 伴有大出血的患者,应采取积极的抗休克治疗,待收缩压升高至 90 mmHg 以上时再行手术治疗。

3. 伴有穿孔并有腹膜炎的患者,术前应用有效的抗生素。

4. 伴有严重贫血的患者,血红蛋白低于 70 g/L 时,术前应少量多次输血,适当予以纠正。

5. 拟行迷走神经切断术的患者,术前应测定 BAO 和 MAO。

6. 术前留置胃管、导尿管。

(三)治疗方案

1. 非手术治疗 所有的良性胃十二指肠溃疡都要首先采用内科非手术治疗,应该足疗程、联合应用药物。

(1)药物治疗

1)黏膜保护剂 根据胃溃疡的特点:酸分泌大多数在正常范围;胃运动功能下降,排空延缓;容易合并十二指肠胃反流,及黏膜遭受十二指肠内容物的损伤。在临床选药上,主要选择增强黏膜抵抗力、增强胃排空和减少胆汁损伤胃黏膜的药物,而不能选择对胃的运动有抑制作用的药物,包括硫糖铝、胶体铋、前列腺素以及有机锌类抗溃疡药物等。主要作用为药物在溃疡表面形成一个保护膜,从而防止酸侵入再生的溃疡组织;同时还可以在胃腔吸附胆汁酸和胃蛋白酶,并刺激局部前列腺素的合成。同时铋剂还有抗幽门螺杆菌的作用。

2)抗酸药物 "无酸及无溃疡",所以抗酸药物在抗溃疡治疗中是必不可少的。

①质子泵抑制药物:是目前已知的最强效的抑制胃酸分泌的药物,通过抑制壁细胞上的质子泵(H^+-K^+-ATP 酶)而阻止氢离子进入胃腔,包括奥美拉唑(商品名为洛赛克)等。虽然此药物的疗效确切,但是必须注意长期使用,由于胃分泌长期高度抑制可导致血清促胃泌素中度升高。

②H_2受体拮抗剂:可拮抗位于壁细胞上的 H_2 受体,抑制壁细胞的泌酸功能。也可以很好地抑制胃酸的分泌。包括西咪替丁、雷尼替丁、法莫替丁等。其中西咪替丁长期服用可引起阳痿、血液系统等毒副反应。

③其他抗酸药物:包括氢氧化铝、碳酸氢钠、碳酸钙、氧化镁等,可以直接中和胃酸。

3)抗幽门螺杆菌药物 对伴有幽门螺杆菌感染的溃疡病患者,必须同时予以清除幽门螺杆菌的治疗。目前抗幽门螺杆菌药物除上述铋剂外,主要有阿莫西林、四环素、甲硝唑、替硝唑、新大环内酯类抗生素等。

目前关于清除幽门螺杆菌的方案很多,其中以含质子泵抑制剂或 H_2 受体拮抗剂的三联、四联方案的清除率最高。即质子泵抑制剂(或 H_2 受体拮抗剂)+两种抗生素(其中包括甲硝唑或替硝唑)+铋剂。疗程以 14 天为佳,清除率可达到 $90\%\sim100\%$。

(2)饮食和生活规律的调整

1)戒烟 已经证明吸烟使幽门括约肌的压力降低,食管括约肌的张力降低,一些溃疡病患者在吸烟时胆汁反流增加。

2)适当的卧床休息 适当的卧床休息可以减轻应激因素,加快溃疡的愈合。

3)应尽量抛弃不良的生活习惯,按时就餐,并注意劳逸结合。

2. 手术治疗

(1)手术指征

1)有多年的溃疡病史,症状有逐渐加重的趋势,发作频繁,每次发作持续时间较长,疼痛剧烈,或需要对饮食和活动的限制过多,影响身体营养和正常生活。

2)曾经过认真的内科治疗,包括 H_2 受体拮抗剂、质子泵抑制剂等高效药物的应用,而症状未减轻,或减轻后短期又复发,或 X 线钡餐检查发现溃疡很大或有穿透至胃、十二指肠壁外的征象。

3)过去有过穿孔和多次大出血的病史,溃疡仍为活动性,有再发生急性并发症的可能。对年龄>45 岁的患者,选择标准可以稍放宽。

4)已经并发急性穿孔、瘢痕狭窄性胃出口梗阻、急性大出血等并发症。

5)已经发生或不能排除恶变的胃溃疡。

（2）手术时机

1)对于未伴发并发症,需要手术的胃十二指肠溃疡,为择期手术,必须在充分的术前准备的情况下进行手术。

2)并发急性大出血、急性穿孔的胃十二指肠溃疡,为急诊手术,需要在适当的术前准备后马上进行手术。

3)伴发瘢痕狭窄性胃出口梗阻的胃十二指肠溃疡以及发生恶变的胃溃疡,为限期手术,也应该在积极的术前准备的情况下及时进行手术治疗。

（3）手术方法

1)胃部分切除术　胃切除的范围和表面的解剖是一致的,远端胃部分切除的范围以切除的百分率表示可分为 5 类:①胃次全切除:要求切除 80% 的胃;②胃部分切除:要求切除 65%～70% 的胃;③半胃切除:要求切除 50% 的胃;④胃窦切除:要求切除 30%～40% 的胃;⑤保留幽门的胃部分切除。手术时,胃小弯侧进一步向近端切除舌形胃小弯组织 3～5 cm。切除后消化道重建的方式,原则上选择接近生理状态的 Billroth Ⅰ式吻合,但对于胃十二指肠吻合困难及球后溃疡等病例则需要采用 Billroth Ⅱ式吻合术。

2)迷走神经切断术　包括①迷走神经干切断术;②选择性迷走神经切除术,切断迷走神经的胃支;③高选择性迷走神经切断术,切断胃体底部支配泌酸功能的壁细胞群的迷走神经,保留肝支、腹腔支、胃窦、幽门括约肌及十二指肠的神经支配;④幽门成形术,主要用于胃迷走神经切断术的胃引流术。

3)胃部分切除＋迷走神经切断术。

（4）手术方法评估

1)胃部分切除术　胃部分切除术最适宜于Ⅰ型和Ⅱ型胃溃疡和部分十二指肠溃疡。Billroth Ⅰ式吻合多用于胃溃疡和能切除的十二指肠球部溃疡。优点是操作简单,较符合解剖生理状态,缺点是有时吻合口张力大,容易发生吻合口狭窄及梗阻,溃疡复发率高于 Billroth Ⅱ式。Billroth Ⅱ式吻合优点是可按需要切除胃不受限制,吻合口张力不大,十二指肠液进入胃内能中和胃酸,旷置十二指肠溃疡也能愈合；缺点是操作较复杂，术后并发症较多。胃空肠 Roux-en-Y 型吻合优点可防止十二指肠液返流入胃，以免发生返流性胃炎和残胃癌。

2）迷走神经切断术　迷走神经切断术可消除中枢相胃分泌，降低胃酸，从而促使溃疡愈合。迷走神经切断术的 3 种类型，大体上都有同样的减酸效果以治疗十二指肠溃疡。由于神经切断的范围不同，对胃功能影响和副作用亦不同。迷走神经干切断术，在膈肌下将两支迷走神经干切断或切除一小段，本方式因减低了胃张力，使胃蠕动减慢，易发生胃潴留。故需加做引流术（幽门成形术、胃空肠吻合术）。同时丧失了迷走神经对肝、胆、胰、肠等器官的支配，故常并发严重腹泻和脂肪泻以及消化吸收障碍。因此目前多已摒弃此术，仅适用于以下情况：肥胖患者或有腹腔脏器粘连而迷走神经分支识别困难，不能采用其他两型迷走神经切断者；紧急情况下如急性大出血或老年危重患者不能忍受长时间手术者；胃部分切除术后复发性溃疡患者。选择性胃迷走神经切断术，切断迷走神经胃支而保留两侧主干及其肝支和腹腔支。为解决胃潴留都需加胃引流术或胃窦切除术。此术的优点是术后腹泻率较迷走神经干切断者低且轻，适用于高酸的十二指肠溃疡和Ⅰ型胃溃疡；对急性胃黏膜病变大出血亦可采用此术加较广范围胃切除。高选择性胃迷走神经切断术，切断胃体及底部支配泌酸的壁细胞群的迷走神经支配，保留胃窦及幽门括约肌的神经支配，有效地降低胃酸，促进溃疡愈合。同时保存胃的完整性和其排空功能。术后胃肠道并发症少，手术死亡率极低，约 0.3%。此术式最适用于无并发症的十二指肠溃疡；有选择地用于有并发症的十二指肠溃疡。此术原则上不附加幽门成形术，但有幽门梗阻者加幽门成形术。此术优点颇多，但溃疡复发率较高。

（5）手术方案选择　如上所述。

【术后观察及处理】

（一）一般处理

1. 生命体征的检测　术后应监测患者心率、血压、脉搏、血氧饱和度，并详细记录术后每日的出入量。

2. 活动　术后麻醉清醒并平卧 6 小时后，应鼓励患者加强自身的主动活动，尽早下床活动，促进术后的恢复及预防手术并发症的发生。

3. 各种引流管的处理　手术后在患者情况允许的情况下应尽早解除各种引流管道，包括胃管、腹腔引流管、导尿管等，以减少术后感染的发生率。

4. 其他　术后应在患者胃肠道功能恢复后才逐步由流质恢复至正常饮食，防止因进食后腹胀而导致切口张力过大等后果；鼓励患者术后多咳嗽、咳痰，预防肺部感染及肺不张发生。

(二)并发症的观察及处理

胃十二指肠溃疡术后并发症因手术方式的不同而分为胃大部切除术后并发症和迷走神经切断术后并发症,其中胃大部切除术后并发症又可以分为早期并发症和后期并发症两类。

1. 早期并发症

(1)术后出血

1)腹腔内出血

①原因:常由于手术时损伤脾脏,血管结扎不完善或结扎的线结脱落而在关腹前未被发现。

②临床表现:患者有内出血症状,如脉搏增快、血压下降、少尿、手脚湿冷及烦躁不安。

2)胃出血

①胃大部切除术后,短期内自胃管引流出大量的血液,尤其是鲜血,甚至呕血、黑便,严重者出现出血性休克、脉搏增快。

②可能由于胃残端或吻合口止血不彻底、旷置溃疡、胃内遗留溃疡、应激性溃疡、食管或胃底静脉曲张破裂出血(门静脉高压同时存在时)等原因引起。

3)辅助检查　血红蛋白和红细胞计数持续下降。

4)治疗　对胃切除术后急性大出血,应考虑早期手术剖腹探查,结扎出血血管。对早期出血即发生休克,经积极治疗,血压、脉搏、红细胞、血红蛋白等仍不稳定,趋于恶化者;经手术治疗、出血暂停,不久又出血者;老年人血管弹性差,依靠血管收缩止血可能性小者,均应早期手术。除上述情况外,宜先禁食、镇静、冰水洗胃、输液、输血、使用止血药物和维生素C等,严密观察病情变化。

(2)十二指肠残端破裂

1)原因　十二指肠断端游离过长,血供破坏过多,断端缺血;断端近溃疡,十二指肠壁因水肿及瘢痕组织缘故较为僵硬,不易内翻,缝合后张力高;胃空肠吻合近侧肠襻有梗阻。

2)临床表现　一般破裂发生于术后3~6天,为突然有上腹剧痛,腹部有明显压痛、肌紧张等腹膜炎体征。

3)治疗　必须立即再次手术。若修补裂口,结果多半失败。较好的办法是将一引流管从裂口放入十二指肠内,将引流管上下裂口的前后壁缝合一层,用大网膜覆盖,引流管从大网膜中穿过引出体外,持续负压吸引。并做空肠造口术,术后从空肠造口或静脉内给予营养。大多数病例于4～6周拔除引流管后十二指肠瘘管口能自愈。如果不自愈，可3个月后再次手术切除瘘管修补瘘口。

（3）胃肠吻合口破裂

1）胃十二指肠吻合口较胃空肠吻合口破裂多见。常由于胃切除过多，吻合口有张力。吻合口破裂引起腹膜炎一般发生于术后4～5天。

2）胃肠吻合口破裂必须立即手术。修补每遭失败，反而有扩大裂口的危险，若破裂口小，可用大网膜填塞、缝盖，邻近放负压引流管。若裂口大，在胃十二指肠吻合病例应将吻合口缝线拆除，胃和十二指肠断端分开，从十二指肠断端放负压引流管至十二指肠内，缝合引流管上下断端的前后壁，胃断端与空肠做端侧吻合，再做空肠造口术，术后给予营养。胃空肠吻合破裂病例应将吻合部分切除重做胃空肠吻合。

（4）阻塞综合征

1）吻合口梗阻

①可分为功能性和机械性梗阻。临床上较多见的是胃肠吻合口排空障碍，是一种功能性梗阻。

②临床表现：进食后上腹饱胀，呕吐，吐出物为食物，一般多无胆汁。多发生在手术后7～10天左右，胃大部切除术后曾有数日表现吻合口通过良好，在由流质改进半流质，或进食不消化的食物后，突然发生呕吐。

③治疗：采取非手术疗法。给以禁食、持续胃肠减压，高渗盐水洗胃，维持水、电解质平衡，抗炎、抗过敏及肠外营养支持治疗，必要时应用皮质激素。暂时吻合口虽未全通，而胃管吸引液逐日减少，患者有饥饿感、排气、排便，则为吻合口水肿消退的表现。常于数天内即可自愈，长者甚至4～6周才能恢复。

2）输入段梗阻

①可分为慢性不完全性梗阻和急性完全性梗阻。慢性不完全性梗阻，多由于空肠输入段太长、易扭曲所致，也可因输入段太短或胃小弯侧切除过高，于吻合口处形成锐角，使胆汁、胰液和肠液不易排空而潴留于输入段肠内所致。当进食后，分泌增多，输入段肠襻强烈蠕动，克服了梗阻，将食物排入胃内而引起呕吐。

②临床表现：进食后数分钟到半小时左右，上腹饱胀或绞痛，恶心并吐出大量不含食物、胆汁较多的液体，吐后症状即消失。

③治疗：一般经非手术治疗，症状多会减轻或消失。如数月内仍不缓解，或症状加重，可手术治疗，行输入段与输出段之间的空肠吻合，或改做Roux-en-Y型吻合。

3)输出段梗阻

①发生原因大多数为粘连、大网膜水肿或坏死、吻合口渗漏形成的炎性肿块压迫,或结肠后胃空肠吻合时,横结肠系膜裂孔在胃壁上未固定牢固、脱落套压于空肠上。

②临床表现:表现为上腹饱胀,呕吐食物和胆汁,X线钡餐检查可确定梗阻部位。

③治疗:如经胃管减压、输液等非手术治疗无效,可行手术,按原因给予适当处理。

2. 后期并发症

(1)倾倒综合征 根据倾倒综合征发生的时间长短可将其分为餐后早发综合征和餐后迟发综合征。

1)餐后早发综合征

①较多见,原因可能是综合性的,胃大部切除后胃容积缩小,幽门括约肌功能丧失,大量高渗性食物迅速进入肠内,吸收细胞外液到肠腔,以致循环血容量骤然减低,同时还有血清钾离子减少。另外,当大量食物迅速进入肠腔,致肠腔突然膨胀,高渗食物吸收肠壁的液体进入肠腔,使之膨大扩张,释放5-羟色胺,肠蠕动剧增,刺激腹腔神经丛,引起上述症状。

②临床表现:进食后,尤其是进甜流质后,约10~20分钟后发生上腹胀满、恶心呕吐,心悸、出汗、头晕、乏力、发热感、肠鸣和腹泻等。可持续15~60分钟,饭后平卧可减轻症状。

③预防:应注意手术时避免切除胃过多、吻合口过大,进食开始应少食多餐,避免过甜过浓的饮食。饮食以高蛋白质及脂肪、少碳水化合物为宜,干食较好,饮水及流质避免在进餐时服用。餐后平卧20~30分钟,可减轻症状。可用少量镇静剂、抗胆碱药物生长抑素等药物,一般多可缓解。

④治疗:极少数症状严重、非手术治疗无效者,可作手术治疗。手术的目的在于增加胃的容量及延缓胃的排空时间。各种手术方式大都改 Billroth Ⅱ式吻合为Ⅰ式吻合,或改行在 Roux-en-Y 空肠式吻合的基础上进行,为防止吻合口溃疡形成一般再加迷走神经切断术为妥。

2)餐后迟发综合征(低血糖综合征)

①较少见,原因是食物快速进入空肠,葡萄糖过快吸收,血糖呈一时性突然升高,刺激胰岛素分泌,当血糖下降后,胰岛素仍在继续分泌,于是出现低血糖。

②临床表现:一般进食后2~3h发生。表现为乏力、头晕、心慌、出汗、手抖、

嗜睡等。

③治疗:主要注意饮食调节,少食多餐。若症状非常显著,可在餐前应用胰岛素,以促进糖的利用,预防高血糖。症状发作时可卧床数十分钟,稍进饮食或糖类,或静脉注射高渗葡萄糖 40～60 ml,一般皆可缓解。很少需手术治疗;一旦需要,手术方式类同餐后早期倾倒综合征。

(2)碱性反流性胃炎

1)临床表现　多发生于胃大部切除术后数月或数年,上腹部出现持续性疼痛或胸骨后灼痛,进食后加重恶心呕吐,吐出物为胆汁,制酸药物无效,日渐消瘦。

2)辅助检查　胃液分析低度或无游离酸,粪便潜血多阳性;钡餐检查吻合口正常;胃镜检查黏膜充血水肿易出血,常见轻度糜烂及胆汁反流入胃。活检结果可见胃黏膜萎缩,炎性浸润和充血水肿。

3)可根据情况选用 Roux-en-Y 手术或 Henley 空肠襻手术。为不使溃疡复发,可同时加做胃迷走神经切断术。

(3)复发性溃疡

1)临床表现　症状大多发生于术后数月至 2 年内。有类似原溃疡病的症状,疼痛较剧,节律性不明显,药物治疗疗效差。部分患者有恶心、呕吐,吐后疼痛减轻。患者常有出血、柏油样便及慢性贫血,腹痛和腹部压痛多位于脐部左侧。穿孔多见,可形成胃、空肠、结肠瘘。

2)治疗　宜针对病因,重作合适的胃大部切除术。同时加做迷走神经切断术。

①单纯胃空肠吻合术后的复发溃疡应行再次胃大部切除术或迷走神经切断加胃窦切断术。

②胃切除范围不够者,可行再次胃部分切除 Billroth II 式重建或行迷走神经切断术。也可行再次胃部分切除加迷走神经切断术。输入空肠段过长者,在胃空肠吻合时要调整缩短。

③十二指肠残端的胃窦黏膜残留应切开残端探查,将残留的胃窦黏膜切除。

(4)残胃癌

1)良性病变行胃大部切除 5 年以上,恶性病变(包括胃癌或其他胃的恶性病变)10 年以上,残胃发生的原发癌称为残胃癌。

2)临床表现　胃大部切除术后多年经过良好,如突然出现剑突下无规律的疼痛或饱胀不适及灼热样感,不明原因的贫血、呕血或黑便、消瘦、呕吐和吞咽困难,甚至有恶病质,腹水和远处转移等。

3)治疗　一旦组织病理检查确认为残胃癌,如有手术可能,应积极行胃癌根治术。

【疗效判断及处理】

胃十二指肠溃疡的治疗主要是内科药物治疗,绝大多数的胃十二指肠溃疡能够通过非手术治疗而治愈,特别是幽门螺杆菌感染被认为与胃十二指肠溃疡关系密切之后,联合、足疗程用药取得了令人满意的疗效,目前胃十二指肠溃疡的手术治疗仅限于少数有并发症以及经过严格内科治疗而不能痊愈或复发的患者。

(何裕隆　彭建军)

二、胃十二指肠溃疡并发症

Ⅰ. 胃十二指肠溃疡大出血

【概述】

胃十二指肠溃疡大出血是由于溃疡侵蚀其基底部血管破裂而引起。多见于胃小弯侧或十二指肠后壁的溃疡,大约15%～25%的溃疡病患者在患病过程中至少出现过一次出血。出血量与所侵蚀的血管的直径和破口的大小有直接关系。

【诊断步骤】

(一)病史采集要点

大多数患者有溃疡病发作史,但10%～15%的患者缺乏典型的溃疡病史。

(二)体格检查要点

并无典型的腹部体征,大出血时可见到有贫血貌,精神差,部分患者上腹部有明显的压痛点,无反跳痛。

(三)辅助检查

1. 内窥镜　为首选检查,镜下可见到出血点,并可对破裂的血管进行初步的止血处理,同时可以鉴别溃疡的良恶性。

2. 上消化道钡餐　能够准确地发现溃疡的具体位置,但大出血时不适合应用。

3. 实验室检查　多数患者血红蛋白降低明显,大便潜血检查多呈强阳性。

【诊断对策】

(一)诊断要点

1. 病史　患者具有消化道溃疡发作史。

2. 临床表现

(1)上腹部疼痛不适,同时还可能伴有腹胀;疼痛逐渐加剧,直至出现呕血或黑便后,疼痛可有所减轻。

(2)呕血、黑便出血量较大的患者可出现失血性休克的表现。

(3)辅助检查　胃镜检查能够发现出血点或血痂,血红蛋白呈现不同程度的下降。大便潜血阳性或强阳性。

(二)鉴别诊断要点

1. 食管胃底曲张静脉破裂

(1)病史　伴有慢性肝炎或肝硬化病史。

(2)临床表现　粗糙食物损伤、药物或酒精刺激等为常见出血诱因,出血量比较大,临床主要以呕血为主,病情较危重,可迅速进入休克状态。

(3)胃镜　可以发现出血部位。

(4)实验室检查　肝功能不正常,肝炎标记抗原可发现肝炎病史,血红蛋白呈不同程度的降低。

2. 出血性胃炎

(1)病史　缺乏典型溃疡病史。

(2)临床表现　常见于服用损害胃黏膜的药物,如水杨酸类、肾上腺糖皮质激素等,也可见于饮酒过多,误服腐蚀性化学物质,严重感染后引起的毒血症及各种原因的应激状态,临床表现与溃疡出血相似。

(3)胃镜　镜下可见到胃黏膜大片糜烂,无溃疡灶存在。

(4)实验室检查　不同程度的血红蛋白降低,大便潜血阳性。

3. 胃癌出血

(1)病史　缺乏典型的溃疡疼痛规律。

(2)临床表现　患者更加虚弱,长期的上腹部不规律疼痛,近期消瘦明显。

(3)胃镜　可以发现肿瘤的存在并行活体组织病理检查。

(4)实验室检查　血红蛋白降低,大便潜血阳性,消化道肿瘤抗原检查可呈阳性。

(5)影像学检查　CT可发现有胃周围肿大淋巴结影。

4. 胆道出血

(1)病史及临床表现　具有胆道感染史,出血伴有右上腹部绞痛、黄疸、发热。部分患者可触及肿大的胆囊和肝区压痛明显。

(2)内窥镜、上消化道钡餐、选择性内脏血管造影、放射性核素等对鉴别诊断有帮助。

【治疗对策】

(一)治疗原则

胃十二指肠溃疡出血患者首先采用内科治疗,内科治疗失败者应积极进行手术治疗。

(二)术前准备

积极纠正贫血。见上节。

(三)治疗方案

1. 非手术治疗

(1)禁食　绝对卧床,放胃管胃肠减压,使用镇静剂和止血药。

(2)输液输血　维持水与电解质平衡,给予输液,补充营养;严重贫血或休克者,积极抗休克治疗。

(3)抑酸药物　给予质子泵抑制剂抑制胃酸分泌。

(4)去甲肾上腺素、冰盐水胃内灌注。

(5)生长抑素　有条件的医院应给予善得定等生长抑素。

2. 手术治疗

(1)手术指征　持续或复发性大出血;内镜控制出血初次失败或再出血。

(2)手术时机　一旦决定手术治疗,应适当的术前准备后紧急手术治疗。

(3)手术方法　连同溃疡切除远端胃的胃大部分切除术是主要的手术治疗方式。

【疗效判断及处理】

行手术治疗的患者,超过90%的患者出血停止,同时前述溃疡症状也将自行消失。但是合并大出血患者的死亡率达到6%~7%,应该引起注意。曾经出过血的胃十二指肠溃疡不论在长期或短期随诊中有显著的再出血的危险。再10~15年随诊出血性胃十二指肠溃疡的内科治疗患者约有50%复发再出血。

【出院后随访】

①出院时带药;②检查项目与周期;③定期门诊检查与取药;④应当注意的问题。

Ⅱ. 胃十二指肠溃疡穿孔

【概述】

胃十二指肠溃疡穿孔的发生率约占溃疡病住院患者的 7%。穿孔多发生在 30～60 岁,占 75%。大约有 2% 的十二指肠溃疡患者以穿孔作为首发症状。

【诊断步骤】

(一)病史采集要点

多数患病者有上腹部剑突下疼痛病史。

(二)体格检查要点

1. 急性病容,痛苦状表情,面色苍白,脉快,甚至出现血压降低等休克征象。

2. 腹膜刺激征 腹式呼吸减弱或消失,腹膜刺激征明显,包括全腹部有压痛、肌紧张如板状和明显反跳痛,但以上腹部压痛最为明显。如为十二指肠小的穿孔,内容物流入腹腔不多,则腹膜刺激征仅限于上腹部及右下腹部,压痛、肌紧张及反跳痛较轻,并主要在上腹部及右下腹部。

4. 叩诊肝浊音界消失或缩小,大的穿孔甚至有腹部移动性浊音。听诊肠鸣音减弱或消失。

(三)辅助检查

1. 实验室检查

(1)血象 白细胞升高,常达 $15 \times 10^9 / L$,中性粒细胞在 85%～90% 以上。

(2)血清淀粉酶测定 部分病例有增高。

2. 特殊检查

(1)X 线检查 腹部立位平片或透视,可见膈下有游离气体,出现"半月征",但少数无此征者,不要误诊。

(2)腹腔穿刺 抽出白色或黄色混浊液体者可确诊。但如经上述检查诊断明确者,可不做腹腔穿刺。

【诊断对策】

（一）诊断要点

1. 溃疡病史

2. 临床表现

（1）有长期上腹部剑突下疼痛病史，胃溃疡多为进食后疼痛，十二指肠溃疡则为进食后或夜间饥饿疼痛，隐痛性。近期疼痛加重，呕酸水、嗳气。许多患者以往曾确诊或按溃疡病治疗。

（2）入院前上腹部突然剧烈疼痛，并向右下腹和全腹部蔓延，为绞痛性，持续性。

（3）伴出冷汗、恶心、呕吐。

（二）鉴别诊断要点

1. 急性阑尾炎　腹痛从上腹或脐周开始，较轻，以后转移到右下腹部并加重。体检时右下腹部压痛较明显，并有反跳痛，多无溃疡病史和膈下游离气体。

2. 急性胰腺炎　发病前常有饮酒或进食油腻饮食病史。疼痛时向腰背部呈横形条状放射，无气腹征，血清淀粉酶测定常越过 500 苏氏单位，但如出血坏死型胰腺炎则并不升高。

【治疗对策】

（一）治疗原则

本病的治疗应根据以下条件：

1. 患者一般情况；

2. 穿孔距入院时间；

3. 年龄；

4. 溃疡病史；

5. 局部症状；

6. 技术及设备。

（二）治疗方案

1. 非手术治疗

（1）适应证　患者入院延迟（穿孔后＞24 h），并具有下列情况者应考虑非手术治疗。

1）血循环动力学稳定；

2）无弥漫性腹膜炎；

3)水溶性对照剂检查无游离漏入腹腔。

(2)方法　禁食；胃肠减压；抑酸药物应用；广谱抗生素应用；生长抑素；肠外营养支持；水、电解质平衡的维持；病情的严密观察。

2. 手术治疗

(1)穿孔缝合术　适应证：①穿孔时间过久，腹腔内已有明显的脓性渗出液，全身情况较差者；②急性溃疡，穿孔边缘柔软无硬结，患者年轻；③年龄大于 60 岁；④穿孔位置较高近贲门部，急诊胃切除术有困难或危险者。

缝合方法：①用间断、伦勃式或褥式缝合，封闭穿孔；②缝合后外面再覆盖固定大网膜；③吸净腹腔内液体。

(2)胃大部切除术　适应证：①穿孔时间未超过 12 小时者；②全身情况良好，年龄不超过 60 岁，能忍受此手术者；③曾行穿孔缝合术，再度穿孔者；④幽门邻近穿孔，行缝合术可能引起幽门梗阻者；⑤穿孔合并出血；⑥慢性溃疡经内科治疗无效，或在内科治疗中发生穿孔者。

【出院后随访】

①出院时带药；②检查项目与周期；③定期门诊检查与取药；④应当注意的问题。

Ⅲ. 胃十二指肠溃疡合并胃出口梗阻

【概述】

大约有 80% 的胃出口梗阻由慢性十二指肠溃疡或幽门管溃疡引起，多为溃疡愈合形成瘢痕收缩的器质性狭窄，胃内容物完全不能通过，以致胃呈慢性肥厚、扩张。

【诊断对策】

(一)诊断要点

1. 病史　多数患者有长期剑突下疼痛史，部分具有典型消化性溃疡发作史。

2. 临床表现

(1)进行性恶化的上腹部饱胀不适，进食后明显加重。

(2)呕吐　典型的呕吐发生于晚餐后，不含胆汁，含有进食的食物或宿食。

(3)消瘦　患者体重逐渐减轻,甚至出现极度消瘦。

3. **体格检查**　不同程度的体重减轻和失水表现,典型的体征是出现上腹部拍水音,严重者可发现胃蠕动波。

4. **实验室检查**　发生严重持久的呕吐,引起严重的脱水和典型的低氯、低钾性代谢碱中毒。

5. **X线检查**　钡剂造影,胃腔增大,在代偿期可见胃部有痉挛性蠕动,在萎缩期则扩张而不见蠕动。钡剂长期停滞于胃内。

6. **内窥镜**　可确诊。

(二)临床类型

依照梗阻形成的原因可以分为:

1. 痉挛性胃出口梗阻

2. 水肿性胃出口梗阻

3. 瘢痕性胃出口梗阻

【治疗对策】

(一)治疗原则

痉挛性和炎症水肿性胃出口梗阻首先考虑非手术治疗,瘢痕性胃出口梗阻一旦确诊,常常需要手术才可以治愈。

(二)术前准备

1. 胃肠减压,同时每天予以温盐水洗胃。

2. 纠正血容量、水电解质和代谢紊乱。肠外营养支持。

3. 给予抑制胃酸分泌的药物。

(三)治疗方案

1. 非手术治疗

(1)纠正失水及电解质和酸碱失衡,应用抗生素以消除炎症。

(2)胃肠减压,使胃充分休息,减轻水肿。炎症性水肿梗阻者可治愈。

(3)炎症性梗阻1周后即可给流质饮食。

(4)每晚经胃管温水洗胃,并记录注入量及吸出量。

2. 手术治疗

(1)手术指征;

(2)手术时机　最合适的时间是当液体的缺乏、电解质和代谢紊乱已纠正,营养情况已经恢复至正氮平衡。

(3)手术方法

1)远端胃切除＋迷走神经切断术　主要适用于十二指肠球部变形不严重的患者。

2)迷走神经切断＋胃空肠吻合术　主要适用于十二指肠瘢痕过多,球部严重变形的患者。

【术后观察及处理】

胃排空延迟:多数患者在术后 5～10 天即可恢复,对于持续较久,排除其他因素的存在时,可给予增强胃动力的药物,如吗丁啉、莫沙比利等。

Ⅳ. 胃溃疡癌变

【概述】

溃疡癌变常见于年龄较大的慢性胃溃疡患者,约占胃溃疡患者的 5％～10％。

【诊断对策】

诊断要点

1. 病史　患者具有胃溃疡病史。

2. 临床表现

(1)体重减轻,食欲减退,有呕吐或黑便。

(2)溃疡病的规律性疼痛变为持续性疼痛。

(3)X 线胃肠气钡造影　溃疡＞1 cm,周围胃壁僵直。

(4)内窥镜　找到癌细胞可确诊癌变。

【治疗对策】

治疗原则　发生胃溃疡癌变的患者,应限期进行胃癌根治术。详见"胃癌"一章。

(何裕隆　彭建军)

三、应激性溃疡(Stress Ulcer,SU)

【概述】

应激性溃疡指机体在应激状态下,胃、十二指肠以及偶而在食管下端发生的急性糜烂和溃疡,是上消化道出血常见原因之一。常见的应激因素有大面积烧伤,多发性外伤,大手术,休克,严重全身性感染,败血症,中枢神经系统疾病以及心、肺、肝、肾功能衰竭或多器官功能衰竭等严重疾患。

发病机制目前尚未能完全明了,一般认为由于各种应激因素作用于中枢神经和胃肠道,通过神经(迷走神经、交感神经)、体液(促肾上腺皮质激素、肾上腺皮质激素、组胺、乙酰胆碱等物质)作用于胃黏膜有关,主要表现为胃黏膜保护因子和攻击因子的平衡失调,导致应激性溃疡形成。各类应激性溃疡的发生也可能不尽一致,如在烧伤、出血性休克、败血症时,由于有效循环血量减少,可引起胃壁特别是黏膜血流减少,导致黏膜缺血,黏膜能量代谢降低,黏膜细胞迅速死亡而发生应激性溃疡;阿司匹林和胆汁反流入胃,可致使胃黏膜屏障损害,氢离子逆向弥散,以致黏膜发生糜烂、出血;脑外伤者则有明显的胃酸分泌过多。

应激性溃疡具有下述特点:①在应激情况下(如严重外伤、烧伤几天后)产生的急性病变,事先无自觉症状及无溃疡病史的情况下,忽然发生上消化道大出血或穿孔;②多发病灶,散布在胃体及胃底含壁细胞的泌酸部位,胃窦部甚为少见,仅在病情发展或恶化时才偶而累及胃窦部;③可不伴高胃酸分泌;④本病可发生于任何年龄、性别。

【诊断步骤】

(一)病史采集要点

1. 发病前有外伤、大手术(心血管、胸腹部、泌尿系等,多在术后7～10日之后发病)、颅脑疾病(脑血管意外、颅内外伤、颅内感染)、严重感染(如败血症、中毒性休克型肺炎、流脑)等病史。

2. 应激性溃疡如果不引起大出血可以无临床症状,或者即使有症状也被原发危重病等应激情况的症状所掩盖。早期临床症状往往不明显,也无明显胃肠道症状。

3. 多于应激后10日左右发病。主要表现为无预兆的上消化道大出血,即呕血、黑便,发病多突然,常无前驱征兆且出血不易止住,可导致出血性休克。出血停止后常易复发。此外,可有上腹痛、腹胀、恶心、呕吐、反酸等消化系统症状,但较一般胃、十二指肠溃疡病为轻。

4. 反复、大量出血可导致休克、贫血。如溃疡发生穿孔,可有腹膜炎表现。

（二）体格检查要点

最先表现为出血,但出血并非病变开始,因此前病变已有一段时间。起初黏膜病变浅而少,不引起出血,以后病变增多加深,若不采取预防措施即可出血。出血一般发生在应激情况开始后 5～10 天。出血时不伴疼痛。出血是间歇性的,有时再出血间隔数天,可能与病灶分批出现,同时有旧病灶愈合和新病灶形成有关。

胃管抽出咖啡样胃液。

（三）辅助检查

血红蛋白水平降低,粪便潜血试验阳性,血清电解质、血糖、血气、血浆渗透压反映机体内环境是否平衡,肝肾功能、血清心肌酶谱等监测观察全身各脏器功能损伤程度。

（四）进一步检查项目

1. 钡餐检查　应激性溃疡比较表浅,钡餐造影常难以发现,所以往往只能于大出血后经手术探查或死亡后尸体解剖才能发现,容易漏诊,过去报告的发病率并不高。但气钡双重造影可提高诊断阳性率。

2. 纤维胃镜检查是早期确诊应激性溃疡的主要方法　尽管纤维内窥镜使应激性溃疡的临床诊断率较前提高,但并非所有应激情况的患者都常规做内镜检查,所以统计的发病率可能比实际数字仍低得多。胃镜检查争取于出血开始 12～24 小时内进行,镜下可见胃黏膜充血、水肿、点片状糜烂、出血,大小不一的多发性溃疡,溃疡面有新鲜出血或血凝块,边缘整齐,可取活组织做病理检查。

3. 对上述检查阴性而应激性溃疡的诊断又不明确者如出血量大、胃镜视野差等,可考虑做腹腔内脏血管造影、同位素扫描等,可帮助确定出血部位,可见造影剂外溢成一团、积聚在血管旁而久不消散。

4. X 线平片见腹腔内有游离气体时提示溃疡穿孔。

5. 超声图像可有胃壁增厚、黏膜皱襞肥大等。

【诊断对策】

（一）诊断要点

1. 重症监护室患者或休克、大面积烧伤、严重外伤或感染、器官衰竭（如急性肾功能衰竭、成人呼吸窘迫综合征、肝功能衰竭）等患者一旦发生上消化道出血如呕血或排柏油样大便,首先要考虑应激性溃疡引起的可能。

2. 及时排除胃肠本身疾病和外科急腹症,如坏死性小肠及结肠炎、机械性肠梗阻、肠穿孔、出血、腹水等;腹部 X 线有助于了解有无肠胀气、液气平面或膈下游离气体等。

3. X 线检查诊断价值不大,纤维胃镜检查可以排除其他出血病变,明确诊断。

4. 注意全身状态和内环境监测,全面估计病情。

（二）临床类型

不同原因引起的应激性溃疡有不同命名。

1. Curling 溃疡 1842 年 Curling 首次报道了大面积烧伤患者出现胃和十二指肠溃疡出血,故对这种严重烧伤引起的急性应激性溃疡又称为 Curling 溃疡。由于普遍应用抗酸剂和 H_2 受体拮抗剂,出血和穿孔并发症已很少见。

2. Cushing 溃疡 1932 年 Cushing 报道了颅脑肿瘤患者发生胃溃疡合并出血、穿孔,因此对颅脑外伤、脑肿瘤、或颅内神经外科手术后发生的应激性溃疡称为 Cushing 溃疡。应激性溃疡出血(SUB)是颅脑损伤严重并发症。在混合年龄组脑损伤约 $2.5\%\sim8.0\%$ 并发 SUB,病死率为 $19.7\%\sim51.8\%$,而老年组少有报道。其特点是单发性的较深溃疡,穿孔是主要并发症,系胃酸和胃蛋白酶分泌过多所致。

3. 一些严重疾病引起的应激性溃疡 如呼吸衰竭、肝功能衰竭、肾功能衰竭、多器官功能衰竭、严重的全身性感染、严重感染、长期低血压、低血容量休克、重度营养不良等。

4. 损伤肠黏膜药物引起的应激性溃疡 这些药物主要有水杨酸类(阿司匹林)、大量或长期应用肾上腺皮质激素、非甾体抗炎药、酒精。

5. 强烈精神刺激也可引起应激性溃疡。

（三）鉴别诊断要点

应激性溃疡应与其他上消化道黏膜病变或溃疡区别。

1. 应激性因素可使原有慢性胃十二指肠溃疡急性活动,甚至出血,这不属于应激性溃疡范畴,处理与预后全然不同,因此鉴别诊断甚为重要。

2. 食管胃底静脉曲张引起的出血,既往有肝硬化病史或出血病史,上消化道 X 线造影和胃镜检查可鉴别。

3. 胆道出血引起者 B 超、CT 等影像学检查可发现相应的肝胆疾病和胆道积血征象。

4. 血液系统疾病引起凝血机制障碍所致者可有血常规、骨髓穿刺等检查的异常表现。

【治疗对策】

（一）治疗原则

对于应激性溃疡发生大出血时，由于患者全身情况差，不能耐受手术，加之术后再出血发生率高，所以一般先用内科治疗，无效时才考虑外科治疗。

（二）术前准备

建立中心静脉通路，积极治疗原发病的同时补充血容量，维持循环稳定，使血色素升至 8.0 g/dl 以上，改善凝血功能，可酌情给予冷沉淀、新鲜血浆等。

纠正水、电解质失衡。

（三）治疗方案

1. 非手术治疗

①预防性治疗：对应激性溃疡的发生有高危因素者如大面积烧伤（＞35％的Ⅱ度烧伤）、严重的败血症、中毒性休克、呼吸衰竭及多脏器衰竭等，除应积极补充血容量，纠正休克，纠正水、电解质失衡，治疗原发病外，可口服 H_2 受体拮抗剂或质子泵抑制剂，初始剂量可按治疗十二指肠球部溃疡的量，待病情逐渐稳定后停用，疗程约 1～2 周。

②一般治疗

禁食：一旦考虑有应激性溃疡存在时即应禁食，直至症状好转。

胃肠减压：可吸出消化道内滞留的液体和气体、清除胃内胃酸和积血、减低胃肠内压力、防止胃扩张，还可尽早发现胃内咖啡样液体，了解出血情况。同时可经胃管注入冰盐水或血管收缩剂洗胃，如冰盐水灌洗（每次 60 ml）或血管收缩剂（去甲肾上腺素 8 mg 放在 100 ml 葡萄糖溶液中）滴入，均可使黏膜血管收缩而达到止血目的。

防治水、电解质、酸碱平衡紊乱。

③控制原发病或病因治疗是防治的基础和关键。纠正各系统器官功能障碍、保护重要脏器功能、改善循环、避免服用可以诱发应激性溃疡的药物、控制感染和清除病灶、合理选择抗生素、合适的液体疗法和热量供给等都可以有助于减少应激性溃疡的发生。

④抑酸剂和胃黏膜保护剂，抑酸剂能减少胃内氢离子浓度而保护胃黏膜，应用氢氧化铝凝胶（抗酸药）、雷尼替丁或甲氰咪胍（H_2-受体拮抗剂）、奥美拉唑（抑制 H^+/K^+ 泵）等药物。胃黏膜保护剂是保护和增强胃黏膜防御机能的一类药物，进入胃肠道后可迅速与黏膜结合，尤其是与受损黏膜相结合后形成薄膜，覆盖在黏膜

表面,使之不再受到各种有害物质(消化液、药物等)的侵袭,起隔离作用。黏膜保护剂还可促使消化道黏膜细胞分泌黏液等保护性物质,有促进黏膜修复的作用。胃黏膜保护剂大致有铋制剂、蒙脱石制剂、前列腺素及其衍生物、硫糖铝、达喜、麦滋林-S、替普瑞酮(施维舒)等。抑酸的同时检测胃液 pH 值,使其大于 5.0 或以上。

⑤静脉滴注生长抑素能减少胃肠血流、抑制胃酸分泌。

⑥新近有文献报道前列腺素、硝酸甘油、多巴胺、莨菪碱类药均可改善胃黏膜微循环,升高黏膜内 pH,对防治应激性溃疡有一定效果。抗自由基类药物如还原性谷胱甘肽、别嘌呤醇等可清除自由基或抑制自由基的产生,能减轻应激性溃疡的程度。小剂量糖皮质激素可改善胃黏膜微循环,促进胃黏液分泌,稳定细胞膜,可预防应激性溃疡的发生。

⑦输血和止血,大出血时应立即建立静脉通道和及时输血,维持循环稳定,给予冷沉淀、新鲜血浆等改善凝血功能。酌情选择云南白药、凝血酶等口服,止血环酸、止血敏、立止血等静滴,选择性插管灌注血管加压素、栓塞或经内镜止血。胃镜下止血可采用喷洒止血剂、高频电凝、激光止血等方法。

⑧介入治疗,可于腹腔动脉造影发现病变的同时将垂体后叶素注入胃左动脉内,持续 24 小时,出血停止后逐渐减量。

2. 手术治疗　保守治疗无效、血压不能维持者考虑手术治疗,仅 10% 应激性溃疡出血患者需手术治疗。

1)手术指征

①出血量多且迅速出现休克,经内科治疗无效者;

②内科止血后于 48 小时内又大出血者;

③应激性溃疡发生出血和穿孔者;

④近期内有反复上消化道大出血史者。

2)手术方法　早期术者采用胃大部切除术,但术后常再出血,说明胃大部切除术切除黏膜的范围不够,未能切除所有出血的病灶,或不能防止残留的黏膜产生新的出血病灶。

全胃切除术止血效果固然好,但应激性溃疡患者全身情况极差,手术死亡率很高,术后遗留很多后遗症。

现在一般采用抑制胃酸加/或切除部分黏膜的手术以及胃血管的断流术。前者包括胃大部切除术,迷走神经切断术和迷走神经切断术加部分胃切除术。迷走神经切断术不但能降低胃酸分泌,还能使胃内的动静脉短路开放,减少至胃黏膜的血流。有的资料表明迷走神经切断术的止血效果与胃大部切除术相似,但再出血率与死亡率均比胃大部切除术低,而胃部分切除术加迷走神经切断术的止血效果比前二者均好,再出血率比前二者均低。胃血管断流术即将胃的血管除胃短动脉外全部(包括胃左、右动脉及胃网膜左、右动脉)切断结扎。有人报告术后再出血率低,胃并不坏死,也不发生胃部分切除后的并发症。有人主张做胃部分切除术后用 Roux-en-Y 法重建胃肠道,以防止胆汁反流,减少胃黏膜损害。

对于术后再出血的患者应尽早再次手术,最好采用次全胃切除或全胃切除止血效果可靠的手术,因为这类患者不能耐受第二次术后出血和第三次止血手术。

3)手术方法评估;

4)手术方案选择

①如溃疡位于胃近侧或十二指肠,可选择缝合止血后做迷走神经切断加胃空肠吻合术;

②如溃疡位于胃远侧,可选用迷走神经切断加胃窦切除术,也可用胃大部切除术;

③全胃切除术局限于大片黏膜的广泛出血,而第一次手术又未能止血者;

④应激性溃疡穿孔可采取单纯缝合手术。

【术后观察及处理】

1. 一般处理;

2. 并发症的观察及处理。

【疗效判断及处理】

同前。

【出院后随访】

①出院时带药;②检查项目与周期;③定期门诊检查与取药;④应当注意的问题。

【预后评估】

目前由于对本病的认识加深及抑酸制剂等治疗手段的进步,发病率和死亡率均较前明显降低。

(何裕隆 吴 晖)

四、急性胃扩张(Acute Gastric Dilatation)

【概述】

急性胃扩张(acute gastric dilatation)是由于短期内大量气体、液体积聚,胃和十二指肠上段高度扩张而导致的一种综合征,往往伴有呕吐、进行性脱水和尿闭。胃扩张到一定程度时,胃壁肌肉张力减弱,食管与贲门、胃与十二指肠交界处形成锐角,阻碍胃内容物的排出,膨大的胃可压迫十二指肠,并将系膜及小肠挤向盆腔,进而牵拉系膜上动脉而压迫十二指肠,造成幽门远端的梗阻。唾液、胃十二指肠液和胰液、肠液分泌亢进,使大量液体积聚于胃内,加重胃扩张。扩张的胃还可以机械性压迫门静脉,使血液郁滞于腹腔内脏,亦可压迫下腔静脉,使回心血量减少,最终可导致周围循环衰竭。由于大量呕吐、禁食和胃肠减压引流,引起水和电解质紊乱。如不及时处理,可以发生胃壁坏死与破裂,后果严重。病因包括:①创伤、麻醉和外科手术,尤其是腹腔、盆腔手术及迷走神经切断术,均可直接刺激躯体或内脏神经,引起胃的自主神经功能失调,胃壁的反射性抑制,造成胃平滑肌弛缓,进而形成扩张。麻醉时气管插管,术后给氧和胃管鼻饲,亦可使大量气体进入胃内,形成扩张。②各种疾病状态如胃扭转、嵌顿性食管裂孔疝以及各种原因所致的十二指肠壅积症、十二指肠肿瘤、异物等均可引起胃潴留和急性胃扩张;幽门附近的病变,如脊柱畸形、环状胰腺、胰腺癌等偶可压迫胃的输出道引起急性胃扩张;躯干上石膏套后 1~2 天引起所谓"石膏套综合征"(cast syndrome),可能是脊柱伸展过度,十二指肠受肠系膜上动脉压迫的结果;情绪紧张、精神抑郁、营养不良均可引起自主神经功能紊乱,使胃的张力减低和排空延迟;糖尿病神经病变、糖尿病合并酸中毒、抗胆碱能药物的应用、长期吸氧、急性胰腺炎、尿毒症、肝硬化合并肝昏迷;水、电解质代谢失调,严重感染(如败血症)均可影响胃的张力和胃的排空,导致急性胃扩张。③短时间内进食过多也是偶见原因,暴饮暴食后,由于大量的食物在短时间内急骤进入胃内,可以发生胃壁肌肉的神经反射性麻痹。

儿童及成年人均可发病,高发年龄 21~40 岁,男性多见。

【诊断步骤】

(一)病史采集要点

1. 了解发病前有无创伤、手术史、暴饮暴食史及相关基础疾病等。

2. 急性胃扩张可在几小时内发生。但大多起病缓慢,迷走神经切断术者常于术后第2周开始进流质饮食后发病。主要症状有腹胀、上腹或脐周隐痛、恶心,而后发生溢出性和持续性呕吐。起初为小口小量呕吐,以后逐渐为大口大量呕吐,呕吐逐渐频繁,呕吐量增多,吐时毫不费力,实际上为胃极度扩张后胃内容物溢出。吐后症状并不减轻。吐出物十分典型,早期是所进食物与饮料,继之为含有胆汁的棕色混浊胃液,之后为少量出血所致的咖啡样血性液体,但始终无粪臭味。

3. 随着病情加重,全身情况进行性恶化,严重者可出现口渴、脱水、碱中毒,并表现为烦躁不安、呼吸急促、手足抽搐、血压下降和休克。

4. 本病可因胃壁坏死发生急性胃穿孔和急性腹膜炎而表现出相应症状。

(二)体格检查要点

1. 依脱水的严重程度可表现为精神烦躁、萎靡、嗜睡或昏迷、皮肤弹性减退、口唇干燥、眼眶凹陷、尿量减少、四肢冰冷、脉快弱等。

2. 典型体征为上腹部高度膨隆,可见无蠕动的胃轮廓,全腹弥漫性轻压痛,无腹肌紧张,叩诊过度回响、震水音阳性、肠鸣音减弱,如胃肠减压胃管抽吸高达3～4 L。脐右上侧出现局限性包块,外观隆起,触之光滑而有弹性、轻压痛,其右下边界较清,此为极度扩张的胃窦,称"巨胃窦症",为急性胃扩张特有的重要体征。

3. 伴休克者可出现循环衰竭表现如心率快、血压降低、肢端湿冷等。

4. 呕吐物误吸入气管时,肺部可出现啰音。

5. 如并发胃穿孔,则有急性腹膜炎体征。

(三)辅助检查

实验室检查:虽有少量出血,但因大量体液丧失,可发现血液浓缩,血红蛋白及红细胞增加,白细胞总数常不高,胃穿孔后白细胞可明显增多并有核左移。血生化提示低血钾、低血钠、低血氯、二氧化碳结合力升高。若以丢失胃液为主,则发生代谢性碱中毒,若以丢失胰液等消化液为主,则发生代谢性酸中毒。因失水、休克使肾脏缺血,而出现尿少、蛋白尿、管型尿,血尿素氮增加。大便潜血阳性。

(四)进一步检查项目

腹部平片或立位透视可见左上腹巨大胃泡液平和充满腹腔、均匀一致的特大胃影及左膈肌抬高。若用钡餐造影,不仅可以看到大的胃及十二指肠轮廓,而且可以发现十二指肠梗阻,钡剂不能进入空肠,对诊断有很大帮助。部分患者同时有小肠麻痹。

【诊断对策】

(一)诊断要点

根据手术后、创伤、麻醉过饱餐等病史及临床症状、体征,结合实验室检查和腹部 X 线征象,诊断一般不难。若留置胃管减压吸出大量气体及液体,即可确诊。

(二)鉴别诊断要点

手术后发生的胃扩张常因症状不典型而与术后一般胃肠症状相混淆造成误诊。此外有时需与以下疾病鉴别。

1. 幽门梗阻 十二指肠及胃窦溃疡瘢痕、胃窦部肿瘤引起的幽门梗阻也可发生胃扩张、呕吐及上腹部震水音,但起病缓慢、呕吐物无胆汁、晨起时呕吐宿食。上腹部可见到胃型及胃蠕动,很少发生心率增快、血压下降等。X 射线钡餐造影或胃镜检查可明确诊断。

2. 机械性肠梗阻 可有腹胀及呕吐,但有典型的肠绞痛、肛门停止排气排便,并可见肠型,伴肠鸣音亢进。X 线腹部平片立位时可见小肠积气并可见肠腔内有多个液气平面。胃管抽吸胃内容物不多。

3. 肠麻痹 主要累及小肠,腹胀以中腹部明显,胃内不会有大量积液和积气,经胃肠减压后症状多无明显好转,X 线平片可见多个阶梯状液气平。

4. 急性弥漫性腹膜炎 由腹腔内脏器穿孔引起的急性弥漫性腹膜炎发病急骤,有腹胀及呕吐,腹痛剧烈,腹部肌肉紧张、有压痛及反跳痛,肝脏浊音界消失,肠鸣音减弱或消失。体温升高,白细胞增多。X 线检查可发现膈下游离气体。由于肠麻痹,也可以在腹部发现多个液气平面。

【治疗对策】

(一)治疗原则

胃扩张一经发生,最关键的是胃肠减压、防治水电酸碱平衡紊乱,直至胃引流液正常、生命体征平稳。如症状不见改善,应及时手术治疗。若不及时抢救,一般在 3～5 天内死于休克和急性肾功能衰竭。

(二)术前准备

如有休克,首先必须纠正;急查血常规、出凝血功能、血生化、血气分析;抗休克的同时,纠正水、电及酸碱平衡紊乱。留置胃管、尿管。预防性应用抗生素。行气管内麻醉。

（三）治疗方案

1. 非手术治疗

①如无严重合并症，首先采用内科治疗，积极治疗原发病。

②内科治疗首先应暂时禁食、留置胃管行胃肠减压并冲洗，吸出胃内容物，每隔半小时用温生理盐水冲洗，直至胃液颜色变淡，量逐渐减少为止。否则应及时手术治疗。待病情好转 24 小时后，可于胃管内注入少量液体，如无潴留，才可拔除胃管，并开始少量进食，起初可试饮少量糖水或白开水，若未出现不适，可改饮米汤、豆浆、牛奶等，后逐渐加量，改喝稀粥或食软面条等。

③暴饮暴食所致的急性胃扩张，用一般胃肠减压管不容易吸出，需用较粗胃管洗胃，但不可用力过猛冲洗以免胃穿孔。

④体位疗法：患者取俯卧位，头转向侧方，床脚抬高约 30 cm，可减轻小肠系膜的紧张，并防止其对十二指肠的压迫，以利胃内容物进入远侧消化道。

⑤抗休克并纠正水、电解质、酸碱平衡紊乱，快速从静脉输入生理盐水、平衡盐及葡萄糖溶液，使尿量正常，必要时输入全血。如有低钾性碱中毒，需补充钾盐。记录 24 小时出入量，并做血液化验（钠、钾、氯化物、二氧化碳结合力），作为液体治疗的依据。低血钾常因血浓缩而被掩盖，应予注意。

⑥应用 H_2 受体阻滞剂、质子泵抑制剂及生长抑素等可减少消化液的分泌。禁用胆碱能阻断剂。

⑦如非梗阻因素引起者可考虑应用胃肠动力药物。

2. 手术治疗

1）手术指征

①积极的内科治疗症状无好转者应手术。

②过度饱餐所致者，胃管难以吸出胃内容物残渣或有十二指肠梗阻及已产生并发症者亦应手术治疗。

③已有腹腔感染、休克，或怀疑有胃壁坏死者。

④并发胃穿孔，有急性腹膜炎体征者。

2）手术时机　保守治疗失败者应及时手术；伴休克者，应待循环稳定后手术，如无好转，应抗休克的同时手术。

3）手术方法　手术方式一般以简单有效为原则，如单纯胃切开减压、胃修补及胃造瘘术等。

暴食后胃内有大量食物积滞而胃管又抽不出时，可剖腹切开胃壁，取出食物，全层缝合胃壁、并浆肌层间断缝合加固，术后继续胃管减压。

若胃已穿孔或胃壁坏死,应在积极准备后及早手术缝合修补,并按腹膜炎处理。

胃壁坏死常发生于贲门下及胃底近贲门处,由于坏死区周围炎症水肿及组织薄弱,局部组织移动性较差,对较大片坏死的病例,修补或造瘘是徒劳无益的,宜采用近侧胃部分切除加胃食管吻合术为妥。

【术后观察及处理】

(一)一般处理

术后继续留置胃管,直至肠功能恢复;监测引流液变化、生命体征、血生化等,防治水、电及酸碱平衡紊乱;禁食时间较长者应行胃肠外营养,注意热卡和蛋白质的补充。

(二)并发症的观察及处理

注意胃管和腹腔引流液的性质和数量,监测血常规,了解有无消化道出血或吻合口瘘的发生。对疑有消化道出血者可先行输血、止血治疗,如出血量较大则可急症胃镜或腹腔血管造影检查,对确诊者,可试行内镜下止血或介入栓塞治疗,如无效应开腹探查止血。疑有穿孔者可口服美蓝或进一步行消化道泛影葡胺造影明确瘘口部位及大小,如引流通畅并腹膜炎局限,可予以禁食、抑酸、生长抑素、抗感染、肠外营养等保守治疗,否则开腹探查。

【出院后随访】

1. 出院时带药。

2. 检查项目与周期　对暂未明确病因而急症手术者,应待病情稳定后出院后行进一步相关检查,如胃镜病理、消化道造影、CT 等检查。

3. 定期门诊检查与取药。

4. 应当注意的问题。

【预后评估】

此病可由多种原因所致,虽不多见,但预后不良。近代外科在腹部大手术后多放置胃管,术后多变换体位,注意水、电解质及酸碱平衡,急性胃扩张发生率及病死率已大为降低。

(何裕隆　吴　晖)

五、胃扭转

【概述】

胃扭转是指胃正常位置的固定机制有了障碍或邻近器官病变使胃本身沿不同轴向旋转，引起胃形态的改变。胃扭转是临床少见疾病，自 Berti 1866 年首次报道以来，国内外文献报道不多。本病的发病高峰在 50 岁左右，胃周韧带松弛是造成胃扭转的主要原因，一般情况下食管裂孔旁疝、膈肌损伤、膈肌膨隆、胃溃疡、胃肿瘤、膈神经损伤致膈肌麻痹、腹腔增大脏器的压迫，以及腹腔内粘连等诱因与胃周悬韧带松弛合并存在导致胃扭转。另外大约有 20％的胃扭转病例可发生于 1 岁以下的婴儿，常继发于先天性膈肌缺损。

【诊断步骤】

(一)病史采集要点

1. 发病时间　急性胃扭转通常发病急骤，为一种急腹症。慢性胃扭转则反复出现或经常存在较轻的消化系统症状。

2. 有无诱因　通常在剧烈呕吐、急性胃扩张、肠胀气、饱食后剧烈活动、腹部外伤等诱因下易发生急性胃扭转。慢性胃扭转通常无明显诱因。

3. 主要症状　为上消化道梗阻的表现：上腹局限性胀痛餐后多见，早期出现呕吐，强烈的干呕多见，慢性胃扭转应注意有无合并消化性溃疡、慢性胆囊炎等原发病的症状。

4. 是否伴有绞窄型胃扭转的症状　如出现消化道出血、腹膜炎、急性心肺功能衰竭甚至休克等症状。

5. 既往史　有无食管裂孔旁疝、膈肌损伤、膈膨出、胃溃疡、胃肿瘤、膈神经损伤等病史。

(二)体格检查要点

1. 全身情况　发育、营养、体重、精神、血压和脉搏。注意是否有休克表现。

2. 专科情况　是否有腹胀、胃型及胃蠕动波、振水音等，腹部是否有压痛、肌紧张、反跳痛等腹膜刺激征，能否闻及肠鸣音亢进及气过水声，是否存在移动性浊音等幽门梗阻和绞窄型胃扭转的体征。慢性胃扭转应注意原发病消化道溃疡、慢性胆囊炎等原发病的体征。

3. 不能将胃管插入胃内是诊断胃扭转的特异性证据。

（三）辅助检查要点

1. 实验室检查

（1）血常规　当发生绞窄引发梗阻时，白细胞计数通常升高。

（2）血生化　若伴有幽门梗阻时，可出现水、电解质及酸碱平衡紊乱。

2. X 线检查

腹平片：胃扭转的典型 X 线表现：上腹部见双液面，胃大小弯换位和黏膜皱襞交叉或腹段食管延长与扭转胃交叉，胃窦、十二指肠球顶倒置。

胸片：如胃在胸腔则胸片显示胸腔或上腹部有充气之脏器，以及左膈疝或左膈膨隆，胃绞窄时可以出现胸腔积液。

（四）进一步检查项目

上消化道造影：上消化道钡餐或碘水造影对胃扭转具有确诊意义，但部分胃扭转常为远端胃旋转，若扭转超过 180°造成完全梗阻则上消化道钡餐为禁忌，若胃扭转小于 180°，上消化道造影有时也难以确诊。器官轴型钡餐造影显示食管和胃交界处的位置低，胃窦的位置升高。胃大弯翻向上，形成一个较大的凸面向上弧形，往往位于膈下。胃黏膜可见黏膜纹呈螺旋状胃体和胃窦前后重叠，侧位投照方可显示胃小弯角切迹。顺时针方向扭转时，胃窦位于胃体之前。

胃镜：胃镜下可见胃形态改变，胃大弯侧脑回样纵行皱襞在上方，胃小弯在下方，前后壁位置颠倒，胃角形态改变或消失，有时胃体腔有大量液体潴留。胃镜通过贲门后注气，使胃体腔扩张，见胃大弯纵行黏膜皱襞在扭转处突然中断，远端看不见幽门。

【诊断对策】

（一）诊断要点

1. 病史　详尽询问病史，确切了解发病全过程、治疗史及相关病史是必不可少的。

2. 临床表现　1904 年 Borchadt 提出了三联征以协助诊断胃扭转：（1）上腹局限性胀痛；（2）重复性干呕；（3）难于或不能将胃管插入胃内。Cater 等人在此基础上又补充了 3 点：（1）当胃经膈肌缺损处进入胸腔或膈肌膨隆严重时，腹部体征可以不明显；（2）胸片显示胸腔或上腹部有充气之脏器；（3）有上消化道梗阻的表现。

3. 辅助检查　X 线造影、胃镜等检查均可提供诊断依据。

（二）临床类型

胃扭转的分类：

1. 从解剖学上分

(1)横轴型(系膜轴型) 即胃为沿大网膜与小网膜之间的轴心(即以胃大、小弯中点连线为轴)从右向左或从左向右旋转、折叠,约占1/3。

(2)纵轴型(器官轴型) 即胃绕贲门至幽门的连线向上、向前旋转,占绝大多数,常与膈肌缺损合并存在,急性胃扭转多见于此型。

(3)混合轴型 兼有上述两型特点,罕见。

2. 按扭转的范围和扭转角度分

(1)完全性胃扭转:整个胃扭转180°或以上。

(2)部分性胃扭转:扭转小于180°,常见的是胃窦及其邻近的胃体发生扭转。

3. 按扭转的方向分

(1)向前扭转 扭转的部分从前面绕过,多见。

(2)向后扭转 扭转的部分从后面绕过,少见。

4. 按起病情况分

(1)急性胃扭转 起病急,呈现绞窄型腹痛,为一种急腹症并可有胃梗阻或绞窄,因为胃有充足的血液供应通常不易发生胃坏死。

(2)慢性胃扭转 即反复出现或经常存在扭转,症状较轻。

5. 按扭转原因

(1)特发性,原因不明。

(2)继发性,继发于其他解剖因素和病理因素。

(三)鉴别诊断要点

急性胃扩张:本病以上腹部胀闷为主,腹痛不严重,有恶心及频繁无力的呕吐,吐出物含有胆汁、量多,胃管易于插入,并能抽出大量液体和气体。患者有脱水及代谢性碱中毒征象,早期出现休克。

消化性溃疡:疼痛有节律性、烧灼痛或饥饿痛,有嗳气反酸,恶心、呕吐症状不明显,伴有幽门梗阻者可呕吐出隔日隔餐食物,具有腐臭味,体检时无上腹饱胀及弥漫性压痛,有时又局限性深压痛。X线钡餐检查和胃镜检查有助于鉴别。

慢性胆囊炎:患者表现为上腹部隐痛及消化不良症状,嗳气及厌油腻食物。右季肋部及右上腹部有触痛,向右肩部放射。无剧烈腹痛及恶心,也无上腹膨胀性疼痛及干呕,胃管能顺利插入。胆囊造影及B超检查可帮助诊断。

机械性肠梗阻:表现阵发性绞痛,停止排气排便,腹胀不限于上腹部,呕吐物含有粪臭味。可见肠型、肠鸣音亢进。胃管能顺利插入,X线检查腹部有液平。

其他:急性胃扭转为一种急腹症,应该与急性胰腺炎、溃疡穿孔、急性肠系膜血管血栓形成等急腹症及急性心肌梗死鉴别。根据不同临床特点,并借助化验检查、X线检查、血管造影、心电图等加以鉴别。

【治疗对策】

(一)治疗原则

急性胃扭转的治疗原则:迅速诊断和及时的外科治疗是急性胃扭转的处理原则。

慢性胃扭转的治疗原则:先采用内科治疗,部分病例可自动复位,部分病例可在内镜下复位。但经内科治疗后复发的病例,应考虑手术治疗。

(二)术前准备

1. 对急性胃扭转,术前应进行迅速而有效的全身支持疗法,包括补充体液,纠正水电解质紊乱,如伴休克者,则应纠正休克。

2. 急性胃扭转应先试放胃管,如胃管经贲门插入胃内吸出大量气体、液体后症状迅速缓解多系膜轴扭转,往往经减压可渡过急性期,待后经详细检查确定扭转原因后再次手术治疗,如胃管不能插入或插入胃管已减压但症状不减,则说明扭转未能复位,则应及早手术。

3. 对慢性反复发作的胃扭转,应注意患者的全身情况,对有营养不良的患者进行必要的合理营养支持或治疗以改善机体的状况,降低手术风险,增加患者的手术耐受力。

(三)治疗方案

1. 非手术治疗 非手术治疗主要是复位,胃扭转的治疗,多数可用手法整复,其中部分可能自行复位,少数需行手术治疗。复位包括X线下手法复位、内镜下充气复位等。

(1)X线下手法复位常用的方法有:

①站立前倾位整复法:患者口服钡剂300~500 ml,患者身体前倾,整复者站在其侧后,双手环抱其腹部,令患者放松腹部或行腹式深呼吸,整复者用手反复拍击其腹部,如器官轴型胃扭转,可用手从上腹向下推压,然后令患者迅速直立,在透视下观察是否已整复。本文大部分病例均用此整复法。

②跪趴位整复法:患者口服钡剂300~500 ml,以双掌及膝部支撑身体,使腹部略抬高,令患者放松腹部或行腹式深呼吸,整复者站在其侧后,双手环抱其腹部用手反复拍击其腹部,也可用手从上腹向下推压,然后帮助患者向右后旋转起立,在透视下观察是否已整复。

③蹲立跳跃整复法：患者吞服多量钡剂后，令其做下蹲和立起跳跃，也可辅以用手拍击或推压。此法对轻度部分性胃扭转的整复有一定效果。

（2）内镜下充气复位　近年来内镜诊断和复位胃扭转已提至重要地位，有报道单纯注气即可复位。若胃体腔潴留液较多时，应先吸出液体，以便解除气体进入胃窦腔的障碍，尽早令患者采取仰卧位，再注气，见腔后挺进，按胃扭转的相反方向转动镜身，随着镜身的转动结合钩拉动作使扭转的胃得到复位。当胃镜下能见到幽门并顺利进入幽门时，说明胃扭转已复位。

以上几种方法往往不能一次奏效，因此可以选用一种方法反复整复或再选用另一种整复方法反复整复。整复之后，应进一步检查胃肠道有无潜在疾病。以防漏诊及延误治疗原发病。

2. 手术治疗

（1）手术指征

①急性胃扭转或慢性胃扭转急性发作时，复位失败或无法复位时应及早手术治疗；

②对于慢性胃扭转呈间歇发作，症状较重，经胃钡餐检查证实，内科治疗效果不佳或无效者。

（2）手术方式

①胃与前腹壁固定术：复位后根据胃扭转方向不同，把胃大弯侧前壁与前腹壁固定缝合。

②胃与空肠固定术：在横结肠系膜根部，将空肠近端提出到横结肠前面提到胃前壁大弯侧，若大网膜太长影响吻合，可切除部分大网膜。将空肠于胃大弯侧作浆肌层间断侧侧吻合一层，不用切开胃肠腔。为预防上提后排空障碍，可以在吻合口处近远端空肠间做一侧侧吻合。

③胃与横结肠系膜固定术：自幽门沿大弯侧切断结扎胃结肠韧带，将胃与横结肠分开，将胃后壁与横结肠系膜固定，将大网膜填塞于左膈下空隙，以消除过高的膈对胃大弯侧的牵拉，减少扭转复发的机会。

（3）术中注意事项

①术中应仔细查找引起胃扭转的原因，如因粘连引起则应分离之；因胃溃疡引起则应行胃大部切除；因胃肿瘤引起则行胃癌根治术；因膈疝、内疝等引起则应在复位、固定后行疝修补术；如果已经存在胃壁坏死、穿孔则应视情况行胃穿孔修补、局部切除或大部切除术。因为只有解除扭转的病因才能彻底治愈胃扭转。

②对急性胃扭转，病情较重者，在胃减压复位后，以做简单的胃造瘘术为妥，但

血管栓塞血运障碍及胃壁坏死应施行胃部分或全胃切除。

③做胃空肠吻合时,吻合部位应靠近胃窦部及大弯侧,吻合长度应够长,否则固定效果差。

【术后的观察和处理】

(一)一般观察和处理

1. 术后患者清醒后,应采取半坐卧位。

2. 术后继续留置胃管做胃肠减压,应注意观察胃管是否通畅,使上消化道呈空虚状态,直至胃肠道功能恢复为止。

3. 术后禁食,静脉输液,纠正水、电解质紊乱,给予静脉营养支持,胃肠道功能恢复后,可开始给予流质饮食,后逐渐过渡到半流、普食。

(二)手术并发症的观察和处理

1. 腹腔内出血 多发生在术后 24 小时内,早期不易出现,多由于术中止血不牢靠所致;

2. 扭转复发 由于麻醉、术前胃管减压,致使剖腹后胃扭转不明显或已自行复位,探查后即关腹或引起胃扭转病因未解除仅做胃固定术,则术后易复发。

【疗效判断及处理】

胃镜对慢性胃扭转的诊断可靠,并可明确原发病和伴发病,优于其他诊断措施,复位安全、明确,方法简便易行,成功率高,患者痛苦少,且诊断和复位同时进行。胃扭转非手术复位大多疗效确切,但都有一定数量的复发率,经内科治疗后复发的病例,应考虑手术治疗。胃扭转手术治疗不仅可以消除症状、改善生活质量,而且可预防急性发作绞窄所致的生命危险。

【出院后随访】

术后注意随访。

(何裕隆 王 亮)

六、胃十二指肠结核

胃十二指肠结核,和其他部位的结核一样,近年来的发生率已显著减少,但由于胃十二指肠结核与其他胃十二指肠多见病如溃疡、肿瘤在临床表现上相似,故鉴别诊断存在困难,治疗方法也不同。

Ⅰ. 胃结核

【概述】

原发性胃结核极为罕见,多数继发于其他部位的结核病,其中约 60% 以上继发于肺结核。也可继发于腹腔内脏结核,如胰、脾结核的结核病变直接穿通侵及胃壁引起胃结核。胃结核还可继发于颈淋巴结结核、腹腔淋巴结结核、肠结核、结核性腹膜炎、骨与关节结核病等。

【诊断步骤】

(一)病史采集要点

1. 应注意病史的长短,胃结核多为慢性发病,且多见于 18~40 岁,尤以女性多见;

2. 症状方面 胃结核的表现有全身和局部的两个方面,全身应注意询问患者有无如食欲不振、消瘦、乏力、低热、盗汗等。局部方面主要是胃肠道症状,类似溃疡病或胃癌表现,且胃结核多发生于幽门部,可于短期内出现幽门梗阻;

3. 既往史应注意询问患者是否有结核病史如肺结核、颈淋巴结结核、腹腔淋巴结、肠结核、结核性腹膜炎等病史。

(二)体格检查要点

1. 一般情况 发育、营养、体重、精神、血压和脉搏。应注意患者有无结核病的体征如消瘦、营养不良等。

2. 全身检查 体格检查应注意有无其他部位结核病灶的存在,如注意颈部淋巴结有无增大,肺部有无肺结核的体征例如患侧肺部呼吸音减弱,叩诊呈浊音,听诊时呼吸音低等。

3. 局部检查 应仔细地进行局部检查,应注意上腹部有无肿块、压痛,胃结核导致幽门梗阻时可以出现的体征如胃型、胃蠕动波、振水音等。另外需注意有无肠结核、结核性腹膜炎的体征。

(三)辅助检查

1. 实验室检查

(1)大便常规 大便潜血可呈阳性。

(2)血常规 贫血多为轻度,无并发症的患者白细胞计数一般正常。

(3)结核菌素试验 结核菌素试验强阳性对本病诊断有帮助。

(4)血沉 血沉增快是主要的阳性发现之一。

(5)胃液分析 多为低度游离酸,游离酸缺乏少见。

(6)胃液或粪便中查结核杆菌 阳性在排除患者无肺及肠结核后对诊断有肯定价值。

2. X线钡餐检查 胃结核的特征表现如下:

(1)类似胃溃疡的龛影,常较大并呈穿透性,还可见邻近黏膜纠集与肿胀;

(2)胃内充盈缺损,可呈表面高低不平的不规则龛影,类似恶性肿瘤,系结核瘤或结核性脓肿的表现;

(3)局限型或广泛性黏膜纹理增粗,不规则但无中断现象;

(4)胃幽门窦部炎症性增殖型结核,一般表现为轮廓不整齐、长短不一的锥形狭窄或胃腔变小,胃壁僵硬,但仍可见微弱蠕动;

(5)胃外淋巴结结核压迫和侵蚀者表现为胃窦狭窄、形态固定,十二指肠球部常同时受侵犯呈畸形狭窄;

(6)X线检查证明有瘘管或窦道存在则有助于胃结核的诊断。

(四)进一步检查项目

1. 胃镜检查 可见幽门窦溃疡,幽门变形,幽门不完全或完全梗阻。如幽门窦部有多发小溃疡,边缘不规则并呈结节样增厚,底部不平整或周围有小结节,应考虑结核的可能性诊断。此时可取活组织进行检查,但很难取到位于黏膜下的结核性肉芽肿病变,胃黏膜结核则易做出诊断。

2. 腹部彩超和CT检查 可以发现胃壁增厚,胃周淋巴结肿大,虽不能确定诊断,但可使进一步检查更具有针对性。

3. 诊断性腹腔镜 通过腹腔镜可取肿大淋巴结进行病理活检,可以诊断胃结核。

4. 手术探查 术中取组织做病理检查来诊断。

【诊断对策】

(一)诊断要点

1. 病史 胃结核诊断较困难,故应详尽询问病史,确切了解发病全过程、治疗史、治疗结果及有无相关结核史。

2. 临床表现 胃结核的症状和体征有两方面,一方面是全身结核的表现如食欲不振、消瘦、乏力、低热、盗汗等。另一方面是胃肠道症状,类似溃疡病或胃癌表现等。

3. 辅助检查　实验室检查、X 线造影、胃镜、CT、腹腔镜等检查均可提供诊断依据。

(二)临床类型

根据胃结核病变累及的范围以及结核是否与癌、溃疡病共存(不含周身粟粒型结核时的胃粟粒型结核),将胃结核分为 4 种类型:

1. 局限型　本型较常见,结核病变局限于胃幽门窦部或体部,如位于胃幽门部也可出现幽门梗阻症状;

2. 溃疡型　本型最常见,是结核性溃疡病灶,可单发或多发,溃疡大小、深浅不一致,边缘不规则,周围为炎症或坏死组织;

3. 弥散粟粒型　本型较少见,病变不仅发生于胃部,同时还累及十二指肠、胰头乃至胃周淋巴结,甚至有广泛的腹腔淋巴结结核,为全身粟粒性结核的一部分;

4. 并发其他病变型　结核与癌或溃疡共存于胃,比较罕见,临床表现为胃溃疡、胃癌等的症状。

(三)鉴别诊断要点

1. 慢性胃溃疡　胃结核具有慢性胃溃疡的症状,但胃结核患者贫血较慢性胃溃疡为显著。如发现身体其他部位有结核灶或者血沉加快,应考虑胃结核。

2. 消化性溃疡合并幽门梗阻　与胃结核合并幽门梗阻的症状相同,惟后者有时右上腹部能触及边缘不清楚有轻触痛的肿块。如十二指肠梗阻病变在升段,呕吐物有胆汁,有时有血性液体。

3. 胃癌　胃癌患者病史较短,早期无明显症状。随肿瘤的发展出现上腹部疼痛、食欲减退、消瘦、乏力、贫血等,上腹部有肿块多为晚期表现。胃结核一般病史较长,身体其他部位多有结核病灶,病情发展缓慢,确诊有赖于胃镜检查和手术探查。应注意胃结核可合并胃癌。

【治疗对策】

(一)治疗原则

若胃结核诊断明确而幽门梗阻为不完全性,可以用抗结核治疗。若诊断不清楚或幽门梗阻严重则仍以手术治疗为宜。

(二)术前准备

1. 手术前需做肠道准备。

2. 注意纠正水、电解质和酸碱平衡紊乱,尤其是出现幽门梗阻症状时。

(三)治疗方案

1. 非手术治疗　对早期症状不显著的病例或已确诊为胃结核又无并发症者，或全身性粟粒型结核时的胃粟粒结核，可加强营养、休息、抗结核药物等综合治疗。

2. 手术治疗

(1)手术指征

①并发急性大出血，内科治疗难以控制或反复出血者；

②并发胃穿孔并弥漫性腹膜炎；

③并发幽门梗阻；

④上腹部可扪及肿块，且难以与胃癌鉴别者；

⑤结核与癌或溃疡共存者。

(2)手术方法　根据临床类型可选择不同的手术方式：

①局限型：可行胃大部切除或局部病灶切除；

②溃疡型：可行胃大部切除或局部病灶切除，若为多发则可分别切除病灶；

③弥散粟粒型：如病灶切除困难，可行胃部分切除、病灶旷置、胃空肠吻合术或单纯胃空肠吻合术，手术目的主要是解决幽门梗阻；

④并发其他病变型：如为癌则应按胃癌手术原则，施行根治性胃大部切除术；如为溃疡则可行胃大部切除术。

(3)术中注意事项

①对术前诊断不明确者为避免误诊为胃癌，错误地施行根治性胃大部切除术，术中快速冰冻病理切片检查实属必要；

②在胃结核手术治疗时，应仔细检查肠道有无结核性病变，必要时同时给予处理。

【术后观察及处理】

术后的观察与处理与一般胃手术后相同，需要注意的是无论何种类型，病灶切除与否，术后均应常规应用抗结核药物 6～12 个月。

【疗效判断及处理】

一般术后预后良好，少数会复发。

【出院后随访】

出院后应带抗结核药物回家服用，注意定期复查。

Ⅱ. 十二指肠结核

【概述】

十二指肠结核除病变部位不同外,在临床和病理方面与胃结核很相似,其发生率也大致相同,约占胃肠道结核的 2.5%。十二指肠结核好发于十二指肠第三部。绝大多数的十二指肠结核为炎性增殖型病变,病变周围均有淋巴结结核。

【诊断步骤】

(一)病史采集要点

1. 应注意病史的长短,十二指肠结核多数病程较长,好发于青壮年女性。

2. 症状方面跟胃结核的表现相似也有全身和局部的两个方面,全身应注意询问患者有无结核全身中毒症状如低热、盗汗等。局部方面主要是十二指肠梗阻症状,注意呕吐物可含有胆汁,应注意有无伴有梗阻性黄疸的症状。

3. 既往史应注意询问患者是否有结核病史如肺结核、颈淋巴结结核、腹腔淋巴结结核、肠结核、结核性腹膜炎等病史。

(二)体格检查要点

1. 一般情况　发育、营养、体重、精神、血压和脉搏。应注意患者有无结核病的体征如消瘦、营养不良等。

2. 全身检查　体格检查应注意有无其他部位结核病灶的存在,如注意颈部淋巴结有无增大;肺部有无肺结核的体征例如患侧肺部呼吸音减弱,叩诊呈浊音,听诊时呼吸音低等。

3. 局部检查　注意上腹部有无肿块、压痛,十二指肠结核引起的梗阻时可以出现的体征如蠕动波、振水音等。另外需注意有无肠结核、结核性腹膜炎的体征。

(三)辅助检查要点

1. 实验室检查

(1)大便常规　大便潜血可呈阳性。

(2)血常规　贫血多为轻度,无并发症的患者白细胞计数一般正常。

(3)结核菌素试验　结核菌素试验强阳性对本病诊断有帮助。

(4)血沉　血沉增快是主要的阳性发现之一。

2. X线钡餐检查　胃除了扩张外无异常所见,幽门通畅,球部扩张。如梗阻在水平部远侧或升部,则降部水平部也扩张,并可见钡剂反流入胃内,病变呈长短不等的不规则狭窄,有时候为环状狭窄。肠壁增厚僵直,蠕动减弱,黏膜紊乱,有时可见多数小息肉样增生。狭窄近段呈圆锥形。淋巴结结核外压弧形及斑状钙化团有时亦可见,降部内侧胰头部淋巴肿大可使十二指肠弯增大。由于广泛粘连,十二指肠移动度减少。有时病变波及 Vater 壶腹部,使 Oddi's 扩约肌松弛,使钡剂逆流入胆总管及胆囊,使胆管显影。有瘘形成时可见十二指肠与胆总管、右肾盂相通。

(四)进一步检查项目

1. 纤维十二指肠镜 在有梗阻的患者中,可见梗阻近段扩张,黏膜无改变或充血、微小溃疡等的炎症改变。无梗阻的患者中可见溃疡,周围有硬结。通常内镜活检仅提示非特异性炎症,对于表浅病变多部位活检可确诊;

2. 腹部彩超和 CT 检查 可以发现十二指肠壁增厚,周围淋巴结肿大,虽不能确定诊断,但可使进一步检查更具有针对性;

3. 诊断性腹腔镜 通过腹腔镜可取肿大淋巴结进行病理活检,可以诊断十二指肠结核;

4. 手术探查 上述检查仍不能明确诊断,但又有肠梗阻或穿孔及消化道大出血等并发症出现时,可行剖腹探查术。术中发现十二指肠周围有粘连或肿块及淋巴结肿大者,应取病灶处活组织进行快速冰冻病理检查,以明确诊断。

【诊断对策】

(一)诊断要点

1. 病史 十二指肠结核诊断较困难,故应详尽询问病史,确切了解发病全过程、治疗史、治疗结果及有无相关结核史。

2. 临床表现 十二指肠结核的症状和体征有两方面,一方面是全身结核的表现如食欲不振、消瘦、乏力、低热、盗汗等。另一方面是十二指肠梗阻的表现等。

3. 辅助检查 实验室检查、X 线造影、内镜、CT、腹腔镜等检查均可提供诊断依据。

(二)病理分型

病理类型可分为以下 3 种类型:

(1)炎性增生型 十二指肠黏膜呈息肉样增生,并有浅溃疡形成,周围有纤维组织增生及瘢痕收缩。在病变周围有多个融合的淋巴结,常引起十二指肠不全性梗阻,乃至完全性梗阻;

(2)溃疡型 病变黏膜表面破溃后形成溃疡,一般不侵犯肌层,周围常有肿大

的淋巴结;

(3)溃疡增生型　有较大溃疡并有纤维组织增殖,伴有瘢痕形成。

(三)鉴别诊断要点

1. 十二指肠癌　通常病史较十二指肠结核短,不论病变在乳头的近侧或远侧,如乳头部受压临床会出现阻塞性黄疸,如肿块明显增大则出现梗阻症状。X线钡餐检查显示肠腔狭窄、充盈不佳及黏膜破坏,十二指肠结核虽可有肿块压迹但边缘整齐,黏膜也不会有破坏。十二指肠癌时病变以上肠腔扩大。十二指肠引流可抽出血性液体,有时能找到癌细胞。内镜活检多能明确诊断。

2. 胃黏膜脱垂症　多为上腹部疼痛,无周期性也无节律性,有时疼痛剧烈,右侧卧位时疼痛加重,左侧卧位可减轻。有时伴有消化道出血。X线钡餐检查时典型X线征象为十二指肠球部呈"蕈状"或"降落伞"状变性,球基地部呈残缺影,幽门管加宽,可见胃黏膜向球部突出。

【治疗对策】

(一)治疗原则

十二指肠的治疗原则与胃结核相同。

(二)术前准备

术前准备同胃结核。

(三)治疗方案

1. 非手术治疗　十二指肠结核早期无明显并发症时,原则上应行内科治疗,主要包括卧床休息、补充营养、纠正营养不良和抗结核治疗。常用抗结核药物是链霉素、异烟肼、对氨柳酸,为延缓和防止耐药性的产生,应两药配合使用。病情严重或有严重的十二指肠外结核,如粟粒型肺结核、急性干酪性肺结核等,可三药联合使用。

对于较短的结核性狭窄用气囊扩张狭窄段比较方便、安全,有学者建议此类患者可试行气囊扩张,同时给予抗结核治疗。

2. 手术治疗

(1)手术指征

①十二指肠并发梗阻是外科手术的主要原因;

②并发十二指肠穿孔并弥漫性腹膜炎;

③十二指肠结核并发内瘘如与胆总管、右肾盂相通者;

④上腹部可扪及肿块,且难与十二指肠癌、淋巴肉瘤等鉴别者;

⑤结核与癌或溃疡共存者。

⑥十二指肠结核引起大出血者。

（2）手术方式　手术方式以十二指肠空肠吻合为宜：

①病变位于十二指肠球部者，可行病灶及半胃切除（BillrothⅡ式）；

②病变位于十二指肠乳头开口以上者，行胃切除（BillrothⅡ式）或胃空肠吻合术，但胃空肠吻合术后胃内容物仍可部分进入十二指肠，在幽门与梗阻部位形成一肠袢造成上腹饱胀、疼痛，导致胃十二指肠内容物再到胃内形成"恶性循环"酿成呕吐，所以有学者认为胃空肠吻合不宜选用；

③病变位于十二指肠乳头开口以下者，宜在病变上方行十二指肠空肠 Roux-en-Y 吻合术；

④十二指肠内瘘者，可根据不同情况选用相邻器官及内瘘管切除，如横结肠部分切除等。

出院后随访、疗效判断及处理、术后观察及处理同胃结核。

（何裕隆　王　亮）

七、胃十二指肠异物

【概述】

胃十二指肠异物绝大多数为咽下的多种多样的物品，大致可分为三类：一是咽下固有形状的物品，在胃十二指肠内保持其原来的形状和大小，可称为吞咽异物，异物的形状和大小与处理有密切关系；二是咽下的食物和毛发，在胃内团聚成为不同形状和大小的团块，称为胃石症；三是经由胃肠壁穿入腔内的异物。

胃十二指肠异物大都为无意或有意吞入，前者多见于婴幼儿或精神病患者，后者多为企图自杀、贩毒者。

【诊断步骤】

（一）病史采集要点

1. 注意患者是否该病的高发人群，如婴幼儿、精神病患者或情感障碍者等。

2. 有无误吞、误咽史。

3. 有无过多吃生柿、黑枣或吞食毛发的习惯。

4. 欲自杀者有时否认他人代述的病史。

5. 犯人常谎称或夸大病史。

6. 有无腹痛、呕吐等消化道梗阻表现。

(二)体格检查要点

1. 一般情况　发育、营养、体重、精神、情绪、言语态度等。

2. 局部检查　应注意以下内容：

(1)腹部是否有局部隆起及隆起形状。

(2)腹部是否触及包块及包块形状、质地、移动度等。

(3)是否有胃肠型、蠕动波。

(4)是否有腹部压痛、反跳痛。

(5)直肠指检　是否触及肿块、结节。

3. 全身检查　不可忽视全身体格检查,应注意：

(1)是否急性病容,有无呼吸急促、鼻翼扇动、强迫体位等,毛发石患者口腔常有难闻异味。

(2)注意体温、脉搏、血压等生命体征。

(3)是否有腹胀、肠型,腹部是否有压痛、肌紧张、反跳痛等腹膜刺激征,能否闻及肠鸣音亢进及气过水声,是否存在移动性浊音。

(三)辅助检查要点

1. 实验室检查

(1)血、尿常规通常无明显变化;当发生绞窄性肠梗阻时,白细胞计数通常升高。

(2)血生化　若伴有肠梗阻时,可出现水、电解质及酸碱平衡紊乱。

2. X线检查　诊断胃、十二指肠异物简单有效的方法,可作为初筛检查。应常规拍摄胸片、腹平片。金属异物可清楚地显示出异物的大小、形态、数量及位置,并可在透视下动态观察其移动情况。注意勿漏诊细小异物。非金属异物可做钡餐检查,可见钡剂的阻挡以及食管蠕动异常。

(1)腹平片——胃、十二指肠、小肠、结肠等的金属异物。

(2)全胸片——食管段的金属异物。

(3)消化道钡餐——非金属异物。

(四)进一步检查

内镜检查:对于上消化道异物可选用食管镜、纤维胃镜检查。内镜诊断准确,特别是在X线荧光屏下不显影的异物,内镜是主要的诊断工具。内镜还可发现患者的原发病如食管良恶性狭窄、胃肠吻合口狭窄、幽门梗阻等,为治疗方案提供依据。内镜在做出诊断同时还可取出异物。

【诊断对策】

(一)诊断要点

1. 病史　异物摄入史是诊断该病的重要依据,特别是对 X 线不易发现的非金属异物,详细地询问病史更是至关重要,对明确诊断、估计异物能否排出、决定治疗措施都很有帮助。

2. 临床表现　体积较小、外表光滑、圆钝的异物可自行通过胃肠道而不引起任何自觉症状;体积较大、形状不规则、尖锐、细长类异物易损伤胃肠道黏膜、肌层,造成胃肠道梗阻、穿孔,常引起疼痛、呕吐、呕血、便血等表现。

3. 辅助检查　X 线检查、内镜检查等均可提供诊断依据。

4. 剖腹探查　对少数经 X 线难以发现或无法行内镜检查的患者行剖腹探查可确诊及同时治疗。

(二)临床类型

胃肠道异物分类方式甚多,目前尚未统一。从临床角度来讲,分类是有必要的,便于诊断时的描绘与记载,制定合适的治疗方案。

1. 根据异物的来源

(1)外源性异物　异物种类很多,按其性质可分为金属性与非金属性两类。金属性异物常见有硬币、别针、螺钉、发夹、缝针、戒指、小刀、钥匙等;非金属异物常见有鱼刺、骨片、果核、纽扣、积木、玻璃、肉团、塑料、橡胶管等。

(2)内源性异物　在胃肠道内形成,包括所有的胃肠道粪结石,如柿子、黑枣、椰子等形成的植物石,吞食自身或其他动物毛发形成的毛粪石,服用硫酸钡、氢氧化铝等药物后形成的药物石,通过胆肠内瘘进入胃肠内的胆石等。此外还包括某些疾病引发的异物,如胃肠内蛔虫团、胰腺纤维囊性变的新生儿胎粪等。

2. 根据异物的形状

(1)长条形异物　如竹筷、体温计、牙刷、笔类等。

(2)圆形异物　硬币、戒指、纽扣、果核等。

(3)不规则形异物:眼镜架、义齿牙托、玩具等。

(4)尖锐异物　鱼刺、金属针、刀片、玻璃、别针等。

3. 根据异物滞留的部位

(1)食管异物。

(2)胃异物。

（3）十二指肠、小肠异物。

（4）大肠异物。

（三）鉴别诊断要点

有异物摄入史，X线及内镜发现胃、十二指肠有异物滞留者一般可明确诊断，但尚需注意与以下疾病鉴别：

1. 肿瘤　如食管肿瘤、胃肿瘤、十二指肠肿瘤等，经内镜及活检可鉴别。

2. 各种原因引起的狭窄　如炎症粘连、水肿引起食管、贲门、幽门、十二指肠或吻合口狭窄，出现梗阻表现时需与异物引起梗阻鉴别。经X线及内镜检查可鉴别。

【治疗对策】

（一）治疗原则

胃十二指肠异物的治疗包括一般观察、内镜治疗和手术治疗，根据异物类型、大小、形状、滞留部位、滞留时间及患者自身情况、意愿而选择合适的方案。

（二）治疗方案

1. 一般观察治疗　约有10％～30％的吞咽异物滞留在食管内，需内镜或手术取出，其余异物皆可顺利到达胃内，80％～90％的胃内异物可自行自肛门排出，时间大多为2～5天，也有数周后方排出的。在观察异物排出过程中，可多食富含纤维素的食物如韭菜、芹菜等，可促进肠蠕动，加快异物排出；同时，未经消化的纤维素还可将异物包裹起来，减少异物对肠壁的损伤；避免使用导泻药，因泻药可使肠壁强烈蠕动，肠内容物被稀释，易将异物驱向肠壁，造成肠黏膜层甚至全层的损伤。

2. 内镜治疗　内镜取出异物具有简便、易行，患者免受外科手术、创伤少、痛苦少、并发症少等优点，而且随着内镜技术的发展，目前应用内镜取出胃十二指肠异物的成功率在95％以上，是治疗胃十二指肠异物的理想方法。

适应证：上消化道、大肠内的任何异物，凡自然排出有困难者均可在内镜下试取，尤其是锐利异物、毒性异物更应积极试取。

操作方法：根据病史提供的异物形状、大小以及X线检查观察的异物形状和位置，首先行内镜常规检查，观察上消化道有无损伤，寻找异物，再根据异物的形状与性质采用不同的方法，选用不同的器械取出异物。

1）长条形异物的取出方法　如体温计、牙刷、竹筷、硅胶管、钥匙、汤勺、钢笔，可用圈套器取出；对外径较细、表面光滑的棒状物，可用三爪钳、鼠齿钳、鳄嘴钳、V字钳、扁平钳钳取较为方便。

2)球形异物　如果核、玻璃球、纽扣电池等,此类异物外表光滑,钳取时较为困难,套取又易脱落,因此选用篮形取石器或用兜形取物器较为适宜。

3)锐利及尖头异物　如张开的别针、牙签、铁钉、针、刀片、骨片、假牙等。长度超过 5 cm、宽度超过 2 cm 的物体很少能通过幽门,进入十二指肠后也较难排出。别针吞入食管,别针开口向上时,需用纤维内镜将其推入胃内,予以旋转,然后钳住其有铰链的一端拉出,以免尖锐异物当尖端前进时造成穿孔;刀片等锋利异物在取出过程中易损伤贲门、食管黏膜,甚至造成严重的裂伤、穿孔,此时应在内镜头部固定一个橡胶保护套,将锐利异物退入保护套内取出。

4)吻合口残留缝线拆除　患者术后残留缝线若无明显症状及并发症时无需处理,但若作为异物刺激,引起吻合口黏膜糜烂、溃疡、出血及腹痛时,应在内镜下拆除。若缝线结已浮于黏膜表面,一般用活检钳拔除即可,如果缝线结扎牢固,可用内镜专用手术剪刀剪断缝线,再用活检钳拆除。

5)肉团嵌塞　嵌塞在食管中下段的肉团是成人中最常见的异物,时间延长及镇静剂的使用常可使肉团自行进入胃内,但不应让肉团嵌塞在食管内超过 12 小时,以免发生并发症。肉团摄入不久,可用圈套整块取出,若肉团已开始碎裂时,则应首先察看肉团远侧阻塞原因和胃食管连接处的屈曲角度,若内镜能够顺利地进入胃内,应将其拉至肉团的近侧,将肉团轻轻推入胃内。肉团去除后应做内镜复查,若有消化道狭窄而无明显异物引起的炎症与水肿,可立即做食管扩张。

6)纽扣电池　纽扣电池在胃肠道内滞留位置不同,处理的方法也不同:食管内的电池应急诊取出,因电池内的碱性物质迅速地腐蚀食管壁,易引起食管-气管瘘或食管-主动脉瘘等严重并发症,内镜取出时必须采用气管内插管麻醉以保护气道,由于电池十分光滑,用异物钳钳取很难成功,应在直视下用气囊取出:将气囊送至电池远端充气,然后将气囊、电池、内镜一起拉出,也可将电池推进胃内,用取石篮取出,胃内电池即便不能取出,一般也可自行排出。电池取出后,应检查食管壁的损伤情况,异物取出 24~36 小时吞钡检查以排除瘘管,10~14 天后重复吞钡以排除食管狭窄或迟发瘘管。纽扣电池入胃后一般可自行排出,应每日摄片,36~48小时后尚未通过幽门或有上腹不适症状,需内镜取出。电池抵达肠道后,可自行排出,如有症状出现,则应手术取出。

3. 手术治疗　手术取出异物曾经是治疗胃肠道滞留异物的主要方式,但随着内镜技术的发展,目前只有约 1% 的胃肠道异物需行手术取出,但它仍是治疗疑难复杂胃肠异物的最终方式。

(1)手术指征　①保守治疗与内镜治疗失败者;②异物嵌塞在肠道内 1 周以上

无缓解或出现梗阻者;③出现胃肠道穿孔、大量出血、感染等严重并发症者;④毒性异物有中毒危险者;⑤胃肠道合并有狭窄、憩室、肿瘤等病理改变应及早手术去除异物,一并消除病因。

(2)手术方法 ①胃内异物可切开胃前壁取出异物,并检查胃内壁有无损伤。②十二指肠内异物可将异物送入胃或空肠内,再切开取出,以免发生十二指肠瘘。③小肠异物应在小肠对肠系膜缘作横行切口和缝合,可避免肠腔狭窄,同时不应影响肠壁血供。

【术后观察及处理】

(一)一般处理

与一般胃肠道手术术后处理相似。

1. 术后注意监测生命体征,有引流者注意引流情况。

2. 注意预防肺部感染,多翻身拍背,咳出痰液,合理应用抗生素。

3. 注意伤口换药,预防切口感染。

4. 主张早期、多下床活动,促进肠道功能恢复及预防肠粘连。

5. 注意营养支持及饮食恢复。

(二)并发症的观察及处理

1. 切口感染 术后应严密观察切口是否有感染征象,给予抗生素及理疗,一旦切口化脓应及早切开引流,保持引流通畅,防止感染扩散。

2. 胃肠道瘘 术中认真修补缝合一般很少出现瘘,一旦出现,则应严密观察生命体征,通畅引流,纠正水、电解质及酸碱失衡,加强营养支持,并密切观察病情变化,必要时再次手术。

【疗效判断及处理】

经过观察处理或内镜甚至外科手术,胃十二指肠异物可排出或取出,该病本身无复发倾向,但需注意取净异物,纠正诱因、不良习惯或原发病,预防胃十二指肠异物再次发生。

【出院后随访】

1. 注意复查,可于2周后复查X线平片或纤维胃镜等了解有无残留异物及迟发胃肠道损伤。

2. 注意预防胃肠道异物的再次发生。教育儿童改正口含小玩物等不良习惯;

纠正过多吃生柿、黑枣或吞食毛发的习惯；进食时要细嚼慢吞；有消化道狭窄的积极治疗原发病；有自杀倾向或吞食异物癖的予心理辅导治疗；以犯罪为目的的交与相关部门协助教育改正。

（何裕隆 袁锡裕）

八、十二指肠憩室

【概述】

十二指肠憩室是肠壁上向外的袋状突出，相当常见，按钡餐 X 线检查的资料，发现 1%～2% 的人有十二指肠憩室；按尸检资料，则发生率可高至 10%～20%。十二指肠是憩室的好发部位，仅次于结肠，60%～70% 憩室发生在十二指肠内侧壁，大多数在降部，约 20% 在横部，10% 在上升部，发生在十二指肠首部者少见。憩室多为单个，少数患者可以有多个。十二指肠溃疡周围瘢痕收缩而形成的牵引性憩室，由于其发生的原因不同，一般不将其包括在十二指肠憩室范围内。

将十二指肠憩室分为真性和假性的分类方法无实际意义，十二指肠球部溃疡所引起的牵引性憩室其室壁大多包括完整的肠壁各层，而先天的真性憩室其室壁可以仅有很少肌纤维。

另有一类所谓十二指肠内憩室，室向肠腔内突出的、内外两面均有黏膜覆盖，并开口与十二指肠腔相通。此类憩室少见，实际上是肠管畸形，与前述的憩室性质不同，但也可以引起类似前类憩室的症状和并发症，在外科处理上，原则相同。

病因和病理：憩室的形成与先天因素有关，其基本原因是十二指肠局限肌层缺陷，在胆管、胰管、血管穿过处的肠壁较易有缺陷，憩室也多发生在这些部位。但在儿童及青年时期十二指肠憩室很少见，而多见于 50 岁以上的人，因此一般认为长期肠腔内压增高是促成憩室出现的直接诱因。

十二指肠憩室多为单个，在 10%～15% 患者同时有两个以上憩室或胃肠道其他部分（胃、空肠、结肠）也有憩室存在。憩室多为圆形或呈分叶状，颈部较窄，憩室壁主要有黏膜、黏膜下层及浆膜，肌纤维较少。由于多数憩室位于十二指肠降部内侧，因此在解剖上与胰腺关系密切，多数在胰腺后方，甚至可伸入胰腺组织内。

大的憩室可以继发一些病理变化。由于憩室颈部狭小，肠内容物进入憩室后，可能因排空不畅而滞留在腔内，使憩室发生急性或慢性炎症、溃疡、结石形成甚至出血和穿孔。憩室膨胀时可以压迫十二指肠腔引起部分梗阻。在十二指肠乳头附近的憩室也可能压迫胆总管和胰管,引起继发性胆道和胰腺的病变。憩室内也可能生长腺癌或肉瘤,但极罕见。

【诊断步骤】

(一)病史采集要点

1. 一般消化道症状　一种原因是食物进入憩室内,由于颈部狭小不易排出,使憩室膨胀而引起间歇性症状。最常见的症状为上腹胀感等不适或疼痛,并可有恶心、嗳气,在饱食后加重,空腹时较轻,服抗痉挛药物或改变体位时常可缓解。另一种原因是憩室并发炎症、溃疡或结石,症状较重且较为持续。憩室内滞留食物的腐败和感染也可引起腹泻。

2. 出血或穿孔　憩室也可能出血或穿孔,出血可以是经常小量出血引起贫血,或大量出血引起呕血或便血。十二指肠降部憩室穿孔至腹膜后可引起腹膜后严重感染。

3. 梗阻症状　十二指肠乳头附近的憩室,特别是乳头在憩室内者可以并发胆道感染、胆石症、梗阻性黄疸和急性或慢性胰腺炎而出现相应症状。十二指肠内憩室多位于十二指肠乳头邻近,也可并发十二指肠降部梗阻或急性胰腺炎。

4. 全身症状　贫血、脱水、营养不良。

5. 家族史。

(二)体格检查要点

1. 一般情况　发育、体重、精神、血压和脉搏。

2. 腹部检查

(1)腹部是否有压痛,有无包块,是否有肌紧张、反跳痛等腹膜刺激征,Murphy征,振水音,肝区叩痛,肠鸣音是否减弱。

(2)直肠指检　是否触及肿块或前列腺增生及其程度,指套有无染血。

3. 全身检查　不可忽视全身体格检查,应注意:

(1)营养、贫血、黄疸、失水。

(2)有无老年慢性支气管炎及肺气肿体征,如杵状指、桶状胸、呼吸音粗糙或过轻音。有无循环系统体征。

(三)辅助检查要点

1. 实验室检查

(1)血、尿和大便常规　憩室并发穿孔、出血、感染时血常规、大便常规可有改变;并发胆道梗阻时尿常规可有改变。

(2)血生化　并发梗阻时,可出现水、电解质及酸碱平衡紊乱。

(3)肝功能　胆道梗阻时肝功能可有改变。

(4)淀粉酶　并发胰腺炎时可升高。

2. X线检查

(1)腹平片　X线腹部平片对十二指肠憩室穿孔的诊断有一定的帮助。X线片上可见十二指肠部位有不规则的积气,其形状不随体位的改变而变化。

(2)全胸片　可发现老年慢性支气管炎、肺气肿等改变。

(四)进一步检查项目

1. X线检查　十二指肠憩室的存在只有在X线钡餐检查才能证实,小的憩室甚至在X线检查时也常不能发现。X线所见为与十二指肠腔相连的圆形或分叶状充钡阴影,轮廓整齐,外形可能随时改变,阴影内可能有气液面影。十二指肠钡剂排空后,憩室内可仍有钡剂存留。

2. 十二指肠镜　以侧视镜较为方便和准确。

3. 超声波检查　某些憩室在超声下表现为与十二指肠相通的无回声液性盲管,口窄、底宽,呈袋状,内可见细小光点回声漂浮。

【诊断对策】

(一)诊断要点

1. 临床表现　一般消化道症状、出血或穿孔症状、梗阻症状、全身症状、腹部及全身体征。

2. 辅助检查　X线造影、十二指肠镜、B超等检查均可提供诊断依据。

3. 手术　可为确诊提供证据。

(二)临床类型

憩室的形成与先天因素有关,其基本原因是十二指肠局限肌层缺陷,在胆管、胰管、血管穿过处的肠壁较易有缺陷,憩室也多发生在这些部位。

另有一类所谓十二指肠内憩室,室向肠腔内突出的、内外两面均有黏膜覆盖,并开口与十二指肠腔相通。此类憩室少见,实际上是肠管畸形,与前述的憩室性质不同,但也可以引起类似前类憩室的症状和并发症,在外科处理上,原则相同。

十二指肠溃疡周围瘢痕收缩而形成的牵引性憩室,由于其发生的原因不同,一般不将其包括在十二指肠憩室范围内。将十二指肠憩室分为真性和假性的分类方法无实际意义,十二指肠球部溃疡所引起的牵引性憩室其室壁大多包括完整的肠壁各层,而先天的真性憩室其室壁可以仅有很少肌纤维。

（三）鉴别诊断要点

在 X 线检查时，先天性憩室须与后天原因所形成的憩室相鉴别，后者多为十二指肠溃疡愈合过程中瘢痕收缩或十二指肠外炎性粘连牵扯肠壁所形成，因而最常见于十二指肠第一部，外形狭长，憩室颈部宽，周围肠壁有不规则变形。

十二指肠腔内憩室有典型的 X 线征，当钡剂充盈十二指肠和憩室时，憩室周围可见一窄透亮带（憩室壁），钡剂从十二指肠排出后，仍可见存钡的憩室影。

【治疗对策】

（一）治疗原则

如有临床症状而未发现其他病变，症状可能为憩室所致，可先采用内科疗法。

如有症状，憩室和其他腹腔内病变同时存在，应先按其他疾病进行治疗，如治疗后症状缓解，即不需要对憩室进行手术治疗。但如十二指肠乳头旁憩室和胆道或胰腺疾病同时存在，则为手术治疗的指征。

如有症状，且发现憩室有并发病变证据，未发现腹腔内有其他病变可进行手术治疗。

如发现憩室出血、穿孔或十二指肠梗阻，则必须手术治疗。

（二）术前准备

1. 手术前肠道准备；术晨禁食，插鼻胃管。

2. 注意纠正水、电解质和酸碱平衡紊乱，纠正贫血、黄疸、营养不良。

3. 如并发感染、穿孔，术前应给予抗革兰阴性杆菌及抗厌氧菌的抗生素。

（三）治疗方案

1. 非手术治疗　如临床症状可能为憩室所致，可先采用内科疗法，调节饮食，给予抗痉挛药物，利用体位姿势引流，避免憩室内淤积。

2. 手术治疗

(1)手术指征　如十二指肠乳头旁憩室和胆道或胰腺疾病同时存在，则为手术治疗的指征。如有症状，且发现憩室有并发病变证据，未发现腹腔内有其他病变可进行手术治疗。如发现憩室出血、穿孔或十二指肠梗阻，则必须手术治疗。

(2)手术方法　十二指肠憩室手术治疗尚存在着一定的困难和危险性。憩室多位于胰腺后方或包围在胰腺组织内，手术中可能不易发现憩室。手术前服少量钡剂，手术时注射空气至十二指肠内或切开肠壁用手指探查，可帮助确定憩室的部位。

1)十二指肠降部外侧和横部升部的憩室，手术较为简单。小的单纯憩室可向肠腔翻入,颈部缝合结扎,既可避免肠瘘的并发症,也不致造成肠腔梗阻。有炎症、溃疡、结石的憩室以及大的憩室以切除为宜。憩室黏膜壁切除后应将肠壁肌层的缺损仔细修补缝合,再将黏膜缝合。手术的主要并发症为十二指肠瘘,因此,术中可将鼻胃管放置于十二指肠内,术后持续减压数日;必要时,憩室切除部位可放置引流物。憩室的另一种切除方法是在切开十二指肠后,用纱布填塞憩室腔内,然后将憩室内黏膜层完全剔除,再将肠壁黏膜缝合,此法如能成功可以避免缝合部位肠瘘的形成。

2)十二指肠乳头旁憩室的切除难度较大,有损伤胆总管和胰管的可能,损伤后并发胆瘘胰瘘,较为严重。但如有胆道胰腺疾病并发存在,又必须切除憩室,比较安全的方法是经十二指肠做胆总管括约肌成形术,胆总管和胰管内放置导管,再切除憩室,术后保持胆管和胰管的引流。但有时胆管胰管开口于憩室腔内,切除憩室需要切断和移植胆管和胰管,操作技术上很困难,术后发生胆瘘、胰瘘的可能性较大。在显露或切除憩室危险性过大时,可以考虑采用憩室旷置手术,即胃部分切除和胃空肠吻合术。手术方法上应注意尽可能避免食物进入近侧输入襻空肠。如胆道有梗阻,可做胆总管肠道内引流术。

3)憩室穿孔必须及早进行手术。穿孔的临床表现与其他上腹部急腹症相似,如无十二指肠憩室的病史,往往误诊为胃十二指肠溃疡穿孔、急性胆囊炎等而进行手术,手术中如发现十二指肠旁腹膜后有炎性水肿、胆汁黄染或积气,即应考虑憩室穿孔的可能。此时须切开十二指肠侧腹膜,将肠管向左侧翻转,可发现穿孔的憩室和脓性渗液。

如全身或局部条件许可,可做憩室切除,腹膜后放置引流物,否则可将导管插入十二指肠内做减压性造口,并做空肠造口以供给营养,或缝合幽门做胃空肠吻合术。

4)憩室溃疡出血,可按单纯性憩室予以切除。

【术后观察及处理】

(一)一般处理

1. 维持有效的十二指肠减压,注意观察引流液量及性状,及时发现十二指肠瘘、胰瘘或胆瘘。

2. 肠外和(或)肠内营养。

3. 预防性或治疗性使用抗生素。

4. 预防肺部并发症。

（二）并发症的观察及处理

1. 切口感染　术后应严密观察切口是否有感染征象,给予抗生素及理疗,一旦切口化脓应及早切开引流,保持引流通畅,防止感染扩散。

2. 腹腔内感染　术后腹胀、发热、白细胞升高。B 超及 CT 可明确诊断,视积液部位及量进行 B 超引导穿刺或引流,行穿刺液培养。应用抗菌药物。

3. 十二指肠瘘、胰瘘或胆瘘　严密观察各引流管引流情况,确定消化道瘘时应及时通畅引流,生长抑素减少消化液分泌,肠内和(或)肠外营养加强支持治疗。

【疗效判断及处理】

憩室合并炎症、溃疡、结石、出血、梗阻、恶变等时手术后大多疗效确切,但有一定的术后并发症发生率。若术后症状无减轻则需另找原因。

【出院后随访】

随访术前症状是否减轻或消失,是否出现术后并发症。

（何裕隆　杨东杰）

九、十二指肠血管压迫综合征

【概述】

十二指肠血管压迫综合征系指十二指肠第三或第四段(横段或上升段)受肠系膜上动脉(或其分支结肠中动脉)压迫所致的慢性肠梗阻,所以也称为肠系膜上动脉压迫综合征。有些急性胃扩张也可能是这种疾病的急性梗阻型。

病因和病理解剖:十二指肠横段和上升段从右至左横行跨过第三腰椎、腹主动脉和椎旁肌,肠系膜上动脉约在第一腰椎水平起源于腹主动脉,在立位或卧位时,向下向右行走于小肠系膜内,与腹主动脉形成一锐角,并在进入小肠系膜前跨过十二指肠横段或上升段。故此这两部分的十二指肠即位于肠系膜上动脉和腹主动脉所形成的锐角间隙内。在正常人,这个角度平均为 $40°\sim60°$。由于十二指肠的这两部分在腹膜后比较固定,且其上升段被十二指肠悬韧带(Treitz 韧带)悬吊固定于腹后壁,所以,如肠系膜上动脉与腹主动脉之间角度过小,就可以使肠系膜上动脉将十二指肠横段和上升段压迫于椎体或腹主动脉上而造成肠腔狭窄和梗阻。

在临床上有梗阻症状的患者,这个角度为 15°～20°。

血管压迫性梗阻的发生尚有其他因素,如十二指肠空肠悬韧带过短,将十二指肠上升段悬吊固定于较高位置,或肠系膜上动脉起源于腹主动脉的位置过低,都可以使十二指肠横段接近肠系膜上动脉和腹主动脉成角间隙最小的根部,更容易受压。腰椎前凸畸形,或长期仰卧于背部过度后伸的体位,可以缩小脊椎与肠系膜上动脉之间的间隙,也使十二指肠易于受压。在近期显著消瘦的患者,十二指肠与肠系膜上动脉之间的脂肪垫消失,尤其是伴有内脏下垂、腹壁松弛时,压迫更容易发生。动脉硬化也被认为是易于引起压迫性梗阻的因素。所以,十二指肠血管压迫综合征发生的原因可能是多方面的,或是综合性局部解剖因素所致。瘦长无力体型或精神、神经不稳定者,容易发生此综合征。

【诊断步骤】

(一)病史采集要点

1. 一般表现　症状多在 30 岁以后出现,病期一般较长,症状系间歇性反复发作,缓解期或长或短。主要症状为呕吐,多在饭后出现,呕吐物含胆汁及所进食物,包括前次所进食物。呕吐多不伴有腹痛,但也可能有上腹闷胀不适,即使有腹痛也不剧烈。呕吐后不适症状即消失。一般对食欲影响不大。

2. 全身表现　病期愈长者,症状愈重,终于出现消瘦、脱水、全身营养不良。

3. 特殊体位　患者常发现症状发作时改变体位可以减轻症状,如侧卧、伏卧、胸膝位、前倾坐位将双膝放在颌下等。因为这些体位可以减轻肠系膜上动脉对十二指肠的压迫。

4. 既往史、家族史。

(二)体格检查要点

1. 一般情况　发育、体重、精神、血压和脉搏。

2. 腹部检查

(1)在发作期,主要体征是胃扩大、胃蠕动波以及胃内容物滞留所致的振荡声。在缓解期可无明显体征。

(2)直肠指检　是否触及肿块或前列腺增生及其程度,指套有无染血。

3. 全身检查　不可忽视全身体格检查,应注意:

(1)营养、贫血、失水。

(2)有无老年慢性支气管炎及肺气肿体征,如杵状指、桶状胸、呼吸音粗糙或过轻音。有无循环系统体征。

（三）辅助检查要点

1. 实验室检查

（1）血　病程长者可有贫血、血液浓缩。

（2）血生化　可出现水、电解质及酸碱平衡紊乱。

（3）肝功能　病程长者可有营养不良、低蛋白血症。

2. X线检查

（1）腹平片　X线腹部平片可见胃潴留表现。

（2）全胸片　可发现老年慢性支气管炎、肺气肿等改变。

（四）进一步检查项目

1. X线检查　钡餐检查是诊断的关键，检查前应将胃和十二指肠内滞留物吸尽。重要的X线征是十二指肠扩张，并有反复的强烈逆蠕动，钡剂可逆流入胃里。在十二指肠横段远端可见外形整齐的斜行压迹和钡剂受阻的中断现象。钡剂经过此处排空迟缓，如经过2～4小时仍不排空，即表示有梗阻存在。用手在脐下向上向后推挤时小肠系膜根部上移，或取左侧卧位、伏卧位、胸膝位后，即可见钡剂通过。胃虽扩张，但幽门通畅，可与幽门梗阻鉴别。

2. 动脉造影　腹主动脉和肠系膜上动脉同时插管进行动脉造影，侧位可显示二者之间的角度大小，也有助于诊断，但实际上很少需要。

【诊断对策】

（一）诊断要点

1. 临床表现　梗阻症状、全身症状、特殊体位、腹部及全身体征。

2. 辅助检查　X线造影、动脉造影等检查均可提供诊断依据。

（二）临床类型

十二指肠血管压迫综合征发生的原因可能是多方面的，或是综合性局部解剖因素所致。肠系膜上动脉与腹主动脉之间角度过小，可以使肠系膜上动脉将十二指肠横段和上升段压迫于椎体或腹主动脉上而造成肠腔狭窄和梗阻。若十二指肠空肠悬韧带过短，将十二指肠上升段悬吊固定于较高位置，或肠系膜上动脉起源于腹主动脉的位置过低，都可以使十二指肠横段接近肠系膜上动脉和腹主动脉成角间隙最小的根部，更容易受压。腰椎前凸畸形，或长期仰卧于背部过度后伸的体位，可以缩小脊椎与肠系膜上动脉之间的间隙，也使十二指肠易于受压。在近期显著消瘦的患者，十二指肠与肠系膜上动脉之间的脂肪垫消失，尤其是伴有内脏下垂、腹壁松弛时，压迫更容易发生。动脉硬化也被认为是易于引起压迫性梗阻的因素。

(三)鉴别诊断要点

鉴别诊断包括引起十二指肠横段或上升段排空障碍的其他病变,如癌肿、结核、节段性肠炎等,但这些病变的钡餐检查所见与肠系膜上动脉压迫的X线征明显不同。需要鉴别诊断的尚有先天性巨十二指肠症、硬皮症伴有十二指肠扩张,这些疾病的排空障碍是动力性的,不存在机械梗阻,临床上也不多见。

【治疗对策】

(一)治疗原则

急性发作期应采用非手术疗法,若治疗效果不显著,应施行手术恢复胃肠道通畅。

(二)术前准备

1. 手术置鼻胃管行胃肠减压或洗胃。

2. 注意纠正水、电解质和酸碱平衡紊乱,纠正贫血、黄疸、营养不良。

3. 具体术式需根据术中探查决定。

(三)治疗方案

1. 非手术治疗　急性发作期应采用非手术疗法,予以禁食、鼻胃管减压、抗痉挛药物、静脉补充营养。症状缓解滞留减轻后,可予多次少量流质饮食,食后采取左侧卧位、伏卧位或胸膝位,并将床脚抬高。如无症状复发,可逐渐增加饮食,减少餐数。下床活动时可用围腰或腹带防止内脏下垂,并改善营养,加强腹肌锻炼,校正脊柱前凸。

如上述治疗效果不显著,应施行手术恢复胃肠道通畅。

2. 手术治疗

(1)手术指征　若非手术治疗效果不显著,应施行手术恢复胃肠道通畅。

(2)手术方法　最有效的手术方法是十二指肠空肠吻合术,吻合口应尽可能靠近梗阻部位,一般可在横结肠系膜下将空肠吻合于十二指肠降段与横段交界处,因为此处显露较容易,而且是十二指肠最低位置。至于手术方式,端侧与侧侧吻合均可。不应做胃空肠吻合术,因为吻合口距离梗阻部位较远,吻合口远侧仍留下较长盲襻,不能有效地解决十二指肠滞留,因而手术后症状不能完全缓解。在肠系膜上动脉处切断十二指肠重新吻合于动脉前的方法,比单纯十二指肠空肠吻合术复杂,而且疗效也不肯定。也有人主张切断十二指肠空肠悬韧带,使十二指肠位置下移,以减轻压迫。如十二指肠悬韧带过短是造成外压的原因,这是简单而易行的手术方法。

【术后观察及处理】

(一)一般处理

1. 胃肠减压,注意观察腹腔引流液量及性状,及时发现吻合口瘘。

2. 肠外和(或)肠内营养。

3. 预防性使用抗生素。

4. 预防肺部并发症。

(二)并发症的观察及处理

1. 切口感染　术后应严密观察切口是否有感染征象,给予抗生素及理疗,一旦切口化脓应及早切开引流,保持引流通畅,防止感染扩散。

2. 腹腔内感染　术后腹胀、发热、白细胞升高。B超及CT可明确诊断,视积液部位及量进行B超引导穿刺或引流,行穿刺液培养。应用抗菌药物。

3. 吻合口瘘　严密观察引流管引流情况,确定吻合口瘘时应及时通畅引流,生长抑素减少消化液分泌,肠内和(或)肠外营养加强支持治疗。

【疗效判断及处理】

十二指肠空肠吻合术是最有效的手术方法。至于手术方式,端侧与侧侧吻合均可。

【出院后随访】

随访术前症状是否减轻或消失,是否出现术后并发症。

(何裕隆　杨东杰)

十、胃憩室

【概述】

胃憩室是比较少见的疾病,胃是胃肠道中最少发生憩室的部位。胃憩室是先天形成,憩室壁包括胃壁各层。根据报道每600～2 500次常规胃肠钡餐X线检查中可发现一例。绝大多数胃憩室为单发性,可位于胃的不同部位,但约75%在胃后壁小弯邻近贲门,约15%在幽门前区,10%在胃体或底部。憩室可大可小,直径大多不超过 6 cm。

【诊断步骤】

（一）病史特点

胃憩室多见于 30～60 岁者，无性别的差异。大多无症状，有症状者不及 30％，症状无特异性，与一般胃疾病的症状类似，主要为上腹中部或下胸部疼痛，呈间歇性，饭后和平卧时加重。食物滞留和所致的黏膜炎症可能是产生症状的原因。少数患者可出现出血、穿孔、息肉和癌变等并发症。

（二）体格检查

1．一般情况　发育、营养、体重、精神、血压和脉搏。

2．腹部检查　特别仔细地进行腹部检查，应注意局部有无压痛、包块；直肠指检。

3．全身检查　不可忽视全身体格检查，应注意心肺情况，有无贫血。

（三）辅助检查

1．实验室检查

（1）血常规　憩室并出血时血红蛋白可下降，并发感染、穿孔时白细胞可升高；

（2）血生化、肝功　了解有无电解质紊乱，低蛋白血症。

2．X 线检查

（1）腹平片　憩室并穿孔时可见膈下游离气体。

（2）全胸片　可发现老年慢性支气管炎、肺气肿等改变。

（四）进一步检查项目

1．X 线钡餐　在钡餐检查时，邻近贲门的胃憩室有一定的特征，除典型的位置外，憩室呈 2～4 cm 大小的圆形光滑存钡区，颈部较窄，形状可随体位而改变，可见胃黏膜皱襞经颈部进入憩室内。其他部位的憩室则无典型的特征，常需与溃疡、癌肿等鉴别。

2．胃镜　胃镜检查对确诊有很大帮助，憩室口呈边缘清楚的圆洞形，大小可因节律性收缩而改变，憩室内可见正常胃黏膜皱襞，或呈明显的炎症。

【诊断对策】

（一）诊断要点

1．病史及临床表现　胃憩室多见于 30～60 岁者，无性别的差异。大多无症状，有症状者不及 30％，症状无特异性，与一般胃疾病的症状类似，主要为上腹中部或下胸部疼痛,呈间歇性,饭后和平卧时加重。

2. 辅助检查　X线钡餐和胃镜对确诊有很大帮助。

3. 手术　可为确诊提供证据。

(二)临床类型

胃憩室是先天形成,憩室壁包括胃壁各层,即真性憩室。需与后天由于粘连牵引等原因所形成的憩室鉴别。绝大多数胃憩室为单发性,可位于胃的不同部位,但约75%在胃后壁小弯邻近贲门,约15%在幽门前区,10%在胃体或底部。

(三)鉴别诊断要点

X线钡餐和胃镜检查可鉴别是否真性憩室及发现息肉、癌变等并发症。

【治疗对策】

(一)治疗原则

如症状明显,内科治疗不满意,而且未发现其他可以解释症状的病灶,即有外科手术治疗的指征。手术方法为单纯憩室切除。如有出血、穿孔、癌变等并发症,则必须施行手术治疗。

(二)术前准备

1. 全身情况及营养状况差的患者应在手术前改善全身情况,纠正营养不良、贫血及低蛋白血症。应给予高蛋白及足量维生素的饮食,必要时输血提高血红蛋白。

2. 有脱水及电解质紊乱的患者应在术前适当补液及补充电解质,纠正水、电解质和酸碱平衡紊乱。

3. 手术当日晨禁食,插鼻胃管。

(三)治疗方案

1. 非手术治疗　对症治疗,制酸、消炎等。

2. 手术治疗

(1)手术指征　如症状明显,内科治疗不满意,而且未发现其他可以解释症状的病灶,即有外科手术治疗的指征。如有出血、穿孔、癌变等并发症,则必须施行手术治疗。

(2)手术方式　手术方法为单纯憩室切除;如有癌变则需按胃癌治疗。

【术后观察及处理】

(一)一般处理

1. 禁食并持续胃肠减压2～3天。

2. 维持水、电解质平衡。

3. 预防性使用抗生素。

4. 预防肺部并发症。

(二)并发症的观察及处理

1. 切口感染 术后应严密观察切口是否有感染征象,给予抗生素及理疗,一旦切口化脓应及早切开引流,保持引流通畅,防止感染扩散。

2. 腹腔内感染 术后腹胀、发热、白细胞升高。B超及CT可明确诊断,视积液部位及量进行B超引导穿刺或引流,行穿刺液培养。应用抗菌药物。

3. 吻合口瘘 单纯憩室切除吻合口瘘发生率低。术后发生腹腔积液、感染,可行消化道造影明确是否存在吻合口瘘。如发生吻合口瘘则需行腹腔引流、胃肠减压、抑制胃液分泌、肠内和(或)肠外营养。

【疗效判断及处理】

手术后术前症状消失表明术前症状为憩室所致,若术后仍无减轻则需另找原因。

【出院后随访】

随访术前症状是否减轻或消失,是否出现术后并发症。

(何裕隆 杨东杰)

十一、胃良性肿瘤

I.总 论

【概述】

胃良性肿瘤在临床上较为少见。确诊为胃良性肿瘤的病例在所有的胃肿瘤中仅占7%。按其组织发生来源不同可分为胃良性上皮性肿瘤和胃良性间叶组织肿瘤。胃良性肿瘤的分类见表9-1,其中以息肉和平滑肌瘤较为常见,各占40%左右,其余肿瘤均较罕见。

表 9-1　胃良性肿瘤

息肉	壁内肿瘤
增生性腺瘤样息肉	平滑肌瘤
乳头状息肉	其他中胚层肿瘤(起源于脂肪、纤维、神经或血管)
炎性纤维样息肉	异位胰腺
家族性息肉病	Brunner 腺腺瘤
Peutz-Jeghers 综合征	腺肌瘤

　　胃良性肿瘤具有共同的临床特征,以中年发病占大多数,息肉病变以男性居多,平滑肌瘤则无性别差异。胃良性肿瘤好发于胃窦部和胃体部,胃底部不常见,贲门或幽门区域较罕见。

【诊断步骤】

(一)病史采集要点
常表现为非特异的消化系统不适:
　　1. 上腹疼痛性质,疼痛有无规律,与饮食关系,药物治疗后疼痛能否缓解。
　　2. 餐后有无上腹饱胀、嗳气、恶心及呕吐,有无呕血和柏油样黑便史,有无乏力、消瘦、体重减轻。
　　3. 症状持续的时间　若肿瘤较小,一般无临床症状,或可能有上腹部不适或腹胀感。稍大的肿瘤可使胃黏膜表面产生溃疡,较表浅的黏膜糜烂或溃疡所致的隐性出血可引起缺铁性贫血,常伴有相应的临床症状。胃壁内肿瘤所致的胃黏膜较深溃疡可导致较大的出血,并有疼痛,常与消化性溃疡所致的腹痛等临床表现相混淆,且不易鉴别。故胃溃疡病经正规的内科治疗后无好转,应警惕此病存在的可能,须做进一步的检查,以明确诊断,及时治疗。如胃良性肿瘤位于贲门或幽门附近,临床上可早期出现不完全梗阻的症状,进而可致完全性的梗阻。位于幽门部的带蒂肿瘤,可以脱出幽门口形成球瓣型作用而引起间歇性梗阻。起源于中胚层的胃良性肿瘤长大到一定程度,可在腹部检查时扣及肿块。

(二)体格检查要点
　　1. 一般情况　精神、营养状况,有无贫血貌,尤其注意皮肤黏膜情况。
　　2. 局部检查　腹部是否有压痛,有无包块,包块大小、质地、活动度、有无移动性浊音。
　　3. 全身检查　胃良性肿瘤的患者全身检查多无明显阳性体征,但是应该注意以下几点可和胃癌鉴别：

(1)锁骨上淋巴结是否有异常。

(2)直肠指检在直肠膀胱陷凹处是否能触及肿块。

(三)辅助检查要点

(1)放射影像学(X线钡剂造影或CT)　可提示占位病变。

(2)纤维胃镜　通过黏膜活检确诊来源于黏膜病变的性质。

(3)超声内镜　对于非黏膜层肿瘤的性质,X线检查及胃镜均无法明确。超声内镜在观察腔内改变的同时,可了解肿物的来源层次。

【诊断对策】

(一)诊断要点

1. 病史　反复上腹疼痛、饱胀、嗳气、恶心及呕吐,呕血和柏油样黑便史。

2. 临床表现　上腹不适、腹痛、腹胀、消化道出血、消化道梗阻、腹部肿物。

3. 辅助检查　X线钡剂造影,CT,纤维胃镜,超声内镜。

(二)鉴别诊断要点

1. 胃溃疡

(1)多见于青壮年,病程缓慢。

(2)有反复发作史,长期典型的溃疡疼痛,用制酸剂可缓解。

(3)体格检查:一般情况良好,如无出血、幽门梗阻等并发症,全身情况改变不大。无腹部包块。

(4)X线钡剂造影和纤维胃镜可明确鉴别。

2. 胃癌

(1)多见于40岁以上,病程呈进行性持续存在。

(2)疼痛无节律性,抗酸治疗无缓解,进行性消瘦伴出血。晚期可出现恶病质。

(3)体格检查:体征早期不明显,上腹部触诊可有轻度肌抵抗感;晚期可发现淋巴结转移、腹部包块、腹水、直肠前窝肿物、脐部肿块。

(4)X线检查　胃癌表现为突向胃腔的不规则充盈缺损,则可能是肿块性癌;如发现龛影,其边缘不整齐,周围黏膜皱襞有中断现象,说明是溃疡性癌;如发现胃壁僵硬,蠕动消失,胃腔狭窄,黏膜皱襞消失,钡剂排空较快,则可能是浸润性癌。如整个胃受累,则出现"革囊胃"。

(5)内镜检查　内镜检查是确诊胃癌的重要手段,除了直接观察外,还可以对病变进行活体组织病理检查。近年来把超声和内镜结合产生超声内镜,对不伴溃疡的胃癌诊断准确率提高到 99%。

(6)肿瘤抗原检测:CEA、CA19-9、CA125 等消化道肿瘤抗原指标的检测,对于诊断胃癌并提供预后信息有可靠的价值。

3. 胃肉瘤(以胃恶性淋巴瘤最为常见,其次为胃平滑肌肉瘤)

(1)平均发病年龄 50 岁左右,病程呈进行性持续存在。

(2)和胃癌类似,疼痛无节律性,抗酸治疗无缓解,进行性消瘦伴出血。晚期可出现恶病质。

(3)体格检查　体征早期不明显,上腹部触诊可有轻度肌抵抗感;晚期可发现淋巴结转移、腹部包块、腹水、直肠前窝肿物、脐部肿块。

(4)X 线钡餐表现为边缘整齐的圆形充盈缺损,有时在充盈缺损中存在典型的"脐样"溃疡龛影。

(5)纤维胃镜活检可鉴别。

4. 胃间质瘤(GIST)

所有的 GIST 均有潜在恶性倾向。在手术前胃良性肿瘤和 GIST 难以鉴别。两者的鉴别有赖术后对肿瘤 KIT 基因或 CD117 的检测。

【治疗对策】

(一)治疗原则

胃良性肿瘤的治疗原则是摘除肿瘤,达到消除肿瘤和明确诊断的目的。

(二)术前准备

1. 如果因梗阻或出血出现营养不良时,术前应输血补液,纠正水、电解质紊乱,补充营养,改善全身状况。

2. 若梗阻严重,术前应禁食、洗胃及留置胃管减压。

3. 手术前 8～10 小时禁食,留置胃管。

(三)治疗方案

1. 手术指征

(1)有腹痛、出血或出现梗阻的良性肿瘤。

(2)直径大于 2 cm、无蒂或蒂粗短,或带蒂息肉不能确定为良性者。

(3)内镜无法完全切除,且高度怀疑恶变者。

2. 手术方法　见各论。

【术中注意要点】

1. 局部切除的病变一定要做病理检查,以明确病变的良恶性。
2. 胃小弯侧的平滑肌瘤切除时,勿损伤迷走神经。
3. 切缘应足够,必要时应冰冻切片以保证切缘无肿瘤细胞。

【术后观察及处理】

1. 禁食水并持续胃肠减压 2～3 天,待胃肠蠕动恢复后可拔除胃管。
2. 维持水、电解质、酸碱平衡。
3. 术后预防性应用抗生素。
4. 良性肿瘤经内镜切除后,应每年进行一次胃镜检查;如为多发息肉,应每 6 个月进行一次胃镜检查。

【预后】

胃良性肿瘤一般预后良好。

Ⅱ.各 论

以下对较常见的胃良性肿瘤的病理特征和治疗分别进行讨论。

一、胃息肉

【概述】

息肉是指任何来自黏膜的肿瘤和非肿瘤性的新生物。胃息肉使用的专有名词较混乱,至今分类也不完全统一。根据其病理特征有肿瘤性、炎性、增生性和错构瘤性(Peutz-Jeghers)等。目前公认的种类有增生腺瘤样息肉、乳头状(绒毛状)腺瘤、炎性纤维样息肉、家族性息肉病和 Peutz-Jeghers 综合征等。在这些胃良性上皮性病变中,以增生性腺瘤样息肉和乳头状腺瘤最常见。由于取材方法不同,以及种族和地理因素各有差异,发病率各家报道不一。欧美国家的发病率为 0.25%～0.8%,日本为 0.1%～1.66%,内镜检出率为 1.9%～10%,约 1/3 伴有慢性萎缩性胃炎。

【诊断对策】

造影检查可检查出较大的息肉,表现为突出于胃腔的隆起性病变,但诊断率较低,气钡双重对比造影也仅能发现直径 0.5 cm 以上的息肉。可靠的手段是胃镜。内镜下所见到的息肉均应常规活检,可确定病变的性质。

【病理分类】

胃肠道息肉病的病理分类见表 9-2。

表 9-2　胃肠道息肉病的病理分类

单发和多发性息肉	息肉病综合征
肿瘤性息肉	家族性腺瘤性息肉病
管状腺瘤	Gardner 综合征
绒毛状腺瘤(乳头状腺瘤)	Turcot 综合征
管状绒毛状腺瘤	幼年性息肉病
非肿瘤性息肉	Peutz-Jeghers 综合征
增生性(化生性)息肉	Cronkhite-Canada 综合征
幼年性息肉	淋巴性息肉病(结节性淋巴组织增生)
Peutz-jeghers 息肉	Cowden 综合征(多发性错构瘤)
炎性息肉	肠节细胞性神经纤维瘤病
淋巴性息肉	增生性息肉等

(一)管状腺瘤(腺瘤性息肉)

为结肠良性上皮的增生病变,以增生的腺体为主,构成管状结构,息肉直径一般在 1 cm 以下,呈圆形或卵圆形,表现不规则,多数有蒂,暗红色,大约 30% 为广基底,无蒂。病理可见致密的腺管状,呈乳头状突起,固有腺及黏膜、肌板常位于息肉以内,腺上皮常呈复层,核较大,黏液分泌减少,胞浆嗜碱性,常伴有不典型增生,男性较多,临床常有出血,其癌变率因肿瘤大小而异,74% 的息肉在 1 cm 以下,直径在 1 cm 以下时,手术切除标本,癌变率为 1.0%。而直径在 2 cm 以上时,其癌变率达 35%,同时癌变率也因数量不同而异,息肉多则癌变率增高。

(二)乳头状腺瘤

胃乳头状腺瘤(papillary adenoma)又称绒毛状腺瘤(villous adenoma),甚少见,是一种肿瘤性息肉。

肉眼上呈乳头状或绒毛状,与结肠的乳头状腺瘤相似,息肉直径一般在 1 cm 以下,呈圆形或卵圆形,表面不规则,约 70% 带蒂。镜下以增生的腺体为主,由柱状上皮细胞被覆分支状血管的结缔组织索心组成,后者常含有慢性炎性细胞浸润。

在部分胃乳头状腺瘤病例,特别是较大的息肉常可见腺体异形性增生,表现为腺上皮由高柱状变为低柱状,乃至立方形,黏液分泌减少,嗜酸性胞浆增多、核增大、染色质增多,核排列较乱,核分裂象增加。

乳头状腺瘤最常发生于萎缩性胃炎、胃黏膜肠上皮化生伴不同程度异形增生的胃酸缺乏患者。腺瘤常为广基无蒂,或蒂粗短,由多发的叶状突组成。这类腺瘤恶变率较高,尤其是直径大于 2 cm 时,恶变率更高。Ming 和 Goldman 的报告为 20%,有的则更高些,即这类息肉患者胃内同时并存或后发胃癌的可能性较增生性腺瘤样息肉患者要高。值得关注的是这种息肉与结肠绒毛状腺瘤现行的概念相类似。在临床实际中,也往往有多种类型息肉并存的现象。

（三）管状绒毛状腺瘤

为腺瘤的混合型或称中间型,肉眼观察与腺瘤性息肉或绒毛状腺瘤相似,可有蒂或无蒂,表面光滑或不规则,它的癌变率较管状腺瘤为多,有的报道 22.4%。

（四）增生性腺瘤样息肉

增生性腺瘤样息肉占所有胃良性肿瘤的 1/3～1/2,约为胃良性息肉的 90%。它可发生于胃黏膜的各个部位,但最常见(约半数)的部位是幽门区。增生性腺瘤样息肉常单发,亦可多发(约占 1/3),大多数为广基无蒂,有时可带蒂。如果有较多的息肉分布于整个胃黏膜则称为胃息肉病。Watanabe(1972)报告 108 个胃腺瘤,其中 96 个呈息肉灶,且 86 个均为无蒂。增生性腺瘤样息肉体积一般较小,直径约数毫米至 2 cm,少数较大,直径达 7 cm。带蒂者多见于较大的息肉。

增生性腺瘤样息肉的镜下病理组织学特征,其结构主要由腺体组成,一般排列较规则,偶见腺体扩张形成囊状的退行变区。腺体被覆单层柱状上皮,细胞排列紧密。在腺体中,常见的肠上皮细胞(杯状细胞、纹状缘细胞、潘氏细胞和嗜银细胞)均可见到,但以杯状细胞常见。腺体间质由富含血管的纤维组织构成,其中可见大小不等的浆细胞、淋巴细胞浸润和少量平滑肌纤维。

关于增生性腺瘤样息肉恶变的问题最为令人关注,且尚有争论。在萎缩性胃炎、恶性贫血及胃黏膜肠上皮化生的病例中,常合并有增生性腺瘤样息肉,且 90% 以上的患者胃酸缺乏。同样亦有观察表明增生性腺瘤样息肉患者的胃内同时有浸润癌的病变存在。增生性息肉的癌变,往往是继腺瘤(肠型良性异形上皮)乃至发育异常(胃型良性异形上皮)而来的。因此,有理由认为萎缩性胃炎伴胃黏膜肠上皮化生、胃酸缺乏患者的黏膜既是癌又是增生性腺瘤样息肉容易滋长的土壤,即是二者共同的病理基础。这与胃酸缺乏的患者中胃癌的发生率高是相一致的。但目前对这种看法尚有分歧。Ming 观察 49 例息肉患者,39 例为增生性息肉,息肉数共 76 个,均未见有癌变。Monaco 等在 153 例腺瘤样息肉中发现 10％患者的息肉尖端有灶性非典型病变,其中 1 例证实为微小浸润癌。日本中村卓次报道Ⅰ型息肉(Ming 的增生性息肉)癌变率为 2.1％。因此,对诊断患有胃增生性腺瘤样息肉的患者,应该对其并存或后发腺癌的可能性予以高度重视。鉴于增生性息肉的恶变倾向,有学者认为直径在 10 mm 以上的息肉是行息肉切除术的适应证。

（五）炎性纤维样息肉

炎性纤维样息肉被认为可能是嗜酸性胃炎的一种局限形式。息肉可单发或多发,以胃窦部多见,息肉一般无蒂或短蒂。

炎性纤维样息肉的病理组织学特征是镜下可见息肉有纤维组织、壁薄的血管以及嗜酸性粒细胞、淋巴细胞、组织细胞和浆细胞等慢性炎性细胞的浸润。病变位于黏膜下层占多数,向胃腔内突出。

炎性纤维样息肉的发病机制并不清楚,但这一疾病的名称本身表明为一炎性病变过程,亦无依据说明炎性纤维样息肉的形成与过敏性的原因有关,它与弥漫性嗜酸性胃炎不同,后者可能有过敏的基础,常致血象中嗜酸性粒细胞增多,两者可据此鉴别。

炎性纤维样息肉有时可合并有恶性贫血,但不能证实二者有明显关系。

（六）息肉综合征

Peutz-Jeghers(PJ)息肉它是错构瘤型病变,多发生于胃、小肠及结肠。PJ 息肉又称 PJ 综合征(PJS),是一种少见的家族遗传性疾病,1921 年 Peutz 报告一家 7 人中有 5 人患此病,1949 年 Jeghers 综合报道 31 例而此定名。它具有典型的色素沉着(尤其口唇周围,也可见于口腔黏膜、眼睑及肠黏膜等处),胃肠道多发性息肉及遗传因素三大特征,有明显家族史者占 30％～63％。

PJ 息肉的色素斑点多在儿童时发现,皮肤色斑随年龄增长而加深、增多。成人时逐渐减少或消退,但黏膜色素斑一般不消退,斑点可由针尖到黄豆大小不等,呈圆形、椭圆形或不规则形,偶有较大的呈斑块状,通常面部数量多,足底、手掌面积大,斑点边缘清楚,不高出,皮肤呈黑褐色、棕色、蓝色或灰色。组织学可见鳞状上皮基底细胞内黑色素母细胞增多。PJ 息肉的另一个特征是 64％～96％发生在小肠,但胃、结肠均可发生,有时可见于食管和泌尿生殖道,分布广泛,常多处同时受累,单发者很少。

PJ 息肉大小不一,小者基底宽而无蒂,呈圆形或卵圆形,较大的息肉常有蒂,呈分叶状,质软易出血,常常孤立存在,息肉之间的肠黏膜多正常。组织学检查见息肉呈分叶状,由于黏膜肌板的增生,使息肉呈树枝状结构,组成分叶或分支的轴心,外周是黏膜上皮组成的腺管或形成短的乳头,上皮细胞可为柱状上皮、杯状上皮和潘氏细胞,但因息肉所在部位不同,其上皮细胞的类型也有差异。在胃息肉中,有时有壁细胞和主细胞,在结肠息肉以柱状细胞为主,在十二指肠有时可见Brunner胰岛,这些上皮细胞均无间变或核分裂。

PJ息肉的癌变率统计各家报道不一,为3%~25%不等,有人报道这种息肉可伴有卵巢肿瘤、乳腺瘤、多发性骨畸形等,在儿童一般主张保守治疗、随诊。在成人一般用纤维内镜切除术效果好,但多发时,只能对症予以切除,不可能切除完全彻底,目前探讨的基因治疗,可希望解决这一问题。

Gardner综合征:Gardner综合征是一种大肠内多发性腺瘤性息肉病,并伴有结肠外病变的常染色体遗传性疾病,1953年由Gardner及Richaerd首先报告结肠多发性腺瘤,同时伴有骨瘤和表皮样囊肿,1955年命名为Gardner综合征。Garder在对11个家族280名成员调查中,发现126名(45%)有本综合征的不同表现。目前认为,除结直肠内多发性腺瘤性息肉外,凡伴有以下一种或几种表现,均可叫Gardner综合征:①骨疣或骨瘤,主要在面骨和颅骨;②皮肤囊性疾病,如皮样囊肿或皮脂腺囊肿;③纤维瘤或硬纤维瘤;④胃或十二指肠息肉;⑤回肠末端淋巴组织增生以及甲状腺癌、肾上腺瘤等。这些肿瘤往往在家族中首先被发现,而后才发现结肠息肉性病变。息肉多种多样,除主要发生于横结肠外,也常累及胃及小肠,尤其十二指肠。目前争论的是它是一种独立的疾病,还是家族性息肉的一种亚型。有人认为Gardner综合征实为腺瘤病的一种亚型而已。

Turcot综合征:家族性腺瘤性息肉病,伴有中枢神经系统恶性肿瘤,则称为Turcot综合征,是一种家族性常染色体显型遗传病。其恶性潜在性与家族性息肉类型,有的人在大肠息肉被诊断之前,就因脑胶质瘤而死亡。目前对它是否是一种独立的疾病也有争议,多数作者认为,它同Gardner综合征一样,该类疾病实质上是一组同一遗传基因的遗传性疾病,是一类表现有差异的遗传性疾病,因而多倾向于将该类疾病统称为家族性腺瘤性息肉病(familial adenomatous polyposis,FAP)。

幼年性息肉病:或称为幼年性息肉综合征,是一种复杂的异质性疾病。1964年Coll MC首先使用此名称,约1/3患者有家族史,息肉数量一般较多,但家族性息肉少,病变不仅限于大肠,故又称为家族性幼年性息肉病。约20%的患者有肠外先天性畸形,如肠扭转、肠系膜淋巴管瘤、先天性肌迟缓症、脑水肿、法洛四联症、主动脉狭窄、甲状舌骨囊肿等,也可伴有胃癌或结肠癌。这种息肉病与幼年性息肉不同,发病年龄较迟,多数在9.5岁开始发病,分叶状。大的息肉,多数在100个以上,有时一个带蒂的息肉,可有多个息肉聚集,似葡萄状,息肉的组织形态各异,主要为典型腺瘤息肉,常有水肿与慢性炎症细胞浸润,此种幼年性息肉病少见,临床可有出血及营养不良等。

Cronkhite-Canada 综合征:此综合征 1955 年首次报道,是一种获得性非肿瘤性息肉改变,常累及胃、小肠、结肠及食管,伴有皮肤色素增多,毛发脱落,指甲发育不良,腹泻,蛋白丢失,体重下降等。肉眼可见肠道黏膜弥漫性微小结节及大的多发性带蒂息肉,呈胶冻样,镜下腺体扩张、水肿,慢性炎细胞浸润,它不同于幼年性息肉,是弥漫而非孤立性病变,多见于 30 岁以上的成年人,男性较多,抗炎治疗后可缓解。

Cowden 综合征:此综合征于 1963 年报道,有家族性,可伴有胃肠道息肉病,息肉的大小、形状、数量及部位各异,镜下可见腺体扩张、腺上皮增生及慢性炎细胞浸润。

家族性息肉为常染色体的显性遗传性疾病,约 50% 有家族史,息肉多于 100 个以上为诊断标准,少于 100 个则诊断为多发性腺瘤。

FAP 病,有人证明第 5 染色体长臂(5q21-22)部分缺失,ras 基因突变,也有人证明 67% 的家族性息肉病中,抗癌基因中的 APC 基因的生殖细胞突变。

有人认为各种息肉综合征,实为家族性息肉的一种亚型,多为常染色体的显性遗传,但肠外表现有所不同。如 Gardner 综合征,除肠道息肉病外,肠外病变主要为软组织肿瘤、上皮样囊肿及骨肿瘤。Turcot 综合征主要伴有中枢神经肿瘤,为常染色体隐性遗传性疾病。PJS 综合征主要伴有皮肤及黏膜色素沉着。Cronkhite-Canada 综合征主要伴有腹泻,水与电解质紊乱,蛋白丢失等;而幼年性息肉病,主要伴有胃肠道出血、贫血及蛋白丢失等(表 9-3)。

表 9-3 胃肠道息肉病的分类及其临床特征

疾病	遗传	病理	息肉分布			临床特点	自然史
			胃	小肠	结肠		
家族性息肉病	显性	腺瘤	++	++,回肠末端淋巴增生	+++	广谱结肠外病变	腺瘤发现于 20～30 岁,结肠癌常见于 30～60 岁
Gardner 综合征	显性	腺瘤	++	++	+++	软组织肿瘤,骨异常,带状瘤纤维化	结肠与十二指肠癌相似于 FAP,伴有软组织肿瘤

疾病	遗传	病理	息肉分布			临床特点	自然史
			胃	小肠	结肠		
Turcot 综合	隐性	腺瘤	+	+	+++	中枢神经系统肿瘤	病变出现在 20 多岁,常死于脑肿瘤
Peutz-Jeghers 综合征	显性	错构瘤性质	++	+++	++	皮肤黑色素沉着	腹痛,肠梗阻,出血,贫血,偶见胃肠道癌变
Cronkhite-Canada 综合征	不明	炎性错构瘤	++	++	+++	皮肤、指甲及毛发异常,腹泻,蛋白丢失及电解质失衡	抗感染治疗可缓解
幼年性息肉病	根据类型和年龄而定	错构瘤	+	+	+++	腹泻,直肠出血	根据类型和年龄而定

二、胃息肉与幽门螺杆菌感染的研究

目前研究显示,胃癌的发生与 Hp 感染相关,而对胃息肉与 Hp 感染相关性的研究较少。

非肿瘤性息肉:熊枝繁等对 114 例胃息肉患者进行 Hp 检测,显示增生性、炎性息肉 Hp 感染率为 85.00%,比腺瘤性息肉的 52.94%明显升高,认为 Hp 感染可能为增生性及炎性息肉的病因之一。同时对其中 59 例 Hp 感染阳性病例进行根除 Hp 治疗,有 11 例 15 颗息肉消失,占 10.28%,虽然比例不高,但亦有力支持 Hp 感染可能为胃息肉的始动因素之一。杜文礼等通过对 278 例胃息肉患者进行 Hp 检测,约 53.90%存在 Hp 感染。他们将增生性息肉分为小凹上皮型和胃体腺型并进行研究,得出小凹上皮型息肉 Hp 感染率高达 73.1%,且常伴明显炎症及黏膜萎缩和化生,而胃体腺型 Hp 感染率为 7.4%(表 9-4)。Sakai 等也证实胃体腺型 Hp

感染率较低。可见临床上正确区分这两种息肉对判断胃息肉的生物学特性及胃癌的防治等方面可能有重要意义。

表 9-4 不同类型胃息肉 Hp 感染率及黏膜组织变化

分类	例数(%)	Hp 感染(%)	黏膜组织病变		
			活动性炎症(%)	萎缩(%)	肠化(%)
小凹上皮型	130(46.8%)	95(73.1%)	68(52.3%)	27(20.8%)	40(30.8%)
胃体腺型	67(24.1%)	5(7.4%)	4(6%)	1(1.5%)	2(2.9%)
炎性息肉	55(19.8%)	32(58.2%)	21(38.2%)	8(14.5%)	15(27.3%)
腺瘤性息肉	26(9.4%)	20(76.9%)	10(38.5%)	10(38.5%)	16(61%)

肿瘤性息肉：赵继红等通过免疫组化研究显示，肿瘤性息肉 Hp 感染者中性粒细胞核抗原(PCNA)阳性表达大于未感染者。有 2 例重度异性增生的乳头状腺瘤 p53 表达阳性，随访 10～23 个月，再次活检病理证实均发生癌变。提示肿瘤性息肉中 Hp 感染可促使上皮逐步向癌肿转化。因此根治 Hp 感染，减轻胃黏膜炎症，可能是预防肿瘤性息肉恶变的措施之一。

【治疗对策】

并不是所有的胃息肉均须外科手术治疗。对于无临床症状、直径小于 2 cm 的单发息肉可以观察，定期随访；但此前须确定息肉无恶变，亦无并存胃癌。内镜技术的发展有利于胃息肉的诊断和治疗，对于单发带蒂息肉，仅限于黏膜下层且肿瘤的蒂或基底部直径小于 2 cm 者，可通过内镜应用圈套器加以电灼将其完整切除，并作病理学检查，若蒂部切缘有恶变迹象则应进一步手术治疗。但凡纤维内镜检查的禁忌证及凝血功能障碍或患有出血性疾病者均为此治疗方式的禁忌证。

胃息肉的外科治疗指征是：①有腹痛、出血等临床症状的息肉；②直径大于 2 cm、无蒂或蒂粗短，或带蒂不能确定为良性，内镜无法达到有效治疗，且高度怀疑恶变的息肉；③经内镜活检或胃黏膜脱落细胞检验证实含恶性细胞的息肉。

胃息肉的手术治疗方法应根据具体情况决定。单发无蒂的息肉最好沿肿瘤边缘并带蒂部分胃壁作楔形切除，标本须送冰冻切片做病理检查，若病理报告为良性则作罢；如为恶性，则以胃癌根治术原则治疗。多发性息肉累及胃体或胃窦者，可作远侧胃大部切除术或胃次全切除术。弥漫性息肉累及胃底或全胃时，则可行全胃切除。进一步的治疗须根据病理学的结果决定。

三、胃平滑肌瘤

【概述】

胃平滑肌瘤(gastric leiomyoma)是最常见的胃良性间叶组织肿瘤,占这些肿瘤的90%以上。男女发病比例基本相等。其发生率在尸检中和临床上的发现各不相同。Meissner在一组尸检的病理中确定为胃平滑肌瘤者占45%,绝大多数的平滑肌瘤的直径小于1 cm。因为3 cm以下的平滑肌瘤很少产生临床症状,故起源于平滑肌而需手术切除的很少超过2%。

胃平滑肌瘤多为单发,最常见于胃体部(约为40%),其次为胃窦部(约为25%),其余依次为胃底、幽门和贲门。可起源于固有肌层、黏膜肌层甚至胃壁血管平滑肌组织。肿瘤多位于黏膜下层,常呈膨胀型生长,为边界清楚、表面光滑的圆形肿块,但无真正的包膜;可呈分叶状,常无蒂,但有时可成为带蒂的肿块。平滑肌瘤亦可位于浆膜下,肿瘤分别向胃腔和浆膜生长形成哑铃状或不规则形态。肿瘤大小不一,一般直径为数厘米,小的可在1 cm以内,位于肌层内而不易发现。肿瘤切面呈灰红色,可见编织状肌纤维束。其间亦可见变性、坏死、出血及囊性变。约半数以上的平滑肌瘤表面黏膜有继发溃疡。镜下,瘤细胞排列成束,呈编织状。分化好的瘤细胞像平滑肌细胞,呈长梭形,胞浆嗜伊红染色,核棒状而两端钝圆,一般无或极少见核分裂。在瘤细胞之间含少量胶原纤维。病程较长的胃平滑肌瘤内,瘤细胞显著减少,间质胶原纤维增多,常见黏液变性和玻璃样变,故应注意与完整包膜的神经纤维瘤或纤维瘤鉴别。

胃平滑肌瘤的良恶性判别问题,通常认为核分裂象的多少是判别平滑肌病良恶性的重要指标,若核分裂象多,则为恶性。Golgen和Stout认为:"如果在每一个高倍镜视野下见到有2个以上的有丝分裂,则更有把握地预示为恶性。"但有人认为核分裂象的多少并不能作为明确区分平滑肌瘤良恶性的惟一标准。决定恶性的惟一结论性证据应是肿瘤的转移或胃内浸润性生长方式,这在术中或术后病理演变中能观察到。亦有人建议对体积较大的平滑肌瘤(直径≥4 cm)必须按恶性肿瘤处理,除非最后能确定其真正的性质。也有学者把仅有核分裂象而无明显浸润转移倾向的平滑肌瘤称为恶性平滑肌瘤,而不归属平滑肌肉瘤。

胃平滑肌瘤恶性变可侵及邻近器官,但较少直接侵犯淋巴结,可种植于腹腔,也可以经血行转移至肝或肺。因此,所有平滑肌瘤应按恶性肿瘤视之,直至时间和肿瘤的生物学行为提供了相反的证据。

胃平滑肌瘤和胃间质瘤的关系：20 世纪 80 年代以前认为胃间质瘤（GIST）等同于平滑肌肿瘤。直至 1998 年 Hirota 等发现 GIST 的 c-kit 基因获得性功能突变，才明确了 GIST 与肌源性和神经源性肿瘤的区别。GIST 是一组起源于胃肠道 Cajal 细胞（intestinal cell of Cajal，ICC），以 KIT 或 PDGFRA 基因突变为主要发病机制，大部分细胞表达 KIT（85%～95%）的梭形、上皮样或混合细胞类型的间叶源性肿瘤，是最常见的消化道间叶源性肿瘤。约有 85%～95% 的 GIST 免疫组化染色表达 KIT（CD 117），因此可以认为 KIT 是 GIST 诊断中的特征性标记物。胃肠道间质瘤最常发生于胃（60%～70%），体积较小的 GIST（直径≤2 cm）常无症状，通常是体检或作为伴发疾病而被发现。随着瘤体的增大，出现的临床症状也是非特异性的。约有 11%～47% 的 GIST 在首诊时已经有转移，转移主要在肝和腹膜表面，其次是肺和骨转移，淋巴结转移少见，即使在很晚期的患者也不例外。GIST 是一种侵袭性的肿瘤，其生物学行为很难预测。从目前研究显示，许多学者认为尚无真正良性的 GIST。因为即使细微的病灶（直径＜2 cm）以及细胞分裂并不活跃的 GIST 也可出现远处转移。应该认为，所有的 GIST 都具有远处转移的危险。手术完整切除为主，联合伊马替尼化疗是目前 GIST 的主要治疗策略。

【诊断对策】

胃平滑肌瘤的诊断可 X 线钡剂造影、CT 或纤维胃镜确定。较大的胃平滑肌瘤常伴有腹胀不适、腹部隐痛或呕血、黑便等上消化道出血症状。出血是因为肿瘤表面的胃黏膜产生溃疡所致，但这种溃疡似乎不全是由于肿瘤生长过快超过了其血液供应而引起的坏死。溃疡亦可能发生于小的平滑肌肿瘤，而很大的肿瘤可无溃疡。肿瘤内部可坏死成腔，可经窦道与胃腔相通，也可破入腹腔。巨大的胃腔外平滑肌瘤患者可在腹部触及一包块。有的肿瘤还可产生局灶性钙化。较小的肿瘤可有症状，也可无症状，病变通常也不易由放射影像学或内镜方法查出，若反复出血而又无明显溃疡发现，应警惕本病存在。

【治疗策略】

胃平滑肌瘤外科治疗的原则是及时手术切除。手术方法和范围应视具体情况决定。通常不采用单纯的肿瘤摘除，而应采用包括肿瘤及其周边 2～3 cm 的胃壁部分切除术。若肿瘤巨大而且位于贲门附近则宜行全胃切除。切除标本均须送冰冻快速切片检查，以确定进一步治疗的措施。术后石蜡切片常规行 CD117 和 CD34 免疫组化检查，和 GIST 鉴别。区域淋巴结的切除被认为是不必要的，即使肿瘤为恶性,也很少有淋巴结的转移。

四、其他胃良性肿瘤

其他来源于胃神经、脂肪、纤维脂肪组织等的非上皮性肿瘤,临床上很少见。国内仅有少量个案报道。一般生长缓慢,病史可达10年或几十年。早期临床上多无症状。当肿瘤增大或产生并发症时,可出现上腹部疼痛、呕血或黑便、腹部肿块三大主要症状。由于产生上述症状的原因很多,较少想到胃部少见的良性肿瘤,往往造成诊断上的困难。所以,对于不明原因的上消化道出血,伴贫血、胃部症状和腹部不适,除想到常见原因外,应特别注意胃部少见良性肿瘤。一旦确诊,宜行肿瘤局部切除或胃部分切除术,一般预后良好。

(一)胃的异位胰腺

【概述】

异位胰腺系内胚层异向分化的结果,异位胰腺是胰腺组织在解剖异常的部位形成的先天性畸形,缺乏血管、神经和胰腺成分的解剖连续性。异位胰腺确切的发病机制目前尚不清楚,可能的机制有:(1)胰腺胚胎发育异常。胚胎时期背侧和腹侧胰始基随着原肠上段旋转融合过程中,一个或几个胰始基带走,胰始基伸入到胰外器官,就在该器官中出现胰腺组织,形成异位胰腺。(2)胰腺发育过程中信号调节异常。Hedgehog家族的成员Sonic hedgehog(Shh)抑制胰腺发育,在胰腺十二指肠同源异形盒基因1(pdx1)调控下Shh异常表达,导致胰腺形态和细胞分化紊乱,胰腺中胚层转化成肠间叶细胞,胰岛构建未受影响,内分泌发育未完全抑制,干扰胰腺外形的形成。有文献报道阻断鸡胚层hedgehog信号转导,可以导致胃、十二指肠异位胰腺。

异位胰腺在胃内多为单发,偶见多发。常位于黏膜下层,可累及肌层、浆膜层或胃壁全层。大体上呈半球形的肿块。显微镜下可见胰腺结构呈腺泡分叶,腺泡腔较小,偶见腺管扩张及囊泡形成。一般可分为三型:Ⅰ型系腺泡及导管组成,胰岛少见;Ⅱ型系胰导管与平滑肌组成;Ⅲ型为混合型,较少见。

【诊断对策】

异位胰腺的诊断缺乏特异性检查手段,因以消化道多见,应以X线消化道钡剂造影和内镜检查作为首选。X线钡餐检查加压片下应认真寻找在充盈缺损中显示的小钡斑,颇似溃疡龛影,称为脐样征或导管征,为其特征性的表现。如特征性改变不明显，应注意与胃息肉、胃间质瘤相鉴别，有充盈缺损时，应根据边缘是否光滑，黏膜是否完整进行鉴别诊断。X线消化道钡剂造影检查多误诊为胃十二指肠溃疡、胃息肉、胃肠道肿瘤等，文献报道 X 线钡餐检查的正确率为 5.5%～71.4%。内镜检查发现胃壁内肿物而黏膜面正常，与胃壁的良性肿物相鉴别困难，内镜下活体组织检查的阳性率为 12.5%，这可能与异位胰腺多在黏膜下，活检不易取到有关。

【治疗策略】

手术切除是本病的外科治疗方法。手术方式视胰腺异位位置和病变程度而定。无症状的胃肠道异位胰腺组织常在其他手术过程中偶然发现，在不影响原定手术及切除异位胰腺不困难的情况下尽可能予以同时切除。异位胰腺出现症状时，应根据其所在的部位选择适当术式进行外科治疗，一般以局部切除术为宜。胃体的异位胰腺可行胃壁局部切除术，胃窦部、十二指肠球部的异位胰腺可行十二指肠球部切除、毕Ⅱ式胃空肠吻合术，如异位胰腺体积较小，亦可行局部切除或加行幽门成形术，十二指肠球部异位胰腺行异位胰腺切除加胃窦部切除、胃空肠吻合术；壶腹周围的异位胰腺如体积较小，与 Vater 壶腹有明显分界，可行局部切除加胆胰管成形术，如与 Vater 壶腹关系紧密，常需行胰十二指肠切除术，十二指肠水平部、升部、空、回肠异位胰腺行病变肠段切除、吻合即可。本组 18 例患者均行手术治疗，全部术后痊愈出院，无手术并发症发生，临床疗效满意。因异位胰腺容易引起症状，且比正常胰腺更易癌变，为了提高确诊率，建议术中应常规行快速冰冻切片病理检查，如为恶性则行根治性切除术。

（二）胃假性淋巴瘤

【概述】

胃假性淋巴瘤（pseudolymphoma）是由淋巴网状细胞增生而引起的胃良性病变。在临床上、内镜下及 X 线造影时易误诊为恶性淋巴瘤或胃癌。

不少学者报告胃假性淋巴瘤与恶性淋巴瘤共存，并观察到由前者发展为后者存在移行过程。该病变浸润范围广，有时可累及大部分胃，可有黏膜下结节形成及胃壁广泛增厚，皱襞粗大。组织学上可见病灶中有明确的反应性生发中心，多种炎性细胞浸润及血管增生，而局部淋巴结无肉瘤样改变，此点可与胃恶性淋巴瘤相鉴别。

【诊断对策】

该病临床表现无特异性,患者多有腹痛、呕血黑便及腹部包块等。最后确诊需依靠病理检查。

【治疗策略】

手术切除是本病治疗的主要方法。文献报告胃假性淋巴瘤术后残胃有发展为恶性淋巴瘤者,因此手术应力求彻底,术中切缘送冰冻切片以确定有无病变残留。如病变广泛,切除范围不够,术后应定期随访化疗或放疗。

（三）胃神经纤维瘤

【概述】

胃神经纤维瘤较为罕见,国内仅有少量个案报道。日本全国非癌性胃肿瘤1484例调查分析,胃神经源性肿瘤占27例(1.8%)。另有学者统计,神经纤维瘤病中约25%累及胃肠道,其中以神经鞘瘤最多,神经纤维瘤次之,胃神经纤维瘤病最少。

【诊断对策】

胃神经纤维瘤一般无明显症状,大多在体格检查时发现。腹部包块、慢性腹痛及消化道出血为三大主要症状。胃神经纤维瘤80%左右位于黏膜下层且以胃体部最多,小弯侧比大弯侧多。直径10 mm以下,恶变为神经纤维肉瘤率为2%～10%,术前定性极为困难。

【治疗策略】

手术治疗是本病的主要治疗方法。胃神经纤维瘤一般不转移到区域淋巴结,所以应强调局部的彻底切除。一般预后较佳。

（四）胃浆细胞性肉芽肿

【概述】

病因不明,以青年女性居多,临床表现隐匿。早期主要呈慢性胃炎症状,常为患者及医生忽视,晚期可有出血、腹块、梗阻、恶病质等,易误诊为胃癌或贲门癌。X线检查多呈皮革胃。病理上以肉芽组织为基本结构,纤维束之间有大量成熟型浆细胞浸润,胞浆内外可见卢梭小体。

【诊断对策】

由于本病早期无特异症状,晚期又难与胃癌区别,故诊断较为困难,常可发生严重并发症如出血、穿孔及梗阻等,危及生命。

【治疗策略】

手术诊断是有效的诊断方法,但术中切缘最好做冰冻切片,以便有足够的切除范围,避免复发。一般预后较佳。

（五）胃脂肪瘤

【概述】

以高龄者多见。多位于胃窦后壁,多为单发,有蒂或无蒂。黏膜下层及浆膜层均可发生,而以黏膜下层者为主。

【诊断对策】

如在胃镜下见胃息肉体积较大,表面有糜烂及溃疡形成,活检钳触之有海绵样感觉,均要考虑本病可能。用活检钳所钳取组织因较表浅,难以明确诊断。

【治疗策略】

应用圈套电切息肉组织,可达确诊目的,切缘送病理,如无肿瘤组织残留,即可避免开腹手术。胃镜随访即可。一般预后佳。

（何裕隆　吴恺明）

第二节　胃恶性肿瘤

一、胃肉瘤

【概述】

胃肉瘤是指起源于间叶组织的胃恶性肿瘤,远较胃癌少见,约占胃原发恶性肿瘤的 2%。其中以恶性淋巴瘤最常见,其次是平滑肌肉瘤,其他肉瘤则极为罕见。Burgess 等报道 270 例胃肉瘤,其中恶性淋巴瘤占 218 例,平滑肌肉瘤 52 例。胃肉瘤,尤其是恶性淋巴瘤,其临床表现及 X 线检查等方面有时与胃癌极难鉴别,某些病例术前诊断为胃癌,而术后病理报告则为恶性淋巴瘤。恶性淋巴瘤对放射治疗敏感,手术后辅以放疗或化疗预后较好;胃平滑肌肉瘤在临床上常以巨大肿块的形式出现,且对放疗或化疗不敏感,仍以手术治疗为主。

二、胃淋巴瘤

【概述】

胃淋巴瘤(gastric lymphoma)一般分为原发性和继发性两种。原发性胃淋巴瘤的病变通常局限于胃的淋巴组织,而继发性胃淋巴瘤则是作为全身性恶性淋巴瘤的一部分。全身性淋巴瘤尸检报告显示,继发性胃受累者约占 30%,一般认为继发性病变约为原发性胃淋巴瘤的 10 倍。原发性胃淋巴瘤起源于胃壁内的淋巴滤泡,约占胃肉瘤的 60%。原发性胃淋巴瘤的转移途径与胃癌相似,可直接蔓延,亦可经淋巴道或血行播散。其淋巴结转移通常较腺癌为早。在确定原发性胃淋巴瘤的诊断后,应进一步做适当检查以排除全身性淋巴瘤继发累及胃的可能性,因为外科手术有彻底切除原发性胃淋巴瘤的可能,使之痊愈;而对继发性的病变仅能取得姑息性疗效。

流行病学及病因:据资料分析,原发性胃淋巴瘤具有某些地理特征。在中东国家、北非的阿拉伯人及犹太人较常见,但生活在欧洲的犹太人较少见。在我国,以海南省的发病率最高。

原发性胃淋巴瘤的平均发病年龄为 56 岁。男性多见,男女比例约为 2：1。上述 Burgess 等报告的 218 例中,男性 148 例,女性 70 例;年龄 12～83 岁,有 28 例在 40 岁以下。

原发性胃淋巴瘤的病因尚不清楚。有学者认为可能与某些病毒的感染有关;恶性淋巴瘤患者被发现有细胞免疫功能的低下,故推测可能在某些病毒的感染下,出现细胞免疫功能的紊乱和失调而导致发病。另外,胃淋巴瘤起源于黏膜下或黏膜固有层的淋巴组织,该处组织不暴露于胃腔,不直接与食物中的致癌物质接触,因此其发病原因与胃癌不同,因而更可能与全身性因素引起胃局部淋巴组织的异形性增生有关。

近年来原发性胃淋巴瘤与幽门螺杆菌(Hp)感染的关系受到广泛关注。Parsonnet 等发现原发性胃淋巴瘤,包括胃黏膜相关性淋巴样组织(mucosa-associated lymphoid tissue,MALT)患者其 Hp 感染率为 85%,而对照组仅为 55%。提示 Hp 感染与胃淋巴瘤的发生相关。临床微生物学与组织病理学研究表明胃黏膜 MALT 的获得是由于 Hp 感染后机体免疫反应的结果。Hp 的慢性感染状态刺激了黏膜内淋巴细胞聚集,由此而引发的一系列自身免疫反应激活免疫细胞及其活性因子如 IL-2 等,造成了胃黏膜内淋巴滤泡的增生,为胃淋巴瘤的发生奠定了基础。MALT 的发生与 Hp 感染有关,而根除 Hp 的治疗能使 MALT 消退,引起了人们的关注。有学者报告对 33 例同时有原发性低度恶性 MALT 淋巴瘤的 Hp 胃炎患者进行了根治 Hp 的治疗,结果发现 80% 以上的患者在根除 Hp 感染后,肿瘤可完全消失。而进展期肿瘤或向高度恶性移行的肿瘤对治愈旧感染无反应,进而提示原发性低度恶性 MALT 淋巴瘤的发展可能与 Hp 慢性感染有关。但单纯根除 Hp 治疗对于胃 MALT 淋巴瘤的远期疗效尚待长期随访研究。

关于胃酸低下或缺乏与胃淋巴瘤的关系仍不确定。

【诊断步骤】

(一)病史采集要点

常表现为非特异的消化系统不适：

1. 腹痛、厌食、恶心、呕吐、消瘦、呕血、黑便等。

2. 上腹疼痛性质,疼痛有无规律,与饮食关系,药物治疗后疼痛能否缓解。

3. 症状发生和持续的时间。

原发性胃淋巴瘤之症状,极似胃癌,明确诊断非常困难。在各种症状中以腹痛最为常见,约占所有病例的 70%～80%,腹痛常位于上腹部或脐周围,有的类似于溃疡病性疼痛,饥饿时加重,进食或服用抗酸药后缓解,因而不少患者被延误诊断。对上腹疼痛并不因进食或服用抗酸药物而减轻,或按溃疡治疗虽症状有好转,但体重仍持续下降的患者应警惕胃淋巴瘤的可能。其次,体重减轻为另一常见的症状,中度消瘦者多见,有的可明显消瘦,病程越长,体重下降越明显。半数患者伴有厌食、恶心、呕吐;若肿瘤位于贲门部可致吞咽困难,但幽门梗阻者较少见。约10%的患者因胃肠道出血而有呕血与黑便;偶见肿瘤自发性穿孔引起严重的腹膜炎症状。也有形成胃-结肠内瘘者。

胃淋巴瘤的患者,尽管症状已有较长时间,且体重明显下降或上腹部触及巨大肿块,但一般健康状况仍较好。

(二)体格检查要点

1. 一般情况　精神、营养状况,有无贫血貌,尤其注意皮肤黏膜情况。

2. 局部检查　腹部是否有压痛,有无包块,包块大小、质地、活动度、有无移动性浊音,肝脾是否肿大。

3. 全身检查

(1)全身浅表淋巴结是否肿大。

(2)直肠指检在直肠膀胱陷凹处是否能触及肿块。

与胃癌患者比较,原发性胃淋巴瘤患者的全身情况通常良好,且无明显贫血和恶病质征象。约25%原发性胃淋巴瘤患者可在上腹部触及较大的肿块,腹部压痛,肝、脾肿大可以分别或同时存在。弥散性淋巴瘤患者,可及巨脾症。

(三)辅助检查要点

1. X线钡剂检查

诊断胃淋巴瘤的主要方法。虽然X线检查常不能提供明确的恶性淋巴瘤诊断,但对于80%以上的胃部病变,可通过此项检查而被诊断为恶性病变,从而做进一步检查。

胃恶性淋巴瘤在X线钡剂检查下的表现常常是非特异性的。常累及胃的大部分,且呈弥漫型和浸润型生长,多伴有溃疡形成。如X线所见中有多数不规则圆形的充盈缺损,似鹅卵石样改变,则有较肯定的诊断价值。此外,若见到以下迹象也应考虑胃淋巴瘤可能:多发性恶性溃疡;位于胃后壁、小弯侧大而浅的溃疡;充盈缺损或龛影周围出现十分肥大的黏膜皱襞;胃壁增厚、僵硬,但蠕动尚能通过;肿块较大,胃外形变化不明显,亦不引起梗阻;肿瘤扩展越过幽门并累及十二指肠。

2. 内镜及超声内镜检查

内镜检查:为了在术前明确淋巴瘤的诊断,纤维胃镜检查被越来越广泛地应用。胃镜所观察到的胃淋巴瘤的大体类型常与胃癌相似,因而不易从这些肿瘤的大体表现做出诊断,确诊仍须依靠活组织检查。如果是黏膜下病变,就难于从黏膜下方的肿瘤获得阳性的组织标本,故其活检的阳性率常不如胃癌高。胃镜下可见胃恶性淋巴瘤有黏膜皱襞肥大及水肿或多发性表浅的溃疡,须与肥厚性胃炎及凹陷性早期胃癌相鉴别。有时某些溃疡型的恶性淋巴瘤可暂时愈合而与胃溃疡病难以区别。如恶性淋巴瘤表现为溃疡性病变,则可通过直视下的细胞刷法或直接钳取肿瘤组织做活检获得确诊。

内镜超声检查(endoscopic ultrasonography):通过超声内镜可清楚显示胃壁各层组织,从而可见胃淋巴瘤之浸润情况,该技术对上消化道恶性肿瘤之检查可达83%的敏感率及87%的阳性率。同时可明确胃周淋巴结转移情况。

3. CT检查及超声检查 可见胃壁呈结节状增厚,可确定病变的部位、范围以及对治疗的反应。表现为腹部肿块的胃淋巴瘤,超声检查可助诊断。

【诊断对策】

(一)诊断要点

1. 病史 病程较长,但一般情况良好。

2. 临床表现 上腹不适、腹痛、消化道出血、消化道梗阻、腹部肿物。

3. 辅助检查 X线钡剂造影、CT、纤维胃镜、超声内镜、超声检查等。

原发性胃淋巴瘤由于较少见,其病史和症状又缺乏特征性,因此诊断颇为困难,一旦诊断明确时病变常已较大。原发性胃淋巴瘤患者从发病到诊断明确的时间通常较长,有文献报告约50%的患者超过6个月,约25%超过12个月。虽然诊断较困难,只要通过仔细的检查和分析,还是有可能及时作出正确的诊断。

确诊为淋巴瘤后,尚须判断是原发性还是继发性。传统的观念认为原发性胃恶性淋巴瘤的治疗和预后与继发性淋巴瘤有很大不同,外科手术治疗是原发性胃淋巴瘤的首选治疗方法,能使原发性胃淋巴瘤治愈,而继发性胃淋巴瘤患者,手术处于次要地位,只能做姑息治疗。

诊断原发性胃淋巴瘤的Dawson标准有:

(1)无浅表淋巴结肿大;

(2)血白细胞总数及分类正常;

(3)胸片中无纵隔淋巴结肿大;

(4)除胃及区域淋巴结受累外,无肠系膜淋巴结或其他组织受侵犯;

(5)肿瘤不累及肝脾。

（二）鉴别诊断

(1)继发性淋巴瘤；(2)胃癌；(3)胃溃疡；(4)假性淋巴瘤。

胃淋巴瘤的临床症状常与胃癌或胃溃疡相似，须注意鉴别诊断。除病理以外，临床上胃淋巴瘤与胃癌的鉴别确有一定的困难，但胃淋巴瘤的主要特点为：①平均发病年龄较胃癌轻；②病程较长而全身情况尚好；③梗阻、贫血和恶病质较少见；④肿瘤质地较软，切面偏红；⑤肿瘤表面黏膜完整或未完全破坏。

另外，组织学上应注意与良性的假性淋巴瘤区别，二者的临床症状、X线表现均极为相似。在组织学上，淋巴网状细胞的肿块中呈现一混合的感染浸润，成熟的淋巴细胞及其他各种感染细胞同时出现在滤泡组织内，并且与普遍存在的瘢痕组织交错混合在一起。仔细寻找真正的生发中心有重要意义，常可借此与淋巴细胞肉瘤区别。

（三）病理分型

原发性胃淋巴瘤可发生于胃的各个部位，多见于胃体和胃窦部、小弯侧和后壁。病变通常较大，有时可呈多中心性。开始常局限于黏膜或黏膜下层，可以逐步向两侧扩展至十二指肠或食管，亦可逐渐向深层累及胃壁全层并侵及邻近的周围脏器，并常伴胃周淋巴结转移，因反应性增生可以有明显的区域性淋巴结肿大。

1. 大体形态特征　其肉眼所见与胃癌不易区别。Friedman 把原发性胃淋巴瘤的大体形态分为以下几种：

(1)溃疡型　最为常见，此型有时与溃疡型胃癌难以区别，淋巴瘤可以呈多发溃疡，但胃癌通常为单个溃疡。淋巴瘤所致的溃疡较表浅，直径数厘米至十余厘米不等。溃疡底部不平，可有灰黄色坏死物覆盖，边缘凸起且较硬，周围皱襞增厚变粗，呈放射状。

(2)浸润型　与胃硬癌相似。胃壁表现胃局限性或弥漫性的浸润肥厚，皱襞变粗隆起，胃小凹增大呈颗粒状。黏膜和黏膜下层极度增厚，成为灰白色，肌层常被浸润分离，甚至破坏，浆膜下层亦常被累及。

(3)结节型　胃黏膜内有多数散在的小结节，直径半厘米至数厘米。其黏膜面通常有浅表或较深的溃疡产生。结节间的胃黏膜皱襞常增厚，结节位于黏膜和黏膜下层，常扩展至浆膜面，呈灰白色，境界不清、变粗，甚至可形成巨大皱襞。

(4)息肉型　较少见。在胃黏膜下形成局限性肿块，向胃腔内突起呈息肉状或蕈状。有的则呈扁盘状，病变质地较软。其黏膜常有溃疡形成。

(5)混合型　在一个病例标本中，同时有以上 2～3 种类型的病变形式存在。

2. 组织学特征

(1)高分化淋巴细胞型　成熟的淋巴细胞增生,通常不具有恶性细胞的组织学特征。

(2)低分化淋巴细胞型　淋巴细胞显示不同程度的未成熟性,这种类型大致相当于原先属于大细胞或淋巴母细胞性的淋巴肉瘤。

(3)混合细胞型　含有淋巴细胞和组织细胞而不以哪一种细胞为主的肿瘤增生,这些肿瘤通常呈结节状。

(4)组织细胞型　有组织细胞不同时期的成熟与分化的肿瘤增生。

(5)未分化型　没有按组织细胞或淋巴细胞系统明显分化的原始网织细胞的肿瘤增生。

3. 病理组织学分类　胃恶性淋巴瘤治疗方案的选择和对疾病预后的估计都与分类和临床分期密切相关,目前尚无一种完全理想的能被普遍接受的组织学分类方法。

(1)组织学分类　国际上一致把恶性淋巴瘤分为霍奇金病(Hodgkin's disease,HD)和非霍奇金淋巴瘤(non-Hodgkin's lymphoma,NHL)两大类。1966年Rappaport提出的分类法(表9-5)已被广泛应用。1976年世界卫生组织(WHO)制订了"肿瘤国际组织学分类法"将恶性淋巴瘤分为7个类型(表9-6)。1986年美国国立癌症研究所(National Cancer Institute,NCI)召开的一次会议上提出了把非霍奇金淋巴瘤分成低度恶性、中度恶性和高度恶性三个亚组,即工作分类(working formulation),见表9-7。非霍奇金淋巴瘤Rappaport分类和工作分类的对照见表9-8。

表9-5　恶性淋巴瘤的 Rappaport 分类

霍奇金病(HD)	非霍奇金淋巴瘤	
	结节型	弥漫型
1. 淋巴细胞为主型	1. 高分化淋巴细胞型	1. 高分化淋巴细胞型
2. 结节硬化型	2. 低分化淋巴细胞型	2. 低分化淋巴细胞型
3. 混合细胞型	3. 组织细胞和淋巴细胞混合型	3. 组织细胞型
4. 淋巴细胞消减型	4. 组织细胞型	4. 未分化型
		5. Brukitt 淋巴瘤

表 9-6 肿瘤国际组织学分类

1. 霍奇金病	1. 淋巴细胞为主型
	2. 结节硬化型
	3. 混合细胞型
	4. 淋巴细胞消减型

结节型淋巴肉瘤

2. 淋巴肉瘤		1. 淋巴细胞型
		2. 淋巴浆细胞型
	弥漫型	3. 幼淋巴细胞型
	淋巴	4. 淋巴母细胞型
	肉瘤	5. 免疫母细胞型
		6. Brukitt 淋巴瘤

3. 浆细胞瘤

4. 网状细胞瘤

5. 蕈样霉菌病

6. 未分化的恶性淋巴瘤

7. 其他　　　嗜酸性肉芽肿

　　　　　　肥大细胞瘤

表 9-7 美国国立癌症研究所非霍奇金淋巴瘤的工作分类

低度恶性淋巴瘤	中度恶性淋巴瘤	高度恶性淋巴瘤
1. 小淋巴细胞性浆细胞型	4. 滤泡性大细胞型	8. 免疫母细胞大细胞型
2. 滤泡性小裂细胞型	5. 弥漫性小裂细胞型	9. 淋巴母细胞大细胞型
3. 滤泡性混合细胞型	6. 弥漫性混合细胞及大细胞型	10. 小无裂细胞型
	7. 弥漫性大细胞型	

表 9-8 工作分类与 Rappaport 分类对照

	工作分类	Rappaport
低恶性	1. 小淋巴细胞型	高分化淋巴细胞型（弥漫性）
	2. 滤泡性小裂细胞型	低分化淋巴细胞型（结节性）

续表

	工作分类	Rappaport
中恶性	3. 滤泡性小裂与大裂细胞混合型	结节性淋巴细胞-组织细胞混合型
	4. 滤泡性大细胞型	结节性组织细胞型
	5. 弥漫性小裂细胞型	弥漫性低分化淋巴细胞型
	6. 弥漫性小裂细胞-大细胞混合细胞型	弥漫性淋巴细胞-组织细胞混合型
	7. 弥漫性大细胞型	弥漫性组织细胞型
高恶性	8. 大细胞性免疫母细胞型	弥漫性组织细胞型
	9. 淋巴母细胞型（大细胞）	淋巴母细胞型
	10. 小无裂细胞型	弥漫性未分化型

(2)免疫学分类(1ukes and collins)：根据 T 细胞和 B 细胞的免疫学特性，将恶性淋巴瘤分为 U 细胞型(非 B 非 T 细胞，即未定型细胞)、T 细胞型、B 细胞型、M 细胞型(单核细胞、组织细胞)。这种分类有一定的应用价值，可以清楚地识别大部分非霍奇金淋巴瘤属 B 细胞型，大多数低度恶性的非霍奇金淋巴瘤也属 B 细胞型；T 细胞型多为高度恶性，且具很强的侵犯性，霍奇金病多属此型；U 细胞型则恶性程度更高，对化疗不敏感。

4. 胃恶性淋巴瘤的临床分期确定胃恶性淋巴瘤的Ⅱ临床分期对于选择治疗方案及预测患者的预后有重要意义。为准确了解病变范围、肿瘤与周围组织和器官的关系，须做纤维胃镜、B 超、CT 或 MRI 等检查，以了解肿瘤对胃、邻近腹腔脏器及淋巴结等浸润情况。目前最普遍地采用 Ann Arbor 分期法或其他改良方法。(表 9-9)。

表 9-9　胃恶性淋巴瘤的临床分期

ⅠE 期	病变局限于胃，无淋巴结的侵犯
ⅡE 期	病变除胃外，伴有淋巴结的侵犯（Ⅱ1E指病变侵犯邻近区域淋巴结，Ⅱ2E指病变侵犯膈肌下非邻近区域淋巴结）
ⅢE 期	病变侵犯膈肌两侧的淋巴结区或伴一个淋巴结外器官或部位的局限性侵犯
Ⅳ期	病变广泛侵犯器官和组织

在ⅢE和Ⅳ期病变中，要区分原发性胃淋巴瘤与继发性胃淋巴瘤往往是不可能的，因为急性非霍奇金淋巴瘤患者胃部受侵犯的百分率相当高。

【治疗对策】

(一)治疗原则

原发性胃淋巴瘤的手术切除率和术后 5 年生存率均优于胃癌,并且对放射治疗和化学治疗均有良好的反应,故对原发性胃淋巴瘤应采用以手术切除为主的综合治疗。

外科手术一直是原发性胃淋巴瘤的主要治疗手段,20 世纪 80 年代后期,单纯使用化疗取得了很好的长期生存效果。单纯使用化疗或联合放疗能否取代外科手术,目前仍存在争论。原发性胃淋巴瘤治疗最近出现由外科手术向单纯依靠化疗转变的趋势。

主张原发性胃淋巴瘤单纯依靠化疗的研究者认为,单用化疗就可以取得良好的生存率,而且可提高患者的生活质量。前瞻性的研究报道 18 例 I～IV期原发性胃淋巴瘤经过外科手术切除病灶后再加用化疗,取得了 82.6% 的长期无瘤生存率,但是 Salles G 报道 91 例原发性胃淋巴瘤给予强化的化疗,也取得了 85% 的 4 年无瘤生存率。化疗已经明显提高了原发性胃淋巴瘤的无瘤生存率及治疗效果。I～II期原发性胃淋巴瘤采用化疗,无论手术切除与否,生存率及无瘤生存率是相似的,换言之,省略了外科手术切除对生存率无明显影响,而且可提高患者的生活质量。内镜技术和免疫组化的进步使原发性胃淋巴瘤的诊断对外科手术的依赖性已经明显降低,近年来化疗、放疗技术的发展使得原发性胃淋巴瘤的治疗效果明显改善,一些学者认为,应该避免将外科手术作为原发性胃淋巴瘤的一线治疗。有报道显示手术切除与非手术切除均可取得 70% 的长期生存率,两组间 10 年生存率及无瘤生存率无明显差别。对于胃淋巴瘤,虽然外科手术切除肿瘤可能提高了治疗效果,但全胃切除及胃大部切除术相关的并发症和死亡率还是比较高的,而未行手术的患者进行化疗可以取得比较好的预后。在澳大利亚,37 例高度恶性 B 细胞淋巴瘤患者经过 3 个疗程的 CHOP,86%(34 例)取得了完全的消退;在丹麦 63% 的患者取得了 5 年生存率,手术对患者的预后没有明显影响;在法国,原发性胃淋巴瘤患者的治疗与结节硬化性非霍奇金淋巴瘤治疗相同,不进行手术,也取得了很好的治疗效果。幽门螺杆菌感染与胃 MALT 淋巴瘤的发展有关,根治幽门螺杆菌感染可以使胃 MALT 淋巴瘤逆转。对于胃 MALT 淋巴瘤患者应该首选幽门螺杆菌根治治疗。有报道显示胃 MALT 淋巴瘤伴有幽门螺杆菌感染患者接受了幽门螺杆菌根治治疗,6 例中的 3 例获得了完全消退,2 例获得了部分消退,但是所有对抗菌治疗有反应的 5 例患者 1 年内均出现复发,需要加用化疗,加用化疗后获得经久的消退。因此,早期的胃 MALT 淋巴瘤伴幽门螺杆菌感染的患者,应该先进行抗菌治疗,并仔细注意观察有无原发性胃淋巴瘤复发,必要时加用化疗。对于胃肠道其他部位的 MALT 淋巴瘤,幽门螺杆菌根治治疗是否有效还没有得到一致的共识,但是有报道指出幽门螺杆菌根治治疗可以使十二指肠和结肠 MALT 淋巴瘤消退,当然也有相反的报道。

主张外科手术仍然应该作为 PGL 一线治疗的研究者认为,外科手术必要的原因主要有三方面:(1)正确的诊断需要肿瘤组织标本,虽然胃镜、结肠镜检查可以诊断 PGL,但小块的组织很难得到准确的组织学分型,而开腹手术可以使医生获得足够大的组织块进行病理分析,同时可了解腹部淋巴结及肝脏组织受侵的情况,以便于准确临床分期。大部分小肠淋巴瘤病例仍然需要外科手术取得组织标本以供诊断。(2)PGL 的大块病变有可能发生出血、穿孔,13%~25%的患者会发生此类并发症,因此对于有明显出血和穿孔倾向的患者外科手术是十分必要的。另外,在化疗期间也会出现的消化道出血或穿孔,穿孔的发生率为 1%~28%。(3)如果 PGL 有可能通过手术根治,手术还是应该作为第一选择,其他微小转移病灶可以通过化疗或放疗而得到有效治疗,根治性手术辅以化疗似乎有更好的效果。对只能行减瘤手术的患者,外科手术不改善预后而且手术的风险大,化疗是这类患者的首选治疗。在香港,72%~78%的患者行手术切除原发病灶,大部分患者进行联合化疗,通常是 COPP,CHOP,BACOP,术后还有 1/3 的患者加用放疗。Ⅰ、Ⅱ期患者在手术后通常进行 3 个疗程化疗,没有手术的至少要 6 个疗程。在胃淋巴瘤患者中,只行根治性切除就可治愈 30%~60%的患者,如果辅以化疗或放疗,治疗成功率可达 90%。2/3 的 PGL 复发发生在腹腔外,化疗成为这些复发 PGL 患者的首选。

尽管存在争论,一般认为对于胃淋巴瘤,国内绝大部分的医疗机构还是采取外科手术为主的综合治疗方案。如果是早期黏膜性病变,治疗以幽门螺杆菌根治治疗为主,必要时加用化疗,不需要手术;如果是中晚期肿块型,治疗以化疗为主,可以考虑加用外科手术;如果伴有溃疡出血、穿孔、梗阻,治疗以手术为主,继之给予化疗。通过进一步的大样本多中心前瞻性临床研究,有望确立新的治疗方案。

(二)治疗方案

以手术为主的综合治疗方案。

1. 手术指征

(1)原发性胃恶性淋巴瘤(除外早期黏膜病变)。

(2)伴出血、梗阻或出现梗阻等并发症。

2. 术前准备

(1)严重贫血者,术前应纠正贫血。

(2)手术前 8~10 小时禁食,留置胃管。

(3)胃出口梗阻者,应于术前 3~5 天开始禁食,每晚用生理盐水洗胃,梗阻特别严重者,还应经胃管持续减压,并纠正水、电解质失衡,术前数天给予胃肠外营养。

(4)伴大出血者,应先抗休克。

(5)伴急性穿孔者,应该先放置胃管,纠正水、电解质失衡和使用抗生素。

3. 手术方法

(1)手术原则基本上与胃癌相似。

(2)胃淋巴瘤的胃切除范围应根据病变大小、部位、大体形态特征而定。一般对局限于胃壁的息肉或结节状肿块,行胃次全切除术。有时局限的淋巴瘤的边界可能难于辨认,因此需要术中将切除标本的远端和近端边缘做冰冻切片检查,如活检有肿瘤,则需做更广泛的切除。若肿瘤浸润或扩展范围过广,边界不清或胃壁内有多个病灶时,应行全胃切除术。

胃恶性淋巴瘤可引起较严重的并发症,如梗阻、出血及穿孔等,若不能根治切除,也应争取做姑息性切除;对不能根治病例的姑息性切除成功率约为 50%。姑息性切除术不但有助于防止或解除并发症,而且其残留的转移瘤有自然消退的可能。亦有报告在姑息性切除术后辅以放疗,部分病例仍可获长期生存,因此对胃恶性淋巴瘤的姑息切除手术较胃癌更为积极。对已不能施行姑息切除的病例,术中可将肿瘤定位后,予以术后放疗,也常可获一定的疗效。

(3)淋巴结清除范围:淋巴结转移是胃淋巴瘤的主要转移途径,约占 50%。因此在根治手术中应注意对应区域淋巴结的清除。

4. 放射治疗 鉴于淋巴瘤对放射的敏感性,通常将放疗作为手术切除后的辅助治疗或作为对晚期病变不能切除时的治疗。关于手术后放射治疗的价值,人们意见不一,有些学者主张放射治疗只限于不能切除的病变及术后残留或复发的肿瘤。而另一些学者则坚持认为不论肿瘤或淋巴结转移与否都应接受术后放射治疗,理由是外科医生术中不可能正确估计淋巴结有无转移或淋巴结转移的程度。总之,放疗成功的前提是需要精确的病灶定位及分期。一般照射剂量为 40~45 Gy,肿瘤侵犯的邻近区域剂量为 30~40 Gy。

5. 化学治疗 原发性胃淋巴瘤有别于胃癌,其化疗之敏感性已众所周知。化学治疗可作为术后辅助治疗的一种手段,以进一步巩固和提高疗效。通常对恶性淋巴瘤采用联合化疗的方法。较常用且有效的联合化疗有 MOPP、COPP 及 CHOP 等方案。近年来,临床或临床实验性治疗所启用的联合化疗方案亦相当多,除 MOPP 等方案外,主要有 ABVD、CVB、SCAB、VABCD、M-BACOD 等。据报道均获较高的 5 年生存率。

化疗前,应在全面了解分析疾病的病理类型、临床分期、病变的侵犯范围及全身状况等基础上,制订一个合理的治疗方案,以增加疗效,延长缓解期和无瘤生存期。

MOPP 方案的给药方法为:氮芥 6 mg/m² 及长春新碱 1.4 mg/m² 第 1、第 8 天静脉给药,甲基苄肼 100 mg/m² 及泼尼松 40 mg/m²,第 1～14 天,每天口服给药。每 28 天为一个周期,连用 6 个周期以上。泼尼松仅在第 1、第 3、第 5 周期给予。COPP 方案的给药方法为:环磷酰胺 650 mg/m² 及长春新碱 1.4 mg/m²,静脉给药,第 1、第 8 天;口服甲基苄肼 100 mg/m² 及泼尼松 30 mg/m²,连续 14 天,每 28 天为 1 个周期,共 6 个周期。CHOP 方案的给药方法为:环磷酰胺 500 mg/m²、阿霉素 40 mg/m² 及长春新碱 1.4 mg/m²,第 1 天静脉给药;第 1～5 天口服泼尼松 30 mg/m²,每 21 天为 1 个周期,共 6 个周期。

【术中注意要点】

1. 术前或术中怀疑恶性淋巴瘤时,即使瘤体较大或周围有粘连,也不应该轻易放弃手术,可在术中做活组织检查,如确系恶性淋巴瘤则应力争切除,因不仅在技术上是可能的,而且常可获得较好的疗效。甚至肿瘤较大须做全胃切除的,术后 5 年生存率仍可达 50%。

2. 切缘应足够,必要时应冰冻切片以保证切缘无肿瘤细胞。

【术后观察及处理】

1. 禁食水并持续胃肠减压 2～3 天,待胃肠蠕动恢复后可拔除胃管,术后 1 周左右可进半流饮食。

2. 维持水、电解质、酸碱平衡。

3. 术后预防性应用抗生素。

4. 术后短期内注意生命体征,胃管引流液的性质和量。

【预后】

胃恶性淋巴瘤的预后与肿瘤的临床分期(即具体包括肿瘤的大小、浸润范围、淋巴结转移程度、有无远处转移）、肿瘤的病理组织类型以及治疗方式等有关。

通常，肿瘤的临床分期与预后的关系较肿瘤的组织类型更为密切。ⅠＥ期患者的 5 年生存率在 75％以上，ⅡＥ期为 50％左右，ⅢＥ期约 31％，Ⅳ期约 27％。

胃恶性淋巴瘤体积的大小与预后也有关，肿瘤直径为 5～8 cm 者，有 80％可治愈，瘤体越大，治愈率就越低，直径大于 12 cm 者仅 37％治愈率。

尽管有报告认为胃恶性淋巴瘤有淋巴转移者手术后的 5 年生存率可达 40％～50％，但一般认为以无淋巴转移的疗效显著，其 5 年生存率较有淋巴转移者约高 2 倍。

三、胃平滑肌肉瘤

【概述】

胃平滑肌肉瘤（gastric leiomyosarcoma）是起源于胃壁平滑肌组织的恶性肿瘤。其发病率仅次于胃恶性淋巴瘤，约占胃肉瘤的 20％，多数为原发性，也可由良性的平滑肌瘤恶变而来。发病年龄为 9～78 岁，平均约为 54 岁，与胃淋巴瘤相似，一般男多于女，但也有女性略多于男性的报道。胃平滑肌肉瘤大多位于胃近侧的 1/2，即贲门、胃底区域；其次是胃体部，巨大的平滑肌肉瘤有时可累及全胃。平滑肌肉瘤的扩散方式以血行转移为主，转移多见于肝，其次为肺和脑。也可种植播散，淋巴转移较少见。

【诊断步骤】

（一）病史采集要点

同胃淋巴瘤。

最为突出的是上消化道出血，可为首发症状，甚至有时急性大出血需输血或做急诊手术治疗。

（二）体格检查要点

同胃淋巴瘤。

（三）辅助检查要点

同胃淋巴瘤。

X 线钡剂造影可见胃内有边缘整齐的圆形充盈缺损，有时在充盈缺损中间可出现典型的脐样溃疡龛影。如肿瘤为胃外型，则可见胃受压及移位现象，须注意观察胃黏膜有无拉平现象，有助于诊断。

胃镜检查可见黏膜下肿块的特征:肿瘤表面的黏膜呈半透明状,中央可出现脐样溃疡。如肿瘤较大,肿物周围的桥形皱襞不及良性平滑肌瘤明显,肿块边界不清楚,出现粗大皱襞甚至胃壁僵硬。胃镜活检时应尽可能向黏膜深部钳取,以获得较高的阳性诊断率。

【诊断对策】

(一)诊断要点

1. 临床表现　上腹不适、腹痛、腹胀、消化道出血、消化道梗阻、腹部肿物。

2. 辅助检查　X线钡剂造影、CT、纤维胃镜、超声内镜。

(二)病理分级

Shiu 等根据软组织肉瘤的形态学标准(表 9-10)将平滑肌肉瘤和表皮样平滑肌肉瘤再分成高度恶性和低度恶性两种,此种病理分级能较准确地反映患者的预后。

表 9-10　胃平滑肌肉瘤组织病理分级

分类	平滑肌肉瘤		表皮样平滑肌肉瘤	
	低度恶性	高度恶性	低度恶性	高度恶性
细胞形态	单一的梭形	不规则,多形性	单一的圆形	不规则,多形性
核腺比例	轻度增加	明显增加	轻度增加	明显增加
细胞核	单一的卵圆形	不规则,多形性	单一的圆形	不规则,多形性
染色体	细	粗	细	粗
核仁	不明显	明显	不明显	明显
构型	整齐束状	不整齐,杂乱的	整齐片状	不整齐,杂乱的
基质	丰富	极少	中度	极少
血管	中度	明显	中度	明显
坏死	无	明显	无	明显
有丝分裂	(1~9)/10HPF	≥10/10HPF	(1~9)/10HPF	≥10/10HPF

注　HPF:高倍镜视野

(三)鉴别诊断

1. 胃淋巴瘤;

2. 胃癌;

3. 胃溃疡;

4. 胃良性肿瘤。

上述诊断可由活检或手术后病理鉴别、证实。

【治疗对策】

(一)治疗原则

胃平滑肌肉瘤对化疗、放疗均不敏感,主要依靠手术治疗。

(二)术前准备

同胃淋巴瘤。

(三)治疗方案

1. 手术指征 诊断明确或消化道出血、穿孔、梗阻等并发症表现。

2. 手术方法 由于胃平滑肌肉瘤手术切除后常有局部复发,故手术时力求彻底。该类肿瘤很少通过淋巴结转移,因此手术时不需像胃癌那样做正规的区域淋巴结清除。

手术方法和切除范围应根据肿瘤的部位、大小和胃外侵犯程度等决定。较小的平滑肌肉瘤可做胃次全切除;位于贲门和胃底的肿瘤或病变较大者可做全胃切除。甚至认为发现有肝转移者,则也应同时行肝转移灶的切除,以取得姑息治疗的疗效。亦有学者认为肿瘤已侵犯邻近脏器或组织,只须切除足够的原发病灶,过于扩大手术切除范围并不会取得预期的效果。

【术中注意要点】

切缘应足够,必要时应冰冻切片以保证切缘无肿瘤细胞。

【术后观察及处理】

同胃淋巴瘤。

【预后】

一般认为,胃平滑肌肉瘤的手术治疗效果较好,术后的 5 年生存率为 50% 左右。Shiu 对胃平滑肌肉瘤的自然病程和预后因素作了研究,指出肿瘤的恶性程度分级、大小及有无邻近组织脏器浸润三者与患者的预后关系密切。这些因素能客观反映肿瘤的生物学行为,并据此将胃平滑肌肉瘤分为三期(表 9-11)。在三个因素中,除病理分级需经病理检查后确定,另两项则可通过手术探查做出判断。因此,该分期有助于治疗方案的选择和对预后做出评价,目前为一些学者所采用。

表9-11　胃平滑肌肉瘤分期与5年生存率的关系

分期	组织病理分级	肿瘤大小	侵犯邻近脏器	5年生存率(%)
0	低度恶性	小	无	100
无不利因素	低度恶性	大	无	
I	低度恶性	小	有	77
一个不利因素	高度恶性	小	无	
II	高度恶性	大	无	19
两个不利因素	高度恶性	小	有	

注　小:直径≤5 cm;大:直径>5 cm

（何裕隆　吴恺明）

四、胃癌

【概述】

胃癌是威胁人类健康的主要疾病,是我国首位恶性肿瘤死亡原因,在世界范围内位居第二。近年来,胃癌发病率在亚洲有下降趋势,在欧美虽下降明显,但是患者生存率无明显改善,总体5年生存率仍在36%左右。因缺乏有效的早期诊断措施,胃癌早期诊断率低,在我国约占5%。外科手术是胃癌的主要治疗措施,也是目前惟一能治愈胃癌的方法。早期发现、早期明确诊断和根治性手术治疗是改善预后的关键。

【诊断步骤】

(一)病史采集要点

1. 年龄40岁以上,尤其男性,近期出现食欲减退、恶心、呕吐、反酸、嗳气、上腹痛、腹泻、呕血、黑便等消化道症状;

2. 若有上腹痛、呕吐等症状,需询问近期有无症状加重或规律性改变或疼痛有无向腰背部放射等;

3. 有无明显体重减轻;

4. 有无慢性胃炎、消化性溃疡、胃息肉等病史;

5. 有无胃切除手术史;

6. 有无消化道肿瘤家族史；

7. 有无经常食用腌、熏制食品习惯。

(二)体格检查要点

1. 一般情况　发育、营养、体重、精神、血压和脉搏。

2. 局部检查　特别仔细地进行局部检查,应注意以下内容：

(1)是否有上腹部肿块,肿块的大小、形状、质地；

(2)是否有腹胀、胃型,上腹部有无深压痛及肌抵抗感；

(3)能否闻及肠鸣音亢进及气过水声,是否存在移动性浊音；腹壁是否有手术瘢痕；

(4)空腹胃有无振水音；

(5)直肠指检是否触及直肠前窝肿块或盆底结节。

3. 全身检查　不可忽视全身体格检查,应注意：

(1)脐周有无结节、锁骨上淋巴结有无肿大；

(2)肝脏是否增大、是否可触及结节或肿块；是否有耻骨上压痛、肾区叩击痛,肾脏是否肿大；

(3)有无老年慢性支气管炎及肺气肿体征,如杵状指、桶状胸、呼吸音粗糙或过轻音；有无循环系统体征。

(三)辅助检查要点

1. 实验室检查

(1)血常规　有无贫血；

(2)肝功能　有无低蛋白血征；

(3)血清肿瘤标志物检测　CEA、CA19-9、CA125、CA72-4、AFP等有无升高。

2. X线检查　X线钡餐检查是早期诊断胃癌的主要手段之一,诊断能确定肿瘤的位置、大小、黏膜侵犯程度,确诊率达86.2%,对肿瘤性质的分析,估计手术的可能性及预后等均有重要的意义。

(1)胃钡餐造影　胃癌的征象主要有龛影、充盈缺损、黏膜皱襞改变、蠕动异常及梗阻性改变等。贲门胃底癌常可见食管壁有黏膜破坏、胃底充盈缺损等；胃体癌常可见胃体部充盈缺损,边缘不规则,中心见龛影等；胃窦癌常呈环形生长,形成局部狭窄,局部充盈缺损、蠕动消失,钡剂滞留等；幽门癌可见局部胃壁僵硬,蠕动消失,早期常不造成钡剂滞留；全胃癌广泛浸润,胃壁丧失弹性,胃体缩小,边缘僵直,黏膜消失,最突出的征象是钡剂依靠其重力而通过,蠕动消失。

(2)胃气钡双重造影　能清楚显示胃黏膜的细微结构,对胃癌特别是早期胃癌的诊断有独特的效果。可见胃腔内边缘不规则的充盈缺损、胃腔狭窄、胃壁僵硬；有时可见龛影如半月综合征：龛影位于胃的轮廓之内、边缘不规则、尖角、结节状、龛影周围有环堤或指状压迹；或黏膜皱襞破坏消失、癌瘤区蠕动消失；或仅表现为胃角区融合。

（3）全胸片 可发现有无肺部转移结节及老年慢性支气管炎、肺气肿等改变。

（四）进一步检查项目

1. 胃镜检查 胃镜检查是诊断早期胃癌的有效方法，与细胞学检查、病理检查联合应用可大大提高诊断阳性率，采用刚果红及美蓝染色技术有助于提高微小胃癌和小胃癌的诊断率。早期胃癌指病变仅侵及黏膜或黏膜下层，无论有无淋巴结转移。病灶最大直径<5 mm 为微小胃癌（micro-gastric cancer）、病灶最大直径在 5～10 mm 为小胃癌（small-gastric cancer）。小胃癌和微小胃癌均是早期胃癌的特殊类型，以表浅平坦型多见，分化较好，微小胃癌约占早期胃癌的 2.9%～10%，小胃癌约占 6.8%～21%。"一点癌"（超微小癌）是微小胃癌的特殊类型，指胃镜黏膜活检证实为癌，但是手术切除的胃标本经系列取材也未能找到癌细胞的病例。这些分类提高临床医师胃镜下识别微小胃癌的技能，提高了早期胃癌的早期诊断率。

2. CT 检查 胃癌 CT 图像表现为胃壁增厚、不规则增强等。CT 对判断肿瘤有无侵犯周围器官组织、肝脏有无转移、腹腔和腹膜后有无肿大淋巴结起重要作用。CT 对判断淋巴结转移的准确率为 25%～50%。

3. 超声波检查 随着水充盈胃腔法及胃超声显像液的普及应用，超声对胃癌的诊断研究已受临床的高度重视。本方法可实时显示胃壁蠕动情况，不仅可显示肿瘤的大小、形态、内部结构、生长方式、癌变范围，同时还可显示肿瘤在壁内浸润的深度及向壁外浸润、转移状况，弥补了 X 线及内镜的不足。对临床疑诊胃癌，但因种种原因不能施行内镜检查者，已成为一种筛查手段。超声在不能切除的胃癌患者的保守治疗效果的观察随诊，以及胃癌切除后复发、转移的评价方面也被广泛应用。

（1）腹部 B 超 体表超声对判断胃癌浸润深度的准确率，在早期胃癌为30%～55%，在进展期胃癌为 83%～94%。术中超声对早期胃癌浸润深度的诊断正确率达 70%，对手术切除断端有无癌浸润的诊断准确率达 90%。声像图典型时超声可诊断直径 1 cm 肝转移灶，文献报道肝转移癌的诊断率可达 90%，尤其是近年来开展的超声造影技术明显提高了肝脏转移癌的诊断准确率。

（2）超声胃镜（EUS） 不仅可用于观察内镜原有图像，而且能观察到胃黏膜以下各层次和胃周围邻近器官的超声图像。Yasuda K 于 1995 年报道 641 例胃癌术前内镜超声的诊断正确率为 79.6%,其中早期胃癌的诊断正确率为 84.9%,而对转移的区域淋巴结的检出率为 55%,认为应用 EUS 检查,可有助于决定对早期胃癌是否施行内镜下切除术。目前报道,超声胃镜对胃癌 T 分期的准确率为 80%～90%,判断区域淋巴结转移的准确率为 50%～87%。

【诊断对策】

(一)诊断要点

胃癌的诊断分为术前诊断、术中诊断和术后病理诊断。术前诊断主要根据病史、临床表现、体格检查和辅助检查。术中诊断是在术前诊断的基础上结合术中探查、术中辅助检查和病理检查等做出进一步诊断。术前诊断和术中诊断是决定治疗方案和手术方式的依据。术后病理诊断是根据术中诊断和术后病理检查结果,作为术后辅助治疗、预后分析、随访和复查的依据。

1. 病史 慢性胃炎和胃溃疡是胃癌常见的两个癌前病变,采集病史时要注意询问有无相关的表现以及有无家族史。

2. 临床表现 胃癌早期常无特异的症状和体征。较为多见的症状有胃部痛、食欲减退、消瘦、乏力、恶心、呕吐、出血和黑便。值得注意的体征是上腹部深压痛。上腹部肿块、直肠前触及肿物、脐部肿块、锁骨上淋巴结肿大等均是胃癌晚期或已出现转移的体征。

3. 辅助检查 血清肿瘤标志物、X 线钡餐、胃镜、超声、CT 等检查均可提供诊断依据,胃镜下活检可提供病理诊断,是确诊胃癌最常用的方法。

4. 手术 胃癌手术包括根治性、姑息性和对症性手术三种,可为确诊及分期提供证据。为了提高术后分期的准确性,多数学者主张根治性手术中淋巴结清扫范围应 D_2 以上或数目在 15 个以上。

(二)临床类型

1. 按大体形态和肿瘤浸润深度可分为

(1)早期胃癌 是指病变仅侵及黏膜或黏膜下的胃癌,无论有无淋巴结转移,早期胃癌淋巴结转移率 3%～6.9%,其肉眼形态可分为三型:

1)隆起型(Ⅰ型) 病变不规则隆起,突起超过 5 mm,边界清楚,表面呈结节状,该型约占早期胃癌的 10%。

2)平坦型(Ⅱ型) 病变较平坦(Ⅱb),可稍隆起(Ⅱa)或浅凹(Ⅱc),但不超过 5 mm,早期胃癌以此型最常见,且常与其他型合并存在。

3)凹陷型(Ⅲ型)　病变不规则,有明显的浅凹陷,凹陷深度超过 5 mm,表面经常有出血和覆盖污秽的渗出物,该型约占 25%。

(2)进展期胃癌　是指病变深度已超越黏膜下层的胃癌,因生长方式不同,致使其大体形态各异,按 Borrmann 分类分为四个类型:

Ⅰ型:息肉样型或结节型,肿瘤主要向胃腔内生长,隆起明显,呈息肉状,基底较宽,境界较清楚,溃疡少见,在进展期胃癌中这是最少见的类型,占 3%～5%。

Ⅱ型:限局溃疡型,肿瘤有较大溃疡形成,边缘隆起明显,基底与正常胃组织所成角度不大于 90°,境界较清楚,向周围浸润不明显。该型占 30%～40%。

Ⅲ型:浸润溃疡型,肿瘤有较大溃疡形成,其边缘部分隆起,部分被浸润破坏,境界不清,向周围浸润较明显,癌组织在黏膜下的浸润范围超过肉眼所见的肿瘤边界。这是最为多见的一个类型,占 50%。

Ⅳ型:弥漫浸润型,呈弥漫性浸润生长,触摸时难以确定肿瘤边界。由于癌细胞的弥漫浸润及纤维组织增生,可导致胃壁增厚、僵硬,即所谓"革囊胃",若肿瘤局限于胃窦部,则形成极度的环形狭窄。该型占 10%。

2.组织学类型　胃癌的组织学分型方法较多,欧美较多采用 Lauren 分型,亚洲和世界大部分地区采用 WHO 分型。

(1)Lauren 分型

1965 年 Lauren 根据胃癌的组织结构和生物学行为,将胃癌分为肠型和弥漫型,后来被称为 Lauren 分型。Lauren 分型不仅反映肿瘤的生物学行为,而且体现其病因、发病机制和流行特征。肠型胃癌一般具有明显的腺管结构,瘤细胞呈柱状或立方形,可见刷状缘、炎症细胞浸润和肠上皮化生,结构类似肠癌;以膨胀式生长。肠型胃癌病程较长,发病率较高,多见于老年、男性,预后较好,常被认为继发于慢性萎缩性胃炎。弥漫型胃癌癌细胞弥漫生长,缺乏细胞连接,一般不形成腺管,分化较差。与肠型胃癌比较,弥漫型胃癌受环境影响较小,多见于年轻、女性,易出现淋巴结转移和远处转移,预后较差。近来研究表明,部分弥漫型胃癌有家族聚集和遗传性。对于预后的判断,尽管弥漫型胃癌预后较差,但是 Lauren 分型作为独立预防因素仍有争议。Lauren 分型简明有效,常被西方国家采用。但是,有 10%～20% 的病例,兼有肠型和弥漫型的特征,难以归入其中任何一种,而称为混合型。

(2)日本胃癌分型

日本胃癌研究会成立于 1961 年,成立之初制订了《胃癌外科病理处理规约》,作为胃癌临床及病理检查记录和分类等的全国统一标准。此规约几近修改,不断完善。在最新的 1997 年制定的第 13 版胃癌规约中,日本胃癌研究会将胃癌分为一般型和特殊型。一般型包括乳头状腺癌、管状腺癌(高分化型、中分化型)、低分化腺癌(实性型、非实性型)、印戒细胞癌和黏液腺癌。特殊类型包括鳞腺癌、鳞癌、未分化癌和其他不能分类的癌。第 13 版规约将未分化癌伴少量腺癌细胞的胃癌划分为低分化腺癌,而第 12 版规约与 WHO 分型一样,将未分化癌单独作为一型。总体上,日本胃癌协会的分类与 WHO 分类差别不大,目前我国也多采用此分类。根据临床病理特点和流行病学研究,与 Lauren 分型相比,乳头状腺癌和管状腺癌相当于肠型胃癌(分化型),低分化腺癌和印戒细胞癌相当于弥漫型胃癌(未分化型),而黏液腺癌根据其主要成分而定。

(3)WHO 分型

世界卫生组织(WHO)于 1979 年由 Outa 和 Sobiin 倡导并提出以组织来源及其异形性为基础的国际分型。该系统将胃癌分为腺癌(乳头状腺癌、管状腺癌、黏液腺癌、印戒细胞癌)、腺鳞癌、鳞状细胞癌、类癌、未分化癌和不能分类的癌。当两种组织并存时,根据占优势的组织分型,同时注明次要组织型。对腺癌按其分化程度(分化程度最低的部分)分为高分化型、中分化型和低分化腺癌。1990 年 WHO 对胃癌组织分型进行修改,新的标准将胃癌分为上皮性肿瘤和类癌两类,上皮性肿瘤包括腺癌(乳头状腺癌、管状腺癌、低分化腺癌、黏液腺癌、印戒细胞癌)、鳞腺癌、未分化癌和不能分类的癌。

各种组织类型肿瘤显微镜下结构各异。①管状腺癌,癌组织呈腺管样或腺泡状结构。根据其细胞分化程度,可分为高、中分化两种。②乳头状腺癌,癌细胞排列组成粗细不等的乳头状结构,并按其分化程度,癌细胞可呈高柱状,低柱状和介于两者之间的柱状。③低分化腺癌,癌细胞矮柱状或不定形,呈小巢状或条索状排列;基本无腺管结构。根据间质多少分为实性型和非实性型。④黏液腺癌,其特点为癌细胞形成管腔,分泌大量黏液,由于大量黏液物质积聚,使许多腺腔扩展或破裂,黏液物质浸润间质,即形成"黏液湖"。⑤印戒细胞癌,为癌细胞分泌大量黏液,黏液位于细胞内,将核推于细胞一侧周边,整个细胞呈印戒状。恶性程度较细胞外黏液者更高。⑥腺鳞癌,又称腺棘细胞癌,是一种腺癌与鳞癌并存的肿瘤。腺癌部分细胞分化较好,而鳞癌部分细胞分化则多较差。⑦鳞状细胞癌,其细胞分化多为中度至低度,呈典型鳞癌结构,累及食管末端者,应考虑为食管原发性鳞癌扩展所致。⑧未分化癌,癌细胞弥散成片状或团块状,不形成管状结构或其他组织结构。细胞体积小,异形性明显,在组织形态和功能上均缺乏分化特征。⑨类癌,为来自消化道腺体底部嗜银细胞的一种低度恶性肿瘤,癌细胞较小但大小均一,排列密集,银染色可见胞浆内有黑褐色嗜银颗粒。

3. 胃癌的 TNM 分期　准确的分期,对制订合理的治疗方案、判断预后、评价疗效及开展协作研究甚为重要。长期以来,胃癌的分期实际上有三种不同的分期方法,即国际抗癌联盟(UICC)公布的 TNM 分期、美国癌症联合会(AJCC)的 TNM 分期及日本胃癌研究会(JRS)的胃癌分期。三种方法中,T 肿瘤浸润深度的分期相同:T1——浸润至黏膜或黏膜下;T2——浸润至肌层或浆膜下;T3——穿透浆膜层;T4——侵及邻近结构或腔内扩展至食管、十二指肠;Tx——浸润深度不明确。关于 N 分期,争议最大。1987 年 UICC 以淋巴结转移离肿瘤边缘的距离来分期(N1 即距肿瘤边缘 3 cm 以内的淋巴结转移;N2 即距肿瘤边缘 3 cm 以外的胃周淋巴结转移,包括胃左、肝总、脾及腹腔动脉周围淋巴结转移)。日本 JRS 胃癌规约以胃周淋巴结转移站别来分期,该分期尽管精细准确,但是难以实施。随着对淋巴结清扫的重视和其对分期和预后影响的认识加深,UICC 于 1997 年修订 TNM 分期,确立了以淋巴结转移数目为依据的 pN 分期,指出至少清扫 15 枚淋巴结送病理检查。与此对应,日本胃癌协会也于 1999 年制定了新版胃癌规约,将区域淋巴结中第四站归为远处转移(相应的 D4 根治术式也取消)。UICC 胃癌 pTNM 分期,方法简便、实用、科学,便于推广和应用,使用较普遍。

1997 年 UICC 胃癌 pTNM 分期中,pN 分期规定:N0——无淋巴结转移、N1——1~6 个淋巴结转移、N2——7~15 个淋巴结转移、N3——15 个以上淋巴结转移;pM 分期规定:M0——无远处转移、M1——有远处转移,包括第 12、第 13、第 14、第 16 组淋巴结转移。根据上述定义,UICC 胃癌 pTNM 分期各期的划分如下表 9-12。2002 年 UICC 又将 T2 分为 T2a 和 T2b。T2a 表示肿瘤侵犯固有肌层,T2b 表示肿瘤侵犯浆膜下。

表 9-12　1997 年 UICC 胃癌 pTNM 分期各期

	N0	N1	N2	N3
T1	Ⅰa	Ⅰb	Ⅱ	Ⅳ
T2	Ⅰb	Ⅱ	Ⅲa	Ⅳ
T3	Ⅱ	Ⅲa	Ⅲb	Ⅳ
T4	Ⅲa	Ⅳ	Ⅳ	Ⅳ

1999 年日本胃癌学会(JGRS)制订的第 13 版胃癌规约。该规约以淋巴结解剖位置转移与否作为 N 分期依据,N0——无淋巴结转移、N1——淋巴结转移限于第

一站、N2——淋巴结转移达第二站、N3——淋巴结转移达第三站。M 分期规定，肝脏转移分为 H0、H1、Hx；腹膜转移分为 P0、P1、Px；其他远隔转移指区域以外的淋巴结、皮肤、肺、脑、骨、胸膜等分为 M0、M1、Mx。还有对腹腔脱落癌细胞的检测，分为 CY0、CY1、CYx。JGRS 胃癌 pTNM 分期各期的划分如下表 9-13。

表 9-13　JGRS 胃癌 pTNM 分期

	N0	N1	N2	N3
T1	Ⅰa	Ⅰb	Ⅱ	Ⅳ
T2	Ⅰb	Ⅱ	Ⅲa	Ⅳ
T3	Ⅱ	Ⅲa	Ⅲb	Ⅳ
T4	Ⅲa	Ⅲb	Ⅳ	Ⅳ
H1P1CY1M1	Ⅳ	Ⅳ	Ⅳ	Ⅳ

（三）鉴别诊断要点

1. 早期胃癌

（1）隆起性早期胃癌　需要鉴别的病变有：

①黏膜的良性病变，主要为息肉。息肉形态可呈球形、半球形、伴窄颈球形与带蒂者。良性息肉直径多小于 2.0 cm，为形状规整、表明光滑或呈均匀细颗粒状。

②黏膜下肿瘤，隆起物表面覆盖完整的黏膜，可见桥形皱襞。但胃肠间质瘤有时伴有顶部坏死、溃疡。

（2）凹陷性早期胃癌　需要鉴别的病变有多种，但经常遇到的，需做出鉴别的是胃的良性溃疡与恶性溃疡。其鉴别要点见表 9-14。

表 9-14　良、恶性溃疡的鉴别

鉴别点	良性溃疡	恶性溃疡
形状	圆形、椭圆形，或线状，多规则	多数呈不规则形
境界	周围境界明显、光滑，有时可见柔软的水肿黏膜	境界不明显，呈锯齿状、阶梯状凹陷或隆起，有高耸壁，周围有大小不等的结节
周边黏膜	正常或轻度充血水肿，愈合者周边可见红晕；皱襞向溃疡集中，少数可呈结节状或轻度黏膜萎缩	可见明显颜色改变，为苍白、淡红或淡黄，皱襞中断，断端呈结节状隆起和虫咬状边缘，周边常有广泛糜烂或黏膜萎缩

鉴别点	良性溃疡	恶性溃疡
溃疡底部	基底平坦,有灰白色或黄色苔膜覆盖,如有出血,多来自底部中心或溃疡表面	底部凹凸不平;接触易出血,出血多来自边缘;中心部可有凹陷或小岛状突起,底面不洁

(3)平坦型早期胃癌 需鉴别的病变有萎缩性胃炎伴肠上皮化生,有时需依靠钳取活检行病理学检查鉴别。另外,胃底腺-幽门腺交界区胃角前壁及小弯处黏膜可粗糙,照明所致的斑影有时亦可误认为Ⅱb型胃癌。

2. 进展期胃癌 进展期胃癌的鉴别诊断相对较早期胃癌容易,依靠胃镜加活检一般可确诊。若胃镜诊断为进展期胃癌,但活检组织学诊断为良性病变,此时在回顾、分析活检技术和取材部位的同时,应想到恶性淋巴瘤的可能,因胃恶性淋巴瘤行胃镜检查往往诊断为癌,其活检正确诊断率仅占1/3。

对X线及胃镜诊断为良性病变的病例,如不典型增生、胃溃疡、糜烂病变、胃息肉等,均应行胃组织活检,并随访,从这些病例中发现早期癌者占1.5%~2.0%。

【治疗对策】

(一)治疗原则

胃癌的治疗包括非手术治疗和手术治疗,手术治疗是胃癌的基本方法与主要疗法,是目前惟一能治愈胃癌的方法。手术应按照胃癌的分期及个体化原则制订治疗方案,争取及早手术,把手术建立在胃癌生物学、现代解剖学与免疫学基础上,遵循肿瘤治疗的根治性、安全性、功能性3项基本原则。目前早期胃癌趋向缩小切除术,进展期胃癌趋向于扩大根治术。对于中晚期胃癌,因有较高的复发率和转移率,必须积极地辅以术前、术后的化疗、放疗及免疫治疗等综合治疗以提高疗效;如病期较晚不能根治性切除时,应争取做原发灶的姑息性切除;对无法切除的晚期胃癌,应积极采取综合治疗。

(二)术前准备

1. 术前应有良好的心肺功能,控制好基础疾病及注意纠正水、电解质和酸碱平衡紊乱。

2. 手术前一天流质饮食,术前禁食8~10小时。

3. 术前需灌肠1~2次,排空肠道。

4. 若无梗阻表现,术前一天可口服泻药提高胃肠道清洁度。但最近有学者提出术前无需禁食及清洁肠道,并提倡术前口服碳水化合物。

5. 术前一天予口服抗革兰阴性杆菌及抗厌氧菌的抗生素。

6. 术前应纠正贫血(血红蛋白达 80 g/L 以上)、改善营养(血浆白蛋白达 30 g/L 以上),增强患者免疫功能,并注重对心、肺、肝、肾功能不全及糖尿病等患者进行监测与治疗。

(三)治疗方案

1. 非手术治疗

(1)胃癌的化学疗法 化疗对胃癌是否有肯定的效果目前尚缺乏有力的证据支持。

1)胃癌化疗的指征

适应证:早期胃癌根治切除后一般不行辅助化疗(Ⅱa+Ⅱc 型除外)。Ⅱ、Ⅲ期胃癌根治切除术后是辅助化疗的良好适应证,有研究显示可提高 20% 左右的 5 年生存率。Ⅳ期胃癌切除术后与姑息切除术后辅助化疗亦可延长一定生存时间。未切除的晚期胃癌,如仅行一般化疗,效果不佳或无效。

禁忌证:Karnofsky 计分＜50,有严重并发疾病,胃肠道有梗阻、穿孔、大出血或严重黄疸,明显感染,严重贫血,白细胞、血小板降低(WBC＜3×10^9/L,血小板＜50×10^9/L),有出血倾向。有上述任何一项者均不宜化疗。

停药指征:全身状态恶化,Karnofsky 计分降至 50 以下,不良反应严重,如呕吐或腹泻 1 日 5 次以上,因感染发热,体温＞38 ℃;WBC＜3×10^9/L 或血小板＜50×10^9/L;重要脏器出现毒性反应,如心肌损害、中毒性肝炎、严重肾损害、中毒性脑病等;治疗过程中发生严重并发症如出血、穿孔、梗阻等。

2)胃癌常用的化疗方案 鉴于对胃癌化疗意见的不统一,胃癌的化疗方案亦繁多,常用的有 5-Fu 类加铂类药物,如 5-Fu＋DDP、5-Fu＋MMC、卡培他滨(xeloda)＋奥沙利铂等,或再与 CF、Ara-C、ADM、Toyomycine 等组成三联或四联方案。

(2)胃癌的免疫治疗 如香菇多糖、左旋咪唑、溶链菌、白介素-2、LAK 细胞等免疫调节剂,免疫治疗被誉为肿瘤的第四治疗程式,可惜因胃癌的抗原性弱,胃癌的免疫治疗疗效不明显或难以确定,疗效低于化学治疗,而且药物价格较昂贵,应用甚少。

2. 手术治疗

(1)手术指征与手术时机

近年来由于手术技术、麻醉和围手术期处理的进步,根治性胃部分切除术和全胃切除术的手术死亡率降至 5% 以下,并发症已见减少,5 年生存率也已明显提高。

胃癌根治术切除范围及术式已日趋标准化。手术适应证也日益明确。根据全国胃癌协作组参照日本胃癌规约,把胃癌根治术分为根治Ⅰ式(D1)、根治Ⅱ式(D2)和根治Ⅲ式(D3)三种基本术式。对某些早期胃癌,即病变局限于黏膜层,做 D1 手术,清除胃周第 1 站淋巴结即可达到治疗要求。对于一般进行期胃癌,D2 手术可作为基本术式,须清除第 2 站淋巴结。对某些已有第 3 站淋巴结转移的胃癌,应施 D3 根治术以争取相对性治愈切除。所谓胃癌根治术,其根治性亦是相对而言的。胃癌根治程度(curability)分为 A 级(D>N、切缘 1 cm 无癌细胞浸润)、B 级(D=N、切缘 1 cm 有癌细胞浸润)、C 级(非根治性切除手术),其效果取决于胃癌的分期、病变部位、淋巴结转移、生物学特性等因素。因此手术方式的选择也以此为据。早期胃癌,直径小于 2 cm、无溃疡、组织分化好时可以考虑内镜下黏膜切除术,由于缺乏判断淋巴结转移的有效措施,国内倾向于 D1 手术。根据近年来国内外报道,扩大根治术获得了更好的疗效,因而以 D3 为基础的根治性全胃切除术或联合脏器切除术,已日益引起人们的重视。腹腔镜下胃癌根治术是近年来国内外的新进展,其价值有待深入研究。

(2)手术方法

1)麻醉　胃癌根治术,须全面地探查腹腔,手术切除范围广泛,因而要求腹肌松弛和手术野有良好的显露,一般可采用全麻或硬脊膜外麻醉。

2)切口和探查　取上腹正中切口为宜。全胃切除也可经此切口,如肋弓较窄,必要时可切除剑突以增加显露。腹腔探查按由远及近的原则进行,依次探查肝、盆底腹膜、横结肠系膜根部及主动脉旁淋巴结有无转移,然后再探查胃的原发癌肿。位于胃后壁的癌肿需要切开胃结肠系膜,在网膜囊内探查胰腺有无浸润。如腹腔内远处已有转移、胰头已受浸润、横结肠系膜根部或肝十二指肠韧带已有片状浸润,则不应做根治性切除术。

3)根治性切除　先沿横结肠的右侧端将大网膜连同横结肠系膜前叶向上锐剥离,包括胰腺前腹膜直至胰腺上缘。肝胃网膜在近肝缘处离断,连同肝十二指肠韧带前叶向下剥离。分别在胃网膜左右和胃右动脉的根部切断结扎,使伴随动脉的淋巴结群包括在手术切除的标本内。在幽门远侧 3 cm 切断十二指肠,提起胃断端,在胰腺上缘继续做后腹膜剥离,显露腹腔动脉及其分支,清楚其周围淋巴和结缔组织,切断胃左动脉根部,向上清除贲门右淋巴结,于小弯侧近贲门处、大弯侧近脾门平面将胃切断。断端距离癌肿边缘至少 5 cm。

若行胃癌联合左上腹部器官切除时,可在肝十二指肠韧带外侧剥离,向下翻起十二指肠以清除肝十二指肠韧带和胰十二指肠后淋巴结。在显露腹腔动脉及其分支后,分别在脾和胃左动脉根部切断。然后将胰腺翻起,于其深面切断结扎脾静脉,切断胰腺颈部或体部,最后游离脾、胰体或尾部、胃底部和食管下端,切断双侧胃迷走神经,即可将胃全部连同脾,胰体尾部及其浅、深组淋巴结一并整块切除。

4)胃肠道重建 胃大部分切除时,可行 Billroth Ⅱ式胃空肠吻合或 Roux-en-Y 胃空肠吻合,吻合口应无张力且保持良好血运。胃全切术后如做食管十二指肠吻合,易发生反流性食管炎,故以做各种形式的食管空肠吻合为宜。较满意的重建术是做食管空肠端侧吻合,同时做空肠袢的侧侧吻合;也可做 Y 型吻合。全胃切除术后吻合口瘘是一常见而严重的并发症,吻合器应用后发生率有所下降。若手工缝合其预防的关键在于每针缝线必须确实可靠,也可将吻合口套入远侧的肠腔内,或用邻近的空肠袢以"围脖式"加固吻合口。如吻合不够满意,则可在吻合口附近腹腔内放置乳胶引流管或双腔思华龙引流,也可考虑在吻合口远侧 15～30 cm 处做一空肠造口,逆行插入一导管直至吻合口处,予以持续吸引减压,同时将部分横结肠系膜折叠缝合覆盖于脾动脉和胃左动脉残端,以防治一旦发生吻合口瘘或腹腔感染将导致的血管残端破裂,避免发生极为严重的大出血。

(3)手术方法评估

手术是治疗胃癌的主要方法,也是目前能治愈胃癌的惟一方法。长期来,由于胃癌住院患者病期偏晚,胃癌外科治疗疗效也就不够满意,国内胃癌根治术后的 5 年生存率一直保持在 30％左右。与国际上胃癌疗效较好的日本相比尚存在较大差距。据日本胃癌研究会资料,胃癌的平均 5 年生存率到 1990 年已达 70％,其中ⅢA、ⅢB 及Ⅳ期病例的 5 年生存率也分别达 59％,35％及 11％。

(4)手术方案的选择

1)胃切除范围的选择 胃切除 2/3 以上、淋巴结 D2(欧美认为 D0 或 D1)清除的胃癌根治术,定名为标准胃癌根治术;小于或大于此范围的手术,分别叫做缩小与扩大切除术。彻底切除胃癌原发灶、转移淋巴结及受浸润的组织是胃癌根治手术的基本要求,也是目前可能达到治愈目的的主要手段。可是目前对切除范围,尚存在不同的见解。主要的分歧在于胃切除的范围及淋巴结清除的范围。胃切除术式有根治性胃次全切除和根治性全胃切除及联合脏器切除。关于胃切除的范围近年来意见已趋向一致,即胃切断线要求离肿瘤肉眼边缘不得少于 5 cm,远侧部癌应切除十二指肠第一部 3～4 cm,近侧部癌应切除食管下端 3～4 cm。

胃癌根治的胃切除术式根据肿瘤的位置、分期等有近端胃切除(含下段食管切除)、远端胃切除(含部分十二指肠切除)及全胃切除。对于全胃癌(包括皮革胃)、胃多发癌、胃中部(胃体)癌及残胃癌选择全胃切除目前已达成共识。对于胃下部(远端)癌的切除范围选择,经历了从全胃切除到近来趋向的远端胃次全切除。对于胃上部(近端)癌的切除范围采用全胃切除还是近端胃切除目前尚存在争议,一般主张上部胃癌距食管较近,如早期胃癌肿瘤上缘距食管在 2 cm 以内、浸润型胃癌在 6 cm 以内、局限型胃癌在 4 cm 以内者都应行全胃切除术。

东方多数学者认为对于胃上部癌的切除范围应选择全胃切除。理由主要有:①胃上部癌的患者往往就诊较晚,近端胃切除往往达不到根治的目的;②近端胃切除吻合口瘘致死率高,术后并未改善生活质量;③随着手术技巧与仪器设备先进性的提高,并发症率逐渐降低。我国詹文华认为胃上部癌除外早期小胃癌和局限型癌直径在 2～3 cm 以内且无淋巴结转移者可做近端胃切除,其余均应行全胃切除。有报告称,对于Ⅰ、Ⅱ期的贲门腺癌,行扩大全胃切除术后的 5 年生存率为 83%,而近端胃切除术只有 16%。

2)淋巴结清除的选择　日本胃癌协会早在 1962 年就提出胃癌淋巴结清扫概念,并根据淋巴结清扫范围将胃癌手术分为 5 种,即 D0～D4。淋巴结转移是影响肿瘤治疗和预后的重要因素,是患者预后的独立影响因素和预测指标,因此,一旦明确有淋巴结转移,就必须清扫,否则就有癌细胞残留。但是,淋巴结清扫是否改善患者预后,是否因扩大手术增加创伤,甚至降低机体免疫力、增加手术并发症和围手术期死亡率等而降低 5 年生存率,一直是争议的焦点。尽管日本大宗回顾性资料表明,标准 D2 淋巴结清扫有利于改善进展期胃癌患者的预后,但是由于缺乏前瞻性随机对照研究,因此证据可信程度不高。欧洲开展了两个前瞻性多中心随机对照研究,其早期研究结果提示 D2 淋巴结清扫手术不仅未能改善预后,反而增加了并发症。11 年之后,意大利 Marubini 的 RCT 研究结果显示 N2 期胃癌 D2 淋巴结清扫对提高生存率有明显的正面作用,D2 根治术可以明显改善Ⅱ及ⅢA 期胃癌患者预后。近年来越来越多西方学者支持 D2 作为进展期胃癌标准根治术,他们发现,手术并发症主要与术者相关,且随着术者经验积累而逐步下降。2005 年,世界上首个前瞻性随机对照研究发现,D3 手术较 D1 手术可以显著改善胃癌患者的预后,这为扩大淋巴结清扫术的开展奠定了坚实的基础。因此,绝大部分学者认为淋巴结清扫是合理和必须的。但是,由于目前术前和术中缺乏明确诊断 N 分期的措施,因此,对于进展期胃癌宜采取标准 D2 清扫术,部分淋巴结转移较多者采取 D3 或扩大淋巴结清扫术。

【术后观察及处理】

(一)一般处理

除与一般腹部大手术后常规处理相同外,尚需注意:

1. 胃癌患者多较衰弱,麻醉、手术时间长,淋巴区域清除创面大,渗血多,要注意检测中心静脉压,维持有效的循环血容量。

2. 置胃管持续减压 2～3 日,待排气后拔除。留置腹腔引流管,负压吸引,观察引流量和颜色。

3. 应用抗生素和生长抑素,检测腹腔引流液和血液淀粉酶含量。

4. 术后 24～48 h 内可以开始从空肠营养管内给予肠内营养,营养和能量不足部分通过静脉途径补充。营养较差的患者应输血及肌肉注射维生素 B、维生素 C、维生素 K。

5. 术后拔除胃管后,可开始经口饮食。开始第 1 日进清流饮食,开始每 2 小时1 次,每次 20～50 ml,第 2 日进流质饮食,逐日递增,至第 7 日每次量可给 200 ml,第 10 日后可进半流质饮食,2 周后进胃病 5 次餐。

6. 预防肺部并发症 术后如发生上呼吸道感染、气管炎、肺炎等,将因咳嗽而增加腹内压,使切口部疼痛并影响愈合。术后应注意保暖,常规给予喷喉和化痰药,及时控制炎症,及早拔除胃管极为重要。

(二)并发症的观察及处理

1. 营养不良和贫血

胃大部切除术后胃容积减少,致食物不能与消化酶充分混合,而导致消化吸收不良,其术后体内维生素 B_{12}、叶酸、铁蛋白、内因子含量长期低于正常,含量分别为正常的 53%、46%、40% 和 37%,其贫血发生率平均为 33%。胃大部切除术后胃酸严重缺乏,造成 Fe^{2+} 和拓扑铁蛋白结合成铁蛋白贮存在肠黏膜细胞中的数量明显减少,导致机体缺铁。内因子对维生素 B_{12} 结合有重要影响,胃大部切除术后因子明显下降,使内因子维生素 B_{12} 结合物大量减少,从而发生维生素 B_{12} 代谢障碍,使其在回肠中的吸收显著下降,这是导致巨幼红细胞性贫血的主要原因。所以胃切除术后远期发生的贫血常为混合性贫血,可补充含铁量高的食物、维生素 B_{12}、口服铁剂或肌内注射右旋糖酐铁注射液,如为巨幼红细胞性贫血,可注射维生素 B_{12}、叶酸制剂和维生素。预防方法可尽量采用保留部分胃壁组织的近全胃切除术或代胃术。

2. 吻合口瘘

是腹部手术中较为严重的并发症,多发生在术后 7 日左右,表现为术后腹痛高热,腹部压痛,白细胞升高等腹膜炎体征和全身感染症状。可以在置管口放入美蓝,注意引流管的颜色变蓝,亦可行 B 超或消化道钡剂检查予以证实。术中严格的无菌技术,细致的操作,保证吻合口通畅和良好的血液供应,以及术前、术后充分的营养补充,是预防吻合口瘘的关键。处理原则是及时行腹腔引流,控制感染,禁食和静脉补充营养。经过及时处理后,一般多能自行愈合。此类患者禁食时间较长,大部分患者要进行全消化道外营养(TPN),应注意水、电解质及酸碱平衡,以及人体所必需的各种营养要素的充分供给,缺点是费用昂贵,且并发症较多。术中放置预防性空肠造瘘管,不仅可以术后早期开始肠内营养支持,而且对于吻合口瘘患者可以较长时间内维持机体营养物质和能量的供给。

3. 腹腔感染

腹腔感染主要表现为腹腔脓肿和腹膜炎,其发生率为 2% 左右,这是腹部手术的主要并发症。重症患者可继发多器官功能衰竭而危及生命,主要为吻合口瘘所致。术后表现发热、腹痛,引流管有脓性液体引出。B 超可发现脓肿大小,可 B 超定位下穿刺抽脓,保持引流通畅是治疗的关键,同时可给予敏感的抗生素治疗。预防措施包括:术中注意吻合口张力和血运、减少腹腔污染;术后保持引流通畅;给予营养支持和有效循环血容量,避免营养不良而影响吻合口的愈合。

4. 切口感染裂开

胃切除手术切口为 Ⅱ 类切口,手术创伤大,手术时间长,加上中、晚期患者营养不良,易发生切口感染、裂开。主要表现为术后 3～5 天出现切口红、肿、热、痛,并有脓性液体渗出发热,白细胞升高。术中严格无菌操作原则,保护切口,减少切口污染的机会,严密止血,注意缝合方法;术后加强营养,纠正贫血、低蛋白血症,促进切口愈合,避免一切影响切口愈合的因素。

5. 反流性食管炎

这是由于碱性肠液、胆液和胰液逆流至食管下端引起的炎性反应,表现为胸骨后烧灼痛和不能进食。处理方法以解痉止痛、胃黏膜保护剂及减少体液分泌为主。空肠输入和输出襻侧侧吻合或空肠代胃术,也可预防这一并发症。

6. 吻合口狭窄

多发生在食管下端吻合口,除了操作技术上的原因外,还与反流性食管炎有关。轻度狭窄可以施行扩张治疗;严重狭窄者应再次手术,切除狭窄部,重新吻合,同时去除消化液反流的因素。

7. 术后肠梗阻

患者主要表现为腹胀、腹痛,肛门未排气,呕吐,腹部平片提示肠腔胀气明显,有以下几种可能:吻合口狭窄;吻合口炎性水肿,相对狭窄;系膜未缝闭形成内疝;消化道重建时方向未理顺、扭转。术中避免吻合口过小,缝闭系膜,重建消化道,注意肠管的方向。保守治疗不能缓解者,要考虑手术。

8. 胃切除术后胃排空障碍

表现为胃切除术后 10 天,仍不能常规进食,出现胃潴留,反复呕吐。其治疗是综合治疗:(1)心理治疗,帮助患者认识此病,树立战胜疾病的信心,时间是最好的等待。(2)对高危因素患者,尤其是合并多种高危因素,术者要意识术后胃排空障碍可能,术中行预防性空肠造瘘。(3)术后并发症要积极处理,加强抗感染治疗。(4)少数患者经过 4～6 周治疗后,胃排空障碍无改善或患者要求,可行全胃切除。

9. 倾倒综合征

倾倒综合征是胃大部和全胃切除术和各式迷走神经切断术附加引流手术后常见的并发症,由于判断倾倒综合征的标准不一,各家所报告的发生率亦相距很远。随着内科治疗溃疡病的进展,因良性胃疾病所做的胃大部切除术近 20 年来已明显。另外人们对术后并发症越加关注,倾倒综合征的防治亦引起临床医师的重视。一般治疗包括体位和饮食。体位:餐后适当平卧休息,减少活动,避免因重力作用使食物过快从残胃进入小肠。饮食:注意饮食的调节,逐渐增加食量,给予多次少量的高脂、低糖、含水分少的半固体食物,以增加食物的黏滞度,避免流质及含糖、含盐较多的饮食。同时养成餐后半小时方饮水的习惯,每餐给予 10～15 g 果糖可防止出现低血糖症状,果糖的凝胶特性可增加肠内容的黏滞度而延缓糖的吸收。支持疗法:对病情严重者加强支持疗法。根据血生化结果,维持患者水、电解质及酸碱平衡,必要时酌情应用复方氨基酸、脂肪乳剂、血浆制品等,以利于患者机体的康复。心理治疗:神经精神因素对倾倒综合征的发生是很重要的,倾倒综合征患者术前精神状态多属于兴奋型或紧张型。有必要对患者进行耐心的病情解释工作,使患者能正确认识自己所患的疾病,树立信心与医生配合治疗,适当的心理暗示治疗或许亦有意想不到的效果,应当注意,对情感不稳定型胃癌患者,选择手术治疗时应从严掌握。

【疗效判断及处理】

从治疗情况看,胃癌首选是手术切除,手术切除疗效最好的是根治性切除。确实达不到根治性切除,也要尽可能争取姑息性切除。切除胃癌的原发癌灶,除了可以消除出血、穿孔、梗阻的危险性外,肿瘤减体积也为患者进行其他综合治疗创造条件。

【出院后随访】

1. 出院时带药　视出院时有无并发症而定。

2. 定期检查项目与检查周期　术后第 1 年内每 3 个月复查一次胃镜、胸片、肝脏 B 超、胃肠肿瘤标志物等；术后第 2 年每 6 个月复查一次以上项目；术后第 3 年开始每年复查 1 次以上项目。

3. 定期门诊与取药　术后早期开始辅助化疗者，化疗前需在门诊复查血常规、生化和肝功能，正常时方可化疗。

4. 出院应当注意的问题　注意补充营养。

（何裕隆　张常华）

第*10*章 胃肠间质瘤

【概述】

胃肠间质瘤(Gastrointestinal stromal tumor,GIST)不是一个新的疾病,而是一个较新的概念。直到近年来,我们才认清胃肠间质瘤(GIST)的概念并逐渐明晰。既往这些肿瘤常被归类为平滑肌瘤、平滑肌肉瘤或平滑肌母细胞瘤。1983年Mazur和Clark首次发现这组肿瘤既无平滑肌分化又无神经源性分化的抗原表达和超微结构,首先将其命名为"胃肠间质瘤"。1998年Hirota发现GIST细胞存在c-kit基因突变,细胞表达CD117(KIT蛋白),揭示了GIST发病的重要机理。KIT是一种酪氨酸激酶跨膜受体蛋白,由位于染色体4q11～q12的c-kit原癌基因编码。KIT的配体干细胞因子(stem cell factor,SCF)是一种可溶性的二价聚合物。正常情况下,KIT与其配体SCF结合后,使酪氨酸激酶磷酸化,KIT因而激活。从而调节基因表达、控制细胞生长、增殖和分化。c-kit基因的突变导致无需SCF配体参与,也能活化酪氨酸激酶,持续激活酪氨酸激酶信号通路,导致肿瘤细胞不断增殖。因而,CD117成为GIST的特征性标记物。目前认为,GIST最可能起源于胃肠壁Cajal间质细胞(interstitial cell of Cajal,ICC),该细胞分布于胃肠道的黏膜下层和肌层之间,是胃肠道慢波活动(基本电节律)的起搏点,调节内脏的运动,参与胃肠道的运动性疾病和胃肠道肿瘤的发病机制。然而,目前对GIST的分子生物学研究仍存在很多争论,对GIST的起源、发生还在不断探讨更新当中,例如少部分GIST存在血小板生长因子受体α基因(PDGFR-α)位点的突变,而并非常见的c-kit突变,CD117阴性。提示现在GIST的概念也非单一类型,而是包含了一组异质性肿瘤。

GIST发病率约为1～2/10万,平均发病年龄40至60岁,男性和女性无明显差异。虽然少见,GIST却是胃肠道最常见的间叶来源肿瘤。最常发生于胃(60%～70%),其次是小肠(20%～30%),结肠和直肠仅占5%,胃肠道其他部位

(食管、网膜、肠系膜)不足 5%。真正肌源性肿瘤却多发于食道和结肠,这与 GIST 好发部位有较大差别。

【诊断步骤】

(一)病史采集要点

本病起病隐匿,消化道出血、腹部包块、上腹涨满不适是胃肠间质瘤的常见症状,部分患者无自觉症状。

1. 是否有黑便、血便、呕血等消化道出血表现,出血的量、缓急、部位、注意排除常见的消化道出血原因。

2. 是否有腹部包块,包块的部位、起病时间、近期有无明显增大趋势,是否伴有局部胀痛和肠梗阻症状,以及泌尿系统和消化道症状。

3. 有无腹部不适、腹胀、吞咽困难、阻塞性黄疸、低热和贫血相关症状如乏力、心悸等。

4. 部分患者(10%～20%)无症状或症状轻微,常因体检或在求诊其他疾病时发现。

5. 极少数患者表现为急腹症,是由于肿物致消化道穿孔或浆膜下肿物破溃出血所致。

(二)体格检查要点

1. 一般情况　发育、营养、体重、精神、血压和脉搏。

2. 局部检查　应仔细地进行腹部体检,注意以下内容:

(1)腹壁是否有手术瘢痕,是否有包块,包块在腹部的位置、大小、形态、质地、表面、移动度、压痛及搏动,注意包块与脏器之间的关系。

(2)直肠指检　直肠间质瘤患者多数可在直肠指检时发现肿物;指套退出是否带血。

(3)消化道出血者肠鸣音活跃,急腹症的患者有压痛、肌紧张、反跳痛等腹膜刺激征;体积不大的 GIST 体查可无异常。

(4)10%～25%的患者初诊已有转移,注意有无腹胀、腹水征、恶液质;术后复发的患者腹部疤痕是否有转移结节。

(5)本病极少淋巴结转移,如扪及外周淋巴结肿大无压痛,不支持本病诊断,须认真鉴别。

3. 全身检查

(1)消化道出血的患者有贫血的相关体征,如皮肤黏膜苍白,心率加快,急性大出血的患者可出现低血容量性休克。

(2)是否有远处转移的表现。

(三)辅助检查要点

1. 实验室检查

(1)血、尿、大便常规 消化道出血时红细胞计数、血红蛋白下降,白细胞升高,大便潜血阳性,少尿或尿液浓缩。腹部包块的患者部分可有慢性贫血,尿常规和大便常规可无异常。

(2)血生化 晚期恶液质的患者可出现水、电解质及酸碱平衡紊乱。

2. X线检查

(1)腹平片 腹部巨大包块的患者可见腹部软组织影;肠梗阻的患者站立位时,可见肠胀气、阶梯状气液平等征象。

(2)全胸片 常无特殊,本病少见肺部转移。

(四)进一步检查项目

1. X线钡剂造影 根据不同部位选择上消化道、全消化道或钡灌肠造影。胃肠间质瘤主要表现为肿瘤所造成的黏膜皱襞和管腔改变,宽基底,显示为局限偏侧性肠腔充盈缺损或狭窄,肠壁不清,黏膜皱襞推压变平或破坏,部分出现腔外或部分腔外溃疡或钡斑,较为特殊。向腔外生长的 GIST 可有外压性改变。

2. 超声波检查 腹部超声可发现腹部巨大包块,并了解包块性质、囊实性。由于受到腹部空腔脏器的影响,体积较小的 GIST 很难通过超声诊断,另外对于判断肿瘤来源时也较困难。本病常见肝转移,超声对肝转移瘤的诊断和进行疗效监测具有重要价值,另外,还可在超声引导下进行肝转移瘤的介入治疗。

3. 内镜检查

(1)电子胃镜及电子结肠镜 胃间质瘤可向腔内生长或腔外生长,腔内生长的间质瘤有蒂或无蒂,基底较宽,黏膜多数光滑,但有部分可出现中央溃疡;腔外生长的间质瘤有时在胃镜下不易发现,体积较大的可出现外压性改变,黏膜完整。怀疑胃间质瘤的患者超声胃镜优于普通胃镜。结肠镜可发现结直肠间质瘤,但同样由于多数肿物无黏膜侵犯,超声内镜优于普通内镜。由于肿物起源于胃壁或肠壁的黏膜层以下,内镜下活检常为阴性。

(2)内镜超声 适用于胃十二指肠间质瘤及结直肠间质瘤的检查;特别对于腔外生长型的间质瘤,可相对准确的测量肿物大小,包膜是否完整及毗邻脏器的关系。内镜超声引导下的针吸活检术(EUS-FNA)是术前诊断的最好方法,诊断准确性达90%以上左右。内镜超声下针吸活检既可直接取得组织进行病理形态鉴别及免疫组化检测,又可避免经皮穿刺活检引起腹膜种植的可能。

4. 螺旋 CT 与正电子发射成像检查　CT 主要显示腔内外肿瘤的大小、形态、密度以及与周围器官的关系,在诊断中有不可替代的地位。肿物表现多样,常呈类圆形或不规则型,部分可见中心低密度坏死区,增强扫描均可见肿块呈不均匀强化,边缘强化明显。另外,CT 增强检查是评估药物治疗(如伊马替尼等)效果的重要手段,服药有效的表现为肿瘤体积变小或增强扫描时肿物内部强化减弱,特别是后者。部分肿物服药后坏死囊性变,体积还可较前稍增大。

正电子发射成像(PET)通过检测肿瘤细胞对 FDG(^{18}F-fluorodeoxyglucose)的吸收,对于转移病灶包括腹腔内播散转移显示有优势,并可显示伊马替尼等药物治疗早期的反应。对疗效监测有重要价值,敏感度和特异度均很高,但价格昂贵,限制了其应用。

5. 选择性血管造影检查　由于间质瘤血供常较丰富,对于不明原因的消化道出血,血管造影可发现肿物,但须指出,对于胃肠间质瘤的诊断,血管造影不是必须的。

【诊断对策】

(一)诊断要点

1. 病史　胃肠间质瘤无明确诱因,常无相关家族史,起病隐匿,病史较长,应详尽询问病史,确切了解发病全过程、治疗史、治疗结果及相关病史。

2. 临床表现　消化道出血、腹部包块、上腹涨满不适是胃肠间质瘤的常见症状,但部分患者无自觉症状。另外还有不少患者有远处转移的表现。临床表现的多样性是胃肠间质瘤的特点。

3. 辅助检查　X线造影、B超、电子内镜及超声内镜、CT 和 PET 等检查均可提供诊断依据,但术前不容易获得组织学诊断。

4. 手术　可为确诊提供证据。在具体病例的诊断过程中,必须明辨下列问题:①肿物初发还是复发,单发还是多发;②肿物来源于胃、小肠、大肠、食管、腹膜或腹膜后;③肿物有无浸润性生长,在有无远处转移。

5. 病理　是确诊的惟一依据。但对于胃肠间质瘤的诊断目前仍有许多问题有待解决。

病理形态:肿物直径从 1 厘米至数十厘米不等,多数肿物有假包膜并相对完整,表面光滑,类圆形或分叶状,切面鱼肉样,可伴坏死或囊性变。镜下表现为三种细胞形态,梭型细胞为主型、类上皮细胞为主型和梭型细胞、类上皮细胞混合细型。其中以梭型细胞肿物最常见，可伴出血、坏死。免疫组化检测中，CD117 阳性率为 $85\%\sim94\%$，CD34 为 $70\%\sim80\%$，Actin 为 $13\%\sim25\%$，Desmin 和 S-100 常为阴性。

病理诊断：临床表现和影像学表现的非特异性，增加了胃肠间质瘤的诊断难度，绝大多数的患者是通过术后病理获得确诊的。GIST 的诊断很大程度上依赖于免疫组化 CD117 是否阳性的结果。GIST 中 CD117 阳性率为 $85\%\sim94\%$，对于发生在消化道的实体肿瘤，光镜表现为典型的三种类型之一的细胞形态，如再获得 CD117 阳性的免疫组化结果，则可确诊 GIST。目前对于 GIST 的免疫组化特点的研究仍在进行，新的标记物不断报道，但目前仍以 CD117 最常用并最准确；当 CD117 阴性时，可考虑加作其他标记物，如新近提出的 DOG-1 等，有条件的可以做基因分析或电镜检查，一般可以确诊。

良恶性划分：GIST 是一种侵袭性的肿瘤，其生物学行为很难预测。目前认为没有真正的良性 GIST。因为即使细微的病灶（<2 cm）以及细胞分裂并不活跃的 GIST 也可出现远处转移。而直至当前，胃肠间质瘤仍未有完全准确的良恶性诊断标准，对于原发、局限性 GIST，Fletcher 提出的 GIST 的恶性危险度分级目前较被国际间认同，见表 10-1。

表 10-1　GIST 恶性危险度与肿瘤直径和细胞核分裂数关系

恶性危险度	直径(cm)	核分裂数(/50hpf)
极低度	<2	<5
低度	$2\sim5$	<5
中度	<5	$6\sim10$
高度	$5\sim10$	<5
	>5	>5
	>10	无论数目
	无论大小	>10

绝对恶性的胃肠间质瘤为具有侵袭性生长特性的，如直接侵犯临近脏器；以及发生转移复发的胃肠间质瘤。

（二）临床分型

根据不同发生部位，胃肠间质瘤分别有：

1. 胃间质瘤　约占全部 GIST 的 $60\%\sim70\%$。在胃的各部均可发生，患者常表现为上腹不适,因行胃镜检查时发现肿物。多数单发,也有同时发生两个以上间质瘤或合并胃癌的。少数可有肿物中央溃疡出血或肿物破溃出血。小弯侧的巨大胃间质瘤常与肝脏占位病变难以鉴别。多数可获手术切除,预后相对较好。

2. 小肠间质瘤 占胃肠间质瘤的 20%～30%。还可分为十二指肠间质瘤和空、回肠间质瘤两类。十二指肠间质瘤由于部位特殊,肿瘤不大即可引起肠腔狭窄、阻塞性黄疸等,但由于肿物完整切除常较困难,手术并发症常见,预后较差。空、回肠间质瘤常因肿瘤破溃表现为消化道出血,也可因多年的腹部包块求诊,症状无特异性,部分由于其他疾病开腹探查中偶然发现,只有少数小肠间质瘤表现为肠梗阻和消化道穿孔;因此术前诊断最为困难。影像学往往是发现小肠间质瘤的主要辅助检查手段。预后较胃间质瘤差。

3. 结直肠、食管、肠系膜、腹膜后间质瘤 除胃和小肠以外,胃肠间质瘤在胃肠道其他部位的发病率很低,一般少于 10%。原发于胃肠道外的间质瘤也有报道,但更为罕见,不超过 5%。食管间叶肿瘤中平滑肌瘤较胃肠间质瘤常见,症状相近,结肠间质瘤与小肠间质瘤表现相近,而直肠由于部位较特殊,手术难度大,预后较差。来源于肠系膜或腹膜后的间叶肿瘤中,胃肠间质瘤并不常见,应仔细鉴别。

(三)鉴别诊断要点

1. 胃肠道上皮来源肿物,如胃肠道息肉、腺瘤、癌等。

(1)息肉 蒂部明显,多数柔软,单个或多个,好发于大肠,上皮来源,GIST 好发于胃及小肠,基底宽,一般无明显蒂部,质地较韧,为实性肿物,超声内镜可见其起自黏膜下层或肌层。

(2)胃肠道癌和腺瘤 由于胃癌与胃肠间质瘤手术治疗上存在较大差异,因此必须认真鉴别。胃肠道癌好发于胃和结直肠,病史较短,恶性质出现较早;形态上有典型的癌性溃疡、菜花样隆起或胃肠壁僵硬浸润,活检阳性率高。术前若难以鉴别,可在术中行冰冻病理检查,以排除上皮癌的诊断。

2. 其他胃肠道间叶组织肿瘤

(1)平滑肌瘤或平滑肌肉瘤 该类肿瘤 CD117 和 CD34 阴性,Actin 多为弥漫强阳性,电镜下可见不同分化程度的肌丝和密体。

(2)神经鞘瘤 该肿瘤典型特征是肿瘤外周常可见淋巴细胞袖套,可伴有生发中心。肿瘤细胞 S-100 弥漫强阳性,而 CD117 阴性。

(3)转移性黑色素瘤 这类肿瘤有明显黑色素,瘤细胞核仁大而明显,CD34 阴性,约半数恶性黑色素瘤表达 CD117。

此外,GIST 尚须与纤维瘤、间皮肉瘤和炎性纤维性息肉等相鉴别。

【治疗对策】

(一)治疗原则

胃肠间质瘤按消化道恶性肿瘤的综合治疗原则进行治疗。由于其对传统放疗、化疗不敏感,主要应用手术治疗以及药物靶向治疗,此类药物主要为酪氨酸激酶抑制剂。外科手术是 GIST 的首选治疗,恶性或中高度恶性潜能的 GIST 应用手术加上药物两者的综合治疗可取得最佳效果。

(二)术前准备

1. 按胃肠道手术术前常规肠道准备,包括禁食、口服泻药清洁肠道、灌肠、应用肠道抗生素等。

2. 纠正休克,补充血容量,注意纠正水、电解质和酸碱平衡紊乱,尤其是对于消化道出血的患者。

3. 患者一般年龄较大,应有效控制心肺疾病,改善营养状态,增加手术耐受程度。

(三)治疗方案

1. 非手术治疗

复发转移 GIST 的治疗:

口服伊马替尼(伊马替尼 Imatinib,伊马替尼,Glivec,Gleevec)是已发生转移的 GIST 的首选治疗方法。伊马替尼是某些Ⅲ型酪氨酸激酶受体家族成员的选择性抑制剂,其通过与 ATP 竞争性结合酪氨酸激酶催化部位的核苷酸结合位点,阻断底物磷酸化,从而导致细胞增殖受抑,诱导细胞凋亡。复发或转移的 GIST,手术再次切除不能提高其生存率。但应用伊马替尼患者总获益率达 85％左右,中位生存期接近 5 年。

目前,根据国外多个中心临床试验结果,患者初始剂量为 400 mg/天,单次口服,疗效和安全性都较高,开始即投以较大剂量(600 mg/天或 800 mg/天)的伊马替尼只会增加相应的副反应,而疗效并未提高。一般情况下,伊马替尼的副作用较轻,并且相对易于处理,多数情况下无需停药。副反应的出现和程度与剂量有关,因此,一般以 800 mg/天为最大剂量。常见的副作用包括:颜面部及下肢,尤其是眶周的水肿,胃肠道发应、肌痛、骨髓抑制、皮疹等。另外,可能有 5％的患者发生消化道出血。一般上述副反应表现较温和,患者可耐受,无需停药。而发生 3 级以上毒副作用的情况时,通过停药,或停药观察后减量,一般都可以继续接受治疗。

国内外已累积了许多应用伊马替尼治疗 GIST 的病例和经验,约 65%～70% 可达部分缓解(PR),15%～20% 为疾病稳定(SD),少数(5% 或以下)可达完全缓解(CR),PR 和 SD 的患者生存率并无差别。肿瘤在服药最初 24 小时内即有摄取反应,但治疗反应的中位时间为 12～15 周,甚至更长;同时,不应在治疗获益的情况下中断治疗,否则肿瘤会快速增长。因而,在治疗的过程中,不应过早地认为治疗无效而放弃使用;目前认为,进展期 GIST 患者应连续服用伊马替尼,无时限限制。

伊马替尼耐药(伊马替尼-R)GIST 的治疗:

研究发现,约有 10%～15% 的患者对格列卫表现出原发性耐药,而开始对本药敏感的患者随着使用时间的延长,耐药的发生越来越普遍。有时可通过影像学发现多个转移瘤中只有少数重新生长,而其他仍然对伊马替尼敏感;这时,应进行手术干预,切除耐药进展的病灶。若患者的情况不允许手术,可考虑介入治疗。如果发生多个转移瘤耐药或全面耐药,则应把伊马替尼的剂量增加至 800 mg/天,这样可以使 5% 的患者重获 PR,30% 的患者获 SD。Sunitinib(舒尼替尼,SU,索坦)在 2006 年获美国 FDA 批准上市,用于治疗伊马替尼耐药的 GIST 患者。舒尼替尼是多种酪氨酸激酶的抑制剂,能提高伊马替尼耐药患者的生存率。可以预见,今后将有更多的分子靶向药物面世以应对 GIST 对伊马替尼的耐药问题。

2. 手术治疗

(1)手术指征 局限无远处转移的胃肠间质瘤是外科手术的绝对适应证,而大出血、肠梗阻和继发感染的病灶需要急诊行手术切除;另外,对于诊断未明的腹部包块也应及早剖腹探查。

(2)手术时机

①限期性手术:由于术前获得病理确诊的 GIST 患者很少,当高度怀疑 GIST 诊断时,初步排除了远处转移的可能,即应考虑限期行彻底性手术。这与胃肠道癌的选择时机相似。另外,正接受伊马替尼治疗的患者,在治疗获益(PR 或 SD)且身体条件可耐受的情况下,是否应切除残余肿瘤达到临床 CR,目前仍有争论,但肿瘤的切除可能可以避免日后出现伊马替尼的继发性耐药的发生,因此,只要慎重选择病例,患者可能获益更大。再次,伊马替尼耐药的患者中,部分通过影像学发现多个转移瘤中只有少数重新生长,而其他仍然对伊马替尼敏感;这时,应进行手术干预,切除耐药进展的病灶。若患者情况不宜手术,可考虑介入治疗。

②紧急手术:肿瘤破溃急腹症的患者,消化道大出血内科治疗无效的,肠梗阻以及存在继发感染的病灶的患者都应进行急诊手术。

(3)手术方法　胃肠间质瘤的手术方式强调整块完全切除肿瘤,并与预后直接相关。应严格按照无瘤手术原则进行。由于肿瘤往往质地脆,血供丰富,易通过播散和血行转移,尤其倾向于种植转移,甚至穿刺的针道以及手术瘢痕也是常见的种植部位;因此,手术时应特别注意避免肿瘤破溃及挤压,可先结扎供应和回流的血管。术中对可疑病例也不应切取活检,除非肿瘤不能根治。对于恶性侵袭性生长的 GIST,联合脏器切除的扩大切除术应根据患者身体状况尽可能施行,以达到完整切除的目的。此外,对于术中判断恶性潜能高的 GIST,在膨胀性生长的过程中肿瘤细胞可突破包膜形成子瘤或播散种植至网膜,因此,术中考虑恶性时应切除大网膜。另外,由于胃肠间质瘤极少见淋巴结转移,因此无须常规行淋巴结清扫。

以下根据不同部位的胃肠间质瘤介绍相应的手术方法之要点,包括手术方法评估和术式的选择。

1)胃间质瘤　手术切除的方式决定于肿瘤的位置、大小和范围,总的原则是完全切除肿瘤,而尽可能的保留胃的容量。对于局限、无侵袭性生长的胃间质瘤,切除范围包括肿瘤边缘以外 2 cm 即可;明确侵袭性生长的恶性间质瘤,或疑有周围脏器浸润的,应加大切除范围,或行联合脏器切除。

手术方式:

①局部切除术:大多数病例可行胃楔形切除术,除非肿瘤过大或部位的关系才需做胃大部切除术。但术中要注意有无多发病灶,并应注意避免肿瘤破溃,以免术后复发。

②胃部分切除或全胃切除术:适用于肿瘤较大,尤其是邻近贲门或幽门而不能行楔形切除者。多发性肿瘤,尤其是同时侵及胃窦和胃底,或胃部分切除后复发者,则需行全胃切除术。

2)十二指肠间质瘤　对于十二指肠 GIST,由于其部位的特殊性,有时局部切除的切缘难以超过 2 cm。关于十二指肠 GIST 的文献极少,故还不能得出一种公认的结果。若肿物较大,属于高危复发的肿瘤,年轻的患者应一律实行胰十二指肠切除术,一些低度恶性及年老或手术风险较大的患者,可以进行较小范围的切除,但须术中冰冻保证切缘阴性。

3)空、回肠间质瘤　普遍报道空、回肠 GIST 预后较胃要差,原因未明。同时小肠可切除的范围充裕,因此对空回肠 GIST 主张切缘达 5~10 cm 以上,同样地,须时刻注意避免肿瘤破溃种植。

4)结直肠间质瘤　结肠间质瘤切除范围与小肠相近,而指肠间质瘤的切除范围亦应因人而异。无论施行何种术式,必须保证切缘阴性。由于直肠间质瘤病例较少,目前对于选择局部切除或根治性切除包括腹会阴联合切除和低位前切除仍有争议。为尽可能保证无肿瘤残余,局部切除只主张应用在直径不超过 2 cm 的直肠 GIST,而肿瘤较大或考虑恶性程度较高时应接受经腹前切除或腹会阴联合切除术。

对于术前即考虑切除困难的肿瘤或部位特殊的肿瘤,如十二指肠 GIST 和直肠 GIST,根治可能需要行胰十二指肠切除或 Miles 术的,患者未必可耐受,手术风险明显增高,患者术后生活质量较低。此时在获得病理确诊的情况下可考虑先予伊马替尼新辅助治疗,监测疗效,并于 3 个月至半年后再作术前评估。需要指出,术前获取病理诊断有时并不容易,国内一些医院开展内镜下穿刺取活检,可避免经皮穿刺所发生的针道种植风险,同时获得确诊。

(4)伊马替尼作为 GIST 手术后的辅助治疗

国内外关于伊马替尼术后辅助的研究时间尚短,临床上,可考虑对术中肿瘤发生破溃、或合并转移瘤完全切除的患者进行伊马替尼术后辅助,因为此类患者术后复发率极高。但须明确,伊马替尼辅助治疗仍在试验阶段,并且服药时间并未确定。

【术后观察及处理】

(一)一般处理

同胃肠道癌术后。

(二)并发症的观察及处理

同胃肠道癌术后。

【疗效判断及处理】

伊马替尼面世以前,GIST 完全切除后 5 年生存率为 40%～65%。姑息切除或不能手术的患者预后极差。但随着"分子靶向药物"的出现,晚期 GIST 患者的生存期得以显著延长。GIST 的预后指标尚有争议,肿瘤的大小、部位、细胞核分裂指数是主要的预后指标。GIST 术后复发率高,约为 40%～80%。通常复发的部位在局部、肝脏或腹腔转移,但是周围淋巴结的转移很少见,绝大多数复发发生于首次切除的 2 年内。

【出院后随访】

对于胃肠间质瘤的生物学特性仍未完全明了，目前并不能确定是否存在完全良性的间质瘤，因此术后定期随访和监测十分重要。无论肿瘤属于何种危险性分级均应进行定期的随访。

（何裕隆　张信华）

第11章 | 胃肠道类癌及类癌综合征

【概述】

类癌可根据其组织来源分类为：前肠肿瘤（气管、胰腺、胃十二指肠近侧）、中肠肿瘤（十二指肠远侧、空回肠、右半结肠、卵巢）、后肠肿瘤（远端结肠、直肠）。组织来源不同，其临床表现、生物化学特性、组织染色不同。类癌综合征是指类癌细胞分泌的肽类和胺类活性物质进入体循环，引起皮肤潮红、腹泻、哮喘、心瓣膜病变等一系列临床症状。

类癌不常见，尸解发现率为 0.2%～1.1%。类癌在全部恶性肿瘤中的发病率为 0.05%～0.2%，胃肠道类癌占所有胃肠道恶性肿瘤的 0.4%～1.0%，文献报道 8 305 例类癌，73.7% 在胃肠道。其分布依次为：阑尾 47.0%、回肠 27.5%、直肠 17.0%、胃 2.5%、结肠 2.0%、空肠 1.5%、十二指肠 1.3%，其余为 1.2%。阑尾是类癌最常见发病部位，近一半类癌见于阑尾，80% 的小肠类癌发生于回肠远端 60 cm，小肠类癌占小肠肿瘤的 23%、恶性肿瘤的 47%。类癌发病率男女比例为 1.5：1，所有年龄均可发病，出现症状的平均年龄为 30 岁。

典型的类癌为坚实的黏膜下结节，有其特有的亮黄色，肿瘤起源于黏膜，向黏膜下和黏膜表面扩展。当小肠类癌增大并扩展到肠系膜淋巴结，小肠通常变得狭窄并且出现纤维化，系膜血管弹性硬化，但极少引起小肠梗死。强烈的促结缔组织形成反应是由于肿瘤分泌 5-羟色胺。20%～30% 的小肠类癌为多中心。17%～35% 的小肠类癌患者伴发第二种恶性肿瘤，且多数见于胃肠道。

类癌具有局部侵犯和转移能力，因此所有类癌都应视为恶性。其可转移至局部淋巴结、肝脏，偶可转移至骨、肺、脑和皮肤。小肠类癌恶性度高，转移率可达 35%；阑尾类癌恶性度低，转移率仅 3%。转移与原发肿瘤大小有关，胃肠类癌直径小于 1 cm 时，只有 2% 发生转移；直径 1～2 cm 时转移率即达 50%；但直径大于 2 cm 时，80%～90% 的患者有转移。

　　类癌肿瘤表现为实性肿块,组织学上表现为周围由小梁或条索包绕的癌细胞巢,癌巢被疏松结缔组织分隔。通常核分裂指数低。根据能否还原银盐染将类癌分为不同亚类,银染色阳性即 Argentaffin 亲银肿瘤,有胞浆内颗粒,含有 5-羟色胺和其他活性物质;银染色反应时必须加入外源性还原剂才呈阳性反应,为 Argyrophil 嗜银肿瘤。中肠类癌通常含嗜银和亲银颗粒,可引起类癌综合征;前肠来源的类癌含嗜银颗粒多,含亲银颗粒少,极少引起类癌综合征;后肠类癌亲银、嗜银染色均为阴性,极少引起类癌综合征。

　　胃肠道类癌由于生长缓慢,可以长时期无症状,常常是在剖腹探查或尸解时偶然发现。70%～80%的病例无症状,有症状的患者中 85～93%剖腹探查时已有转移。症状多表现为腹痛主要因部分或完全性小肠梗阻,梗阻症状常由继发于粘连反应的肠套叠引起。当肿瘤巨大、有转移或肠管粘连成团时,可扪及腹部包块。黏膜下病变侵蚀黏膜可引起胃肠道出血。部分患者可表现为腹泻或类癌综合征。

【诊断步骤】

　　胃肠道类癌较少能够在术前得到正确诊断。许多病例是在开腹手术或尸检后才确诊的。

　　1. 超过半数的胃肠道类癌无症状,且类癌症状多发生在出现并发症时。主要症状有:(1)类癌综合征表现:面色潮红、心率快、腹泻、哮喘等;(2)一般表现:腹痛、腹部不适、消化道出血、腹部包块以及其所引起的并发症等。

　　2. 诊断方法　(1)定位诊断:钡剂对比造影可见腔内肿瘤或腔外肿块,但一半以上的患者容易漏诊;内镜检查和腔内超声检查多用于胃十二指肠、结直肠的病变;B 超、CT、MRI 对大的类癌灶定位、判断肝内转移灶以及腹腔内大的转移灶有价值;血管造影:系膜可见包裹和假性动脉瘤形成的典型恶性改变。(2)定性诊断:测定尿 5-羟吲哚乙酸(5-HIAA)水平,正常为 2～8 mg,超过 10 mg 时应高度怀疑;24 小时排出量超过 30 mg 可确诊。

【治疗对策】

　　类癌的治疗主要为手术切除。原则上肿瘤直径小于 1.0 cm,未侵犯肌层,无转移者,行局部切除即可根治。若肿瘤直径大于 2.0 cm,已侵犯肌层,或有转移者,应按胃肠道癌的根治方式手术。肝脏或腹腔内有转移并非手术禁忌,应尽可能切除原发灶和转移灶。类癌对放疗和化疗不敏感。

　　类癌综合征的治疗主要在于原发类癌灶和转移灶的治疗。

【预后】

胃肠道类癌发展缓慢,其恶性表现不取决于组织学形态,而主要取决于它的生物学行为。而生物学行为与下列因素有关:①肿瘤的大小:小于 1.0 cm,转移率 2%,多为良性。直径 1.0~2.0 cm 者转移率 50%。直径大于 2.0 cm 者,转移率达 80%~90%。②生长部位:阑尾类癌绝大多数为良性,预后好。小肠类癌和结肠类癌恶性程度高,转移率高,预后差。直肠胃十二指肠类癌的恶性程度低,远处转移少。③浸润深度:浸润深度超过该脏器全层的一半,转移率达 90%,不超过一半者无转移。

手术切除后预后良好,5 年生存率可达 70%,10 年生存率达 30%~40%,有转移的患者中,有 30%~40%存活超过 5 年,20%的肝转移患者可存活 5 年。

(吴文辉　彭俊生)

附:胃肠道各类类癌的特征和治疗

第一节　阑尾类癌

胃肠道类癌最常发生于阑尾。阑尾类癌多发生于年轻人。类癌细胞不仅在形态上有癌细胞的特征,在生物学行为上偶尔也有浸润和转移的现象,是一种恶性程度较低的肿瘤。临床表现上多为良性,如能及时切除,预后良好。阑尾类癌通常很小,一般无任何症状。当类癌位于阑尾远端时,可形成黏液囊肿;如位于阑尾根部,可导致慢性炎症。故常表现为急慢性炎症而行阑尾切除术,术后组织学检查时才明确诊断。

阑尾类癌一般多累及阑尾远端部分,尖端肿大成为一硬块,其切面呈灰白色或棕黄色,癌细胞主要位于黏膜及黏膜下层,但偶尔会侵及肌层或黏膜下层;极少数病例,也可有区域淋巴结或肝转移。此类病例即使有转移,其病程进展亦缓慢。鉴于阑尾类癌恶性程度低，大多数情况下发生于阑尾远端的类癌仅需行阑尾切除术，也有作者报道即使已有淋巴管的癌侵犯，单独行阑尾切除术加阑尾系膜切除，亦可使96.3％的病例存活5年。但在以下情况下应行右半结肠切除术：①类癌大于2 cm；②局部淋巴结发现转移；③阑尾切缘发现有浸润，提示有残留癌组织；④类癌已侵入阑尾根部时或盲肠壁已受侵犯。

（吴文辉　彭俊生）

第二节　胃类癌

占胃肠道类癌的2％左右。临床表现为疼痛、出血和贫血，与溃疡症状难以区别。胃镜检查是重要诊断方法，可见胃底、胃体有散在、多发黏膜下结节，或胃窦部有息肉样突起，外观呈黄色，中央可见形状不规则的红色凹陷。X线检查可能有一定帮助。胃类癌很少发生类癌综合征，很多检查没有特异性。但以下征象可供参考：息肉样变、平滑肌瘤样病变和癌样病变。但最终确诊需靠病理学诊断。

胃类癌的治疗以手术为主。胃类癌直径小于1 cm，数目在5个以内，可经胃镜切除；单发型胃类癌直径为1～2 cm，未侵犯肌层，可连同胃壁行局部切除；肿瘤直径大于2 cm，或已侵犯肌层应按胃癌根治术的原则，清扫淋巴结至第二站；已侵犯浆膜层者应彻底廓清胃周围淋巴结。

（吴文辉　彭俊生）

第三节　十二指肠类癌

其临床表现与肿瘤生长方式、大小、部位及有无转移有关。可长期无症状或表现为间歇性腹痛，尤其在疾病早期并没有引起人们注意的特殊症状。很多患者只是在开腹手术或作尸解时偶然发现。随疾病的发展可出现肠梗阻、出血、穿孔等。内镜或超声内镜检查对其诊断价值最高。在内镜检查中，应重视提高对微小病变的诊断,应早期发现及时手术,不仅能减少手术带来的损伤,还可减少并发症,且预后更好。十二指肠类癌的治疗按上述类癌治疗原则进行,必要时需行胰头十二指肠切除术。

(吴文辉　彭俊生)

第四节　小肠类癌

　　空、回肠段类癌较为常见,回盲部发生率相对较高。早期无特异的临床症状,肿瘤长大后可出现腹痛、腹胀、呕吐等肠梗阻症状和腹部包块等症状。位于 Vater 壶腹的十二指肠类癌可致阻塞性黄疸,但多数仅表现不全梗阻症状。小肠低张气钡双重造影对其诊断有一定帮助;小肠内镜对其诊断帮助较大,但操作繁杂,不易在临床上普及。

　　所有小肠类癌都可转移,因此治疗上应行小肠区段切除并广泛的系膜淋巴结清扫。回肠末端的肿瘤接近回盲瓣,应行右半结肠切除。位于十二指肠、体积较小的肿瘤,如果未侵犯肌层,可局部切除。手术过程必须彻底探查有无转移或肿瘤是否为多中心性。即使重要结构如肠系膜上血管或门静脉受侵,也须切除肿瘤。即使不能完全切除,肿瘤大部分切除有望延长生存期及减轻类癌综合征对全身的影响。姑息性切除 5 年生存率可达 33%。切除肝转移灶有益于减小瘤负荷,降低生物活性胺的产生,以及减轻类癌综合征。

(吴文辉　彭俊生)

第五节　结直肠类癌

　　良性者可完全无症状,恶性者可有不适、血便、大便习惯改变、甚至肠梗阻等症状。直肠类癌一般经肛门指诊可以触及。肠镜或钡剂灌肠对大肠类癌的诊断有意义。结肠类癌出现症状时往往已属晚期。

结肠类癌潜在恶性度高,区域淋巴结和肝转移率高,尤以盲肠和升结肠为甚,即使直径小于 2 cm,淋巴结的转移率也在 20％左右,因此应行根治性切除。盲肠、升结肠、横结肠肝曲部癌行右半结肠切除;结肠脾曲以远的结肠类癌行左半结肠切除。根治术后的 5 年生存率明显优于结肠癌。

直肠类癌恶性度较低,肿瘤直径小于 1 cm 者几乎无转移,1.5～2 cm 者转移率 10％,大于 2 cm 者转移率达 90％。因此肿瘤小于 1 cm 者,未侵犯肌层,可行局部切除,但必须深达肌层,不宜电切;肿瘤直径大于 2 cm 者多已侵及肌层,如无远处转移,应行直肠癌根治术。直径介于 1～2 cm 者,如未侵及肌层可行局部扩大切除并送检,若证实已侵犯肌层或有淋巴结转移时,应行直肠癌根治术。

(吴文辉 彭俊生)

第12章 肠疾病

第一节 小肠炎性、良性疾病

一、小肠憩室病

Ⅰ. 空肠回肠憩室

【概述】

空、回肠憩室指 Meckel 憩室以外的小肠憩室。憩室偶尔可见于空肠和回肠，从钡餐检查或尸解所见其发生率约在 0.5%，约 2/3 为多发，发生于空肠者远较回肠为多见，而同时累及空肠和回肠者少见。男性发生率约 2 倍于女性，多数发生在 60 岁以上的老年患者。

憩室一般发生在小肠的系膜缘，小血管穿通肠壁的肌层部位，表现为囊性膨出，大小 1～25 cm 直径不等。憩室壁只含有黏膜层及黏膜下层，肌层往往缺如，为假性憩室，一般不含有异位组织；真性憩室为小肠壁的全层结构。其发病原因还不清楚，由于临床上多见于老年患者，很可能此病为获得性而非先天性疾病，推测由于肠腔内压力将黏膜层、黏膜下层推出而形成，也可能患者存在有不协调的小肠运动功能障碍。

【诊断步骤】

(一)病史采集要点

1. 多数患者并无明显症状,注意详细询问患者的消化道不适情况。

2. 憩室炎及穿孔,表现为急腹症,病史询问同急腹症患者。

3. 是否伴有局部胀痛和肠梗阻症状,以及泌尿系统和消化道症状。

4. 有无黑便、血便等消化道出血的情况,了解黑便量、次数,有无合并规律性、周期性发作的上腹疼痛、反酸,与进食的关系。有无合并心悸、眩晕、疲乏等的贫血症状。

5. 有无脂肪泻、消化吸收不良和巨幼细胞性贫血的盲袢综合征情况。

(二)体格检查要点

1. 一般情况　发育、营养、体重、精神、血压和脉搏。

2. 局部检查及全身检查　无症状的小肠憩室,一般体检不能发现。出现相关并发症的,注意考虑到本病,并认真做鉴别。并发憩室炎、穿孔的患者,体格检查同急腹症。并发肠梗阻、消化道出血的,见相应章节;注意患者有无慢性贫血表现。

(三)辅助检查

1. 实验室检查

(1)因其他疾病发现小肠憩室,血常规结果无特异性。并发憩室炎或肠梗阻时,白细胞计数升高,中性粒细胞比例升高;并发消化道出血的患者,血红蛋白浓度、红细胞压积下降,慢性消化道出血的患者表现为小细胞低色素性贫血;并发盲袢综合征的患者,常为巨幼细胞贫血。

(2)血生化　若并发肠梗阻、消化道出血时,可出现水、电解质及酸碱平衡紊乱。消化吸收不良的患者,血浆白蛋白浓度及总蛋白浓度不同程度下降。

2. X线检查

腹平片:部分憩室表现为散在含气囊袋,或显示膈下游离气体,此气腹和小肠壁气囊肿的表现提示小肠憩室。

(四)进一步检查项目

1. 小肠气钡双重造影　采用多种体位操作,以便钡剂能充盈各种不同方向开口的憩室;显影的憩室在小肠系膜侧呈圆形或卵圆形袋状阴影,边缘整齐光滑,以宽窄不等的开口通向肠腔。较大的憩室腔内可显示气体、液体和钡剂的三层平面。特异性征象还包括造影剂在憩室和肠腔之间自由进出。

2. 同位素检查　并发消化道出血的病例可采用[99m]锝红细胞显象诊断。经静脉注射同位素标记的红细胞,当肠壁活动出血量达 0.1 ml/min 时,标记红细胞随血液流入肠腔形成异常放射性浓聚现象。本法可提供定性和定位诊断并可作连续动态观察。阳性率可达 75％ 以上。经本法检查确定出血部位在空肠上段者提示本病。

3. 选择性肠系膜上动脉造影 出血速度达 0.5 ml/min 时,对比剂渗到肠腔内可清晰显示出血部位,甚至直接显示病变的性质。

4. 小肠镜检查 目前逐渐普及的小肠镜检查可对小肠内疾病直视下观察,确诊率较高,并可取活检。

【诊断对策】

(一)诊断要点

1. 病史 许多小肠憩室患者终生无症状,有症状的患者轻者表现为消化吸收不良、脂肪泻、贫血、腹部不适;憩室可并发:①憩室炎及穿孔:可因异物、肠石或浓厚食物填充而引起,穿孔可引起弥漫性腹膜炎、腹腔内脓肿或肠襻之间内瘘等所致的症状;②消化道出血;③肠梗阻:可由于憩室周围炎性粘连、肠扭转,或胀大的憩室压迫肠管而引起;④盲襻综合征:在有细菌慢性感染情况下,可以引起吸收不良、维生素 B_{12} 缺乏、巨幼红细胞性贫血、脂肪泻等。

2. 临床表现 发生并发症的患者有各自的临床表现,但对憩室诊断均无特异性,关键在于临床医生要考虑到本病,便于及早采取进一步检查以明确诊断。

3. 辅助检查 小肠气钡双重造影、同位素、选择性肠系膜上动脉造影和纤维小肠镜等检查均可提供诊断依据。

(二)鉴别诊断要点

主要是憩室并发急腹症、消化道出血或肠梗阻时,需要考虑到本病,但有时鉴别却不容易。

1. 憩室炎及穿孔与其他急腹症 小肠憩室部位、大小不定,较大的憩室活动度较大,发生急性憩室炎及穿孔时,根据疼痛部位,须与急性阑尾炎、急性胆囊炎、肾绞痛等鉴别。急性胆囊炎及肾绞痛 B 超或 X 线有相应特点,但有时术前鉴别急性憩室炎却不容易。必要时手术探查,阑尾如无病变,则要警惕憩室炎的存在,探查小肠。

2. 憩室出血与其他下消化道出血 结肠出血肠镜检查常能发现出血的部位及病变,钡剂造影也有助发现肿物和较大的憩室。持续的活动性出血,肠系膜动脉造影可检出出血部位及病变。同位素、小肠镜检查有助鉴别。

【治疗对策】

对没有明显临床症状的小肠憩室,可不进行治疗。对有轻度盲袢综合征的患者,可采用非手术治疗,包括调整饮食、抗酸、解痉、镇痛,用广谱抗生素治疗有可能使症状好转。如症状持续加重或有其他并发症发生时,应行手术治疗。手术前后要加强支持疗法,必要时给予一定时期的 TPN 治疗。

手术一般将含有憩室部分的小肠切除,对于单发憩室也可行单纯憩室切除术。如为多发散在的憩室累及广泛的小肠肠袢时,可将含有病变的憩室及含有最大的憩室那部分小肠切除。

(蔡世荣)

Ⅱ. Meckel 憩室

【概述】

Meckel 憩室为卵黄管退化不全所致的小肠发育畸形,据统计人群中发病率为1.5%~3%,尸解材料中发现其发生率约为 0.3%~1.7%。

这种憩室属于先天性畸形,多见于男性,男女之比约为 2：1。在胚胎早期,中原肠通过卵黄管与卵黄囊相连接;至 6~7 周时卵黄管萎缩成纤维素条,随后即从肠壁脱落而被吸收。如退化不完全,可遗留形成各种畸形。当小肠端的卵黄管未完全闭合并与回肠相通,即形成 Meckel 憩室。这类憩室通常位于回肠末端,距回盲瓣 10~100 cm 处,但个别也有距回盲瓣远达 150 cm 以上者;形似囊袋状或指状,长 1~12 cm 不等,个别可长达 20 cm 以上,位于回肠对系膜缘肠壁上。和空肠憩室不同,Meckel 憩室均为真性憩室,具有完整的黏膜、黏膜下层、肌层和浆膜,但肌层较薄。憩室内壁为回肠黏膜,但 30% 左右的病例含异位消化道黏膜,其中胃黏膜最常见,占 40%~80%,其次是胰腺组织、十二指肠黏膜、空肠和结肠黏膜。异位组织是发生憩室并发症的主要原因,临床上发生并发症的病例中 50% 以上憩室含有异位组织。

【诊断步骤】

(一)病史采集要点

只有在憩室继发病变时才出现各种形式的并发症,发生率约为 4%~25%,且半数以上为小儿。询问病史注意耐心细致。

1. 是否急性起病,或是慢性迁延病史。

2. 表现为急性腹痛、腹胀、呕吐、停止肛门排气排便的患者,应确定发病时间和疾病进展情况,迅速判断病情。

3. 憩室炎及穿孔,表现为急腹症,病史询问同急腹症患者。

4. 有无黑便、血便等消化道出血的情况,了解黑便量、次数,本次是首次发作或是反复发作,每次发作的时间间隔。有无合并心悸、眩晕、疲乏等的贫血症状。

5. 有无腹股沟区肿物伴局部疼痛,是否可以回纳,是否伴有肠梗阻症状。

(二)体格检查要点

1. 一般情况 发育、营养、体重、精神、血压和脉搏。

2. 局部检查及全身检查 无症状的 Meckel 憩室,一般体检不能发现。有症状的患儿哭闹不安,体格检查应避免遗漏重要体征。本病常见出现相关并发症的,注意考虑到本病,并认真做鉴别。并发憩室炎、穿孔的患者,体格检查同急腹症。并发肠梗阻、消化道出血的,见相应章节;注意患者有无慢性贫血表现。

(三)辅助检查

1. 小肠气钡双重造影 检查前晚服轻泻剂使肠道保持空净,经口插置导管至十二指肠空肠曲或空肠起始段,灌入造影剂,肌注解痉药使小肠处于低张状态,配合手法使末端回肠 100 cm 以内肠腔充盈满意,如显示回肠对系膜缘有指状或袋状突起阴影即可确诊。

2. 同位素检查 并发消化道出血的病例^{99m}Tc 红细胞显像诊断准确率可达 85%～95%。为避免假阴性,检查前注射五肽胃泌素,促进胃黏膜血流和对 ^{99m}TcO$_4$的摄取率。

【诊断对策】

(一)诊断要点

1. 病史和临床表现 临床上因其他疾病手术和尸解发现的 Meckel 憩室并不少见,说明大部分的憩室患者可终身无症状。发病的半数以上为小儿,并表现为急腹症的为多。临床上可表现为肠梗阻、下消化道出血、憩室炎或穿孔,遇到此类病例应警惕本病可能。

2. 辅助检查 小肠气钡双重造影、同位素等检查均可提供诊断依据。

(二)憩室类型及常见并发症

1. Meckel 憩室形状变异较大,有管状或柱状,圆锥状或梨状,直径常 1～2 cm

宽,长度变异较大,10～100 cm,常在 10 cm 以内。憩室顶端有的游离有的兼有残留索带,索带可与脐部相连,也可黏附于肠管或肠系膜。索带的存在是形成内疝及肠梗阻的重要病因。

2. Meckel 憩室常见并发症

(1)消化性溃疡形成 憩室内壁所含有的胃黏膜存在胃腺,能分泌胃酸,可腐蚀憩室的黏膜和血管形成溃疡。溃疡均位于憩室基底部或与其临近的回肠黏膜上。溃疡发展可导致下消化道出血和憩室穿孔。

(2)肠梗阻 憩室诱发的肠梗阻多为急性完全性肠梗阻,形式多样。如小肠疝入憩室系带内或残留索带间形成内疝,憩室扭转或结扣致肠绞窄,憩室内翻引起肠套叠,憩室粘连或索带压迫也可引起肠梗阻。

(3)憩室炎症 基底宽的憩室由于内容物容易排出,不易发生炎症。憩室腔细小或出口狭窄、憩室内寄生虫或异物阻塞易继发炎症,病理过程与急性阑尾炎相似。

(三)鉴别诊断要点

1. 急性阑尾炎 急性阑尾炎常有典型的转移性右下腹痛,麦氏点压痛,各种年龄的患者均可发生。急性憩室炎常为患儿,特点在于无真正的转移性右下腹痛,压痛部位在右中腹或靠近脐部,伴发腹泻及低位肠梗阻者较阑尾炎常见。

2. 其他原因的消化道出血 Meckel 憩室出血也常见于儿童,半数在 5 岁以下,表现为突发的大量便血、不伴腹痛也无前驱症状。胃十二指肠溃疡出血常有上腹周期发作性疼痛病史,伴反酸、嗳气、消化不良,常为黑便,出血量大时有呕血。但出血量少的憩室出血有时鉴别困难。

【治疗对策】

1. 治疗原则 多数憩室并发症需要急诊剖腹探查,并做相应处理。小儿无症状的 Meckel 憩室,因偶然发现的,只要局部和全身情况允许也应手术切除。而成人的无症状憩室是否同时切除仍有争议。

2. 术前准备 急诊剖腹探查的患者,同其他急腹症。

3. 手术治疗

(1)手术指征 表现为急性腹膜炎的患者,无局限趋势;持续大量的下消化道出血,保守治疗无效或再次出血;肠梗阻保守治疗不能缓解;诊断不能确定的急腹症患者。另外,无症状的 Meckel 憩室因其他疾病剖腹时偶然发现,如为患儿,局部及全身情况允许,应同期切除;如为成人,符合以下情况也应考虑切除憩室,以免日后发生并发症：①40岁以下男性患者；②憩室长度＞2 cm；③憩室顶端有索带或存留血管憩室系膜带；④憩室壁增厚或扪及异位组织；⑤憩室周围存在粘连或瘢痕收缩。

（2）手术方法切除时须将憩室全部切除，如基底部较宽，为了彻底切除，可将回肠壁部分做楔形切除，肠壁切口横形内翻缝合；但婴幼儿肠腔较细，应注意勿引起肠腔狭窄。如基底部已有较广泛的炎性浸润，或合并有回肠瘢痕性狭窄，或出血部位来自基底部及邻近之回肠黏膜组织时，应连同一部分回肠一起切除，并行回肠对端吻合术。

【预后评估】

一般在憩室切除后，预后良好。文献报告有症状的憩室，其死亡率可达6％，多属因误诊和延误手术治疗所致。

二、肠气囊肿症

【概述】

肠气囊肿症，临床上比较少见，其主要特点是肠壁内含有多个充气性囊肿。在畜类动物，特别是猪中较为常见。此病又被称作肠壁囊样积气症、肠气肿、腹气囊肿、囊性淋巴积气症等。

气囊肿最多见于小肠，特别是回肠；约8％分布于结肠，其他较少见的部位有胃、十二指肠、肠系膜、肝胃韧带、镰状韧带、大网膜等处，出现在两个以上部位的并不少见。囊肿可位于浆膜下或黏膜下，以前者较多见。位于浆膜下者从肠表面可以看到，类似肥皂泡状或淋巴管瘤样，可单个分散存在或成簇状，大小自数毫米至数个厘米不等。位于黏膜下者外观不易看到，受累肠管触诊尤如海绵样，肠壁断面呈蜂窝状。

【诊断步骤】

（一）病史采集要点

肠气囊肿本身一般不引起任何特殊症状，常因其他胃肠道疾病求诊而发现，病史询问应注意患者有无溃疡病合并幽门梗阻、炎性肠病、胃肠道肿瘤以及各种原因引起的慢性肠梗阻。

（二）体格检查要点

主要为对伴发疾病的相应体格检查。

（三）辅助检查

1. 腹部 X 线平片　可见有多个大小不等的气泡状透明区沿着肠管分布，或发现膈下有游离气体而又无腹膜炎表现。如 X 线检查发现肝横膈之间有小肠肠袢，常提示小肠气囊肿的诊断。

2. 消化道钡剂造影　可见肠壁边缘有不规则的多发充气性缺损，缺损部的 X 线透明度超过息肉一类软组织的透明度；由于囊肿位于肠壁黏膜下或浆膜下，透明区往往超过钡剂的边缘，而息肉或肿瘤引起的充盈缺损一般突向钡剂的阴影内，这点有助于鉴别。

3. 内镜检查　表现为黏膜下有大小不等的半球形隆起，黏膜表面光滑完整，基底较宽，无蒂，活检钳触之有弹性，压挤肿物时可改变其形状，夹破后可见气体喷出，并可听到响声，当囊肿破裂后肿物可消失。

4. CT 检查　可显示肠壁内的低密度区，并可与肠腔内的气体、肠壁脂肪和息肉鉴别。

【诊断对策】

（一）诊断要点

1. 病史和临床表现　本病可发生在任何年龄，以 30～50 岁之间较多见。男性多于女性，约为女性的 3 倍。肠气囊肿本身一般不引起任何特殊症状，但约 85% 的患者伴有其他疾病如溃疡病合并幽门梗阻、炎性肠道疾病、胃肠道肿瘤以及各种原因引起的慢性肠梗阻等，其症状则主要为伴发疾病的表现。此外有少数患者有胃肠道不适如腹胀、呕吐、便秘或慢性腹泻等症状。偶尔本病可引起腹膜粘连、肠扭转或黏膜下囊肿堵塞肠腔而导致肠梗阻。

2. 辅助检查　腹部 X 线平片、钡剂造影、内镜、CT 等检查均可提供诊断依据。

（二）鉴别诊断要点

小肠气囊肿应与肠原性囊肿鉴别，后者往往发生在回肠远端，位于肠壁内，但多见于儿童，且一般为单发肿物。此外还应与淋巴管瘤鉴别，两者在手术探查时外观相似，但淋巴管瘤内含淋巴液而气囊肿内含气体。结肠气囊肿应与息肉和恶性肿瘤鉴别，主要依靠 X 线钡剂检查和内镜检查（前已述及），但应注意气囊肿症可同时伴有恶性病变，必要时应在可疑部位做活体组织检查以助鉴别。

【治疗对策】

1. 治疗原则

对于无明显症状的"原发性"肠气囊肿症,可进行临床观察,无需特殊治疗,有时囊肿可自行消失。有消化道症状的患者,先行保守治疗,病情严重或引起肠梗阻应考虑手术治疗。另外,针对伴发疾病,应对应病因治疗。

2. 非手术治疗

(1)氧气治疗 有明显的腹部不适、腹胀、腹泻等症状时,可行高压氧治疗,以2.5个大气压,2小时每天一次,2～3次后即可取得症状缓解、气囊肿消失的效果。气囊内气体主要为非氧成分,血中高浓度氧借梯度弥散将囊内气体清除,氧进入囊肿后很快被组织代谢利用而消失。

(2)禁食、胃肠减压 当气囊肿本身引起肠梗阻时,进行胃肠减压可减轻胃肠道扩张、防止肠道内容物过度发酵,以减轻肠道内压力,改善肠壁灌注,减少气体及细菌进入的通道。

(3)抗生素 针对肠道细菌,常用灭滴灵、万古霉素、氨苄青霉素等。对肠梗阻的患者应广谱抗生素。

(4)伴发疾病的治疗 肠气囊肿伴随其他疾病如幽门梗阻、炎症性肠道疾病、消化道恶性肿瘤等,则应针对这些原发疾病进行治疗。在需手术治疗时,这类患者由于有慢性胃肠道梗阻、呕吐、腹泻、消化吸收不良等症状,全身情况一般较差,往往须给予一定的营养支持治疗。

3. 手术治疗 主要是对于伴发疾病、继发的肠气囊肿症及肠梗阻的患者。原发病为恶性肿瘤、原发病严重或肠梗阻保守治疗无效,应及时手术治疗。手术时如病变只限于一段肠袢可做肠部分切除及吻合术,如病变广泛则应以缓解梗阻为主。

三、盲袢综合征

【概述】

盲袢综合征是一种少见的疾病。任何肠道病变引起肠内容物在肠腔内长期淤滞和细菌过度繁殖,都可以引起本病的发生。盲袢是其主要原因之一,因而往往被称为盲袢综合征。它的主要临床表现有体重丢失、腹泻、巨幼红细胞性贫血和多种维生素缺乏。

细菌过度繁殖和盲袢综合征与肠狭窄、肠憩室、内瘘或肠盲袢形成有关。肠狭窄使肠内容物淤积在扩大的近端肠管内，肠憩室使肠内容物淤积在扩大的憩室内，内瘘或盲袢形成则使肠内容物淤积在旷置的肠袢内。单纯肠道运动功能不良也可以引起肠内容物的淤滞。由于细菌的过度繁殖，使一些维生素类特别是维生素 B_{12} 的吸收受到障碍；此外细菌在近端小肠内还对胆盐产生去结合和去羟化作用，非结合的胆盐不能使脂肪完全处于微粒状态，从而影响了脂肪的消化与吸收。

【诊断步骤】

(一)病史采集要点

1. 注意询问患者有无慢性腹泻、脂肪泻、贫血、体重丢失和营养不良等全身症状；有无低钙血症的表现。

2. 有无腹痛、腹胀，停止肛门排气、排便等不全性肠梗阻症状。

3. 患者是否仍能进食，并有排便次数增多，大便是否常含有不消化的食物。

4. 询问患者是否有胃肠道手术史，术式如何。

全身症状是盲袢综合征的主要表现：患者有慢性腹泻、脂肪泻、贫血、体重丢失和营养不良。脂肪泻主要是由于脂肪吸收不良所致，随着脂肪泻而有脂溶性维生素的丢失。细菌对肠黏膜也可直接引起炎症损害，使碳水化合物及蛋白质等吸收也受到影响，这些物质在肠道内分解发酵而引起腹泻。贫血主要为维生素 B_{12} 缺乏而造成的巨幼红细胞性贫血。此外还可有低钙的表现，由于在肠道内未吸收的脂肪酸与钙结合而影响钙的吸收所致。

(二)体格检查要点

检查患者一般情况，注意营养状态和是否有慢性贫血表现。肠梗阻患者常为不完全性慢性梗阻，注意腹部情况，有无肠型、蠕动波，肠鸣音有无亢进。

(三)辅助检查

实验室检查可提示巨幼细胞贫血，血浆白蛋白浓度及总蛋白浓度不同程度下降。肠狭窄或盲袢形成的患者，腹部平片为部分肠梗阻征象，钡剂造影可见狭窄的部位及近端扩张的肠管，也可发现内瘘、憩室。

【诊断对策】

(一)诊断要点

1. 病史及临床表现　有胃肠道手术史的患者，如为手术造成盲袢形成，则根据手术史和消化吸收不良、脂肪泻、贫血、腹部不适等症状应能作出诊断。无手术史的患者,症状较符合本病表现的,应考虑到本病,进一步检查确认。

2. 辅助检查　血常规示巨幼细胞性贫血,钡剂造影检查可提供诊断依据。

(二)鉴别诊断要点

无手术史的患者应与恶性贫血鉴别。

【治疗对策】

(一)术前准备

首先应改善全身情况,纠正低蛋白血症和贫血。可给高热量、高蛋白、低脂肪饮食,少量多餐有利于消化吸收,辅以多种维生素和矿物质。可经胃肠外途径给予维生素 B_{12}。

(二)非手术治疗

非外科情况所引起的盲袢综合征,主要依靠内科药物治疗。针对肠道细菌使用广谱抗生素,一般7～10天为一疗程,有时症状可得到几个月的缓解,但有时也较快复发,往往需长期用药,可每6周给一疗程。

(三)手术治疗

有外科情况如内瘘、肠盲袢、肠憩室等应行手术治疗。根据具体情况,选择手术方式。如为侧侧吻合形成盲袢或侧侧吻合短路将梗阻病变旷置者,可切除吻合口及盲袢或吻合口及梗阻病变而改为端端吻合;如梗阻病变不能切除者,可将输入肠袢在吻合口远端处切断,并将断端缝合,使肠内容物不再向梗阻部位运行。如为一个大的小肠憩室,可将憩室切除,将根部埋入缝合;如为多发憩室聚集一处者,可行肠切除端端吻合术;如为散在多发憩室,则将大的憩室切除,小的可不予处理。如为胃空肠结肠瘘则将瘘及受累及部分切除,结肠、空肠及胃空肠均重新吻合。

(蔡世荣)

第二节　肠梗阻

【概述】

肠内容物不能正常运行、顺利通过肠道的各种病症,总称为肠梗阻。肠梗阻可由多种原因引起。急性肠梗阻为外科常见的急腹症之一,其中绞窄性肠梗阻的死亡率高达 10% 左右。

1. 病因和分类 按肠梗阻的基本病因可分为三大类:

(1)机械性肠梗阻 最为常见。是由于各种原因引起肠腔狭小,使得肠内容物通过发生障碍。其原因为:①肠腔堵塞:寄生虫、粪块、大胆石、异物等;②肠管受压:粘连带压迫、肠扭转、嵌顿疝或肿瘤压迫等;③肠壁病变:先天性肠闭锁或狭窄、肠管炎症、肿瘤等。

(2)动力性肠梗阻 是由于神经反射或毒素刺激引起肠壁肌功能紊乱,使肠蠕动丧失或肠管痉挛而引起的肠梗阻,如麻痹性肠梗阻(如腹膜炎、麻醉、腹部手术后等)和痉挛性肠梗阻(副交感神经兴奋性升高,交感神经兴奋性降低)等。

(3)血运性肠梗阻 肠系膜血管栓塞或血栓形成,使肠管血运障碍而引起的肠麻痹。

肠梗阻又可按肠壁有无血运障碍,分为单纯性肠梗阻和绞窄性肠梗阻;前者只是肠内容物通过受阻,而无肠管血运障碍;后者则指肠梗阻并伴有肠壁血运障碍者,可因肠系膜血管受压、血栓形成或栓塞等引起。也可根据梗阻程度分为完全性或不完全性肠梗阻。还可按梗阻的部位分为高位(如空肠上段梗阻)和低位肠梗阻(如回肠末段和结肠梗阻)。按发展过程的快慢又可分为急性和慢性肠梗阻。倘若一段肠袢两端完全阻塞,如肠扭转、结肠肿瘤等,则称为闭袢性肠梗阻。结肠肿瘤引起肠梗阻,由于其近端存在回盲瓣,故易致闭袢性肠梗阻。

2. 病理和病理生理 肠梗阻共有的局部性和全身性变化规律。

(1)局部肠管变化 机械性肠梗阻一旦发生,梗阻以上肠蠕动增强,以克服肠内容物通过障碍;另一方面,肠腔内因气体和液体积贮而膨胀,肠梗阻部位愈低,时间愈长,肠膨胀愈明显。梗阻部位以下的肠管瘪陷、空虚,扩张肠管和瘪陷肠管交界处即为梗阻所在,这对手术中寻找梗阻部位至为重要。急性完全性肠梗阻时,肠管迅速膨胀,肠壁变薄,肠腔内压力不断升高,到一定程度可使肠壁发生血运障碍,最后导致肠管缺血坏死而溃破穿孔。

(2)全身性病理生理变化 主要由于体液丢失、肠膨胀、毒素的吸收和感染所致。①体液丢失:可致脱水、电解质紊乱与酸碱失衡,是肠梗阻很重要的病理生理改变。②感染和中毒。③休克:由于脱水、血液浓缩、血容量减少、电解质紊乱与酸碱失衡、细菌感染和中毒等引起,进一步可出现尿少、肾功能衰竭。④呼吸和循环功能障碍。

【诊断步骤】

（一）病史采集要点

1. 腹痛　机械性肠梗阻时，由于梗阻以上肠蠕动增强，表现为阵发性绞痛。可伴肠鸣音亢进，患者自觉有"气块"在腹中窜动，并受阻于某一部位。可有肠型和肠蠕动波。如果腹痛的间歇期不断缩短，以至成为剧烈的持续性疼痛，则应警惕绞窄性肠梗阻的可能。

2. 呕吐　在肠梗阻早期，呕吐呈反射性，吐出物为食物或胃液。此后，呕吐随梗阻部位高低而有所不同，一般是梗阻部位愈高，呕吐出现愈早、愈频繁。高位肠梗阻时呕吐频繁，吐出物主要为胃及十二指肠内容物；低位肠梗阻时，呕吐出现迟而少，吐出物可呈粪样。结肠梗阻时呕吐到晚期才出现。呕吐物如呈棕褐色或血性，是肠管血运障碍的表现。麻痹性肠梗阻时呕吐多呈溢出性。

3. 腹胀　一般出现晚于其他三个症状，其程度与梗阻部位有关。高位肠梗阻时腹胀不明显，低位肠梗阻及麻痹性肠梗阻时腹胀显著，遍及全腹。结肠梗阻时，如果回盲瓣关闭良好，梗阻以上结肠可成闭袢，则腹周膨胀显著。腹部隆起不均匀对称，是肠扭转等闭袢性肠梗阻的特点。

4. 肛门停止排气排便　完全性肠梗阻时患者多不再排气排便；但梗阻早期，尤其是高位肠梗阻，可因梗阻以下肠内尚残存的粪便和气体，仍可自行或在灌肠后排出，不能因此而否定肠梗阻的存在。在肠套叠、肠系膜血管栓塞或血栓形成等类型绞窄性肠梗阻，则可自肛门排出血性黏液样粪便。

（二）体格检查要点

1. 不同程度的脱水表现　单纯性肠梗阻早期，患者全身情况多无明显改变。肠梗阻晚期或绞窄性肠梗阻患者，可表现为唇舌干燥、眼窝凹陷、皮肤弹性消失、尿少或无尿等明显缺水征。严重者出现脉搏细速、血压下降、面色苍白、四肢发凉等中毒或休克征象。

2. 腹部视诊　机械性肠梗阻时，可见肠型和肠蠕动波。麻痹性肠梗阻时，腹胀均匀，遍及全腹。肠扭转时，腹胀多不对称。

3. 腹部触诊　单纯性肠梗阻因肠管膨胀，可有轻度压痛，但无腹膜刺激征。绞窄性肠梗阻时有腹部压痛和腹膜刺激征。肠扭转时，有时可扪及扭转的肠袢。蛔虫性肠梗阻时，常在腹中部触及条索状团块。

4. 腹部叩诊　麻痹性肠梗阻时，因肠胀气而叩诊呈鼓音。绞窄性肠梗阻时因腹腔渗液而叩诊移动性浊音阳性。

5. 腹部听诊　机械性肠梗阻时,肠鸣音活跃或亢进,可闻及气过水音或金属音。麻痹性肠梗阻或绞窄性肠梗阻继发腹膜炎时,肠鸣音减弱或消失。

6. 直肠指检　在直肠肿瘤引起肠梗阻时,直肠指检可扪及直肠肿物;有时也可扪及极度发展的肠套叠的套头;或触及低位肠腔外肿瘤。

(三)辅助检查要点

单纯性肠梗阻早期,实验室检查变化多不明显。随着病情的发展,可出现下列改变:

1. 血常规检查　由于肠梗阻出现明显缺水征,血常规检查血红蛋白值、红细胞计数及红细胞压积可升高,提示血液浓缩。若绞窄性肠梗阻时白细胞计数和中性粒细胞明显增加。

2. 尿常规检查　由于肠梗阻出现明显缺水征,尿常规中的尿比重常增高。

3. 血气分析和血生化检查　可了解血清 Na^+、K^+、Cl^-、BUN、Cr、HCO_3^- 等变化,进而判断是否存在酸碱失衡、电解质紊乱和肾功能损害。

4. 大便常规及呕吐物检查　若发现有大量红细胞或隐血阳性,应考虑绞窄性肠梗阻的可能。

5. 胸腹部 X 线检查　胸透或胸部 X 线片时可了解心、肺情况,排除胸部疾病引起的腹痛。腹部 X 线检查可显示肠梗阻患者肠腔内积气,特别是立位或卧位照片可见多数液平面及气胀肠袢。但无上述征象者,也不能排除肠梗阻的可能。肠梗阻的部位不同,X 线表现也各有其特点:一般情况下,空肠梗阻时 X 线片上空肠黏膜环状皱襞表现为"鱼肋骨刺"状;回肠黏膜则无此表现;结肠胀气位于腹部周边,显示结肠袋。当怀疑肠套叠、乙状结肠扭转或结肠肿瘤时,可做钡剂灌肠或 CT 检查以助诊断。

6. 其他　有条件的医院,必要时可酌情做腹腔镜检查。

【诊断对策】

(一)诊断要点

1. 病史　详尽询问病史,了解腹痛开始发作的部位和时间;腹痛是阵发性的,还是持续性或持续性疼痛阵发性加剧的;是绞痛,还是隐痛;是全腹痛,还是局限性腹痛;有无放射性、牵涉性腹痛;发作与间歇期时间的长短;有无伴肠鸣。询问呕吐出现的时间、频度、呕吐物的性质和量、有无蛔虫等。有无肛门停止排气排便。是全腹胀,还是不对称性腹胀。有无乏力、发热等全身感染中毒症状。注意既往有无腹部外伤史或手术史、腹腔感染史等。了解患者的诊治经过和治疗效果。

2. 临床表现　患者有腹痛、呕吐、腹胀和肛门停止排气排便四大症状(简称痛、吐、胀、闭)。有无缺水、休克征象。腹胀是否均匀、对称,量腹围。有无肠型和肠蠕动波、腹内肿块。绞窄性肠梗阻时有腹膜刺激征和固定压痛。肠鸣音有无变化,与腹痛关系如何。直肠指检如触及肿块,可能是直肠肿瘤;极度发展的肠套叠的套头;或低位肠腔外肿瘤;注意指套上有无血迹。

3. 辅助检查　肠梗阻出现血液浓缩时,血常规检查常示血红蛋白值、红细胞计数及红细胞压积升高。若绞窄性肠梗阻时白细胞计数和中性粒细胞明显增加。血气分析和血生化检查发现肠梗阻常常存在酸碱失衡、电解质紊乱和肾功能损害。X线表现可见腹部有多数液平面及气胀肠袢;空肠黏膜可显示"鱼肋骨刺"状,而回肠黏膜则无此表现;结肠胀气位于腹部周边,显现结肠袋形。

(二)临床类型

1. 粘连性肠梗阻　粘连性肠梗阻是肠袢间互相粘连或粘连带压迫所致。多为单纯性,也可为肠扭转、内疝而进展成为绞窄性肠梗阻。病因和病理上分为婴儿肠梗阻(胎粪性腹膜炎或其它引起的粘连)和一般的粘连性肠梗阻(手术、炎症、创伤、出血、异物等)。临床上患者有腹部手术、感染或结核病史,有腹痛、呕吐、腹胀和肛门停止排气排便、肠鸣音亢进等肠梗阻表现。粘连性肠梗阻应重视其预防。多采用非手术治疗,经保守治疗无效或有绞窄性肠梗阻表现者,应当手术治疗。

2. 肠扭转　某段肠袢沿其系膜长轴旋转所造成的闭袢性肠梗阻,称为肠扭转,属于绞窄性肠梗阻。肠扭转发生的解剖学基础是肠袢过长,其系膜根部相对较短。多发生于小肠,其次为乙状结肠,偶见于盲肠。小肠扭转多见于青中年体力劳动者;常表现为突然发作的剧烈腹部绞痛,多在脐周,呕吐频繁,腹胀不显著,易发生休克;腹部X线检查符合绞窄性肠梗阻的表现,此外还可见空肠和回肠换位,或排列成多种形态的小跨度蜷曲肠袢等特有的征象。乙状结肠扭转多见于男性老年人,有便秘史;表现为腹部绞痛外,有显著腹胀,而呕吐一般不明显;腹部X线检查可发现马蹄状巨大的双腔充气肠袢,圆顶向上,两肢向下;立位可见两个液平面。钡剂灌肠X线检查见扭转部位钡剂受阻,钡影尖端呈"鸟嘴"形。肠扭转常在短期内发生肠绞窄、坏死,病死率为 $15\%\sim40\%$,故应尽早治疗,以免肠管坏死。手术可采用扭转复位术和肠切除术。

3. 肠套叠　一段肠管套入其相连的肠管腔内称为肠套叠,是婴儿常见的急性肠梗阻,2岁以下约占 80%,少数发生于成年人。婴幼儿肠套叠多发生于突然改换食物、断乳前后或腹泻以后,与肠功能紊乱有关。肠套叠还可继发于肠息肉、肿瘤等。肠套叠按套叠部位分为①小肠套叠(小肠套入小肠);②结肠套叠(结肠套入结肠);③回盲部套叠(回肠套入盲肠结肠内)较多见。也可按套叠肠管的多少分为:①较常见的单套叠(一段肠管进入远侧肠腔中为单套叠)和②复套叠(若单套叠的肠管再套入相连的肠管)。肠套叠不仅造成肠腔梗阻,而且使套入的肠管肠系膜血管受压,血运障碍,甚至发生肠坏死、腹膜炎,属绞窄性肠梗阻。一般为回盲结肠套叠,典型表现为阵发性腹痛、呕吐、黏液血便和腹部包块。晚期腹胀加重,腹部压痛明显,甚至有腹膜刺激征。X线钡灌肠或空气灌肠检查发现钡气影在结肠受阻,其尖端呈"杯口"形,甚至呈"弹簧状"阴影。治疗上早期可用空气、氧气或钡剂灌肠疗法,该法适用于发病 24 小时内、全身情况尚好的病儿。如果肠套叠灌肠复位不成功,或发病超过 48 小时,或疑有肠管坏死或空气灌肠复位后出现腹膜刺激征及全身情况恶化者,均应及时手术治疗,可采用手术复位术和肠切除吻合术。

4. 蛔虫性肠梗阻　大量蛔虫在肠管内扭结成团,可致肠腔堵塞而引起肠梗阻。农村常见,以 2～10 岁儿童发病率高。多有便虫或吐蛔虫史。驱蛔虫治疗不当可诱发此病。临床表现为阵发性腹痛和呕吐,腹部可扪到能移动的条索状团块,该团块可变形。腹部 X 线平片可显示肠腔内蛔虫阴影。治疗上多采用非手术治疗,包括禁食、补液、口服润滑油(豆油、花生油 50～100 ml)、腹部热敷,可服用驱虫药和番泻叶,或经胃管行氧气驱虫。有肠扭转或腹膜炎时,应手术切开肠壁取出蛔虫。

5. 嵌顿或绞窄性腹外疝　疝内容物突然不能回纳、发生疼痛等一系列症状者,称为嵌顿性疝。嵌顿性疝如不及时解除,其系膜受压渐重,先是静脉,后是动脉,血流逐渐减少,终至完全阻断,叫做绞窄性疝。其临床表现及治疗见腹外疝。

(三)鉴别诊断要点

在肠梗阻的诊断过程中必需辨明下列问题:①是否肠梗阻;②是机械性还是动力性肠梗阻;③是单纯性还是绞窄性肠梗阻;④是高位还是低位性肠梗阻;⑤是完全性还是不完全性肠梗阻;⑥是什么原因引起的梗阻。此外,还要与输尿管结石、卵巢囊肿蒂扭转、急性坏死性胰腺炎、胆绞痛等相鉴别。

1. 是否肠梗阻　根据腹痛、呕吐、腹胀和肛门停止排气排便四大症状,腹部可见肠型或蠕动波、肠鸣音亢进等表现,一般可做出肠梗阻诊断。X 线检查有助于确定是否有肠梗阻征象。此外,在肠梗阻的早期,患者不具备上述典型表现时应注意与输尿管结石、卵巢囊肿蒂扭转、急性坏死性胰腺炎、胆绞痛等鉴别。

2. 是机械性还是动力性肠梗阻　机械性肠梗阻往往具有上述典型表现,早期腹胀可不显著。而麻痹性肠梗阻多继发于腹膜炎、麻醉、腹膜后血肿、腹部大手术后等,往往表现为肠蠕动减弱或消失,而无阵发性绞痛等肠蠕动亢进的表现,腹胀显著。X线检查可显示大、小肠普遍充气扩张;而机械性肠梗阻胀气限于梗阻以上的部分肠管,即使晚期并发肠绞窄和麻痹,结肠也不会全部胀气。

3. 是单纯性还是绞窄性肠梗阻 这点非常重要,一旦诊断绞窄性肠梗阻,就必须及早手术治疗。有下列表现者,应考虑绞窄性肠梗阻的可能:①腹痛发作急骤,起始即为持续性剧烈疼痛,或在阵发性加重之间仍有持续性疼痛。肠鸣音可不亢进。有时出现腰背部痛,呕吐出现早、剧烈而频繁。②病情发展迅速,早期出现休克,经抗休克治疗后不易改善。③有明显腹膜刺激征,体温上升,脉率增快,白细胞计数增高。④腹胀不对称,腹部有局限性隆起或触及有压痛的肿块(胀大的肠袢)。⑤呕吐物、胃肠减压抽出液、肛门排出物为血性,或腹腔穿刺抽出血性液体。⑥经积极非手术治疗而症状体征无明显改善。⑦腹部X线检查发现孤立、突出胀大的肠袢,不因时间而改变位置,或有假肿瘤状阴影;或肠间隙增宽,提示有腹腔积液。

4. 是高位还是低位性肠梗阻 高位小肠梗阻的特点是呕吐发生早而频繁,腹胀不明显,而低位小肠梗阻则表现为腹胀明显,呕吐出现迟而次数少,可吐出粪样物。结肠梗阻与低位小肠梗阻的临床表现非常相似,鉴别较困难,X线检查有很大帮助。结肠梗阻时扩大的肠袢分布在腹部周围,可见结肠袋,胀气的结肠阴影在梗阻部位突然中断,盲肠胀气最明显,小肠胀气可不明显;而低位小肠梗阻时扩大的肠袢在腹中部,呈"阶梯状"排列,但结肠内无积气。

5. 是完全性还是不完全性肠梗阻 完全性肠梗阻的特点是呕吐频繁,如为低位梗阻则腹胀明显,肛门完全停止排气排便;X线检查见梗阻以上肠袢明显胀气和扩张,梗阻以下结肠内无积气。不完全性肠梗阻的特点则是呕吐和腹胀都较轻或无呕吐,X线检查见肠袢胀气和扩张都不明显,而结肠内仍有气体存在。

6. 是什么原因引起的梗阻 应根据年龄、病史、体征、X线检查等方面进行分析。在临床上如果患者以往有过腹部手术、损伤或炎症史,且出现腹痛、呕吐、腹胀和肛门停止排气排便等症状,多考虑为粘连性肠梗阻,这种肠梗阻最为常见。嵌顿性或绞窄性腹外疝也是常见的肠梗阻原因,所以肠梗阻的患者应常规仔细检查腹外疝可能发生的部位。老年人出现结肠梗阻多为肿瘤所致,须提高警惕。新生婴儿发生肠梗阻多为先天性肠道畸形。2岁以内小儿的肠梗阻则肠套叠多见。农村儿童发生的肠梗阻应注意蛔虫团块所致。

【治疗对策】

（一）治疗原则

治疗原则是矫正因肠梗阻所引起的全身生理紊乱和解除梗阻。具体治疗方案应根据肠梗阻的类型、部位、原因和患者的全身情况而定。

（二）术前准备

1. 术前应作血常规（包括血型）、尿常规、生化和胸、腹部 X 线检查等。

2. 积极纠正水、电解质和酸碱平衡紊乱，尤其是低钾血症和代谢性酸中毒。

3. 手术前备皮，常规禁食，配同型血备术中使用。

4. 术前停留胃管、尿管。

5. 术前 30 分钟肌注术前针　海俄辛 0.3 mg im 或阿托品 0.5 mg im，鲁米那 0.1 g im。

6. 术前应给予抗革兰阴性杆菌及抗厌氧菌的抗生素。

（三）治疗方案

1. 非手术治疗

（1）基础疗法　无论是否手术治疗，均需应用的基本处理，包括禁食、胃肠减压、纠正水电解质酸碱失衡、防治感染和中毒及解痉止痛等治疗。

①禁食、胃肠减压：是治疗肠梗阻的重要方法之一，通过胃肠减压，吸出胃肠道内的气体和液体，可以减轻腹胀，降低肠腔内压力，减少肠腔内的细菌和毒素吸收，改善肠壁血循环，有利于改善局部病变和全身情况。

②矫正水电解质酸碱失衡：无论是否手术治疗，本治疗手段极为重要。输液所需容量和种类须根据呕吐情况、缺水体征、血液浓缩程度、尿排出量和比重，并结合血清钾、钠、氯和血气分析监测结果而定。肠梗阻患者常出现低钾血症和代谢性酸中毒，应注意分别补钾（10％KCl）及补碱（5％NaHCO$_3$）。

③防治感染和中毒：应用抗肠道细菌的抗生素，包括抗厌氧菌的药物。一般单纯性肠梗阻可不使用抗生素，但对单纯性肠梗阻晚期，特别是绞窄性肠梗阻以及治疗的患者应该使用。

④解痉止痛等对症治疗：肠梗阻患者可使用解痉止痛等药物对症治疗，诊断明确后甚至可使用度冷丁等止痛药。

（2）解除梗阻的非手术治疗

①适应证：主要适用于单纯性粘连性不完全性肠梗阻、麻痹性肠梗阻和痉挛性肠梗阻、蛔虫或粪块堵塞引起的肠梗阻，肠结核等炎症引起的不完全性肠梗阻，肠

套叠早期等。

②非手术治疗方法：除了基础疗法外，尚包括：中医中药治疗、口服或胃肠道灌注生植物油、针刺疗法，以及根据不同病因采用低压空气或钡灌肠，经乙状结肠镜插管，腹部按摩等各种复位法。非手术治疗期间应严密观察病情，若症状、体征不见好转或反而加重，应及时中转手术治疗。

2. 手术治疗

(1)手术原则和目的　在最短手术时间内，以最简单的方法解除梗阻或恢复肠腔的通畅。具体手术方式应根据肠梗阻的类型、部位、原因和患者的全身情况而定。

(2)手术适应证为　①各种类型的绞窄性肠梗阻；②肿瘤性肠梗阻；③先天性肠道畸形引起的肠梗阻；④非手术治疗无效的肠梗阻。肠梗阻的手术治疗方式大体可归纳为四种：

1)解决引起梗阻的原因　如粘连松解术、肠切开取除异物、肠套叠或肠扭转复位术等。

2)肠切除肠吻合术　如肠管因肿瘤、炎症性狭窄，或局部肠祥已经失活坏死，则应作肠切除、肠吻合术。对于绞窄性肠梗阻，应争取在肠坏死前解除梗阻，恢复肠管血液循环，正确判断肠管的生机十分重要。手术时在解除梗阻原因后有下列表现，则说明肠管已无生机：①肠壁已呈黑色并塌陷；②肠壁已失去张力和蠕动能力，肠管呈麻痹、扩大、对刺激无收缩反应；③相应的肠系膜终末动脉无搏动。④如有可疑，可用等渗盐水纱布热敷，或用 0.5% 普鲁卡因溶液作肠系膜根部封闭等。倘若观察 10~30 分钟，仍无好转，说明肠管已坏死，应做肠切除、肠吻合术。

3)短路手术　当梗阻原因既不能简单解除，又不能切除时，如晚期肿瘤、肠粘连严重难以分离，可做梗阻近端与远端肠祥的短路吻合术。

4)肠造口或肠外置术　患者情况严重或局部病变所限，不能耐受和进行复杂手术，可用这类术式解除梗阻。主要适用于低位肠梗阻时，特别是急性单纯性结肠梗阻，一般采用梗阻近侧(盲肠或横结肠)造口，以解除梗阻；如已有肠坏死，则宜切除坏死肠管并将两断端外置作造口术，待以后行二期手术再解决病变部位。

【术后观察及处理】

(一)一般处理

1. 术后体位　在麻醉尚未完全恢复时取平卧位，清醒后尽量鼓励患者早期在床上活动，以利患者术后胃肠功能恢复并防止肠粘连。待患者拔除各引流管后鼓励患者早期下床活动。

2. 切口疼痛　有硬膜外置管镇痛者患者术后疼痛会明显减轻,但无镇痛管者应酌情使用镇痛药物止痛,如吗啡或度冷丁等药。

3. 定期复查血常规、生化、肝功能等检查　肠梗阻患者术后当天应急查血常规和生化,了解出血、水电解质酸碱等情况;术后定期复查血常规、生化、肝功能等检查,以指导并调整术后的补液治疗。

4. 保持各引流管通畅,并注意引流液颜色和量　通常肠梗阻患者术后有胃管、导尿管和腹腔引流管,应保持各引流管通畅,胃管和腹腔引流管的量是临床计算补液量的重要依据,其量和颜色可作为病情观察的指标。尿液量多少可作为估计补液量是否足够的重要参考指标。待肛门排气或排便、腹不胀、胃肠功能恢复后可拔除胃管;术后腹腔引流液减少且无渗出时可拔除腹腔引流管;若患者术后恢复满意时可在术后第 4~5 天拔除导尿管,避免长期留置导尿管而引起的泌尿道感染。

5. 观察腹部切口,定期伤口换药或拆线　观察切口有无渗液及分泌物,是否出现红、肿、热、痛等情况,若有则应及时拆除部分缝线引流切口。一般术后第一天查看伤口并换药,此后若无伤口渗出或分泌物,可隔 2~3 天再换一次药,直至拆线。术后 7~10 天可拆线。

6. 补液治疗及恢复饮食　在胃肠功能尚未恢复时暂时禁食,补液、补充热量及每日生理需要量、额外损失量和累积损失量,同时使用抗生素预防感染。待肛门排气或排便后恢复进食,先流质饮食,再过渡到半流饮食,甚至普食。

(二)并发症的观察及处理

1. 切口感染　切口感染为常见并发症,常常由于手术切开肠管时无菌操作不严格,导致肠内容物或粪便污染手术切口,表现为切口处红肿、胀痛或跳痛,局部有压痛及分泌物,此时应及时剪去部分缝线,扩大切口,排出脓液,并清除异物、充分引流。

2. 肠瘘或吻合口瘘　也是肠梗阻常见的并发症之一。术后产生肠瘘或吻合口瘘的原因有多种,如肠粘连松解时易造成局部肠壁损伤,而术中又未及时发现修补,或局部血供障碍,或吻合技术不当。此外,术后腹腔内感染、异物残留或腹腔引流物放置不当等也可引起。多发生在术后 3~5 天,有发热、腹痛、腹胀等腹膜炎表现,手术切口处有脓性液体或气体溢出,此时剪去部分缝线后有大量脓液和消化液流出,或腹腔引流物有消化液引出。处理上应保证局部引流通畅,控制感染,矫正水电解质酸碱失衡,营养支持及防治并发症;对于表浅的管状瘘,在瘘液减少、瘘口皮肤糜烂基本控制后，可对瘘管进行堵管治疗；对瘘口远端有肠梗阻、瘘口周围有异物或脓肿、唇状瘘、管状瘘已上皮化或瘢痕化等情况可考虑行瘘管切除、肠段切除吻合等手术治疗。

3. 术后再发粘连性肠梗阻　多与手术造成局部肠壁浆肌层损伤、组织缺血、腹腔内出血、异物残留或腹腔感染有关，也可与广泛粘连性肠梗阻手术未能完全松解有关。患者有腹痛、呕吐、腹胀和肛门停止排气排便等表现。对术后发生粘连性肠梗阻的预防关键在于防止腹腔粘连，鼓励患者术后早期下床活动。对大多数粘连性肠梗阻患者，通过非手术治疗都可缓解；但对反复发作、病情重的患者则须手术治疗。

4. 短肠综合征　短肠综合征是指因小肠广泛切除或肠短路手术或肠内瘘引起的小肠实际消化吸收面积大量减少而导致的一种临床综合征。短肠综合征的发生与手术切除小肠的长度、切除肠管的部位、是否保留回盲瓣、原发病和年龄等因素有关，特别是与绞窄性肠梗阻手术切除大量坏死小肠有关。主要以腹泻、营养不良、体重减轻和电解质紊乱为主的临床表现。治疗上以维持水电解质酸碱平衡、控制腹泻、防治感染、加强营养支持（肠外营养和肠内营养）、防治胃酸过多等为主，当经过一段时间（6～12个月）严格的非手术治疗后疗效不佳的患者，才考虑行手术治疗。常用的手术方法有小肠倒置术、结肠间置术、小肠移植术等。

5. 盲袢综合征　盲袢综合征是由于各种肠梗阻手术导致小肠盲袢或盲袋，肠内容物长期淤滞其中，细菌过度繁殖而形成的吸收不良综合征。临床上主要表现为腹泻、营养不良、体重减轻、肠梗阻和维生素 B_{12} 缺乏所致的巨细胞性贫血等症状和体征。治疗的目的是纠正小肠的解剖异常，抑制肠道内细菌的过度繁殖，缓解症状。治疗方法包括纠正水电解质酸碱失衡、纠正贫血和低蛋白血症、加强营养支持、补充各种维生素，特别是脂溶性维生素和维生素 B_{12}，选用敏感抗生素抑制肠道内细菌的过度繁殖等非手术治疗，手术治疗的目的在于去除造成盲袢综合征的病因，即切除盲袢，纠正肠吻合，解除短路。

【疗效判断及处理】

肠梗阻的疗效与其病因、有无合并症、治疗是否及时等有关。良性疾病引起的肠梗阻在解除其病因、恢复肠管通畅后，其预后满意，如肠套叠复位、粪块所致的肠梗阻手术等；这些患者一般头半年每3个月复查1次，此后若无不适症状或体征，肠梗阻术后患者可不用再复查或特殊处理。对粘连性肠梗阻的患者出现不适症状或体征时按肠梗阻进行非手术治疗，对反复多次发作的粘连性肠梗阻患者应考虑手术治疗。对于绞窄性肠梗阻患者如果不及时手术治疗,患者病死率可高达10%;而大部分坏死小肠手术后发生短肠综合征,如果纠正水电解质酸碱失衡、加强营养支持等治疗不及时,患者预后也不佳。恶性肿瘤引起的肠梗阻尽管手术可解除梗阻,但若非早期病变,术后容易复发或转移,则预后不佳,如结肠癌等;通过定期复查,以期早期发现肿瘤复发或转移,并及早治疗,一般头一年每3个月复查1次,第2年每6个月复查1次,第3年起则每12个月复查1次,直至术后第5年。肠梗阻合并心、肺、肝、肾等疾病时,则会加重病情,影响患者预后及转归。

【出院后随访】

1. 出院时带药　肠梗阻术后出院若患者恢复较好时无须带药,但若为粘连性肠梗阻性肠粘连松解术,患者术后出院可带些通大便的药物,如大黄苏打片3片tid,或果导片2片tid等药物;若为肿瘤性肠梗阻术后则应考虑是否作化疗。肠梗阻若无手术治疗,则应视肠梗阻的病因采取相应的药物治疗。抗生素不宜长期使用。

2. 检查项目与周期　出院2周后复查,询问术后患者的不适表现,尤其是有无腹痛、腹胀、呕吐等症状,查看伤口和腹部情况,必要时复查血常规、生化和腹部立卧位X线片等检查,了解患者术后恢复情况。一般头半年每3个月复查1次,此后若无不适症状或体征,良性疾病且无肠梗阻表现的术后患者可不用再复查;若为恶性肿瘤所致肠梗阻的术后患者则须继续定期复查,第2年每6个月复查1次,第3年起则每12个月复查1次,直至术后第5年。

3. 定期门诊检查与取药　无切口感染的患者出院2周后复查,此后若无不适症状或体征,无须特殊处理。粘连性肠梗阻患者应鼓励其多下床活动,以预防术后再次发生粘连性肠梗阻的可能。

4. 出院后应当注意的问题　①早期多下床活动预防术后发生粘连性肠梗阻;②术后3个月内避免过度劳累或重体力劳动;③保持大便通畅;④肿瘤性肠梗阻术后应该定期复查,必要时辅以化疗。

【预后评估】

急性肠梗阻为外科常见的急腹症之一,其中绞窄性肠梗阻的病死率达10%左右。良性疾病引起的肠梗阻在解除其病因、恢复肠管通畅后,其预后满意;出院后若无不适症状或体征,则患者可不用再复查或特殊处理。恶性肿瘤引起的肠梗阻尽管手术解除了梗阻,但若非早期病变,术后容易复发或转移,则预后不佳,如结肠癌等;应通过定期复查,以期早期发现肿瘤复发或转移,并及早治疗。

(陈创奇)

第三节　肠系膜血管缺血性疾病

肠系膜血管缺血性疾病在临床上较之肠扭转更为罕见,其发病率仅占肠梗阻的 0.23%~0.7%。本病极少发生在儿童,多发生在 30~70 岁的成年人。发病率最高在 50 岁左右。男性多于女性。肠系膜血管缺血性疾病通常可分为:①急性肠系膜上动脉栓塞;②非闭塞性急性肠缺血;③肠系膜上静脉血栓形成;④慢性肠系膜血管闭塞缺血。本章主要讨论肠系膜上动脉栓塞和肠系膜上静脉血栓形成等疾病。

一、急性肠系膜上动脉栓塞

【概述】

急性肠系膜上动脉栓塞在临床上比较少见,但预后差,死亡率为 75%~80%。在急性肠系膜上动脉栓塞发生早期,患者肠缺血表现出的急性腹痛症状与阳性体征不符,导致早期诊断延误。当主要体征明显,诊断明确时,疾病可能导致出现不可逆的病理生理改变,导致抢救无效,患者死亡。

急性肠系膜上动脉栓塞往往是由血栓形成或栓子脱落所致。栓子多数来源于心脏,来自风湿性心脏病与慢性房颤的左心房,急性心肌梗死后的左心室,或以往心肌梗死后形成的附壁血栓、心内膜炎、瓣膜疾病或瓣膜置换术后等,也可来自自行脱落的,或是经心血管导管手术操作引起的脱落等。肠系膜上动脉主干与腹主动脉呈锐角相交,且离开主动脉时口径较大,从心房脱落的栓子易于进入。进入肠系膜上动脉的栓子常停留在血管解剖狭窄或血管分叉附近,其中结肠中动脉常被栓塞。

动脉栓塞后,造成肠壁缺血,失去光泽,由苍白逐渐变为发黑坏死,肠蠕动消失,肠腔扩张,大量血性液体渗入肠腔或腹腔。长时间缺血后,循环血容量锐减,出现休克的临床表现,并发生水、电解质、酸碱平衡紊乱。细菌易位、毒素吸收可造成毒血症或中毒性休克等临床表现。

【诊断步骤】

(一)病史采集要点

1. 有无心脏病如风湿性心脏病、心房纤颤或冠心病史等,有无心导管手术史,有无肝硬化、糖尿病坏疽、血液病等易形成血栓的疾病。

2. 剧烈的腹部疼痛,但并非典型的肠绞痛,一般止痛药无效,早期可为阵发性,后期为持续性;疼痛部位可以是脐周、上腹或右下腹,疼痛同时伴有频繁呕吐,呕吐物为血水样。

3. 腹泻 早期患者排血水样大便。

(二)体格检查

该类患者主要体征有:早期腹肌软,脐周或上腹部轻压痛,肠鸣音可闻及。后期腹部逐渐膨隆、腹肌紧、腹部压痛反跳痛明显,肠鸣音消失,进而出现休克现象。肛门指诊直肠有暗红色血便。

(三)辅助检查

1. 血白细胞计数在 $20 \times 10^9/L$ 以上。血生化可有血液浓缩代谢性酸中毒。

2. 早期腹部 X 线检查仅显示大、小肠有轻到中等胀气,当有肠坏死时腹腔有大量积液,平片显示腹部密度增高。

3. 腹腔穿刺可抽出血性腹腔渗出液。

4. 腹部选择性动脉造影对本病有较高的诊断价值。血管造影可明确病变的部位,同时在此之后可将导管保留于此,给血管扩张药物以治疗等。动脉栓塞多在结肠中动脉开口处,造影显示肠系膜上动脉开口以下约 $3\sim8$ cm 处突然中断;血栓形成则在肠系膜上动脉开口处距主动脉 3 cm 以内血管影中断;血管痉挛显示为血管影有缩窄但无中断。

【诊断对策】

(一)诊断要点

1. 原有冠心病或心房纤颤等心脏病史,或有心导管手术史,或有肝硬化、糖尿病坏疽等发生栓塞或形成血栓高危的病变者。

2. 中老年患者突发剧烈的腹痛,恶心、频繁呕吐,呕吐血性液,或同时排血水样大便。

3. 腹部有压痛或有明显的腹膜刺激症(腹肌紧张、全腹压痛、反跳痛)。出现面色苍白、脉搏细速、血压下降等休克现象。

4. 腹部平片或腹腔穿刺显示腹腔有大量血性积液。

凡有以上情况，又可排除其他急腹症（详见鉴别诊断）时，应即疑有该病。并及时行选择性动脉造影以确诊。

（二）鉴别诊断

1. 本病需与一般急腹症　如急性胰腺炎、溃疡穿孔性腹膜炎和化脓性阑尾炎等相鉴别。

2. 与急性缺血性坏死性肠炎鉴别　后者主要累及肠系膜下动脉。

3. 与某些绞窄性病变鉴别　如肠扭转、肠套叠、卵巢囊肿蒂扭转等。

【治疗对策】

（一）治疗原则

当临床上疑为肠系膜上动脉栓塞时，应尽快行肠系膜血管造影确诊，以便在肠坏死前能进行手术和血管重建。手术原则为去除栓子、血栓或以人工血管重建肠系膜上动脉，恢复动脉血流。应切除不可能恢复的坏死肠管。凭临床经验观察已经无活力的肠管在恢复血供后可能恢复活力，为尽可能保留肠管，应先行栓子取除术、血栓切除术或动脉重建术，充分估计肠管活力后才考虑是否行肠切除术。

（二）术前准备

1. 积极治疗原发病，针对引起急性肠系膜缺血的原因，对症治疗急性充血性心力衰竭，控制心律失常。

2. 纠正血容量，保持足够的有效循环血量和氧供。

3. 注意水、电解质平衡，维持酸碱平衡。

4. 足量使用有效抗菌素。

5. 常规测定凝血功能，主要是凝血酶原时间和 APTT（部分激活凝血酶时间）。以供肝素治疗参考。

6. 抗凝治疗，以防止继发性血栓形成及新的血栓不断形成脱落，可静脉滴注肝素 25～50 mg，或低分子肝素 0.4 ml 皮下注射。

7. 其他的准备参考急腹症部分。

（三）治疗方案

1. 非手术治疗

一旦确定为肠系膜血管阻塞以后，即使手术切除，很可能血栓再度形成，而采取非手术疗法者只要能维持患者生命，能避免肠道膨胀，则梗塞的肠壁大都能获得侧支循环的供给,避免坏死。非手术治疗包括以下措施:输血、输液以补充失血、维持血压和水、电解质平衡;持续胃肠减压以免腹胀;给肝素抗凝治疗,必要时可每6 h静脉注射100～125 mg使血液肝素化;与此同时给以抗生素抗感染。

但非手术治疗仅适用于血管不全梗塞及肠壁尚未坏死的病例。手术探查如发现坏死的肠管不长,手术切除较好。保守疗法仅适用于情况过于严重而不能耐受手术者,或病变范围过大、手术切除显然无济于事的病例,以及手术切除后的辅助治疗。

2. 手术治疗

(1)手术指征

1)患有心血管疾患(如动脉粥样硬化、心内膜炎、风湿性心脏病)的患者,一旦出现与轻微体征不符的剧烈腹痛,如果没有造影设备及条件,有剖腹探查指征。

2)动脉造影显示有肠系膜上动脉栓塞。

3)肠系膜上动脉栓塞造成肠袢坏死,表现为急性腹膜炎。

4)介入治疗后患者出现持续性腹痛,应剖腹探查。

(2)手术方式

1)坏死肠袢切除术 如肠袢因系膜血管栓塞而已坏死,则无疑首选肠切除术。只要受累的肠袢不太长,估计切除后能顺利恢复者,以一期切除吻合为宜。但大段小肠切除后影响到营养和水分的吸收,患者的代谢很难维持平衡,则不能贸然行肠切除术。如患者一般情况较差,可考虑将坏死肠管暂时外置,并以热盐水湿敷或利多卡因肠系膜封闭,待情况好转后再行肠切除。

2)血栓取出术 该术可使原本可能坏死的肠袢得以保全,有利于患者的顺利恢复。栓子取出后应密切观察肠管的血运情况,存活肠管则保留,确定已坏死者则予切除。

3)腹主动脉-肠系膜上动脉短路吻合术 如肠系膜上动脉栓塞非栓子脱落引起,而是由于动脉硬化致原位血栓形成,取栓管取栓失败时,应行腹主动脉-肠系膜上动脉旁路术。偶尔栓塞的肠系膜上动脉可整段切除后做血管移植。

【术后观察及处理】

1. 术后应密切监护循环系统状况,如一般情况、心率、血压,以分析有无内出血并发症。

2. 注意纠正水、电解质紊乱、酸碱平衡。

3. 选用适当的抗生素,积极抗炎治疗。感染常为胃肠源性感染。联合应用抗生素需针对需氧菌和厌氧菌的混合感染,抗生素应及早应用,并持续到术后一段时间。

4. 密切观察内脏功能情况。如腹痛、腹胀情况,有无腹膜刺激症、肠功能恢复及排便情况。一旦出现腹痛,明显腹胀、腹膜刺激症,肠鸣音减少或消失以及排血便,表明肠系膜上动脉可能再次栓塞或移植血管闭塞,可能已发生肠坏死,应及时处理。

5. 术后抗凝治疗 术后可常规给予低分子肝素抗凝。低分子肝素 0.4 ml 皮下注射,每日 1～2 次,复查凝血功能以指导用药。

6. 加强营养支持,防止肠瘘发生。

7. 继续治疗原发病。

8. 术后给予罂粟碱,以控制动脉痉挛。一般可以每 4 h 注射罂粟碱 0.032 g,约 24～48 h。

【预后】

肠系膜血管阻塞患者预后差,死亡率高。一般死亡率均在 30%～50%。但争取早期手术,及时将栓子取出或将坏死肠袢及其对应系膜一起予以切除,同时加强抗休克及抗凝剂的应用,仍能挽救不少病例。另一值得注意的问题是:当因肠系膜血管栓塞而导致相应肠袢坏死需切除时,切除大段小肠易致短肠综合征。关于短肠综合征的治疗详见相关章节。

二、肠系膜上静脉血栓形成

【概述】

肠系膜上静脉血栓形成是一种不常见,但重要的急性肠系膜缺血的病因。其发病与性别、年龄无关,误诊率较高。如曾患下肢深静脉血栓形成的患者,如果发生无法解释的腹痛,则应怀疑肠系膜上静脉血栓形成的发生。肠系膜上静脉栓塞可分为原发性和继发性。原发性静脉血栓形成无明显病因,往往存在凝血机制紊乱。继发性肠系膜上静脉血栓形成往往和腹腔内感染有关。肿瘤患者由于静脉受侵犯、肿瘤外压迫、高凝状态,往往也易继发血栓形成。在脾切除、外伤、肝硬化、门脉高压、曲张静脉硬化剂治疗、选择性血管造影、肝移植、肝内分流等情况下,也往往可伴继发性肠系膜上静脉血栓形成。

肠系膜上静脉血栓形成如起病缓慢且闭塞不完全,多表现为腹部不适,食欲不振,腹泻或便秘等慢性消化不良症状。急性完全阻塞早期,可引起腹部剧痛,恶心呕吐、腹胀、腹泻及血便等腹部体征与腹痛不相称。如治疗不及时,可导致肠坏死和腹膜炎。因此,需及时手术治疗。术前需要积极的对症治疗和采用广谱抗生素抗感染治疗。抗凝治疗是必不可少的治疗手段。如果术前未行抗凝治疗,术中也需抗凝治疗。

【诊断步骤及要点】

1. 病史采集要点　(1)询问有无手术、外伤及肝硬化等病史。(2)大多患者起始为腹胀,以后腹胀加重,并出现剧烈腹痛、恶心呕吐、排血便。

2. 体格检查　腹部检查可见腹胀,有压痛及腹肌紧张,也可有血性腹水。早期有肠鸣音活跃,以后肠鸣音减弱或消失。

3. 辅助检查　白细胞计数增高并有血浓缩的现象。X线腹部平片可见肠胀气,肠壁增厚及腹腔积液的征象。腹腔穿刺可抽出血性液体。腹部超声检查、CT检查、选择性肠系膜血管造影均可提供一些诊断依据。

【鉴别诊断】

其鉴别诊断要点与急性肠系膜上动脉栓塞的基本相同。

【治疗及预后】

结合病史及其他表现诊为本病后,即应积极准备及早手术。术前准备同肠系膜上动脉栓塞。静脉血栓形成常累及分支,因此坏死可能仅累及一段肠管,但血栓有蔓延的可能,术后发生肠瘘的机会也增高,因而行静脉切开取栓术的可能性极小。静脉切除的范围应包含有静脉血栓的全部系膜。术后为避免再有血栓形成,应进行3个月的抗凝治疗。其余术后处理基本同肠系膜上动脉栓塞。

肠系膜静脉血栓形成经手术及抗凝治疗后,其预后较动脉栓塞好,死亡率在20%左右。

【术后观察及处理】

与肠系膜上动脉栓塞同。

(吴文辉　彭俊生)

第四节　短肠综合征

【概述】

短肠综合征是指广泛小肠切除(包括部分结肠切除)术后,残留的功能性肠管不能维持患者营养需要的吸收不良综合征。可表现为:进行性营养不良、严重腹泻、体重减轻、脂肪泻、水电解质失衡和代谢紊乱,可影响到发育,甚至威胁到生命。

短肠综合征的严重程度与以下几个因素有关:切除肠管的范围和部位,是否保留回盲瓣,残留肠管及其他消化器官(肝、胰腺)的功能状态,剩余小肠、大肠的代偿适应能力。

短肠综合征的临床特点:早期主要是腹泻、水电解质失衡,尤其是低钠、低钾、低钙;中期主要表现为吸收功能障碍,出现体重减轻及营养缺乏;后期,除腹泻和脂肪泻外,体重可处于一个稳定状态。另外,短肠综合征还有一些较特殊的临床特点:胃液高分泌状态,易致消化性溃疡,对短肠综合征吸收功能进一步损害;营养吸收障碍除可导致热卡不足,还可出现水溶性或脂溶性维生素的缺乏和微量元素的缺乏,加重营养不良,儿童可导致发育障碍;可出现肠道高草酸,产生肾结石和胆结石等。

【诊断】

短肠综合征较易诊断。无需行太多的辅助检查。首先,短肠综合征患者都有因肠系膜血管栓塞、肠扭转、腹部严重损伤或恶性肿瘤等疾病而行广泛小肠切除手术史(剩余小肠小于 100 cm);其次,患者术后腹泻严重,水电解质失衡,营养不良,体重减轻明显。

【治疗】

(一)治疗原则

严重短肠综合征的治疗主要是补充营养与丢失的液体,预防各种营养因素缺乏症的发生,防止肠外营养的并发症,供给肠内营养以期小肠能获得最佳代偿。肠外营养主要是补充肠内营养不足,肠内营养能促进肠道激素与胰液、胆汁的分泌,从而对肠道本身有营养与促进再生的作用。

（二）治疗方案

1. 非手术治疗

大量小肠切除患者的肠功能代偿在术后将经过三阶段。（1）早期，由于患者腹泻严重，易致水电解质失衡，可静脉补充水电解质及营养，度过手术期后可开始口服少量等渗液体，然后逐渐口服少量的碳水化合物（米、面）和蛋白质（鱼、鸡）混合物，如不能口服，则可给予近似等渗液的肠内配方营养。与此同时，给予制酸药和减慢肠蠕动的药物。这一阶段需 2 个月的时间。（2）中期，由于患者吸收障碍，易出现各种缺乏症。该阶段患者饮食量增加，可静脉补充营养。要逐渐将热量、蛋白质、必需脂肪酸等改为肠内供给。某些维生素、矿物质也可肌注。饮食以碳水化合物为主，约占 60%，蛋白质和脂肪各占 20%。这一阶段自术后 2 个月直至代偿完全一般需经过 1～2 年。（3）后期是完全代偿阶段，患者能从肠道获得足够的营养，一般不需静脉营养。但有些患者不能达到这一阶段，仍然需依赖静脉营养以维持生命。此时，需注意防止静脉营养的相应并发症。

2. 手术治疗

小肠广泛切除后如残留小肠袢不足 100 cm 而有短肠综合征时，可考虑做下列矫治手术：（1）肠管的倒置吻合　将剩余的末段小肠切取一小段（约 5～10 cm），制成带血管蒂的肠管，旋转倒置后，再做端-端吻合以恢复肠道的通畅。利用倒置肠管的逆蠕动，延长排空时间，增加营养的吸收。（2）肠袢的圈形吻合　将残留的空肠与其上段肠管作一端-侧吻合，使形成一个肠袢圈。然后再将末端肠管的断端与空肠袢圈吻合。这样可使肠内容物在肠袢内打转，延长排空时间，增加吸收。（3）肠管倒置和肠袢圈形吻合的联合应用　先将残留的回肠在距回盲部 5～10 cm 处切断，将肠管倒置，新近切断的肠管近切端与残留的空肠端行端-端吻合，距该吻合口以下 5 cm 处行回肠间的端侧吻合，最后将回肠的远切端与肠袢圈作端侧吻合。（4）小肠移植　对成人剩余小肠小于 60 cm，儿童小肠小于 30 cm，小肠移植是一理想的手术方法。患者小肠移植后可不持续用肠外营养，成功病例能恢复到较佳的小肠功能。

上述方法中，肠管倒置吻合术较简单，且其效果也已为临床所证实，当残留小肠不足 100 cm，已发生严重的短肠综合征者作此手术可延缓排空时间增加吸收。由于大段小肠切除后其功能的恢复是因人而异，因此末端回肠倒置吻合术只能试用于严重的短肠综合征发生后，而不宜在第一次切除术时就做预防性的带蒂小肠倒置吻合术。小肠移植术是目前治疗短肠综合征最有发展潜力的术式。但小肠移植后的严重排斥尚未得到理想解决。因此,尚有待于进一步的研究。

(吴文辉　彭俊生)

第五节　肠外瘘

【概述】

因各种病因所形成的胃肠道内两段肠管之间、肠管与其他器官之间或一段肠管与体表之间的病理性通道称为肠瘘。临床上又根据其是否开口于体表而分为外瘘和内瘘。二者在病因、病理、临床表现及防治各方面均有所不同。本章将专门讨论发生在肠道系统内的肠外瘘的病因、发病及临床防治。肠外瘘常在临床上造成一系列病理生理紊乱及严重的并发症,治疗上难度较大、死亡率也较高,必须认真对待。

【诊断步骤】

(一)病史采集要点

1. 瘘内容物的量、性状,是否伴有局部腹膜炎或全身中毒症状,有无脱水、水电解质、酸碱平衡失调的表现。

2. 瘘发生的部位,清晰了解手术、创伤史,可能的其他原因。

3. 瘘发生的时间,是否随病程的演进而变化。

4. 判断患者营养状态,了解治疗的经过。

(二)体格检查要点

1. 一般情况　生命体征、发育、营养、精神状态、尿量。

2. 局部检查　特别仔细地进行局部检查,应注意以下内容:

(1)瘘口的形态,瘘口在腹部的位置、大小、形状,如观察肠液、气体或食物从创口排出,或从创面直接观察到破裂的肠管,外翻的肠黏膜;瘘管周围组织和皮肤糜烂,瘘口不愈、潮红。

(2)瘘内容的外观及流量,是否含有大量胆汁胰液,呈蛋花样,瘘液量大,还是瘘排出的肠液较稠,对皮肤的刺激性较小,或是半成形粪便,局部严重感染。

3. 全身检查　全身体格检查非常重要,应注意:

(1)是否有发热,是否有脱水的体征,如皮肤黏膜干燥、眼窝下陷、乏力、少尿、烦躁或神志淡漠;是否有全身中毒体征。

(2)腹部是否有腹胀、肠型,是否有压痛、肌紧张、反跳痛等腹膜刺激征;是否有深在固定压疼及包块。

(三)辅助检查

1. 实验室检查

(1)血、尿常规　感染的存在使白细胞升高,中性粒细胞分类升高,脱水的患者血液浓缩,尿少,尿渗透压增高。

(2)血生化　高流量瘘常伴严重的水、电解质及酸碱平衡紊乱、低蛋白血症,肠外瘘由于大量碱性肠液丢失,常见低钠低钾血症、代谢性酸中毒,严重的血肌酐、尿素氮升高,急性肾功能不全。

2. 口服染料检查　本检查操作简单,容易进行,多用在一般情况稳定、肠功能已有所恢复的患者。常用染料有骨炭末、美蓝等。根据这些染料出现于瘘汁中可证实瘘的存在,并从排出量的多少及出现的时间可判断瘘的大小及可能的部位。对走行迂曲、瘘管纤细的瘘,有时可能不能提供明确的结果,还须进行下列进一步检查。

(四)进一步检查项目

1. X线检查

(1)胸腹部平片　可观察有无胸腔、膈下或腹腔积液,肠梗阻或膈下游离气体。

(2)瘘管造影　经瘘管插入导管,往导管内注入造影剂便可获得比较肯定的结果。显示出瘘管的部位、大小、走行方向及引流通畅程度、周围肠管情况等。常用的造影剂为刺激性小、显影清晰的药物如:泛影钠、醋碘苯酸钠等。还可把注射器直接插入瘘管口注药造影,对瘘口够大的瘘管有时显影比插管造影更为完全、清晰。

(3)胃肠钡剂造影　对全面了解消化道内的情况如瘘的部位、肠腔通畅的程度、有无远端梗阻等能提供较全面的资料,尤其对一般不易发现的肠道内瘘的检查很有帮助。

2. 超声检查　B超检查:多用于寻找腹腔内深部残余的脓肿,脓肿亦可在 B 超引导下穿刺,如能抽出胃肠液,即能诊断肠瘘,也可置管引流作治疗。

3. CT 检查　B超显示不清楚的深部腹腔脓肿,CT 可显示清晰,并了解积液或脓腔与胃肠道的关系。

【诊断对策】

(一)诊断要点

1. 病史　继发于腹腔炎症及手术后的肠瘘病例约占需要外科治疗病例中的3/4。因此,对存在腹腔感染、腹部手术后的病例应警惕肠瘘的发生,特别是有过消化道重建的患者,必须警惕吻合口瘘的发生。另外,对明确肠瘘的患者还应从发病时间初步判断肠瘘处于何种时期。

2. 临床表现　早期患者处于急性腹膜炎期,体温持续 38 ℃以上,腹痛、腹胀、恶心、呕吐,体检全腹或局限压痛、反跳痛,腹水征阳性,肠鸣音低弱。后期具有典型腹部瘘口相关的局部和全身症状,腹膜炎持续和全身脱水、中毒症状,重者周围循环衰竭;如观察肠液,气体或食物从创口排出,或从创面直接观察到破裂的肠管,外翻的肠黏膜,或行消化道重建术后的患者,引流量突然增加,或进食后引流物含食物残渣,即可诊断肠瘘或吻合口瘘。因肠瘘有不同分期和临床分型,瘘口的位置、大小、形态各异,瘘内容物量和性质有别,局部和全身情况也有所区别;同时注意是否伴有恶液质、消化道出血等肠瘘的并发症。

3. 辅助检查　X线造影、B超、CT等检查均可提供诊断依据。

(二)病理过程分期及临床类型

1. 根据肠外瘘的病理过程,可分以下四期:

(1)腹膜炎期　肠内容物经肠壁缺损处流出,对腹腔周围器官产生剧烈刺激,引起腹膜炎症反应。其严重程度依肠内容物的性质及数量而异。后者又直接受瘘发生部位的高低、瘘口大小的影响。若所发生的是高流量的高位小肠瘘,则不仅因瘘液中含有大量胆汁、胰液具有较强的消化、腐蚀作用,因而对腹膜刺激作用明显,而且由于短期内流量大,常可造成急性弥漫性腹膜炎。反之,如瘘口小、流量小也可形成局限性腹膜炎。此期多发生在创伤或手术后 3～5 天内。

(2)局限性腹内脓肿期　除了急性肠瘘形成伴有大量肠液漏出导致急性腹膜炎需要及时引流外,一般肠瘘的形成往往伴有周围组织慢性炎症的过程。在瘘发生后随着肠内容物的不断排出,引起腹膜进一步的炎症性反应伴有腹腔内纤维素性渗出与周围器官粘连而使渗漏液局限、包裹形成局限性脓肿。多发生于瘘发病后 7～10 天。

(3)瘘管形成期　上述脓肿若得不到及时引流,可自发性破溃至体表或溃向周围器官。沿着瘘液排出,从肠壁瘘口至腹壁处形成一固定的异常通路。

（4）瘘管的闭合 随着全身状况的改善,瘘管内容物引流通畅,周围组织炎症反应消退及纤维组织增生的结果,瘘管将最后被肉芽组织充填并形成纤维性壁而愈合。

2. 分型

（1）肠外瘘按发生部位的不同分为 十二指肠瘘、空肠瘘、回肠瘘、结肠瘘等。

（2）按肠道连续性存在与否分类

1）侧瘘 仅部分肠管肠壁缺损成瘘而仍保持肠道的连续性;

2）端瘘 肠管连续性完全中断,其近侧端与体表相通,故又称完全瘘。

（3）根据外瘘局部瘘口的形态分类

1）管状瘘 在肠壁瘘口与腹壁瘘口之间有瘘管形成;

2）唇状瘘 肠壁直接与皮肤粘连成瘘,瘘处肠黏膜上皮与皮肤愈合着并外翻成唇状。

一般说来,管状瘘比唇状瘘的自愈机会大、处理上也较容易。

（4）按瘘管离 Treitz 韧带的距离分类

1）高位小肠瘘 位于该韧带 100 cm 近侧者。高位肠瘘病理生理改变较严重,处理比较困难,预后也较差。

2）低位小肠瘘 Treitz 韧带 100 cm 以远者。

（5）按每日排出瘘液量的多少分

1）高流量瘘 每日排出消化液量超过 500 ml。

2）低流量瘘 每日排出消化液量少于 500 ml。

（6）按瘘口数目分为单个瘘、多发瘘一个内口,一个外口,称单个瘘;多个内口,多个外口,称多发瘘。

（三）鉴别诊断要点

后期肠外瘘临床表现典型,诊断多无困难,但应注意排除患者特殊疾病引起的肠瘘,如胃肠道恶性肿瘤、肠结核、炎性肠病和放射性肠炎等。结合病史、消化道内镜或手术活检可以鉴别。早期肠瘘需要与其他急腹症鉴别。

1. 腹腔积液并感染 腹部术后患者容易出现腹腔积液,积液未能及时引流,或量多未能自行吸收,即易招致感染,进一步发展,腐蚀肠壁,可能形成肠瘘。一般腹腔积液早期未合并感染,腹膜炎体征不明显,只有局部疼痛不适,轻度发热,无明显腹胀、呕吐,早期 B 超引导下穿刺引流可明确诊断并治疗腹腔积液。

2. 其他急腹症 胃肠道手术术后急性胆囊炎和急性胰腺炎有各自特点,超声检查一般可明确诊断,后者结合血、尿淀粉酶升高,鉴别不难。术后腹腔出血也可表现为急性腹膜炎,但患者有失血性贫血的表现,血红蛋白进行性下降,引流物为血性液,可供鉴别。

【治疗对策】

(一)治疗原则

肠瘘的治疗主要在于控制感染、减少漏出,提供营养和消除瘘道,同时纠正水、电解质和酸碱平衡紊乱,对病情各阶段应有充分估计与判断,根据距各阶段进行局部和全身治疗,包括手术治疗及非手术治疗两类方法。

(二)术前准备

1. 肠瘘发生早期,处于急性腹膜炎阶段,行剖腹引流术前应作积极的术前准备,补充血容量,纠正水、电解质和酸碱平衡紊乱。

2. 术前应给予抗革兰阴性杆菌及抗厌氧菌的抗生素。

3. 肠瘘后期需做肠瘘修补术时,需做肠道准备,灌肠1~2次,排空肠道。

(三)治疗方案

1. 非手术治疗

(1)腹膜炎期和腹腔脓肿形成期　包括①禁食;②胃肠减压;③减少消化液分泌;④保护瘘口周围皮肤;⑤通畅引流;⑥纠正水、电解质酸碱平衡;⑦应用广谱抗生素;⑧早期营养支持。

1)维持内环境稳态　肠外瘘早期,由于肠液丢失和腹腔感染而又未得到合适的处理,机体可能出现循环血容量不足、水电解质紊乱和酸碱平衡失调。这在高位或者说高流量肠外瘘更为明显。此时主要应以维持生命体征、水电解质和酸碱平衡等内稳态平衡为主。常见的内环境失衡有低渗或等渗性脱水、低钾血症和代谢性酸中毒等。静脉补液量和组成可按胃肠减压量和肠瘘引流量,并参考尿量、脱水体征和中心静脉压进行估计。同时应多次测定血电解质和血气分析,了解电解质和酸碱平衡情况,及时加以调整。一般3~5天即可完全纠正,以后再根据丧失量补充,维持内环境稳定。

2)减少胃肠液分泌　设法使胃肠道处于功能静止状态,减少分泌,降低丢失量是治疗肠瘘的重要措施。留置胃管行胃肠减压,适当应用H_2受体拮抗剂,可减少胃肠液的分泌。生长抑素,为作用广泛的抑制剂,抑制胃泌素、促胰液素分泌,使胃液、小肠液、胰液分泌量减少,以降低瘘口肠液排出量,减少液体丢失。用药期间禁食,肠外营养支持。

3)控制感染　包括外科引流及抗生素的使用。感染导致的机体大量炎性介质的释放和革兰阴性菌释放的内毒素与 MODS 的发生密切相关,而 MODS 状态下的肠道黏膜屏障障碍、免疫功能低下,又可导致肠源性感染,即细菌易位和内毒素移位(内源性)。因此,尽早通过外科引流和应用抗生素有效地控制感染,遏制 MODS 的始动因素,是降低肠外瘘病死率的根本措施之一。外科引流是控制感染的关键,因为在引流不通畅的情况下,全身应用抗生素是无效的。外科感染不同于内科感染,多是混合性感染,没有通畅的引流,单纯依靠抗生素,看到的将只是和细菌耐药性的增加和菌种的交替。外科引流的时机和方法详见后述。

抗生素选用:腹腔感染主要为革兰阴性杆菌及各类厌氧菌的混合感染,可根据肠瘘部位和常见菌种选用抗生素。脓液细菌培养加药敏报告发出之前,一般选择广谱抗生素,如广谱的二代、三代头孢抗生素和甲硝唑或替硝唑联合应用;之后,再根据药敏结果,加以调整。长期应用广谱抗生素应警惕二重感染,包括条件致病菌感染和真菌感染,及时调整抗生素的种类。

4)保护瘘口周围皮肤 在瘘管形成早期,应在控制感染的基础上,加强瘘管引流,防止含有大量消化酶的肠液积存于瘘口周围,腐蚀皮肤。任何企图强制关闭肠瘘以避免肠液外流的作法都是不当的。促进引流的方法可采用双套管连续负压装置持续引流。操作中应注意使引流管顶端尽量放在瘘口附近,便于迅速、有效的引流。引流管应不压迫、损伤其他组织,室温低需盖被时,可用特制之支架,托起被毡,以免被盖压迫瘘口。此外,瘘口周围皮肤可外涂复方氧化锌软膏或 Karaya 树胶粉,以及应用商品化肠瘘引流液收集装置(包括特制的瘘口粘合薄膜和引流液收集袋),以保护皮肤、减轻肠液对瘘口周围的腐蚀作用及继发感染,同时可在袋底通过引流管收集瘘液,因封闭严密,可精确测定每日瘘液量,以便计算补液。

5)早期营养支持 小肠每日分泌的消化液和脱落细胞含有近 70 g 的蛋白质或 12 g 氮。正常情况下,它们以氨基酸的形势被重吸收,再合成蛋白质。肠外瘘的患者由于感染、应激、肠液丢失和不能进食的原因,迅速出现营养不良。营养不良又可引起体液及细胞免疫性紊乱,增加了感染发生的危险性。肠瘘早期大量肠液丢失和高分解代谢,迅速消耗了机体贮存的营养物质,同时也消耗了机体的结构和功能蛋白,机体脏器实质和肠黏膜萎缩、功能受损、酶和激素的合成受抑,代谢呈低下状态。此时若给予过多甚至正常量的营养,可加重脏器功能的损害,导致过度喂养综合征的发生。喂养过度比喂养不足对免疫系统潜在性损害更大。因此,营养物质的给予应逐步增加。

①早期的全胃肠外营养(TPN):肠瘘初期和高位肠瘘不宜经口进食,靠静脉输液。患者在水和电解质紊乱纠正后,即可开始静脉营养。具有使胃肠道分泌量减

少的作用,水和电解质的补充和纠正也简单迅速。营养组成应以平衡型为主,即合适的糖、脂和氮比。同时,TPN中还可适当补充谷氨酰胺、精氨酸等。谷氨酰胺为非必需氨基酸,在应激反应状况下对谷氨酰胺需要增加。谷氨酰胺也是淋巴细胞的重要代谢燃料,淋巴细胞的增生需要有谷氨酰胺参与。TPN溶液中补充谷氨酰胺有改善氮平衡,促进肠黏膜生长。精氨酸为半必需氨基酸,能增进伤口的愈合,是多种激素的促分泌素,包括生长激素,还有增强T淋巴细胞功能的作用。

②肠内营养(PN):在肠外瘘早期,应用生长抑素减少肠液分泌阶段,不宜应用肠内营养,以免增加肠液分泌。而肠外营养有不足之处,如导管源性感染、肝内淤胆、肠道黏膜萎缩和细菌易位等。因此,除肠外瘘初期应用TPN,在病情稳定后,应尽量应用肠内营养(EN),可由PN-EN逐步向全肠内营养(TEN)过渡。因为肠内营养具有促进肠蠕动、增进门静脉系统的血流、促进胃肠激素的释放、改进肠黏膜屏障功能、减少肠道细菌易位和保护宿主免疫功能等优点。应用肠内营养的指征是:腹腔感染控制、溢出肠液引流通畅,有足够的肠段可供消化吸收,有足量的胆汁、胰液等消化液与营养液混合。高位肠瘘可经空肠造瘘管或向肠外瘘远侧放入导管注入营养液,低位肠瘘可经口或空肠造瘘管或鼻肠管注入营养液。营养配方根据肠道功能情况,采用氨基酸、单糖、短肽或整蛋白制剂;或者随着肠道功能的恢复和改善逐步过渡。

(2)中期 相当于瘘管形成期。此时病情已趋稳定,腹腔感染基本控制,外瘘已形成。此期应继续保持良好引流,维持内环境稳定,而治疗的重点在于营养支持,增强体质,促进瘘口自然愈合或为进一步手术修复创造条件。营养支持的途径有多条,应根据具体情况定。

1)经口进食 肠瘘形成初期,大量消化液丢失导致脱水及营养不良,此时若仍经口进食,可因食物刺激,消化液分泌增加,丢失更多,加重营养不良。仅在低位瘘,如回肠远段或结肠瘘,瘘管形成后,位置低、流量小,可经口进正常饮食或要素饮食。

2)经导管营养 也属肠内营养,高位瘘可经口插管至瘘口下方或在早期作切开引流时,同时放置空肠营养管,逐步从肠外营养向肠内营养过渡,灌注高热量高蛋白流质食物,混合奶或要素饮食。肠内营养管饲方法,应使用喂食泵24小时持续泵入,这样对消化液促进分泌的作用最小。

3)静脉营养 应从早期TPN向TEN过渡。初期肠外营养以低氮低热量至全量营养支持,每日所需热量1 500~3 000 kcal以上,尽量选择中心静脉置管及全合一营养袋进行营养物质配制。每日所需热量约为25~30 kcal/kg,蛋白1.0~

1.2 g/kg,若有营养不良或合并感染时,热量应提高至 30～40 kcal/kg,蛋白 1.3～1.5/kg,热氮比 1∶150 左右。

4)生长抑素和生长激素的应用　在肠外瘘早期,肠液外溢造成体液丢失、腹腔感染甚至出血,减少肠液丢失是促进肠外瘘自愈的关键。生长抑素可减少消化液的分泌,有些肠外瘘通过有效的引流、TPN 和生长抑素便可自愈。但是多数患者仍难愈合,营养不良和组织愈合不良是其主要原因。促进组织生长愈合是肠外瘘后期治疗的关键。应激状态下,蛋白质分解加速、合成受限,常规营养支持不能完全奏效。生长激素能够促进蛋白质的合成、切口的愈合和肠黏膜的生长。由此产生了肠外瘘的快速疗法,即组合应用营养支持、生长抑素和生长激素。

(3)后期　相当于肠瘘发生 3 个月后。患者病情已相当稳定,瘘管已形成,胃肠道功能已基本恢复。约有 10%～50% 的患者瘘口已自行封闭愈合。如仍未愈合,可先采取以下措施,无效,则应施行确定性手术。

简单堵塞疗法:在肠瘘远侧无梗阻,局部无肿瘤、脓肿或异物,为管状瘘、非唇状瘘,瘘管尚未上皮化时,可采用一些暂时封闭瘘口的办法,如油纱布填塞,医用胶注入瘘管内填塞粘合法、瘘管内外橡胶片堵压法等,以控制肠液外流,促使瘘管愈合。但此类不易奏效,后期未愈合之肠瘘多需手术修复。

2. 手术治疗

(1)手术指征　肠外瘘早期,处于腹腔脓肿形成期,未作引流或引流不畅;肠外瘘后期,非手术治疗瘘管仍不愈合者。

(2)手术时机

1)肠外瘘早期,确定有急性腹膜炎后,应及时剖腹引流;

2)患者一般情况较稳定,已形成局限性脓肿;

3)瘘发生 3 个月后仍不愈合,局部炎症已控制。

(3)手术方法　前两种为肠瘘发生早期的手术,主要在于通畅引流,是治疗腹腔感染的重要措施,脓液均应做细菌培养＋药敏试验,以指导临床抗生素应用。第三种是肠瘘后期的修补手术。

1)剖腹引流　剖腹后应吸尽脓液,确认瘘内口位置,以大量的生理盐水冲洗腹腔,于瘘口旁放置双腔或三腔引流,持续负压吸引;引流管顶端尽量放在瘘口附近,便于迅速、有效的引流。引流管应不压迫、损伤其他组织,出口应尽量低,以利引流彻底。还要经常冲洗引流管,以保证引流通畅。

2)脓腔引流　若脓肿已局限,则单纯作脓肿引流,向脓肿内部放置双腔或三腔引流,不做过多探查和腹腔冲洗,以免造成感染扩散。注意避免遗留残余脓肿。

3)肠瘘修补手术

①单纯肠瘘修补术:做局部瘘管及周围瘢痕切除,肠壁楔形切除及肠壁缺损修补术,即肠瘘楔形切除缝合术。

②肠段切除吻合术:将瘘口部肠段切除,对端吻合。

③肠瘘旷置术:在粘连的肠段外,辨别、分离出远近端的肠管,根据具体情况做端端或端侧吻合,粘连肠段残端可缝闭或做腹壁造口。术后残留的肠瘘多能自行愈合,再作二期手术,切除残留的,粘连成团的肠段。

(4)手术方法评估与手术方案的选择 肠外瘘手术早期在于通畅引流、控制感染,是治疗肠瘘、提高治愈成功率的关键。术后早期发现肠瘘、吻合口瘘,应及时调整引流,或加做超声穿刺引流,若仍不能通畅引流,应及时行剖腹引流,任何企图强制关闭肠瘘以避免肠液外流的作法都是不当的。应于瘘口旁置双腔或三腔引流,保证引流通畅。若局限性脓肿已形成,超声引导下穿刺引流可首先考虑,但常因管径较小,容易堵塞致引流不畅。手术应单纯做脓肿引流,不做过多探查,以免造成感染扩散。肠外瘘到后期,单纯肠瘘修补适用于瘘内口较小,瘘管较细的肠瘘;肠段切除吻合是最常用并且效果也最好的方法。肠瘘旷置术适用于瘘口部肠曲粘连成团,切除困难,不适用作肠段切除吻合者,或由于肠本身有病变,如放射性肠炎、Crohn病等。

【术后观察及处理】

(一)一般处理

1. 卧位或斜坡卧位 肠瘘致急性腹膜炎切开引流术后,可取平卧位或斜坡卧位,以利引流,患者全身情况较差,应鼓励多在床上做四肢被动或主动运动,预防深静脉血栓形成。肠瘘后期的修补手术后,主张早期下床活动,有利于胃肠功能恢复和防止肠粘连。

2. 监测生命体征 早期肠瘘患者引流术后处于腹腔感染期,每日仍有大量消化液丢失,必须继续密切注意生命体征变化,维持水、电解质和酸碱平衡。

3. 预防全身并发症 剖腹引流的患者,处于严重感染阶段,同时易合并脱水、低血容量,电解质和酸碱平衡紊乱,极易发生急性肾功能、呼吸功能衰竭,过度的补液易招致心功能衰竭,应激致消化道出血等。一旦发生一个系统功能不全,极易序贯出现其他系统功能不全的情况。因此术后必须警惕各系统功能变化,密切监测,及早预防。

4. 保持引流通畅 通畅的外科引流是治疗腹腔感染的关键。肠瘘引流手术常放置双腔或三腔引流,术后连接负压装置,持续引流。对此,应该经常进行观察,如果在进行负压吸引引流期间,仍然有液体溢出,皮肤糜烂,说明双腔管引流的位置不好,或者内套管没有发挥应有的吸引作用,应随时进行检查。一个良好的负压吸引引流装置,应能使创面维持干燥,腹部皮肤良好而无糜烂。吸出的液体量,应该正确地记录,作为矫正水和电解质代谢失调的参考。如遇堵管的情况,应及时更换内套管,局限性脓肿的引流,可适当进行冲洗,但注意避免压力过大,脓腔穿破,致感染扩散。

(二)并发症的观察及处理

1. 急性肾功衰竭(ARF) 脱水、低血容量合并感染,容易导致急性肾功能衰竭。表现为尿少或无尿,血肌酐和尿素氮进行性升高。肠外瘘导致的急性肾功衰竭多是肾前性的,如能及时有效地恢复肾脏的血流灌注,多数患者的肾功能是能恢复的。纠正低血容量、适当的利尿剂和血管扩张剂是防治 ARF 的有效措施。对于重症 ARF,水电解质和酸碱平衡的维持和营养支持是必须的,血液透析可明显降低其病死率。

2. 急性呼吸窘迫综合征(ARDS)/急性肺损伤(ALI)感染是引起 ARDS 的最常见的病因之一,过度的炎症反应激活的效应细胞,及其释放的炎性介质造成了肺损伤。其典型症状为呼吸次数增加、呼吸窘迫和顽固的低氧血症。血气分析和胸片可提供诊断依据。机械通气是主要的治疗方法。

3. 心功能不全主要与血容量的减少、循环负荷的增加和脓毒血症等因素有关。表现为心悸、气急和心律不齐,肺底可闻及湿啰音。肠外瘘治疗早期,往往需要补充大量的水和电解质,应保持合适的速度。合并休克的患者,应快速输液,迅速纠正休克,防止心肌缺血;无休克的患者,输液速度不宜过快,或在监测中心静脉压的情况下控制输液速度。吸氧、强心剂、利尿剂和扩血管药物的应用是常用的治疗方法。

【疗效判断及处理】

肠瘘初起腹膜炎期间,严密的病情观察和非手术治疗十分重要,病情稳定后即应进行手术引流。无论何种方法,保证引流通畅,常可使患者病情较快得到好转,感染获得控制,为后续的全身治疗提供条件。肠瘘后期,约有 10%～50%的患者瘘口已自行愈合。未愈合的患者选择简单堵塞疗法部分患者瘘可闭合,但常不易奏效。确定性手术效果肯定,注意手术时机及手术方式的选择。

【出院后随访】

出院后不适随诊,定期复查。

【预后评估】

影响肠瘘预后因素很多,由于病况、体质和医疗技术的差异很大。胃肠道瘘的总体死亡率仍在 7%～40%之间,近年有所下降。影响预后的因素主要有患者本身情况,如年龄、营养状况、血清白蛋白水平、肿瘤或炎性肠病等;除瘘的局部解剖情况外,瘘出量、原发器官、病因和瘘存在时间也影响瘘的预后。高排量瘘较低排量瘘死亡率高;术后急性肠瘘较慢性肠瘘(如结核、Crohn 病肠瘘)的死亡率高,但慢性肠瘘的自然闭合率低,约 8%,总的自行愈合率为 32%。

(蔡世荣)

第六节 炎性肠疾病

一、肠结核

【概述】

肠结核多继发于肺结核,是由结核杆菌所引起的肠道慢性特异性感染,好发部位为回肠末端和回盲部。外科肠结核病多因肠狭窄,梗阻;炎症性肿块和肠穿孔等而需行手术治疗的患者。本病多见于年龄较轻的患者,据统计 30 岁以下者占71.5%;40 岁以下者占 91.7%,女性多于男性,男女比例约为 1:1.85。

【诊断步骤】

(一)病史采集要点

1. 起病的急缓,病程的长短。

2. 腹痛的性质,最显著的部位,持续时间,进餐、餐后及排便后有无变化。

3. 有无腹泻、便秘或腹泻与便秘交替的症状,注意腹泻的性质、程度、粪质、有无黏液脓血及里急后重的表现。

4. 注意症状的发生是否伴有局部肿块和肠梗阻症状,以及泌尿系统和消化道症状。

5. 注意有无结核中毒症状,如午后低热、盗汗、面颊潮红、乏力消瘦、食欲不振、营养不良、贫血。

(二)体格检查要点

1. 一般情况　发育、营养、体重、精神、血压和脉搏。

2. 局部和全身检查　应注意以下内容:

(1)腹痛的部位,性质,有无其他部位放射。

(2)是否有肿块,肿块在腹部的位置、大小、形状、质地、张力,以及是否有压痛、红肿、波动和肠鸣音、气过水声等。

(3)直肠指检　是否触及肿块。

(4)肺部有无异常的体征,如听诊闻及呼吸音粗糙或湿啰音。

(三)辅助检查

1. 实验室检查

(1)包括血象、红细胞沉降率、粪便检查。肠结核患者半数以上有不同程度的贫血。在并发肠梗阻、腹腔内脓肿时白细胞计数多升高。90%血沉增快,可反映结核病变的活动程度;大便常规看有无脓细胞或红细胞。

(2)血生化　若伴有肠梗阻时,可出现水、电解质及酸碱平衡紊乱。

(3)结核菌素或 PPD 试验、痰中找抗酸杆菌。

2. X 线检查

1)胸片　肺内结核病灶。

2)腹部平片　淋巴结钙化或肠梗阻征象。

(四)进一步检查项目

1. X 线钡餐造影和钡剂灌肠检查　对肠结核诊断具有重要意义。应首选小肠系统钡剂检查,但在有肠梗阻或病变范围广泛时,钡剂检查应慎重。因黏稠钡剂可能会加重肠梗阻,若涉及结肠各段时,尚需进行钡剂灌肠检查。

溃疡型肠结核可表现为病变肠段痉挛收缩和激惹征象。钡剂进入该肠段后通过很快,充盈不佳,而病变上下两端肠曲充盈良好,称为"跳跃征"(Stierlin 征)。如能充盈,黏膜皱襞紊乱或肠腔狭窄,呈锯齿状征象,以及肠段收缩变形。若病变在小肠可见多数肠管扩张及狭窄,且有分节现象,钡剂呈雪花样分布。

增生型肠结核主要表现为盲肠或升结肠近端肠段、回肠末端肠腔狭窄、收缩及畸形。黏膜皱襞紊乱或息肉样充盈缺损,肠管僵直,结肠袋消失等现象。

2. 如已有瘘管形成者,可经瘘口注药造影,根据病变范围及其形态改变协助诊断。

3. 纤维结肠镜和活检　可观察全部结肠、回盲部、末端回肠的病变,并可以取活组织送病理检查,这对诊断有重要意义,是早期发现肠结核病的重要检查方法。

4. B超,CT检查　区别脓肿和末端回肠壁增厚,淋巴结肿大等。

5. 抗结核试验治疗　对有些结核病的早期症状不明显,借助于X线检查、纤维内镜检查仍不能作出明确诊断,又高度怀疑肠结核时可给予试验治疗,观察应用抗结核药物治疗2周以上的疗效有助于诊断。

【诊断对策】

(一)诊断要点

在诊断时,根据临床表现,若有肺部或其他部位的结核病灶,特别是年轻人,应考虑到本病的可能。实验室及X线检查有助于肠结核的诊断。

1. 病史　肠结核绝大多数继发于肠外结核,特别是开放性肺结核,尤其当肺部病变好转或稳定,然而一般情况和结核毒血症表现反而加重时。因此,详尽询问有无结核病史,确切了解发病全过程、治疗史、治疗结果及相关病史是肠结核的主要诊断方法之一。

2. 临床表现　具有肠结核病的临床表现,如腹泻、腹痛、发热、盗汗,同时注意是否伴有肠梗阻表现。

3. 有右下腹压痛、肿块或不明原因的肠梗阻。

4. 辅助检查　血沉增快;结核菌素试验阳性,X线钡餐造影和钡剂灌肠检查、纤维结肠镜和活检等检查均可提供诊断依据。B超、CT为鉴别诊断提供辅助。

符合下列条件之一者可确诊为肠结核:①病变组织证实或找到有结核杆菌。②肠壁或肠系膜淋巴结找到干酪坏死性肉芽肿。③从病变处取材培养结核菌结果阳性。④从病变处取材做动物接种证实有结核病变。

(二)临床病理类型

1. 溃疡型　常合并有活动性肺结核,继发性肠结核多属此型,是较多见的一种类型。结核菌首先在肠壁淋巴滤泡和淋巴集结内引起感染,形成结核结节,随后结节融合发生干酪样变,表面黏膜坏死溃破后形成溃疡。溃疡常多发,呈环形,其长径与肠管长轴垂直。结核菌可通过淋巴管侵及浆膜引起纤维渗出和多个灰白色结节形成。伴肠系膜增厚,肠系膜淋巴结也往往累及,可发生干酪样变。溃疡愈合后形成环状瘢痕,可引起肠腔狭窄。如为散在多发溃疡可形成多处狭窄,狭窄之间肠管扩张,形成腊肠状外观。结核性溃疡发展较慢,在形成和愈合过程中常伴随着肠壁的纤维组织增生,并与邻近组织发生粘连,因此游离穿孔机会较少,如有穿孔容易形成局部脓肿或形成肠瘘。临床多数伴有大便习惯的改变,以腹泻多见,呈水样泻,大便潜血试验可能阳性。如病情继续发展,可有不完全性肠梗阻症状出现,阵发性腹部绞痛较前剧烈,伴有肠型,肠鸣音亢进等部分肠梗阻的表现。如有穿孔则出现腹部脓肿或出现肠外瘘。

2. 增生型 原发性肠结核以这种类型居多。病变一般发生在回盲部,自回肠末段直至升结肠皆可累及。肠壁显著增厚变硬,并与周围组织形成粘连,肠腔狭窄,肠黏膜可有多个小溃疡及大小不等的假性息肉。病理检查,镜下见肠壁黏膜下层有高度纤维组织增生及大量的结核性肉芽组织伴干酪样坏死。有时肠壁上看不到干酪样变而在附近的肠系膜淋巴结中可能看到。近侧回肠往往由于慢性梗阻而肠腔扩大,肠壁肥厚。病情发展缓慢,病程长,初期腹部隐痛,其后由于出现不完全性肠梗阻,而转为阵发性绞痛伴有呕吐。腹部有肠型及肠鸣音亢进,右下腹常可触及固定、较硬伴有触痛的包块。化验检查可有贫血,血沉增快。多不伴有肺结核或其他肠外结核。

(三)鉴别诊断要点

1. 溃疡性结肠炎 溃疡性结肠炎好发于远端结肠和直肠,肠结核则常累及回盲部和近端结肠,少有黏膜和黏膜下层急性血管浸润,粪便中可找到结核杆菌。纤维内镜和X线钡剂灌肠能发现结肠炎症和溃疡病变,但是在急性期不便于应用,直肠镜和乙状结肠镜检查若能发现肠黏膜充血、水肿、糜烂、易出血、表面覆盖有黄白色或血性渗出物多支持溃疡性结肠炎的诊断。最后的诊断需有组织病理证实。

2. 小肠肿瘤 小肠肿瘤和肠结核临床表现有相似之处,但前者钡剂造影显示肠腔充盈缺损和软组织阴影、狭窄肠管的近侧扩张、肠管受压;而肠结核常伴肺部活动性或陈旧性病灶,全身中毒症状等,必要时行小肠镜病理活检。

3. 盲肠癌 增生型肠结核应与盲肠癌鉴别。增生性肠结核患者常找不到有其他结核病灶,但两者X线检查所见有所不同,盲肠癌病变较局限,通常不侵及回肠末端,也无升结肠短缩现象,这些有助于鉴别。纤维结肠镜检并取活组织检查可明确诊断。

4. Crohn病(克罗恩病) 我国的克罗恩病多属于小肠炎型,表现为炎性肉芽肿、纤维化和溃疡病变,最常累及末端回肠。克罗恩病多见于青少年,典型病例有腹痛、腹泻和体重减轻三联症。克罗恩病腹泻无定时,便稀,少有脓血,X线所见黏膜皱襞增宽变平,溃疡黏膜隆起呈鹅卵石样,肠管有长段或多发狭窄的线状症或跳跃式肠管扩张,而且克罗恩病常有口腔溃疡、皮肤、骨关节、眼部等肠外病变表现。

5. 阿米巴肠病 病变多在回盲部。典型表现为大便腥臭、带血和黏液,多呈紫红色或暗红色糊状,急性暴发型阿米巴肠病可有全身中毒症状,发生肠穿孔、出血等症状。不典型患者通过粪便找活动性阿米巴滋养体、镜检阿米巴包囊、血清免疫学检查、结肠镜检查和活检可鉴别。

【治疗对策】

(一)治疗原则

无并发症的肠结核,应行内科治疗,包括抗结核和支持治疗;同时必须彻底治疗并存的肺结核。手术治疗主要限于有并发症的肠结核。

(二)术前准备

1. 手术前需灌肠 1~2 次,排空肠道。

2. 注意纠正水、电解质和酸碱平衡紊乱,尤其是伴有肠梗阻症状时。

(三)治疗方案

1. 非手术治疗

1)全身支持治疗 应特别注意纠正贫血,低蛋白血症,营养不良和维生素缺乏,并补充钙质。饮食选用少渣易消化,营养充分和少刺激性食品。

2)抗结核药物治疗 应遵循早期、规律、全程、联合、适量等原则。肠结核病可选用异烟肼、利福平、乙胺丁醇三药联合应用,疗程 12 个月。抗结核治疗期间,需注意毒副反应:肝损害、过敏反应、高尿酸血症和痛风性关节炎,自身免疫性血小板减少,视神经炎,第八颅神经损害。

2. 手术治疗

(1)手术指征 ①发生穿孔合并急性腹膜炎;②慢性穿孔后形成局限性脓肿或肠外瘘;③急、慢性、完全或部分性肠梗阻;④内科治疗无效的肠道大出血;⑤虽经长时间抗结核治疗,结核症状不改善;⑥腹部包块不能除外恶性肿瘤。

(2)手术时机 除紧急情况外,应于手术前进行一段时间的抗结核药物和营养支持,待病情稳定全身情况改善后再施行手术,而术后仍需坚持治疗直至病情得到控制。

（3）手术方法及方案选择 小肠结核的外科治疗主要是伴有肠狭窄或结核性肿块病变的肠段切除和肠管远近断端的对端吻合术。多发的小肠结核若病变较集中的可做病变部位小肠切除术。如病变范围分散,完全切除难免导致短肠综合征的可进行分段的小肠切除。也可分次手术,逐步落实手术计划。

①小肠结核,病变肠段切除,行端端吻合术。若病变较多时,亦可分段切除及吻合,但应注意保留小肠足够长度,应避免做广泛肠切除。

②回盲部结核:可行右半结肠切除术或回盲部切除及端端吻合术。如病变切除有困难可于病变肠段近侧切断回肠,封闭远断端,行近断端与横结肠端侧吻合术,待病变静止全身情况好转后,可行二期手术切除病变肠祥。一般不宜在不切断回肠情况下单纯行回肠横结肠侧侧吻合,因为肠内容物往往继续向前运行,等遇到梗阻后再逆蠕动返回进入横结肠,这样常使梗阻症状得不到缓解,肠道病变也得不到静止而不利于炎症的消退,此外,还容易引起盲祥综合征。

③肠外瘘者可采用一般治理肠瘘的原则,有手术指征者在经过维持水电解质平衡、营养支持、保护瘘管周围皮肤,后行病变肠段切除吻合术。

④急性肠穿孔,腹膜炎行急症手术,可酌情选用病变肠段切除或腹腔引流术;如切除有困难亦可行肠外置术,待病情稳定后行二期手术处理;局限性脓肿行切开引流,待病情好转形成瘘管后再进一步处理。若没有梗阻的不要做广泛的松解手术,以免操作中因病变周围紧密粘连、包裹成团造成更广泛的粘连、出现新的梗阻或肠瘘。

⑤慢性小肠梗阻的处理,尤其是粘连广泛引起者,宜将粘连肠管予以充分游离、松解,选用肠排列术,可优先选用肠内置管排列方法。

【术后处理和预后评估】

术后仍应加强全身支持治疗和抗结核药物治疗。肠结核若病变局限,行病变肠段切除吻合术手术疗效较好,术后症状复发机会很少。

二、急性出血坏死性肠炎

【概述】

急性出血坏死性肠炎是一种发生在小肠或其一段的急性炎症;累及的肠管可表现为充血水肿、出血和坏死,甚至穿孔等不同的病理变化。又被称为"急性坏死性肠炎""急性出血性肠炎""节段性出血坏死性肠炎"等。在辽宁、广东、四川、江苏等地方较为多见,春秋两季发病率较高;本病好发于儿童和青少年,男性较女性多见(男∶女约为(2~3)∶1)。

本病病因不明,起病急骤,病变主要发生在回肠或空肠。病变单发或多发,如为多发则呈节段性,与正常肠管之间分界明显。受累肠管充血水肿肥厚,表面有点状或片状出血,并附有黄色纤维素性渗出或脓苔,严重的有散在性的片状坏死,多发生在肠系膜缘的对侧。黏膜水肿增厚,伴有广泛出血和溃疡形成。镜下可见黏膜下层水肿,血管扩张充血并有出血,病灶周围有大量炎细胞浸润,包括嗜酸性、大单核、淋巴及中性粒细胞等。黏膜及黏膜下层病变范围往往超过浆膜病变范围,可能病变始于黏膜层而逐渐向浆肌层方向发展。

【诊断步骤】

(一)病史采集要点

1. 病情发展的急缓,注意有无进食不洁食物史。

2. 腹胀、腹痛的性质,最显著的部位,持续时间,进餐、餐后及排便后有无变化,有无放射痛。

3. 腹痛发作后有无恶心、呕吐,注意呕吐物的性质。

4. 有无腹泻、便血,注意腹泻的性质、程度、次数、粪质、有无黏液脓血、腥臭味、里急后重的表现。

5. 注意全身中毒的表现,如体温、精神状态、有无多器官功能不全。

6. 对于婴幼儿应特别注意,因症状不典型,产婴发病的时间是否生后 3~10 天,有无胃内潴留、腹胀、呕吐、便血发热。

(二)体格检查要点

1. 腹胀、腹部压痛的部位、程度,有无腹膜刺激征。

2. 注意有无出现肠型、腹部包块。

3. 有无其他系统的表现特别是呼吸循环系统的异常,注意有无中毒性休克的体征。

(三)辅助检查

1. 实验室检查

(1)包括血象、粪便检查　急性出血坏死性肠炎患者常发现白细胞计数增高,涂片发现核左移。并有贫血,进行性血小板计数减少。大便常规潜血阳性,注意有无脓细胞或红细胞。粪便细菌学检查有助于对感染菌群的判断。

(2)血生化　可出现水、电解质平衡紊乱、低蛋白血症。代谢性酸中毒、高或低血糖,如果合并弥漫性血管内凝血(DIC)可表现肝、肾功能受损。

2. X线腹部平片　早期大部分病例X线表现有不同程度的充气扩张,肠间隙轻度增宽。随着病情进展可发现肠壁积气的影像表现。晚期病例多表现有固定而扩张的肠袢、门静脉积气、腹腔积液、气腹等。多次摄片动态观察腹部肠袢X线变化,具有诊断价值。早期可见:①局限性小肠积气;②肠黏膜及肠间隙增厚;③病变肠管僵直,间以有张力的胀气肠袢;④胃泡多中度胀气,部分有不同程度的胃潴留。进展期可见典型的X线征象:①肠管扩张,肠腔内见多个细小液平面;②肠壁囊样积气,黏膜下层可见小囊泡或串珠状积气透亮区;浆膜下的积气呈细线状,半弧状或环状透亮影;③门静脉积气:自肝门向肝内呈树枝状影像;④腹腔积液或积气影。钡剂灌肠X线检查因在急性期会加重出血或引起穿孔,应视为禁忌。

3. B超检查可见肠梗阻和腹腔内积液等征象。可与X线检查相互补充。

【诊断对策】

(一)诊断要点

1. 病史　本病有饮食不洁史,多在春秋季节发病。因此,详尽询问病史,确切了解发病全过程、治疗史、治疗结果是主要诊断方法之一。

2. 临床表现　急性发作的脐周或全腹腹痛,阵发性绞痛或持续性痛阵发性加重,伴随寒战发热;继而出现腹泻及腥臭血便,约1/4的患者就诊时已有中毒性休克的表现。查体患者发热,常为中度热,伴不同程度的腹胀、腹肌紧张及压痛等,肠鸣音常减弱。腹膜刺激征明显的患者提示肠管坏死,有时可触及伴有压痛的包块,多为充血水肿增厚的肠袢。

3. 辅助检查　血象、粪便检查,X线腹部平片,特别是多次摄片动态观察腹部肠袢X线变化等检查均可提供诊断依据。

(二)临床类型

1. 血便型　以便血为主要症状,也可以有腹痛、发热、腹泻等症状。出血量多少不一,少者仅为便中带血,多者每日达数百毫升,腹部有轻压痛而无明显的腹膜刺激征。需与肠套叠、绞窄性肠梗阻、肠过敏性紫癜相鉴别。

2. 中毒型　起病时即有高热、腹痛、腹泻,继之有嗜睡、谵妄、昏迷和休克等表现,休克多在发病1~2天内发生,在小儿多见,易误诊为中毒性疾病或消化不良。

3. 腹膜炎型　较为常见,约有半数病例属于此型,表现为腹痛、呕吐、发热,也有腹泻和血便,腹部表现有局限性或弥漫性腹膜炎的征象,腹腔内有积液,肠鸣音减弱,重者可出现休克。

4. 肠梗阻型　与一般机械性肠梗阻相似,主诉以阵发性腹绞痛和频繁呕吐为主,常有腹泻,偶有血便,腹部可见膨胀,偶有肠型,这一类型较为少见。

(三)鉴别诊断要点

1. 中毒性痢疾　起病急,开始即有高热、惊厥,重者可有休克,数小时内可出现脓血便。出血性小肠炎起病以腹痛、腹泻为主,发病 1～3 天内出现便血,而无脓便。

2. 肠套叠　呕吐时伴有阵发性腹痛,中毒症状出现晚,右下腹可扪及肿块,排出紫红色果酱样大便。

3. Crohn 病　本病曾被称为急性节段性肠炎,须与 Crohn 病的急性活动期相鉴别。从病理上看,急性出血性坏死性肠炎的病变组织主要表现为凝固坏死而无增殖性改变;黏膜下层有充血、水肿、出血、大量炎细胞浸润,而 Croon 病急性期主要为水肿和淋巴管扩张;肠壁小动脉及胶原纤维有纤维素样坏死变性而无非特异性肉芽肿形成和纤维化改变。

4. 过敏性紫癜　突发腹部绞痛,多位于脐周及下腹,有时甚为剧烈,但多可伴有皮肤紫癜、关节肿胀及疼痛,尿检查可发现蛋白尿、血尿或管型尿。

【治疗对策】

(一)治疗原则

本病的治疗应以内科治疗为主,轻型患者一般采用非手术处理,多可治愈,外科手术仅为治疗方法之一。

(二)术前准备

一般急诊手术无须特殊准备,主要是依靠非手术治疗,抗感染、抗休克,维持生命体征平稳,纠正水、电解质和酸碱平衡。

(三)治疗方案

1. 非手术治疗

①卧床休息、胃肠减压、禁食,当症状明显好转后方可给予易消化的流质饮食,后逐渐过度到正常饮食。②输血、补液,维持水电解质平衡,以及静脉营养支持治疗。③如有休克应积极抗休克治疗,必要时可输血、血浆制品、白蛋白注射液。④合理应用对肠内细菌有效的药物,如甲硝唑、氟哌酸、卡那霉素、头孢菌素、庆大霉素等。主张两种抗生素联合应用,静脉滴入,5～7 天为 1 个疗程。⑤应强调治疗中密切观察病情变化(全身情况和腹部征象等)。需及时发现和处理休克以及腹膜炎等;必要时加强监测措施。

2. 手术治疗

(1)手术指征 ①腹膜炎型腹膜刺激征明显或加重或腹穿有脓性或血性渗液，有肠坏死或肠穿孔的可能；②肠梗阻型经非手术处理不见好转或加重；③肠道大量或反复出血，非手术不能控制；④非手术处理腹部体征无好转，全身中毒症状加重或不能除外需手术治疗的急腹症等。

(2)手术时机 经必要和简单的术前准备后急诊手术。

(3)手术方法和方案选择

1)肠管尚无明确的坏死表现，不伴大量出血或穿孔的，可以 0.25％普鲁卡因行肠系膜封闭注射，同时腹腔内注入抗生素，术后积极行全身性治疗；肠管生机尚不能确定时，宜行局部热敷，加大经鼻吸入氧气量或普鲁卡因肠系膜封闭，并将肠管纳入腹腔观察 10～15 分钟后再行检查决定处理。

2)对局限性缺血、坏死或穿孔或大量出血者行肠切除、肠吻合术。切除范围往往超过浆膜面显示的范围，因此对肠切除的范围比通常要有所扩大，可以通过检查肠切除后保留断缘的黏膜血运情况加以判断。

3)如病变呈节段性，应以尽量减少吻合口，但又要保留正常肠段、减少切除范围为原则，考虑用分段切除吻合或对邻近病变肠段一并切除等手术方法。

4)如果病情不允许，可分期处理，切除坏死肠管，先行近、远侧断端造瘘，待病情稳定后再行二期关瘘吻合术；也可做一期吻合，近侧行导管造瘘，待术后 2～3 周，肠功能恢复后再拔出导管。

5)开腹后如果发现病变范围广泛，已累及全部小肠及至结肠而不能切除迫切关腹者，应继续行支持治疗，待 24～48 小时后如果情况允许可行二次探查，了解肠管变化，以期进一步处理。可于空肠上段放置一细塑胶管经腹壁引出体外，借此灌注抗生素，经综合治疗而使症状缓解。

6)如果患者情况极差，而又证实有腹膜炎、肠穿孔者，也可在局麻下做下腹小切口单独行腹腔引流，待病情允许后再考虑进一步手术治疗。

【术后观察及处理】

1. 一般处理 术后继续予抗炎、支持治疗，维持有效血容量，保持水、电解质和酸碱平衡。

2. 并发症的观察及处理

(1)伤口感染和裂开 因此，术后应严密观察切口是否有感染或裂开的情况，给予抗生素及理疗，一旦切口化脓应及早切开引流，保持引流通畅，防止感染扩散。

(2)造瘘口出血 拖出肠管缺血、坏死、回缩,应避免此类情况,一旦有以上并发症应及时处理。

(3)短肠综合征和严重的营养吸收不良手术注意切除肠段的长度。

(4)肠管狭窄 这与肠黏膜破坏以及在愈合过程中出现环状瘢痕有关,结肠多见。在行造瘘还纳手术时应行 X 线钡剂检查,预估这种情况的存在。如因狭窄而造成肠内容物通过障碍应行手术治疗。

【预后评估】

本病病情严重程度不一,是影响预后的主要因素。急性出血坏死性肠炎非手术治疗的死亡率为 5%～10%,而手术治疗的病例大都病情较重,手术死亡率可达12%～30%,术后可能有肠瘘、肠功能不良等并发症。本病治愈后不再复发或转为慢性。

三、克罗恩病

【概述】

克罗恩病(Crohn 病)是一种病因尚不十分清楚的胃肠道慢性炎性肉芽肿性疾病。病变多见于末端回肠和临近右侧结肠,但从口腔至肛门各段消化道均可受累。Crohn 病的特征是肠壁全层受累,但病变呈节段性或跳跃性分布。发病年龄多在15～30 岁,但首次发作可出现在任何年龄组,男女患病率相近。Crohn 病欧美多见,我国本病发病率不高,但并非罕见。

【诊断步骤】

(一)病史采集要点

1. 消化道症状 有无腹痛、腹泻、腹部肿块、腹胀、恶心、呕吐、血便等;

2. 全身症状 有无发热、贫血、乏力、消瘦、食欲下降、儿童发育迟缓;

3. 消化道外症状 有无关节炎、杵状指、结节性红斑、虹膜睫状体炎、泌尿系结石。

4. 注意有无并发症 ①肠梗阻:甚至中毒性巨结肠;②出血:主要询问有无便血;③穿孔:急性穿孔需注意有无急性腹膜炎、腹腔脓肿的临床表现;慢性者需注意有无回肠乙状结肠瘘、肠膀胱瘘、肠阴道瘘的表现。

(二)体格检查要点

1. 注意腹痛的部位和有无腹肌紧张。

2. 注意有无扣及右下腹肿块和肠袢,注意有无腹胀和肠鸣音亢进。

3. 注意腹部有无瘘管外口,有无分泌物流出及其性质、量;肛周区有无脓肿、溃疡,有无压痛;有无慢性肛裂;有无肛周皮赘。

4. 直肠指检 有无肛管硬化和狭窄;有无扣及肛裂或瘘管的内口。

(三)辅助检查

1. 血、尿、大便常规 可出现缺铁性贫血;白细胞增高提示化脓性过程;如出现蛋白尿需注意有无继发性淀粉样变可能;粪便有红、白细胞及黏液。

2. 血生化 若合并严重腹泻可发生脱水,引起水、电解质及酸碱平衡紊乱;白球蛋白降低出现低蛋白血症。

3. 血清免疫球蛋白 IgG、IgA、IgM 可能异常。

4. 血清 C-反应蛋白、血沉 C-反应蛋白增加,与疾病的活动性有良好的相关性;血沉增高是非特异性的,测定病情的活动性不精确。

(四)进一步检查项目

1. X线检查

(1)腹部平片 可提示肠梗阻,腹腔内游离气体以及钙化斑等。

(2)气钡双重对比造影 确诊率可高达 90%。其特征是:①溃疡(呈现分散、裂隙和纵行性);②瘘道、瘘道形成或发现脓肿、肠粘连;③鹅卵石、假息肉征;④肠腔狭窄呈现线样征,管壁增厚、扭曲、短缩;结肠袋变浅或消失或形成假憩室等;⑤病变肠管多发,呈跳跃征;⑥肠痉挛、激惹征。而且手术切除后复发疾病的 X 线特征可先于症状出现,与上述特征无不同,倾向于发生在吻合口近端的小肠,侵犯的范围可不同长度。

(3)瘘道造影、肾盂造影、膀胱造影等可酌情选用协助诊治。

2. 腹部 B 超、CT、MRI、选择性血管造影等检查,对发现病变和其并发症如:脓肿、内瘘、出血等有所帮助。特别超声内镜对诊断肛周和直肠周围脓肿和瘘是特别有用的。

3. 内镜检查 以胃镜、纤维结肠镜较为常用,确诊率约为 73.3%~77.3%。纤维结肠镜下可见到溃疡、鹅卵石样黏膜改变、充血、水肿、袋状改变、绞窄及假息肉形成等病变。①早期的黏膜溃疡较细小,边缘隆起和水肿,基底有白苔覆盖,须细致观察方能发现。②晚期黏膜溃疡则较大,为圆形、椭圆形或线形,边缘清楚,黏膜粗糙,结节性或假息肉状,约半数可见鹅卵石样改变。在病灶处活检可找到典型的肉芽肿病变和伴特异性炎症反应。

【诊断对策】

（一）诊断要点

1. 典型的临床表现　反复发作的右下腹或脐周的压痛，胀满或包块；可并有肠梗阻、瘘管、腹腔或肛周脓肿等并发症。可伴有或不伴有系统性症状，如发热、多关节炎、硬化性胆管炎、皮肤病变等。

2. 辅助检查　X线表现和纤维结肠镜均可提供确诊依据。

3. 手术　可为确诊提供证据。在具体病例的诊断过程中，必须明辨下列问题：①急性发作应除外急性阑尾炎；②慢性反复发作时需除外肠结核；③病变单纯累及结肠者需除外溃疡性结肠炎。

本病癌变发生率较高。和普通人群比较，回肠和大肠癌发生率高出 90～100 倍；其癌变无明显特异性症状，发现较晚，预后差；如果患者出现腹部肿块不伴明显炎症征象；近期体重下降、消瘦乏力、食欲减退等；对发现较大的息肉或高度增生的肉芽组织或慢性肛周溃疡较长时间不愈合等，均需进一步检查或病理学检查明确诊断。

（二）临床类型

根据临床表现可以把克罗恩病分为不同类型：

1. 肠炎型　以腹泻为主，大便次数增多，呈糊状或半流体，可伴脂肪泻、黏液便或血便，较少有脓血便或里急后重感。

2. 阑尾炎型　呈现酷似阑尾炎的征象。

3. 腹膜炎型　伴肠穿孔时出现腹膜炎的症状和体征。

4. 肠梗阻型　病程早期多因肠壁水肿、痉挛等引起；也可因脓肿压迫、炎症性粘连所致，多呈慢性肠梗阻，间歇性反复发作。最终致肠管纤维化狭窄、梗阻。

5. 肠出血型　以血便为主，大出血少见（1%～2%）。

6. 假瘤型　以腹部肿块为突出表现。

7. 瘘管型　瘘管可在腹内脏肠管间穿出腹壁或于肛门周围形成，也可发生于泌尿生殖系（膀胱，阴道）。

（三）鉴别诊断要点

1. 急性阑尾炎　主要特征是起病前没有任何慢性胃肠道等症状，且有转移性腹痛。便秘而非腹泻是有特征性的。如阑尾脓肿则须查看病史，常来源于未获得诊断的阑尾炎发作，无腹泻症状；而克罗恩病的起病症状很少明确，典型的症状是病程相当长,通常出现腹泻。腹部超声和 CT 有助于鉴别诊断。当高度怀疑阑尾疾病须做剖腹探查或腹腔镜检查。

2. 肠结核　特别是回盲部结核。胸片提示有肺部结核,但正常胸片仍不能排除肠结核;结核菌素试验阳性;肠系膜淋巴结产生肉芽肿,但肠壁没有肉芽肿,若出现肉芽肿融合或中央干酪化强烈提示肠结核的诊断。

3. 溃疡性结肠炎　①症状:克罗恩病有腹泻但脓血便少见,溃疡性结肠炎脓血便多见。

②病变分布:克罗恩病呈节段性,溃疡性结肠炎病变连续。

③直肠受累:克罗恩病少见,溃疡性结肠炎绝大多数受累。

④末段回肠受累:克罗恩病多见,溃疡性结肠炎罕见。

⑤肠腔狭窄:克罗恩病多见,偏心性;溃疡性结肠炎少见,中心性。

⑥瘘管形成:克罗恩病多见,溃疡性结肠炎少见。

⑦内镜表现:克罗恩病纵行溃疡,伴周围黏膜正常或鹅卵石样改变;溃疡性结肠炎溃疡浅,黏膜弥漫性充血水肿、颗粒状,脆性增加。

⑧活检特征:克罗恩病裂隙状溃疡,上皮样肉芽肿,黏膜下层淋巴结细胞聚集、局部炎症;溃疡性结肠炎固有膜全层弥漫性炎症,隐窝脓肿,隐窝结构明显异常,杯状细胞减少。

【治疗对策】

(一)治疗原则

迄今为止无根治方法。处理以内科治疗为主,在发生某些并发症时需采用外科治疗,但由于术后有较高复发率(30%～80%),并发症发生率及再手术率(30%～60%),因此手术治疗应严格掌握其适应证。

(二)术前准备

改善全身营养状况,合理选用抗生素,预防可能发生的并发症,还应强调:①明确诊断的前提下,需对全消化道的情况有所了解,可酌情选用消化道造影、内镜、B超、CT 等影像学检查。②交待病情后应说明复发,癌变以及多次手术的可能性;腹内脓肿切开引流者,有可能出现肠瘘。

(三)治疗方案

1. 非手术治疗

(1)内科治疗

1)药物治疗　临床上常用药物有四类:

①柳氮磺胺吡啶(SASP)和 5-氨基水杨酸(5-ASA):对轻度或中度的活动期结肠炎有效。柳氮磺胺吡啶副作用的发生率高达 20%,副作用的发生率和剂量有关,每天不宜大于 4 g。5-ASA 灌肠局部应用有助于治疗直肠炎。

②抗生素:主要应用于特殊情况。如肛周脓毒症(肛周溃疡、肛瘘)可用甲硝唑和环丙沙星合用。但长期使用须注意甲硝唑的周围神经病毒副作用。

③皮质类固醇激素:主要用于 SASP 和 5-ASA 疗效不佳和重症急性发作期或暴发型者。但有需外科治疗的并发症者,应用需慎重。常用药物:泼尼松 45～60 mg/d 口服,病情控制后逐渐减量至 10～15 mg/d,维持 2～3 个月或半年并需配用 SASP 类药物。病情较重者可以氢化可的松 200～300 mg/d 静滴,疗程一般 7～10 或 14 天,病情控制(发热消退、食欲改进、腹泻减少)后改用口服制剂。

④免疫抑制剂:适用于 SASP、甲硝唑、皮质类固醇药物治疗无效的慢性活动性病变患者。常用硫唑嘌呤 2.5 mg/(kg·d)或 6-巯基嘌呤(6-MP)开始剂量为 0.5～2 mg/(kg·d),3～6 个月无效可改用甲氨蝶呤(MTX),每周一次,10～25 mg肌注或静脉点滴。

2)营养支持治疗　有助于改善营养状况,控制腹泻。

其中全胃肠外营养支持的指征是:①内科治疗效果不佳,而又因其他疾病等因素而不能接受外科手术治疗;②因营养不良而出现生长迟缓的儿童;③多次手术后出现短肠综合征者;④营养不良患者的围手术期的处理。

(2)手术治疗

1)手术指征　克罗恩病手术指征仅限于并发症;手术必须是安全的并尽可能保留更多的肠,大多数小肠克罗恩病的并发症是狭窄,故狭窄是主要的手术指征。

克罗恩病并发症的手术指征:①小肠梗阻、狭窄;②腹腔脓肿;③肠内瘘或外瘘(肠皮肤、肠肠、肠膀胱、肠阴道);④消化道大出血;⑤肠穿孔腹膜炎;⑥癌肿;⑦儿童生长迟缓;⑧肛周疾病。

2)手术时机

①择期手术:Crohn 病尽管联合内科和外科治疗,但仍有较高复发率,因此,择期手术前必须了解该患者是第几次手术,尤其需根据切除肠的长度选用合适当手术方法,以防短肠综合征的发生;手术区或身体其他部位有化脓性感染灶时,手术应在感染消退 2 周后进行;对老年患者或长期患病的患者,术前应注意检查心肺功能和全身的营养状况,尤其是,若患者心肺功能不能适应时,应暂缓手术。

②紧急手术:当出现严重并发症如不能内科控制的大出血、急性肠穿孔、急性腹膜炎、中毒性巨结肠时需急诊手术,紧急处理严重并发症。

3）手术方法及评估

手术切口：正中切口，再次手术的一般用原切口，不宜采用旁正中切口，注意保留必要时作肠造瘘的部位不受切口的影响。

①肠切除术：多为初次手术，目的是除去引起合并症的肠段。近端切除超过明显病变处5～10 cm，远端切除超过5 cm，至大小正常无溃疡或鹅卵石样黏膜的肠段，即肉眼所见大体正常的肠段，以免吻合口部病变复发。因快速冰冻病理切片检查的可靠性差，无助于判断，因此并非必须。多次病变不能做一次切除的，只切除有并发症的病变与相邻的病变；因为过多的切除将产生短肠综合征，也要考虑术后仍有复发的可能需再次手术。同时，系膜淋巴结不宜过多切除，以免影响残留肠段的血运。Crohn病变切除阑尾是可行的，也是应该的，可以减少患者以后出现右下腹痛时再次发生诊断困难的问题，而且阑尾切除后不致发生瘘。

手术术后复发率约为35％，术后5年至10年再手术率分别为25％和30％。手术后可能合并代谢后遗症，即回肠切除后排便次数增多，大便稀烂和偶然排便紧迫。回肠切除过多，可发生维生素B_{12}缺乏，亦可有叶酸和铁缺乏。

②短路及旷置术：将病变的近端肉眼观察正常的肠管切断，远端肠管关闭，近端与病变肠管的远端正常肠管行端侧吻合，使肠内容物完全分流，被旷置肠段的病变能得到静止。可使克隆病的病变肠段免除粪流经过，并可保留肠段，解除梗阻且手术死亡率低。属于此类手术的有近端回肠和升结肠侧侧吻合、近端回肠和横结肠侧侧吻合和排除性旁路术：分断回肠，缝闭远侧断端，将近侧断端与横结肠做端侧吻合，完全排除粪流经病变侧。

但手术5年后复发率高达44％～89％，而且有发生持续性瘘，代谢紊乱和恶性变的危险。当病变肠段不能切除，可以此作为第一期手术，待以后再行二期切除术。

③狭窄成形术或球囊扩张术：肠的切口在系膜对侧纵行自近端正常肠开始，通过狭窄处至近端正常肠开始，通过狭窄处至远端正常肠段，应用电刀切开，因肠充血和易于出血。切口每侧中间缝支持线或组织钳牵开两侧，通常在肠的系膜侧可见溃疡。切口近远端褥式横行缝合使切口合拢，连续一层可吸收合成缝线横行缝合闭合肠切口。

通常施行狭窄整形手术前，肠切开口处插入标准18Fr气囊导尿管，沿小肠的全长自近端至远端，导管完全插入后用8 ml水注入导管气囊使直径达25mm，将球囊自肠内拉出直到被任何狭窄挡住。球囊逐步放气以正确测得狭窄直径，狭窄处用缝线作一标志。每次通过狭窄后再注水充盈气囊，检查全小肠，作一整个小肠狭窄形式的分布图。直径小于 20 mm 需治疗。完全狭窄成形术后再以 CO_2 充气以保证所有缝合处是不漏气的,最后用 3~4 升生理盐水冲洗腹腔以清除术间的污染。狭窄长度≤10 cm 应用 Heineke-Mikulicz 式缝合,>10 cm 应用 Finney 式缝合。

狭窄成形术术后复发的危险性:狭窄成形术一般用于多发性局灶性克隆病和常用于过去多次肠切除术后,闭肠切除术有更高的复发率,单一部位的克隆病做肠切除并对端吻合。

4)手术方案选择

①十二指肠 Crohn 病:发病率为 2%~4%,约 1/3 但病例因慢性梗阻需行手术处理。常用手术为胃空肠吻合和迷走神经切断术(选择性或高选择性)。

②小肠 Crohn 病:发病率空回肠为 3%~10%;末端回肠为 40%~50%,可因肠梗阻、内外瘘、腹腔脓肿或炎症包块或急性穿孔、大出血等行手术治疗。如果病变局限,切除肠管不超过 50 cm,尤其第一次手术,可行肠切除吻合术(一或二期)。病变多发或已行多次肠切除手术,应设法避免短肠综合征的发生,酌情选用狭窄成形术或球囊扩张术,尽量减少应用短肠手术。病变位于末端回肠,可行回盲部切除、回肠升结肠吻合术或右半结肠切除吻合术。腹腔脓肿行切开引流,形成肠外瘘者日后酌情处理。如发现输尿管梗阻,影响肾功能应行输尿管游离减压术;急性肠穿孔、腹膜炎行急症手术,多不能行一期小肠切除吻合术,可行双造口或 Hartmann术。待病情稳定,腹内炎症控制(约 4~6 周)再行肠切除吻合术。急性大出血,定位明确,可行肠切除吻合术。有症状的肠瘘或经久不愈者,行病变肠管切除吻合较为理想。小肠阴道瘘或小肠膀胱瘘行瘘口修补术,有时需相关科室协助处理。

③结肠和直肠 Crohn 病:约占手术病例的 20%~30%。右侧结肠病变可行右半结肠切除术;病变局部亦可行肠段切除端端吻合术;病变广泛但未累及直肠,可行结肠切除、回直肠吻合或 Hartmann 术(待病情稳定后,再行回直肠吻合术)。中毒性巨结肠或伴肠穿孔、大出血者行急症手术,切除病变。不能行一期切除吻合术,可改用分期手术处理。

④肛门直肠病变:约占 20%~30%。脓肿行切开引流术。肛周瘘管应坚持内科治疗,只在长期不愈合者可行瘘管切除术,但高位或复杂性肛瘘应防止发生术后肛门失禁或狭窄。可采用切除或切开搔刮和挂线相结合的方法处理。肛门狭窄可行扩张术。

【术后观察及处理】

1. 一般处理　按一般剖腹探查后肠切除吻合术处理,术后仍须使用内科药物控制病情发展。

2. 并发症的观察及处理

(1)穿孔 Crohn 病致游离穿孔并发腹膜炎约占 1%～2%,90%发生在末端回肠,多在对肠系膜缘,结肠游离穿孔少见,一旦诊断明确,应立即手术行病变肠段切除,依具体情况或行近端回肠外置造口术或一期肠管吻合术,单纯修补穿孔往往失败,不宜施行。

(2)大出血 Crohn 病并大出血少见。如保守治疗无效时应积极手术切除病变肠段。术前可行结肠镜检查或血管造影检查,以明确出血的部位及病变的程度。血管介入栓塞法也可阻止病变肠段的继续出血。

(3)腹腔脓肿和腹内瘘 Crohn 病腹腔脓肿的发生率占 20%,除很小脓肿行非手术治疗外,较大脓肿或治疗无效时,应在 B 型超声波或 CT 引导下经皮穿刺置管引流,或剖腹探查术中病变部位充分引流。病变穿向临近的小肠、结肠、膀胱等器官形成内瘘,手术需切除病变肠段行肠吻合术,被穿透、无病变的组织器官只须剪除瘘管周围的炎性组织后单纯修补即可。

(4)肠管皮肤瘘 肠管皮肤瘘但发生率较低,一旦发生应早期积极引流和抗炎治疗。待病情稳定、局部炎症消退,病变在非活动期时行病变肠段切除肠吻合术、皮肤窦道切除术。

【预后评估】

Crohn 病死亡率为 5%～10%;手术死亡率为 4%。其死亡原因,多数是由于合并并发症如:腹腔内感染、脓肿、腹膜炎、肠瘘等,特别是对其处理不当,慢性消耗衰竭以及癌变等引起。

本病是一个慢性疾病,病变可呈进行性发展或反复急性发作。对其处理,可能需要多次手术。据报道,第一次手术后需行第二次手术为 45%;第二次术后需行第三次手术者为 25%。多次手术,尤其是多次肠管切除术后,约有 1.5%者发生短肠综合征。

四、伤寒肠穿孔

【概述】

伤寒肠穿孔是伤寒病的一种严重并发症,其发生率为 2%～5%。伤寒肠穿孔多发生在高发伤寒病毒夏秋季节。约 60%～70%发生在病程的第 2～3 周内;

10%～20%在第一周内;余者在第四周以后。

【诊断步骤】

(一)病史采集要点

1. 有无伤寒病本身的征象,如发热、腹泻或便秘、皮疹等表现。

2. 有无穿孔引起的急腹症征象　突发腹痛、恶心呕吐、腹胀。

3. 有无消化道系统或神经系统紊乱的表现。

4. 了解穿孔前的病史,确诊是否肠伤寒;或了解是否生活在疫区,有无伤寒接触史。

(二)体格检查要点

1. 一般情况　发育、营养、体重、精神、血压和脉搏。多有高热,一般为稽留热型;伤寒患者本应是相对缓脉,体温高,但穿孔后反有脉率升高、体温下降。皮肤有无出现玫瑰疹;有无休克的表现。

2. 局部检查　特别仔细检查有无腹部征象及其变化,应注意以下内容:

(1)腹痛出现的部位和程度;或有无随着病程的进展而改变。

(2)有无腹膜刺激征、肝浊音界是否缩小;肠鸣音是否正常。

3. 全身检查

(1)消化系统症状　有无出现伤寒舌,即舌质红、苔厚腻、舌尖及舌缘无苔,呈杨梅状;有无肝脾肿大。

(2)神经系统症状　有无表情淡漠或反应迟钝、精神错乱、不安和失眠,有无谵妄、昏迷或脑膜刺激征等严重情况。

(三)辅助检查

血象:白细胞计数减少,如果出现穿孔白细胞计数可能增高,1/3 的患者超过 $10 \times 10^9/L$。

(四)进一步检查项目

1. 肥达反应　血清肥达反应 O 抗体效价 1:80 以上,H 抗体效价 1:160 以上具有诊断意义。

2. 影像学检查

X 线检查:腹部平片 70%患者可见膈下游离气体。

B 超、CT:可做鉴别诊断。

3. 手术　可为确诊提供证据。对缺乏典型病史、临床症状不典型、诊断比较困难的患者可依据其具有的腹膜炎体征进行手术探查。如发现典型的伤寒溃疡穿孔、腹腔积液检出伤寒杆菌即可在术中及术后做出诊断。

【诊断对策】

（一）诊断要点

1. 病史　要了解穿孔前的病史，是否确诊肠伤寒，如未确诊则需进一步了解是否伤寒病。因此，详尽询问病史，确切了解发病全过程、治疗史、治疗结果及相关病史是疝的主要诊断方法之一。

2. 临床表现　有典型的伤寒病和肠穿孔后的症状和体征。

3. 辅助检查　肥达反应、影像学检查如 X 线腹部平片检查均可提供诊断依据。

4. 手术　可为确诊提供证据。

（二）临床类型

1. 典型的伤寒病　持续高热、腹痛、便秘或腹泻、肝脾肿大、相对缓脉和白细胞计数减少。

2. 逍遥型伤寒病　少数患者虽然是伤寒患者，但症状不明显，仍有轻度发热、头痛、全身不适等，不引起患者的重视，仍能工作、活动，当发生穿孔时，多表现为右下腹痛伴呕吐，腹部有急性腹膜炎的体征，常误诊为急性阑尾炎穿孔。故伤寒流行的地区和季节，应警惕伤寒肠穿孔的可能性。

（三）鉴别诊断要点

主要和腹内空腔脏器穿孔的疾病如阑尾炎、溃疡病穿孔、急性化脓性胆囊炎伴穿孔等进行鉴别。主要依照伤寒病特有的临床表现和化验检查，如持续高热、腹痛、便秘或腹泻、肝脾肿大、相对缓脉和白细胞计数减少、肥达反应阳性、血分离到伤寒杆菌进行鉴别。

【治疗对策】

（一）治疗原则

肠伤寒穿孔一经诊断即应及时进行剖腹探查和手术治疗。

（二）治疗方案

1. 非手术治疗　主要针对伤寒病本身和伤寒穿孔术后的全身治疗。

①纠正水电解质、酸碱紊乱。②如已有休克，应予抗休克处理；③营养支持治疗：成人每日供应充足热量，流质或细软无渣饮食，同时供应维生素 B、维生素 C；④肾上腺皮质激素的应用于：病情重，表现高热，物理降温 1～2 小时无效；高热伴

神经系统症状；中毒症状严重、中毒性心肌炎、肝肾损害严重时；应用抗生素出现药疹。一般静脉给药，氢化可的松 100～200 mg/d，或地塞米松 5 mg/d，出现疗效后需巩固疗效 1～2 天。⑤针对伤寒的抗生素：氯霉素是首选的抗生素，但注意其诱导再生障碍性贫血的副作用；其他可供选择的抗生素有氨苄西林、阿莫西林、三代头孢菌素、环丙沙星、氧氟沙星等。疗程一般 2～3 周，观察一种药物疗效宜为 7～10 天。如仍没有疗效再换药。

2. 手术治疗　肠伤寒穿孔一经诊断即应在条件许可的情况下积极做好术前准备，及时进行剖腹探查和手术治疗。手术越早效果越好，穿孔距手术时间越长并发症越多，死亡率越高。

(1)手术方法　全麻或硬膜外麻醉，多采用右下腹直肌切口，开腹探查。从回盲部检查。穿孔多在末端回肠 50～100 cm。并注意有无多发穿孔的可能。对不典型或未确诊的患者手术时应取腹腔渗液行伤寒杆菌培养和肠系膜淋巴结病理组织学检查等协助诊断。如术中发现病变肠壁变薄濒临穿孔处，应做浆肌层横向缝合或可防止术后再发穿孔。肠伤寒穿孔后应在病变肠段行全层内翻缝合，进针对部位要稍远离穿孔的断缘，最少要离边缘 0.5～1.0 cm。行浆肌层缝合时，间断缝合的间距应在 0.5 cm 以上，进针时先在浆肌层之间有一段潜行，以防肠壁被撕裂。注意缝合线结的松紧，既不切割肠管也不要过松。如穿孔较大，周围的肠壁水肿、质脆，估计缝合后难以愈合，可在修补穿孔后加用近端肠造瘘术。且术中应探查全部肠管，注意多发穿孔。

(2)手术方案选择　伤寒肠穿孔多行穿孔修补术。如穿孔伴肠袢出血，且全身状况允许时，可酌情选用肠切除吻合术。如病情危重，可行双肠腔造瘘术和腹腔引流，待病情稳定后再行二期确定性手术；也可行修补术和近侧肠腔内置管引流减压，待术后 2～3 周予以拔除或可免除再手术。

【术后观察及处理】

术后仍应继续针对伤寒的非手术治疗。

【预后评估】

一般来说，伤寒肠穿孔的预后与手术治疗早晚、患者全身情况等密切相关。穿孔后 24 小时内手术，死亡率约 10%；48～72 小时为 30%；已呈现休克者则高达 50%。

（蔡世荣）

第七节　大肠炎性、良性疾病

一、结肠扭转

结肠扭转是结肠袢以其系膜的长轴为中枢发生旋转,导致肠腔部分或完全闭塞,系膜血管也可因扭转而被拧闭,致使肠壁血运受阻而坏死。结肠扭转 65％～80％发生于乙状结肠,少部分发生在盲肠。横结肠扭转极少见,升、降结肠固定于侧腹壁,不发生扭转。

二、溃疡性结肠炎的外科治疗

【概述】

溃疡性结肠炎是发生在结直肠的非特异性炎性疾病。通常将溃疡性结肠炎与克隆病统称为炎性肠病。溃疡性结肠炎在外科并不少见,往往需要包括内、外科在内的综合治疗。本病发病率在西方国家约为 2～10/10 万,我国在近年的发病率也有上升趋势。确切病因然不清楚,可能与肠道感染、自身免疫损伤、遗传和精神等因素有关。

溃疡性结肠炎以直肠和乙状结肠多见,也可累及结肠其他部位,少数病例全结肠受累,并可侵及回肠末端,称为"倒灌性回肠炎"。病变主要在黏膜及黏膜下层,自直肠黏膜开始,向上呈连续性蔓延。在累及的范围内,远侧结肠的病变常较近侧者为重。黏膜炎症充血,发展为腺窝脓肿或黏膜下微小脓肿,溃破后形成多个粟粒样溃疡,融合后形成大小不等、形状不规则的溃疡,其纵径常大于横径。临床上以血性腹泻为最常见的早期症状,多为脓血便,腹痛表现为轻到中度的痉挛性疼痛,少数患者因直肠受累而引起里急后重。

【治疗对策】

(一)治疗原则

溃疡性结肠炎主要依靠非手术治疗,是可治愈性疾病。尽管有许多新药不断问世,但许多内科治疗无效的患者或伴有结直肠癌变的患者最终选用外科治疗,约占 20%。

(二)术前准备

1. 纠正水电解质失衡 尽管是择期手术,由于病情迁延,慢性长期腹泻,贫血及水和电解质紊乱常同时并存。应及时纠正水和电解质失衡,补充血浆及蛋白,必要时输血。

2. 甾体激素的应用 对于既往曾应用激素的患者,以及术前 3 年内曾应用过激素类药物的患者,均应术前应用激素 10 天以上,以减少患者发生肾上腺皮质危象。

3. 肠道准备和抗生素的使用 急诊手术患者肠道准备十分危险,一般不予采用。其他情况可常规肠道准备;若行回肠肛管吻合,一般也可以不行肠道准备。围手术期抗生素十分必要,尤其是急诊手术患者;择期患者术后也应使用抗生素 3 天。

4. 抗凝剂的使用 长期营养不良的患者,维生素 K 储备减少,纤维蛋白原减少,术中易发生出血倾向。适当应用止血药物对减少术中渗血有重要意义。

(三)治疗方案

手术治疗:

(1)手术指征 ①并发急性中毒性巨结肠;②结肠穿孔;③并发下消化道大出血;④已发生或可疑发生癌并发症;⑤肠外并发症严重或难以忍受,如坏疽性脓皮病、结节性红斑、肝功能损害、眼并发症和关节炎;⑥结肠已成为纤维狭窄管状物,失去其正常功能以致持续腹泻者。

(2)手术时机

1)择期性手术 除外需要进行紧急手术的情况,原则上其他符合手术指征的患者可行择期手术。但若患者已确定溃疡性结肠炎发生癌变,则须限期手术治疗。

2)紧急手术 当溃疡性结肠炎并发急性中毒性巨结肠、结肠穿孔或下消化道大出血时,需行急症手术,手术目的是控制病情恶化,挽救患者生命。

(3)手术方法 一般分急诊手术和择期手术。

1)急诊手术 经急诊手术的患者,待情况稳定好转后,根据需要再行择期性第二期手术。急诊手术方法包括:

①结肠大部切除,回肠及乙状结肠造口:结肠大部切除后,中毒、出血症状即可显著缓解,穿孔可能性也不复存在。不切除直肠、不缝闭乙状结肠断端可以减轻患者的手术负担,并可防止断端缝合后因愈合不良而引起的腹腔内感染。

②单纯回肠断端造口:手术固然较为简单,但因病变结肠仍在,中毒、出血、穿

孔等问题不能得到较满意地解决,因此这种手术只适用于因全身或局部原因不可能行结肠大部切除的患者。

③回肠断端造口及横结肠或乙状结肠造口,适用于急性中毒性结肠扩张患者而又不能耐受结肠大部切除者、结肠造口后可达到减压防止穿孔的目的。

2)择期手术

①全结直肠切除,永久性末端回肠造口:为了使末端回肠口排便次数减少或有一定程度的控制能力,在手术方法上有多种不同的设计,如在造口近侧移置短段逆蠕动肠袢,或在造口近侧肠袢做肠侧侧吻合使之形成大回肠袋以蓄存较多的肠内容,或在造口处以套叠方式形成唇样瓣以控制排便等。实际上单纯的回肠断端造口经过一段时期后,粪便可接近成形,并不一定比结肠造口更难管理,特别是现有的肠造口袋已较前改进,使用方便,对生活所造成的不便已有所减轻,需否采用复杂的回肠造口手术方法,在一定程度上取决于术者的个人经验。

如果估计患者难以耐受结、直肠一次全部切除手术,可进行分期手术,第一期做末端回肠造口和结肠大部切除及乙状结肠造口或缝闭断端留置腹内,第二期再切除直肠及残留的乙状结肠。如果仅切除结肠而将直肠保留,尽管直肠已废用,肠内病变可能有所减轻,但难以完全静止。脓血便及下坠不适感虽有好转,但并发癌的威胁依然存在,肠道外的并存病也不易好转。

②结肠切除,回-直肠吻合术:如果直肠病变较轻,患者又不愿接受末端回肠造口,也有人认为可以在切除全部结肠后做一期或分期回肠直肠吻合术。手术方法:结肠切除的同时往往需游离一段靠近回盲瓣的回肠,直肠侧残端应保留12～15 cm,既不会残留过多的病变肠管,又不会影响直肠的功能。吻合口一般在骶骨岬水平,吻合可以是端端吻合或端侧吻合。手工吻合或借助吻合器吻合均可。

这种手术所引起的问题除保留了废用直肠,病变虽减轻却不能完全静止。而另一个缺点是有残余直肠发生癌变的可能。

③结直肠切除回肠贮袋-肛管吻合术:保留肛门括约肌的完整在此手术至关重要,为了防止溃疡性结肠炎在肛管直肠再发生癌变,一般需要将肛管黏膜全部剥脱,肛门内括约肌随之遭到破坏,但外括约肌不受损害,保留了肛门的收缩以控制排便。回肠贮袋大多用回肠末端经不同形式的折叠,形成贮粪袋以使粪便在肠内停留时间增加;常见的几种回肠贮袋有 S 形、J 形、H 形和 W 形。手术一般需二期完成,常常需做回肠保护性粪便转流术以保证回肠贮袋与肛管吻合口的一期愈合。这种保护性造口可在术后数周或数月内关闭。

(4)手术方法评估　治疗溃疡性结肠炎的最有效手术是结、直肠全部切除,永久性末端回肠造口。虽然患者对永久性回肠造口感到不快,对生活和工作也确实有些不便,但顽固性溃疡性结肠炎严重损害健康,在缺乏较有效的非手术治疗方法时,采用这种手术可以达到"根治"目的,疗效满意。权衡得失,还是值得接受的。手术后90％以上患者可获良好远期效果,健康恢复,生活及工作仍可保持或接近正常。到目前为止,该手术仍是治疗溃疡性结肠炎的标准手术。它的优点在于:①切除了病变侵犯的结直肠,去除了原发病灶,消除了病变结直肠发生癌变的可能;②操作不复杂,可为大多数外科医生所掌握;③手术并发症少;④手术一期完成。近年来,逐渐为多数外科医生所接受病并普遍开展的是结直肠切除,回肠贮袋-肛管吻合术。

(5)手术方案的选择

1)需要急诊手术的溃疡性结肠炎并发急性中毒性巨结肠、穿孔或下消化道大出血 应紧急手术;手术的目的在于控制病情的恶化,挽救患者生命。病情允许尽量选择结肠大部切除,回肠及乙状结肠造口。急性中毒性结肠扩张患者而又不能耐受结肠大部切除者,可行回肠断端造口及横结肠或乙状结肠造口。一般情况极差或全身或局部原因不可能行结肠大部切除的患者,则只能行单纯回肠断端造口。

2)择期或限期手术的溃疡性结肠炎 全结直肠切除及回肠永久性造瘘术是早期实施的效果确切的术式,最早于20世纪30年代用于治疗溃疡性结肠炎。此手术不但彻底切除了病变可能复发的一切部位,也解除了癌变的危险,对溃疡性结肠炎的治疗提供了可靠的保证。该手术因而成为治疗溃疡性结肠炎手术的金标准和衡量其他一切手术的基础。但是,该手术切除了全部结肠与直肠,必然损伤了肛门括约肌的功能结构,永久性回肠造瘘势在必行。20世纪60年代出现了全结肠切除及回肠直肠吻合术,是在当时积极保留直肠、肛管功能,使患者免于施行回肠造瘘的努力中出现的。但此手术最大的缺点是没有彻底消灭疾病复发的部位和解除癌变的危险。因此,施行该手术后,必须长期坚持内镜检查,严密检测直肠黏膜组织学改变,以避免遗漏癌变患者。

经过反复探索,结直肠切除、回肠贮袋肛门吻合术成为治疗溃疡性结肠炎的公认的最佳术式。与其他同类手术相比,该手术体现了彻底切除病变组织,解除癌变危险,积极恢复肠道连续性和最大限度保留肛门直肠及会阴区生理功能的优点和保证患者生理、心理、社会活动及运动等各方面生活需要的特点。目前,该手术已成为溃疡性结肠炎手术治疗的主要选择。但该手术技术上要求较高,应当在一些积累了一定经验的专科医院里进行。

【术后观察及处理】

（一）一般处理

1. 半坐卧位　术后卧位或半坐卧位有利引流，减少盆腔积液感染的发生。

2. 造瘘口和肛周护理　患者有回肠造瘘的，由于排出量较多，不成形，注意保护局部皮肤；行保肛手术的，排便次数术后早期也会增加，应注意肛周皮肤保护。同时，应注意患者的水、电解质和酸碱平衡。

（二）并发症的观察及处理

1. 会阴伤口愈合不良或盆腔脓肿　前者是全结直肠切除，回肠永久性造瘘术的常见术后并发症，后者则可并发于回肠直肠吻合或回肠肛门吻合手术术后。由于创面较大、转深，一般难以引流彻底。术后应设法保持局部引流通畅，长期不愈合的患者，需行大范围局部清创去除死腔，通畅引流，少数患者由于清创后创面过大，需行肌瓣转移填塞和皮肤移植术。

2. 肠梗阻　回肠造瘘的患者由于造口不当可引发小肠梗阻。若保守治疗无效，则需要剖腹探查，解除梗阻。

3. 回肠造口的并发症　包括造口管回缩、脱垂、造口周围瘘，造口旁疝和上述的肠梗阻。部分患者需行造口再修复手术。

【疗效判断及处理】

溃疡性结肠炎的预后受多种因素的影响，取决于病型、有无并发症和治疗条件。近期治愈的标准为：临床症状基本消失；肠镜检查黏膜恢复正常；停药或仅有维持量药物；观察6个月无复发。

【出院后随访】

患者术后出院，应定期复诊，尤其是保留直肠的患者，必须长期坚持内镜检查，严密检测直肠黏膜组织学改变，以避免遗漏癌变。

三、结直肠息肉和息肉病

【概述】

息肉是指黏膜表面突向肠腔内的隆起物，是对大肠黏膜表面隆起病变所做出的临床诊断，它不说明隆起病变的病理性质，它可以是腺瘤，可以是炎症修复的后果,可以是局部黏膜增生肥厚等。初诊在确定其病理性质之前统称为息肉,但最终必须要分类明确。从病理上可分为①新生物性(腺瘤性)息肉:包括管状、绒毛状及管状绒毛状腺瘤;②炎症性息肉:黏膜炎性增生或血吸虫卵性以及良性淋巴样息肉;③错构瘤性:幼年性息肉及色素沉着息肉综合征(Peutz-Jeghers 综合征);④化生性(增生性)息肉;⑤黏膜肥大赘生物。多发性腺瘤如数目多于 100 颗称为腺瘤病。

【诊断步骤】

(一)病史采集要点

约半数以上的息肉无临床症状,常因普查或尸检时发现,或者当其发生并发症时才被发现。

1. 有无大便带血,便血的程度、性质,是先于还是后于大便排出,是否大便附有血迹或大便内混有血迹。便血发生的时间,是否随病程的演进而变化;

2. 有无腹泻或排便次数增多,大便是否伴有黏液,或解黏液血便;

3. 有无肿物脱出肛门,能否自行回缩;

4. 有无急性腹部绞痛,出现的时间、部位,病程的演进,伴发症状;

5. 有无肠道息肉或结直肠癌家族史。

(二)体格检查要点

1. 一般情况　发育、营养、体重、精神、血压和脉搏,注意有无伴贫血貌。

2. 局部检查　主要是直肠肛门检查,肛窥下直接观察直肠中下段息肉形态、部位、大小,有无明显蒂部或是广基息肉;直肠指检:是否触及肿块,肿物的质地、活动度,息肉下缘与肛门的距离。

3. 全身检查

(1)是否在口腔黏膜、口唇、双侧手掌和足底有色素沉着。

(2)是否有腹胀、肠型,腹部是否有压痛、肌紧张、反跳痛等腹膜刺激征,是否可触及包块伴有压痛,能否闻及肠鸣音亢进及气过水声,是否存在移动性浊音。

(三)辅助检查要点

1. 实验室检查

(1)血、大便常规　反复便血的患者血常规呈小细胞低色素性贫血,急性大量出血的患者血红蛋白显著下降。当发生肠套叠引发肠梗阻时,白细胞计数通常升高;大便潜血及粪红细胞阳性。

(2)血生化　若伴有肠梗阻时,可出现水、电解质及酸碱平衡紊乱。

2. X 线检查

腹平片:肠套叠致肠梗阻的患者,可见肠胀气、阶梯状气液平面等肠梗阻征象,有时可见孤立胀大的肠襻。

(四)进一步检查项目

X 线检查

(1)钡剂灌肠 X 线检查 典型的征象是钡剂的充盈缺损,<0.5 cm 的息肉不易检出,对低位尤其直肠下段的息肉也不易显示。双重对比气钡造影可提高对息肉的检出率,且可减少因肠腔内气泡引起的误诊。另外,纤维结肠镜有时不能检查全部结肠,此时更有必要行钡灌肠了解近端大肠的情况;而且,钡灌肠对病变的定位常较结肠镜准确。

(2)纤维结肠镜检查 是息肉诊断最确切的方法。直视下可观察到息肉的存在,并可做内镜下切除,或单纯活检送病理检查。

【诊断对策】

(一)诊断要点

1. 病史 许多患者并无症状。对于有结肠息肉病史或癌瘤史的病例,及常规体检发现大便潜血阳性的病例,应警惕大肠息肉的可能,并进一步做相关检查。

2. 临床表现 便血和肠道刺激症状是大肠息肉的常见症状,肠套叠的患者要考虑本病。色素沉着息肉综合征常见于青少年,有典型部位的沉着和反复发作的便血、肠梗阻病史,结合辅助检查发现肠息肉,诊断不难。对所有患者均应重视直肠指检,这是简单但重要的检查。

3. 辅助检查 X 线造影、结肠镜等检查均可提供诊断依据。诊断结直肠息肉多无困难,但容易漏诊,结肠镜检和钡灌肠应相互补充。

(二)临床类型

1. 新生物性息肉 结直肠腺瘤包括管状腺瘤、绒毛状腺瘤和管状绒毛状腺瘤3 种。

(1)管状腺瘤 又称腺瘤样息肉或息肉样腺瘤,此类腺瘤呈椭圆性或圆形,表面光滑或呈分叶状,色粉红或灰红,大多有蒂,少数(15%)广基或无蒂。

(2)绒毛状腺瘤 又称乳头状腺瘤,占 10%～20%。一般体积较大,大多为广基或基底较宽,有蒂者多较小,癌变率高,达 30%～40%。

(3)管状绒毛状腺瘤 两者成分比例相似,但可见腺瘤表面部分光滑,部分粗糙,体积较大。

2. 非新生物性息肉

(1)幼年性息肉 又名先天性息肉、潴留性息肉,常见于幼儿,但成人也可见。多为单个,并常发生于距肛门直肠 10 cm 以内。息肉呈球形或卵圆形,直径大多不超过 1 cm,表面较光滑,粉红色,一般均有蒂,蒂细长,为正常结肠黏膜,当蒂接近息肉时,黏膜上皮转为肉芽组织。息肉本身为细胞、血管组织,有急、慢性炎症细胞浸润,并有大小不等的囊腔,腔壁为分泌黏液的柱状上皮。

(2)炎性息肉 炎性息肉的发生和大肠黏膜炎性病变有关,最多见于溃疡性结肠炎,其他如阿米巴痢疾、血吸虫病、肠结核、克隆病等都可以引起此种息肉。大肠手术后,吻合口部位由于溃疡或缝线异物反应,也可以形成炎性息肉,有时被误认为是肿瘤局部复发。炎性息肉一般都较小,呈短指或芽状,形状不规则,有时息肉两端都附着在黏膜表面,中间架空,成桥样。炎性息肉的诊断主要是根据病理检查。溃疡性结肠炎患者并发大肠癌的可能性远超过同年龄无溃疡性结肠炎者。

(3)化生性(增生性息肉) 增生性息肉发生的原因不清楚,多出现在中年以后,老人尸检中发现此种息肉者相当多见,表现为黏膜表面丘状或半球形隆起,大多较小,0.5 cm 左右,无蒂,常为多个。部位多在直肠及乙状结肠。显微镜下所见不同于腺瘤,为黏膜增生肥厚,结构接近于正常,腺管可稍增长,可呈囊性扩张趋势。临床上不引起症状,多是结肠镜检查时的偶然发现,一般认为增生性息肉不发生癌变,不需要处理。

(4)黏膜肥大赘生物(黏膜过度增生):在内镜检查时可见黏膜突起小的,即黏膜息肉,小于 0.5 cm,为正常黏膜被黏膜下组织顶起,无临床意义。

3. 结直肠息肉病 根据 Morson 标准,息肉数目超过 100 个,即为息肉病,包括新生物性和非新生物性。但在息肉病中,非肿瘤性者,也易发生恶变等肿瘤特征。

(1)家族性息肉病 是常染色体显性遗传病,与 5 号染色体长臂上 APC 基因的缺失或突变有关。结、直肠内布满息肉状腺瘤,如不及时治疗,至中年时几乎全部患者将发展为结、直肠癌。婴儿时期并无息肉出现,因此不属于先天性疾病。有少数患者,其结、直肠内的腺瘤情况与家族性息肉病相同,但无家族史,而患者也能将病传给下代。认为基因突变所致,但也有可能是对该家谱系的成员调查及检查不全,而不是真正的"无家族"史。

家族性息肉病的息肉极少从幼儿时期即开始出现,大多是在十二三岁时直肠乙状结肠开始出现息肉状腺瘤,随着年龄的增长,越长越多,而且逐渐增大,引起症状,至二十余岁时,腺瘤已大多遍及全大肠。本病只累及大肠而不累及小肠。大肠内的腺瘤大小不等,直径由数毫米至数厘米。腺瘤的显微镜下所见与通常的结直肠息肉状腺瘤无区别,其严重性在于癌变,而且癌变常可不限于一处,为多中心。资料表明癌的发生大多是在腺瘤开始出现症状后 15 年左右,一般不超过 40～45岁。实际上部分患者在就医时即已是大肠癌。癌的好发部位仍和一般大肠癌的规律类似,即多见于直肠和乙状结肠。

(2)色素沉着息肉综合征(黑斑息肉病,Pentz-Jeghers 综合征) 是一种少见的家族性疾病。本病的特点是口腔黏膜、口唇,双侧手掌和足底有色素沉着以及胃肠道有多发息肉。它是一种显性遗传病,有 30%～35% 肠的患者有阳性家族史。息肉可以发生在胃到直肠的任何部位,而以空肠及回肠最多见,其次为十二指肠,有约 1/3 的病例累及结肠和直肠,约 1/4 累及胃。病理下息肉不含有任何突出的细胞成分,而是由正常的肠黏膜腺体所组成,其间有平滑肌束分布,因此认为这种息肉属于错构性质而非肿瘤。皮肤黏膜的色素沉着可以在出生时即有或幼年时出现,以后逐渐明显而中年以后又有逐渐消退的趋向,但口周和口腔黏膜的斑点仍持续存在。在四肢出现的色素沉着多在手掌和足底,也包括手指和足趾,往往两侧对称。

本病可发生在任何年龄,以青少年多见,男女发病大致相等。多数人有不明原因的腹痛,常在脐周部,为阵发性绞痛,持续时间不定而自行消失,可能为慢性复发性肠套叠所致,有的患者因急性肠梗阻而入院。约 40% 的患者有便血。异常的色素沉着是本病的一个特征性表现,在检查时如发现口唇有色素沉着应在各特殊部位进一步检查看有无同样色素沉着存在,如果为阳性则这一体征本身已强烈提示本病的诊断。腹部检查有时可触及包块伴有压疼,多为套叠的肠袢,此外有肠鸣音亢进等肠梗阻的表现。近年发现本病亦可癌变,并可并发其他部位癌。

(三)鉴别诊断要点

息肉本身即包含一大类疾病,活检病理结果后,可区分肿瘤性息肉和非肿瘤性息肉,肿瘤性息肉必须排除癌变,否则应诊断为肠癌。

【治疗对策】

(一)治疗原则

由于息肉的性质难从肉眼判断,故一般发现后应手术切除或活检做病理检查。根据息肉所在部位、大小、数目、有蒂或无蒂以及息肉性质选择不同的治疗方案。

(二)术前准备

1. 肠镜检查前应口服泻药排空肠道,不能服泻药的患者应做清洁灌肠,以利检查及镜下切除息肉。

2. 开放手术的患者,应严格进行肠道准备,包括无渣饮食及术前禁食,肠道抗生素应用,口服泻药及清洁灌肠。注意纠正水、电解质和酸碱平衡紊乱,尤其是伴有肠梗阻症状时。

(三)治疗方案

(1)经腹切除的手术指征　①体积较大的单个有蒂息肉,或无蒂/广基息肉,内镜下切除困难者;②家族性和非家族性腺瘤病患者;

(2)经肛门局部切除　息肉位于在直肠下段,距肛口不超过 7~8 cm。

(3)手术时机

1)限期性手术　内镜下发现息肉,可以行镜下切除的当即予切除,以后定期复查。切除困难的或是发现息肉癌变的,应限期手术切除。

2)急诊手术　黑斑息肉病容易并发肠套叠、肠梗阻,梗阻不能缓解或有腹膜炎表现的,应急诊剖腹探查。

(4)手术方法　分内镜下手术和开放手术。

1)圈套凝切法　内镜下吸净附着息肉的黏液和粪水,靠近息肉张开圈套丝,应避免圈套过于贴近肠壁,损伤肠壁致肠穿孔,套入后抽紧套丝,根据蒂的粗细选择不同的电流功率,逐渐切割,以利止血。

2)活检钳凝切法　对 0.5 cm 的广基病灶,用活检钳全部咬住,上提使基底呈幕状狭细假蒂,随后通电流凝固数秒钟,局部呈灰白色即可将活检钳咬紧拉下组织送病理检查。

3)电凝器灼除法　多为 0.5 cm 以下病灶,多数良性,对钳切不能切除者,可以电凝止血器接触后以凝固电流烧灼切除。但勿过深以免穿孔或迟发性穿孔,后者可发生在术后 2~7 天。

4)经肛门局部息肉切除　直径 1.5 cm 以上的广基腺瘤,在直肠下段,距肛口不超过 7~8 cm 时,最好在麻醉下做局部切除,包括较大范围的基底部黏膜及黏膜下层,以后根据病理检查结果再决定需否做进一步处理。

5)经腹手术　对需要切除而又无法经肛括约肌局部手术或经结肠镜解决的腺瘤,可根据腺瘤部位采用经骶骨后位或经腹切除腺瘤。在切开肠壁后,如有蒂,可在蒂根部切除。如为广基腺瘤,切除时应包活较大范围的周围黏膜及黏膜下层,或做部分全层肠壁切除。对大的、形状不规则、短蒂或广基、或有其他迹象不能除外癌时,局部切除后应做冰冻切片病理检查以决定需否再做进一步的处理。如无做冰冻切片的条件,而对病变性质有怀疑时,即做肠段切除。腺瘤病的患者,手术有结直肠切除、回肠造瘘术，全结肠切除、回肠直肠吻合术或结直肠切除、回肠贮袋肛门吻合术。手术方法详见上节溃疡性结肠炎的手术治疗。

（5）手术方案的评估与选择

1）有蒂息肉　圈套切除。

2）直径小于 1 cm 的无蒂息肉　①直径小于 0.5 cm 的可用活检钳凝切法切除息肉送检；②直径 0.5～1 cm 者可用圈套凝切；③如为多发，不易逐一钳除，宜手术切除。

3）直径大于 2 cm 的无蒂息肉　大于 2 cm 的绒毛状广基腺瘤宜采用手术切除，位于腹膜返折以下的可经肛或经骶局部切除，返折以上的，如果病变范围大，累及直肠壁近一周时，可做环形整圈黏膜切除，远、近切端黏膜不能缝拢时，可纵行缝合肠壁肌层以缩小创面。也可以考虑经结肠镜一次或分次做大面积电灼，以后密切随诊观察。如果直肠内病变范围很大，即需考虑行保留括约肌的直肠切除手术。

4）腺瘤癌变

①病理证实癌变仅局限于黏膜层的原位癌：局部切除即可。

②癌细胞浸润至黏膜下层：主张手术切除息肉，术后密切随访，发现复发则行肠段切除术。

③腺瘤癌变浸润到肌层：均应按结直肠癌行根治手术。

【术后观察及处理】

肠镜下切除息肉的患者，应观察患者有无便血，出血的发生率为 0.1%～0.2%，避免进食难消化的食物，保持大便通畅。

【出院后随访】

息肉摘除者 3 年随访一次，息肉未全摘除或广基息肉者，随访应提前。若 3 年随访阴性，可改为 5 年后再访。

（蔡世荣）

第*13*章 | 阑尾疾病

第一节　阑尾炎

【概述】

阑尾位于右髂窝部,呈蚯蚓状,长约 5～10 cm,直径 0.5～0.7 cm。阑尾起于盲肠根部,附于盲肠后内侧壁,三条结肠带的会合点。因此,沿盲肠的三条结肠带向顶端追踪即可寻到阑尾基底部,这有助于手术中快速找到阑尾。阑尾的体表投影约在脐与右髂前上棘连线中外 1/3 交界处,称为麦氏点(McBurney 点)。麦氏点是选择阑尾手术切口的标记点。阑尾绝大多数属腹膜内器官,其位置多变,可随盲肠位置而变异,但一般以右下腹部为多,认识这一点对阑尾炎的诊断和手术治疗有很大帮助。阑尾是一个淋巴器官,具有一定的免疫功能。

阑尾炎是由于阑尾管腔阻塞引起肠道内的细菌入侵而导致的一种感染性急腹症。急性阑尾炎的病因为:①阑尾管腔阻塞;②胃肠道疾病影响;③细菌入侵,致病菌多为肠道内各种革兰阴性杆菌和厌氧菌。急性阑尾炎是外科常见病,是最多见的急腹症。若不及时手术治疗,急性阑尾炎可能会出现腹腔脓肿、内外瘘形成和门静脉炎等并发症。

【诊断步骤】

(一)病史采集要点

1. 腹痛　约 70%～80% 的急性阑尾炎具有典型的转移性右下腹痛特点,即腹痛发作始于上腹部,逐渐移向脐部,数小时(6～8 小时)后转移并局限于右下腹。

不同类型的阑尾炎其腹痛也有差异。穿孔性阑尾炎时腹痛弥漫至全腹部。

2. 胃肠道症状　常伴恶心、呕吐,可有便秘和腹泻,盆腔位阑尾炎时炎症刺激直肠和膀胱,引起排便里急后重和排尿尿痛症状。

3. 全身症状　早期有乏力、头痛,炎症加重时可有出汗、口渴、脉速、发热等全身感染中毒症状。如并发门静脉炎时可出现寒战、高热和轻度黄疸。

4. 其他　急性阑尾炎患者应注意就诊前有无进食,了解患者的诊治情况。女性患者应详细询问月经情况,必要时请妇科医师会诊排除妇科疾病。

(二)体格检查要点

1. 右下腹压痛　是急性阑尾炎最常见的重要体征。压痛点通常位于麦氏点,可随阑尾位置的变异而改变,但压痛点始终在一个固定的位置上。压痛的程度与病变的程度相关。当阑尾炎穿孔时,疼痛和压痛的范围可波及全腹,但仍以阑尾所在位置的压痛最明显。

2. 腹膜刺激征象　右下腹肌紧张,有明显压痛、反跳痛(Blumberg 征),肠鸣音减弱或消失。但在小儿、老人、孕妇、肥胖、虚弱者或盲肠后位阑尾炎时,腹膜刺激征可不明显。

3. 右下腹包块　体检发现右下腹有一压痛性包块,应考虑阑尾周围脓肿。

4. 其他体征　①结肠充气试验(Rovsing 征):患者仰卧位,用右手压迫左下腹,再用左手挤压近侧结肠,结肠内气体可传至盲肠和阑尾,引起右下腹疼痛者为阳性。②腰大肌试验(psoas 征):患者左侧卧,使右大腿后伸,引起右下腹疼痛者为阳性。说明阑尾位于腰大肌前方,盲肠后位或腹膜后位。③闭孔内肌试验(obturator 征):患者仰卧位,使右髋和右大腿屈曲,然后被动向内旋转,引起右下腹疼痛者为阳性。说明阑尾靠近闭孔内肌。④直肠指检:在小儿急性阑尾炎时尤为重要。压痛通常在直肠右前方;当阑尾炎穿孔时直肠前壁压痛广泛;并发阑尾周围脓肿时,有时可触及痛性包块。

(三)辅助检查要点

1. 实验室检查　大多数急性阑尾炎患者做血常规检查可发现白细胞计数和中性粒细胞比例增高,核左移。尿常规一般无阳性发现,但右输尿管或膀胱受炎症刺激时尿可出现少量红、白细胞;对生育期的妇女在月经停止较长时间时,应检查血清 β-HCG,以排除异位妊娠可能。

2. 影像学检查　①X 线检查:胸、腹部透视或胸、腹部照片排除有无右下肺炎、膈下游离气体及肠麻痹征象,是否有盲肠扩张和液气平面,有无钙化的粪石和异物影,这可助诊断。②B 超检查可发现肿大的阑尾或脓肿。③CT 扫描效果类似

B超检查。④有时也可酌情使用腹腔镜检查,在诊断急性阑尾炎的同时做阑尾切除术。

【诊断对策】

(一)诊断要点

1. 病史 约70%~80%的急性阑尾炎具有典型的转移性右下腹痛特点。因此,详尽询问病史,了解腹痛开始发作的部位和时间,逐渐移行的过程,最后是否局限于右下腹;腹痛是持续性的,还是阵发性的;是剧痛,还是隐痛;是全腹痛,还是局限性腹痛;有无放射性、牵涉性腹痛。不同病理类型的急性阑尾炎其腹痛性质是不同的。有无伴随恶心、呕吐等胃肠道症状,有无乏力、头痛、发热等全身感染中毒症状。了解患者的诊治经过和治疗效果。既往有无同样腹痛史。

2. 临床表现 具有典型的转移性右下腹痛特点,伴随恶心、呕吐等胃肠道症状,出现乏力、头痛、发热等全身感染中毒症状。查体时有右下腹固定压痛,伴局限性腹膜刺激征(若为急性阑尾炎穿孔则出现全腹部腹膜刺激征,但以右下腹压痛最明显),结肠充气试验、腰大肌试验和闭孔内肌试验可阳性;直肠指检在直肠右前方可有触痛。若右下腹发现有一压痛性包块,应考虑阑尾周围脓肿的可能性。

3. 辅助检查 血常规检查可发现白细胞计数和中性粒细胞比例增高,核左移。胸腹部X线检查、B超检查或CT扫描有助于诊断,必要时酌情做腹腔镜检查。

(二)临床类型

1. 根据急性阑尾炎发病过程的病理解剖学变化,分为四种病理类型:

(1)急性单纯性阑尾炎 属轻型阑尾炎或病变早期。病变多局限于黏膜和黏膜下层。阑尾外观轻度肿胀、浆膜充血并失去正常光泽,表面有少许纤维素性渗出物。镜下阑尾各层均有水肿和中性粒细胞浸润,黏膜表面有小溃疡和出血点。临床症状和体征均较轻,多表现为轻度右下腹隐痛和压痛。

(2)急性化脓性阑尾炎 常由急性单纯性阑尾炎演变而来,也称为急性蜂窝织炎性阑尾炎。阑尾肿胀明显,浆膜高度充血,表面有脓性渗出物附着。镜下阑尾黏膜的溃疡面扩大加深达肌层和浆膜层,管壁各层有小脓肿,阑尾腔内有积脓。临床症状和体征较重,多表现为右下腹阵发性胀痛和剧痛,有发热等全身感染中毒症状,出现明显的右下腹肌紧张、压痛及反跳痛。

(3)坏疽性及穿孔性阑尾炎 是一种重型的阑尾炎。阑尾管壁部分或全部坏死,呈暗紫色或黑色,可发生穿孔,穿孔部位在阑尾根部和尖端。若穿孔未被包裹,则可引起急性弥漫性腹膜炎。临床症状和体征进一步加重。

(4)阑尾周围脓肿 如果坏疽性及穿孔性阑尾炎进展较慢,大网膜可移至右下腹部,将阑尾包裹并形成粘连,发展为炎性包块或阑尾周围脓肿。

2. 特殊类型阑尾炎

(1)新生儿急性阑尾炎 ①比较少见;②早期的临床表现是非特殊性的,仅有厌食、呕吐、腹痛、脱水等症状,发热及白细胞计数升高均不明显,常被延误诊断;③穿孔率可达80%,死亡率高;④诊断明确后应早期手术。

(2)小儿急性阑尾炎 ①病情发展较快且较重,早期即有高热、呕吐等;②右下腹体征不明显、不典型;③穿孔率可达30%,并发症及死亡率也高;④诊断明确后应早期手术。

(3)妊娠期急性阑尾炎 ①发病常在妊娠前6个月;②由于妊娠,阑尾炎体征不够明显;③腹膜炎易扩散;④难诊断,易致流产和早产,威胁母子安全;⑤应及时手术,围手术期加用黄体酮行保胎治疗。

(4)老年人急性阑尾炎 ①症状隐蔽;②体征不典型;③临床表现和病理变化常常不一致,很易延误诊治;④穿孔率和并发症也高;⑤常伴发内科疾病;⑥应及时手术。

(5)AIDS/HIV 感染患者的阑尾炎 ①其临床症状和体征与免疫功能正常者相似,但不典型,患者白细胞不高,易延误诊断和治疗;②B 超或 CT 检查有助于诊断;③穿孔率较高(占40%);④应强调早期诊断并手术治疗,而非阑尾切除术的手术禁忌证。

3. 慢性阑尾炎的临床特点

(1)常有典型的急性阑尾炎发作病史;

(2)右下腹经常疼痛,且反复急性发作;

(3)阑尾部位有局限性压痛;

(4)X 线钡餐检查可见阑尾不充盈或钡剂排出缓慢,充盈的阑尾位置不易移动等;

(5)诊断明确后应手术切除阑尾。

(三)鉴别诊断要点

临床上常需与其他脏器病变引起的急性腹痛,以及一些非外科急腹症相鉴别:

1. 胃十二指肠溃疡穿孔 穿孔溢出的胃内容物可沿升结肠旁沟流至右下腹部,易误认为是急性阑尾炎的转移性右下腹痛。①患者多有溃疡病史,表现为突然发作的剧烈腹痛。②体征除右下腹有压痛外,上腹仍具疼痛和压痛,腹壁板状强直等腹膜刺激征较明显。③胸、腹部 X 线检查如发现有膈下游离气体,则有助于鉴别诊断。

2. 右侧输尿管结石　①多呈突然发作的右下腹阵发性剧烈绞痛,可向会阴部、外生殖器放射。②右下腹无压痛,或仅有沿右侧输尿管径路的轻度深压痛。③有血尿,尿中有大量的红细胞。④B 超或 X 线检查可发现右侧输尿管走行部位有结石影。

3. 妇产科疾病　特别在育龄妇女中要注意。急性盆腔炎和急性输卵管炎的下腹痛是逐渐发生的,可伴腰痛;腹部压痛点较低,直肠指检盆腔有对称性压痛;伴发热和白细胞计数升高,常有脓性白带,阴道后穹窿穿刺可抽出脓液,涂片检查细菌阳性。异位妊娠破裂(宫外孕)表现为突然下腹痛,常有急性失血症状和腹腔内出血的体征,有停经史及阴道不规则出血史;查体有宫颈举痛、附件肿块和阴道后穹窿穿刺有血等。卵巢滤泡或黄体囊肿破裂的临床表现与宫外孕相类似,但病情较轻,多发生于排卵期或月经中期以后。卵巢囊肿蒂扭转有明显的下腹剧痛,腹部或盆腔检查中可扪及有压痛的包块。B 超检查均有助于诊断和鉴别诊断。

4. 急性肠系膜淋巴结炎　①多见于儿童;②先有上呼吸道感染史,后出现腹痛症状;③腹部压痛部位偏内侧,范围不太固定且较广,并可随体位发生变化。

5. 内科疾病　急性胃肠炎时,有不洁饮食史,恶心、呕吐和腹泻等胃肠道症状较重,无右下腹固定压痛及腹膜刺激征。右下肺炎、胸膜炎时可出现反射性右下腹痛,但患者有呼吸系统的症状和体征;胸片检查有助于诊断和鉴别诊断。

6. 其他　急性胆囊炎或急性胆管炎时有明显的绞痛、高热、寒战和黄疸,以往有反复右上腹痛史。此外,也需与结肠癌、阑尾肿瘤、小儿肠套叠、肠伤寒穿孔、小肠憩室炎、右侧腹膜后病变等疾病相鉴别。

【治疗对策】

(一)治疗原则

1. 急性阑尾炎的治疗原则　急性阑尾炎诊断明确后,应尽早外科手术治疗。对病情较稳定的阑尾周围脓肿采取在密切观察病情变化的基础上行抗生素抗感染的非手术治疗,如果脓肿增大或无局限趋势,全身中毒症状加重,则宜手术切开引流,术中视情形决定是否切除阑尾。

2. 特殊类型阑尾炎的治疗原则　包括新生儿急性阑尾炎、小儿急性阑尾炎、妊娠期急性阑尾炎、老年人急性阑尾炎和 AIDS/HIV 感染患者的阑尾炎等,均应早期手术治疗。

3. 慢性阑尾炎的治疗原则　诊断明确后应手术切除阑尾,并行病理学检查证实诊断。

(二)术前准备

1. 术前应做血常规(包括血型)、尿常规和胸、腹部X线检查。手术前备皮,常规禁食。穿孔性阑尾炎并发急性弥漫性腹膜炎时尚需术前停留胃管、尿管。

2. 注意纠正水、电解质和酸碱平衡紊乱,尤其是穿孔性阑尾炎并发急性弥漫性腹膜炎时。

3. 术前应给予抗革兰阴性杆菌及抗厌氧菌的抗生素。

4. 术前30分钟肌注术前针　海俄辛0.3 mg或阿托品0.5 mg,鲁米那0.1 g。

(三)治疗方案

不同临床类型急性阑尾炎的手术方法选择亦不同:急性单纯性阑尾炎行阑尾切除术;急性化脓性、或坏疽性及穿孔性阑尾炎行阑尾切除术,如腹腔脓液较多,吸净脓液后视情况决定是否于局部及盆腔放置香烟引流,切口是否置乳胶片做引流,一般不冲洗腹腔;阑尾周围脓肿如脓肿增大或无局限趋势,行切开引流,视术中具体情况决定是否切除阑尾(如阑尾在脓腔内,易于切除可同时做阑尾切除术,否则只做单纯引流),如脓肿已局限于右下腹,应予抗生素及全身支持疗法,以促进脓液吸收、脓肿消退。阑尾切除术一般可采用硬脊膜外麻醉或局部麻醉,个别可采用全身麻醉。若行腹腔镜下阑尾切除术则需气管内麻醉。

腹腔镜下阑尾切除术与传统阑尾切除术相比,具有创伤小、恢复快、术野宽阔等优点,但需要特殊手术器械,手术费用较高,对医生的手术操作技能要求也较高。

【术后观察及处理】

(一)一般处理

1. 术后体位　在麻醉尚未完全恢复时取平卧位,清醒后尽量鼓励患者早期下床活动,以利患者术后胃肠功能恢复并防止肠粘连。

2. 切口疼痛　酌情使用镇痛药物止痛,如吗啡或度冷丁等药。

3. 观察腹部切口　切口感染是急性阑尾炎手术后最常见的并发症,若切口出现红、肿、热、痛及分泌物时应及时拆除缝线引流切口。

4. 恢复饮食　在胃肠功能尚未恢复时暂时禁食,补液补充每日生理需要量及额外损失量,同时使用抗生素抗感染。待肛门排气或排便后恢复进食,先流质饮食,再过渡到半流饮食,甚至普食。

5. 伤口换药、拆线　一般术后第一天查看伤口并换药,此后若无伤口渗出或分泌物,可隔2～3天再换一次药,直至拆线。术后5～7天可拆线。

(二)术后并发症的观察及处理

1. 切口感染 切口感染为最常见,未穿孔组发生率在10％以下,穿孔组可达20％以上。切口处出现红肿、胀痛或跳痛,局部有压痛及分泌物时,应剪去缝线,扩大切口,排出脓液,并清除异物、充分引流。

2. 腹膜炎、腹腔脓肿 多由阑尾残端结扎不牢,缝线脱落所致。有腹膜刺激征及全身感染中毒症状,需按治疗腹膜炎的原则加以处理。

3. 出血 阑尾系膜的结扎线松脱可引起腹腔内大出血。表现为腹痛、腹胀和失血性休克等症状。关键在于预防。一旦发生腹腔内大出血时,需在立即输血补液下紧急再次手术止血。

4. 粪瘘 很少见。术后产生粪瘘的原因有多种,如阑尾残端单纯结扎后结扎线脱落;盲肠原为结核、癌肿等;盲肠壁水肿脆弱,术中缝合时裂伤。粪瘘发生时多已局限化,不致发生弥漫性腹膜炎,类似阑尾周围脓肿的临床表现。多数经非手术治疗可闭合自愈。

5. 阑尾残株炎 阑尾残端保留过长超过1 cm时,或粪石残留,术后残株可炎症复发,仍表现为阑尾炎的症状。X线钡餐检查可明确诊断。症状较重时应再次手术切除阑尾残株。

6. 粘连性肠梗阻 多与局部炎症重、手术损伤、切口异物、术后卧床等原因有关。早期手术、术后早期下床活动可预防此并发症。患者有腹痛、呕吐、腹胀和肛门停止排气排便等表现。反复发作、病情重的患者须手术治疗。

【疗效判断及处理】

急性阑尾炎行阑尾切除术的疗效确切,手术创伤也小,但极少数会出现阑尾残株炎,原因与手术医生的水平有很大关系,若症状较重时应再次手术切除阑尾残株。

【出院后随访】

1. 出院时带药 急性阑尾炎手术治疗后需使用抗生素7～10天,因此,出院时带药包括:①广谱抗生素;②甲硝唑继续抗感染。

2. 检查项目与周期 出院2周后复查,查看伤口和腹部情况,了解患者术后恢复情况。此后若无不适症状或体征,无须特殊处理。

3. 定期门诊检查与取药 无切口感染的患者出院2周后复查,此后若无不适症状或体征,无须特殊处理。有切口感染的患者则需视伤口情况而定,每1~2天换药查看伤口并换药,直至伤口愈合;以后无不适症状或体征,无须特殊处理。抗生素不宜长期服用。

4. 出院后应当注意的问题　①多下床活动预防术后发生粘连性肠梗阻;②术后3个月内避免过度劳累或重体力劳动;③若术后尚未拆线便康复出院的患者,需在术后第5~7天查看伤口后拆线。

【预后评估】

阑尾炎属良性疾病,阑尾切除术治疗阑尾炎的疗效确切,预后好,一般不需要特殊处理。急性阑尾炎若不及时手术治疗,可能会出现腹腔脓肿、内外瘘形成和门静脉炎等并发症,个别严重者甚至会致死。

(陈创奇)

第二节　阑尾肿瘤

【概述】

阑尾的良性和恶性肿瘤均少见。大致可以分为四种类型:黏液囊肿、假性黏液瘤、类癌和腺癌。良性肿瘤以阑尾黏液囊肿多见,恶性肿瘤有类癌和腺癌,多见类癌。阑尾腺癌罕见,其治疗原则同结肠腺癌。阑尾黏液囊肿及黏液性肿瘤的诊治均有其特殊性。阑尾黏液性囊肿是一种潴留性囊肿,实际并非肿瘤。阑尾假性黏液瘤是真性肿瘤,可在腹膜种植形成继发的腹膜假性黏液瘤。

【诊断步骤】

阑尾肿瘤常无任何临床表现,少数或可有慢性阑尾炎的症状。术前误诊率高,术中也较难确诊。因此在诊断时必须注意考虑阑尾肿瘤的可能。

(一)病史采集要点

1. 阑尾炎症不典型,有慢性阑尾炎病史或表现为阑尾炎性包块,经治疗后肿块不能完全消失或消失后又复发者。大多有右下腹痛特点,同时还可伴有胃肠道症状,如恶心、呕吐,可有便秘和腹泻,盆腔位阑尾炎时炎症刺激直肠和膀胱,引起排便里急后重和排尿尿痛症状。

2. 阑尾囊肿膨胀性生长过程中,可发生肠梗阻、肠扭转、囊内出血或感染、囊肿破裂及恶变等并发症,临床应重视。

(二)体格检查

1. 右下腹压痛　是急性阑尾炎最常见的重要体征。压痛点通常位于麦氏点,可随阑尾位置的变异而改变,但压痛点始终在一个固定的位置上。压痛的程度与病变的程度相关。

2. 右下腹包块　体检发现右下腹有一压痛性包块,可活动。

(三)辅助检查要点

1. 钡灌肠发现阑尾不显影或明显充盈缺损,回盲部有明显压迹或受压移位,回肠末端和盲肠内侧间距增宽,或盲肠内侧壁有不规则充盈缺损等X线特点。

2. 对于右下腹包块者应行腹部CT、B超或血癌胚抗原检查,以提高检出率并与其他腹部肿块相鉴别。

3. 电子结肠镜对阑尾基底部肿瘤有诊断意义。

【诊断对策】

(一)诊断要点

1. 病史及临床表现　阑尾炎症不典型,有慢性阑尾炎病史或表现为阑尾炎性包块。阑尾囊肿膨胀性生长过程中,可发生肠梗阻、肠扭转、囊内出血或感染、囊肿破裂及恶变等并发症。可具有右下腹痛特点,伴随恶心、呕吐等胃肠道症状。

2. 辅助检查　X线钡灌肠造影、电子结肠镜检查、B超、CT等检查对阑尾肿瘤诊断有一定参考价值,但确诊往往需行病理检查。

(二)临床类型

1. 阑尾黏液性囊肿　常无任何临床表现,少数或可有急慢性阑尾炎、阑尾脓肿的症状。故其多半是在阑尾切除或为其他疾病行剖腹探查时才明确诊断。B超和X线钡灌肠造影具有诊断价值。

2. 阑尾假性黏液瘤　阑尾假性黏液瘤较小者无症状,较大者可有右下腹不适或诉有局部肿物。伴腹膜假黏液瘤时,可有腹胀和移动性浊音。有时假黏液瘤可引起小肠梗阻症状。X线钡餐检查可发现盲肠内后方有充盈缺损,末端回肠与盲肠的间隙增宽,但盲肠和回肠的黏膜无破坏。读片时尚需与盲肠壁的脂肪瘤、平滑肌肿瘤及淋巴瘤相鉴别。超声波检查若发现有液体,则对诊断的帮助很大。

3. 阑尾类癌 常表现为急慢性阑尾炎,术前做出诊断比较困难。目前绝大多数阑尾类癌是术后病理检查时才发现。

4. 阑尾腺癌 临床上少见。阑尾腺癌又称阑尾结肠型腺癌,因其不但在组织结构上与结肠腺癌相似,而且在生物学行为上也与其相似。阑尾腺癌可无症状,或因梗阻而表现为感染症,不少是在做其他手术时发现的。X线钡餐检查可见盲肠内侧壁呈现不规则充盈缺损,或见末段回肠和盲肠间距增宽。

(三)鉴别诊断要点

1. 阑尾黏液性囊肿 因临床表现可以表现为肠梗阻、卵巢囊肿蒂扭转、肠套叠等并发症,目前对于阑尾黏液囊肿的诊断率比较低,因此须注意鉴别。

2. 阑尾假性黏液瘤 因有腹胀、肠梗阻等表现,易误诊为腹膜炎或腹腔结核,B超或CT检查有腹水,并分隔成数腔,腹部触诊有结节感,因考虑本病。

3. 阑尾类癌 常表现为急慢性阑尾炎,术后组织病理活检才能明确诊断。

4. 阑尾腺癌 一般术前很难诊断,术中诊断率约38%,大多在术后病理活检后才能明确诊断。

【治疗对策】

(一)治疗原则

腹部手术中若发现阑尾呈一个实质球状肿块应高度怀疑类癌;术中对阑尾的周围情况应仔细观察,发现阑尾粗大、变形、壁厚、实质感、细节状或区域淋巴结肿大等异常情况,应警惕阑尾类癌可能,必要时延长切口探查肝脏或腹腔有无转移;所有阑尾标本一律做病理检查,对类癌可疑病例均应行术中快速病理检查,明确性质,根据病理报告决定是否行单纯阑尾切除,还是进一步手术处理,行右半结肠切除,以提高患者生存率。

(二)术前准备

1. 术前应做血常规(包括血型)、尿常规和胸、腹部X线检查。手术前备皮,常规禁食。肠梗阻、肠套叠时需术前停留胃管、尿管。

2. 注意纠正水、电解质和酸碱平衡紊乱,尤其是并发肠梗阻、肠套叠时。

3. 术前应给予抗革兰阴性杆菌及抗厌氧菌的抗生素。

4. 术前30分钟肌注术前针 海俄辛0.3 mg或阿托品0.5 mg,鲁米那0.1 g。

(三)治疗方案

不同临床类型阑尾肿瘤的手术方法选择亦不同。

1. 阑尾黏液性囊肿行阑尾切除术;

2. 阑尾假性黏液瘤必须完整切除阑尾,因为不伴有腹膜假黏液瘤的黏液性囊腺癌与黏液性囊腺瘤或黏液性囊肿难以鉴别,故术中切勿发生囊肿破裂,以免酿成医源性腹膜种植。对已确诊为阑尾黏液性囊腺癌者,应予右半结肠切除术。如有假黏液瘤,必须尽量予以切除,但一般很难彻底。伴有卵巢黏液性囊腺瘤或囊腺癌时,应同时切除卵巢。

3. 单纯阑尾切除术对多数阑尾类癌是足够的治疗。1~2 cm 类癌因为仍有可能转移,对年轻患者可行较广泛的切除,而对老年人则以局限性切除为妥。但直径>2 cm,局部淋巴结发现转移,阑尾切缘有浸润,提示有残留癌组织的或类癌已侵入阑尾根部或盲肠壁已受侵犯的阑尾类癌,需要行右半结肠切除术。阑尾类癌的预后一般比腺癌为好,5 年生存率为 90%。

4. 阑尾腺癌的治疗主要是手术切除。手术方式有阑尾切除术和右半结肠切除术两种。

【术后观察及处理】

阑尾肿瘤术后处理依据所采取的手术方法而不同,但处理事项基本同阑尾切除术和右半结肠切除术。需要注意的是,对于第一次行阑尾切除术的患者,术后病理报告为阑尾腺癌和阑尾假性黏液性瘤或者符合上述类癌行右半结肠切除术条件的,应考虑进一步手术处理,最好做右半结肠切除,以提高患者生存率。

【疗效判断及处理】

阑尾肿瘤行阑尾切除术和右半结肠切除术的疗效确切,手术创伤根据术式不同而异,但极少数会出现转移。

【出院后随访】

1. 出院时带药　阑尾肿瘤手术治疗后需使用抗生素 7~10 天,因此,出院时带药包括:①广谱抗生素;②甲硝唑继续抗感染。

2. 检查项目与周期　出院 2 周后复查,查看伤口和腹部情况,了解患者术后恢复情况。

3. 定期门诊检查与取药　无切口感染的患者出院 2 周后复查,此后若无不适症状或体征,无须特殊处理。有切口感染的患者则需视伤口情况而定,每 1~2 天换药查看伤口并换药,直至伤口愈合;以后无不适症状或体征,无须特殊处理。抗生素不宜长期服用。

4. 出院后应当注意的问题 ①多下床活动预防术后发生粘连性肠梗阻。②术后 3 个月内避免过度劳累或重体力劳动。③若术后尚未拆线便康复出院的患者,需在术后第 5~7 天查看伤口后拆线。④对于类癌和假性黏液性瘤等恶性阑尾肿瘤,术后需要进行化疗及放疗。

【预后评估】

阑尾黏液囊肿为良性病变,预后良好,术后一般无需特殊处理。阑尾假性黏液瘤属于真性肿瘤,术中注意避免腹腔种植,预后一般较好;阑尾类癌的 5 年生存率可达 90%以上;阑尾腺癌行阑尾切除术者,5 年生存率仅 20%,而行右半结肠切除术者,5 年生存率可达 65%,远高于仅行阑尾切除术。总之,阑尾肿瘤在术前难以明确肿瘤性质,多在术中或术后病理报告后才能明确诊断,因此术后病理诊断以及其后的二期手术对于阑尾肿瘤患者的预后极其重要。

(陈创奇 陈泓磊)

第14章 | 结、直肠及肛管疾病

第一节 结肠癌

【概述】

结肠癌是胃肠道中常见的恶性肿瘤,以 41～51 岁发病率高。在我国近 20 年来尤其在大城市,发病率明显上升,且有结肠癌多于直肠癌的趋势。从病因看半数以上来自腺瘤癌变,从形态学上可见到增生、腺瘤及癌变各阶段以及相应的染色体改变。随分子生物学技术的发展,同时存在的分子事件基因表达亦渐被认识,从中明确癌的发生发展是一个多步骤、多阶段及多基因参与的遗传性疾病。

结肠癌病因虽未明确,但其相关的高危险因素渐被认识,如过多的动物脂肪及动物蛋白饮食,缺乏新鲜蔬菜及纤维素食品;缺乏适度的体力活动。遗传易感性在结肠癌的发病中也具有重要地位,如遗传性非息肉性结肠癌的错配修复基因突变携带的家族成员,应视为结肠癌的一组高危人群。有些病如家族性肠息肉病,已被公认为癌前期疾病;结肠腺瘤、溃疡性结肠炎以及结肠血吸虫病肉芽肿,与结肠癌的发生有较密切的关系。

【诊断步骤】

(一)病史采集要点

1. 有无排便习惯与粪便性状的改变,出现时间,血便量及性状。

2. 有无腹痛,有无腹部包块。

3. 有无肠梗阻表现。

4. 有无肠道腺瘤或息肉史、慢性便秘、慢性腹泻史、慢性阑尾炎史、精神创伤史和大肠癌家族史。

（二）体格检查要点

1. 一般情况　发育、营养、贫血、黄疸、精神、体温、血压和脉搏。

2. 专科检查

（1）腹部检查　是否有腹胀、肠型，是否有包块，包块的位置、大小、形状、质地、活动度，以及是否有压痛；有无肝肿大；移动性浊音是否阳性；肠鸣音如何、有无气过水声等。

（2）直肠指检　是否触及直肠前凹肿块、直肠肿瘤，前列腺增生及其程度。

3. 全身检查　不可忽视全身体格检查，应注意：

（1）是否有贫血、消瘦、黄疸、浮肿、恶液质，有无锁骨上淋巴结肿大。

（2）心肺检查有无异常。

（三）辅助检查要点

1. 实验室检查

（1）三大常规　由于慢性失血、癌肿溃烂、感染、毒素吸收等患者可出现贫血、白细胞升高、血便等；侵犯泌尿系统可出现血尿。

（2）血生化、血气分析、肝功能　若伴有肠梗阻时，可出现水、电解质及酸碱平衡紊乱；老年人了解肺功能情况；晚期可出现黄疸、低蛋白血症。

（3）肿瘤标志物　血清癌胚抗原（CEA）值约 60% 的结肠癌患者高于正常，但特异性不高；用于术后判断预后和复发，有一定帮助。

2. X线检查

（1）腹平片　了解有无肠梗阻表现；有无腹部软组织包块影。

（2）全胸片　可发现老年慢性支气管炎、肺气肿等改变；有无肺部转移结节。

3. 心电图、肺功能检查　了解心肺功能情况。

（四）进一步检查项目

1. 钡剂灌肠或气钡双重对比造影　了解肿瘤部位、性状、有无梗阻、单发还是多发。

2. 纤维结肠镜检查　不但可直视下发现肿瘤，还可行活检确诊。

3. 超声、CT 检查　可了解腹部肿块及其与周围组织器官的关系，发现肿大淋巴结及有无肝内转移。

【诊断对策】

(一)诊断要点

1. 病史　结肠癌早期常无特殊症状,详尽询问病史,确切了解发病全过程、治疗史、治疗结果及相关病史如家族史等。

2. 临床表现　由于癌肿病理类型和部位的不同,临床表现也有区别。一般右侧结肠癌以全身症状、贫血、腹部包块为主要表现,左侧结肠癌是以肠梗阻、便秘、腹泻、便血等症状为显著。

3. 辅助检查　钡剂灌肠、结肠镜、B超、CT均可提供诊断依据。

4. 手术　可为确诊提供证据。

(二)临床类型

1. 右侧结肠癌　右侧结肠在解剖上具有腔大、壁薄的特征;右侧结肠内的内容物多呈液状。从病理上看右侧结肠以隆起型病变为多见,此类病变恶性程度低,发展缓慢,癌肿向肠腔内发展可生长成较大,易导致肿瘤远端缺血、坏死、溃破、出血和继发感染。临床上常表现为原因不明的贫血、乏力、疲劳、食欲减退、消瘦、消化不良、发热等症状。患者并无肠道症状,偶有腹部隐痛不适。由于早期这些症状缺乏特异性,常不引起患者的注意,而诊治医师亦常不易想到本病的可能,但此时粪便隐血试验多呈阳性,后期在60%～70%患者中右侧腹部可扪及一质硬肿块,这是提示右侧结肠癌可能的一个征象,可惜已不是早期征象。

2. 左侧结肠癌　左侧结肠腔较细,肠腔内容物多呈半固体状,而左侧结肠癌以浸润型多见,易导致肠腔狭窄和梗阻。早期临床上可表现为排便习惯改变,可出现腹泻、便秘或腹泻与便秘交替,但严格地说多数患者是便频,不是真正的腹泻,可有黏液血便或便血,血液与粪便相混,多呈暗红色或紫褐色,发生大出血者罕见。当肠腔变细,癌肿浸润浆膜层时,患者常有左侧腹部或下腹部隐痛,并随着肠腔狭窄的发展出现进行性便秘,排便困难,腹胀以及最后发生梗阻。

(三)鉴别诊断要点

结肠癌需与结肠其他肿瘤鉴别

1. 恶性淋巴瘤　是除癌肿外结肠中最常见的恶性肿瘤。可以是全身性淋巴瘤的一部分,也可以是原发性,以盲肠为多见。形态学上可表现为息肉型、溃疡型、肿块型和浸润型。肿瘤在细胞类型上以混合型居多,少数可表现为单纯性网状细胞肉瘤和淋巴细胞肉瘤。弥漫性淋巴瘤性息肉病则属罕见,非霍奇金淋巴瘤和Kaposi肉瘤则是两种与AIDS病相关的癌。Kaposi肉瘤可无肠道或全身症状,临床上这些患者主要表现为腹痛、乏力、消瘦、腹块、排便习惯改变等。气钡灌肠双重对比造影和纤维结肠镜中极难与癌肿鉴别，诊断主要依靠活组织检查。

2. 平滑肌瘤和平滑肌肉瘤　平滑肌瘤可向肠腔内生长，亦可向肠外生长，或双向发展形成哑铃状。不论何种生长方式，因其原发部位来自肠壁肌层，故肠腔黏膜完整，内镜可无异常，早期临床上可无症状，肿瘤较大时腹部可扪及肿块，偶因肠腔狭窄或肠套叠可出现腹痛，黏膜溃破后可出现消化道出血。

【治疗对策】

(一)治疗原则

以手术切除为主的综合治疗。

(二)术前准备

1. 患者心理准备　精神上鼓励患者，使其明确手术与各种治疗措施的必要性，去除恐惧心理，树立战胜疾病的信心和对医生的信任，更好地配合治疗。

2. 注意纠正水、电解质和酸碱平衡紊乱，尤其是伴有肠梗阻症状时；控制血糖，纠正贫血、营养不良等；注意心、肺、肝、肾功能和凝血机制。

3. 肠道准备　包括机械性肠道清洁与抗生素准备两部分，一般于术前一天给予导泻及口服抗生素，伴梗阻症状者须慎用导泻剂，可予灌肠行肠道清洁；现国内外也有主张不行肠道准备，尚需临床大宗病例对照研究检验何优何劣。

(三)治疗方案

1. 结肠癌根治性切除术　结肠癌根治性切除的范围应包括病变肠段及其系膜和供应血管及引流淋巴区。就癌肿本身而言，切除近远端各5～10 cm肠管已经足够，无需切除过多的肠段，但为了清除系膜血管根部淋巴结，在结扎切断主要系膜血管后，其供应的肠段也就不得不随之切除。根据手术时的具体情况，可采用如下几种术式：

(1)右半结肠切除术　主要适用于盲肠、升结肠和结肠肝曲癌肿。切除范围应包括大网膜、15 cm末端回肠、盲肠、升结肠、肝曲和右侧横结肠及其系膜血管和淋巴结。

(2)横结肠切除术　主要适用于横结肠中部癌肿。切除范围为全部大网膜、横结肠包括肝曲、脾曲及其系膜和淋巴结。

(3)左半结肠切除术　适用于结肠脾曲和降结肠癌肿。切除范围为全部大网膜、横结肠左半、脾曲和降结肠及其系膜和淋巴结。乙状结肠是否切除需视癌肿部位而定。

(4)乙状结肠切除术　适用于乙状结肠癌。切除范围包括乙状结肠及其系膜和淋巴结。

2. 梗阻性结肠癌的手术治疗　癌肿导致梗阻是结肠癌最常见的一种并发症，也可以是一部分患者最早的临床表现或做出诊断时的状况。鉴于结肠梗阻形成一个闭锁肠袢，肠腔极度扩张，肠壁血运易发生障碍而导致缺血、坏死和穿孔。癌肿部位越近回盲瓣，闭锁肠袢越短，发生穿孔的危险性越大。因此对结肠梗阻患者宜取积极态度，在胃肠减压，补充血容量、纠正水电解质紊乱和酸碱平衡失调后，宜早期进行手术。盲肠癌如引起梗阻时，临床上常表现为低位小肠梗阻的征象。虽然发生坏死穿孔的危险性似乎较小，但梗阻趋向完全性，无自行缓解的可能，故亦以早期手术为宜。在手术处理上可遵循下列原则：(1)右侧结肠癌并发急性梗阻时应尽量争取做右半结肠切除一期吻合术。(2)对右侧结肠癌局部却已无法切除时，可选做末端回肠与横结肠侧侧吻合术。(3)盲肠造口术由于减压效果不佳，目前已基本被废弃。(4)左侧结肠癌引起的急性梗阻在条件许可时应尽量一期切除肿瘤。有三种选择，一是结肠次全切除，回肠乙状结肠或回肠直肠吻合术；二是左半结肠切除，一期吻合、近端结肠行造口术，二期造口关闭；三是左半结肠切除，近远端结肠造口或近端造口，远端关闭，二期吻合。(5)对肿瘤已无法切除的左侧结肠癌可选做捷径手术或横结肠造口术。

3. 结肠癌穿孔的处理　结肠癌并发穿孔大多发生在急性梗阻后，少数亦可发生在癌肿穿透肠壁后溃破。不论其发生的机制属于哪一种都是极其严重的临床情况，急性梗阻时发生的穿孔大多发生在盲肠，由于肠腔内压力过高导致局部肠壁缺血、坏死而穿孔。此时将有大量粪性肠内容物进入腹腔，产生弥漫性腹膜炎，并迅速出现中毒性休克。因此感染和中毒将成为威胁患者生命的两大因素。至于癌肿溃破性穿孔则除粪汁污染腹腔外，尚有大量癌细胞的腹腔播散、种植、因此，即使闯过感染和中毒关，预后仍然不佳。在处理上首先强调一旦明确诊断即应急诊手术，同时加强全身支持和抗生素治疗。手术原则为不论哪一类穿孔，都应争取一期切除癌肿，右侧结肠癌引起的穿孔者可一期吻合，左侧结肠癌并发穿孔者切除后，宜近侧端造口。对癌肿溃破而不做切除的病例，结肠造口宜尽量选在肿瘤近端，并清除造口远端肠腔内粪汁，以免术后粪汁随肠蠕动不断进入腹腔。

4. 肝转移的同步切除　在切除结肠原发灶的同时切除肝转移灶是合理的。若在原发结肠切除时发现有限的肝转移灶，则应尽量在结肠切除的同时行肝转移灶切除。遇到以下几种情况可进行转移灶切除：

(1)结肠切除术中最少的失血或污染；

(2)患者情况允许实施联合切除；

(3)可以完整切除且肿瘤距离切缘至少 1 cm；

(4)切口适宜肝切除；

(5)术者可很方便地实施肝脏手术。为确保切除后的肝脏没有残余病灶存在，切除前应对转移范围进行评估。多种回顾性研究表明：这种同时性病灶切除是安全的，且 5 年生存率可达 25%～40%；做广泛的切除并不意味着有任何益处。

5. 结肠癌的辅助治疗

(1)化疗　已证明术后全身的辅助化疗对于第Ⅲ期结肠癌患者是有益的，对某些高危Ⅱ期患者可能有益。结肠癌治疗的失败最常发生于肝脏、腹膜腔及其他多发远处转移。真正的局部治疗失败是很罕见的，因为在腹腔内切除足够范围的肠管并不困难。因此，全身化疗对于切除的结肠癌来说是主要的辅助治疗手段。

(2)免疫治疗　对于结肠癌免疫治疗的价值尚未确定，其使用仅建议在临床试验中进行。

(3)放射治疗　结肠癌放射疗法的作用是有限的。放疗对于腹部脏器的潜在损伤限制了它在结肠癌治疗中的应用。尚未证明放疗是辅助治疗结肠癌的有效方法；尽管放疗已被选择性应用于有肿瘤破溃及阳性切缘的患者，但应用于全腹治疗的可行性仍待临床试验的证明。

【术后观察及处理】

(一)一般处理

1. 术后当日吸氧，取仰卧位，密切观察血压、脉搏、呼吸和体温，待血压、脉搏平稳 24 小时后改半坐卧位。

2. 术后禁食、静脉补液；根据具体情况选择是否胃肠减压；肛门排气后可逐渐恢复饮食。

3. 术后喷喉，促进痰液排出，鼓励患者早期下床活动，预防肺部感染。

4. 早期拔尿管，一般术后 24 小时可拔除。

5. 视术中腹腔污染程度预防使用抗生素。

6. 伤口疼痛于术后 48 小时内最剧烈，可给予适量镇痛剂。

(二)并发症的观察及处理

1. 切口感染　术后注意观察伤口情况，若术中污染严重应适当延长预防性使用抗生素时间。发现感染表现应及时处理,若未化脓,可予酒精湿敷;若已化脓,应敞开引流、换药。

2. 吻合口瘘 多发生在术后一周左右,主要表现为局部腹膜炎和发热等全身症状,由于右侧的结肠内容物呈液糊状态且富含消化酶,故发生吻合口瘘后其漏出物直接进入腹腔后,患者的腹膜炎症状及全身症状均较严重。对于全身情况严重者,可行吻合口外置;若腹腔内污染不重,全身情况尚可耐受者,可暂行腹腔引流,引流时须保持引流管通畅,若无效可考虑重做吻合或同时做回肠造口。

3. 机械性肠梗阻 多与腹腔内感染或小肠与切口缝合部发生粘连以及腹部手术后内疝形成有关。前者一旦发生,先行非手术治疗,无效时则需行粘连松解术。内疝形成者应尽早再次手术解除压迫。

4. 输尿管损伤 术中如损伤了输尿管的血运,术后易发生坏死、穿孔。若术中即发现损伤,则应行缝合或吻合,并放置输尿管支架;若在 24 小时后始发现损伤时,因合并炎症、水肿,修补常失败。可先行暂时性肾盂造瘘术,并引流外渗尿液,待 2~3 个月后再做修复术。

5. 吻合口狭窄 轻度狭窄不用处理,因粪便有扩张作用,可自行缓解;重度狭窄,则必须手术治疗。

【疗效判断及处理】

结肠癌的预后较好,经根治手术治疗后,Dukes A、B 及 C 期的 5 年生存率约分别可达 80%、65% 及 30%。合并肝转移行同时性肝转移灶切除 5 年生存率可达 25%~40%。结肠癌治疗的失败最常发生于肝脏、腹膜腔及其他多发远处转移。真正的局部治疗失败是很罕见的。若转移灶可手术切除则尽量手术切除,不能切除者可选择化疗或介入治疗,如肝转移灶的射频消融等。

【出院后随访】

1. 视具体情况决定是否化疗,建议术后 4~5 周内开始化疗。

2. 定期随诊,复查血常规、CEA、胸片、腹部 B 超或 CT、结肠镜等了解术后恢复及有无复发转移。

（马晋平）

第二节　直肠癌

【概述】

直肠癌包括齿状线至乙状结肠直肠交界之间的癌,是消化道最常见的恶性肿瘤之一。我国直肠癌具有以下特点:①腹膜返折平面以下的低位直肠癌占大多数;②直肠癌以溃疡型病变居多;③青年人(<30岁)直肠癌的发病率远较国外多见。由于直肠癌位置较低,易被直肠指诊及乙状结肠镜检查发现,容易诊断;但由于其深入盆腔,手术困难,不如结肠癌易得到彻底根治,术后局部复发率高。中、下段癌与肛管括约肌接近,不易保留肛门,也是手术上一难题。由于消化道吻合器的应用,使许多原来需要做肠造口的直肠癌患者免去了人工肛门的苦恼,提高了患者的生活质量。

直肠癌的发病原因尚不清楚,其可能的相关因素包括:饮食及致癌物质,直肠慢性炎症。遗传易感性,以及癌前期病变如家族性肠息肉病、直肠腺瘤,尤其是绒毛状腺瘤。

直肠癌可以在一个肿瘤中出现两种或两种以上的组织类型,且分化程度并非完全一致。

扩散及转移途径包括直接浸润、淋巴转移、血行转移和种植转移。

【诊断步骤】

(一)病史采集要点

1. 有无直肠刺激症状,如便意频繁、排便习惯改变、便前肛门有下坠感、里急后重、排便不尽感,晚期有下腹痛。

2. 有无肠腔狭窄症状,如大便变形、变细,当造成肠管部分梗阻后,有腹痛、腹胀、肠鸣音亢进等肠梗阻表现。

3. 有无癌肿破溃感染症状,如大便表面带血及黏液,甚至脓血便。

4. 有无局部浸润表现,如侵犯前列腺、膀胱,可出现尿频、尿痛、血尿;侵犯骶前神经可出现骶尾部剧烈持续疼痛。

5. 有无远处转移表现,如肝转移可有腹水、肝大、黄疸;肺转移可有咳嗽、胸痛、咯血等。

6. 有无肠道腺瘤或息肉史、大肠癌家族史。

(二)体格检查要点

1. 一般情况 发育、营养、贫血、黄疸、精神、体温、血压和脉搏。

2. 专科检查

(1)腹部检查 是否有腹胀、肠型,是否有包块,包块的位置、大小、形状、质地、活动度,以及是否有压痛;有无肝肿大;移动性浊音是否阳性;肠鸣音如何、有无气过水声等。

(2)直肠指检 是否触及直肠肿瘤、癌肿部位、距肛缘距离、癌肿的大小、范围、固定程度、与周围脏器的关系;直肠前凹有无结节;前列腺增生及其程度。

(3)已婚女性患者应行阴道及双合诊检查。

3. 全身检查 不可忽视全身体格检查,应注意:

(1)是否有贫血、消瘦、黄疸、浮肿、恶液质,有无腹股沟淋巴结肿大。

(2)心肺检查有无异常。

(三)辅助检查要点

1. 实验室检查

(1)三大常规 由于慢性失血、癌肿溃烂、感染、毒素吸收等患者可出现贫血、白细胞升高、血便等;侵犯泌尿系统可出现血尿。

(2)血生化、血气分析、肝功能 若伴有肠梗阻时,可出现水、电解质及酸碱平衡紊乱;老年人了解肺功能情况;晚期可出现黄疸、低蛋白血症。

(3)肿瘤标志物 血清癌胚抗原(CEA)作为早期直肠癌的诊断尚缺乏价值,主要用于术后判断预后和复发。

2. X线检查

(1)腹平片 了解有无肠梗阻表现;有无腹部软组织包块影。

(2)全胸片 可发现老年慢性支气管炎、肺气肿等改变;有无肺部转移结节。

3. 心电图、肺功能检查 了解心肺功能情况。

(四)进一步检查项目

1. 钡剂灌肠或气钡双重对比造影 了解肿瘤部位、性状、有无梗阻、单发还是多发,有无并发结肠病变。

2. 肛门镜、纤维结肠镜检查 不但可直视下发现肿瘤,还可行活检确诊;明确有无多发瘤。

3. 超声、CT、MRI 检查 可了解腹部肿块及其与周围组织器官的关系,发现肿大淋巴结及有无肝内转移。

4. 直肠内超声　对判断直肠癌的浸润深度很有价值,对手术方式的选择很有帮助。

5. 男性患者必要时应行膀胱镜检查。

【诊断对策】

(一)诊断要点

1. 病史　结肠癌早期出现便血、大便习惯改变常被患者及医生忽视,详尽询问病史,确切了解发病全过程、治疗史、治疗结果及相关病史如家族史等。

2. 临床表现　直肠癌早期无明显症状,癌肿破溃形成溃疡或感染时才出现症状;直肠指检是诊断直肠癌的最重要的方法,中国人近75%为低位直肠癌,能在直肠指检时触及。

3. 辅助检查　钡剂灌肠、肛门镜、结肠镜、B超、CT、MRI、直肠内超声均可提供诊断依据。

4. 手术可为确诊提供证据。

(二)临床类型

从外科治疗的角度,临床上将直肠癌分为低位直肠癌(距齿状线 5 cm 以内);中位直肠癌(距齿状线 5～10 cm);高位直肠癌(距齿状线 10 cm 以上)。这种分类对直肠癌根治手术方式的选择有重要的参考价值。

(三)鉴别诊断要点

结肠癌需与下列疾病鉴别:

1. 内痔　临床上常将直肠癌误诊为内痔而延误治疗,主要原因是凭症状及大便化验而诊断,未进行肛门指检和直肠镜检查。直肠癌在直肠指检时可扪及高低不平的硬块;而痔为暗红色圆形柔软的血管团。

2. 直肠息肉　直肠息肉可并发出血,直肠癌误诊的主要原因也是未行肛门指检。息肉为圆形、实质性、多数有带蒂、可活动。可疑时可行肠镜检查。

3. 肠炎、痢疾　有大便性状、频次改变,可有里急后重等症状,误诊原因为仅凭症状及大便化验而诊断,未行肛门指检。可疑时可行肠镜检查。

【治疗对策】

(一)治疗原则

以手术切除为主的综合治疗。

（二）术前准备

1. 患者心理准备　精神上鼓励患者，使其明确手术与各种治疗措施的必要性，去除恐惧心理，树立战胜疾病的信心和对医生的信任，更好地配合治疗；特别是需要行人工肛门时更要解除患者的心理负担。

2. 注意纠正水、电解质和酸碱平衡紊乱，尤其是伴有肠梗阻症状时；控制血糖，纠正贫血、营养不良等；注意心、肺、肝、肾功能和凝血机制。

3. 肠道准备　包括机械性肠道清洁与抗生素准备两部分，一般于术前一天给予导泻及口服抗生素，伴梗阻症状者须慎用导泻剂，可予灌肠行肠道清洁；现国内外也有主张不行肠道准备，尚需临床大宗病例对照研究检验何优何劣。

（三）治疗方案

手术切除仍然是直肠癌的主要治疗方法。术前的放疗和化疗可一定程度地提高手术疗效。凡能切除的直肠癌如无手术禁忌证，都应尽早施行直肠癌根治术，如不能进行根治性切除时，亦应进行姑息性切除，使症状得到缓解。如伴发能切除的肝转移癌应同时切除肝转移癌。

1. 直肠癌根治性切除术

手术方式的选择根据癌肿所在部位、大小、活动度、细胞分化程度以及术前的排便控制能力等因素综合判断。可采用如下几种术式：

（1）局部切除术　直肠癌局部切除是有选择性治疗淋巴结转移可能性很小的直肠癌患者合适的替代方法，这取决于肿瘤浸润的深度（T 分期）、分化程度和淋巴血管的受侵情况。与经腹会阴切除的比较研究支持对 T1 期、分化好、直径小于 3 cm、肿瘤占肠壁周径小于 40% 的直肠癌行根治性经肛局部切除。手术方式主要有：①经肛局部切除术；②骶后径路局部切除术。

（2）经腹会阴联合直肠癌根治术（Miles 手术）　原则上适用于腹膜返折以下的直肠癌。切除范围包括乙状结肠远端、全部直肠、肠系膜下动脉及其区域淋巴结、全直肠系膜、肛提肌、坐骨直肠窝内脂肪、肛管及肛门周围约 3～5 cm 的皮肤、皮下组织及全部肛门括约肌，于左下腹行永久性乙状结肠单腔造口。

（3）经腹直肠癌根治术（直肠低位前切除术，Dixon 手术）　是目前应用最多的直肠癌根治术，适用于距齿状线 5 cm 以上的直肠癌，亦有更近距离直肠癌行该术式的报道。但原则上是以根治切除为前提，要求远端切缘距肿瘤下缘 2 cm 以上。吻合器的使用及改进大大扩大了该术式的适应范围。由于吻合口位于齿状线附近，在术后的一段时期内患者出现便次增多，排便控制功能较差。近年来有人采用 J 形结肠袋与直肠下段或肛管吻合，近期内可以改善控便功能，减少排便次数。

（4）经腹直肠癌切除、近端造口、远端封闭手术（Hartmann 手术） 适用于因全身情况很差，不能耐受 Miles 手术的患者。

2. 梗阻性直肠癌的手术治疗 癌肿导致梗阻是直肠癌最常见的一种并发症。鉴于结肠梗阻形成一个闭锁肠袢，肠腔极度扩张，肠壁血运易发生障碍而导致缺血、坏死和穿孔。因此对梗阻患者宜取积极态度，在胃肠减压、补充血容量、纠正水电解质紊乱和酸碱平衡失调后，宜早期进行手术。在条件许可时应尽量一期切除肿瘤。有三种选择，一是行根治性 Miles 或 Dixon 手术；二是行 Dixon 手术，近端结肠失功性造口术，二期造口关闭；三是 Hartmann 手术，二期吻合。对肿瘤已无法切除的直肠癌可选作近端结肠造口术，一般选择乙状结肠造口。

3. 直肠癌并穿孔 直肠癌穿孔的治疗就是切除病灶、大量的腹腔冲洗、盆腔引流和乙状结肠端式造口。直肠癌并发穿孔大多发生在急性梗阻后，少数亦可发生在癌肿穿透肠壁后溃破。不论其发生的机制属于哪一种都是极其严重的临床情况。急性梗阻时发生的穿孔大多发生在盲肠，由于肠腔内压力过高导致局部肠壁缺血、坏死而穿孔。此时将有大量粪性肠内容物进入腹腔，产生弥漫性腹膜炎，并迅速出现中毒性休克。因此感染和中毒将成为威胁患者生命的两大因素。至于癌肿溃破性穿孔则除粪汁污染腹腔（返折以上）或直肠周围间隙（返折以下），尚有大量癌细胞的腹腔或局部播散、种植。因此，即使闯过感染和中毒关，预后仍然不佳。在处理上首先强调一旦明确诊断即应急诊手术，同时加强全身支持和抗生素治疗。手术原则为不论哪一类穿孔，都应争取一期切除癌肿。对癌肿溃破而不作切除的病例，行结肠造口并溃破处周围引流。

4. 肝转移的同步切除 在切除直肠原发灶的同时切除肝转移灶是合理的。若在原发直肠癌切除时发现有限的肝转移灶，则应尽量在直肠癌切除的同时行肝转移灶切除。遇到以下几种情况可进行转移灶切除：（1）直肠切除术中最少的失血或污染；（2）患者情况允许实施联合切除；（3）可以完整切除且肿瘤距离切缘至少 1 cm；（4）切口适宜肝切除；（5）术者可很方便地实施肝脏手术。为确保切除后的肝脏没有残余病灶存在，切除前应对转移范围进行评估。多种回顾性研究表明：这种同时性病灶切除是安全的，且 5 年生存率可达 25%～40%；做广泛的切除并不意味着有任何益处。

5. 直肠癌的辅助治疗 Ⅱ期和Ⅲ期直肠癌患者应给予辅助放化疗。Ⅱ期和Ⅲ期直肠癌患者应予辅助或新辅助化疗和盆腔放疗，多项研究显示这些患者如单独行手术治疗，局部复发和远处转移的危险性很高。文献报道术前和术后辅助治疗能改善其生存率。术后辅助治疗是局部进展期可切除直肠癌的治疗标准。初步研究验证了术后单独放疗可作为辅助治疗。结直肠癌协作组 Meat 分析比较了手术加术后放疗和单独手术治疗两组患者的疗效,表明术后放疗降低局部复发率近1/3,但总的生存率未改变,第2项Meta 分析共分析了 8 项研究,也报道了同样的结果。

几项随机对照研究进行了术后单独化疗的应用研究。GITSG 7175 比较了术后辅助化疗和单独直肠癌切除手术,应用化疗没有明显改善无癌生存率。NSABP R-01 研究包括 555 例患者,比较术后化疗和单纯手术或术后单纯放疗的效果,发现应用化疗能显著改善患者的无瘤生存率和总的生存率。这些研究和日本研究的Meta 分析认为,化疗能明显改善患者的生存率,但局部复发与之比较没有差异。第 2 项 Meta 分析包括了 3 项随机研究,共 4 960 例结直肠癌患者,比较了术后辅助口服氟尿嘧啶(5-Fu)、喃氟啶和卡莫氟化疗与单纯手术的疗效,在一组 2 310 例直肠癌患者中,接受术后辅助口服化疗的患者改善了病死率和无瘤生存率。最后,SakmoLo 和同事进行的一项 Meta 分析包括 3 项研究,比较了术后口服卡莫氟和单纯手术两组患者的疗效,证明术后辅助口服化疗对改善 Dukes C 期直肠癌患者的无瘤生存率和总生存率有明显效果。

NSABP R-02 研究对 694 例Ⅱ期和Ⅲ期患者进行随机分组,一组接受术后单纯化疗,一组接受术后化疗加放疗,尽管增加放疗没有改善无瘤生存率和总的生存率,但能减少局部区域性复发。因为单纯化疗不能减少局部复发,所以化疗的单纯应用不是直肠癌的标准治疗。两项研究比较了术后综合放化疗和单纯手术治疗Ⅱ期和Ⅲ期直肠癌,单纯手术组的局部复发率分别为 20% 和 30%,表明术后综合放化疗显著减少了局部复发率,改善了总的生存率。Krook 等将 204 例高危直肠癌患者随机分组,一组接受术后单纯放疗,一组接受综合放化疗,综合放化疗组的复发率低,因癌死亡和其他原因死亡率也显著降低。术后辅助治疗会引起明显的并发症,在丹麦、荷兰和 MRC 术后辅助治疗研究中,20% 以上的患者因并发症或拒绝不能完成治疗,而且术后综合放化疗会损害患者的一些器官功能。两项 NSABP 研究中发现,患者会出现严重腹泻,特别是前切除的患者。其他急性不良反应包括膀胱炎、皮肤反应和疲劳。Ooi 等强调了急性和慢性不良反应,包括放射性肠炎、小肠梗阻和直肠狭窄。

术前或新辅助治疗是替代术后辅助治疗的有效方法,在理论上和实践上有很多优点。术前给予短疗程放疗(2 500 cGy,5 d)或长疗程放疗(5 040 cGy,42 d)加化疗。3 项 Meta 分析比较了术前辅助放疗和单纯手术治疗可切除直肠癌,其中两项分析发现,总的死亡率明显下降;将 3 项 Meta 分析综合起来,术前辅助放疗与单纯手术相比,局部复发率减少近50％,生存率增加15％,局部复发绝对减少8.6％,5年死亡率减少3.5％。尽管术前单纯辅助放疗对局部复发有明显的效果,但在改善生存率方面没有术后放化疗效果好。因此,如果术前应用短疗程放疗,术后应追加化疗,至少是三期病变。

Meta分析包含的很多研究报道,单纯手术组的局部复发率要远高于TME手术。问题是完成理想的手术后是否需要辅助治疗。一项近期的随机试验比较了实施TME手术结合术前5 d短疗程放疗和单纯行TME手术者,表明术前放疗能降低理想手术后的局部复发率,平均随访2年患者总生存率比较没有显著差异。但术前放疗对周边切缘阳性的一组患者没有益处。尽管对降低局部复发率有一定效果,但不能改善生存率,还需更多成熟的随访数据。一项随机研究比较了短疗程的术前放疗和有选择的术后放疗治疗Ⅱ期和Ⅲ期患者,术前放疗组的局部复发率明显低于术后放疗组(11％ vs 22％)。术前放疗组的并发症发生率也低于术后放疗组,可能是由于高危患者接受高剂量的术后放疗所致。

几项成熟的研究比较了术前和术后的放化疗疗效。CAO/ARO/AIO-94研究比较了术前和术后综合放化疗,共800多例。早期结果发现,术后并发症发生率或急性毒性反应两组间没有差异,但术前放化疗组的保肛率较高。最近的研究结果显示,术前放化疗能显著降低局部复发率。另外,低位直肠癌患者术前放化疗后出现吻合口狭窄者少,能更好地保留肛门。波兰结直肠协作组最近完成了一项研究,比较了TME手术前辅助长疗程放疗(50.4 Gy)加化疗(5-FU/LV)和术前短疗程放疗(5 d内25 Gy)早期结果显示,术前长疗程综合放化疗急性毒性反应更常见且严重。术前综合放化疗能明显缩小肿瘤,但保肛率与术前短疗程放疗者比较没有差异。NSABPR03研究也比较了术前和术后的综合放化疗,化疗方案可能会延迟手术7个月。证据表明,术前综合放化疗的患者能达到局部降期,肿瘤病理完全反应率8％。早期结果认为,接受术前放化疗的大量患者施行了保肛手术,但患者的毒性反应重。这3项研究还将有更多成熟的数据。

【术后观察及处理】

一、腹会阴联合直肠癌根治术

(一)一般处理

1. 手术较大,失血较多,术后应严密观察生命体征,注意有无休克的发生和电解质的失调,维持稳定的血压和尿量,必要时可以输血。

2. 平卧 5 天以上，因盆底空虚，过早坐位，内脏下移，对盆底腹膜压力增大，易引起盆疝。

3. 持续胃肠减压待肠蠕动恢复后，拔除胃管，并逐步恢复饮食。

4. 预防使用抗生素，一般不超过 24 小时，若术中腹腔污染严重可适当延长使用抗生素时间。

5. 术后应留置尿管 5 天以上，拔管前先夹闭 1～2 天，每 4 小时开放一次，以恢复膀胱的排尿功能。

6. 盆腔引流管引流 3～5 天，连续 48 小时无吸出液即可拔除引流管。

7. 会阴部切口术后要更换外层已经渗透的敷料，如果切口愈合良好，术后 14 天可以拆除缝线。

8. 严密观察造口，及时发现和处理并发症，如出血、坏死、内陷、狭窄等；培训患者及家属人工肛护理，更换人工肛袋等。

(二)并发症的观察及处理

1. 术后出血　多由于术中止血不彻底或结扎线滑脱所致，骶前静脉丛损伤的病例更易发生。出血量少时可予止血药、输注新鲜血浆、输血等保守治疗，出血量大时，须行手术止血。

2. 切口感染　术后注意观察伤口情况，若术中污染严重应适当延长预防性抗生素时间。发现感染表现应及时处理，若未化脓，可予酒精湿敷；若已化脓，应敞开引流、换药。

3. 会阴部创口延迟愈合　创面感染、缝线等异物残留以及引流不畅是其主要原因。因此术中应尽量用电刀止血，减少异物存留。经过换药创口不愈且窦道较深者，可进行适当的清创，除去坏死组织、异物和不健康的肉芽组织。残留较多的癌组织，也可以引起癌性窦道，经久不愈。

4. 尿潴留　排尿功能障碍是 Miles 术后最常见的并发症之一，据统计发生率达 50% 左右，只是潴留的程度不一，排尿功能障碍的发生除了与术中损伤膀胱肌层及供应它的神经纤维、盆腔神经丛的损伤外，尚有直肠切除后，盆腔脏器向后移位有关。此外，年老体弱及前列腺肥大亦是排尿功能障碍的因素。一旦出现尿潴留，应测定残余尿量，如果超过 50 ml，应留置导尿管并进行膀胱功能恢复的训练，多数患者在术后 2～4 周内可自行恢复排尿功能。

5. 性功能障碍　性功能障碍是 Miles 术后一个主要并发症，其发生率在 50%～100%，包括阳痿、勃起不全和射精功能障碍。性功能障碍导致直肠癌术后患者生活质量的降低。盆腔自主神经的保护术在临床上的应用，降低了性功能障碍的发生。盆腔神经丛的损伤导致了术后患者出现勃起功能不全或阳痿。下腹下神经亦称射精神经,神经的损伤和盆丛副交感神经的损伤引起患者射精量减少或射精不能。神经损伤是无法恢复的,减少性功能障碍的发生,关键在于预防,术者要熟悉盆腔神经的解剖走行,神经显露后要加以保护,尽可能避免损伤。

6. 急性肠梗阻 常见原因有:①造口肠袢与侧腹膜封闭不完善或未封闭,引起内疝;②盆底腹膜缝合处裂开,小肠脱出;③小肠粘连。如果发生可先予保守治疗,一旦发生腹膜炎体征应行手术治疗。盆底、腹膜裂开形成内疝常常引起严重的后果,往往需急诊手术探查。

7. 输尿管损伤 术中如损伤了输尿管的血运,术后易发生坏死、穿孔。若术中即发现损伤,则应行缝合或吻合,并放置输尿管支架;若在 24 小时后始发现损伤时,因合并炎症、水肿,修补常失败。可先作暂时性肾盂造瘘术,并引流外渗尿液,待 2～3 个月后再做修复术。

8. 结肠造口的并发症 术后一周内应每天观察人工肛门有无坏死和内陷,其后应注意排便是否通畅,排便时有无疼痛、便秘或腹泻,黏膜有无水肿、出血及脱出等。排便不畅及排便时疼痛,可能为人工肛门狭窄,应每天用戴有胶皮指套的食指进行扩张,每次 20 分钟左右。如有便秘,可向人工肛门内注入甘油 20 ml。对黏膜水肿、出血或脱出,可用 5％或 10％高渗温盐水纱布湿敷。如出现皮炎,可用氧化锌油膏涂擦局部并覆盖凡士林纱布。

二、经腹直肠癌切除术(直肠低位前切除术或 Dixon 手术)

(一)一般处理

1. 术后当日吸氧,取仰卧位,密切观察血压、脉搏、呼吸和体温,待血压、脉搏平稳 24 小时后改半卧位;若直肠癌位置较低,考虑盆底腹膜疝的可能可延长平卧时间 4～5 天。

2. 术后禁食、静脉补液,维持水电解质平衡;根据具体情况选择是否胃肠减压;肛门排气后可逐渐恢复饮食。

3. 术后喷喉,促进痰液排出,鼓励患者早期下床活动,预防肺部感染。

4. 早期拔尿管,一般术后 24 小时可拔除;若直肠癌位置较低,考虑盆底腹膜疝的可能可延长至术后 4～5 天。

5. 视术中腹腔污染程度预防使用抗生素。

6. 伤口疼痛于术后 48 小时内最剧烈,可给予适量镇痛剂;也可留置硬脊膜外腔置管持续镇痛。

7. 盆腔引流管根据具体情况尽早拔除,一般日引流量小于 30 ml 可拔除,但若担心吻合口瘘,则需待进食排便后再拔。

8. 术后便频和便稀者,可口服止泻剂,如复方苯乙哌啶、易蒙停等,同时可给予肠道活菌制剂。

(二)并发症的观察及处理

1. 切口感染 术后注意观察伤口情况,若术中污染严重应适当延长预防性抗生素时间。发现感染表现应及时处理,若未化脓,可予酒精湿敷;若已化脓,应敞开引流、换药。

2. 吻合口瘘 吻合口瘘是直肠前切除的最主要并发症,发生率在 4%～25%之间,低位吻合术后瘘的发生率高于高位吻合术。吻合口瘘常见原因是吻合口血供不良,张力过大,吻合技术有缺陷及肠道准备欠佳和全身营养状况不良等。凡对吻合口有疑虑时,可行暂时性横结肠失功能造口,保证吻合口愈合。术后引流管出现粪样液体但无全身症状者,可给予保守治疗,包括抗生素的应用,营养支持及充分引流。如果出现明显的腹膜炎体征,则应行剖腹探查,腹腔引流及近端横结肠造口处理。

3. 吻合口狭窄 吻合口狭窄是直肠癌低位前切除术后的另一并发症,其发生率约在 0～22%左右。常见原因包括应用的吻合器管径较细、吻合口瘘后的瘢痕收缩引起狭窄,以及吻合口内夹入周围的血管脂肪组织愈合后引起的狭窄。超低位吻合后,因肛管括约肌的收缩,亦可引起狭窄。吻合口狭窄如能早期发现,通过扩张治疗几乎均能治愈,如果就诊较晚,瘢痕狭窄较重,扩张治疗困难,可切开狭窄的瘢痕再行扩张治疗。

4. 机械性肠梗阻 多与腹腔内感染或小肠与切口缝合部发生粘连以及腹部手术后内疝形成(盆底腹膜破裂)有关。前者一旦发生,先行非手术治疗,无效时则需做粘连松解术。内疝形成者应尽早再次手术解除压迫。

5. 输尿管损伤 见腹会阴联合直肠癌根治术。

6. 术后出血 见腹会阴联合直肠癌根治术。

7. 排尿功能和性功能障碍 见腹会阴联合直肠癌根治术。

【疗效判断及处理】

接受根治性手术的直肠癌患者的预后,Dukes A 期的 5 年生存率为 90%以上,Dukes B 期的 5 年生存率为 60%～80%,Dukes C 期为 20%～50%。而 Dukes D 期患者的 5 年生存率不到 5%。合并肝转移行同时性肝转移灶切除 5 年生存率可达 25%～40%。直肠癌治疗的失败最常发生于肝脏、肺、腹膜腔及其他多发远隔转移及局部复发。若转移灶可手术切除则尽量手术切除，不能切除者可选择化疗或介入治疗，如肝转移灶的射频消融等；局部复发可根据情况选择化疗、放疗及手术的不同组合。

外科医师技术水平是与并发症、保肛率和局部复发有关的关键因素。Phillips发现不同的外科医师报道的局部复发率小于 5％～15％。一项苏格兰研究认为，不同的外科医师行根治手术后的手术死亡率和 10 年生存率分别为 0～20％ 和 20％～63％。适当的培训和外科手术量都是重要的因素。这些数据强调了直肠癌手术的技术因素和外科手术的标准化。

【出院后随访】

1. 视具体情况决定是否放化疗，建议术后 4～5 周内开始化疗。

2. 定期随诊，复查血常规、CEA、胸片、腹部 B 超或 CT、结肠镜等了解术后恢复及有无复发转移。

（马晋平）

第三节　内、外痔

【概述】

痔是最常见和多发的肛肠良性疾病。痔是肛垫病理性肥大、移位及肛周皮下血管丛血流瘀滞或组织增生形成的团块。近年来，肛垫学说已被国内外多数学者所认同，是目前治疗痔的病理生理学基础。中华医学会外科学分会肛肠外科学组于 2004 年制定的《痔临床诊治指南（草案）》中将痔分为内痔、外痔和混合痔，内痔又分为 4 度。

内痔是肛垫的支持结构、血管丛及动静脉吻合发生的病理性改变和（或）异常。内痔的主要临床表现是出血和脱出，可并发血栓、嵌顿、绞窄及排便困难。内痔根据其症状的严重程度分为 4 度。Ⅰ度：便时带血、滴血，便后出血可自行停止；无痔脱出。Ⅱ度：常有便血或喷射状出血；排便时有痔脱出，便后可自行还纳。Ⅲ度：可有便血；排便或久站及咳嗽、劳累、负重时有痔脱出，需用手还纳。Ⅳ度：可有便血；

痔持续脱出或还纳后易脱出。

外痔是齿状线远侧皮下血管丛扩张、血流瘀滞、血栓形成或组织增生。外痔主要临床表现为肛门部软组织团块,肛门不适、潮湿瘙痒、异物感,如发生血栓及炎症可有疼痛。

混合痔是内痔和相应部位的外痔血管丛的相互融合,主要临床表现是内痔和外痔的症状同时存在,严重时表现为环状痔脱出。

【诊断步骤】

(一)病史采集要点

1. 排便时出血　内痔或混合痔最常见的症状是便时出血。其特点是无痛、血色鲜红、便时出现,可滴血。出血常为间歇性。出血量一般不大,但有时也可大量出血,严重者可导致贫血,便后出血多自行停止。

2. 注意痔出血的诱因　便秘、粪便干硬、大便次数增多、饮酒及进食刺激性食物等为痔出血的常见诱因。

3. 痔块脱出或肛门部软组织团块　内痔或混合痔发展到一定程度(Ⅱ度和Ⅲ度)即可脱出肛门外,应注意痔块脱出后能否自行回复或需用手回纳到肛门内,有无伴肛门疼痛。外痔主要临床表现为肛门部软组织团块,如发生血栓及炎症可有肛门疼痛。

4. 肛门疼痛、排便困难　单纯性痔常无肛门疼痛症状。内痔或混合痔若因表浅黏膜或皮肤受损后感染或血栓形成而有疼痛感觉,但疼痛常与大便不尽感同时存在。内痔或混合痔脱出嵌顿时也可出现肛门疼痛,甚至是剧痛。局部疼痛是血栓性外痔的特点,排便、坐、走、咳嗽等均能加重疼痛而坐立不安、不敢排便。

5. 肛周瘙痒　由于痔块脱出及括约肌松弛,黏液流出肛门外而刺激周围皮肤,可引起瘙痒甚至皮肤湿疹。

6. 以往痔的治疗情况。

(二)体格检查要点

1. 皮肤黏膜　注意有无皮肤黏膜苍白等贫血表现。

2. 局部检查　肛门直肠指检和肛门镜检查是主要的检查方法。应先后按下列三步曲进行局部检查:

(1)肛门视诊　内痔除Ⅰ度外,Ⅱ度、Ⅲ度、Ⅳ度都可在肛门视诊下见到痔块,尚应观察有无肛周血污、瘙痒抓痕、湿疹、静脉曲张性外痔、血栓性外痔及皮赘等。血栓性外痔表现为肛周暗紫色长条圆形肿物,表面皮肤水肿、质硬、压痛明显。对有脱垂者,最好在蹲位排便后立即观察,此时痔块颜色、大小、数目、部位及有无出血、痔黏膜有无糜烂和溃疡清晰可见。

(2)肛门直肠指检 指检虽不能扪出痔块,对痔诊断意义不大,但可排除其他病变,如直肠癌、直肠息肉等,因此在做肛门镜检查前一定要做直肠指检。

(3)肛门镜检查 不仅可见到齿状线上下痔块的情况,还可观察到直肠黏膜有无充血、水肿、溃疡和肿块等。

3. 全身检查 不可忽视全身体格检查,应注意:

(1)是否有肝硬化腹水。

(2)是否有妊娠及子宫增大,妊娠期容易发生内痔。

(3)有无前列腺肥大或尿道狭窄。

(4)有无合并直肠癌、直肠息肉、直肠脱垂。

(三)辅助检查要点

1. 实验室检查 一般情况下无须做实验室检查,但当痔出血量大而急时可致贫血,做血常规检查可发现红细胞计数降低、血红蛋白下降。大便隐血试验是排除全消化道肿瘤的常用筛查手段。

2. 电子肠镜检查 若患者年纪大伴有便血时,应做肠镜检查排除结直肠癌的可能性。

3. 盆底功能检查指征 对有排便功能障碍或括约肌损伤的患者应行肛管直肠压力测定和盆底肌电图检查。

【诊断对策】

(一)诊断要点

1. 病史 习惯性便秘、腹内压力增高、直肠下端和肛管的慢性感染、长期饮酒、喜食大量辛辣刺激性食物等可能是痔病发生的病因。因此,详尽询问病史,了解发病全过程、治疗史、治疗效果及相关病史是痔病诊断的重要内容。

2. 临床表现 内痔或混合痔最常见的症状是便时出血,其特点是间歇性无痛、颜色鲜红、便时出现。同时注意是否伴痔块脱出。肛门视诊、肛门直肠指检和肛门镜检查是痔病主要的检查方法。

3. 辅助检查 酌情做血常规、电子肠镜等检查。

(二)临床类型

中华医学会外科学分会肛肠外科学组于 2004 年制定的《痔临床诊治指南(草案)》中将痔分为内痔、外痔和混合痔,内痔又分为 4 度即Ⅰ度、Ⅱ度、Ⅲ

度和Ⅳ度。

（三）鉴别诊断要点

(1)直肠癌　若不进行肛门直肠指检和肛门镜检，而单凭症状则容易误诊。

(2)肛裂　肛裂在便时与便后均有肛周剧烈疼痛，这与痔明显不同。检查时在肛管后正中部位见到裂口可肯定诊断。

(3)直肠息肉　息肉呈圆形、实质性、有蒂、可活动，肛门直肠指检和肛门镜检可相鉴别。

(4)直肠脱垂　易误诊为环状痔脱出，但直肠脱垂黏膜呈环形，表面平滑，括约肌松弛；而环状痔黏膜呈梅花瓣状，括约肌不松弛。

(5)溃疡性结肠炎、直肠炎　有便血、便秘或排便次数增加等病史，直肠镜或结肠镜检查有助于诊断和鉴别诊断。

【治疗对策】

（一）痔的治疗原则

痔的治疗原则：①无症状的痔无需治疗；②有症状的痔重在消除、减轻其主要症状，而非根治；③以保守治疗为主；④遵循个体化治疗原则。解除痔的症状应视为治疗效果的标准。医生应根据患者情况、本人经验和设备条件采用相应的非手术或手术治疗。

（二）术前准备

1.术前应做常规必要的物理和实验室检查，注意有无妊娠、门静脉高压症、腹腔内肿瘤或直肠癌，局部检查应注意括约肌功能有无异常、痔的局部情况及有无动脉搏动等。

2.手术前一天低渣饮食并做好肠道准备，可以口服泻药或清洁洗肠。

3.一般不主张术前预防性使用抗生素，但对体弱、高龄、肛管有炎症、手术创面较大及获得性免疫缺陷综合征和器官移植手术后的患者，建议预防性使用抗生素。

4.备太宁栓或化痔栓等局部用药，以便手术结束时放置于肛管直肠内，可起到润滑和消炎双重作用。

（三）治疗方案

1.非手术治疗

(1)一般治疗　改善饮食，保持大便通畅，注意肛门会阴部清洁，热水坐浴等对各类痔的治疗都是必要的，可使局部血流疏通，防止继发感染。高膳食纤维饮食应

504

作为痔的初期治疗。

(2)药物治疗 痔的药物治疗可用于任何痔患者,是Ⅰ、Ⅱ度内痔患者的首选疗法。中医中药辨证与辨病相结合,可促进创面愈合、改善痔急性发作,如出血、疼痛、水肿、瘙痒等。

①局部药物治疗:中药常用药的成分主要有:五倍子、芒硝、冰片、明矾、大黄、黄连、黄芩、黄柏、苦参、三七、珍珠、荆芥、无花果叶等。含有黏膜保护和润滑成分的复方角菜酸脂栓或膏等对急性发作的内痔具有治疗作用。

②全身药物治疗:中医主要根据患者的症状辨证论治。西药包括静脉增强剂、抗炎镇痛药。常用的静脉增强剂有:微粒化纯化的黄酮成分、草木犀流浸液片、银杏叶萃取物等,可减轻内痔急性期症状,但数种静脉增强剂合用无明显优越性;抗炎镇痛药能有效缓解内痔或血栓性外痔所导致的疼痛。

(3)器械治疗 器械治疗对痔出血和轻度脱垂的近期疗效均较好,各治疗手段之间无明显差异。如患者以出血为主,可首选注射法;如患者以轻度脱垂为主,可首选胶圈套扎法。此外,还需根据患者的年龄、主诉、治疗需求等情况选择个性化治疗方案。目前尚缺乏各器械治疗对Ⅰ、Ⅱ期内痔的多中心疗效评价。

①痔的胶圈套扎疗法:适用于各度内痔和混合痔的内痔部分,尤其是Ⅱ、Ⅲ度内痔伴有出血和/或脱出者,不适用于有并发症的内痔和肛乳头肥大。套扎部位在齿状线上区域,并发症有直肠不适与坠胀感、疼痛、胶圈滑脱、迟发性出血、肛门皮肤水肿、血栓性外痔、溃疡形成、盆腔感染等。

②痔的硬化剂注射疗法:适用于有出血的Ⅰ、Ⅱ度内痔。该疗法的并发症有疼痛、肛门部烧灼感、组织坏死溃疡或肛门狭窄、内(混合)痔血栓形成、肛周或直肠黏膜下脓肿、直肠阴道瘘、严重的盆腔或者泌尿生殖系统化脓性感染。外痔、内痔血栓、妊娠期痔禁用。

③痔的物理治疗:主要适应证为Ⅰ、Ⅱ、Ⅲ度内痔。禁忌证是血栓性内痔和外痔。物理疗法包括激光治疗、直流电疗法和铜离子电化学疗法、微波热凝疗法、红外线凝固治疗、冷冻疗法等。

④多普勒引导下的痔动脉结扎术:本方法利用多普勒专用探头,于齿线上方2~3 cm探测到供应痔的动脉直接进行痔动脉结扎,痔的血液供应被阻断,致痔逐渐萎缩,以此达到治疗的目的。适用于Ⅱ~Ⅳ度内痔。

2. 手术治疗 手术治疗适用于非手术治疗无效且无手术禁忌证者。按照痔的手术方式分为痔切除术和痔上黏膜环切钉合术(PPH)等。

(1)痔单纯切除术 主要适用于Ⅱ、Ⅲ度内痔和混合痔的治疗。包括创面开放式(Milligan-Morgan)手术,创面半开放式(Parks)手术或创面闭合式(Ferguson)手术。目前多采用(Milligan-Morgan)手术或其改良术。经随机多中心比较 Milligan-Morgan 和 Ferguson 手术,两者均安全、经济、满意率较高,远期疗效无差异。其改良术式可将肛内创面部分缝合,肛外创面部分开放,注意合理保留皮肤桥、黏膜桥的部位及数量可缩短创面愈合时间,适用于较大的孤立的出血性内痔。

(2)痔上黏膜环切钉合术(PPH)　本手术用吻合器经肛门环形切除部分直肠黏膜和痔组织。适用于Ⅱ、Ⅲ度内痔、环状痔和部分Ⅳ度内痔,可发生吻合口大出血、肛旁甚至盆腔感染、直肠阴道瘘等严重并发症,还可发生肛门坠胀、肛管狭窄、疼痛、尿潴留等轻度并发症,术后 6 个月内复发率为 2%。

(3)血栓性外痔剥离术　用于治疗血栓性外痔。

(4)其他　对存在内括约肌处于高张力状态的痔病患者,可采用针对肛门内括约肌的手术方式,包括手法或借助球囊扩肛、肛门内括约肌后位或侧位切开术。主要适用于Ⅰ、Ⅱ度出血性内痔伴内括约肌处于高张力状态的痔病患者,并发症主要有肛管黏膜撕裂、黏膜脱垂、肛门失禁。

3. 特殊患者的处理

①痔急性嵌顿:嵌顿痔是痔的急症,早期可在局麻下采用手法复位同时应用药物治疗。对嵌顿痔手法复位失败、嵌顿时间长而出现绞窄坏死者,应采取手术治疗以解除嵌顿、去除坏死组织、预防感染。

②妊娠和产后早期的痔:可采用中药坐浴和外用,还可外用黏膜保护剂和口服静脉增强剂,禁用硬化剂注射。对痔的严重并发症和药物治疗无效的患者,应选择简单有效的手术方式。

③痔并发贫血:应注意排除导致贫血的其他疾病,对痔导致的贫血首先考虑手术治疗。

④痔合并免疫缺陷:免疫缺陷的存在(艾滋病、骨髓抑制等)是硬化剂注射和胶圈套扎的禁忌证。在手术治疗时,建议预防性使用抗生素。

【术后观察及处理】

(一)一般处理

1. 术后体位　在麻醉完全恢复后鼓励患者早期下床活动,以利术后恢复。

2. 饮食限制　为了避免术后大便排出时对痔伤口的影响,术后 3 天内应低渣流质或半流饮食,此后才恢复正常饮食。

3. 伤口疼痛处理　酌情使用镇痛药物止痛,如吗啡或度冷丁等药。

4. 保持大便通畅,可使用一些缓泻药,如果导片、石蜡油等。

5. **局部用药** 太宁栓或化痔栓等局部塞肛用药,每天 1~2 次,每次 1 粒。

6. **热水坐浴** 高锰酸钾粉冲稀后热水坐浴,每天 2 次,可使肛周局部血流疏通,防止继发感染。

7. 短期使用肠道抗生素预防感染。

(二)术后并发症的观察及处理

1. **出血** 各种痔手术都有发生出血的可能,应注意手术中严密止血和术后观察。痔结扎术后 7~10 天可发生迟发性出血。如出血量多,需在麻醉下探查止血。

2. **排尿障碍** 术前排尿、手术结束时避免在肛管内留置敷料、严格控制输液量和输液速度(尽量控制在 1 L 以内)、减少吗啡和布比卡因等麻醉药的应用可减少术后排尿障碍,可采用针刺关元、三阴交、至阴穴,还可用耳压、中药内服的方法治疗。阴部神经阻滞麻醉较脊髓麻醉降低痔术后尿潴留发生率。若出现尿潴留者当天应留置尿管引流。

3. **疼痛** 术后创面局部使用复方利多卡因、复方薄荷脑、解热镇痛栓剂、硝酸甘油膏、黏膜保护剂、自控性镇痛泵等措施具有减轻疼痛的效果。中药熏洗可活血消肿止痛、还可采用针刺龈交、二白、白环俞或肛周电刺激治疗。随机、双盲、安慰剂对照的前瞻性研究钙离子通道阻滞剂油膏外用于痔切除术后的镇痛及安全性研究表明可显著减轻术后因内括约肌痉挛所致的疼痛,未增加药物使用相关并发症的发生率,避免了部分患者因使用硝酸甘油制剂发生头痛的副作用。随机、双盲、安慰剂对照研究肉毒杆菌毒素注射对于痔切除术后伤口愈合的影响表明肉毒杆菌毒素痔切除术后注射入内括约肌中可有效缓解术后疼痛、伤口愈合时间;使用安全,无并发症和副作用。随机、对照、前瞻性研究经皮电刺激神经缓解术后疼痛表明安全、有效、适合于门诊痔切除术后患者使用。

4. **肛门失禁** 过度扩肛、肛管括约肌损伤、内括约肌切开等治疗易于发生肛门失禁。患者原有肛管功能不良、肠易激综合征、产科创伤、神经疾患等疾病可增加肛门失禁发生的危险。处理:选择肛管松弛效果较好的麻醉方法,推荐首选腰麻,适度扩肛,正确掌握 PPH 荷包缝合的深度和高度,低压灌肠通便。

5. **肛门狭窄** 多个痔切除手术、注射疗法、痔环形切除、痔上黏膜环切钉合术等有导致术后肛门狭窄的可能。肛门狭窄的治疗措施包括扩肛、肛管成形术。

6. **其他并发症** 包括伤口愈合迟缓、便秘、直肠黏膜外翻、肛周湿疹、肛周皮赘等,需注意防治。

【疗效判断及处理】

痔所有的治疗措施都是非根治性治疗,多数患者以非手术治疗为主(其中注射疗法和胶圈套扎疗法成为痔的主要治疗方法),而且其疗效满意。因此,若痔经治疗后症状消失,则无须特殊处理。

PPH 治疗痔疮是一种新方法,与通常的外科痔疮手术切除相比具有安全、有效、手术时间及住院时间短、无复发和恢复快等优点,有望替代传统手术治疗方法。但缺点是 PPH 器械不能重复使用,且价格昂贵。

【出院后随访】

1. 出院时带药 多数痔病的手术治疗患者并不需要住院观察,但若行痔上黏膜环切钉合术(PPH)时最好住院留观,便于术后并发症的观察及处理。出院时带药包括:①太宁栓或化痔栓等局部塞肛用药,每天 1～2 次,每次 1 粒;②保持大便通畅的药物;③高锰酸钾粉冲稀后热水坐浴,可使肛周局部血流疏通,防止继发感染。

2. 检查项目与周期 痔病经手术治疗后无不适症状或体征,患者可继续观察,无须特殊处理。若伤口感染愈合后,应及时扩张肛管,以免狭窄。

3. 定期门诊检查与取药 痔术后无不适症状,患者可在术后 1 个月复查一次,若无明显体征则无须特殊处理;若术后经过较长时间后仍有出血或痔块脱出,考虑痔术后复发则按上述情况做相应处理。而经非手术治疗的痔若症状消失,在大便保持通畅情况下则无须特殊处理;若仍有出血或痔块脱出,则继续按上述情况做相应处理,必要时手术治疗。

4. 应当注意的问题 ①保持大便通畅;②戒酒、避免进食大量辛辣刺激性食物;③妊娠期痔随着胎儿的分娩,痔的症状或体征会随之改善;④对反复出现便血的中、老年人应注意排除结直肠癌的可能性。

【预后评估】

有症状的痔才需要治疗,而无症状的痔并不需要治疗,所有的治疗措施都是非根治性治疗。因此,若痔经治疗后症状消失,则无须特殊处理。

(陈创奇)

第四节　肛　瘘

【概述】

肛瘘是指肛门周围的肉芽肿性管道,由内口、瘘管和外口三部分组成。内口常位于直肠下部或肛管,多为一个;外口在肛周皮肤上,可为一个或多个,经久不愈或间歇性反复发作,是常见的直肠肛管疾病之一,任何年龄都可发病,多见于青壮年男性。

大部分肛瘘由直肠肛管周围脓肿引起,因此内口多在齿状线上肛窦处,脓肿自行破溃或切开引流处形成外口,位于肛周皮肤上。由于外口生长较快,脓肿常假性愈合,导致脓肿反复破溃或切开,形成多个瘘管和外口,使单纯性肛瘘成为复杂性肛瘘。瘘管由反应性的致密纤维组织包绕,近管腔处为炎性肉芽组织,后期腔内可上皮化。结核、溃疡性结肠炎和 Crohn 病等炎症、恶性肿瘤和肛管外伤感染也可引起肛瘘,但较少见。

【诊断步骤】

(一)病史采集要点

1. 瘘外口分泌物流出　肛瘘主要症状为肛门周围的瘘外口可流出少量脓性、血性、或黏液性分泌物。较大的高位肛瘘,因瘘管位于括约肌外,不受控制,常有粪便及气体排出。

2. 肛门部潮湿、瘙痒　由于瘘外口分泌物的刺激,使肛门部潮湿、瘙痒,有时形成湿疹。

3. 直肠肛管周围脓肿症状　当瘘外口愈合时,瘘管内脓液不能排出就可形成脓肿,患者可感到局部明显红肿、疼痛,同时可伴有发热、寒战、乏力等全身感染症状,脓肿自行穿破或切开引流后,症状缓解。这种由于引流不通畅形成脓肿往往反复出现,反复发作上述症状是肛瘘的临床特点。

4. 既往史　既往是否有直肠肛管周围部位的红、肿、热、痛等直肠肛管周围脓肿症状,并反复发作现象,了解其相应的治疗情况。既往是否有肺或肠结核、克罗恩病、溃疡性结肠炎病史。

5. 个人史　是否有肛门疾病或会阴部手术史,有无长期吸烟、酗酒史。

6. 家族史　询问家庭成员中是否有肠道或肛旁疾病或手术史。

(二)体格检查要点

1. 一般检查　多数患者全身情况良好,少数患者合并有直肠肛管周围脓肿时可有局部红肿、触痛及波动感。

2. 局部情况　肛管周围皮肤可见一个甚至数个肛瘘外口,呈红色乳头状肉芽组织突起,挤压外口可有脓液或脓血性分泌物排出。外口的数目及与肛缘位置关系对诊断肛瘘很有帮助:外口数目越多,距离肛缘位置越远,肛瘘越复杂。根据Goodsall定律,在肛门中间划一横线,若外口在线后方,瘘管常是弯型,且内口常在肛管后正中处;若外口在线前方,瘘管常是直型,内口常在附近的肛窦上。外口在肛缘附近,一般为括约肌间瘘;距离肛缘较远,则为经括约肌瘘。若瘘管位置较低,自外口向肛门方向可触及索条样瘘管。

确定内口位置对明确肛瘘诊断非常重要。肛门指检可触及皮下条索状瘘管,瘘管质地较硬,也可触及肛管内肛腺部位的瘘管内口,表现为炎性结节改变。高位肛瘘因位置深可能触及不到瘘管。

(三)辅助检查要点

1. 肛门镜检查　应仔细检查齿状线上、下方,可发现肛瘘内口的位置及脓液自内口排出情况,对可疑存在的内口可用探针探查以明确诊断。

2. 探针检查　可用探针探查瘘管的行径、方向和深浅。此项检查应选用细而软的探针,从外口插入后沿管道轻轻探入,不可用力,以免探针穿破瘘管壁引起感染或假道。对于浅表直瘘管有意义,但对弯曲及有支瘘管的复杂肛瘘瘘管意义不大。

3. 染色检查　将干纱布放入直肠内,将5％美蓝溶液由外口注入,然后拉出纱布,如有亚甲蓝染色,即证明有内口存在并判断其位置。对于复杂性肛瘘及管道或内口已经闭死的病例无效。

4. X线造影检查　向瘘管内注入30％～40％的碘甘油或者复方泛影葡胺,X线摄片对于确定复杂性深部肛瘘,了解瘘管及内口的位置有一定意义,但检查前必须做碘过敏试验。

5. 直肠腔内B超　能较准确地了解肛周组织与括约肌的状况,检查到瘘管及感染腔隙的位置及大小,分辨出一般肛肠检查容易漏诊的病变。直肠腔内多普勒超声检查对于确定肛门括约肌的完整性起重要作用。

6. MRI检查　对于复杂性肛瘘、蹄铁形肛瘘和手术处理困难的病例,MRI有其优势且准确率高。临床正确使用 MRI 尚可提高手术成功率并有效检测复杂性肛瘘的治疗效果。但由于价钱昂贵,难以推广。

【诊断对策】

(一)诊断要点

1. 病史　详尽询问病史,了解原发疾病的发病过程,既往史、个人史、家族史等。

2. 临床表现　瘘外口流出少量脓性、脓血性或黏液性分泌物为其主要症状。较大的高位肛瘘,因瘘管位于括约肌外,不受控制,常有粪便及气体排出。由于分泌物的刺激,使肛门部潮湿,瘙痒,有时形成湿疹。当外口愈合,瘘管中有脓肿形成时,可感到明显疼痛,同时可伴有发热、寒战、乏力等全身感染症状,脓肿穿破或切开引流后,症状缓解。上述症状的反复发作。

体格检查:在肛周皮肤上可见到单个或多个外口,呈红色乳头状隆起,挤压时有脓液或脓血性分泌物排出。若瘘管位置较低,自外口向肛门方向可触及索条样瘘管。

肛门指检时在内口处有轻度压痛,有时可扪到硬结样内口及索条样瘘管。肛镜下可发现肛瘘内口的位置及脓液自内口排出情况。以上方法不能肯定内口时,还可自外口注入美蓝溶液 1~2 ml,观察肛管及直肠下端的白湿纱布条的染色部位,以判断内口位置;碘油瘘管造影是临床常规检查方法。

3. 辅助检查　对于复杂,多次手术的,病因不明的肛瘘患者,应做钡灌肠或结肠镜检查以排除 Cronh 病,溃疡性结肠炎等疾病的存在。

(二)临床类型

肛瘘的分类方法很多,简单介绍下面两种:

1. 按肛瘘位置高低分类

(1)低位肛瘘　瘘管位于外括约肌深部以下。可分为低位单纯性肛瘘(只有一个瘘管)和低位复杂性肛瘘(有多个瘘管和瘘口)。

(2)高位肛瘘　瘘管位于外括约肌深部以上。可分为高位单纯性肛瘘(只有一个瘘管)和高位复杂性肛瘘(有多个瘘管和瘘口)。

2. 按瘘管和括约肌的关系分类

(1)肛管括约肌间型　约占肛瘘的 70%,多为肛管周围脓肿引起。瘘管位于内外括约肌之间,内口在齿状线附近,外口大多在肛缘附近,为低位肛瘘。

(2)经肛管括约肌型　约占 25%,多因坐骨肛管间隙脓肿引起,可为高位或低位肛瘘。瘘管穿过外括约肌,坐骨直肠间隙,开口于肛周皮肤上。

(3)肛管括约肌上型　为高位肛瘘,较少见,约占4%,瘘管在括约肌之间向上延伸,越过耻骨直肠肌,向下经坐骨直肠间隙穿透肛周皮肤。

(4)肛管括约肌外型　最少见,仅1%。多为骨盆直肠间隙脓肿合并坐骨肛管间隙脓肿的后果。瘘管自会阴部皮肤向上经坐骨直肠间隙和肛提肌,然后穿入盆腔和直肠。这类肛瘘常因外伤、肠道恶性肿瘤、Crohn病引起,治疗较为困难。

总之,肛瘘诊断可以概括为:"三要素,一关系"。三要素指:肛瘘内口、外口和瘘管管道;一关系是:瘘管与肛门括约肌关系。

【治疗对策】

肛瘘不能自愈。不治疗会反复发作直肠肛管周围脓肿,因此必须手术治疗。治疗原则是将肛管切开,形成敞开的创面,促使愈合。手术方式很多,手术应根据内口的位置高低,瘘管与肛门括约肌的关系来选择。手术的关键是尽量减少肛门括约肌的损伤,防止肛门失禁,同时避免肛瘘的复发。

一、瘘管切开术(fistulotomy)

是将瘘管全部切开开放,靠肉芽组织生长使伤口愈合的方法。

1. 手术适应证　适用于低位肛瘘、婴幼儿肛瘘。因肛瘘在外括约肌以下,切开后只损伤外括约肌皮下部和浅部,不会出现术后肛门失禁。

2. 术前准备

(1)肛周备皮　术前灌肠一次,排尽宿便。

(2)器械　圆头探针、肛镜各一个,注射器2个,手术刀,手术剪、持针钳、刮匙各一把,肛门拉钩一对,止血钳4把,丝线数根及缝合针1根。

(3)药物　0.5%碘伏棉球,2%亚甲蓝一支,2%利多卡因,注射用水数支,0.1%肾上腺素。

3. 麻醉与体位　手术在骶管麻醉或局麻下进行,患者侧卧位或截石位。

4. 手术方法　首先由外口注入美蓝溶液,确定内口位置,再用探针从外口插入瘘管内,了解瘘管的走行情况及与括约肌的关系。在探针的引导下,切开探针上的表层组织,直到内口。刮去瘘管内的肉芽组织及坏死组织,修剪皮缘,使伤口呈内小外大的V型创面,创口内填入油纱布,以保证创面由底向外生长。

二、挂线疗法(seton division)

是利用橡皮筋或有腐蚀作用的药物的机械性压迫作用,缓慢切开肛瘘的方法。

它的最大优点是不会造成肛门失禁。被结扎肌肉组织发生血运障碍,逐渐坏死,断开,但因为炎症坏死引起的纤维化使切断的肌肉和周围组织粘连,肌肉不会收缩过多且逐渐愈合,从而可防止被切断的肛管直肠环回缩引起的肛门失禁。挂线同时亦能引流瘘管,排除瘘管内的渗液,防止急性感染的发生。此法还具有操作简单,出血少,换药方便,在橡皮筋脱落前不会发生皮肤切口粘合等优点。

1. 手术适应证　适用于距离肛门 3～5 cm 内,有内外口低位或高位单纯性肛瘘,或作为复杂性肛瘘切开切除的辅助治疗。

2. 术前准备　备两条消毒橡皮筋,双叶肛瘘一具,其余准备同瘘管切开术。

3. 麻醉与体位　同瘘管切开术。

4. 手术方法　将探针自外口插入后,循瘘管走向由内口穿出,在内口处探针上缚一消毒的橡皮筋或粗丝线,引导穿过整个瘘管,将内外口之间的皮肤切开后扎紧挂线。术后要每日坐浴及便后坐浴使局部清洁。若结扎组织较多,在 3～5 天后再次扎紧挂线。一般术后 10～14 天被扎组织自行断裂。

三、肛瘘切除术(fistulectomy)

1. 手术适应证　适用于低位单纯性肛瘘。

2. 术前准备　术前晚可给予轻泻剂,术晨清洁灌肠,其余同瘘管切开术。

3. 麻醉与体位　同瘘管切开术。

4. 手术方法　切开瘘管并将瘘管壁全部切除至健康组织,创面不予以缝合;若创面较大,可部分缝合,部分敞开,填入油纱布,使创面由底向外生长至愈合。

【术后观察及处理】

1. 术后当天少渣饮食,控制大便,防止创面出血等。

2. 便后用高锰酸钾温水坐浴,并及时更换伤口敷料,保持伤口清洁。挂线疗法则应注意橡皮筋,一般 10 天左右橡皮筋自行脱落,术后半月不能脱落者要再次紧线,或直接切开。

【疗效判断及处理】

1. 痊愈　创面愈合,症状消失。

2. 好转　治疗后症状明显改善,注意复诊,避免复发。

3. 无效　症状及形态与治疗前无变化,需二次手术,应及早切开引流,并辅以抗生素治疗。

【出院后随访】

1. 出院带药　高锰酸钾溶液、缓泻剂和抗生素。

2. 出院医嘱　由于患者往往提前出院,出院时伤口尚未完全愈合,嘱患者按时复诊换药,出院 1 周内换药 1 次/d,出院 1 周后隔天换药 1 次,直至创面愈合。及时清除不良肉芽组织和残余窦道,处理过早愈合的假道形成和伤口内翻,以保持良好引流,缩短疗程,保证伤口尽快愈合。

3. 出院后应当注意的问题　嘱患者多食纤维素较多的食物,以保持大便通畅,养成定时排便的习惯,便时不要过度用力、久蹲。保持肛门部清洁,养成良好的排便习惯。

【预后评估】

肛瘘可使用有效的抗菌药物,并切开引流或者挂线,这些治疗效果好,预后佳,复发率低。但是存在一定并发症,如肛门不全失禁、创面大、出血多等。因此,应该密切观察病情变化,以便进行及时有效的处理。

（陈创奇　陈泓磊）

第五节　直肠肛管周围脓肿

【概述】

直肠肛管周围脓肿(perianorectal abscess)是指直肠肛管周围软组织内或其周围间隙发生的急性化脓性感染,并形成脓肿。脓肿破溃或切开后常形成肛瘘。脓肿是肛管直肠周围炎症的急性期表现,而肛瘘则为其慢性表现。

病因和病理　绝大部分直肠肛管周围脓肿由肛腺感染引起。肛腺开口于肛窦,多位于内外括约肌之间。因肛窦开口向上,腹泻、便秘时易引起肛窦炎,感染延及肛腺后首先易发生括约肌间感染。直肠肛管周围间隙为疏松结缔组织,感染极易蔓延扩散,感染向上可达直肠周围形成高位肌间脓肿或骨盆直肠间隙脓肿;向下达肛周皮下,形成肛门周围脓肿;向外穿过外括约肌,形成坐骨肛管间隙脓肿;向后可形成肛管后间隙脓肿或直肠后间隙脓肿。以肛提肌为界将肛管直肠周围脓肿分为肛提肌下部脓肿和肛提肌上部脓肿：前者包括肛门周围脓肿、坐骨直肠间隙脓肿；后者包括骨盆直肠间隙脓肿、直肠后间隙脓肿、高位肌间脓肿。

直肠肛管周围脓肿也可继发于肛周皮肤感染、损伤、肛裂、内痔、药物注射和骶尾骨骨髓炎等。

Crohn 病、溃疡性结肠炎及血液病患者易并发直肠肛管周围脓肿。

【诊断步骤】

(一)病史采集要点

1. 现病史

(1)肛门疼痛　是否有肛门疼痛。是持续性还是间断性，是否有肛门坠胀感，疼痛在行走或排便时是否加剧，是否有排尿困难、里急后重感。

(2)肛旁肿块　肛旁是否有肿块，是否有压痛，肿块是否曾经破裂流脓。

(3)全身症状　是否有发热、寒战、乏力、食欲不振等。

2. 过去史　有无肛周皮肤感染病史，有无糖尿病、Crohn 病、溃疡性结肠炎及血液病病史。

3. 个人史　是否有吸烟、酗酒史。

4. 家族史　家族成员中是否有类似病史。

(二)体格检查要点

1. 一般情况　脓肿位置较浅时以局部症状为主，一般全身无明显症状，位置较深的脓肿如坐骨肛管间隙脓肿、骨盆直肠间隙脓肿等可伴有发热、脉快等。

2. 局部检查　浅部肛周脓肿肛旁皮肤有明显红肿，伴硬结和触痛，有时有波动感。深部脓肿肛门指检可有直肠内压痛，亦可触到波动。

(三)辅助检查要点

1. 血常规　深部脓肿常有白细胞升高。

2. 肛门镜检　脓肿侧直肠黏膜局部充血，可有脓性分泌物。

3. B 超或 CT　对深部脓肿的定位有帮助。

4. 肛周脓肿　可抽出脓液，即可明确诊断。

【诊断对策】

(一)诊断要点

1. 肛周疼痛，坠胀感，伴或不伴发热。

2. 肛旁皮肤有明显红肿,伴硬结和触痛。

3. B超或CT,以及肛周脓肿穿刺可明确诊断。

(二)临床类型

1. 肛门周围脓肿　肛门周围皮下脓肿最常见,多由肛腺感染经外括约肌皮下部向外扩散而成。常位于肛门后方或侧方皮下部,一般不大。主要症状是肛周持续性跳动性疼痛,行动不便,坐卧不安,全身感染症状不明显。病变处明显红肿,有硬结和压痛,脓肿形成可有波动感,穿刺时抽出脓液。

2. 坐骨肛管间隙脓肿　又称坐骨直肠窝脓肿,也比较常见。多由肛腺感染经外括约肌向外扩散到坐骨直肠间隙而形成,也可由肛管直肠间隙周围脓肿扩散而形成。由于坐骨直肠间隙较大,形成的脓肿亦较大而深,容量约为 60～90 ml。发病时患侧出现持续性胀痛,逐渐加重,继而为持续性跳痛,坐立不安,排便或行走时疼痛加剧,可有排尿困难和里急后重;全身感染症状明显,如头痛、乏力、发热、食欲不振、恶心、寒战等。早期局部体征不明显,以后出现肛门患侧红肿,双臀不对称;局部触诊或肛门指检时患侧有深压痛,甚至波动感。如不及时切开,脓肿多向下穿入肛管周围间隙,再由皮肤穿出,形成肛瘘。

3. 骨盆直肠间隙脓肿　又称骨盆直肠窝脓肿,较为少见,但很重要。多由肛腺脓肿或坐骨直肠间隙脓肿向上穿破肛提肌进入骨盆直肠间隙引起,也可由直肠炎、直肠溃疡、直肠外伤所引起。由于此间隙位置较深,空间较大,引起的全身症状较重而局部症状不明显。早期就有全身中毒症状,如发热、寒战、全身疲倦不适。局部表现为直肠坠胀感,便意不尽,排便时尤感不适,常伴排尿困难。会阴部检查多无异常,直肠指检可在直肠壁上触及肿块隆起,有压痛和波动感。诊断主要靠穿刺抽脓,经直肠以手指定位,从肛门周围皮肤进针。必要时做肛管超声检查或CT检查证实。

4. 其他　有肛门括约肌间隙脓肿,直肠后间隙脓肿,高位肌间脓肿,直肠壁内脓肿(黏膜下脓肿)。由于位置较深,局部症状大多不明显,主要表现为会阴,直肠部坠胀感,排便时疼痛加重,患者同时有不同程度的全身感染症状。直肠指检可触及痛性包块。

【治疗对策】

(一)非手术治疗

1. 抗生素治疗　选用对革兰阴性杆菌有效的抗生素。

2. 温水坐浴。

3. 局部理疗。

4. 口服缓泻剂或石蜡油以减轻排便时疼痛。

(二)手术治疗

1. 手术适应证　脓肿切开引流是治疗直肠肛管周围脓肿的主要方法,一旦诊断明确,即应切开引流,方可有效控制感染及减少肛瘘形成。

2. 术前准备　除全身抗感染治疗外,如有发热等全身症状者,应给予静脉补液,局部不需要特殊准备。

3. 麻醉及手术方式　手术方式因脓肿的部位不同而异。肛门周围脓肿在局麻下就可进行,在波动最明显的部位做十字型切口,剪去周围皮肤使切口呈椭圆型,无须填塞以保证引流通畅。坐骨肛管间隙脓肿要在腰麻或骶麻下进行,在压痛最明显处用粗针头先做穿刺,抽出脓液后,在该处做一平行于肛缘的弧形切口,切口要够长,可用手指探查脓腔。切口应距离肛缘3~5厘米,以免损伤括约肌。应置管或放置油纱布条引流。骨盆直肠间隙脓肿要在腰麻或全麻下进行,切开部位因脓肿来源而不同:(1)源于括约肌间的脓肿,应在肛镜下行相应部位直肠壁切开引流。切缘用肠线缝扎止血;若经坐骨直肠间隙引流,日后易发生肛管括约肌外瘘。(2)源于经肛管括约肌肛瘘感染的,引流方式与坐骨直肠间隙脓肿相同,若经直肠壁切开引流,易导致难以治疗的肛管括约肌上瘘。其他部位的脓肿,若位置较低,在肛周皮肤上直接切开引流;若位置较高,则应在肛镜下切开直肠壁引流。

【术后观察及处理】

(一)一般处理

术后注意卧床休息,必要时可给予镇痛药;术后少渣饮食,保持大便通畅;给予抗生素控制感染,全身状况不佳者,可给予全身支持疗法;保持引流通畅。去除引流物后,用1/5 000高锰酸钾温水坐浴,每天2~3次(包括大便后坐浴)。

(二)术后并发症的观察及处理

1. 术后创面出血　常由术中出血不注意止血或创面感染引起,可用碘仿纱条填塞止血,加压包扎。不能止血者,需重新打开创面缝扎止血。

2. 因感染扩散引起菌血症或败血症,可用抗生素控制。

3. 术后注意肛门失禁及形成肛管直肠周围瘘。

【出院后随访】

1. 出院带药　高锰酸钾溶液、缓泻剂和抗生素。

2. 出院医嘱 由于患者往往提前出院,出院时伤口尚未完全愈合,嘱患者按时复诊换药,出院 1 周内换药 1 次/d,出院 1 周后隔天换药 1 次,直至创面愈合。及时清除不良肉芽组织,保持良好引流,缩短疗程,保证伤口尽快愈合。门诊复查,检查治疗情况,防止瘘道形成。如已形成瘘道,应确定进一步的治疗方案。

3. 出院后应当注意的问题 嘱患者多食纤维素较多的食物,忌辛辣烟酒,多食蔬菜水果,以保持大便通畅,养成定时排便的习惯,便时不要过度用力、久蹲。保持肛门部清洁,养成良好的排便习惯。

【预后评估】

多数直肠肛管周围脓肿经保守治疗只能延缓脓肿形成,脓肿一旦形成,进行积极有效的手术,大部分直肠肛管周围脓肿都能治愈,预后良好,但也有少部分人不能完全治愈,尤其是深部脓肿引流不畅,造成脓肿扩大,形成肛瘘等。因此,应该密切观察病情变化,以便进行及时有效的处理。

(陈创奇 陈泓磊)

第15章 肝脏疾病

第一节 肝外伤

【概述】

肝脏是腹腔内最大的实质性脏器,血运丰富。尽管有胸廓保护,但在交通事故、枪击等情况下肝外伤仍有较高的发生率。而肝外伤伤情往往较重,易发生失血性休克和胆源性腹膜炎,死亡率较高。单纯性肝外伤死亡率约为 9%,合并多个脏器损伤和复杂性肝外伤的死亡率可高达 50%。

按致病原因分类:开放性肝外伤、闭合性肝外伤。根据包膜的完整性可分为撕裂伤、包膜下血肿或实质内血肿等。

【诊断】

一般都有明确的右下胸或右上腹外伤史,可发现有右下胸部或右上腹部局部损伤、刀枪伤的痕迹、皮肤挫伤、皮下血肿、肋骨骨折等;如出现胆源性腹膜炎,则有腹痛及腹膜炎征,腹胀、腹肌紧张、腹部压痛和反跳痛等,腹痛的程度比其他实质性脏器更重;还可有全身失血表现,面色苍白、低血压、休克等;如有肝包膜下血肿或肝深部血肿,主要表现为肝区疼痛、肝肿大或上腹部包块等;若血肿与胆道相通,可出现呕血、便血、黄疸等胆道出血表现;如出现肝内血肿或腹腔内积血可继发感染,可出现寒战、高热、白细胞升高、核左移等。

有右下胸及右上腹的外伤史,右侧肋骨骨折或胸部挫伤体征,脉搏增快、血压下降伴有不同程度的腹膜刺激征等,都应考虑到肝脏外伤可能,但确诊常需要采用一些诊断措施,尤其是合并其他脏器损伤或者多发性损伤的情况下。

诊断性腹腔穿刺和腹腔灌洗:如果抽出不凝固血液外还含有胆汁,说明存在肝脏的损伤。当一次穿刺为阴性时,应在腹部不同象限重复穿刺。肝包膜下血肿及中央型的肝内血肿,腹腔内可无积血,腹腔穿刺为阴性。

B超为肝外伤的首选检查方法。可显示肝脏的裂伤、肝内血肿、包膜下血肿、腹腔内积血以及估计失血量等,准确性可达90%以上。亦可在B超引导下行腹腔穿刺,提高腹腔穿刺的阳性率。

CT和MR可清楚地显示肝脏的形态和解剖情况,对诊断肝实质或包膜裂伤准确性高。但是,对于病情重、血流动力学不稳定的患者应慎用。

肝外伤的诊断还需注意肝外伤的严重程度和大致分级。

目前,对肝外伤程度的评估,较常用是根据血肿的大小、损伤的深度、有无合并血管损伤作为指标将肝外伤分为6级(表15-1),其中Ⅲ级以上的损伤为严重肝外伤。

表 15-1 肝外伤分级

分级		受伤情况
Ⅰ级	血肿	包膜下占表面积<10%
	裂伤	包膜撕裂,肝实质损伤深度<1 cm
Ⅱ级	血肿	包膜下占表面积10%~50%,实质内直径<10 cm
	裂伤	实质内深度1~3 cm,长度<10 cm
Ⅲ级	血肿	包膜下表面积>50%或呈星状,包膜下或实质内血肿破裂、肝实质血肿>10 cm
	裂伤	实质深度>3 cm
Ⅳ级	裂伤	实质破裂累及肝叶25%~75%或一叶内累及1~3个肝段
Ⅴ级	裂伤	实质破裂累及肝叶>75%或单个肝叶内累及3个以上肝段
	血管伤	肝旁静脉损伤如肝后下腔静脉、主要的肝静脉
Ⅵ级	血管伤	肝脏撕脱伤

【治疗】

(一)非手术治疗

大部分的单纯肝外伤可采用非手术治疗,前提是对肝外伤的程度有较准确的估计。一般认为腹腔内积血少于 500 ml 的肝外伤可采取非手术治疗,但如何确定腹腔积血量是比较困难的。下列情况可考虑非手术治疗:①确诊为单纯肝脏外伤;②患者血流动力学稳定、无休克;③有失血症状经输血治疗后病情稳定,无持续失血表现;④经影像学检查证实肝实质损伤深度少于 3 cm。治疗措施包括:①输血、输液维持血流动力学稳定,保持血红蛋白不低于 100 g/L,血细胞压积不低于30%;②卧床休息,控制饮食,监测和观察患者的生命体征、腹部体征,及时发现继续出血、再出血及血肿压迫、胆道出血、胆漏、肝脓肿等并发症;③防治局部和全身感染。

(二)手术治疗

对于非手术治疗不能维持血流动力学稳定即经液体复苏血压仍不稳定或需大量输血(>2 000 ml)才能维持血压、合并有其他脏器损伤、经各种检查诊断为Ⅲ级以上的肝外伤者,应及时采取手术治疗。手术的目的是止血、清除失活的肝组织和充分引流及防止胆瘘。

1. 选择正确的切口　仅有肝脏损伤者,可采用右肋缘下切口;不能明确者,仍应经正中切口开腹,必要时改为右侧胸腹联合切口。对于怀疑有肝静脉或下腔静脉损伤的患者,可沿中线切开达胸骨,甚至做胸骨切开,以便更好地暴露肝上方的下腔静脉。

2. 控制出血　手术治疗的首要步骤是控制肝脏受伤部位的出血而不是匆忙探查受伤的部位和程度。如果开腹后急于探查,往往可造成更大的损伤和出血。如果开腹后出现破裂大出血,可用纱垫压迫创面暂时止血。同时做肝十二指肠韧带的阻断(Pringle 法),对于无肝硬化的肝脏,肝门一次阻断时间可达 30～45 分钟,如有肝硬化者应注意间歇阻断,每 15 分钟开放 5 分钟。肝门阻断后出血不止,必须警惕肝静脉和下腔静脉的损伤。止血是处理肝外伤的关键,能否有效地控制出血直接影响肝外伤的死亡率。

3. 缝合　肝包膜破裂或深度小于 3 cm、边缘整齐的肝裂伤可作间断普通缝合或褥式缝合,并常规放置引流。深在的裂伤必须认真探查,缝扎损伤的血管和胆管,然后穿过底部缝合、引流。必要时于创口深处置管引流。创缘有失活组织者,需先行清除。注意打结不宜过紧,否则容易撕裂肝组织和术后肝组织坏死。

4. 填塞止血　分为肝内填塞和肝周填塞。肝内填塞可能由于填塞物的压迫,导致损伤加重和出血。肝周填塞只是暂时的处理方法,填塞前用手尽量压迫、闭合裂口缘,然后逐层填塞纱布。纱布填塞后尽快关腹,将纱布一个卷头留于切口外,填塞的纱布宜在止血后尽快移去,避免发生感染。凡需填入大量纱布才能控制的出血,一般宜行肝动脉结扎或肝切除。

5. 选择性肝动脉结扎 当缝合或填塞不能止血又排除源于门静脉、肝静脉的出血时,可根据受伤的部位实行选择性肝动脉结扎。结扎肝总动脉最安全,但止血效果有时不满意。结扎左肝或右肝动脉可引起肝功能波动。动脉结扎术后1周内宜禁食,同时加强支持治疗。

6. 肝切除 当肝组织严重碎裂,创伤造成大片失活组织,无法控制的出血时可施行肝切除术。但由于在严重创伤条件下施行肝切除术风险大,不应轻易施行。而且一般施行的是不规则性切除,同时腹腔引流须充分。

7. 合并血管或胆管损伤的处理 Pringle法阻断肝门不能止血或者出现休克时,应考虑合并肝静脉或者下腔静脉的损伤。应迅速将肝上、肝下下腔静脉及肝门阻断后用无损伤缝线修补血管损伤破裂处。亦可应用肝移植中的静脉转流术,在稳定的血流动力学情况下从容进行静脉修补。如果肝静脉破损并肝脏损伤较重,可考虑肝切除。小胆管的损伤经缝合后一般能自行愈合,较大胆管损伤修补缝合后应留置支撑引流管。如无法修补的胆管损伤,应做胆肠吻合术或者受累侧肝脏切除。

8. 术后并发症 ①感染:最常见,须彻底清除失活组织和血凝块、充分引流、加强抗生素和全身支持治疗。②术后再出血:原因包括遗漏肝后下腔静脉损伤出血、肝内血肿感染、肝包膜下血肿迟发破裂、缝合组织坏死出血、肝内血肿增大再从缝合部位渗出、凝血功能障碍等,除凝血功能障碍外其他情况只要在输血后不能纠正都应考虑再手术治疗。③胆瘘:细小胆管的胆瘘一般能自行愈合,如果有梗阻或者异物存在,可通过造影了解胆管情况后行手术治疗。不少患者可通过加强引流治愈,长期不愈的胆瘘可行手术肝切除、胆瘘修补、胆管空肠吻合术治疗。④胆道出血:多因局部坏死、液化或感染造成血管与胆管的沟通。可行肝动脉结扎或肝切除。选择性动脉栓塞效果确切,有条件时可作为首选方案。⑤其他并发症包括:肝功能衰竭、多器官功能障碍、应激性溃疡、急性胆囊炎、胸腔积液等。

(何 强 汪 谦)

第二节　肝脓肿

【概述】

　　肝脏受到感染后,因未及时处理而形成脓肿,称为肝脓肿。临床上常见的有细菌性肝脓肿和阿米巴性肝脓肿,其他尚有一些特殊的感染,如肝结核等。

　　细菌性肝脓肿系指由化脓性细菌引起的肝内化脓性感染。其病因包括胆道感染、腹腔感染经门脉系统侵入肝脏、肝外伤后继发感染等。最常见的致病菌是大肠杆菌和金黄色葡萄球菌。

　　阿米巴性肝脓肿由溶组织阿米巴引起,肠阿米巴病为最常见的并发症。

【诊断】

　　细菌性肝脓肿临床表现可见寒战、高热、乏力、纳差、肝区疼痛等,体温可超过40 ℃,严重时还可有黄疸。体检可见肝大、压痛,肝区可有叩击痛。实验室检查:白细胞及中性粒细胞明显增高,ALT、AST以及碱性磷酸酶等升高,肝脏有广泛损害者可出现胆红素升高、白蛋白下降。伴败血症者血细菌培养可为阳性。X线检查可见肝脏阴影增大、右膈肌抬高和活动受限。B型超声显像示边界不清的低回声区,脓肿形成后为液性暗区,能分辨肝内2 cm的脓肿病灶,可作为首选的检查方法。CT为低密度区,其密度介于囊肿和肿瘤之间。MRI及肝动脉造影对多发性肝脓肿的诊断帮助较大,在其他方法仍不能确诊时,可考虑使用。

　　除根据症状、体征、B超或CT表现等之外,穿刺抽出脓液即可确诊。穿刺脓液应做细菌涂片检查、培养及抗生素敏感试验。细菌性肝脓肿需与阿米巴性肝脓肿、原发性肝癌、肝囊肿合并感染等相鉴别。

　　阿米巴性肝脓肿病程较为缓慢,主要为发热,常为弛张热,38～39 ℃;伴肝区疼痛、腹胀、纳差、消瘦、贫血等。合并细菌感染者则有高热、寒战。体检肝大有压痛。当阿米巴性肝脓肿穿入膈下、胸腔等部位时,可有膈下脓肿、胸水等表现。实验室检查可见白细胞升高、贫血等。血清阿米巴抗体检测及血清补体结合试验有一定帮助。大便寻找阿米巴包囊或滋养体阳性率较低,有时需反复进行。X线检查与细菌性肝脓肿相似,有时可见到胸膜反应或积液等。B型超声检查可显示不均质的液性暗区,与周围肝组织分界清楚。

有阿米巴痢疾病史,有长期发热、出汗、乏力、纳差、肝区疼病、肝大等表现,B超定位下进行肝穿刺,抽出果酱色无臭脓液,则诊断即可成立。阿米巴性肝脓肿需与细菌性肝脓肿、原发性肝癌、膈下脓肿等鉴别。

【治疗】

(一)细菌性肝脓肿

治疗原则为早期抗生素治疗,待脓肿形成后也可通过穿刺抽脓、抗生素局部注入或置管引流。手术治疗主要对脓肿较大、非手术治疗未能控制或有并发症者。

1. 非手术治疗 使用大剂量抗生素控制感染,同时加强营养支持治疗,纠正营养不良、贫血、低蛋白血症等。可反复多次输入小剂量新鲜全血和血浆。在抗生素选用种类上,应根据细菌培养及药敏结果来选择。未有细菌培养结果时,可根据感染源分析选用抗生素。感染源未明时,联合应用针对革兰阴性菌、革兰阳性菌感染的抗生素及控制厌氧菌感染的药物。非手术治疗适用于尚未局限的肝脓肿和多发性小的肝脓肿。注意抗生素治疗也不能替代必要的外科手术治疗。待脓肿形成后可在B超或CT的定位引导下经皮肝脓肿穿刺,抽净脓液后,用生理盐水反复冲洗脓腔,然后注入有效抗生素。如果病人全身状况好,超声检查提示脓腔缩小,可重复穿刺吸脓。脓腔较大者可置入导管,持续引流加上间断冲洗。肝多发性脓肿亦可一次同时多处穿刺置管引流。对深在部位者穿刺抽脓存在一定危险性。有时因脓液黏稠或导管难以置入脓腔底部导致引流不彻底。

2. 手术治疗

(1)脓肿切开引流术

①经腹腔切开外引流术:经右肋缘下或正中切口进入腹腔,探查肝脏,确定脓肿部位。然后用穿刺针吸得脓液后,用血管钳插入脓腔,排出脓液。再用手指伸进脓腔,轻轻分离腔内间隔组织,用生理盐水冲洗脓腔,脓腔低位置管引流。

②经腹前壁切开引流:适用肝右叶前方肝脓肿和左肝外叶脓肿、前腹膜粘连或十分表浅靠近腹膜者。右肋缘下或右腹直肌切口,在腹膜外向上钝性达脓肿部位,穿刺证实后,再切开脓肿壁,排出脓液。脓腔处理方法及引流同前所述。

③后侧脓肿切开引流:适用于肝右叶膈顶部和后侧脓肿。左侧卧位,沿右第12肋稍偏外侧切口,切除一段肋骨,在第四腰椎棘突水平的肋骨床横行切开,显露膈肌,沿腹膜后间隙直达脓肿,穿刺针抽得脓液后血管钳顺穿刺方向插入脓

腔,引出脓液。扩大引流口,脓腔处理方法及引流同前所述。注意避免损伤胸膜。

(2)肝叶切除术　适应证为慢性厚壁肝脓肿、局限性肝脓肿,多应用于左肝内胆管结石或肝胆管狭窄合并肝左内叶及左外叶脓肿者;肝脓肿切开引流术后死腔形成,创口长期不愈及窦道形成者;各种原因造成慢性发展、肝周围组织萎缩者;外伤后肝脓肿、其他原因致肝缺血坏死后肝脓肿,不能形成完整的脓腔壁或因感染有出血危险者;并发支气管瘘或形成胆管支气管瘘,难以修补者;营养不良状况得到改善,可耐受手术者。

(3)腹腔镜引流　适用于肝脏表面利于腹腔镜操作的巨大肝脓肿。

(二)阿米巴性肝脓肿

治疗原则主要为药物加穿刺抽脓治疗,仅少数需手术治疗。

1. 非手术治疗　抗阿米巴药物可分两大类:①对肝肺等肠外阿米巴感染有效的药物,如灭滴灵、氯喹等。②对肠内阿米巴感染有效的药物,如喹碘仿、卡巴砷、甲硝唑、吐根碱、氯碘喹、双碘喹等。治疗阿米巴肝炎和肝脓肿,应当同时消灭肝内和肠内的阿米巴原虫,才能彻底治愈防止复发。其中甲硝唑作为治疗阿米巴病的首选药物。

对脓肿较大,或病情较重者,应在抗阿米巴药物治疗下行肝穿刺吸脓。以压痛较明显处或在B超定位引导下,行穿刺抽液将脓液吸净,反复多次抽液直至脓液转稀薄且不易吸得、B超检查脓腔很小、体温下降至正常。

2. 手术治疗

(1)肝脓肿切开引流术　手术引流的适应证包括①经抗阿米巴治疗及穿刺吸脓,而脓肿未见缩小、高热不退者;②肝脓肿伴继发细菌感染,经综合治疗不能控制者;③脓肿已穿破入胸腹腔或邻近器官者;④脓肿位于左外叶,有穿破入心包的危险,穿刺抽脓又易误伤腹腔脏器或污染腹腔者。

(2)肝叶切除术　适应证为慢性厚壁脓肿,药物治疗效果不佳,切开引流腔壁不易塌陷者;脓肿切开引流后形成难以治愈的残留死腔或窦道者。

(3)腹腔镜引流　适用于位置较为表浅的脓肿。

(何　强　汪　谦)

【概述】

肝囊肿分为非寄生性和寄生性,前者又可分为先天性、创伤性、炎症性和腺瘤性囊肿。临床上以先天性肝囊肿多见,其又可分为单发性和多发性两种,后者又称多囊肝。先天性肝囊肿一般认为起源于肝内迷走胆管或因肝内胆管和淋巴管在胚胎期发育障碍所致。多数患者无明显症状,仅在体检、腹部其他手术或尸检时发现。

单发性肝囊肿比较少见,以 20～50 岁多见,其中以女性多见。发病部位以右叶为多,多数为单房性,囊肿有完整的包膜,囊液多呈清亮透明或染有胆汁,有囊内出血者囊液呈棕色。囊肿可以很大也可很小,小者囊液仅数毫升,大者含液量常在 500 ml 以上,甚至整个肝叶。囊外的胆管和肝实质均无异常。

多发性肝囊肿有两种,一为散在肝实质内的小囊肿,另一种为多囊肝,比单发性多见,且大多数合并多囊肾,本病多见于 40～60 岁女性,囊肿大小不等,可分布于全肝。

【诊断】

大多数先天性肝囊肿无明显症状,肝囊肿逐渐增大压迫周围器官可出现相应临床症状,上腹不适、胀痛等。当压迫下腔静脉时可出现下肢水肿。压迫肝门可出现黄疸。当合并囊肿内出血或破裂时可出现急腹症表现。如合并感染则出现发热、疼痛等炎性表现。多数患者查体正常,巨大囊肿可扪及无痛性囊性肿块,随呼吸上下移动。实验室检查大多数正常。

B 超对于先天性肝囊肿的诊断最有价值,可检出直径小于 1.0 cm 的囊肿,且能肯定囊肿的部位、大小、数目、累及肝脏范围,为诊断本病的首选方法。B 超呈无回声液性暗区,边界清楚,边缘光滑:有包膜呈完整的环状中等强回声,其后伴回声增强。多发性肝囊肿则出现多个大小不等的液性暗区。彩超检查囊肿壁或边缘可有血流,但囊腔内无血流。

CT 扫描可发现直径 1～2 cm 的肝囊肿。典型的 CT 表现为边缘光滑锐利、圆形或椭圆形的低密度影,多呈单房性,静脉内注射造影剂增强扫描时囊腔内未见充盈。CT可确定囊肿与肝内大血管及胆管关系、肝脏的形态学改变及囊肿与周围脏器关系等。磁共振显像肝囊肿表现为边缘光滑、信号均匀的圆形病变,T_1加权表现为低信号,T_2加权为高信号。

X线检查因囊肿所在位置不同而表现不一,如肝区明显增大、膈肌抬高或胃肠道受压移位等征象,囊壁有时出现钙化影像。

先天性肝囊肿常无特异性临床表现,确诊依靠各种影像学诊断。孤立性肝囊肿应与肝包虫病、胰腺囊肿、肾囊肿、肾上腺囊肿、胆囊积液、肠系膜囊肿、肝脓肿、肝平滑肌肉瘤及卵巢囊肿鉴别,多囊肝应与肝海绵状血管瘤、先天性胆总管囊肿、多发性肝癌鉴别。多发性肝囊肿在诊断过程中还应注意肾、肺以及其他脏器有无囊肿或先天性畸形存在,如发现有多囊肾则对确诊本病有很大帮助。

【治疗】

肝囊肿的主要治疗方法是手术。对于体积较小而无临床症状的囊肿一般无须处理。单发性小囊肿直径小于5 cm,如无任何症状,且可明确与其他囊性病变相鉴别,一般不需手术,但要观察,最好每半年复查B超一次。直径在5~10 cm单发囊肿若有上腹部慢性疼痛及上腹部压迫症状,可考虑手术,对于无任何症状者,可继续观察。直径大于10 cm,有上腹部压迫症状,且可扪及腹块;怀疑囊肿恶性变;带蒂囊肿扭转;囊肿致梗阻性黄疸;囊肿感染或合并有胆管炎时亦应手术治疗。对小而散在的囊肿且无症状者不需特殊处理,但对大而表现压迫症状者,如门静脉高压,应予手术治疗。

手术方法包括囊肿切除术、囊肿开窗术、囊肿开窗加肝叶切除术、囊肿内引流术、腹腔镜下肝囊肿开窗术等。

(1)囊肿切除术 适用于容易剥离的较表浅的单发性囊肿且周围无重要血管胆管需结扎者。在分离过程中,应防止损伤血管及胆管,引起出血及胆汁漏。

(2)囊肿开窗术 主要用于治疗无感染、囊肿与胆管不相通的单发囊肿和多发囊肿。先行穿刺,证明囊液为非胆汁性、脓性、寄生虫性,将囊壁部分切除,吸净囊液后囊腔于腹腔内开放引流,再将残留的囊壁边缘和周边组织行连续锁边缝合。或用氢气刀电凝烧灼,防止出血和胆漏。多发性囊肿则通过切开的浅部囊肿底壁探及深部囊肿,再在深浅囊肿之间开窗,使深、浅部囊肿相通,间接向腹腔引流。大网膜血液循环丰富,有较好的粘连、吸收、抗感染作用。可在生理盐水冲洗囊腔后游离血运良好的带蒂大网膜,部分或大部分填塞于囊腔内,以吸收

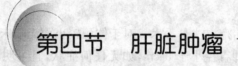

囊液。

(3)囊肿开窗加肝叶切除术 适用于多发性肝囊肿,局限于一叶或者囊肿并发感染、出血、癌变者。

(4)囊肿内引流术 当囊液有感染或为胆汁者,可采用囊肿空肠Y形吻合,但吻合口应足够大,且囊肿输入袢空肠长度应大于60 cm,预防发生逆行感染。

(5)腹腔镜下肝囊肿开窗术 适应证为单发性囊肿或大囊肿主要位于肝脏表面的多发性肝囊肿。手术创伤小、恢复快、下床活动早、无肠粘连等并发症。但术中遇有大出血、胆汁漏、囊肿位置深、合并感染或粘连严重等情况时需中转开腹手术。

(何 强 汪 谦)

第四节 肝脏肿瘤

一、肝脏良性肿瘤

【概述】

肝脏良性肿瘤根据肝组织的胚胎来源不同分为上皮组织肿瘤、间叶组织肿瘤以及其他肝肿瘤。临床上少见,发病率低于肝的恶性肿瘤。肿瘤小时无任何表现,多在剖腹探查、尸检时偶然发现。增大后,因压迫邻近脏器才出现临床症状或体征。近年来由于影像学方面的发展,肝脏良性肿瘤的发现逐渐增多。

肝脏良性肿瘤中比较多见的是肝海绵状血管瘤和肝腺瘤。

(一)肝海绵状血管瘤

肝血管瘤是肝脏最常见的良性肿瘤,通常为海绵状血管瘤。肝海绵状血管瘤多认为起源于肝内的胚胎性血管错构芽,因此是一种错构瘤。以女性为多,30~50岁多见。生长较缓慢,呈膨胀性生长。一般为单发,但也有多发。左、右半肝的发生率相仿。肿瘤大小不一,多数小于4 cm,最大可达60 cm。

本病发展缓慢,大多数患者没有症状,仅在剖腹手术或尸检时发现。肿瘤逐渐增大,严重者可占据大半个腹腔,肿瘤超过4 cm以上者常有症状出现。常为压迫性症状,根据肿瘤部位、大小、增长速度、肝实质受累程度及邻近器官受压情况不同可有上腹部不适、腹胀、腹痛、食欲减退、恶心、嗳气、黄疸等。如肿瘤发生破裂出血,可引起急腹症症状或内出血症状。体查主要以上腹部包块为主。肿瘤无压痛,表面光滑,软硬不一,可随呼吸上下移动,有的部位有囊性感。

实验室检查一般正常。部分患者可出现全血细胞减少。

辅助检查:

B超可有多种表现:①高回声型:大多为此型,声像图与边界清晰,一般为圆形或椭圆形。一致回声病灶,无低回声晕影为血管瘤的特征。②低回声型:血管瘤的回声强度低于肝实质,边界清楚、形态规则。周边常可见一圈增强的细回声光带,呈花环状。由于囊状扩张的血窦丰富,在其后方常伴有增强效应。③混合型:边界清楚但往往不规则,声像图表现为典型的蜂窝状网络结构,实质为血窦壁与血液的多个反射所致,这一型多为大的血管瘤。

CT:表现为球形或卵圆形边界清楚、低密度团块,常难与其他孤立性良性或恶性肿块区别。增强扫描时,其典型表现为早期边缘性增强,进行性向病灶中心增强,30~60分钟内病灶完全呈等密度。这种强烈的周围性强化和一致的高密度填充,是肝血管瘤的典型CT表现。

MRI:特点是在 T_1 相上为稍低信号,在 T_2 相上为极高信号,呈很亮的白色灯泡,即所谓亮灯征。

血管造影:整个毛细血管期和静脉期持续被染;并在扩张浓染的肝脏窦状隙,造影剂充盈快,排出慢——"早出晚归征"。

通过临床表现、B型超声、肝动脉造影、CT或MRI等可做出诊断,需与原发性肝癌相鉴别。

肝海绵状血管瘤病程较长,对全身影响小,全身情况好。HBsAg及AFP多阴性。CT增强后病变区缩小。

【治疗】

无症状的海绵状血管瘤可不予治疗,有症状的较大血管瘤,一般予手术治疗。肝切除术是治疗肝海绵状血管瘤最有效的方法。尤其为血管瘤局限于一叶时。手术过程中充分暴露手术野,游离肝脏,切肝前可先结扎患侧肝动脉或阻断第一肝门。必要时可行全肝血流阻断后切肝。切肝时应尽量靠近瘤体,但不能损伤瘤体。对瘤体太大或多发性血管瘤侵犯大部分肝组织,或巨大血管瘤靠近大血管无法切除者,可行肝动脉结扎与栓塞。也可先行肝动脉结扎使瘤体缩小,再行Ⅱ期切除。

（二）肝腺瘤

肝腺瘤临床上十分少见，其发生的真正原因不明。有研究显示与胚胎期发育异常、口服避孕药等有关。

肝腺瘤发展缓慢，临床表现随肿瘤大小、部位及有无并发症而不同，通常为压迫邻近器官引起，如上腹部胀痛，食欲减退等。发生瘤内出血时则可出现右上腹疼痛、上腹压痛、白细胞计数增高等。

肝腺瘤术前诊断较难，需要和肝癌鉴别，病程长、症状轻微、患者全身情况较好、肝功能正常、AFP 阴性、B 超、CT、肝动脉造影结果可作为诊断依据。有些病例要靠活检才能做出诊断。

肝腺瘤治疗主要以手术治疗为主。根据肿瘤大小、位置行局部、肝叶或半肝切除。无法切除时可行肝动脉结扎或加肝动脉栓塞术。治疗同时需停服避孕药。

肝腺瘤预后良好。

二、原发性肝癌

【概述】

原发性肝癌是我国最常见的恶性肿瘤之一，据 1995 年卫生部的统计，我国肝癌年死亡率为 20.40/10 万人，占肿瘤死亡率的第二位。肝癌高发于东南沿海地区，如著名的肝癌高发区江苏启东、广西扶绥等。我国肝癌患者的中位年龄为40～50 岁，其中男性比例较高，男女比约 3：1。通常，发病率越高的地区，肝癌患者的中位年龄越低。

肝癌的主要病因包括病毒性肝炎（主要为乙型和丙型）、肝硬化、化学致癌物（主要为黄曲霉素）、我国农村饮水污染、化学因素等。

乙型病毒性肝炎及丙型病毒性肝炎与肝癌关系密切。肝癌患者常有急性肝炎-慢性肝炎-肝硬变-肝癌的病史。我国肝癌患者乙肝表面抗原阳性者达 90％左右。而 HCV 发生率比较低（约 10％左右）。日本以及南欧则以丙型肝炎感染为主。

原发性肝癌合并肝硬变的发生率比较高，尤以肝细胞癌合并肝硬变的发生率最高，原发性肝癌合并肝硬变的类型以结节型多见，特别是与大结节型肝硬变有密切关系。血吸虫性、胆汁性和淤血性肝硬变极少合并肝癌。

黄曲霉毒素摄入量与肝癌死亡率呈正相关。肝癌相对高发地区粮食被黄曲霉菌及其毒素污染的程度高于其他地区。而且已经有证据证实黄曲霉毒素可以诱发动物产生肝癌。

我国某些农村地区肝癌发病率与饮水污染有密切关系。如饮用塘水者肝癌死亡率高,饮用深井水者则肝癌死亡率低等。

亚硝胺、偶氮类、碳氢类物质及有机氯杀虫剂等在在动物试验中能诱发肝癌,但与人类肝癌间的关系尚需进一步研究。

其他如烟酒、遗传等均可能与人类肝癌有关。肝癌是多因素多阶段作用的结果。

肝癌的病理形态可分为巨块型、结节型和弥漫型。

巨块型常为单发,也可由多数结节汇集而成,癌块直径一般在 10 cm 以上,邻近有小的散在癌结节,中心区因供血不足,易发生坏死、出血,甚至发生肝癌破裂和腹腔内出血等并发症。此型一般较少伴有肝硬变或硬变程度较轻,手术切除率较高。

结节型较多见,可为单个或大小不等多个结节散在肝内,可能是癌细胞经门静脉播散或癌组织多中心发生的结果。与周围组织分界不清,此型多伴有肝硬变,恶性程度很高。

弥漫型少见,结节一般都很小,大小相差不多,布散全肝,伴有肝硬变,有时与肝硬变结节很难区别,病情发展快,预后极差。

1979 年全国肝癌病理协会根据肝癌大小和分布分为 4 型:①块状型:>5 cm(大肝癌)或>10 cm(巨大肝癌)。重量可达 1 000~3 000 g,多位于右肝,呈单块、多块、融合块状,占 78% 以上。②结节型:≤5 cm,呈单结节、多结节、融合结节状,占 20%。③弥漫型:癌灶小,散布于全肝,占<2%。④小肝癌:单结节<3 cm,结节最多 2 个,总直径≤3 cm,占 2%。

原发性肝癌按组织分型可分为肝细胞癌、胆管细胞癌和混合型三类,其中肝细胞癌最多见。根据癌细胞的分化程度可分为四级:Ⅰ级为高度分化,Ⅱ、Ⅲ级为中度分化,Ⅳ级为低度分化,一般以中度分化多见。混合型肝癌少见,癌块内含有肝细胞和胆管细胞两种成分。

原发性肝癌的转移途径包括肝内转移、血行转移、淋巴转移、种植转移以及直接侵犯等。肝细胞癌侵犯门静脉分支,形成门静脉癌栓,引起肝内转移。也可以通过血液和淋巴途径向肝外转移到肺、骨、肾、脑等,以转移至肺多见。癌细胞脱落植入腹腔,发生腹膜癌瘤及血性腹水,腹水中可找到癌细胞。癌细胞可直接侵犯膈肌及胸腔,形成血性胸水。

根据肝癌的临床表现及生物特性,我国肝癌防治研究协作会议(1977 年)把肝

癌临床分为 3 型 3 期:

(1)分型

1)单纯型　临床和化验无明显肝硬化表现。

2)硬化型　有明显肝硬化的临床和化验表现。

3)炎症型　病情发展快,有持续性癌热或 SGPT 升高 1 倍以上。

(2)分期

1)以症状体征分　Ⅰ期(亚临床期):无明显症状与体征,单癌灶<5 cm。Ⅱ期(中期):症状轻,癌灶局限于一叶(Ⅱ甲)或半肝(Ⅱ乙)。Ⅲ期(晚期):有黄疸、腹水、远处转移或恶病质。

2)以肝功能和体征分　Ⅰ期:无腹水,无门静脉高压和体重下降,总胆红素(TBil)<34.2 μmol/L;Ⅱ期:有腹水,中等度体重下降,无门静脉高压,总胆红素<34.2 μmol/L;Ⅲ期:体重严重下降,有门静脉高压,总胆红素>34.2 μmol/L。

TNM 的分期标准方案(表 15-2)。

表 15-2　日本肝癌研究会根据肝癌 TNM 的分期标准方案

Ⅰ期	T1	N0	M0
Ⅱ期	T2	N0	M0
Ⅲ期	T3	N0	M0
	T1~3	N1	M0
ⅣA期	T4	任何一项 N	M0
ⅣB期	任何一项 T	任何一项 N	M1

T:原发肝癌;N:区域(肝十二指肠韧带)淋巴结;M:远处转移。

Tx:原发肝癌不明。

T0:无原发肝癌证据。

T1:单个癌灶,≤2 cm,无血管浸润。

T2:单个癌灶,≤2 cm,伴血管浸润;或单个癌灶,>2 cm,无血管浸润;或多个癌灶限于一叶,≤2 cm,无血管浸润。

T3:单个癌灶,>2 cm,伴血管浸润;或多个癌灶限于一叶,伴血管浸润;或多个癌灶限于一叶,>2 cm,伴或不伴血管浸润。

T4:多个癌灶,超出一叶;或癌灶侵犯门静脉或肝静脉主干。

Nx:区域淋巴结不明。

N0：无区域淋巴结转移。

N1：有区域淋巴结转移。

Mx：远处转移不明。

M0：无远处转移。

M1：有远处转移。

(一)临床表现

早期症状不明显，但病程发展较一般癌肿迅速。原发性肝癌常见的临床表现有肝区疼痛、消化道症状如腹胀、纳差、乏力、消瘦等，部分患者有低热、黄疸、腹泻、消化道出血等；肝癌破裂后出现急腹症症状等；也有症状不明显或仅表现为转移灶的症状。体查可有进行性肝大或上腹部肿块等。

肝区疼痛为最常见及主要症状。疼痛多为持续性隐痛、胀痛或刺痛，以夜间或劳累后加重。疼痛系因癌肿迅速生长使肝包膜紧张所致。肝区疼痛部位与病变部位有密切关系，如病变位于右肝，可表现为右上腹和右季肋部疼痛；位于左肝则常表现胃痛；位于膈顶靠后，疼痛可放射至肩胛或腰背部。如肝癌结节破裂，则可能突然发生剧烈腹痛并伴腹膜刺激征和休克。消化道症状包括食欲减退、腹胀、恶心、呕吐、腹泻等，大多缺乏特征性，伴肝脏进行性肿大时，须应警惕肝癌可能。肝癌发热多为低热，呈弛张型，37～38 ℃，少数合并感染可有高热。抗生素往往无效，消炎痛、激素可有效。发热可能与癌组织出血坏死毒素吸收或癌肿压迫胆管发生胆管炎有关。肝癌可有腹泻，多为不消化食物残渣，常无脓血、黏液。门静脉或肝静脉有癌栓时，常有腹胀、顽固性腹水、黄疸等。肝癌晚期还常会有乏力、消瘦甚至恶病质。当肝癌发生肝外转移时，可出现相关症状如咳嗽、咯血、呼吸困难等。不少患者还会出现低血糖、红细胞增多症、高血钙、高胆固醇血症、皮肤卟啉症、女性化、类癌综合征、肥大性骨关节病、高血压和甲状腺功能亢进等癌旁综合征。

肝大为肝癌最常见的主要体征，多于中、晚期出现，早期小肝癌肝大不明显。肝大常不对称，表面有明显结节，质硬有压痛，可随呼吸上下移动。当癌肿侵犯肝内主要胆管，或肝门外转移淋巴结压迫肝外胆管时，可出现黄疸。多见于弥漫型肝癌或胆管细胞癌。一般已属晚期。癌肿广泛破坏肝脏可引起肝细胞性黄疸。腹膜受浸润、门静脉受压、门静脉或肝静脉内的癌栓形成以及合并肝硬变等时可出现腹水，多呈草黄色或血性，癌肿破裂可引起腹腔积血。合并肝硬变者常有肝掌、蜘蛛痣、男性乳房增大、脾大、腹壁静脉扩张以及食管胃底静脉曲张等。发生门静脉、肝静脉癌栓时，也可引起门静脉高压、腹水、下肢浮肿。发生肝外转移可出现各转移部位相应的体征。

（二）实验室检查

血清 AFP 检测是当前诊断原发性肝癌常用而又重要的方法，对原发性肝细胞癌有相对的专一性。AFP 阳性亦见于孕妇、睾丸或卵巢胚胎性肿瘤，诊断时应予以鉴别。肝炎肝硬变患者有时也出现 AFP 低浓度阳性，可通过其动态观察和肝功能变化进行分析，多能做出可靠判断。AFP 通常正常值为 20 μg/L 以下。凡 AFP＞500 μg/L 持续 1 个月或 AFP＞200 μg/L 持续 2 个月而无肝病活动证据，可排除妊娠和生殖腺胚胎瘤者，高度怀疑肝癌。但尚有 10%～20% 的肝癌患者 AFP 为阴性，需辅以血清酶学或其他方法才能做出诊断。若同时检测 AFP 和 AFP 异质体则可使肝癌的阳性率提高至 92%，从而提高了肝癌的早期诊断率。

肝癌患者可有不同程度的肝功能改变，但对肝癌的诊断帮助不大，但对了解肝功能损害程度有些帮助。

各种血清酶学检查对原发性肝癌的诊断都缺乏专一性或特异性，能作为肝癌诊断的辅助方法。某些血清酶的同工酶如 γ-谷氨酸转肽酶同工酶（γ-GT-Ⅱ），异常凝血酶原（APT），a1 抗胰蛋白酶（AAT）、醛缩酶同工酶（ALD-A）等，对肝癌的辅助诊断是有一定帮助的，如能结合 AFP 进行分析，则可大大提高肝癌的确诊率。

（三）辅助检查

1. B 超 可显示肿瘤的大小、形态、所在肝脏的部位以及肝静脉或门静脉有无癌栓，可引导穿刺活检、瘤内无水酒精注射、门静脉分支栓塞、电化学治疗等。且具有无创伤、方便快捷、价格低等优点，是诊断及高发人群中普查的重要工具，特别对早期肝癌的定位诊断帮助更大。显像低限 2 cm，无和轻度肝硬化者阳性率高。肝硬化严重时误诊率较高。

2. CT 能明确显示肿瘤的位置、数目、大小及与周围脏器和重要血管的关系，对判断能否手术切除很有价值。特别是应用动态增强扫描对肿瘤显示更清晰并对鉴别肝癌或血管瘤有较大价值。通常平扫下肝癌多为低密度占位，边缘有清晰或模糊的不同表现，部分有晕圈征，大肝癌常有中央坏死液化。显像低限为 1 cm 左右。CT 被认为是诊断肝癌常规检查方法之一。

3. 磁共振成像（MRI） 能获得横断面、冠状面和矢状面三种图像对软组织的分辨率优于 CT，能了解肝癌包膜、下腔静脉、胆管等的信息以及血管受侵情况。对良、恶性肝内占位，尤其与血管瘤的鉴别可能优于 CT。分辨低限为 1.5 cm。通常肝癌结节在 T1 加权像呈低信号强度，在 T2 加权像示高信号强度。肝癌有包膜者在 T1 加权像示肿瘤周围有一低信号强度环，而血管瘤、继发性肝癌则无此现象。

4. **选择性肝血管造影**　肝血管造影是诊断肝癌的重要手段,用肝动脉造影以诊断肝癌,它可确定病变部位、大小、数目和分布范围,从而可估计手术的可能性和选择最合适的手术方法,特别对小肝癌的定位诊断是目前各种方法中最优者。此法的阳性符合率可达 90% 以上。特别是采用超选择性肝动脉造影或滴注法肝血管造影或数字减影肝血管造影(DSA),可以提高小肝癌的诊断率,最小肿瘤仅0.5 cm。肝癌的肝动脉造影像主要特征是显示增生的肿瘤血管团、肿瘤染色、阴影缺损、动脉变形、移位、扩张以及动静脉瘘等。

5. **放射性核素肝扫描**　表现为肝大,失去正常的形态,在占位性病变处表现为放射性稀疏或缺损区,对临床型肝癌的定位诊断上是一种比较好的方法。但解剖变异、肝硬变、胆囊增大、肝左外叶小或肝脏其他疾病而误诊为肝癌,弥漫型和小肝癌的诊断阳性率则较低。分辨低限为 3 cm。传统的放射性核素扫描仪空间分辨率低、速度慢,只是静态显像,鉴别占位病变性质困难,目前正逐渐被 B 型超声、CT、MRI 等所取代。近年发展起来的动态显像和放射性核素断层扫描(ECT)等新技术,对肝癌的定位诊断符合率可达 90%～95%。用[169]Yb 枸橼酸做阳性肝扫描,对肝癌阳性诊断率为 90.9%,但对小肝癌的诊断尚存在问题。

6. **肝穿刺活检与肝穿刺细胞学检查**　在 B 超引导下进行,可直接获得病理材料,对确定诊断有一定帮助。特别对中、晚期患者或体检时扪到肿块者,穿刺的阳性率更高。因其创伤性和有并发出血、误穿、针道种植的可能,不作为常规使用,仅对 AFP 阴性、各种定位检查可疑癌灶者有一定价值。

7. **X 线检查**　可发现右膈肌抬高,运动受限或局部隆起。行胃肠钡餐检查还可以显示有无胃或结肠肝曲被推压,食管静脉曲张和肺、骨等转移灶。

8. **剖腹探查**　经各种检查仍不能排除肝癌的诊断,而又有切除可能者,在患者情况许可时,应及早采取剖腹探查,及时治疗。

9. **腹腔镜检查**　本法能窥视的肝脏部位非常局限,且又可能带来一定并发症,故实际诊断价值受到很大限制。

对已有临床症状和体征中晚期肝癌,结合 AFP、B 超、CT 等主要辅助检查,诊断并无困难。有肝癌临床表现,AFP、B 超、CT 阳性或有肝癌临床表现,远处有转移灶(肺、骨、淋巴结等)、血性胸腹水,并从胸腹水中查到癌细胞即可做出诊断。无临床症状和体征的亚临床肝癌与小肝癌,诊断主要依赖 AFP 和 B 超。无肝癌临床表现和其他检查证据,AFP>500 μg/L,持续 1 个月以上,或 AFP>200 μg/L,持续 2 个月以上,并能排除妊娠、慢性活动性肝炎、畸胎瘤等,可做出诊断。对 40 岁以上、有慢性肝炎、HBsAg 阳性、肝硬化病史等的高危人群,可进行普查。

（四）鉴别诊断

原发性肝癌应与继发性肝癌、肝硬变、肝脓肿、肝脏良性肿瘤以及邻近肝区的肝外肿瘤等相鉴别。

1. 继发性肝癌 肝脏亦为转移性癌肿好发器官，因此继发性肝癌并不少见，AFP 检测一般为阴性，多无肝炎病史或肝硬变表现。除肝脏病变症状外，多有原发病灶的相应症状。B 超或 CT 上可显示为多个病灶。找到肝脏以外器官原发癌肿病灶即可确诊。

2. 肝硬变 通常肝硬变患者病史较长，多有肝炎史，有肝硬变的体征表现，如脾大、食管胃底静脉曲张、蜘蛛痣、肝掌等，AFP 为阴性或低浓度阳性，放射性核素肝扫描、B 型超声检查、肝动脉造影或 CT 检查等均有助于鉴别诊断。但如遇肝脏较大、质硬有结节时，或因肝萎缩畸形，放射性核素肝扫描出现假阳性，或 AFP 低浓度阳性或小肝癌合并严重肝硬变时，鉴别较困难。此时密切观察 AFP 的动态变化和 AFP 与肝功能的关系（肝硬变患者出现 AFP 阳性时，多有肝功能改变），做 AAT、ALD-A 和 AFP 异质体检查，并反复做 B 型超声检查，必要时做 CT 或肝动脉造影，一般是可以鉴别的。

3. 肝脓肿 急性肝脓肿一般较易鉴别，而慢性肝脓肿有时比较困难，但肝脓肿多有阿米巴或细菌感染史以及相应的临床表现。B 型超声检查为液性暗区，肝穿刺吸脓常能最后确诊。

4. 肝脏良性肿瘤 通常病情发展慢，病程长，患者全身情况好，多不伴有肝硬变，AFP 为阴性，常见的有肝海绵状血管瘤、肝腺瘤等。借助 AFP 检查、B 型超声、CT、肝血池扫描以及肝动脉造影可以鉴别。

5. 邻近肝区的肝外肿瘤 腹膜后软组织肿瘤来自右肾、右肾上腺、胰腺、胃、胆囊等器官的肿瘤，可在上腹部出现肿块，特别是右腹膜后肿瘤可将右肝推向前方，扪诊时误为肝大，肝受压变薄区在放射性核素肝扫描时可出现假阳性，鉴别起来比较困难，常需借助 AFP 检测、超声检查以及其他特殊检查（如静脉肾盂造影、胃肠钡餐检查、气腹造影、选择性腹腔动脉造影或 CT 等）。必要时行剖腹探查，才能明确诊断。

【治疗】

原发性肝癌的治疗是以手术治疗为主，辅以其他疗法的综合治疗。不能手术切除的中晚期患者应采用化疗、放疗、中医中药、免疫治疗和其他支持疗法或对症处理等综合措施。

（一）手术治疗

原发性肝癌的手术疗法主要包括癌肿切除和其他手术治疗,如肝动脉插管化疗、肝动脉结扎或栓塞术、局部注射无水酒精、冷冻治疗和微波治疗等。手术切除是目前治疗肝癌的最有效方法。手术切除主要适用于患者全身情况良好,无心、肺、肾功能严重损害,肿瘤局限于肝的一叶或半肝以内而无严重肝硬变或第一、第二肝门及下腔静脉等未受侵犯的患者。临床上有明显黄疸、腹水、下肢浮肿或肝外癌转移或患者全身情况不能耐受手术者,应为手术禁忌。术后用 AFP 及 B 超检查定期随访观察,对术后复发者,只要患者全身情况好,癌肿小而局限或仅有肝外孤立性转移灶,也可以进行再手术切除,以提高疗效。对不能切除的大肝癌可经各种方法治疗肿瘤缩小后行二期切除。常用的方法有肝动脉结扎或术中肝动脉栓塞,或二者同时应用,或在术前作超选择性肝动脉插管注射碘油和抗癌药物,或其他各种方法,以阻断肿瘤的动脉供血,达到缓解临床症状、缩小瘤体的目的,为二期切除做准备,这又是一个能提高手术疗效的重要发展。

肝癌的手术切除方法有肝叶切除、半肝切除、中肝叶切除、肝三叶切除或局部肝切除等。如癌肿局限于一个肝叶内,可做肝叶切除;已累及一叶或刚及邻近肝叶者,可做半肝切除;如已累及半肝,但没有肝硬变者,可考虑做肝三叶切除;如肿瘤位于肝边缘区或瘤体比较小,可根据肝硬变情况选用肝段切除、次肝段切除或局部切除。肝脏组织正常时,可以切除 70%～80% 的肝组织而仍能维持正常生理功能,但对有肝硬变者,肝切除量不宜超过全肝的 50%,特别右半肝切除更应慎重。对伴有肝硬变的小肝癌可距肿瘤 2 cm 以外行根治性局部肝切除术。

手术术前须做全身详细检查,包括心、肺、肝、肾功能及凝血功能,积极纠正贫血及血浆蛋白降低情况,给予适当的护肝药物及维生素 B 族和维生素 K。合并糖尿病者还须控制血糖。传统的肝储备功能分析以 Child-Pugh 分级法（表 15-3）为主,其对评估肝脏的代偿能力以及对手术方式的选择有很大帮助。

表 15-3　肝功能 Child-Pugh 分级法

项目	1 分	2 分	3 分
血清胆红素(μmol/L)	<34.2	34.2～51.3	>51.3
血清白蛋白(g/L)	>35	30～35	<30
腹水	无	易控制	不易控制
肝性脑病	无	Ⅰ～Ⅱ期	Ⅲ～Ⅳ期
凝血酶原延长时间(秒)	1～3	4～6	>6

根据以上评分,若患者得 5~7 分,手术风险小,8~9 分为中等,10~15 分则表明手术风险大,不宜手术。

肝切除术常用右肋缘下切口,如肿瘤较大,可向左肋缘下延长,呈人字型切口。逐步切开腹壁后先游离和离断拟切除侧的韧带,控制进肝与出肝的血流,根据肿瘤位置、肝硬化的有无和轻重,以及切端如何闭合等,决定切除的范围和切线的走向,用电刀在拟切肝处作一切线的印子。然后边切肝边切断、结扎肝内管道。重要的血管和肝管应双重结扎或缝扎。肝切除术的关键是控制出血,常用的方法有在肝门区分离结扎血管切肝法和常温下间歇阻断肝门切肝法。前者是在肝门区解剖出通向病侧肝脏的血管和胆管,予以结扎切断,然后将病变肝组织切除;后者是在肝门区将肝十二指肠韧带(包括肝动脉、门静脉和胆管)暂时阻断,每次阻断时间10~20分钟,间歇 3~5 分钟,在阻断肝门血管下,按解剖直接切肝,出血少,操作方便。也有用特制肝钳行肝叶切除,还有采用低温或常温无血切肝法。低温无血切肝法是先将肝动脉、门静脉、肝上和肝下的下腔静脉完全阻断,然后在门静脉和肝动脉内灌注冷溶液,使肝脏降温后再切除病变的肝组织。常温无血切肝法是在常温下将上述血管完全阻断的同时,再将腹主动脉阻断,使肝脏处于完全无血状态再切除癌肿。阻断时间可达 30 分钟。可以切除位于靠近大血管的癌肿,扩大了手术切除的可能性。无血切肝术虽然出血少,但对患有严重肝硬变、心血管疾病或肾功能不全者不宜采用。充分的引流对减少出血等并发症有重要意义。术后除给抗生素外,必须加强护肝治疗,特别对伴有肝硬变和切除半肝以上者,尤应注意护肝治疗,给予足够的蛋白质、葡萄糖、维生素等。术后 2 周到 1 个月开始有计划地辅以其他综合治疗,可以提高手术疗效。对不能切除的肝癌的外科治疗,可根据具体情况,采用肝动脉结扎或肝动脉栓塞、液氮冷冻、激光气化、微波治疗等都有一定的疗效。特别对肝动脉结扎或肝动脉栓塞术,可使肿瘤缩小,部分患者可获得二期手术切除,提高手术疗效。也可以经股动脉插管,在选择肝动脉造影定位下进行有选择的肝动脉栓塞或化疗。此法可反复多次进行治疗,进一步提高疗效。

(二)放射治疗

对一般情况较好,肝功能尚好,不伴有肝硬变、无黄疸、腹水,无脾功能亢进和食管静脉曲张,肿瘤较小而局限、尚无远处转移而又不能手术切除,或手术切除后肝断面有残癌或手术切除后复发者,可采用放射治疗为主的综合治疗。常用为 ^{60}Co、深部 X 线或其他高能射线外照射,每天剂量为 1~1.5 Gy。一个疗程的总剂量为 40~60 Gy。在放疗期间结合中药治疗,可以减少放疗反应,提高疗效。

(三)化学药物治疗

分全身化疗和肝动脉插管化疗。全身化疗常用 5-氟尿嘧啶 250 mg 溶于 5% 葡萄糖溶液,每日 1 次或 500 mg 每周 2～3 次,静脉滴注,疗程总量为 6～10 g;亦可口服喃氟啶(FT207),100 mg 每日 3 次;噻替哌,每日或隔日静脉推注或肌内注射 10 mg,疗程总量 200～300 mg;也可用丝裂霉素,每次 4～6 mg,每周 2 次,静脉滴注或推注,疗程总量 40～60 mg;这些药常与 5-氟尿嘧啶合并应用,但疗程总量应酌减。此外,还有甲氨蝶呤(MTX)、5-氟尿嘧啶脱氧核苷(5-FUDR)、阿霉素、喜树碱等。对经剖腹探查发现癌肿不能切除者,也可采用肝动脉插管化疗,即用塑料管经胃网膜右动脉或胃右动脉或胃十二指肠动脉做肝动脉插管;也可经脐静脉扩张后插至门静脉左支。常用 5-氟尿嘧啶、噻替哌等药,每日或隔日经导管给药 1 次,一般在给药前先推注 0.5% 普鲁卡因溶液 5 ml,以减轻动脉痉挛和疼痛;注射后用 1 mg/ml 肝素溶液或 2.5% 枸橼酸钠溶液 5 ml 充满塑料管,以防止血液凝固而堵塞。肝动脉插管化疗也可与肝动脉结扎配合使用,可以提高疗效。此外,也可以将导管连接于微型注射泵上,做连续微量灌注,也有用皮下埋藏式微泵连接肝动脉插管,可长期持续注入化疗药物,此法不仅使导管不易堵塞而长期保留,疗效也有所提高。目前更多采用放射介入治疗,即经股动脉达肝动脉做超选择肝动脉插管,经导管注入栓塞剂(如 lipiodol)和抗癌药物,每 1～3 个月重复 1 次,使疗效进一步提高。

(四)免疫疗法

临床上常用的制剂有卡介苗、自体或异体瘤苗、转移因子、免疫核糖核酸、左旋咪唑、干扰素和肿瘤坏死因子等。免疫疗法作为一种原发性肝癌的辅助治疗方法其疗效有限,有人报告将免疫疗法和化疗联合应用,可降低术后复发率、延长生存期,并已在临床治疗试验中收到较好的效果。近年来,过继性免疫治疗(LAK、TIL 和 CTL 细胞等)受到肝癌临床治疗的重视,虽然 LAK 细胞已很少使用,但是,TIL 和 CTL 细胞的临床应用研究正不断深入,可望成为原发性肝癌治疗中的重要方法之一。

(五)局部注射无水酒精或抗癌药物疗法

在 B 型超声引导下经皮穿刺肿瘤内注射无水酒精或抗癌药物已应用多年。此法适用于瘤体较小而又不能或不宜手术切除者。其优点是这种疗法安全简便、费用低、不需剖腹手术。瘤内注射无水酒精后可即刻产生癌组织脱水、凝固、继而坏死、纤维化和微血管闭塞,以达到肿瘤坏死,提高疗效的目的。此外亦可选用 5-氟尿嘧啶、阿霉素、丝裂霉素等注入肿瘤内,也可达到同样疗效。

（六）中医中药治疗

我国已普遍应用中医中药治疗肝癌,临床上多与其他疗法配合应用,对保护或改善肝功能,减轻不良反应,提高机体抵抗力起到一定作用。如单独应用中药时,常以攻补兼施为原则的辨证论治。

（七）并发症的处理

1. 肝癌结节破裂出血　多由于肝癌病情发展或经治疗后发生坏死软化而致,也可因外力打击、腹内压增高(如剧烈咳嗽、用力排便等)甚至体检后。巨块型肝癌多见。肝癌小破裂而致的小量内出血,多可自行止血。巨块型肝癌发生破裂时可引起急腹症和失血性休克,常常导致患者的死亡。肝癌结节破裂出血需急诊手术切除。在手术中如发现癌肿较小而局限,最好切除肿瘤,如条件不许可,也可做肝动脉结扎或肝动脉栓塞术,局部用止血剂或纱布填塞压迫止血。晚期不能手术者,宜采用内科治疗,包括输血、补液、止痛、止血剂以及其他支持疗法,但预后极差。

2. 肝性昏迷　早期肝癌肝性昏迷少见。多在终末期出现,尤其合并肝硬化更常见。肝癌合并肝昏迷较一般肝昏迷更严重更难处理,仅能采用中西医结合治疗,加强护肝治疗。门静脉癌栓所引起的腹水或血性腹水的治疗效果较差。肝癌患者常有发热,对这些患者单纯应用抗生素往往无效,消炎痛和保泰松之类药物常有明显疗效,一般消炎痛每日 3 次,每次 25 mg;保泰松每日 3 次,每次 100～200 mg。必要时也可用强的松,并辅以清热解毒的中药,常能起到良好效果。

3. 上消化道出血　多见于肝癌合并肝硬化或门静脉内癌栓导致门静脉高压,出现食管胃底静脉曲张时,易致肝昏迷和失血性休克而死亡。如出血量少时,可采用卧床休息、禁食、应用止血药物等处理,一般多能止血。对出血量多时,除补充血容量外,可用双气囊三腔管压迫止血或手术止血。如患者已有黄疸或腹水时,则不宜手术,应以非手术治疗,但预后极差。

肝癌的并发症还包括感染,恶病质,发生转移时出现的胸水,腹水等。而肝性昏迷、肝癌破裂出血、全身衰竭、上消化道出血是导致原发性肝癌死亡的主要原因。

原发性肝癌是一种进展比较快的恶性肿瘤,一般症状出现至死亡时间平均3～6 个月,少数患者在出现症状后不到 3 个月死亡,也有个别患者生存 1 年以上。其预后与临床病型和病理类型有直接关系,一般临床病型中单纯型预后较好,硬化型次之,炎症型最差。临床有明显肝硬变者预后较差,如肝功能有严重损害者预后更差。癌细胞分化程度越好,其预后也较好。单结节、小肝癌、包膜完整、无癌栓或癌周围有大量淋巴细胞浸润者,预后较好。行根治性切除,术后 AFP 降至正常值者,可获长期生存。由此可见,决定肝癌预后的主要因素是肿瘤的生物学特性和宿主的抗病能力,这两方面因素均会随着病程的发展而有所变化。因此,如能对原发性肝癌进行早期发现、早期诊断和早期治疗,一定会进一步改善肝癌的预后。

三、继发性肝癌

【概述】

人体其他脏器的癌肿转移至肝脏者称之为转移性肝癌,又称为继发性肝癌(MLC)。肝脏血供丰富,故肝脏是恶性肿瘤转移最常见的靶器官。全身各种组织器官的恶性肿瘤均可通过血道、淋巴或直接浸润而转移至肝。来自消化道肿瘤者最多见,其次为造血系、胸部、泌尿系、女性生殖系、头颈部、乳腺、软组织肿瘤。

转移途径包括门静脉,肝动脉,淋巴,直接蔓延,血管蔓延等。

经门静脉:为主要之转移途径。消化道及盆腔部位的癌肿多经此转移。

经动脉:肺、乳腺、甲状腺、睾丸、皮肤、食管、鼻咽癌等均血行播散,从肝动脉入肝脏。

经淋巴:胃、肠、胰、子宫、卵巢等处癌肿可通过肝门部淋巴群循淋巴管入肝。

直接蔓延:常见于肝脏邻近的器官,如胃、胆囊、右肾的癌肿可直接侵犯肝脏。

血管蔓延:其他脏器之癌肿,由于直接入侵肝脏血管(门静脉、肝动脉、肝静脉)入肝。

转移性肝癌可为单个结节,但常为多个结节,大小不等弥散于全肝。癌结节外现呈灰白色,质硬,与周围正常组织之间分界清楚,结节中央出血、坏死、数个结节可融合而成一个大团块,因中央坏死而呈现脐凹征。

【诊断】

早期常无明显症状及体征,一般仅以原发癌的临床表现为主,如原发癌来自大肠,患者可能同时有黑粪、大便带血、腹部肿块;如原发癌来自肺,可出现咳嗽、痰中带血等。如原发癌来自胰腺,可能出现背痛、腹块、黄疸等。转移性肝癌发展速度比较慢,临床表现也较轻,但随着转移灶增大则后期可出现与原发性肝癌类似的临床表现,如肝区疼痛不适、消瘦、乏力、肿块等,晚期可出现黄疸、腹水、恶液质、肝功能衰竭等表现。体检有时可在上腹部扪及肿大的肝脏,或质地坚硬有触痛的癌结节,有时可扪到"脐凹"。

实验室检查:多无肝病背景,肝炎病毒标记物常阴性。早期肝功能检查大多正常,晚期可出现胆红素增高,γ-谷氨酰转胺酶也常升高。甲胎蛋白AFP检查常阴性,少数消化道癌如胃癌、胰腺癌等可低浓度升高。CEA和CA19-9等应作为常规检查。

辅助检查:B超通常可检出1 cm左右的肝转移癌。转移性肝癌在B超显像中常表现为散在多发的类圆形病灶。多为高回声灶,有时可见中心为低回声,称"牛眼症"。

转移性肝癌在CT上常表现为多发散在类圆形低密度灶。注射造影剂后,病灶增强远不如原发性肝癌明显,有时仅见病灶周围略增强。

MRI亦在诊断中常用。

转移性肝癌的诊断主要在于查出原发癌灶,如发现肝区疼痛、肝内占位,同时查到其他脏器有原发性癌灶存在,诊断即可成立。如发现无症状的肝脏占位性病变,高度怀疑转移性肝癌时应进一步检查,B超、CT、MRI等影像学检查有助于诊断,转移性肝癌肝功能检查一般无明显异常,除睾丸或卵巢的胚胎性肿瘤或个别胃癌等肝转移外,血清AFP检测多为阴性。转移性肝癌早期常无明显症状,待症状出现时,多属晚期,故在亚临床诊断十分关键:①有肝外原发癌的病史;②现有肝区癌肿的临床表现;③原发癌手术中发现有肝转移灶;经腹腔镜或肝穿刺证实;④具有上述的特殊表现;⑤出现上述酶学上的改变。亚临床期MLC的诊断较原发性肝癌HCC的诊断困难,因为AFP在MLC的患者中绝大部分是阴性。

转移性肝癌主要是与原发性肝癌相鉴别:①原发性肝癌一般有肝炎、肝硬化的病史。②病程短,病情重、发展快。③AFP多呈阳性。④并发症较多,可见门静脉癌栓,常出现自发性破裂,上消化道出血等门脉高压症状。B超、CT等有其特殊表现。

【治疗】

一般认为仍以手术切除为最佳方法,其他还包括化疗、肝动脉灌注化疗和生物治疗。

手术切除:指征为孤立的转移性肝癌或癌肿局限于肝的一叶,原发癌可切除者;原发癌已切除后出现的转移肝癌,无他处转移,而患者一般情况尚可,可耐受手术者。手术切除亦包括根治性与姑息性切除。

肝动脉灌注化疗:对于不能手术切除的转移性肝癌或不能耐受手术者,为延长患者生命,提高生活质量,可行肝动脉灌注化疗,或皮下埋藏式动脉泵行肝动脉持续灌注抗癌药或栓塞剂。

其他方法:全身情况好,病变较局限者行姑息性放疗＋中医中药治疗,也可取得较满意的结果,肿瘤小而不能手术者,也可行 B 超引导下向瘤内注射无水酒精或抗癌药,也能起一定的作用。

身体其他部位的肿瘤转移至肝已属晚期,因此转移性肝癌预后较差。

四、肝脏少见的恶性肿瘤

【概述】

在肝脏的恶性肿瘤中,来源于上皮组织的除肝细胞癌还包括胆管细胞癌、混合细胞癌、肝母细胞癌等。来源于间皮组织的包括血管(内皮)肉瘤、平滑肌肉瘤、纤维肉瘤等。

（一）肝脏肉瘤

肝的原发性肉瘤罕见,其中最常见的是血管肉瘤。肝内所有的间叶性成分均可发生恶性肿瘤。

1. 肝血管肉瘤　亦称肝血管内皮肉瘤,是国外各种原发性肝肉瘤中最常见的一种。发生与致癌物有关,如长期与氯乙烯、二氧化钍、砷等接触史或有服用合成类固醇、雌激素、口服避孕药史,但与乙肝病毒无关。

肿瘤大体可分为弥漫性微结节型、多结节型、巨块型或多结节和巨块混合型。多见于成人。无特异性临床表现,主要为发热、右上腹部疼痛、腹胀伴虚弱、乏力、体重减轻、进行性肝肿大、贫血等常见。晚期可有黄疸、恶病质、碱性磷酸酶和ALT 升高。

其恶性程度极高,早期出现肺等远处转移,发展快,预后差。治疗以手术为首选,但切除率低,预后差。放疗效果不佳,化疗可能有一定的作用,可以延长患者生命。

2. 未分化胚胎肉瘤　也称原发性肉瘤。是儿童罕见肿瘤,多见于 6~10 岁,男女发病率相等。一般起病急,可有上腹痛、腹块、消瘦等。肝功能多正常,影像学见占位性病变。短期内表现全身衰弱,若不治疗迅速死亡。但无论手术、化疗或放疗,效果均差。

3. 少见的间质肿瘤　原发性恶性横纹肌瘤、原发性胚胎横纹肌肉瘤、平滑肌肉瘤、卵黄囊肿瘤,均较罕见。

（二）肝母细胞瘤

肝母细胞瘤又名胚胎性肝肿瘤，为儿童最常见的肝脏恶性肿瘤，主要发生于6岁以下儿童，多见于3岁以内婴儿，男女之比为1.5∶1。其发病可能与胎儿在母体内受致癌物质作用有关。常以上腹部无痛性进行性增大包块为主诉就诊。临床表现还包括食欲不振、恶心呕吐、腹泻、体重不增加等，部分有性早熟。肿瘤增大压迫胆管可出现黄疸、陶土样大便。血 AFP 值升高。

治疗主要为手术切除。对于不能切除可在术前给予化疗，待肿瘤缩小后再进行二期手术。

（何 强 汪 谦）

第16章 门脉高压症

【概述】

在门静脉未加阻断情况下所测得的压力,正常值约在 $1.27 \sim 2.35$ kPa($13 \sim 24$ cmH$_2$O)之间,平均为 1.76 kPa(18 cmH$_2$O)左右。如果压力高于此界限,就定义为门脉高压症。

门脉高压症有三大特点:一是以门静脉系统血流动力学异常变化为主要特点;二是外科所能解决的并非原发病。三是外科治疗手术方式繁多,都有一定疗效,又各有不足。肝移植使得去除原发病成为现实。

【诊断步骤】

(一)病史采集要点

1. 是否有肝炎、血吸虫、嗜酒、腹部手术或腹痛等病史。

2. 是否有乏力、嗜睡、厌食、呕血、便血等病史。

(二)体格检查要点

1. 一般情况 发育、营养、体重、精神、血压和脉搏。

2. 皮肤、黏膜是否有黄染和出血点;腹部是否可见曲张静脉;双下肢是否有凹陷性水肿;是否有慢性肝病的其他表现,如蜘蛛痣、肝掌、男性乳房发育、睾丸萎缩等。

3. 腹部触诊是否可以摸到脾脏,是否触及质地较硬、边缘较钝而不规则的肝脏;叩诊是否有移动性浊音;听诊是否有肠鸣音减弱。

(三)辅助检查要点

1. 实验室检查

(1)血象 脾功能亢进时,血细胞计数减少,以白细胞计数降至 3×10^9/L 以下和血小板计数减少至($70 \sim 80) \times 10^9$/L 以下最为明显。

(2)肝功能检查　常反映在血浆清蛋白降低而球蛋白增高,清、球蛋白比例倒置;凝血酶原时间延长;天冬氨酸转氨酶和丙氨酸转氨酶超过正常值的 3 倍表示有明显肝细胞坏死;碱性磷酸酶和 γ-谷氨酰转肽酶显著升高表示有淤胆。在没有输血因素影响的情况下,血清总胆红素超过 51 μmol/L(3 mg/dl),血浆清蛋白低于 30 g/L,说明肝功能严重失代偿。

还应做乙型肝炎病原免疫学和甲胎蛋白检查。

(四)进一步检查项目

1. 腹部超声检查　可以显示腹水、肝密度及质地异常、门静脉扩张;多普勒超声可以显示血管开放情况,测定血流量,但对于肠系膜上静脉和脾静脉的诊断精确性稍差。

2. 食管吞钡 X 线检查　在食管为钡剂充盈时,曲张的静脉使食管的轮廓呈虫蚀状改变;排空时,曲张的静脉表现为蚯蚓样或串珠状负影,但这在内镜检查时更为明显。

【诊断对策】

(一)诊断要点

根据病史(肝炎或血吸虫病)和三个主要临床表现:脾肿大和脾功能亢进、呕血或便血、腹水,一般诊断并不困难。但是由于个体差异和病程的不同,实验室检查和其他辅助检查有助于确定诊断。当急性大出血时,应与胃十二指肠溃疡大出血等鉴别。

(二)临床类型

按阻力增加的部位,可将门静脉高压症分为肝前、肝内和肝后三型。肝内型门静脉高压症又可分为窦前、窦后和窦型。在我国,肝炎后肝硬化是引起窦后和窦型阻塞性门静脉高压的常见病因。由于增生的纤维索和再生的肝细胞结节挤压肝小叶内的肝窦,使其变窄或闭塞,导致门静脉血流受阻,门静脉压力也就随之升高。其次是由于位于肝小叶间汇管区的肝动脉小分支和门静脉小分支之间的交通支平时不开放,而在肝窦受压和阻塞时即大量开放,以至压力高 8～10 倍的肝动脉血流返注入压力较低的门静脉小分支,使门静脉压力更加增加。常见的肝内窦前阻塞型病因是血吸虫病。

肝前型门静脉高压症的常见病因是肝外门静脉血栓形成(脐炎、腹腔内感染如急性阑尾炎和胰腺炎、创伤等)、先天性畸形(闭锁、狭窄或海绵样变等)和外在压迫(转移癌、胰腺炎等)。单纯脾静脉栓塞多继发于胰腺炎症或肿瘤,此时肠系膜上静脉和门静脉压力正常,左侧胃网膜静脉成为主要侧支血管,胃底静脉曲张较食管下段静脉曲张显著,这是一个特殊类型的门静脉高压症(左侧门静脉高压症)。这种肝外门静脉阻塞的患者,肝功能多正常或轻度损害,预后较肝内型好。

肝后型门静脉高压症的常见病因包括 Budd-Chiari 综合征、缩窄性心包炎、严重右心衰竭等。肝静脉或肝段下腔静脉阻塞引起的一组症状及体征称为 Budd-Chiari 综合征。肝静脉流出道阻塞属肝型窦后门静脉高压,典型表现为右上腹疼痛、肝肿大和腹水。肝上下腔静脉阻塞属肝后型门静脉高压症,伴有下腔静脉高压时,还可出现躯干浅静脉曲张、下肢静脉曲张和下肢水肿等。在欧美多数是由于肝静脉栓塞,在亚洲多数是由于肝上下腔静脉和肝静脉隔膜形成、狭窄、闭锁,肿瘤或感染性病变也可侵犯或压迫肝静脉或肝段下腔静脉。

(三)鉴别诊断要点

根据病史(肝炎或血吸虫病)和三个主要临床表现:脾肿大和脾功能亢进、呕血或便血、腹水,一般诊断并不困难。但是需要明确门脉高压的病因,在出现上消化道出血时,还要和消化性溃疡引起的出血、胆道出血、胃癌引起的出血等进行鉴别。另外,还要明确是否合并肝脏占位性病变。

【治疗对策】

(一)治疗原则

外科治疗门静脉高压症,主要是针对门静脉高压症的并发症进行治疗。

(二)术前准备

1. 完善必要检查,明确门静脉高压症的病因、肝功能储备、门静脉系统血管可利用情况,根据当地的技术和经验确定治疗方案。评价肝功能储备,可预测手术的结果和非手术患者的长期预后。目前常用 Child 分级来评价肝功能储备。Child A级、B级和C级患者的手术死亡率分别为 0~5%、10%~15%和超过 25%。

2. 积极采取措施,改善肝功能状况,提高肝功能储备,为手术治疗提供有利条件。补充血容量、输血、补液、尽量输入新鲜全血,适当输入血浆,维持血压在 12 kPa(90 mmHg)以上水平。对肝硬化低蛋白血症患者,适时补充人体白蛋白。应用抗酸剂甲氰咪呱、洛赛克、氢氧化铝等药物以降低胃酸,减少对食管胃黏膜的侵蚀,口服卡那霉素 1 克,每日 4 次,以抑制肠道菌群,减少术后肝昏迷的发生。

3. 出血患者先应用非手术疗法(见下),选择时机手术治疗。

4. Budd-Chiari 综合征患者尚需了解心肺功能。

(三)治疗方案

1. 食管胃底曲张静脉破裂出血

(1)非手术治疗 食管胃底曲张静脉破裂出血,尤其是肝功能储备 Child C 级患者尽可能采用非手术治疗。

①初步处理:输血、补液、防治休克。临床表现有低血容量休克时,应迅速建立两条静脉通路,其中一条最好是通过颈内静脉或锁骨下静脉途径,以便监测中心静脉压。先滴注平衡盐溶液,同时进行血型鉴定,交叉配血,备够可能需要的全血或袋装红细胞。留置尿管观察每小时尿量。每 15~30 分钟测定血压、脉搏,结合尿量的观察和中心静脉压的监测,可作为补液、输液速度和量较可靠的指标。如果在 45~60 分钟内输入平衡盐液 1 500~2 000 ml,血压、脉率仍不稳定,说明失血量很大或继续出血。此时,除继续用电解质溶液外,还应输入以全血为主的胶体溶液(如血浆、5%清蛋白等)。临床应用的电解质溶液与胶体溶液量的比例以(3~4):1 为宜。大量输入平衡盐溶液使血液稀释,有利于改善微循环,但要维持血细胞比容不低于 0.30。

②血管加压素:可使内脏小动脉收缩,门静脉血流量减少。常用剂量:每分钟 0.2~0.4 U 持续静脉滴注,出血停止后减至每分钟 0.1 U,维持 24 小时。使门静脉压力下降约 35%,一半以上的患者可以控制出血。与硝酸甘油联合应用可以减轻血管加压素的副作用。生长抑素收缩内脏血管,减少门静脉血流,对控制曲张静脉破裂出血与血管加压素效果相似,但后者无对心血管系统的副作用。

③内镜治疗:经纤维内镜将硬化剂(国内多选用鱼肝油酸钠)直接注射到曲张静脉腔内,使曲张静脉闭塞,其黏膜下组织硬化,以治疗食管曲张静脉出血和预防再出血。对于急性出血的疗效与药物治疗相似,长期疗效优于血管加压素和生长抑素。主要并发症是食管溃疡、狭窄或穿孔。食管穿孔是最严重的并发症,虽然发生率仅 1%,但死亡率却高达 50%。比硬化剂注射疗法操作相对简单和安全的是经内镜食管曲张静脉套扎术。方法是经内镜将要套扎的曲张静脉吸入到结扎器中,用橡皮圈套扎在曲张静脉基底部。硬化剂注射疗法和套扎术对胃底曲张静脉破裂出血无效。

④三腔管压迫止血:原理是利用充气的气囊分别压迫胃底和食管下段的曲张静脉,以达到止血目的。通常用于对血管加压素或内镜治疗食管胃底静脉曲张出血无效的患者。该管有三腔,一通圆形气囊,充气后压迫胃底;一通椭圆形气囊,充气后压迫食管下段;一通胃腔,经此腔可行吸引、冲洗和注入止血药。

用法:先向两个气囊充气约 150 ml,气囊充盈后,应是膨胀均匀,弹性良好。将气囊置于水下,证实无漏气后,即抽空气囊,涂上石蜡油,从患者鼻孔缓慢把管送入胃内,边插边让患者做吞咽动作,直至管已插入 50~60 cm,抽得胃内容物为止。先向胃气囊充气 150~200 ml 后,将管向外拉提,感到管子不能再被拉出并有轻度弹力时予以固定,或利用滑轮装置,在管端悬一重量约 0.5kg 的物品,做牵拉压迫。接着观察止血效果,如仍有出血,再向食管气囊注气 100~150 ml(压力 10~40 mmHg)。放置三腔管后,应抽除胃内容物,并用生理盐水反复灌洗,观察胃内有无鲜血吸出。如无鲜血,同时脉搏、血压暂趋稳定,说明出血已经基本稳定。

三腔管压迫可使 80% 食管胃底曲张静脉出血得到控制,但约一半的患者排空气囊后又立即出血。再者,即使技术熟练的医师使用气囊压迫装置,其并发症的发生率也有 10%~20%,并发症包括吸入性肺炎、食管破裂及窒息。故应用三腔管压迫止血的患者,应放在监护室里进行监护,要注意下列事项:患者应头部侧转,便于吐出唾液,吸尽患者咽喉部分泌物,以防发生吸入性肺炎;要严密观察,慎防气囊上滑堵塞咽喉引起窒息;三腔管一般放置 24 小时,如确已停止,可先排空食管气囊,后排空胃气囊,再观察 12~24 小时,如确已止血,才将管慢慢拉出。放置三腔管的时间不宜超过 3~5 天,否则可使食管或胃底黏膜因受压迫太久而发生溃烂、坏死、食管破裂。因此,每隔 12 小时,应将气囊放空 10~20 分钟;如有出血即再充气压迫。

⑤经颈静脉肝内门体分流术(TIPS):是采用介入放射方法,经颈静脉途径在肝内肝静脉与门静脉主要分支间建立通道,置入支架以实现门体分流,展开后的支架口径通常为 7~10 mm。TIPS 实际上与门静脉-下腔静脉侧-侧吻合术相似,只是操作较后者更容易、更安全。TIPS 适用于食管胃底曲张静脉破裂出血经药物和内镜治疗无效,肝功能失代偿(Child C 级)不宜行急诊门体分流手术的患者。主要并发症包括肝性脑病和支架狭窄或闭塞。由于 TIPS 一年内支架狭窄和闭塞发生率高达 50%,因此限制了其在预防再出血中的应用。

(2)手术治疗 可在食管胃底曲张破裂出血时急诊施行,也可为预防再出血择期手术。手术治疗可分两类:通过各种不同的分流手术降低门静脉压力;阻断门奇静脉间的反常血流,从而达到止血目的。

①门体分流术可分为非选择性分流、选择性分流(包括限制性分流)两类。

非选择性门体分流术:是将入肝的门静脉血完全转流入体循环,代表术式是门静脉与下腔静脉端侧分流术:将门静脉肝端结扎,防止发生离肝门静脉血流;门静脉与下腔静脉侧侧分流:离肝门静脉一并转流入下腔静脉,减低肝窦压力,有利于控制腹水形成。非选择性门体分流术治疗食管胃底曲张静脉破裂出血效果好,但肝性脑病发生率高达 30%～50%，易引起肝衰竭。由于破坏了第一肝门的结构，为日后肝移植造成了困难。

选择性门体分流术：旨在保存门静脉的入肝血流，同时降低食管胃底曲张静脉的压力。代表术式是远端脾-肾静脉分流术，即将脾静脉远端与肾静脉进行端侧吻合，同时离断门奇静脉侧支，包括胃冠状静脉和胃网膜静脉。该术式的优点是肝性脑病发生率低。但有大量腹水及脾静脉口径较小的患者，一般不选择这一术式。

限制性门体分流的目的是充分降低门静脉压力，制止食管胃底曲张静脉出血，同时保证部分入肝血流。代表术式是限制性门-腔静脉分流（侧侧吻合口控制在 10 mm）和门-腔静脉桥式分流（桥式人造血管口径为 8～10 mm）。前者随着时间的延长，吻合口径可扩大，如同非选择性门体分流术；后者可能形成血栓，需要取出血栓或溶栓治疗。

②断流手术方式很多，阻断部位和范围也各不相同，其中以贲门周围血管离断术最为有效，不仅离断了食管胃底的静脉侧支，还保存了门静脉入肝血流。这一术式还适用于门静脉循环中没有可供与体静脉吻合的通畅静脉，肝功能差（Child C 级），既往分流手术和其他非手术疗法失败而又不适合分流手术的患者。在施行此手术时，了解贲门周围血管的局部解剖十分重要。贲门周围血管可分成四组：1）冠状静脉：包括胃支、食管支及高位食管支。2）胃短静脉：一般分为 3～4 支，伴行着胃短动脉，分布于胃底的前后壁，注入脾静脉。3）胃后静脉：起始于胃底后壁，伴着同名静脉下行，注入脾静脉。4）左膈下静脉：可单支或分支进入胃底或食管下段左侧肌层。

门静脉高压症时，上述静脉都显著扩张，高位食管支的直径常达 0.6～1.0 cm。彻底切断上述静脉，包括高位食管支或同时存在的异位高位食管支，同时结扎切断与静脉伴行的同名动脉，才能彻底阻断门奇静脉间的反常血流，这种断流术称为贲门周围血管离断术。

肝移植是治疗终末期肝病并发门静脉高压食管胃底曲张静脉出血患者的理想方法，既替换了病肝，又使门静脉系统血流动力学恢复正常。供肝短缺，终生服用免疫抑制剂的危险，手术风险，以及费用昂贵等限制了该方法的临床应用。

2. 严重脾肿大，合并明显的脾功能亢进，最多见于晚期血吸虫病，也见于脾静脉栓塞引起的左侧门静脉高压症。对于这类患者单纯行脾切除术效果良好。

3. 对于肝硬化引起的顽固性腹水，有效的治疗方法是肝移植。其他疗法包括 TIPS 和腹腔-静脉转流术。放置腹腔-静脉转流管，有窗孔的一端插入腹腔，通过一个单向瓣膜，使腹腔内的液体向静脉循环单一方向流动，管的另一端插入上腔静脉。尽管放置腹腔-静脉转流管并不复杂,然而有报道手术后的死亡率高达 20%。放置腹腔-静脉转流管后腹水再次出现说明分流闭塞。如果出现弥漫性血管内凝血、曲张静脉破裂出血或肝功能衰竭,就应停止转流。

4. 治疗 Budd-Chiari 综合征,采用抗凝剂和溶栓治疗只适用于肝静脉尚未完全闭塞的患者。采用介入放射方法,穿破膈膜,以球囊扩张和放置内支架管的长期疗效有待进一步观察。有效的外科治疗包括门体分流(下腔静脉狭窄时可行肠系膜上静脉-右心房人工血管转流术)、切开下腔静脉直视下根治性清除病灶(切膜、取栓、切除肿瘤等)和肝移植(适用于肝病已到晚期和上述疗法失败者)。

【术后观察及处理】

(一)一般处理

1. 放掉三腔管气囊内气体,进行持续胃肠减压,观察有无继续出血,如无继续出血,24 小时后拔除三腔管,拔管前口服少许石蜡油,以减少拔管时损伤食管黏膜。

2. 加强全身支持疗法,继续补液,输新鲜全血、血浆及人体白蛋白,加强保肝治疗,防止肝硬变大出血及手术创伤后并发肝功能不全。

3. 继续应用止血药物,应用抗酸剂及保护胃黏膜药物,如甲氰咪呱、洛赛克、氢氧化铝等,防止手术后黏膜病变及再出血。

4. 胃肠功能恢复后开始进流质饮食,以后酌情增加。如术后并发胃潴留,则需继续禁食、胃肠减压及全身支持疗法。

(二)并发症的观察及处理

1. 分流术后并发症

1)术后早期并发症

①急性胃黏膜损害:多见于术后胃出血,最有价值的诊断方法为纤维胃镜检查。给予前列腺素改善胃黏膜血流,加强胃黏膜屏障作用;给予制酸剂和外分泌抑制剂等;应用各种止血药物、输血及止血措施。无效时考虑手术治疗。

②食管曲张静脉复发破裂出血:一旦发生,应视出血量多少及时开放静脉,补液、输血维持有效循环的稳定。必要时应用升压药物,同时注意保护肝肾功能。使用三腔二囊管是一种有效的止血手段。一般情况稳定后,考虑经食道静脉曲张注射硬化剂或延期手术治疗。

③感染:门脉高压症患者自身抵抗力低下,感染发生率相对较高,以肺部和腹水感染多见。应用抗生素、做细菌培养及局部引流可有效预防治疗术后感染。

④营养障碍:术前饮食不佳、肝功能障碍、手术创伤等因素可导致患者术后营养不良,胃肠内外营养可改善这种状况。患者出院时也要仔细安排饮食。

⑤脾床出血:为术后腹腔内出血原因之一。肝硬变门静脉高压患者脾床有大量曲张的侧支血管。术中处理不当可出现术后出血,甚至死亡。因此,一旦发生,应积极给于止血药物、补液、输血,必要时手术探查。

⑥腹水:术后腹水的形成是多种因素综合作用的结果。其中主要有门静脉压力增高、淋巴回流受阻以及血浆胶体渗透压降低等。另外,与肝功能障碍导致抗利尿激素、醛固酮等分泌增多、灭活减少导致水钠潴留也有关。手术后早期肝功能损害加重也可出现腹水。一旦出现,饮食控制钠盐摄入,给予高碳水化合物、高蛋白补充。液体输入尽量控制在2 000 ml左右。必要时给予血浆或人体白蛋白。给予利尿剂,同时注意补钾。放腹水应慎重,必要时手术治疗,常用术式腹膜颈静脉转流术。

⑦脾热:指脾切除后没有明显感染存在,而经常有38 ℃左右的弛张热,经久不退。原因不明。常规使用活血化淤药物,该症发生率明显减少。

⑧下肢深静脉血栓形成:是一种严重的并发症,可导致肺栓塞。术后一周发病危险性很大,保守治疗效果较好。

2)晚期并发症

①肝性脑病和肝性脊髓病:为分流术后最严重的并发症,直接影响到患者的生存质量。若患者肝功能尚好,通过限制蛋白摄入和利用肠道抗生素等,脑病常可得到控制。肝性脊髓病是一种肝硬变门静脉高压发展到一定程度,由于自然形成的广泛门体静脉侧支循环或门体静脉分流术后出现的以脊髓病变为主要症状的综合征。临床上表现为隐匿起病的对称性下肢痉挛性瘫痪,进行性加重。该病的出现往往标志着肝硬变已经发展到了晚期。通过适当治疗(如应用保肝、降氨、限制分流量以及结肠旷置术等)可使病情得到缓解。

②肝功能衰竭:是指与手术有关原因引起的严重肝损害,常伴有意识障碍。为肝硬变食管静脉曲张出血患者中最常见的死亡原因,基本病理改变为肝细胞坏死。对其治疗无特殊方法,应以预防为主。

③肝肾综合征:指由于肝脏失代偿引起的自发性肾功能衰竭,其特点是缺少常见的致肾功能不全的病因,而出现氮质血症和少尿等肾功能衰竭的征象,属继发性功能性障碍。真正治本的方法是肝移植。

④吻合口血栓形成:分流术后早期吻合口血栓形成,通常表现为食管胃底曲张静脉复发出血。晚期血栓形成的表现形式有多种。如脾大、门体性脑病加重、腹水

加重等。血管造影可明确诊断。治疗可采用溶栓等方法。

2. 断流术后并发症

1)术后早期并发症

①出血性胃炎:断流术后发生率约占上消化道出血病例的 60% 以上。内镜检查不仅可以明确出血部位,还有利于鉴别食管静脉曲张破裂出血。临床上多首先采用止血和抑酸药物治疗,以及应用可以降低门静脉压力的药物。此外,还应注意胃肠道减压的负压不可过大,以免加重胃黏膜损伤。上述治疗无效,考虑手术治疗。常用的手术方式为门体分流术。

②门静脉栓塞:是一种非常严重的并发症。一旦发生,可引起广泛小肠坏死或严重的肝功能衰竭,导致患者死亡。此症的治疗重点应是预防。术中仔细操作,术后监测血小板,必要时应用抗血小板药物。

③吻合口瘘:离断部位吻合口瘘是食管离断术特有的并发症。其原因是,在手术过程中,离断部位的血运被广泛阻断,使得吻合口部位血运明显减少;此外,此类患者多有低蛋白血症、糖尿病等不利因素。另外,也与手术人员操作技术有关。因此,手术中应该注意吻合口两端完善止血,细致吻合,防止吻合口周围出现血肿形成非常重要。若是经胸断流,还应注意严密缝合切开的胸膜。即使是术后出现吻合口瘘,也可减少脓胸的发生。术后注意持续吸氧,改善组织供养,给予静脉营养支持以及有效的胃肠减压。吻合口瘘多发生在术后 7~10 天,可以通过上消化道造影发现。治疗上,禁食、持续胃肠减压,给予 TPN 支持。一般情况下,1~3 周可以治愈。出现脓肿者,考虑手术引流和空场造瘘。

2)术后晚期并发症

①食管曲张静脉复发破裂出血:断流手术未能彻底阻断食管下段静脉,以及术后新生侧支循环的建立使食管胃底静脉再次出血。因此,预防食管胃底周围静脉曲张复发出血的关键是手术中的处理。一旦出现复发出血,先保守治疗(见上)。药物治疗无效者,考虑门体分流术。

②吻合口狭窄:对于因广泛血行阻断和迷走神经切断造成的吻合口器质性狭窄或食管痉挛,可以采取积极的饮食疗法。通过医师对患者加强强制下咽的指导,多数患者自觉症状可以在术后 4 周左右消失。必要时使用食道探子或经内镜进行扩张治疗。

③迷走神经切断的并发症:在门脉高压症时,手术中要彻底切断门奇静脉之间的关系,损伤迷走神经几乎是不可避免的。随之而来的就是该神经受损的后果,表现为胃蠕动减慢、幽门功能失常、胆囊收缩力减弱、胆汁淤积,严重时可发生结石。

重在预防,必要时药物治疗。

④肝性脑病:断流术后肝性脑病发生率明显低于分流术。对其处理见分流术并发症。

【疗效判断及处理】

是否出现再出血,是否出现腹水,是否出现血栓形成。

【出院后随访】

随访方法:最初每个月来院复诊一次,3次后改为3个月一次,以此类推,每复诊3次,时间延长一倍。也可以电话随访或短信息随访。

随访内容:饮食、体力情况,有无远期并发症的出现。

(汪 谦 李绍强)

第**17**章 | 胆道疾病

第一节 先天性胆道疾病

一、先天性胆道闭锁

【概述】

胆道闭锁(Biliary Atresia BA)是新生儿期阻塞性黄疸的常见病因之一,其发病率约占出生存活婴儿的 0.7~12.5/10 万。在我国并非少见。该病的临床症状往往在出生后 1 周到数周才开始出现,在新生儿生理性黄疸消退后,再出现黄疸,提示该病。本病并非是先天性畸形,而是出生后的一种获得性疾病。

胆道闭锁是婴儿时期许多难处理的疾病之一。在病因方面有诸多学说,如先天性发育不良学说、运动障碍学说、病毒学说、炎症学说、胰管胆道合流异常学说、胆汁酸代谢异常学说以及免疫学说等,众说纷云,至今尚无定论。但一致认为疾病发生于胎儿末期及生后早期、新生儿期的一种进行性病变,由于某种原因导致肝外胆管的闭塞使胆汁排泄通路梗阻。多数学者认为是一种炎症病变所致,与病毒感染关系密切。

【诊断步骤】

(一)病史采集要点

由于胆道闭塞的时期不同,临床表现亦有所不同。出生前胆道闭塞者,症状出现较早。但大多数病例,初期为黄色便,生后 30 天转为淡黄色。黄疸亦是一度消退后,又复现持续性的黄疸。

最初 3 个月患儿营养发育、身高和体重无明显变化。3 个月后发育减缓,营养欠佳,精神萎靡,贫血。5～6 个月后因胆道梗阻,脂肪吸收障碍,脂溶性维生素缺乏,全身状态迅速恶化。维生素 A 缺乏引起眼干、指甲畸形、皮肤干燥缺乏弹性;维生素 D 缺乏引起佝偻病、抽搐;维生素 K 缺乏,血清凝血酶减少,出现皮下淤血及出鼻血等现象。

(二)体格检查要点

体检可见腹部膨胀,肝脏肿大,表面光滑,质地坚硬,边缘钝,2 月龄时肝大已平脐;晚期肝内淤胆、肝纤维变性、胆汁性肝硬化,可出现脾肿大、腹壁静脉曲张和腹水等门脉高压症状,最后导致肝功能衰竭。

(三)辅助检查

1. B 超 BA 患儿缺乏肝外胆管,在肝门处为一略呈三角形的纤维结缔组织块,B 超下呈索条状高回声图像,有经验的 B 超医生对仅 30 天的 BA 患儿,也能观察到纤维块的存在,其诊断准确率达 90%。胆囊在 B 超下未见或呈瘪小的影像表现。此方法无创伤,可多次重复检查。

2. 肝胆核素动态检查 用 ^{99m}Tc IDA 显像剂经血液到肝脏后被多角细胞吸收,通过胆汁排出,使肝、胆、肠道显像的特点,了解胆道有无阻塞,连续观察 24 小时,肠道仍无放射性物质出现,考虑 BA 可能性大。

3. 腹腔镜检查 利用微型腹腔镜,可以清楚观察到肝脏淤胆及肝外胆道、胆囊发育情况,若肝脏呈绿色,淤胆严重,胆囊瘪小或仅胆囊痕迹,肝十二肠韧带及肝门无胆管,则 BA 诊断可成立,继而中转手术治疗。此法准确,可迅速做出诊断及治疗。随着小儿腹腔镜应用的普及,在经济条件许可时,不失为一快速鉴别诊断的好方法。

【诊断对策】

(一)诊断要点

本病的早期诊断非常重要。由于肝内或肝外胆道闭锁、胆汁淤积、胆汁性肝硬化出现早,病情呈进行性发展。日龄超过 90 天,肝脏病变不可逆转。有报告:手术(Kasai 手术)日龄在 60 天以内者,82%～90% 术后可获胆汁引流,黄疸消退率达 55%～66%。随着手术日龄增加,手术成功率下降,超过 120 天尚无长期存活报告,因此早期诊断、早期治疗对预后有重要意义。早期诊断的含义是要求在生后 30～40 天内做出诊断,争取 60 天完成手术。

(二)临床分型

先天性胆道闭锁极少合并其他部位畸形。

闭锁的胆道组织学上符合炎症改变,由少许细胞浸润的结缔组织组成,其内面覆盖肉芽组织,在肉芽组织里可见到很多圆形细胞浸润和吞噬胆色素的组织细胞,而具有内腔的胆总管见不到上述病理改变,组织学结构正常,其内衬以圆柱形上皮。肝脏胆汁郁积、肝细胞索扭曲,发生局灶性坏死、巨细胞形成,小叶间纤维化、炎症过程亦累及肝内胆道系统。

胆道闭锁这种炎症样改变与新生儿肝炎的病理改变极为相似。如门脉区炎症细胞浸润,肝小叶局限性坏死,闭锁胆管是肉芽组织引起。

胆道闭锁绝大部分为肝外型。肝外型分为:

Ⅰ型:胆总管闭锁

　　Ⅰ A:胆总管下端闭锁

　　Ⅰ B:胆总管高位闭锁

Ⅱ型:肝管闭锁

　　Ⅱ A:胆囊至十二指肠间的胆管开放,肝管完全缺损或呈纤维条索状

　　Ⅱ B:肝外胆管完全闭锁

　　Ⅱ C:肝管闭锁,胆总管缺如

Ⅲ型:肝门区胆管闭锁

　　Ⅲ A:肝管扩张型

　　Ⅲ B:微细肝管型

　　Ⅲ C:胆湖状肝管型

　　Ⅲ D:索状肝管型

　　Ⅲ E:块状结缔组织肝管型

　　Ⅲ F:肝管缺如型

临床实用分型是 Gross 将 BA 分为可手术型(5%)和不可手术型(95%),可手术型是指肝门部有扩张的胆管作十二指肠或空肠吻合,但绝大部分为不可手术型。长期以来对不可手术型的 BA 治疗持悲观的态度,自从 1959 年日本 Kasai 成功实施第 1 例肝门空肠吻合术以来,人们对不可手术型有了更深的认识:肝门纤维组织块中残留有胆管,其管径粗细可分为三型:A 型,残留胆管直径≥150 μm;B 型,直径<150 μm;C 型,无开放的胆管,胆管中心已纤维化。一组报道,A 型术后胆汁引流成功率高达 90%,B 型大部分病例可成功,而在 C 型中术后很少有胆汁流出。一般认为胆道闭锁是进行性疾病,当年龄大于 3 个月时,肝门部纤维块中残留的胆管

已完全闭锁。

(三)鉴别诊断要点

在新生儿期阻塞性黄疸,常见疾病为 BA 和淤胆性新生儿肝炎(NH)。早期二者临床表现相似,鉴别困难。治疗和预后又截然不同,BA 须早期手术,才有生存希望,NH 多数通过药物治疗而愈,仅少数需外科行胆道冲洗术。以下诊断方法简便实用,介绍如下。

1. 大便颜色 BA 患儿早期大便可为黄色,以后转为淡黄色,最后呈陶土色或灰白色,有些生后即排白色大便。白色大便持续 2 周以上,应考虑 BA。NH 患儿排黄色或淡黄色大便,偶尔有数次白色大便。

2. 体征 肝脏肿大。BA 早期即表现明显肝脏肿大、质地硬,边缘钝,60 日龄时肝大已平脐,常伴有脐疝和斜疝,NH 肝质地偏软,常在肋下 2~3 cm。

3. B 超 重点观察肝门纤维块及胆囊形态。NH 有正常肝管。因此,B 超时在肝门部可见管状结构,胆囊形态大小正常,进餐后胆囊缩小率达 50% 以上。BA 患儿缺乏肝外胆管,在肝门处为一略呈三角形的纤维结缔组织块,B 超下呈索条状高回声图像,有经验的 B 超医生对仅 30 天的 BA 患儿,也能观察到纤维块的存在,其诊断准确率达 90%。胆囊在 B 超下未见或呈瘪小的影像表现。此方法无创伤,可多次重复检查。

4. 肝胆核素动态检查 用^{99m}Tc IDA 显像剂经血液到肝脏后被多角细胞吸收,通过胆汁排出,使肝、胆、肠道显像的特点,了解胆道有无阻塞,连续观察 24 小时,肠道仍无放射性物质出现,考虑 BA 可能性大。NH 时由于胆汁稠厚或炎症水肿,肠道显像可延迟,或表现阻塞的假象,此时要根据临床表现及其他检查结果分析判断。

5. 腹腔镜检查 利用微型腹腔镜,可以清楚观察到肝脏淤胆及肝外胆道、胆囊发育情况,若肝脏呈绿色,淤胆严重,胆囊瘪小或仅胆囊痕迹,肝十二指肠韧带及肝门无胆管,则 BA 诊断可成立,继而中转手术治疗。若淤胆性肝炎,可以腹腔镜下穿刺胆囊,做胆道冲洗术。此法准确,可迅速做出诊断及治疗。

【治疗对策】

(一)治疗原则

在没有肝移植以前,Kasai 手术是不可手术型患儿的惟一选择。但由于 Kasai 手术是将肝门部纤维组织直接作吻合用,而非黏膜对黏膜吻合,术后胆管炎的发生不可避免,反复胆管炎使胆汁引流受到严重影响甚至中断,这是手术疗效不高的主要原因;在晚期并发症中门脉高压的发生也相当高。不过 Kasai 手术的疗效不低,最近日本顺天堂大学报告 10 年生存 38/263 例(14.4%),20 年生存 9/171(5.3%)。

当今世界上肝移植技术日臻成熟,新的免疫抑制剂应用,尤其是活体部分肝移植的开展,缓解了供肝不足的矛盾,婴幼儿肝移植比例日渐增多。在小儿肝移植中胆道闭锁约占 45%～58%,因此肝移植在胆道闭锁治疗中的重要作用越来越受到重视。在我国,小儿肝移植起步晚,肝移植技术和术后管理经验不足,加上昂贵的治疗费用,使肝移植的广泛开展受到一定的限制。因而目前对 BA 的治疗仍还是首选 Kasai 手术。李桂生等认为选择肝移植和 Kasai 手术标准(1)日龄<60 天需行肝门空肠吻合术,>90 天考虑肝移植;(2)伴有多脾综合征的患儿,无论年龄大小,应选肝移植;(3)肝门空肠吻合术后,无胆汁排出,量少,或胆汁流量中断,应改行肝移植;(4)肝门空肠吻合术后出现晚期肝病,行肝移植。

(二)术前准备

1. 凡有水电解质、酸碱平衡失调、低蛋白血症的患者,术前均以纠正。

2. 胃肠道准备肠道给药一般从术前 48 小时开始,口服灭滴灵 400 mg tid 与口服庆大霉素 8 万 U tid。

3. 合理应用抗生素。

(三)治疗方案

1. 手术指征及时机　确诊本病后,日龄 90 天内手术,最佳手术时间为 60 天内。当胆道闭锁与婴儿肝炎综合征无法鉴别时,6～8 周内剖腹探查。

2. 手术方法及评价　Kasai 手术自 1968 年 Kasai 报告应用肝门空肠吻合术治疗肝内型胆道闭锁以来,随着术式、术前、术后的改进和提高,取得良好的治疗成绩,长期生存的病例增加,世界各地普遍应用。基本 Kasai 手术可分 I 式(肝门空肠吻合术)及 II 式(肝门胆囊吻合术),肝门空肠吻合术占绝大多数。手术分二部分:肝门部的解剖纤维块切除和胆道重造术。正确的解剖肝门十分重要,门脉入肝的左右分支交叉部的上方,正常时是左右肝管出肝的部位。BA 患儿此处为一略呈三角形的纤维组织块,内有许多微小胆管,直径 50～200 μm,分离纤维块,纵面达门静脉后壁,两侧达左右门静脉入肝处,切除纤维块,仅保留肝实质表面的一层薄的纤维组织。有时,肝门处有一厚壁的小囊亦应一并切除。胆道重建多采用空肠经结肠后提至肝门,完成一层吻合。

Suruga 术式:为防止上行性胆管炎,将升支切断做成空肠皮肤外瘘。有了外瘘对早期发现术后胆管炎有很重要的作用。其缺点是增加了手术次数,护理困难,若日后改行肝移植时,增加移植的难度并影响肝移植的预后。

进一步的改进 Kasai 手术Ⅰ式(肝门空肠吻合术)及Ⅱ式(肝门胆囊吻合术)加做套叠式防反流瓣、矩形瓣。

3. 肝移植　胆道闭锁为受体者术后 1 年生存率 70%～80%,5 年生存率 50%左右。移植后患儿生活质量提高。因此,肝移植治疗胆道闭锁的价值已经明确,但对其最佳移植时期,以及在肝移植时对 Kasai 手术的评价仍有待讨论。目前认为两者是相辅相成的关系,肝门空肠吻合术是胆道闭锁的初期外科处理,如若手术失败,预后因素不良,则宜选择肝移植,1 年生存率 70%～80%。有作者对移植术后生存和死亡的病例进行分析比较,发现对生存有明显不利的因素为:术前多次肝门空肠吻合、开放性的腹壁造瘘、低体重、高胆红素血症、低胆固醇血症和低 γ-谷氨酸转肽酶等;而与肝移植时的年龄、食道静脉曲张、脾肿大、肝内短路等无明显关系,这些资料提示人们正确掌握 Kasai 手术的适应证是必要的。

【术后观察及处理】

(一)一般处理

1. 维持生命体征的平稳;

2. 维持内环境正常包括水电解质、酸碱平衡;

3. 胃肠减压,只要胃肠功能恢复,应及时拔除;

4. 预防感染。

(二)并发症的观察与处理

文献报道术后胆管炎的发生率达 40%～60%,因肝门空肠吻合时不是黏膜对黏膜,术后早期胆管上皮尚未与肠黏膜上皮愈合,一旦发生炎症,使开放的胆小管水肿、瘢痕形成,最后可闭合,胆流中断。反复发作的胆管炎又导致肝纤维化进一步加重,门脉高压,肝功能衰竭。因此防治胆管炎是术后首要任务。但是,术后胆汁引流满意,亦并不意味着已经治愈,有些病例术后黄疸完全消退,但其肝内的纤维化仍未停止,发展结果是肝硬化和门静脉高压,成为影响长期生存的主要问题。

【预后评估】

对预后有影响的因素可能为:(1)手术日龄;(2)术后胆管炎发作频率及程度;(3)胆道梗阻时间的长短;(4)肝脏的病理改变;(5)胆汁内胆红素含量,排出量＞10 mg/d预后好,＜6mg/d预后差;(6)手术的技巧;(7)肝门纤维块内开放的微小胆管数量及直径。

二、先天性胆管囊状扩张

【概述】

先天性胆管囊状扩张(congenital cystic dilatation of bile duct)是先天性胆道疾病,为肝内或肝外胆管囊状扩张,可并发结石、癌变及胆系感染等疾病。Vater于 1723 年首次报道了胆总管囊肿。Caroli 于 1958 年详细描述了肝内胆管的囊状改变。由于多发于胆总管,以往一般总称为胆总管囊肿。后来发现本病可发生于除胆囊外的肝内、外胆管的任何部位。胆总管囊肿等名称已经不能包括此类病的全部,所以称为先天性胆管囊状扩张为宜。此病多发于亚洲地区,而欧美各国罕见。美国统计住院病例与先天胆管囊性扩张症的比例为 13 000∶1,日本 Kimura (1978)报告为 1 000∶1,我国与之类似。可见本病在东亚并不属于罕见病。患者多为女性,男女之比为 1∶(2~6)。发病年龄多为儿童和青年,约 45%~74%发现在 10 岁以前,尚有一部分发生于成年人,甚至达 80 岁的高龄,因而此症的成人型是属于先天性或是后天获得的问题,仍有不同意见。

【诊断步骤】

(一)病史采集要点

根据患者性别、年龄,可分为婴儿型和成年型。婴儿型:多在出生后 6 个月内发病。多见于胆道完全梗阻,难以与胆道闭锁鉴别。此类病儿有时仅有黄疸,缺乏腹痛、腹部包块等典型"三联征"。成年型:多在 5 岁以后发病,以腹痛、黄疸为常见症状,偶可触及包块,常合并胰腺炎。

(二)体格检查要点

①黄疸:可反复出现。常为儿童就诊的主要症状。可在出生后数日即出现,也可延继至数月或数年,因胆管梗阻程度不同而异。

②腹部包块:多位于右上腹部。多见于肝外胆管囊状扩张者。肿块光滑而呈实体感,可左右移动但不能上下推动,可伴有体积的变化。

③疼痛:多位于右上腹,呈持续性钝痛,为胆管炎症或胰腺炎的伴随症状。

(三)辅助检查

1. B超 此方法无创伤,可多次重复检查,为首选。先天性胆道扩张症的特点是胆总管正常结构消失,于胆囊的后下方近端可见圆形或椭圆形,一般为直径 2~11 cm 与胆总管相通的囊性肿块。

2. 肝胆核素动态检查 用^{99m}Tc IDA 显像剂经血液到肝脏后被多角细胞吸收,通过胆汁排出,使肝、胆、肠道显像的特点,可动态显示肝胆系统的形态与功能。

3. 经内镜十二指肠胰胆管造影(ERCP) 可了解胆总管与肝管的管壁和腔内病变,造影可显示胰管、胆管下端及胰胆管合流部的形态情况。

4. CT 扫描 可明确胆总管囊肿的大小、胆总管远端狭窄的情况,以及肝内情况,有助于术式的选择。

5. 磁共振胰胆管造影(MRCP) 利用消化液与胆汁的影像差异,了解肝内外胆管形态,具有无创性、不用任何造影剂的优点。

6. 经皮肝穿刺胆管造影(PTC) 能了解肝内外胆管、肝门部胆管及左右肝管的形态,但其系有创性检查。

7. 术中胆道造影 选择性术中行胆道造影可清晰的了解胆总管远近端及肝内胆管、胰管与胆胰管结合的形态,有助于术中的正确处理。

【诊断对策】

(一)诊断要点

一般根据典型"二联征"及反复发作的胆管炎病史,确诊较易。由于本病可在任何年龄发病,"三联征"俱全者仅占20%~30%,有时仅有 1~2 个症状,故确诊需借助于其他检查:如 B 超、静脉胆道造影、CT、PTC、ERCP,特别是术中胆道造影,更能全面了解肝内、外胆管情况,有助于治疗。

(二)临床分型

目前尚无统一分型。1959 年 Alonso Lej 首先将胆总管囊肿分为 3 型:Ⅰ 型,胆总管囊状扩张;Ⅱ 型:胆总管憩室;Ⅲ 型:胆总管末端囊肿。Arthur 于 1964 年在此基础上,将合并有肝内胆管扩张者列为第Ⅳ型。Flanigan 于 1975 年将肝内胆管有囊性扩张而肝外无扩张者列为第 Ⅴ 型。

Flanigan 分型是在分析 955 例先天性胆管囊状扩张的基础上所提出的,比较简单而适用:Ⅰ 型:胆总管囊状扩张,最常见,占 90% 以上。一般发生在肝管分叉以下和胆总管胰腺段间的胆总管,呈囊形或梭形的扩张。Ⅱ 型:胆总管憩室,多起自胆总管的侧壁。Ⅲ 型:胆总管末端囊肿,接近胆管及胰管的开口,很少见。Ⅳ 型:肝内、外胆管多发囊肿(Caroli 病)或单纯肝外胆管多发囊肿。Ⅴ 型:仅肝内胆管囊状扩张(Caroli 病)。(图 17-1)。

胆总管囊肿是先天胆管囊性扩张症中最常见的一组疾病,包括Ⅰ型、Ⅱ型、Ⅲ型及Ⅳ型里的单纯肝外胆管多发囊肿。

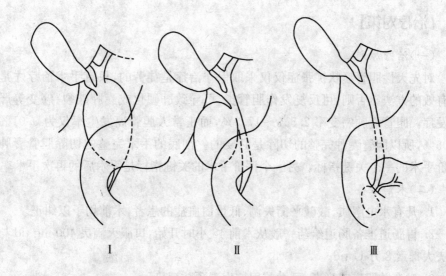

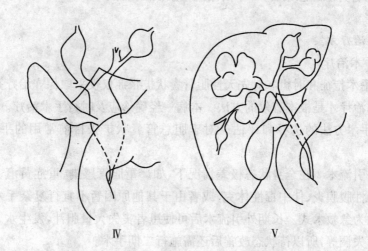

图 17-1　先天胆管囊性扩张症 Flanigan 分型

Ⅰ型胆总管囊状扩张；Ⅱ型：胆总管憩室；Ⅲ型：胆总管末端囊肿；Ⅳ型：肝内、外胆
管囊肿或单纯肝外胆管多发囊肿。Ⅴ型肝内胆管囊状扩张(Caroli 病)

(三)鉴别诊断要点

本病应与传染性肝炎、胆道闭锁、肝包虫囊肿、胰腺囊肿、先天性肝纤维化、
Caroli 病等相鉴别。

【治疗对策】

(一)治疗原则

对先天性胆管囊状扩张症仅仅采取保守治疗是徒劳的,只有手术治疗才是根本有效的方法。否则,可反复发作胆管炎,可导致肝硬化或囊肿破裂、癌变等严重并发症。胆管囊肿癌变率 $2.5\%\sim17.5\%$,而正常人胆管癌发生率仅为 $0.01\%\sim0.05\%$,所以胆管囊肿完整的切除是必要的。彻底的手术完整的切除胆管囊肿是评价手术的一个关键指标。另一个评价手术的关键指标是手术后的再次手术率。

(二)术前准备

1. 凡有水电解质、酸碱平衡失调、低蛋白血症的患者,术前均予以纠正。

2. 胃肠道准备肠道给药一般从术前 48 小时开始,口服灭滴灵 400 mg tid 与口服庆大霉素 8 万 U tid。

3. 对合并胆道感染者,可术前用抗生素预防感染。

(三)治疗方案

1. 手术治疗

(1)手术指征和时机　对先天性胆管囊状扩张症仅仅采取保守治疗是徒劳的,只有手术治疗才是根本有效的方法。本病一经确诊应及时行手术治疗。

(2)手术方法的选择和评估　对于胆总管囊状扩张目前常用的手术有下列几种:

1)外引流术　在全身状态极差情况下,如严重胆管感染、重症黄疸、囊肿破裂并发弥漫性腹膜炎、伴中毒性休克,或者由于其他原因暂不宜行复杂手术时,可酌情以此做为急救术式。长期外引流术后可使患者丧失大量胆汁,发生水、电解质及酸碱平衡失调等,所以待状态改善后还需施行二期手术。

2)内引流术　对于诊断明确症状明显的婴幼儿,体弱病危而不适于行较大手术者可予选用。尤其对于局限于十二指肠后部的胆总管囊肿较为适用。但返流性胆管炎及吻合口狭窄的发生率较高,故应慎重选用。尽管注意到吻合口应位于囊肿最低位、吻合口应足够大、吻合空肠袢应 40 cm 以上等问题,仍然存在着引流不畅,反流又使胆道反复感染,5 年后再手术率达 40%;囊肿癌变仍然存在,术后至发生癌变的时间平均为内引流术后 4 年(1～22 年)。

3)囊肿切除、胆管重建术　是目前应用较多的一类术式。切除囊肿的优点:①手术死亡率明显下降,统计仅 4%;②术后并发症降低,仅为 8%,而内引流术的术后为 34%；③再次手术率降低，仅 1%～4%，而内引流术为 13%～40%；④防止囊肿癌变；⑤减少了胆石形成的因素。对于胆总管憩室，手术可行憩室切除，胆管壁修补。胆总管末端囊肿则可行经十二指肠囊肿部分切除，乳头成形术。

【术后观察及处理】

（一）一般处理

1. 维持生命体征的平稳；

2. 维持内环境正常包括水电解质、酸碱平衡，血糖维持于允许的水平；

3. 胃肠减压，只要胃肠功能恢复，应及时拔除；

4. 预防感染，尤其是膈下及肺部感染。

（二）并发症的观察与处理

囊肿切除胆道重建术为本病的主要手术方式，其手术并发症以胆管炎、胰腺炎、胆石、胰石及癌变为主。

【疗效判断及处理】

彻底的手术完整的切除胆管囊肿是评价手术的一个关键指标。另一个评价手术的关键指标是手术后的再次手术率。

【预后】

Lenriot 报道，经过 8.4 年的随访，92%的Ⅰ型胆总管囊肿患者治疗后无任何症状出现，而 31%的Ⅳ和Ⅴ型的患者由于肝内胆管结石常反复出现胆管炎，故对于这类患者应进行长期的随访，定期复查肝功能、B 超。

附：先天性肝内囊状扩张症（Caroli 病）

本病于 1958 年 Caroli 首先描述。按临床分型，Ⅳ型里的肝内、外胆管囊肿及Ⅴ型肝内胆管囊状扩张均属于 Caroli 病，是先天性胆管囊状扩张中较特殊和较难处理的一组病例。随着现代影像技术的飞速发展，临床病例的发生率呈上升趋势，对其认识也趋全面及客观。

（一）病理及分型

肝内各级胆管均可发生圆形或梭形囊性扩张，直径为 0.5～5 cm 不等，外观串珠状或葡萄状，并与胆道相通。病变可局限于一肝叶或半肝，也可呈弥漫分布。病变可发生于中央，也可分布于肝周围。

囊壁呈慢性炎症改变，可合并胆管结石、肝脓肿和膈下脓肿等。肝实质的病变视胆管炎发作程度及病程长短，年龄越大，反复胆管炎发作，则肝实质硬化、门脉高压多见，而小儿肝实质改变轻微。肝内胆管囊肿癌变发生率高，约 2%～7%，比正常的肝胆管癌发生率高 100 倍，比肝内胆管结石时的癌变率高 10 倍。

先天性肝内囊状扩张症并非一单纯病变，常伴有其他器官先天畸形，如胰腺、肺的纤维化、多囊肾等。

（二）临床表现

本病无典型症状，确诊较难，特别是老年患者，较易误诊。其常见症状为：①发热：表现为胆道急性炎症感染；②恶心呕吐；③可因囊肿出血而出现黑便或呕血；④有上腹疼痛。大部分患者为右上腹部隐痛或胀疼，疼痛程度与炎症程度有关；⑤肝脾肿大、肝大与病程成正比，仅肝表面光滑，边钝，压痛不明显，质地中等；⑥其他：乏力、消瘦、贫血等也为常见症状。Caroli 病患者中有 55% 合并胆总管囊肿。

（三）诊断与鉴别诊断

本病多发于儿童或青少年。女性略多。既往由于对本病认识不足，检查方法不完善，多需在术前 PTC 或术后"T"管造影方能确诊。

凡不明原因之畏寒、发热，呈反复发作胆管炎者，特别是既往有胆道手术史者，而无胆管狭窄或吻合口狭窄者。应考虑本病，可行 B 超、CT、ERCP、MRI 及同位素扫描等检查，均有助于本病确诊。作者经验：X 线检查为本病的首选检查项目。既可明确诊断又有明确分型。X 线特征：肝内小胆管末端多发性扩张，好像很多棒棒糖挂在树枝上。

（四）治疗

治疗较为复杂及困难，效果亦难以令人满意。本病的治疗原则是尽量切除肝内、外囊肿，解除胆道梗阻建立通畅引流。局限于右肝或左肝表面的扩张胆管，可施行患侧肝叶切除术。两侧、多发的肝内、外囊肿，特别是合并门脉高压者，肝移植是行之有效的方法。

第二节　胆道结石病和胆道感染

一、胆囊结石

【概述】

　　胆囊结石在我国为多发病、常见病。1989 年以超声成像为手段对几个地区居民进行普查,共普查 10.26 万人,总的胆石病患病率为 6.62%。考虑到其中以胆囊结石为主。据此推算,我国胆囊结石患者数约为 0.6 亿左右。

　　根据其化学成分,胆囊结石可以分为胆固醇结石、胆色素结石及混合结石。其中胆固醇结石占 90%。胆囊胆固醇结石是代谢性疾病,而非由从细菌感染所造成。大部分的胆囊结石为无症状胆囊结石,少数发作胆绞痛,再进而可并发急性胰腺炎、梗阻性黄疸、急性胆囊炎等。由于结石对胆囊黏膜的慢性刺激,还可能导致胆囊癌的发生,有报告胆囊结石并发胆囊癌的发生率可达 1%~2%。

【诊断步骤】

（一）病史采集要点

　　注意症状出现的时间、持续时间、部位及放射区域及感染、黄疸等并发症。胆囊结石病的症状是指胆绞痛及胆囊结石的并发症(急性胆囊炎、继发胆总管结石及其引起的梗阻性黄疸、急性化脓性胆管炎或急性胰腺炎等)。发作期与间歇期反复交替是胆囊结石患者常见的临床过程。急性症状缓解后,间歇期数周至数年不等。在间歇期,多数患者无症状,少数患者只有轻微症状,即饱胀、嗳气、消化不良或上腹钝痛等非特异性的慢性消化道症状。

（二）体格检查要点

　　1/3 胆囊结石患者有症状,胆绞痛最普遍,存在于 70%~80% 的有症状的胆囊结石病人中。典型的胆绞痛表现为突发性剧痛,多位于剑突下,也有位于右上腹,疼痛为持续性。胆绞痛多发生在夜间,突然发生并逐渐加重成剧痛,持续数小时。疼痛会放射到肩胛间区或右肩,常伴随有恶心、呕吐等。疼痛随后会减轻或消失。超过 3 小时的疼痛往往提示着胆囊炎。胆绞痛间歇期可以是数周、数月或数年。

90%的急性胆囊炎是由胆囊结石引起的,急性胆囊炎造成局部体症(如右上腹压痛)及全身症状,通常急性胆囊炎造成的疼痛会超过3小时,疼痛位于右上腹,咳嗽和喷嚏会加重疼痛,常伴有呕吐及低热。

(三)鉴别诊断要点

有急性发作史的胆囊结石,一般根据临床表现不难做出诊断。但如无急性发作史,诊断则主要依靠辅助检查。B超检查能正确诊断胆囊结石,显示胆囊内光团及其后方的声影,诊断正确率可达95%。个别情况可辅以口服胆囊造影或CT一般都能下结论。

【诊断对策】

(一)诊断要点

对胆囊结石的诊断有两个层次的要求:一是有无胆囊结石,二是患者的症状与胆囊结石的关系。有急性发作史的胆囊结石,一般根据临床表现不难做出诊断。但如无急性发作史,诊断则主要依靠辅助检查。判断症状与胆囊结石的关系有时较困难。

(二)临床分型

患者从未出现过症状(胆绞痛和胆囊结石的并发症)的胆囊结石病,称为无症状性胆囊结石病。应注意与处于急性发作间隙期的症状性胆囊结石病鉴别。当患者处于间隙期时,没有任何症状,但此时不能称之为无症状性胆囊结石病。

(三)鉴别诊断要点

当急性梗阻并发症发作时,要与各种急腹症相鉴别,结合辅助检查一般不难。

【治疗对策】

(一)治疗原则

由于大部分无症状性胆囊结石病不致给患者造成危害,此时择期切除胆囊风险不大;如果发生胆绞痛在发现结石后的近期,此时再行择期手术,其风险并不比一发现结石就作预防性胆囊切除的风险大。因此对于无症状性胆囊结石一律行胆囊切除是没有必要的,可以定期进行超声检查随访。

(二)术前准备

1. 凡有水电解质、酸碱平衡失调、低蛋白血症的患者,术前均以纠正。

2. 对合并胆道感染者,可术前用抗生素预防感染。

(三)治疗方案

1. 非手术治疗 对于无症状性胆囊结石一律行胆囊切除是没有必要的,可以定期进行超声检查随访。

1)溶石治疗 形成胆囊结石与胆汁理化成分的改变,胆汁酸池的缩小和胆固醇浓度的升高有关。1972 年 Danjinger 首先应用鹅去氧胆酸成功地使 4 例胆囊胆固醇结石溶解消失。但此药对肝脏有一定的毒性反应,如谷丙转氨酶有升高等,并可刺激结肠引起腹泻。目前溶石治疗的药物主要是其衍生物熊去氧胆酸。治疗适应证:①胆囊结石直径在 2 cm 以下;②胆囊结石为含钙少的 X 线能透过的结石;③胆囊管通畅,即口服胆囊造影片上能显示有功能的胆囊;④患者的肝脏功能正常;⑤无明显的慢性腹泻史。治疗剂量为每日 15 mg/kg,疗程为 6~24 个月。溶解结石的有效率一般为 30%~70%。治疗期间每半年作 B 超或口服胆囊造影 1 次,以了解结石的溶解情况。1985 年更有人报告应用经皮肝穿刺胆囊插管注入辛酸甘油单脂或甲基叔丁醚,直接在胆囊内溶石,取得一定的疗效。

2)体外震波碎石 1984 年 Lauterbach 首先采用体外冲击波治疗胆石症(extracorporeal shock wave-lithotripsy,简称 ESWL)。常用的震波碎石机为 EDAP LT-01 型,该机由镶嵌在一个抛物面圆盘上的 320 枚压电晶体,同步发出震波,形成宽 4 mm、长 75 mm 的聚集区,声压为 9×10^7 PZ。一般采用 1.25~2.5 次/秒的冲击频率,100% 的治疗功率,历时 60~75 分钟,胆囊内结石便可粉碎。此外,还采用 B 型超声实时成像,对结石定位,并监控碎石的过程。用震波碎石方法治疗胆囊结石的主要适应证为胆囊内胆固醇结石,口服胆囊造影显示为阴性结石,结石直径在 12~15 mm 者不超过 3 枚,直径在 15~20 mm 者仅 1 枚,并要求有一个正常的胆囊收缩功能。为提高结石粉碎后的消失率,在震波前后服用熊去氧胆酸(UDCA)8 mg/(kg·d),以达到碎石和溶石的协同作用。结石消失后为巩固疗效,可继续服用半年。但是研究显示保留胆囊的治疗方法原则上没有推广价值。上海胆石病协作组 6 年的研究结果表明:口服药物熊去氧胆酸溶石 9 个月,结石消失率仅 3.9%;试验研究表明:灌注药物甲基叔丁醚、复方甲基丁醚乳剂溶石后,对胆囊黏膜和肺的损伤较重,且操作费时,难以推广;经皮胆镜取石需硬膜外麻醉,且复发率高;体外冲击波碎石结合药物溶石是非侵入法,安全有一定疗效的方法,但患者需严格挑选,疗程较长、复发率高的弊端。采用以上 4 种保守疗法,对结石已消失的 792 例患者进行随访,结石复发率 5 年为 39.3%。

2. 手术治疗

1)手术指征及时机

若出现下列情况者,均应尽早切除胆囊:①口服胆囊造影胆囊不显影或胆囊无功能,无功能胆囊结石发生严重胆道并发症者较有功能胆囊结石高 2 倍;②腹部平片显示胆囊壁有钙化现象；③直径超过 2～3 cm 的胆囊结石，因为约 72％可并发急性胆囊炎，且结石直径大于 3 cm 者发生胆囊癌的机会要比小于 3 cm 者大 10 倍；④有胰腺炎病史者；⑤合并糖尿病患者在糖尿病已控制时；⑥老年人和/或有心肺功能障碍者，这类患者如发生胆道并发症而被迫急症手术时，其危险将远远超过择期手术。

2)手术方法选择与评估　做胆囊切除术，治疗效果良好。由于有同时存在继发性胆管结石的可能，因此有下列指征时应在术中探查胆总管。绝对探查指征：①胆总管内扪及结石。②手术时有胆管炎和黄疸表现。③术中胆管造影显示有胆管结石；胆总管扩张，直径超过 12 mm，但有少见患者胆管有扩张而无结石存在。此点在胆总管探查时的阳性率仅 35％左右。此外，还有一些相对探查指征：①过去有黄疸病史。②胆囊内为小结石。③胆囊呈慢性萎缩性改变。④有慢性复发性胰腺炎病史。

【术后观察及处理】

(一)一般处理

1. 维持生命体征的平稳。

2. 维持内环境正常包括水电解质、酸碱平衡，血糖维持于允许的水平。

3. 预防感染，尤其是膈下及肺部感染。

(二)并发症的观察与处理

开腹胆囊切除术(OC)至今仍然用于临床，主要适用于一些有症状的胆囊结石及继发性病症，腹腔镜胆囊切除术(LC)以其微创性、住院时间短等优点，发展很快，但不能完全替代经典的 OC。胆囊切除术后，尤其是 LC 特别需观察有无并发医源性胆道损伤情况等。

【预后评估】

胆囊结石的自然过程与确诊时患者的症状类型有密切关系。无症状或只有轻微症状或非特异性症状的胆囊结石患者，有 50％～80％可望在今后 20 年内一直不会有胆绞痛或并发症等症状发作。已有过胆绞痛或并发症发作的患者，90％以上乃至全部迟早将会有症状复发。体重超重者复发机会更大。胆囊结石合并胆囊癌的可能性在 2％以下。将近 20％的胆囊结石患者，服用或不服用溶石药物，其结石的体积也可能自行缩小。不到 2％的少数病例，其结石甚至可自行消失。

二、急性胆囊炎

【概述】

急性胆囊炎分为结石性和非结石性。急性结石性胆囊炎是胆囊结石常见的并发症,由于胆囊结石嵌顿在胆囊管胆囊颈,造成胆囊内胆汁滞留而引起的急性炎症。急性非结石性胆囊炎,胆囊管常无阻塞。多数患者的病因不清楚。

【诊断步骤】

(一)病史采集要点

注意症状出现的时间、持续时间、部位及放射区域及感染、黄疸、穿孔等并发症。

(二)体格检查要点

1. 上腹痛 急性胆囊炎患者的疼痛与胆绞痛相似:中上腹和右上腹的持续钝痛或钻顶样疼痛,并可有右肩胛下区或背部的放射痛。患者不停变换体位来缓解疼痛。但急性胆囊炎患者的疼痛持续时间长,常大于 5 小时,可至数天。实验显示,当用气囊使胆囊壁或胆总管扩张时,就可出现中上腹疼痛,而右上腹疼痛仅出现在当扩张的胆囊接触到腹膜时出现。而恶心呕吐等症状仅出现在胆总管扩张时。结石性胆囊炎常在夜间急性发作,在平卧或侧卧位时,漂浮在胆汁中的结石可以突然堵塞胆囊颈而造成阵发性胆囊强烈收缩。若病变进一步加剧,炎症波及到胆囊的浆膜层或影响到壁层腹膜时,除了阵发性绞痛外,患者还可有持续性右上腹部剧痛。疼痛可放射到右肩部或右肩胛下区。

2. 寒战高热 急性胆囊炎患者由于细菌和毒素的吸收,发展到一定程度可出现全身性感染,患者体温可高达 40 ℃,并伴寒战。在感染得到控制,随着疼痛的缓解,寒战和高热也逐渐消失。

3. 黄疸 10%~15%患者可有轻度黄疸,黄疸一般不深。出现黄疸的原因是因为肿大的胆囊压迫邻近的胆总管。也可能是胆囊急性感染波及肝胆系统所造成的。在感染控制和炎症消退后,黄疸自行消退。如果黄疸起因于胆囊颈部结石压迫肝总管,临床上称之为 Mirizzi 综合征。

除上述症状外,急性胆囊炎在发病早期可有上腹部区域性压痛,叩击右上腹部时疼痛加剧。病变加重,由于胆囊周围有炎性渗出而波及腹膜时,有上腹的压痛范围加大,压痛明显,并可出现反跳痛和肌紧张。右上腹部的按压可使患者的深吸气停止,临床上称之为 Murphy 征阳性。胆囊内有积液或已形成脓肿时,肝下缘可触及边缘不清的压痛性肿块。

(三)辅助检查要点

1. B超检查 是最常见的诊断方法,B超能鉴别胆总管及胰腺有无病变,对胆囊穿孔、积脓、脓肿做出诊断方便,在临床上广泛应用。B超对急性胆囊炎的敏感性为 90%～95%,特异性为 78%～80%。在超声上胆囊结石表现为强回声光团并伴有声影,可显现小的结石或沙砾状结石。B超检查还能显示胆囊壁增厚,厚度常超过 3 mm,这应与低蛋白血症、腹水、充血性心衰以及肿瘤鉴别。胆囊体积较大时由于内含液体较多能清楚地看到胆囊轮廓,并可在液性暗区中找到单个或多个带声影的强回声团,这比没有介质对比的萎缩性胆囊的诊断率明显增高。胆囊炎发展为胆囊脓肿的先兆是在超声图像上围绕胆囊出现低回声带或透声环。局部如已发展为脓肿,则在胆囊区可见多个分层及模糊的边缘。胆囊炎在急性发作期出现肠气的干扰常影响胆囊炎及胆石症的正确诊断。

2. 胆道核素扫描 在急性胆囊炎中敏感性为 94%,特异性为 65%～85%。胆囊管是否受阻及胆道是否畅通对诊断急性胆囊炎很重要。胆囊造影或胆管造影用于诊断胆囊炎很难奏效,因为这类检查需要较长的时间,患者难以接受,而且诊断的结论也常不确切。胆道核素扫描是一项较新的检查方法,能准确地判定梗阻部位。注射同位素 ^{99m}Tc 标记的静脉显影剂后,30 分钟正常胆囊显影,若胆囊管阻塞,1 小时胆囊也未显像,这时使用吗啡可减少假阴性。

【诊断对策】

(一)诊断要点

典型的急性胆囊炎可从临床表现中获得诊断,B超是诊断急性胆囊炎的好方法。在诊断有疑问时,可应用同位素 ^{99m}Tc IDA 做胆系扫描和照相,在造影片上常显示胆管,胆囊因胆囊管阻塞而不显示,从而确定急性胆囊炎的诊断。此法正确率可达 95% 以上。腹部平片、CT、ERCP 可以起辅助诊断的作用。

急性非结石性胆囊炎的诊断比较困难。诊断的关键在于创伤或腹部手术后出现上述急性胆囊炎的临床表现时,要想到该病的可能性。B型超声及 CT 对早期诊断均有帮助。而同位素 ^{99m}Tc HIDA 胆系扫描-吗啡试验的诊断准确率达 96%。即在单纯 ^{99m}Tc HIDA 扫描的基础上再注射吗啡(0.05～0.1 mg/kg)后使 Oddis 括约肌收缩,胆总管内压力增高 10 倍。能明显提高胆囊的显示率。

(二)临床类型

1. **急性结石性胆囊炎**　急性结石性胆囊炎是胆囊结石常见的并发症,由于胆囊结石嵌顿在胆囊管胆囊颈,造成胆囊内胆汁滞留而引起的急性炎症,细菌感染是炎症的结果,而不是原因。75%的胆汁的细菌培养结果是阳性。常见的有大肠杆菌、克雷伯杆菌菌和粪链球菌。本病中年女性最为多见,女性与男性的比例约为(1.2～2)∶1。急性结石性胆囊炎是由于结石阻塞胆囊管,造成胆囊内胆汁滞留,高浓度胆盐损害胆囊黏膜而引起急性炎症,并可进一步继发细菌感染。胆囊随着疾病的进展表现四种不同的病理改变:急性单纯性胆囊炎、急性化脓性胆囊炎、坏疽性胆囊炎及胆囊穿孔。胆囊穿孔部位多发生于胆囊底部或结石嵌顿的胆囊壶腹部或者颈部。胆囊穿孔之后,胆囊内容溢入腹腔,30%的病例形成弥漫性腹膜炎,50%被网膜和周围组织包裹,渗液局限于胆囊周围,20%与邻近胃肠道相通,形成胆囊肠道瘘。

2. **急性非结石性胆囊炎**　急性非结石性胆囊炎的胆囊管常无阻塞。多数患者的病因不清楚。常发生在创伤或与胆系无关的一些腹部手术后,有时也可发生在一些非溶血性贫血的儿童,一般认为手术及创伤后的脱水、禁食、麻醉止痛剂的应用,以及严重的应激反应所致的神经内分泌等因素的影响,导致胆囊收缩功能降低、胆汁滞留和胆囊黏膜抵抗力下降,在此基础上继发细菌感染,最后造成胆囊的急性炎症。也有认为部分病例是胆囊的营养血管发生急性栓塞所引起。此类急性非结石性胆囊炎的病理演变与结石性胆囊炎相似,但病程发展迅速,一般在 24 小时内即发展成坏疽性胆囊炎,并表现为整个胆囊的坏疽。

(三)鉴别诊断要点

一般急性胆囊炎的诊断并不困难,但应与肝脓肿、十二指肠溃疡、结肠肝曲及右上腹部的病变相鉴别。个别位于右膈下阑尾炎的症状常与胆囊炎相混淆,在诊断时应想到此可能。

【治疗对策】

(一)治疗原则

对症状较轻微的急性单纯性胆囊炎,可考虑先用非手术疗法控制炎症,待进一步查明病情后进行择期手术。对较重的急性化脓性或坏疽性胆囊炎或胆囊穿孔,应及时进行手术治疗,但必须做好术前准备。对于急性非结石性胆囊炎患者,由于病情发展较快,一般不采用非手术疗法,宜在做好术前准备后及时进行手术治疗。

(二)术前准备

1. 凡有水电解质、酸碱平衡失调、低蛋白血症的患者,术前均予以纠正。

2. 对合并胆道感染者,可术前用抗生素预防感染。

（三）治疗方案

1. 非手术治疗　非手术疗法对大多数(约80%～85%)早期急性胆囊炎的患者有效。此法包括解痉镇痛,抗生素的应用,纠正水电解质和酸碱平衡失调,以及全身的支持疗法。在非手术疗法治疗期间,必须密切观察病情变化,如症状和体征有发展,应及时改为手术治疗。特别是老年人和糖尿病患者,病情变化较快,更应注意。据统计约1/4的急性胆囊炎患者将发展成胆囊坏疽或穿孔。关于急性胆囊炎应用抗生素的问题,由于胆囊管已阻塞,抗生素不能随胆汁进入胆囊,对胆囊内的感染不能起到预期的控制作用,胆囊炎症及并发症的发生与否,并不受抗生素应用的影响。但是抗生素的应用可在血中达到一定的药物治疗浓度,可减少胆囊炎所造成的全身性感染,以及能有效地减少手术后感染性并发症的发生。对发热和白细胞计数较高者,特别是对一些老年人或伴有糖尿病和长期应用免疫抑制剂等有高度感染易感性的患者,全身抗生素的应用仍非常必要。

2. 手术治疗

1)手术指征及时机　目前对于手术时机的选择还存在着争论,一般认为应采用早期手术。早期手术不等于急诊手术,而是患者在入院后经过一段时期的非手术治疗和术前准备,并同时应用B超和同位素检查进一步确定诊断后,在发病时间不超过72小时的前提下进行手术。早期手术并不增加手术的死亡率和并发症率。对非手术治疗有效的患者可采用延期手术,一般在6周之后进行。

2)手术方法选择及评估　手术方法有两种,一种为胆囊切除术,在急性期胆囊周围组织水肿,解剖关系常不清楚,操作必须细心,此免误伤胆管和邻近重要组织。有条件时,应用术中胆管造影以发现胆管结石和可能存在的胆管畸形。另一种手术为胆囊造口术,主要应用于一些老年患者,一般情况较差或伴有严重的心肺疾病,估计不能耐受胆囊切除手术者,有时在急性期胆囊周围解剖不清而致手术操作困难者,也可先做胆囊造口术。胆囊造口手术可在局麻下进行,其目的是采用简单的方法引流胆囊炎症,使患者渡过危险期,待其情况稳定后,一般于胆囊造口术后3个月,再做胆囊切除以根治病灶。对胆囊炎并发急性胆管炎者,除做胆囊切除术外,还须同时做胆总管切开探查和T管引流。

随着老年人群中胆石症的发病率增加,老年胆囊炎患者数也不断增多,老年人的胆囊炎在其发病中有其特殊性:①临床表现比较模糊,一般化验检查结果常不能确切地反应病变的严重程度,容易发生坏疽和穿孔,常伴有心血管、肺、肝和肾等内脏的疾病;②全身抗病能力与免疫功能低下,对手术耐受性差,手术后并发症与死亡率均较一般人高，特别急诊手术后的死亡率更高，有时可达6％～7％，故对老年胆囊炎患者的治疗，应首先考虑非手术治疗，如需手术争取感染控制后再做择期性胆囊切除术。但在另一方面，如手术指征明确，仍应积极早期手术，手术内容从简，如胆囊造口术等，以暂时缓解急性情况。

【术后观察及处理】

（一）一般处理

1. 维持生命体征的平稳；

2. 维持内环境正常包括水电解质、酸碱平衡，血糖维持于允许的水平；

3. 预防感染，尤其是膈下及肺部感染。

（二）术后并发症的观察与处理

胆囊切除术技术成熟，但其术后尤其是LC特别需观察有无并发医源性胆道损伤情况等。

【预后评估】

手术治疗预后尚佳，约80％的患者可获痊愈，其预后取决于下列因素：年龄的大小、病期的早晚、并发症的有无、术前准备是否充分。

三、慢性胆囊炎

【概述】

慢性胆囊炎是一种多发病，95％慢性胆囊炎伴随胆囊结石。慢性胆囊炎与急性胆囊炎是同一疾病的不同阶段表现，临床上常反复急性发作。绝大多数慢性胆囊炎患者均伴发胆囊结石，除了胆囊结石对胆囊壁形成压迫外，胆囊结石反复并发的急性胆囊炎最终导致了慢性胆囊炎。另外一些代谢紊乱及增生性病变如胆囊内胆固醇、腺肌增生症、胆固醇沉积症等也可导致慢性胆囊炎。胆囊的黏膜及肌层常明显增厚，有时也可因黏膜上皮的萎缩而形成溃疡。大部分慢性胆囊炎在镜下可见胆囊壁各层有明显的结缔组织增生，数量不等的慢性炎症细胞浸润，或血管的减少和变形。病变的胆囊可因纤维性增生而萎缩变小。有的慢性胆囊炎由于结石和感染等刺激，胆囊颈部或胆囊管黏膜遭破坏被结缔组织所替代而出现的胆管完全堵塞，胆流完全停止后，胆囊成了一个与胆管完全隔绝的囊状物，内含白胆汁，称为胆囊积水。

【诊断步骤】

(一)病史采集要点

注意症状出现的时间、持续时间、部位及放射区域及黄疸、内瘘等并发症。

(二)体格检查要点

慢性胆囊炎的临床表现常因是否急性发作,是否出现并发症而不同。慢性胆囊炎在非发作期的症状很不典型。主要表现是胃肠功能紊乱,如上腹部不适、食后上腹部饱胀、压迫感及打嗝、嗳气,有些患者进食油脂较多食物如鸡蛋、肥肉等容易引起以上症状加剧。患者还有右上腹或上中腹部隐痛,或向右肩背部放射。慢性胆囊炎急性发作期的临床表现同急性胆囊炎。其原因多为胆囊结石所致的胆囊颈梗阻。

慢性胆囊炎因结石压迫或感染波及周围器官时可出现并发症。所受影响的器官不同,出现的临床表现也不尽相同。

Mirizzi 综合征:嵌顿在胆囊管的结石所造成的水肿和压迫导致了肝总管的狭窄,从而引起黄疸,这时胆总管内并没有结石。

胆囊胆管瘘:是较少见的并发症,是炎症破坏胆囊壁及肝胆管壁造成的胆囊与肝总管间的内瘘。

胆囊十二指肠(或结肠)瘘:反复的胆囊炎症造成胆囊与邻近的十二指肠(或结肠)发生粘连,在粘连处穿透胆囊壁和十二指肠(或结肠)壁后形成胆囊十二指肠(或结肠)瘘。

(三)辅助检查要点

1. X 线检查 胆囊结石 X 线发现率很低,因为胆囊结石含钙量少,结石显示率仅 20%左右。

2. 口服胆囊造影 对胆囊疾病诊断的可靠性达 95%。它既能显示胆囊,又可了解其功能和有无结石存在。慢性胆囊炎患者由于黏膜长期有炎症存在而影响胆囊的浓缩功能,胆囊管有瘢痕狭窄或水肿时,胆囊显影很淡或不显影。胆囊造影能清楚显示胆囊内的结石负影。显影的胆囊在服用脂肪餐时可看到胆囊收缩功能较差。如常规胆囊造影法造影不满意时应行双倍剂量胆囊造影,如仍未显影则常提示有胆囊萎缩或胆囊管梗阻。

3. B超 B超诊断慢性胆囊炎的效果较好,能显示胆囊结构,显示胆囊萎缩、缺如、积水声像囊壁增厚明显(可达 5~7 mm)。伴发胆囊结石时在胆囊内可发现伴有声影的光团。服用脂肪餐后可以了解胆囊的收缩功能。伴发其他增生样变、息肉、肿瘤等疾病时,B超可根据胆囊内病变的回声性质、大小及数量以及病变附着处的黏膜病变等分辨出病变的性质。

【诊断对策】

(一)诊断要点

慢性胆囊炎患者的症状常不典型,多表现为上腹部不适和消化不良。临床诊断主要借助于B型超声、口服胆囊造影、腹部平片等特殊检查。另外上消化道钡餐和纤维胃镜检查有助于鉴别有无消化性溃疡、慢性胃炎,能间接的帮助本病的诊断。

(二)鉴别诊断要点

慢性胆囊炎易误诊为溃疡病或消化功能不良。当疼痛伴发心悸等症状也会被误认为心脏疾病。当伴发溃疡病穿孔、高位阑尾炎、肠梗阻、肾或输尿管结石及下肺炎症等,可能轻率地诊断为慢性胆囊炎急性发作而延误病情。

【治疗对策】

(一)治疗原则

有症状的慢性结石性胆囊炎只有胆囊切除术才是惟一有效的根治办法。慢性无结石性胆囊炎主要表现为消化道症状,腹痛不明显时,抗酸利胆及抗炎治疗对控制症状有一定的帮助。这类患者切除胆囊后常仍有消化道症状存在,治疗效果欠佳,手术治疗应慎重。非结石性慢性胆囊炎若无明显临床症状或症状较轻者,一般不做手术治疗。

(二)术前准备

1. 凡有水电解质、酸碱平衡失调、低蛋白血症的患者,术前均予以纠正;

2. 对合并胆道感染者,可术前用抗生素预防感染。

(三)治疗方案

1. 非手术治疗 有症状的慢性结石性胆囊炎经低脂饮食及解痉止痛、消炎利胆等中西药治疗后,有可能使症状缓解。慢性无结石性胆囊炎主要表现为消化道症状,腹痛不明显时,抗酸利胆及抗炎治疗对控制症状有一定的帮助。

2. 手术治疗

1)手术指征及时机。

2)有症状的慢性结石性胆囊炎的非手术治疗并不能防止胆绞痛和并发症的发生,更不能从根本上治愈本病,只有胆囊切除术才是惟一有效的根治办法。非结石性慢性胆囊炎若无明显临床症状或症状较轻者,一般不做手术治疗。

3)手术方法评估及选择　开腹胆囊切除术(OC)至今仍然用于临床,主要适用于一些有症状的胆囊炎及继发性病症,腹腔镜胆囊切除术(LC)以其微创性、住院时间短等优点,发展很快,但不能完全替代经典的 OC。

【术后观察及处理】

(一)一般处理

1. 维持生命体征的平稳;

2. 维持内环境正常;

3. 预防感染,尤其是膈下及肺部感染。

(二)并发症的观察与处理

胆囊切除术技术成熟,但其术后尤其是 LC 特别需观察有无并发医源性胆道损伤情况等。

四、肝内胆管结石

【概述】

肝内胆管结石(intrahepatic lithiasis),指原发于肝内胆管系统的以胆红素钙为主的色素性结石,位于左右肝管接合部以上的胆管内。肝胆管结石多见于亚洲,包括中国、日本、中国香港及台湾地区、朝鲜、菲律宾、马来西亚、印度尼西亚等。西方国家肝胆管结石比较少见。1983—1985 年中华外科学会对全国 1 1342 份胆石病调查分析表明,肝胆管结石平均占胆石症的 16.1%。在北京、上海、华北等地,胆囊结石在胆石症中所占比例较高;而在华南、西南等地胆管结石仍占很大比例。这可能与生活、卫生条件以及当地经济发展水平有关。目前认为:胆道感染、胆道梗阻、胆汁里的黏蛋白、酸性黏多糖、免疫球蛋白等共同参与了肝胆管结石的形成。

【诊断步骤】

(一)病史采集要点

注意症状出现的时间、持续时间、部位、放射区域及感染、黄疸、梗阻等并发症表现,以及急性发作期和间隙期反复交替的特点。

(二)体格检查要点

肝胆管结石可以继发于如胆管狭窄、胆肠吻合术后、先天性胆管囊性扩张症等胆道疾病。从早期的局限于肝段内的结石,至后期的遍及肝内、外胆管系统,甚至并发胆汁性肝硬化、肝萎缩、肝脓肿等,故肝内胆管结石的临床表现可以多方面的,也是十分复杂多变的。胆道感染所引起的临床症状常是突出的表现。患者突发上腹痛及右上腹阵发绞痛、寒战、高热,巩膜皮肤黄染,以及全身感染的毒血症症状和上腹部腹膜刺激征。

（三）辅助检查

1. 实验室检查 肝胆管结石合并细菌感染出现急性胆管炎时,实验室检查血白细胞升高;肝功能检查呈明显的损害,主要是血清转氨酶升高,血清胆红素和黄疸指数升高,凡登白反应呈直接阳性反应。

2. B超 简便、易行、无创。对肝内胆管结石的诊断阳性率为 70% 左右。影像特点是沿肝胆管分布的斑点状或条索状、圆形或不规则的强回声,多数伴有声影,其远端胆管多有不同程度的扩张。不足之处是难以准确了解结石在胆管内的具体位置、数量和胆管系统的变异和病理状况,并易与肝内钙化灶混淆,难以满足外科治疗的要求。

3. CT 检查的敏感性和准确率平均 80% 左右,略高于超声波检查。一般结石密度高于肝组织,对于一些含钙少、散在、不成形的泥沙样胆色素结石可成低密度。在扩张了的胆管内的结石容易被发现,不伴胆管扩张的小结石不易与钙化灶区别。对于伴有肝内胆管明显扩张、肝脏局部增大、缩小、萎缩或并发脓肿甚至癌变者,CT 检查有很高的诊断价值。但不能准确了解肝胆管的变异和结石在肝胆管内的准确位置和分布。

4. ERCP 可了解肝内胆管存在的狭窄、梗阻。但完全梗阻者,梗阻以上胆管不能显示,应结合 PTC 检查。PTC 成功后肝胆管的影像清晰,对肝胆管的狭窄、扩张、结石的诊断准确率达 95% 以上,伴有肝胆管扩张者穿刺成功率 90% 以上、但无胆管扩张者成功率较低,约 70% 左右,此检查有创。平均有 4% 左右较严重的并发症及 0.13% 的手术死亡率。不适于有凝血机制障碍、肝硬化和腹水的病例。ERCP 的成功率在 86%～98% 之间,并发症约 6%,但一般比 PTC 的并发症轻,手术死亡率约 8/10 万。相比之下,ERCP 比 PTC 安全。但若肝门或肝外胆管狭窄者,肝内胆管显影不良或不显影。因此 ERCP 还不能完全代替 PTC。

5. 磁共振胆系成像(MRCP) 可以清楚显示肝胆管系统的影像,无创。用于胆管肿瘤等梗阻性黄疸的影像诊断很有价值。但对于胆固醇和钙质含量少的结石,仅表现为低或无 MR 信号的圆形或不规则形阴影和梗阻以远的胆管扩张。对肝胆管结石的诊断不如 PTC 和 ERCP 清晰。

6. 术中胆道造影 可清楚地显示肝内胆管结构,对于胆管狭窄、梗阻、扩张或解剖结构是否有变异都能显示。对胆道探查、术式选择、估计手术难度有重要的指导意义,对于术前未进行 PTC 或 ERCP 检查来说,是一种必要的步骤。

【诊断对策】

(一)诊断要点

肝内胆管结石诊断需要满意回答胆道结石和狭窄的部位、程度、范围、数目,各病灶部位肝叶、肝段受累的情况和程度。具有诊断参考价值的影像特征是:①阻塞以上的胆管扩张;②某半肝、一肝叶、肝段胆管不显影;③胆管中可见到结石负影;④胆树各主要分支的接合状态;⑤某一支或几支胆管开口的狭窄;⑥X 线造影正位片上左、右肝管汇合部(第一肝门)与脊柱中线的距离及其偏移情况。

(二)临床类型

早期肝胆管结石无明显的胆道感染症状,此时无症状或症状较轻。以后随着疾病发展若并发感染和梗阻,则由胆管梗阻的部位不同而临床表现不同,可表现三种类型:

1. 急性化脓性胆管炎型 患者突发上腹痛及右上腹阵发绞痛、寒战、高热,巩膜皮肤黄染,以及全身感染的毒血症症状和上腹部腹膜刺激征。这种情况可能表现于原发性胆总管结石梗阻,也可表现于肝内外胆管的复合性梗阻。

2. 急性化脓性肝胆管炎型 主要见于单纯的一侧肝胆管结石或(和)狭窄梗阻的病例。常不表现明显和突出的上腹绞痛,往往主诉病变部位肝区的胀痛和相对的后腰背痛。由于某侧半肝、肝叶、肝段胆管的阻塞及感染,患者可发生严重的毒血症、败血症等全身感染症状,而不出现明显的梗阻性黄疸;有时出现的黄疸,也往往在病程的晚期,因严重肝实质害所致的轻度的黄疸。若不注意判断,甚易漏诊、误诊。

3. 慢性梗阻性黄疸型 见于肝门部胆管结石嵌顿和肝门部胆管狭窄合并肝内胆管结石或双侧肝胆管结石的病例。有些完全性胆管梗阻者,并不表现胆管炎的急性发作,为持续加重的黄疸。有的也有不规则发热,但不表现典型的上腹痛。发热时黄疸加重,退热后稍可减轻,但不能退净。此种患者不易与胆道肿瘤相鉴别,病程长者极易导致胆汁性肝硬化。

(三)鉴别诊断要点

急性发作间隙期就诊的患者,肝内梗阻型急性化脓性胆管炎的历史直接提示可能有肝内胆管结石的存在,需要与其他原因(如胆道蛔虫)引起的化脓性胆管炎做鉴别。确定诊断需要借助于各种影像学检查。急性发作期就诊的患者,根据其临床表现不难做出急性化脓性胆管炎的诊断并考虑到胆管结石存在的可能。

【治疗对策】

(一)治疗原则

根据临床病理学的研究,肝胆管结石呈肝内局限节段性分布,高位肝胆管狭窄是影响肝胆管结石外科疗效的重要原因。临床病因学研究表明,胆道感染、胆道梗阻、胆汁淤滞是肝内胆管结石形成的基本环节。基于这些研究结果,黄志强提出肝胆管结石外科治疗的基本原则:解除梗阻、去除病灶、通畅引流。去除病灶是手术治疗的核心,前后二者则是针对并发症的治疗,三者相辅相成,构成胆道外科复杂多变术式的总体指导思想。手术方式可以归为三种类型:肝叶(段)切除术、各型胆肠手术、胆管探查取石引流术。

(二)术前准备

1. 凡有水电解质、酸碱平衡失调、低蛋白血症的患者,术前均予以纠正。

2. 胃肠道准备　肠道给药一般从术前48小时开始,口服灭滴灵400 mg tid 与口服庆大霉素 8 万 U tid。另外术前晚灌肠一次。如怀疑手术涉及结肠,术前应做清洁灌肠。

3. 对合并胆道感染者,可术前用抗生素预防感染。

(三)治疗方案

1. 非手术治疗

中药排石:肝外胆管结石患者口服中药"排石汤"确有排石作用,因此也有人将其用于肝内胆管结石治疗,但其主要是舒张 Oddi 括约肌,无非是肝内胆管的狭窄环,因此对于肝内胆管结石仍是以手术治疗为宜。

2. 手术治疗

1)手术指征及时机

肝内结石诊断明确,且有症状者皆是手术适应证。

2)手术方法评估及选择

用于肝内胆管结石的手术方法可归纳为三大类:肝部分切除术、肝胆管狭窄切开整形术、胆管切开探查取石引流术。

①肝部分切除术:肝胆管结石是具有严格的肝内节段性病变,在病变范围内,肝组织呈现纤维化、萎缩和功能丧失的病理学改变,肝叶(段)切除术是肝胆管结石治疗原则中去除病灶的基本手段。在第八届全国胆道外科学术会议上(1999)关于胆管结石的处理趋向达成共识:对于局限于一叶或一段的结石,应施行肝叶或肝段

切除治疗,远期优良率 90.4%。肝切除要求以肝段为单位作严格的规则切除,完整切除病变胆管及其引流的肝脏区域是手术成功的关键。但是,它的适用范围有限。调查结果表明,20 世纪 80 年代我国 71 所医院为 4197 例肝内胆管结石患者施行的手术中,只有 17.3%(728 例)使用了肝叶或肝段切除术。90 年代,重庆西南医院报道自 1983—1994 年 10 年中 749 例肝胆管结石,49.8%患者采用了肝叶或肝段切除术。其他一些肝胆外科治疗中心都有类似报道,不过,主要切除的是分布在左肝的病灶,而右肝病灶的切除率为 27%~38%,左右两肝都有结石的病灶切除率只有 0~3%。因此,还有一半以上的肝内胆管结石患者需要寻求其他有效的治疗方法。

②肝胆管狭窄切开整形术:在 20 世纪五六十年代,我国治疗肝内胆管结石普通采用胆总管肠吻合术,包括胆总管、十二指肠吻合术和胆总管、空肠 Roux-Y 术,当时一般都很少处理肝内胆管狭窄,结石能取多少是多少,认为胆总管肠吻合术为术后降入胆总管的肝内结石准备了通道,因此又称胆总管肠吻合术为内引流术,临床实践证明这种方法是错误的。故现今治疗的注意力转向如何处理肝内胆管狭窄和结石,目前应用最广的方法是肝门部胆管广泛切开、整形、大口径肝肠吻合术。

③胆管切开探查取石引流术:较为简便,保留了 Oddi 括约肌功能,适用于无肝胆管狭窄,结石位于肝门部胆管的病例。也用于急症手术。在术中、术后胆道镜取石的配合下,大大减低了残石率和胆管炎复发率,在有经验的大单位,已可把结石的残留率降低至 2%~5%以下。因此,开腹手术时应为胆道镜预留入路。胆道引流管的瘘道为时短暂。皮下通道型肝门胆管成型术、Y 型胆管空肠吻合术预留的皮下盲袢都能长期提供入路。

总之手术治疗的基本要求是解除梗阻、去除病灶、通畅引流。丰富的临床实践资料表明,手术方式可有种种差异,能满足这三个方面的治疗要求的,效果就好,不然,残石率及复发率就高。三个要求是紧密联系,相互补充,缺一不可的,而解除结石和(或)狭窄造成的梗阻则是手术的核心和关键;去除病灶常是解除梗阻的重要手段;通畅引流必须以解除梗阻,去除病灶为前提。

【术后观察及处理】

(一)一般处理

1. 维持生命体征的平稳。
2. 维持内环境正常包括水电解质、酸碱平衡,血糖维持于允许的水平。
3. 预防感染,尤其是膈下及肺部感染。

（二）术后并发症的观察及处理

胆瘘短时间的少量胆汁渗漏，只要引流充分，多能逐步减少而最后停止。长时间较多量的胆汁外漏，特别要充分地通畅引流，不使其在肝下区存留。必要时，可以用双套管负压吸引，使窦道早日形成而不留残腔或形成脓肿。经皮肝穿刺胆管引流和内镜胆管引流都能够显著的减少胆汁的外漏。可保持引流至感染消退，病情稳定后，再根据瘘道造影及其他影像资料，做适当的包括必要的再手术处理。

1. 术后胆道出血　多在一定的病理基础上发生，尤其在急性炎症时，更为突出。在处理上，抗感染措施是基本的一环。凝血、止血药的应用，输血、补液、保持各引流管的通畅，大多能在非手术处理下，逐渐停止。若出血量大，非手术处理不奏效，应在抗休克的同时，抓紧进行选择性肝动脉造影，判定出血来源，并同时应用动脉栓塞术或由造影导管注入垂体后叶素以促进止血。若这些措施既不能定位，又未能止血，则应及时手术探查。

2. 术后肝功能代偿不全　主要表现为黄疸消退慢或甚至增高，精神差、无力、腹胀、腹水、食欲差、贫血和下肢浮肿等；同时，术后胆汁引流量少，或胆汁引流量增多而颜色浅淡。实验室检查显示低蛋白、高胆红素、低血容量、低钠、低钾，若并发感染，则病情迅速加重。对肝功能不全的患者，外科措施往往受到多方面的限制，一方面要采取综合措施保护肝脏，并努力避免加重其损害；另一方面，在外科治疗的安排上，应依每个患者的具体实际情况，以解决主要病变为主，分清缓急，充分考虑并适应肝脏的耐受能力，有步骤地进行，每个步骤既有利于胆道外科问题的解决，又有利促进肝功能的改善。

3. 术后应激性溃疡　主要见于重症梗阻性黄疸的手术患者对术后应激性溃疡出血的处理主要包括：(1)输血、输液，输血以新鲜血液最好；(2)止血、凝血药物的应用；(3)迅速移出胃内容物及胃内血块，及早洗胃。冰盐水加肾上腺素的应用，在早期可能有益。向胃内灌注凝血药物，对尚在出血的溃疡，有凝血作用，但往往先期与胃内存血形成凝块，难以吸尽排除，不利于治疗；(4)出血较多较急时，应在抗休克的同时及早进行胃镜检查，以明确诊断和进行内镜治疗。对于局限性溃疡出血，可向溃疡底部注入肾上腺素或向溃疡面喷注凝血酶。对术后应激性溃疡的手术探查，只有在胃镜见到难以控制的活跃性出血或持续不停的出血等情况下才考虑，并应抓紧及时在患者尚能耐受再次手术时进行。

4. 术后腹膜后感染　胆道手术引起腹膜后感染，并不常见。但若有发生，其表现常很隐蔽。临床上没有足够的认识与警惕，易致漏诊。

【疗效判断及处理】

肝胆管结石症的外科诊疗获得了巨大的进步,但肝胆管结石病对治疗的要求还没有得到充分的满足和更有效的解决:结石的实际成因还有待深入研究,发病率仍然很高,复杂困难甚至晚期的病例仍很常见,以及残石率、复发率、再手术率和病死率的下降还不理想,说明它仍然是胆道外科领域里的一些复杂和困难的问题。为进一步提高疗效,需要从以下几方面努力。

1. 重视对肝胆管结石的早期诊断早期治疗 早期的肝内胆管结石常局限于某一肝段(叶)如肝右后段和左外上段胆管内,因而可采用选择性规则性肝段切除术可以最大限度地清除病灶和保存功能性肝组织,使胆道系统恢复"正常",已取得较为理想的治疗效果。而不是等到晚期伴有广泛的肝内胆管结石和肝实质损害的不可逆改变才治疗。

2. 重视对肝胆管狭窄的治疗 肝胆管狭窄是肝内胆管结石的最常见的并发症,有 25%～65% 的患者合并肝胆管狭窄。在治疗肝内胆管结石的同时,对肝胆管狭窄是否予以充分矫正,是外科治疗成败的最主要原因。残留的肝胆管狭窄比残余结石更重要,因为残余结石可以通过术后胆道镜取石治疗,而不伴感染的单纯胆管狭窄就能诱发胆色素结石形成所必需的各种胆汁成分改变,最终生成结石。因此手术的目标除了取净结石外,更要注重肝胆管狭窄的处理。

3. 善用胆肠内引流术 胆肠内引流术并不是用以治疗肝胆管结石的主要手术,只是主要应用在解除梗阻、去除病灶后,如果没有完成解除梗阻、去除病灶的基本要求而在其远端施行胆肠内引流术是不合理的,应严格加以避免。保留 Oddi 括约肌的手术得到提倡。

4. 对多次复发,肝损害严重的复杂、困难病例,应该是肝移植术的适应对象。

五、胆总管结石

【概述】

胆总管结石是指位于胆总管内的结石,根据其来源可分为原发性胆总管结石和来自胆囊的继发性胆总管结石。胆总管结石的临床表现及病情的轻、重、危完全取决于结石阻塞程度和有无胆道感染。

【诊断步骤】

(一)病史采集要点

注意夏柯三联征(Charcot's triad)的典型表现(腹痛、寒战、高热、黄疸)及症状出现的时间、部位及放射区域。发作时阵发性上腹部疼痛、寒战发热和黄疸三者并存(夏柯三联征),是结石阻塞胆总管继发胆道感染的典型表现。由于胆汁滞留,胆总管扩张,加之胆囊的收缩,胆总管的蠕动,可使结石移位或排除。一旦梗阻解除,胆汁流通,症状得以缓解。但如胆道感染严重,可并发急性梗阻性化脓性胆管炎。

(二)体格检查要点

巩膜及皮肤黄染。剑突下或右上腹部有深压痛,感染重时可有局限性腹膜炎,肝区叩击痛,如胆总管下端梗阻可扪及肿大的胆囊。

(三)辅助检查

1. 实验室检查　血清总胆红素和碱性磷酸酶升高,其中直接胆红素升高明显。血白细胞可升高。

2. 影像学检查　B超是首选检查,可见肝内外胆管扩张,胆囊增大,胆总管内见结石影像,如诊断困难还可参考 ERCP、CT、MRCP 或内镜检查。

【诊断对策】

(一)诊断要点

根据典型病史、临床表现、体检及相关辅助检查,诊断多无困难。

(二)临床分型

根据其来源可分为原发性胆总管结石和来自胆囊的继发性胆总管结石。

(三)鉴别诊断要点

对肝外阻塞性黄疸的病例应考虑胆总管结石诊断,同时应排除是否由恶性肿瘤或良性狭窄引起的可能。影像学可提供胆管形态资料,应注意鉴别。

【治疗对策】

(一)治疗原则

尽管胆总管结石患者的临床表现各异,但结石是该病的重要原因,一旦发现,就须清除。对合并有胆管炎的患者在手术或内镜下清除结石前,需进行抗生素治疗。其原则包括:解除胆道梗阻、取净结石、通畅引流、预防复发。

（二）术前准备

1. 凡有水电解质、酸碱平衡失调的患者,术前均予以纠正;

2. 注意保护肝功能;

3. 对合并胆道感染者,可术前用抗生素预防感染。

（三）治疗方案

1. 非手术治疗　内镜逆行括约肌切开术（ERS）是 ERCP 在治疗方面的应用。这种治疗方法主要是用电热烧灼法将软组织、乳头括约肌纤维和十二指肠壁内胆管切开,使结石排入十二指肠,其有效率为 90%。ERS 引起的死亡和并发症的发生率分别为 0.3%～1.0% 和 3%～7%,比手术治疗时低。ERS 的急性并发症有出血、胰腺炎、穿孔和胆管炎。后期并发症的发生率为 2%～6%,主要有胆管狭窄、胆管开放后复发结石等。

2. 手术治疗

1）手术指征及时机　多选用择期手术。一旦明确诊断后,就应积极准备手术。对胆道梗阻,出现黄疸者,或合并感染者更应尽早安排手术治疗。

2）手术方法选择　临床上经常施行的是胆总管切开探查取石术。根据病情,常并行胆囊切除术和胆肠吻合术。手术步骤简述:①显露、切开肝十二指肠韧带;②显露胆总管,在前壁缝两针牵引线;③试验穿刺;④切开胆总管,吸尽流出的胆汁,用取石钳取出胆石,伸入刮匙取胆总管下段结石,冲洗左、右肝管泥沙样结石及胆总管下段;⑤扩张胆总管下端;⑥安放 T 形管,缝合胆总管切口。

【术后观察及处理】

（一）一般处理

1. 维持生命体征的平稳;

2. 维持内环境正常包括水电解质、酸碱平衡,血糖维持于允许的水平;

3. 预防感染,尤其是膈下感染;

4. 保持 T 管引流通畅;

5. 保护肝功能。

（二）并发症的观察与处理

胆瘘短时间的少量胆汁渗漏,只要引流充分,多能逐步减少而最后停止。长时间较多量的胆汁外漏,特别要充分地通畅引流。

【疗效判断及处理】

术后常规做 T 管造影,明确有无残石,有残石可予术后 4～6 周行胆道镜取石术。

六、急性重症胆管炎

【概述】

急性胆管炎是因为胆管梗阻、胆汁滞留及细菌污染相互作用下导致的急性化脓性胆道感染,又称急性化脓性胆管炎(acute suppurative cholangitis)。炎症继续发展,以肝胆系统损害为主的病变进一步加重,甚至可扩展为多器官系统的全身严重感染性疾病。重症者称为急性重症胆管炎(acute cholangitis of severe type,ACST)或急性梗阻性化脓性胆管炎(acute obstructive suppurative cholangitis,AOSC)。近 10 余年来,经调查证实国内各大城市医院收治 ASC 病例数较过去有明显减少趋势,但是在县(市)、区级医院本病仍是外科常见的急腹症,ACST 的病死率迄今下降不甚理想,仍是所有胆道疾病中致死的主要原因。

【诊断步骤】

(一)病史采集要点

有无胆管结石、胆管炎病史,注意症状出现的时间、持续时间、部位、放射区域及发热、黄疸、休克等表现。

(二)体格检查要点

一般情况差,痛苦面容,呼吸急促,体温常在 39 ℃以上。腹部体征:上腹部较剧烈疼痛、畏寒发热及巩膜发黄、休克、精神症状是肝外梗阻型急性重症胆管炎典型临床表现,常伴恶心、呕吐,上腹及右上腹压痛。炎症波及胆管、胆囊周围者,压痛及肌卫明显,发生坏疽穿孔后,则表现局限性或弥漫性腹膜炎激惹征,即明显压痛、肌紧张和反跳痛。年老体弱或垂危者腹痛及腹部体征可不显著,不易真实反映病变程度。发病早期或梗阻不完全者,可不显黄疸或程度轻微。

(三)辅助检查

1. 实验室检查　定期或不定期检测血、尿常规、血电解质、酸碱、血气分析、淀粉酶、肝、肾功能、凝血功能等,为及时确切判断病情程度提供有力的依据。

2. B 型超声扫描是最常应用的简便无害的辅助诊断方法,可显示胆管扩大范围和程度以估计梗阻部位,可发现结石、蛔虫、>1 cm 直径的肝脓肿、膈下脓肿等。

3. 胸、腹 X 线片　有助于诊断脓胸、肺炎、肺脓肿、心包积脓、膈下脓肿、腹膜炎等。

4. CT 扫描　较少用于本病的诊断,但对少数肝内的疑难患者如多发性小肝脓肿,有优于 B 超的价值。

5. 急性感染期中,各种胆管造影应视为禁忌。

【诊断对策】

(一)诊断要点

1983 年中华外科学会提出的急性重症胆管炎的诊断标准是:

(1)脉搏>120 次/min;

(2)WBC>20×10^9/L;

(3)体温>39 ℃或<36 ℃;

(4)血培养阳性;

(5)胆汁为脓性伴胆压明显升高;

(6)休克;

(7)表现有精神症状。

急性胆管炎患者若符合其中两项以上者即可确定诊断。但大量临床资料表明,不少患者表现与上述标准有出入,因此为减少漏诊,以免延误有效治疗和抢救,不应过分强调感染症状的定量指标,应以明显的全身感染症候和局部症状体征为主要依据,结合过去胆道病史和手术史,配合 B 超检查或手术发现等综合判定。

钟大昌提出了 ACST 的分级标准,其目的在于更好掌握病情,使治疗更具针对性以提高疗效,还有利于总结经验,增强资料的可比性。按轻重序贯分为 4 级:

①Ⅰ级(ACST):病变多局限于胆管范围内,以毒血症为主,血培养阳性者较少且多为一过性。

②Ⅱ级(感染性休克):胆管炎加重并向胆管周围发展为化脓性肝炎,胆小管及肝窦屏障进一步受损,败血症及脓毒败血症发生率增多。

③Ⅲ级(肝脓肿):是胆管持续高压下炎变发展的必然结果,细菌及毒性物质大量释放入血,致顽固性败血症、脓毒败血症或休克,内环境紊乱难于矫正。

④Ⅳ级(多器官衰竭):是严重感染的后期表现,胆管内高压未解除及肝脓肿未处理是脏器衰竭的根本原因。

级别是病情程度的划分,但病情恶化并不一定按序逐级加重,患者可因暴发性休克而迅速死亡,也可不经休克或肝脓肿而发生多器官功能衰竭。

(二)临床分型

本病以青壮年多见,约 20～40 岁发病。男女发病率接近,多数患者有胆道疾病病史。由于梗阻部位不同,局部症候差异较大,将其分为肝内梗阻和肝外梗阻两型。

1. 肝外胆管梗阻型 上腹部较剧烈疼痛、畏寒发热及巩膜发黄、休克、精神症状是肝外梗阻型急性重症胆管炎典型临床表现,常伴恶心、呕吐、上腹及右上腹压痛。炎症波及胆管、胆囊周围者、压痛及肌卫明显,发生坏疽穿孔后,则表现局限性或弥漫性腹膜炎激惹征,即明显压痛、肌紧张和反跳痛。年老体弱或垂危者腹痛及腹部体征可不显著,不易真实反映病变程度。发病早期或梗阻不完全者,可不显黄疸或程度轻微。急症手术中常发现肝外胆管扩大,张力增加,切开后浑浊或脓性胆汁喷涌而出,管内多可找到梗阻原因如结石、蛔虫、狭窄等。

2. 肝内胆管梗阻型 指左右肝胆管汇合以上的梗阻。腹痛较轻、梗阻部位愈高愈不明显,甚至无痛。一侧肝胆管梗阻,健侧胆管可代偿性排胆而不出现黄疸。腹部多无明显压痛及腹膜激惹征。常发现肝肿大及压、叩痛。一侧肝胆管梗阻表现不对称性肝大,但病变侧肝脏可因长期或反复梗阻致肝纤维化、萎缩,健侧肝代偿性增生、肿大,须仔细对比两侧压、叩痛并结合 B 超资料判断病变所在。急症术中见肝外胆管外观、张力、胆压及胆汁色泽均可正常,当松动某支肝胆管的结石或扩开狭窄后,则脓性胆汁涌出。

【治疗对策】

(一)治疗原则

ASCT 治疗原则是紧急手术解除梗阻、减压引流胆道,控制感染;预防中毒性休克和胆源性败血症。

(二)术前准备

1. 对感染性休克者,迅速扩充血容量,改善微循环灌注;

2. 维持体液平衡;

3. 补充感染时高代谢所需的热量和营养物质;

4. 注意保护和改善重要脏器的功能,防治多器官功能衰竭;

5. 合理使用抗生素。

(三)治疗方案

1. 非手术治疗

支持治疗很重要,包括维持体液平衡;对感染性休克者,迅速扩充血容量,改善微循环灌注;补充感染时高代谢所需的热量和营养物质;注意保护和改善重要脏器的功能,防治多器官功能衰竭;合理使用抗生素。此时抗生素使用是属于治疗性的,有别于单纯胆囊切除术的预防性用药。抗生素使用应早(手术前 3～5 天)、多种抗菌药联合、覆盖需氧菌和厌氧菌,以求能达到最大限度地降低肝-胆区的细菌密度;同时,手术中和手术后应持续使用,直至胆汁培养获得细菌对药敏的结果,然后再有针对性地调整治疗用药方案。

胆管梗阻所致的胆管内高压是炎变发展病情加重的基本原因,不失时机地有效胆管减压是缓解病情和降低病死率的关键。公认外科手术是最迅速最确切的胆管减压方法,但急症手术也存在着弊端:①在严重感染状态下,机体对手术及麻醉的耐受性较差,手术死亡率及并发症率较择期手术高;②局部组织严重炎变、凝血机制障碍,部分患者合并肝硬化和门脉高压或因多次胆道手术形成致密粘连,给手术增加了难度,少数困难者因渗血或不能接近胆管而被迫终止手术,无功而返;③在全身和局部恶劣条件下,不允许详细探查和处理肝胆管及肝脏病变,常需再次急症手术或择期手术解决。

2. 手术治疗

1)手术指征及时机　掌握病情程度,是决定疗法的依据。对较轻者应选用非手术疗法,多数能缓解病情,渡过急性期,经充分检查、准备后,再行计划性择期手术,这是最理想的治疗方案。但须观察治疗反应,尤其对较重者更须密切观察,随时做好手术前的准备,切不可因追求择期手术而贻误急症胆管减压的良好时机。具体选择及处理原则如下:①AOSC Ⅰ 级者,首选非手术疗法,动态观察中对病情无改善或有加重趋势者,应及时作胆管减压引流;②AOSC Ⅱ 级,做短时必要的术前准备如快速扩容、纠正严重的电解质和酸碱紊乱、大剂量抗生素和维生素 K 及抗休克综合疗法后,行急症胆管减压;③AOSC Ⅲ 级,则须在胆管有效减压前提下,着重处理好肝脓肿;④对 AOSC Ⅳ 级不宜贸然手术,应努力改善各脏器功能及纠正内环境严重紊乱,加强热量及营养支持,力求病情稳定,再伺机做胆管减压和脓肿引流,以打断恶性循环,挽救生命。

2)手术方法评估及选择　胆道减压,是急性梗阻性化脓性胆管炎手术治疗的最基本环节。胆道减压,可以通过开放的外科手术,也可以经内镜插管和经皮穿刺插管至胆管的方法实施;不管是用哪一种方式,重要的是需达到足够减压和通畅的引流。

①手术胆管减压:胆总管切开减压,是最常用最直接最有效的术式。为达到真

正有效目的,必须探查并去除主要肝胆管(1~2级)内的梗阻。对于复杂的胆道病理改变常常需要再次手术治疗,不允许在急症术中彻底去除。胆道引流必须达到胆管梗阻的上方,将引流管向上放至肝胆管,超越梗阻部位,直至看到有脓性胆汁涌出。患者若合并有脏器功能衰竭如肾功能衰竭等,急症开放性手术的病死率很高。

②非手术胆管减压:对于胆总管下端梗阻的重症急性胆管炎患者,经十二指肠内镜 Oddi 括约肌切开放置鼻胆管引流,经验证明是有效的。此方法创伤小,能降低胆管内压力,部分解除结石梗阻,因而对病情危重而不宜立即开放手术的患者,可以作为过渡性处理,待病情稳定后,再行确定性的手术。经皮肝穿刺胆管引流,对于高位的胆管梗阻有一定作用;但若有广泛的肝内胆管结石,因两侧肝管的解剖学上分隔,以及肝实质有损坏性改变时,此法常难获满意的减压引流效果。不足之处还有引流管较细,易被胆泥、砂石及黏稠脓液堵塞,影响减压和引流效果;需要一定的设备和熟练操作技术,广泛推行受到限制。

③肝脓肿的处理:对合并胆源性肝脓肿者,若存在肝叶胆管阻塞或狭窄,此时单纯引流胆总管并未能起到引流肝内脓肿的作用,需要将引流管插至肝胆管梗阻的上方。胆源性肝脓肿通常是多发性的,对肝内的主要脓肿,可以在超声或 CT 引导下行经皮肤肝穿刺肝脓肿引流,并放置特制的导管("猪尾巴"导管)至脓腔内,行脓肿外引流术。对于大肝脓肿、多发性分隔脓肿、胆管减压术中证实的可引流的脓肿及经皮肝穿引流失败的脓肿或有禁忌者可以行手术切开引流或肝切除术。

【术后观察及处理】

(一)一般处理

1. 维持生命体征的平稳;

2. 维持内环境正常包括水电解质、酸碱平衡,血糖维持于允许的水平;

3. 预防感染,尤其是膈下及肺部感染。

(二)并发症的观察与处理

胆瘘:不仅以其内含物中的胆酸有强烈的化学刺激作用,产生大量纤维组织增生反应;而且与感染密切关联,并相互加重。常是手术区和膈下感染的重要原因。胆汁从未处理好的胆囊床、肝切除后的肝断面、胆肠吻合口等渗漏出来,或从手术中未及时发现肝外胆管的或其他变异肝管的损伤处渗漏。短时间的少量胆汁渗漏,只要引流充分,多能逐步减少而最后停止。长时间较多量的胆汁外漏,特别要充分地通畅引流,不使其在肝下区存留。必要时,可以用双套管负压吸引,使窦道早日形成而不留残腔或形成脓肿。经皮肝穿刺胆管引流和内镜胆管引流都能够显著的减少胆汁的外漏。可保持引流至感染消退，病情稳定后，再根据瘘道造影及其他影像资料，做适当的包括必要的再手术处理。

【疗效判断及处理】

内镜下做 ENBD 或同时行 EST 治疗，成功率、安全性较高，绝大多数情况下可替代胆道减压引流术，可作为治疗的首选方法。

【预后评估】

本病病死率较过去普遍有所下降，多数报道在 20% 左右，但差异较大在 5%～34% 之间。多种因素可影响本病的预后，除病情程度外较重要的有病程长短、年龄、肝脏慢性损害程度、严重并发症等。

第三节　原发性硬化性胆管炎

【概述】

原发性硬化性胆管炎(primary sclerosing cholangitis，PSC)是一种慢性的胆管和肝脏炎性疾病，其特点为缓慢进行性发展的肝纤维化和胆管纤维性缩窄、淤胆、最终导致胆汁性肝硬变、门脉高压症和肝功能衰竭，其癌变率较高(约 8%)。PSC 病因仍不清楚，免疫介导的证据虽有所增多，发病机制仍未阐明；除肝移植术的疗效较肯定外，尚无有效的治疗方法可阻止病变继续发展；据欧美大量病例研究，从确诊 PSC 起到死亡或行肝移植术为止定为自然病程，平均生存期约 12 年，预后恶劣。我国具体发病率不清楚。文献反映的发病数是从与本病密切相伴的溃疡性结肠炎(ulcerative colitis，UC)发病率间接推算得来，据 1991 年流行病学调查资料推算在瑞典其发病率为 6.3/10 万人。

最新的研究表明 PSC 可能是一种免疫介导/自身免疫性疾病，在经肠道获得的毒素或感染源的触发下，在一些具有遗传敏感性的个体导致了自身免疫的激活而产生。

【诊断步骤】

(一)病史采集要点

注意胆管梗阻及胆管炎的慢性进程变化及黄疸、发热、腹痛等表现情况。

(二)体格检查要点

大部分 PSC 患者主要的临床表现为间歇性上腹及右上腹疼痛,或伴畏寒、发热、或伴一过性黄疸,典型或不典型复发性胆管炎症状,少数可发展为重症胆管炎,主要胆管受累及伴结石者更易发生,感染中毒症状常更重。

(三)辅助检查

1. **实验室检查** 血清碱性磷酸酶升高,常高达正常值的 3 倍;血清胆红素的升高差异较大,并且常有波动;可伴有轻微的转氨酶升高;低血浆白蛋白并不常见;肝组织的含铜量在 90％的患者均增加,也可见高血浆铜、血浆铜蓝蛋白和尿铜的排出增加。在约 50％的患者血浆 IgM 水平增加;抗细胞线粒抗体(AMA)在 PSC 患者为阴性,而在 PBC 患者 AMA 多为阳性。

2. **直接胆道造影术** 是诊断 PSC 最有说服力的检查,包括内镜逆行胆胰管造影术(ERCP),经皮经肝胆道造影术(PTC)和经"T"管胆道造影术。ERCP 不仅能较理想地显示肝内、外胆管的形态变化,而且可以显示胰管的病变。PTC 检查约在半数以上的病例可获成功,适用于 ERCP 失败或患者已行胆管空肠吻合术后。PSC 胆道显影的特征呈不规则的多发性狭窄,胆管分支僵硬变细或者呈轻度扩张改变。约有 80％PSC 患者的肝内和肝外胆管同时受累,20％患者的病变仅累及肝外胆管。胆道狭窄可呈短的环状狭窄,使胆管呈现串珠样的改变,部分患者的胆管在节段性狭窄的基础上表现为囊状或憩室样变,而有胆管囊状扩张者应警惕胆管癌的存在。另外,伴有胰管的狭窄或异常可见于 8％的 PSC 患者中。Maioie(1991)对 PSC 的分级:①肝内胆管:Ⅰ级,多发性狭窄,非狭窄的胆管内径正常或轻度扩张;Ⅱ级,多发性狭窄,胆管囊状扩张,胆管树减少;Ⅲ级,胆管树严重缺如,加压注射造影剂仍仅见胆管主要分支充盈。②肝外胆管:Ⅰ级,管壁轻度不平衡,无狭窄;Ⅱ级,节段性胆管狭窄;Ⅲ级,胆管近全程狭窄;Ⅳ级,胆管壁严重凹凸不平,憩室样囊状扩张。

3. **肝穿刺活检** 对诊断 PSC 有较大帮助,但其改变不属特异性,PBC 及其他自身免疫性肝炎,也可有类似的组织学改变。用于诊断 PSC 的特异性标记物迄今尚未发现。HLA-DRw52a 仅在 50％左右 PSC 患者中发现。同样,ANCA 虽可在 60％~86％PSC 患者血中检查发现,但也可在 33％~83％UC 及部分 PBC、酒精性肝病或正常人中发现。

【诊断对策】

(一)诊断要点

PSC 的临床表现、血液生化学检查及肝组织学发现皆缺少特异性,综合分析结果并排除其他疾病才能做出诊断。

PSC 常伴发 UC,多数报道在 60%～70%左右,故不少 PSC 患者可出现 UC 的症状如腹痛、慢性腹泻、大便隐血阳性或肉眼性血便等,纤维结肠镜检可确诊。少数 PSC 者还可伴发其他免疫相关疾病如硬化性甲状腺炎、风湿性关节炎、红斑狼疮、类肉瘤病等。

(二)鉴别诊断要点

1. 胆管癌　该病发病年龄通常在 40～50 岁,常有体重减轻或消瘦,手术探查及组织学检查可以确诊。肝外胆管癌中无明显包块的硬化型癌表现为弥漫性胆管壁浸润、增厚致管腔狭窄,肉眼观察难与 PSC 区别,胆管造影见狭窄近侧胆管全面扩张,这与 PSC 常累及肝内外多处胆管的影像表现不同,病理组织学检查重要的确诊方法,但因胆管癌一般分化程度较高,腺癌组织分散在硬韧的纤维组织中,故可出现假阴性。因 PSC 具有恶变倾向性,无论在初诊或随访时,都应考虑到恶变的可能性。黄疸突然加重,胆道造影显示胆道或胆道节段性明显扩张,出现息肉样包块,则应考虑发生胆管癌。血清肿瘤标记物(CEA、C19-9)和胆道细胞学检查,及胆道造影等方法,均助于诊断。

2. 自身免疫性肝炎　其临床表现、血生化学检查及肝组织学发现与 PSC 有相似处。血中免疫球蛋白的 Ig-G 升高突出。肝活检除发现慢性炎性细胞浸润、纤维组织增生及腺泡萎缩、结构变形外,常见碎片坏死肝炎活跃的证据,胆管造影是最后的区别手段。

3. 胆管结石病　发病年龄较年轻,40 岁以下占多数,常有多年复发性胆管炎病史,部分患者可问及胆道蛔虫病史或胆系手术史。反复感染所致的胆管瘢痕性狭窄多发生在较大胆管的汇合部及胆总管末端,狭窄近侧胆管普遍呈圆柱状扩张,愈近狭窄处愈显著,内常充填结石。组织学检查,狭窄近侧增厚的胆管壁内及管周有急性和慢性炎性。

4. 原发性胆汁性肝硬变(PBC)　是一种与自身免疫相关的肝病,发展缓慢。临床症状多与 PSC 相同,血生化学及肝组织学表现亦多相似。血中免疫球蛋白以 Ig-M 增高最显著。约 90%的患者血中可见抗线粒体抗体,有利于与 PSC 鉴别。

【治疗对策】

（一）治疗原则

对于 PSC 的治疗目前仍无理想的方法，无论是内科的药物治疗或外科手术治疗均为姑息性，不能最终改变 PSC 的自然病程。对于无症状的 PSC 如持续升高的血清碱性磷酸酶而经 ERCP 检查诊断为 PSC 者，尚无药物治疗的预防措施或外科治疗的必要。目前对于 PSC 的治疗主要是针对胆道梗阻、反复感染，以及晚期的胆汁性肝硬化。

（二）术前准备

1. 凡有水电解质、酸碱平衡失调、低蛋白血症的患者，术前均予以纠正。

2. 胃肠道准备肠道给药一般从术前 48 小时开始，口服灭滴灵 400 mg tid 与口服庆大霉素 8 万 U tid。另外术前晚灌肠一次。如怀疑手术涉及结肠，术前应做清洁灌肠。

3. 对合并胆道感染者，可术前用抗生素预防感染。

（三）治疗方案

1. 非手术治疗

①药物治疗：针对炎症、免疫、淤胆的药物治疗，临床已经有多种尝试。在免疫抑制剂方面，强的松（10 mg/d）与秋水仙碱（0.6 mg，bid）联合治疗疗程（Lindor，1991），甲氨蝶呤疗程 2 年（Knox，1994）等治疗，无明显临床益处。熊去氧胆酸（ursodeoxycholic acid，UDCA）已用于治疗 PSC 的淤胆，UDCA（300 mg，bid）联用秋水仙碱（0.6 mg，bid）随访 2 年（De Maria N，1996），UDCA（300 mg，bid）随访 2.2 年（Lindor，1997）表明治疗组的胆红素及转氨酶有所下降，但肝组织学无明显改观。

②内镜治疗：包括经十二指肠镜切开 Oddi 括约肌，扩张胆管狭窄，胆管取石、冲洗或引流，放置内支架等方面，较 PTCD 操作技术更容易、安全。但对肝胆管高位狭窄仍无能为力。PSC 的胆管狭窄很少局限于胆总管下端，故单纯作括约肌切开者罕见，多是利用此宽敞切口做进一步治疗。仅用探条或气囊管扩张治疗，再狭窄机会多，近年来多采取扩张狭窄加内支架联合治疗，一般保持数月后更换或取掉支架，长期放入内支架则易沉淀胆泥，逐渐使管腔堵塞。内支架放置多长时间较合适，如何减少其并发症，都需深入研究解决，其中也包括对支架材料及质地的研究。

2. 手术治疗

1）手术指征时机　目前国内还仅限于对大胆管的扩张采用支撑引流及胆肠吻

合术等,以缓解胆道梗阻,控制胆道感染。然而各种手术治疗只能选择以肝外或肝门部病变为主的病例,尽管已有许多长期存活的报道,但手术治疗并不能阻止 PSC 的自然病程发展。

2)手术方法评估及选择　目前肝移植技术已经趋向成熟,许多发达国家把 PSC 和 PBC 定为首选肝移植对象。适应于失代偿期肝硬化、门脉高压及高位胆管狭窄所致复发性胆管炎。由于手术成功率高,疗效可称满意,许多移植中心已将 PSC 列入最佳移植对象之一。据欧美大宗病例联合报道,PSC 肝移植术后 5 年生存率达 74%～78%。但若发生癌变则疗效锐减。近年来纷纷发现 PSC 肝移植术后胆管狭窄复发的病例,其发生率显著多于其他疾病肝移植者,狭窄不仅可发生在胆肠吻合口,更多见于肝胆管内,以轻中度狭窄多见,重度者少。OLT 术后胆管狭窄复发已引起广泛关注,其原因尚待研究。

【术后观察及处理】

(一)一般处理

1. 维持生命体征的平稳;

2. 维持内环境正常包括水电解质、酸碱平衡,血糖维持于允许的水平;

3. 预防感染,尤其是膈下及腹部感染。

(二)并发症的观察与处理

行肝移植术后,有急性或慢性排斥并发症及胆道和肝动脉的相关并发症,应及时发现处理。

【预后评估】

PSC 从发现症状到死亡平均为 7 年(6 个月～15 年)。最近有报道 75% 的 PSC 患者可存活至诊断后 9 年。但在有症状的 PSC 患者中近半数平均将在 6 年之后发生肝功能衰竭或必须选择肝移植术。而对无症状 PSC 患者的自然病程往往不易评估,多数的报道认为在 3～6 年后出现症状。然而,有 1/3 的无症状患者将发生肝功能衰竭。据多数文献报告无症状的 PSC 通常在临床随诊 3 年以上才表现出症状,约 31% 的患者最终导致肝功能衰竭或需行肝移植术。

第四节　胆道蛔虫病

【概述】

　　蛔虫是似蚓蛔线虫的简称,肠道蛔虫病是常见的寄生虫病之一。通常情况下蛔虫成虫寄生于小肠中段,在某种条件下,蛔虫可通过十二指肠乳头 Oddi 括约肌进入胆道,蛔虫进入胆道后,大多停留在胆总管中,少有进入胆囊者,因为胆囊管较细而且有螺旋状的 Heister 黏膜瓣阻碍蛔虫进入。蛔虫也可进一步上行至肝总管或左右肝管,甚至进入肝内胆管中。蛔虫进入胆道有时亦可退出。

　　进入胆道的蛔虫数量大多数病例为 1 条,一般不超过 10 条,但也有报告数十条至数百条蛔虫引起胆道蛔虫病。蛔虫在胆道内的生存时间一般为 1 周~1 个月,在离体的人新鲜胆汁饲养时最长生存期为 14 天。

【诊断步骤】

　　(一)病史采集要点

　　胆道蛔虫病好发于青壮年及儿童,尤以 21~30 岁最多见,约占 50%。女性多于男性,大多数患者有肠道蛔虫病史。注意腹部体征和腹痛症状的不一致性。

　　(二)体格检查要点

　　腹痛是本病的主要症状。起病急骤,突发性的剧痛或绞痛,位于剑突下方或略偏右侧,多为阵发性,自觉有特殊的钻顶样感,可向右肩背部放射。疼痛持续时间及间歇期长短不一,间歇期可如常人,亦可有轻度胀痛感。虫体完全进入胆道时,疼痛明显减轻,甚至无疼痛症状。可伴有恶心、呕吐,呕吐后疼痛无明显缓解。寒战、发热一般不明显。黄疸不常见。

　　腹部体征和腹痛症状的不一致性为本病的特点。查体时腹部平坦,绝大多数无腹肌紧张,剑突下或右季肋区可有压痛,无明显反跳痛,有时可触及胆囊,右季肋区有叩击痛。

　　(三)辅助检查

　　1. B 超检查　简便、无创。可见胆管扩张,有时亦可发现胆总管内蛔虫声像。

　　2. 十二指肠引流液蛔虫卵检查。

3. 内镜逆行胰胆管造影(ERCP) 近年来国内外较多应用,造影同时可引流胆汁查虫卵,如确诊可同时做取虫、冲洗、注药等治疗。

4. 经皮肝穿刺胆汁引流虫卵检查。

5. 其他实验室检查 嗜酸性粒细胞计数增高、大便集卵测定阳性有助于诊断。

以上辅助检查方法可根据患者情况、医疗条件选用。应该注意的是不要过分追求胆汁中查到虫卵,在检查同时积极治疗缓解患者痛苦。

【诊断对策】

(一)诊断要点

根据胆道蛔虫病的好发年龄、易患人群及临床表现,绝大多数可确诊。必要时可行辅助检查协诊。

(二)临床并发症

胆道蛔虫病的危险性在于它可引发较多严重的并发症,其中肝脓肿为首位,其余尚有胆管和胆囊化脓性炎症、胆道出血、胆道穿孔、急性胰腺炎、中毒性休克、慢性胆囊炎、胆道结石、肝硬化等。

1. 肝脓肿 胆道蛔虫进入肝内胆管或其所带细菌上行感染可形成肝内胆管炎,炎症进一步发展穿透胆管形成脓肿,蛔虫死亡后的虫体溶组织毒素加速肝脓肿的形成和发展。

2. 胆管炎和胆囊炎 肠道致病菌被蛔虫带入胆道可诱发急性化脓性胆管炎和胆囊炎,除了胆道蛔虫病的阵发性绞痛外,尚可有持续性胀痛、寒战、高热、黄疸、精神症状及中毒性休克表现。若非急性化脓性感染,可迁延发展形成慢性胆管炎及胆囊炎。

3. 急性胰腺炎 蛔虫进入十二指肠乳头,Oddi 括约肌痉挛、水肿,胆汁胰液排出受阻,感染性胆汁反流可激活胰酶诱发急性胰腺炎。轻者胰腺水肿,重者胰腺出血坏死等。少数病例因蛔虫直接进入胰管引起梗阻、细菌感染、急性胰腺炎发生。

4. 胆道出血 胆管炎的发生机制和蛔虫的机械损伤均可引起胆道出血。胆道出血发生前常有右上腹绞痛、寒战、高热等胆道感染症状,随后呕血或伴有黑便。出血量多血压明显下降时可自凝,血压逐渐恢复正常。但感染未控制可再次导致出血,故胆道出血可呈周期性反复发生,间隔一般为1~2周。

5. 胆道结石 胆道内蛔虫尸体及蛔虫卵沉积在胆道系统,可作为成石核心,形成肝内外胆管结石、胆囊结石。

(三)鉴别诊断要点

1. 急性胰腺炎　腹痛常为持续性剧痛，位于上腹或偏左，向腰背部放射，无钻顶感。发病后全身情况恶化较快，血清淀粉酶增高明显。但要注意胆道蛔虫病合并急性胰腺炎存在。

2. 急性胆囊炎、胆囊结石　起病相对缓慢，腹痛呈逐渐加剧，多为持续性，阵发性加重，位于右季肋区或剑突下，疼痛不及胆道蛔虫病时严重。呕吐相对较少发生。腹部查体时右上腹压痛明显，可有肌紧张和反跳痛。

3. 消化性溃疡穿孔　发病也急骤，但上腹剧痛可很快波及全腹，为持续性疼痛。查体腹肌紧张、压痛和反跳痛显著。X线立位检查多见膈下游离气体。

4. 急性胃肠炎　可有阵发性腹部绞痛，并恶心、呕吐，有肠道蛔虫病时可吐出蛔虫。但其疼痛程度不及胆道蛔虫病时剧烈，位置也多在脐周或偏上，多有腹泻。腹部查体：无腹肌紧张，无压痛，叩诊可有肠胀气鼓音，听诊肠鸣音亢进。

【治疗对策】

(一)治疗原则

胆道蛔虫病的治疗包括非手术治疗和手术治疗两大类。目前治疗原则为解痉止痛、利胆驱虫、防治感染，对非手术治疗无效或有并发症的患者可考虑相应的手术治疗。

(二)术前准备

1. 凡有水电解质、酸碱平衡失调、低蛋白血症的患者，术前均予以纠正。

2. 胃肠道准备　肠道给药一般从术前48小时开始，口服灭滴灵400 mg tid与口服庆大霉素8万 U tid。另外术前晚灌肠一次。

3. 对合并胆道感染者，可术前用抗生素预防感染。

(三)治疗方案

1. 非手术治疗

1)解痉止痛　解除痉挛可应用抗胆碱能药物如阿托品肌肉或皮下注射，成人每次 0.5~1 mg，儿童每次 0.01~0.03 mg/kg，也可用 654-2 肌注或静脉滴注。单用解痉药物止痛效果欠佳时可加用镇痛药物，如盐酸哌替啶50~75 mg 肌注，必要时 4~6 小时重复应用。经验表明镇痛药物必须联合解痉药物应用方可取得较好疗效。另外加用维生素 K 类、黄体酮等肌注或穴位注射亦有作用。

2)利胆驱虫　①33％硫酸镁溶液，10 ml，每日 3 次，口服；②乌梅丸9克，每日2次；③胆道驱蛔汤：乌梅 12 g，川椒 9 g，君子肉 15 g，苦楝皮 9 g，木香 9 g，枳壳9 g，延胡索 12 g，大黄 9 g(后下)，每日 1 剂，分 2 次服。以上药物均有利胆消炎和排虫作用。驱除肠道蛔虫应在症状缓解期进行,应选用使虫体麻痹之药物如驱蛔灵(枸橼酸哌嗪)、已二酸哌嗪、驱虫净(四咪唑)、驱虫灵(噻吩嘧啶)、抗虫灵(噻嘧啶)、肠虫清(阿苯达唑)等。不宜应用使虫体痉挛收缩的驱蛔药如山道年(驱蛔素)、驱虫丹(一粒丹)等。

3)防治感染 用上述利胆中西药有一定的抗炎作用,但根据目前抗感染治疗的原则,要早期针对革兰阴性杆菌大剂量、短时间应用抗生素,并且注意抗厌氧菌药物治疗。

4)纠正水电解质代谢紊乱与酸碱平衡失调。

2. 手术治疗

1)手术指征及时机

适应证:①胆道蛔虫病频繁发作,经各种非手术治疗难以控制,有继发感染等并发症发生的危险;②合并胆道结石,易发生梗阻性化脓性胆管炎者;③影像学检查发现胆道多条蛔虫者;④并发严重胆道感染、胆道出血或胆道穿孔者;⑤并发急性胰腺炎非手术治疗无效者。⑥治疗后急性症状期症状缓解,但非手术治疗后 4~6 周检查仍有胆总管扩张或胆管内死虫残留者。

2)手术方法评估与选择

手术方法:胆道蛔虫病无并发症时可采用胆总管切开取虫及 T 形管引流术,有条件时可行术中胆道造影以免多条蛔虫存在时漏取。术后置 T 管引流便于局部用药或冲洗,拔管前行造影检查如有残留蛔虫再经 T 管窦道用胆道镜取出。如胆囊内有蛔虫时往往需行胆囊切除术。术中如全身情况许可,均应行胆道大量盐水及抗生素冲洗,以排出虫卵、控制细菌感染。近年来内镜技术发展很快,内镜外科已成为一门新的专业,对胆道蛔虫病,如蛔虫位于胆总管,可行内镜十二指肠乳头括约肌切开取虫,兼有检查目的,亦可局部冲洗和用药,较开腹手术简便、创伤小、并发症少。

手术注意事项:①剖腹手术时应尽可能探查全部胆道取出所有蛔虫;②注意肝脏、胰腺的探查以便及早发现并发症并及时处理;③如发现有肠道蛔虫应排向远端小肠或结肠,然后经胆道插入导管进入十二指肠,注入 2%山道年酒精溶液 10 ml(儿童剂量为每岁 0.5 ml)及 33%硫酸镁溶液 30 ml。

【术后观察及处理】

(一)一般处理

1. 维持生命体征的平稳。

2. 维持内环境正常包括水电解质、酸碱平衡。

3. 预防感染,尤其是膈下感染。

(二)并发症的观察与处理

胆瘘:短时间的少量胆汁渗漏,只要引流充分,多能逐步减少而最后停止。长时间较多量的胆汁外漏,特别要充分地通畅引流,不使其在肝下区存留。必要时,可以用双套管负压吸引,使窦道早日形成而不留残腔或形成脓肿。经皮肝穿刺胆管引流和内镜胆管引流都能够显著的减少胆汁的外漏。可保持引流至感染消退,病情稳定后,再根据瘘道造影及其他影像资料,做适当的包括必要的再手术处理。

【预后】

手术治疗的治愈率为 95%,有 5% 的患者术后可能会复发,故术后应及早给予驱虫治疗。

第五节 胆道损伤与狭窄

一、创伤性胆道损伤与狭窄

【概述】

肝外胆管创伤较少见,约占腹部内脏损伤的 3%～5%。肝外胆管位置十分隐蔽,加之其内径在 1 cm 以下,因而很少能被单独致伤,几乎都是多发伤,如同时伤及肝脏、胃十二指肠、胰腺甚至肝动脉或门静脉,或见于复合伤如兼有四肢、骨骼、脑和肺等损伤,因此创伤性胆道损伤不仅伤情严重而且复杂,对诊断和治疗的要求很高。

【诊断步骤】

(一)病史采集要点

肝外胆管创伤往往为多器官合并损伤史。

(二)体格检查要点

无特异性临床表现,仅表现腹痛、腹膜炎、休克等。少见情况下肝外胆管创伤可单独发生。从损伤胆管中溢出的未浓缩的胆汁起初引起化学性刺激小,因此临床症状轻微,也缺乏典型的腹部体征。而由胆囊溢出的浓缩胆汁造成的腹痛起初剧烈,往往在数小时后由于局限、包裹等原因减轻,故患者经常被延迟到受伤后几天、几周至出现发热、黄疸、腹水、陶土样便等症状时才被诊断。

(三)辅助检查

胆管挫伤在伤愈后发生瘢痕收缩,引起迟发性的胆道狭窄。表现为黄疸、腹痛、纳差、胆管炎。行 BUS、CT、ERCP、PTC、MRCP(磁共振胆胰管造影)等检查常可发现胆总管中下段狭窄闭塞。

【诊断对策】

(一)诊断要点

肝外胆管创伤往往为多器官合并损伤,无特异性临床表现,仅表现腹痛、腹膜炎、休克等。腹腔穿刺、腹腔灌洗有时见不到胆汁,即便发现也并非有特异性诊断价值,因为肝脏、十二指肠损伤也常常有胆汁外溢。因此肝外胆管损伤术前明确诊断者很少,这就要求在腹部创伤行剖腹探查术时应想到肝外胆管损伤的可能。术中一定要仔细、全面地探查肝外胆道系统,对可疑患者行术中胆道造影,以免漏诊而造成严重的并发症。

(二)临床分型

1. 胆囊创伤　胆囊创伤大多数为锐性穿通伤,钝性损伤少见。包括胆囊破裂、胆囊撕脱、胆囊挫伤。以胆囊破裂最常见。

2. 胆管创伤　有关资料表明肝外胆管创伤发生率由高到低依次为胆总管、右侧肝管、左侧肝管。在减速伤或右上腹压迫伤时,由于肝脏在腹内突然活动,在位置相对固定的胰腺上方产生一个剪力,因此在钝性损伤中胆总管胰十二指肠结合部破裂最多见。肝门部胆管弯曲而富有弹性,不易遭致钝性损伤,但位置相对较浅易和肝脏一起受到锐性损伤。

根据受伤程度胆管创伤分为以下类型:①胆管挫伤,为非全层损伤,无胆汁渗漏;②简单胆管裂伤,撕裂或锐器所致伤口长度小于管壁周径 1/2 的切线伤;③复杂胆管裂伤,包括裂口长度大于管壁周径 1/2 的切线伤、胆管壁的节段性缺损、胆管的完全贯通伤。

【治疗对策】

（一）治疗原则

伴有多发伤的胆道损伤,应按照上腹损伤的诊疗原则做复苏和急救处理,应在抓紧抗休克的同时,及早进行剖腹探查,按照"先止血、再修补、后引流"的原则,做好开放性或闭合性上腹损伤的手术处理。术中出血控制后,应仔细探查胆囊、胆总管。所有肝门、十二指肠旁、肝十二指肠韧带浆膜下的瘀血、小血肿,都应想到肝外胆管损伤的可能,将血肿剪开,吸净积血后再探查。有时为利于探查,还需剪开十二指肠外侧腹膜将胰头向前内侧翻转。如果发现肝十二指肠韧带有胆汁污染的情况,往往说明肝外胆管损伤,若探查未见损伤,可应用水溶性造影剂行术中胆道造影。明确诊断后,根据损伤的部位、性质决定治疗方式。

（二）术前准备

1. 对休克者,迅速扩充血容量,改善微循环灌注;

2. 维持体液平衡;

3. 注意保护和改善重要脏器的功能,防治多器官功能衰竭;

4. 合理使用抗生素。

（三）治疗方案

1. 胆囊损伤治疗　包括胆囊切除术、胆囊造口术和胆囊修补术,以胆囊切除术为最佳治疗方式,条件允许时尽量选用。另外,不论采用何种手术方式,都应常规在肝下置腹腔引流管。

2. 胆管损伤的治疗　胆管损伤修复术的选择主要依据患者的全身情况而定,修复胆管引流的连续性、内支撑、胆管引流是处理成功的三要素。发现损伤后,对于血流动力学稳定、术野清洁的患者在术中即可行彻底性手术治疗。而患者一般情况差、受伤时间长、腹腔污染重或技术力量不足以完成一期缝合术时,最好先行清创、近端胆管外引流,延期二次手术。勉强行一期修补往往造成严重的并发症。

（1）小于管壁周径的1/2胆管裂伤　胆管伤口局部组织血运良好,缺损不多,亦无明显的炎症,可予5-0细丝线间断缝合、修补,再在其近端或远端置"T"形管支撑引流,"T"管-臂应越过吻合口,持续时间不少于半年。

（2）胆管部分断裂或缺损不大、尚有连接者　可酌情选用脐静脉、胆囊、带血管蒂的胃浆肌瓣或空肠片修复,并加用内支撑。由于胆管口径细,需细针细线细致缝合,内支撑需3～6个月。

（3）复杂性胆管损伤　一般采用胆肠吻合术。胆肠吻合术应遵守以下基本原则：①彻底清创；②仔细解剖；③无张力的重建；④黏膜对黏膜的单层吻合；⑤置入支撑管并引流。具体参见下一节。

【术后观察及处理】

（一）一般处理

1. 维持生命体征的平稳；

2. 维持内环境正常包括水电解质、酸碱平衡；

3. 防治感染。

（二）并发症的观察与处理

术后可发生胆道狭窄、胆漏、胆道大出血、腹腔脓肿等并发症。其中胆道狭窄是最常见、最主要的。

二、医源性胆道损伤与狭窄

【概述】

医源性胆道损伤是指腹部手术时意外造成胆道损伤，中华医学会第七届全国胆道外科学术会议共收到胆管损伤965例，占同期胆囊切除术的0.02%～0.49%。医源性胆道损伤的处理是困难的，容易造成医患纠纷。

Johnson对胆管损伤的原因归结为三点：①危险的解剖；②危险的病理；③危险的手术。亦即解剖因素、病理因素和技术因素。随着外科的飞速发展，手术的复杂程度也是一个因素。

1. 解剖因素　胆囊三角变异非常多见，主要有右侧副肝管的出现，胆囊管与肝总管汇合部位和方式的异常等。若结石嵌顿更增加了解剖的复杂性。除了胆管的变异外，肝动脉及门静脉都存在着走行分支异常，术中辨认不清易致出血，影响术野清晰，引起胆管损伤。因此熟知解剖变异是手术成功的关键。

2. 病理因素　如发生急性化脓性胆管炎、坏疽性胆囊炎、慢性萎缩性胆囊炎、Mirizzi综合征时，胆囊及周围组织水肿、充血、炎症、内漏等情况增加了手术的难度，也增加了发生意外的可能。此外慢性十二指肠球部溃疡由于周围组织炎症粘连，胆管与溃疡距离缩短，行胃大部切除术时可能损伤胆总管、十二指肠部。

3. 技术因素　手术者的经验以及认真态度是胆道手术成功的一个重要因素。

4. 手术复杂程度　肝移植术后的胆道并发症发生在约10%～30%的患者；复杂的肝胆肿瘤、外伤的胆道并发症率也很高。另外LC术后发生的延迟性高位胆管狭窄也很常见,与电刀、电凝的使用造成肝外胆管的电热力损伤有关。

【诊断步骤】

(一)临床表现要点

1. 早期胆管损伤

1)胆漏　多见于胆管部分或完全被切断,或胆囊管残端漏的患者。由于术中麻醉、手术创伤打击,胆汁分泌往往受到抑制,故损伤小,胆漏少时往往不易发现,丧失了术中修复的机会。术后出现胆汁性腹膜炎,腹腔引流管有胆汁样液体流出。引流出胆汁需与来自胆囊床处的小胆管损伤鉴别,后者一般胆漏 3～5 天即可自行停止,而胆管损伤的胆汁引流量大,持续时间长。若引流管位置放置不当,引流失败,患者多出现胆汁性腹膜炎、肠麻痹,重者出现腹腔脓肿。

2)阻塞性黄疸　早期出现的进行性加重的黄疸多见于胆总管或肝总管的部分或完全的结扎或缝扎。患者常感到上腹部不适,小便呈深黄色。

3)胆总管、十二指肠内漏　一般在术后第 7 天从 T 管内流出大量的发臭液体,内含棕黄色浑浊絮状物,有时甚至出现食物残渣。T 管引流量多达 1000～1500 ml。患者常常出现寒战、高热,但一般不出现黄疸或仅有轻度黄疸。

4)感染　胆管出现梗阻,胆汁引流不畅,胆汁淤积,细菌繁殖诱发胆道急性感染。出现腹痛、发热、黄疸等症状。胆漏患者继发感染后也引起弥漫性腹膜炎、膈下脓肿、盆腔脓肿等,并可出现肠麻痹等中毒症状。

2. 晚期胆管狭窄　症状往往出现于首次手术后的 3 个月～1 年。常常被误认为肝内残余结石、肝炎、毛细胆管炎等。临床上有以下几种征象。

1)反复发作的胆道感染　晚期胆管狭窄的病理基础是渐进性的胆管狭窄,造成引流不畅、胆汁淤积,可诱发胆道感染,严重时出现败血症,甚至 Charcot 五联征。轻者经抗生素治疗后好转,但由于基本病变基础仍存在,经常复发。许多患者被误诊为肝内残余结石。

2)阻塞性黄疸　胆管狭窄是一渐进持续性的病变,在早期一般无黄疸。但随着狭窄口的进一步狭窄,随之出现阻塞性黄疸,并渐进性加重。伴发结石、感染时症状更加明显。

3)胆汁性肝硬化　由于长时间的胆流不畅、胆汁淤积,胆管内压力过高,胆小管破裂后胆汁漏入肝细胞造成纤维结缔组织增生,肝组织的坏死变性,最后导致胆汁性肝硬化及门静脉高压症。临床上出现脾脏肿大、腹水、黄疸、肝功能损害、凝血机制障碍及营养不良等。有时患者尚可出现因食管-胃底静脉曲张而引起的上消化道大出血。

4)胆管结石 胆管狭窄造成的胆汁淤积、反复发作的胆道感染都是诱发结石形成的高危因素。而已经形成的结石又常引起梗阻和感染,三者互为因果,形成恶性循环,导致胆管结石的反复发作。

(二)辅助检查

术后可疑的患者应行 BUS、CT、PTC、ERCP、磁共振胆胰管造影(MRCP)、T 管胆道造影等检查,以明确诊断。BUS、CT 为无创检查手段,可了解肝脏形态,肝胆管扩张的程度、范围和有无结石的征象。但当肝门部以上有胆管狭窄,胆管周围有瘢痕形成时应用受限。ERCP 能了解梗阻以下的部位,PTC 可将狭窄胆管及狭窄以上的胆管完全显示,PTC 联合 ERCP 可了解整个胆道的情况。MRCP 可显示胆管狭窄的部位、胆管扩张的程度及是否合并结石,由于其操作简便、无创,有替代PTC、ERCP 的倾向。

【诊断对策】

(一)诊断要点

胆管损伤最好在术中及时诊断、处理,从而避免一系列涉及胆系、肝脏,腹腔内以及全身的各种并发症。手术中胆囊标本切除后应常规做到:①复查肝总管、胆囊管、胆总管三管的关系;②检查是否有胆汁外渗;③解剖胆囊标本。以此来确定是否有胆管损伤。对术中可疑的患者,应及时行术中胆道造影,虽然术中胆道造影有一定的危险性,但可明显降低胆管损伤的发生率。LC 患者应及时中转开腹手术,切不可存有任何侥幸心理。

对以下情况均应考虑是否有胆管损伤的可能:①术中发现肝、十二指肠韧带处黄染,或在胆囊切除后用干净纱布擦拭术野见有黄染者;②胆囊切除术后 24～48 小时出现黄疸,或有大量胆汁外渗持续 1 周以上者;③上腹部手术后出现阻塞性黄疸者;④胆囊切除术后出现反复发作的寒战、高热、黄疸等胆管炎症状,排除结石和其他原因者;⑤胆道手术后患者,反复出现胆道感染或阻塞性黄疸,随着病程的延长又出现胆汁性肝硬化、门静脉高压者;⑥LC 术中检查切除的胆囊标本有双管结构。对可疑病例,均应行必要的辅助检查,影像学检查起着十分重要的作用。

(二)临床分型

1. 胆道损伤分类

1)胆漏性胆管损伤 胆道系统的连续性的破坏,有较小的胆管胆汁瘘,但大部分胆汁仍经过胆管进入十二指肠,常见的情况有胆囊残端瘘和胆囊床的毛细胆管瘘;右侧副肝管横断伤可发生胆汁瘘甚至有胆汁性腹膜炎表现;由胆(肝)总管的侧壁伤引发胆瘘。

2)梗阻性胆管损伤 包括肝外胆管及副右肝管的误扎、误夹(横断或部分横断)、机械性损伤,LC 术中的电灼伤可引起局部的缺血从而导致继发性胆管狭窄。

3)胆总管下端假道伤 多因胆总管探查术中 Bakes 扩张器强行通过胆总管下端引起的胆总管、十二指肠假道伤,除非术中发生大出血一般不易术中确诊。术后局部感染破溃形成胆管、十二指肠内漏。

2. 胆道狭窄分类 为了更好的设计治疗方案、便于评价治疗效果,Bismuth 对晚期胆管狭窄的患者按损伤部位做了以下分型。

Ⅰ型:距肝管汇合部向远端 2 cm 以外。

Ⅱ型:距肝管汇合部向远端 2 cm 以内。

Ⅲ型:肝管汇合部。

Ⅳ型:左侧肝管或右侧肝管。

Ⅴ型:左右肝管分支处。

【治疗对策】

1. 术中诊断的胆管损伤 术中及时发现并正确处理可获得最好效果。处理措施应充分考虑到术后可能出现的胆漏或胆道狭窄;应维持近端胆管的长度,不要牺牲胆管组织,为万不得已的下次手术做好准备。胆管损伤后各种处理方法的效果表明,术中发现的胆管损伤以胆管修补加 T 管引流效果最好,再手术率约为 3%。胆管空肠 Roux-en-Y 吻合术再手术率为 6%。

1)误扎肝外胆管而未切断者 一般只需拆除结扎线即可。但如果结扎过紧过久,或松解后不能确信胆管通畅,则应考虑切开置入 T 管引流,以防止坏死或狭窄。胆管壁已有血运障碍坏死时,可切除该段胆管,行端端吻合或胆肠吻合术。

2)胆管线形切割伤 若胆管损伤为线状纵形损伤,直接修补后,安放 T 管引流即可;若为完全或不完全横断损伤,无胆管缺损者,可直接对端吻合,T 管经吻合口远端胆管另戳口引出,T 管长臂支撑吻合口 6 个月以上,同时游离十二指肠外侧腹膜以减低吻合口的张力。吻合技术要求对端良好,针距均匀,一般用 4-0 号缝线。若胆管损伤位置高,端端吻合有困难,或胆总管切除段过长,经游离十二指肠外侧腹膜后张力仍大,则应行胆肠 Roux-en-Y 吻合术,术后置支撑架引流 6 个月以上。

3)胆管缺损或撕裂 术中因暴力牵拉所致的纵型裂伤,如果裂口不宽或损伤的胆管小于管径的 50%，应横型缝合损伤的胆管管壁，并放置 T 管外引流。放置时应在损伤处的上部或下部重做切口，将 T 管长臂置于缝合处做支撑。若缺损较大但胆管尚有部分连接者，可采用带血运的胆囊壁、空肠壁、回肠壁、胃浆膜、脐静脉、肝圆韧带等组织修复，并加用内支撑引流术。浆膜上皮组织能较好的耐受胆汁的侵蚀，修复能力强，效果较好。或行胆肠 Roux-en-Y 吻合术，术后置支撑架引流 6 个月以上。

4)胆总管下段损伤　一经发现应视具体情况做相应的处理：①假道细小，无明显的出血，仅置 T 管引流和腹腔引流；②假道较大，将胰头、十二指肠向左内侧翻转，探查假道。若假道通向胰腺实质、肠道，无出血或出血已经停止，胆总管置 T 管引流，胰头、十二指肠后置烟卷引流。术后要保持引流的通畅，一般多能痊愈。由于胰头、十二指肠部解剖复杂，尽量避免复杂的手术处理。

2. 术后早期发现的胆管损伤的处理　术后诊断胆道损伤的时间很重要，如果在术后 24～48 h 内发现为胆管损伤，此时患者局部炎症反应较轻、水肿不明显，且手术探查证实局部组织解剖结构清楚，可以按术中发现的胆管损伤处理。反之发现时已经超过了 72 h，局部组织炎症水肿明显，此时通常选择直接或间接的胆管引流，3～6 个月后再考虑行胆管重建。具体处理如下：

1)胆瘘　对这种情况不要立即再次手术，而是维持现状。保持通畅引流，加强营养，控制感染和等待。随着当今微创技术的广泛开展，利用内镜技术以及介入性技术使用胆管引流处理胆漏是首选的方法。若胆道和胃肠道的连续性存在，则胆瘘可自行愈合。若在治疗过程中，胆瘘自行闭合后形成阻塞性黄疸，按胆道狭窄的原则处理。

2)胆汁性腹膜炎　这是一种严重的情况，在胆汁感染的情况下更是如此，需要立即手术腹腔引流。在胆管近端插管外引流，作为过渡治疗。待炎症消退、患者一般情况改善之后，于引流术后至少 3 个月行胆道重建手术。

3)阻塞性黄疸　患者表现为进行性黄疸，按胆道狭窄的原则处理。

3. 术后晚期发现的胆管损伤的处理　胆道良性狭窄是良性疾病里的"肿瘤"，处理起来非常棘手。一般先行非手术治疗，若不成功，则行手术治疗，在手术治疗中疗效最确切的是胆管空肠 Roux-en-Y 吻合术。

(1)非手术治疗　包括经皮肝穿刺胆管引流及支撑管植入术和内镜胆管引流及支撑管植入术，成功后放置至少 6 个月。若不成功，则行 PTCD 引流胆道，然后行手术治疗。

(2)手术治疗

1)术前准备和手术时机　胆道良性狭窄的重建手术都是复杂而费时的大手术,而患者的情况往往较差,故应进行充分的术前准备。将患者的术前情况纠正到理想状态后,再施行确定性治疗。术前准备的内容包括控制胆管炎、纠正贫血、纠正凝血机制障碍、改善营养状况、低钠血症、低血钾等。少数合并并发症的患者,外科治疗需分期进行。这些并发症包括腹腔内脓肿、糜烂性胃炎、肝硬化、门脉高压、食管静脉曲张出血等。对脓肿行引流术,控制糜烂性胃炎出血等。对合并肝硬化、门脉高压的胆管修补是最困难的。需要先处理这些并发症,然后再进行胆管重建,否则术中出血会很多,使手术无法进行。对这种复杂病例,需分期手术。

第一期手术应先解除胆道梗阻的问题。只要患者情况尚好,可先处理胆道问题。因为胆汁性肝硬化的肝小叶结构保持完整,只要胆道梗阻解除,肝脏可恢复到正常状态。胆道引流可采用 PTCD 等方式进行。第二期进行门体分流术,如肠腔分流术、脾腔静脉分流术、脾肾静脉分流术等,以降低门脉压力,疏通肝门部曲张的静脉。第三期手术是彻底的胆道手术,包括切除病灶,解除狭窄,通畅引流。分期手术是一个过程,每期间隔 3 个月到半年。但这种分期亦不是绝对的,可视患者的具体情况缩短成两期完成。

2)胆管空肠 Roux-en-Y 吻合术　不论采用何种术式,成功的胆道重建必须掌握以下原则:显露健康的血运良好的近端胆管,彻底切除瘢痕组织;当吻合口直径<1 cm时,需安置支撑管,且无张力,起支撑与引流作用。

显露近端胆管:这是手术治疗成败的第一步,也是困难而危险的一步。①可以通过肝门途径:多次手术后肝门处多存在致密粘连,粘连的脏器多见胃十二指肠、结肠、空肠和网膜,术中需紧贴肝下缘将这些组织分离开,显露肝十二指肠韧带。这一方法内还包括通过胆囊床途径及通过肝圆韧带途径切开右前叶及左侧肝管,最后汇合切开肝门部胆管(有时患者肝门较高较深,须降低肝门板)。②通过胃窦及十二指肠上缘途径:胆总管自胃窦及十二指肠上方进入十二指肠后段,故胃窦及十二指肠球部可作为一个寻找胆总管的标志。术中将粘连的胃窦及十二指肠从肝下缘分离下来,可在十二指肠上方显露肝、十二指肠韧带。③通过既往手术所留下的 T 管 PTCD 管、窦道、线结寻找。

近端胆管的处理:这是胆肠重建的一个重要问题,与治疗效果有着密切的关系。最关键的一步是确定狭窄近端胆管的黏膜,因为胆肠重建的原则是黏膜对黏膜。切除没有黏膜的瘢痕组织,到达具有黏膜的胆管处,保留近端胆管的血运,尽可能长的保留胆管的长度,以利吻合。若胆管口径较小,可楔形切除 0.5 cm 的前壁,以扩大吻合口,亦可进行胆管整形,将几个小的开口缝合成一个大口后,再进行胆肠吻合。

吻合技术：建立一种胆肠吻合的操作常规是非常有价值的。使用 4-0 或 5-0 可吸收无损伤的血管缝合线进行黏膜对黏膜的间断缝合。

支撑管：高位困难的胆肠重建，吻合口小于 1 cm，需要置入支撑管，一般保留 6 个月以上。以保证纤维化过程在支架上成熟定型，其对防止再狭窄提高疗效具有重要意义。支撑引流管有以下作用：①晚期支撑胆管，防止狭窄；②早期引流、减压利于吻合口的生长；③术后冲洗有利于残余结石的清除，为腔镜治疗保留通路；④可为术后造影提供通道。内支撑引流管的留置时间取决于供修复用的肝外胆管的解剖和病理条件、技术难度和对纤维化成熟所需时间的估计。由于胆管狭窄后的修复手术再狭窄的机会多，支撑管保留应为 6 个月~1 年，手术次数越多留置时间应越长。

胆管空肠 Roux-en-Y 吻合术的再手术率为 20%，十二指肠溃疡的发生率国外报道为 1.7%~22%，其他的远期并发症有反流性胆管炎、胆道肿瘤等。

3)其他手术　其他手术有胆管十二指肠吻合术、间置空肠胆管、十二指肠吻合等。胆管、十二指肠吻合术容易引起反流，再手术率高达 45%。间置空肠胆管、十二指肠吻合术手术过于复杂，不易推广。

第六节　胆道疾病常见并发症

对胆道手术后常见并发症的正确认识和行之有效的处理极大的提高了手术治疗效果和患者的生存质量。尽管如此，降低并发症的发生应是追求的首要目标。

一、膈下感染

胆道术后的膈下感染主要位于肝右下区，有时亦涉及肝的右上区。术后液体的集聚为膈下感染提供了良好的培养基。

胆道手术后膈下感染，主要由于液体在膈下集聚而又未放置良好的引流，液体来源：(1)胆漏，临床上胆漏常常伴随着膈下感染。胆汁从未处理好的胆囊床、肝切除后的肝断面、胆肠吻合口等渗漏出来；(2)肠漏，肠内容物的渗漏聚集在膈下；(3)渗血，术中未行有效、彻底的止血；(4)程序复杂、费时的胆道大手术，手术野污染重，术毕冲洗液在肝膈间存留，未注意吸尽。

胆道术后的膈下感染,术后早期即表现与寻常过程不同的症状与体征,注意观察分析,并按需要采用 B 超、CT 等影像学手段,验证临床分析,以求得及早处理。要加强对各种引流管的观察和管理,并保证置于理想的位置并维持引流通畅。引流管不宜拔除太早,若引流物增多并含有胆汁或消化液,应考虑有胆瘘或吻合口瘘,必要时应用双套管负压吸引,不使感染扩散。

若有包裹性积液或脓肿形成,可先行穿刺吸引;若脓液太多,可置管引流;如非手术治疗效果不好或已有扩散的趋势,应及时再手术探查,清理手术野,有效地引流感染病灶。胆道术后的膈下感染是可以积极加以预防的:术中有效、彻底的止血,避免吻合口、引流管口的渗漏,放置腹腔内尤其是肝下区的引流。

二、胆瘘

胆瘘可发生于任何胆道手术。胆漏,不仅以其内含物中的胆酸有强烈的化学刺激作用,产生大量纤维组织增生反应;而且与感染密切关联,并相互加重。常是手术区和膈下感染的重要原因。胆汁从未处理好的胆囊床、肝切除后的肝断面、胆肠吻合口等渗漏出来,或从手术中未及时发现肝外胆管或其他变异肝管的损伤处渗漏。

短时间的少量胆汁渗漏,只要引流充分,多能逐步减少而最后停止。长时间较多量的胆汁外漏,特别要充分地通畅引流,不使其在肝下区存留。必要时,可以用双套管负压吸引,使窦道早日形成而不留残腔或形成脓肿。经皮肝穿刺胆管引流和内镜胆管引流都能够显著的减少胆汁的外漏。可保持引流至感染消退,病情稳定后,再根据瘘道造影及其他影像资料,做适当的包括必要的再手术处理。

三、术后胆道出血

胆道手术后发生胆道出血的概率不太多,引起手术后胆道出血的常见情况如下。

1. 胆肠吻合出血 胆肠吻合口只要在术中仔细缝扎,术后发生出血的机会不多。但在胆管炎性改变病程久、炎症重、手术后又在近期复发胆管炎时,可发生术后吻合口出血。出血往往是吻合口处来自3、9点处呈轴性分布的胆管营养动脉分支出血。此营养动脉支有好几支垂直靠近胆管壁并相互交通成网。手术中找到这种分支,准确缝扎,能有效止血。

2. 胆道壁探查切口出血 见于胆管壁扩张,管壁增厚,有长期复杂病损的患者,尤其因胆汁性肝硬化伴门脉高压症、腹内静脉侧支扩张的患者,胆管壁的切口易于出血。这种出血,一般出血量不大,密切观察下多可自止。如有大量出血,亦应及时做相应处理。

3. 术前的胆道出血重新出血 术前的胆道出血有可能术中得不到处理,术后再次出血。如在严重的胆道感染的患者,感染可以穿透胆管壁,形成肝动脉肝管瘘而发生胆道出血,这种出血表现有周期性的特点,出血的部位因在术中不一定能发现而得不到处理,术后有可能重新出血。有的胆道肿瘤因位置深,术中未发现,术后出血。

4. 胆管溃疡出血 胆管嵌顿的结石,如时间较久,常在局部形成一压迫性溃疡。手术中取出结石后,可在术后发生胆道出血,多为持续小量的暗红色渗血,常是炎性黏膜上皮溃破造成。因此,在术中移出结石时应谨慎细心,尤其当胆管呈急性炎症时,操作应是渐进性的,切忌急躁粗鲁。胆道溃疡性出血术后由于解除了梗阻胆管得以引流,炎症逐渐消退,在密切观察下,随着遗疡的愈合,渐渐停止。

5. 手术后胆道出血 多在一定的病理基础上发生,尤其在急性炎症时,更为突出。在处理上,抗感染措施是基本的一环。凝血、止血药的应用、输血、补液、保持各引流管的通畅,大多能在非手术处理下,逐渐停止。若出血量大,非手术处理不奏效,应在抗休克的同时,抓紧进行选择性肝动脉造影,判定出血来源,并同时应用动脉栓塞术或由造影导管注入垂体后叶素以促进止血。若这些措施既不能定位,又未能止血,则应及时手术探查。

四、术后胰腺炎

发生于胆道手术后的胰腺炎,往往见于胆总管下端嵌顿性结石,由于结石难以取出,手术中如不得其法,反复以钳、匙挖取并挤碎其主要结石,最后虽然取出了结石,但对下端组织的机械性刺激与损伤是较重的。另见于胆总管下端狭窄扩张术后,若在操作中动作大而猛,易引起撕裂等损伤。经十二指肠 Oddis 括约肌切开术、ERCP 或 EST 术后的胰腺炎都是重要的并发症。以上操作,都导致局部组织的损伤、水肿、痉挛,从而影响胆汁和胰液的排出,诱发胰腺的改变。尤其在存有乳头旁憩室或憩室内乳头者。

手术后胰腺炎,从病理上多为水肿型,罕有发展成出血坏死型者。临床上应重视预防本病的发生,主要在手术中精心操作,切忌粗暴;手术后预知其存在的可能性,密切观察,及时处理,其处理与胰腺炎相同。

五、术后肝功能不全

肝功能不全容易发生在长期胆道梗阻或/和感染对肝实质造成了严重损害的情况下,并经历复杂的手术和广泛的肝脏切除。

手术后肝功能代偿不全,主要表现为黄疸消退慢或甚至增高,精神差、无力、腹胀、腹水、食欲差、贫血和下肢浮肿等;同时,术后胆汁引流量少,或胆汁引流量增多而颜色浅淡。实验室检查显示低蛋白、高胆红素、低血容量、低钠、低钾,若并发感染,则病情迅速加重。

对肝功能不全的患者,外科措施往往受到多方面的限制,一方面要采取综合措施保护肝脏,并努力避免加重其损害;另一方面,在外科治疗的安排上,应依每个患者的具体情况,以解决主要病变为主,分清缓急,充分考虑并适应肝脏的耐受能力,有步骤地进行,每个步骤既有利于胆道外科问题的解决,又有利于促进肝功能的改善。

肝功能不全的患者,手术前应做充分的调查和评估,并给予积极的支持和准备,手术中恰当地决定手术方式,术后给予有效的肝功能保护。其中合理的营养支持,积极的抗感染措施,是尤其重要的。

六、术后应激性溃疡

胆道术后应激性溃疡主要见于重症梗阻性黄疸的手术患者。其原因有:(1)患者全身情况差、慢性消耗和营养不良;(2)肝功能受损;(3)凝血控制障碍并难以纠正;(4)胃黏膜屏障的保护能力减弱;(5)手术解除梗阻后胆汁向胃内逆流,对胃黏膜的损害等,实际上都是继发于胆道梗阻、高胆红素血症的全身性改变的表现,是一个严重的情况。

术后应激性溃疡并发出血,加重了胆道大手术后患者的负担,增加了并发感染的机会,也影响预后,应在围手术期积极采取措施加以预防,值得强调的有:(1)周密地做好术前准备,保护肝肾功能,改善营养状况,纠正水盐失衡;(2)改善凝血状态,应用促凝血药物如维生素 K、输注新鲜血浆和全血等;(3)必要时,先期引流胆汁,改善肝功能;术前 1 天及术后应用 H_2 受体拮抗剂以减少胃酸分泌,或可应用善得定以暂时抑制消化内分泌;保持胃肠减压管通畅,避免胃内容物潴留,减轻胃黏膜水肿;(4)保持胆管引流通畅,避免向胃内返流;(5)口服硫糖铝以增加对胃黏膜的保护。

对术后应激性溃疡出血的处理主要包括:(1)输血、输液,输血以新鲜血液最好;(2)止血、凝血药物的应用;(3)迅速移出胃内容物及胃内血块,及早洗胃。冰盐水加肾上腺素的应用,在早期可能有益。向胃内灌注凝血药物,对尚在出血的溃疡,有凝血作用,但往往先期与胃内存血形成凝块,难以吸尽排除,不利于治疗;(4)出血较多较急时,应在抗休克的同时及早进行胃镜检查,以明确诊断和进行内镜治疗。对于局限性溃疡出血,可向溃疡底部注入肾上腺素或向溃疡面喷注凝血酶。

对术后应激性溃疡的手术探查,只有在胃镜见到难以控制的活跃性出血或持续不停的出血等情况下才考虑,并应抓紧及时在患者尚能耐受再次手术时进行。

七、术后腹膜后感染

胆道手术引起腹膜后感染,并不常见。但若有发生,其表现常很隐蔽。临床上没有足够的认识与警惕,易致漏诊。发生手术后腹膜后感染有这样几种情况:

1. 败血症 尤其胆源性败血症,患者因感染而消耗,免疫能力低下,而腹膜后为蜂窝组织,感染易于扩散,毒血症状很重,甚易发生休克。

2. 胆管炎性溃破 嵌顿性结石在胆总管下端形成压迫性溃疡,既可穿入十二指肠而成乳头旁瘘,又可于较高位置穿破于后腹膜腔,形成严重的腹膜后蜂窝织炎。

3. 医源性穿破 偶见于胆总管下端狭窄或结石嵌顿,在探查、扩张时穿破胆总管下段后壁,形成假道,进入腹膜后蜂窝组织,形成感染。脓肿沿右侧腰大肌向下扩散至右侧髂窝,形成髂窝脓肿,向体外穿破或切开引流后,形成胆外瘘。

4. 腹膜后血肿感染、脓肿形成 当切开十二指肠降段腹膜,分离并向内翻转,探查胰、十二指肠后部时,若止血不彻底,在腹膜后疏松的蜂窝组织内,甚易形成血肿,并因无致密结构的限制而逐渐加大。

5. 腹膜后感染,主要在于预防 一经确诊即早期手术探查引流。经腹引流应将十二指肠二三段充分游离,建立有效引流。漏口的处理依具体情况而定。有时亦可经右后腰部切开,通畅引流。

第七节 胆道良性肿瘤

一、胆囊息肉样病变

【概述】

息肉是指致炎因子或其他因子长期作用下,上皮、腺体、肉芽组织增生所形成的结节。而"胆囊息肉样病变"是影像诊断学上的名词,不是临床上疾病的诊断。它包括多种良性的和早期恶性病变。无典型的临床症状,自 B 超检查广泛应用于临床以来,其统计的发病率明显升高,患者也趋向年轻化。国内的材料显示以 B 超做健康普查时,胆囊息肉样病变的发现率约为 0.82%。

【诊断步骤】

(一)病史采集要点

胆囊息肉样病变无典型的临床表现,常在体检 B 超检查时发现。

(二)体格检查要点

胆囊息肉样病变无典型的临床表现,一些合并有胆囊结石的患者也可能有明显的临床症状。一些大的胆囊息肉,特别是位于胆囊颈部的息肉,在引起胆囊管阻塞时亦可发生胆绞痛,引起急性胆囊炎。

(三)辅助检查

B 型超声诊断与病理检查的符合率一般可在 90% 以上,但是 B 型超声检查依赖于仪器的先进与操作者的经验。

【诊断对策】

(一)诊断要点

胆囊息肉样病变的诊断主要依靠 B 型超声检查,随着 B 型超声的普及,胆囊息肉样病变的检出率亦提高。

(二)病理分型

当前对胆囊息肉样病变的分类多采用 1970 年 Christensen 提出的病理分类方

法,简单的分为良性肿瘤和良性假瘤两类。良性肿瘤以腺瘤(乳头状与非乳头状腺瘤)多见,良性假瘤以胆固醇息肉多见,在西方国家,腺肌增生症(弥漫型、节段型、局限型)也不少见。(表17-1)

表 17-1　胆囊息肉样病变

良性肿瘤	
上皮来源	乳头状与非乳头状腺瘤
间质来源	血管瘤、脂肪瘤、平滑肌瘤、颗粒状肌母细胞瘤、纤维瘤、神经纤维瘤
良性假瘤	
增生性	腺肌增生症(弥漫型、节段型、局限型);腺瘤样增生(乳头状、海绵状)
组织异位	胃、肠黏膜、胰、肝、肾上腺、甲状腺组织
息肉	胆固醇性息肉、炎性息肉
其他	寄生虫感染、纤维肉芽肿性炎症

1. 良性肿瘤

(1)腺瘤　腺瘤是来自于胆囊黏膜上皮的良性肿瘤,约占胆囊良性病变的23%,约占同期胆囊切除病例的1%。女性比较多见。小儿偶见报道。部分病例同时伴有胆囊结石。胆囊腺瘤大多数为单发,少数多发;可发生在胆囊的任何部位。胆囊腺瘤又被进一步分为乳头状腺瘤和非乳头状腺瘤。两者发病率相近。

腺瘤有较高的癌变率,约为 $25\% \sim 28.3\%$,且随着腺瘤的增大恶变率增高。腺瘤组织在组织学上有恶变移行迹象,相当比例的胆囊浸润癌中有腺瘤组织残余,这都说明胆囊腺瘤是胆囊癌的癌前病变。

有人还注意到胆囊腺瘤癌变病例的年龄偏高,女性偏多。部分胆囊癌或腺瘤癌变的同时伴有胆囊结石,因此认为腺瘤癌变与胆石的存在及其对胆囊黏膜的慢性机械刺激有密切关系。不伴有胆结石的腺瘤很少恶变。

(2)来源于支持组织的胆囊良性肿瘤　此类良性肿瘤更为罕见,包括血管瘤、脂肪瘤、平滑肌瘤和颗粒细胞瘤等。血管瘤、脂肪瘤及平滑肌瘤的镜下结构与发生在其他部位的同类肿瘤是完全相同的。

2. 炎性假瘤　胆囊的假瘤又常被称为非肿瘤性病变。主要包括息肉、增生性病变和组织异位症等。其中,胆囊息肉最为多见,由于超声显像技术的广泛应用,胆囊息肉的检出率明显增高。

(1)胆囊息肉　统计国内 1989 年的报道,胆囊息肉占胆囊息肉样病变的 67%。

胆囊的胆固醇性息肉是最常见的胆囊良性病变,而且近年来有增加的趋势,其在胆囊息肉样病变中所占的比例逐年增大。其发病机制与胆固醇代谢紊乱有关。息肉的形成是胆囊黏膜固有膜下大量的吞噬胆固醇结晶的单核细胞(泡沫细胞)聚集,突出于胆囊腔内,常是多发且体积较小,多为 3～5 mm,没有迅速增大的趋势。在观察的过程中,息肉的数目可增多或减少,有细蒂的息肉常可脱落并随胆汁排出,有可能在排出的过程中发生胆痛。胆固醇息肉一般不发生恶变。

炎性息肉不属于真正意义上的肿瘤,属于假瘤,无恶变的记载。是由于胆囊黏膜的固有膜上慢性炎性细胞浸润,形成炎性肉芽肿向胆囊腔内突起,故常发生在胆囊有慢性炎症、结石的情况下。

(2)胆囊增生性病变包括腺肌瘤样增生和腺瘤样增生

①腺肌瘤样增生:是一种由于胆囊的增殖表现为胆囊壁肥厚性病变,有胆囊上皮和平滑肌增生。分为局限型、节段型和弥漫型三种。局限型的腺肌瘤样增生,绝大多数发生在胆囊的底部,又常被称为腺肌瘤。其恶变率约为 3.1%～6.4%。

②腺瘤样增生:呈局灶性或弥漫性的黏膜增厚。分为绒毛型和海绵型两种。绒毛型以高的乳头状的黏膜隆起为特征;海绵型以分支状的腺体为特征,有时伴有囊性扩张。尚未见与本病有关的恶变病例报告。

(3)组织异位症 此病罕见。已报道的异位组织有胃黏膜、小肠黏膜、胰腺组织、肝和甲状腺等。全部异位组织结节均位于胆囊壁内,发生在胆囊颈或胆囊管附近较多见。

(4)其他良性假瘤 更罕见。包括寄生虫感染形成的肉芽肿、创伤性神经瘤和缝线肉芽肿和纤维肉芽肿性炎症等。

【治疗对策】

(一)治疗原则及治疗方案

胆囊切除术是胆囊息肉样病变的首选治疗措施。病例的选择主要依靠两个因素:①有无临床症状。②疑为恶变或潜在恶变的可能性。胆固醇性息肉和炎性息肉很少恶变,而腺瘤型息肉被视为癌前病变,很难在术前鉴别。一般认为手术适应证为:

1. 合并有胆囊疾病,如胆囊结石、急性或慢性胆囊炎,并有明显症状者,均应手术。

2. 无明显临床症状的多发性息肉,不需手术,可继续观察。

3. 大小在 10 mm 以下的无临床症状的单发息肉,应定期观察,若病变有增大趋向。

4. 大小在 10 mm 以上的单发息肉或位于胆囊颈部者,不论是否有临床症状,均应行手术治疗。

5. 疑有胆囊癌的可能,虽不能肯定,也应该考虑手术治疗。

也有学者认为小于 10 mm 的胆囊息肉样病变并不能完全排除胆囊癌的可能,因此主张一经发现胆囊息肉样病变即行胆囊切除术。以前认为胆囊切除术后大肠癌的发病率上升,现在的研究认为胆囊切除与大肠癌的发病无关。

(二)术前准备及手术并发症等同胆囊切除术所述

二、胆管良性肿瘤

【概述】

本节主要是讨论肝外胆管的良性肿瘤,肝内胆管的肿瘤一般属于肝脏肿瘤讨论的范畴。肝外胆管肿瘤是指自肝门部主要肝胆管至十二指肠胆管开口范围内的肿瘤。肝外胆管的良性肿瘤在国内外都较少见,其诊断及治疗见于一些散在的报道。

【诊断步骤】

(一)病史采集要点

注意症状出现的时间、持续时间、部位、放射区域及感染、黄疸、梗阻等并发症表现。

(二)体格检查要点

临床常有腹痛或间歇性黄疸,有时可能并发急性胰腺炎,黄疸常呈间断性,可合并胆管感染的症状,约 20% 合并有胆结石。

(三)辅助检查

B 型超声常可发现胆管内的息肉样病变。但很难与胆管的恶性肿瘤相鉴别。PTC 和 ERCP 均可见肝内胆管的充盈缺损,因此型肿瘤常发生于胆管的壶腹部。

【诊断对策】

(一)诊断要点

诊断上常有困难,结合影像资料综合判断。在行 ERCP 检查时可取活检行病理学检查,以明确诊断。

(二)病理分型

肝外胆管的良性肿瘤可起源于上皮、神经内分泌细胞、间质及异位组织。(表17-2)

表 17-2　肝外胆管的良性肿瘤

上皮来源	乳头状瘤、乳头状瘤病、腺瘤、囊腺瘤
间质来源	颗粒性肌母细胞瘤、神经性纤维瘤、神经内分泌瘤、血管瘤、脂肪瘤、平滑肌瘤
炎性假瘤	
异位组织	胃黏膜、胰腺组织
类癌	

胆管黏膜覆盖有一层单层柱状黏膜上皮,胆管的乳头状瘤或腺瘤即来源于此,它们占胆管良性肿瘤的总数 2/3 以上,文献上报道的 73 例胆管良性肿瘤,其中63 例属于此种类型,占 85%。乳头状瘤和腺瘤好发部位是肝管(8%)、肝总管(15%)、胆总管(27%)、胆囊管(3%)、胆管的开口处(37%),在胆管开口部周围约为 10%,因此约半数的胆管乳头状瘤和腺瘤发生在胆管的壶腹周围。胆管的乳头状瘤和腺瘤的生物学行为不一定始终是良性,肝外胆管的息肉样或乳头状癌中,很多可能发生在原有的腺或乳头状瘤的基础上,有人认为腺瘤和乳头状瘤是一种癌前病变。

另外有一种胆管乳头状瘤病,此病很少见,患者的肝内外胆管壁上布满大小不一的乳头状瘤。在早期肿瘤可能从局部开始或局限于一叶的肝内胆管,后可弥漫生长于肝内胆管。此病局部切除后可复发或恶变。文献报道有 2 例患者经局部切除或烧灼后出现恶变。也有人认为此种肿瘤可能一开始就是一种低度恶性的肿瘤。

【治疗对策】

(一)治疗原则

对于肝外胆管良性肿瘤的治疗,现在广泛被接受的观点是,因其有恶变的可能,局部的切除或烧灼可能会复发转移,一般主张连同肿瘤和其周围的胆管壁一同切除,行胆肠吻合,对于十二指肠壶腹部的肿瘤行乳头、壶腹、胆管下端、胰管末端切除,之后行胆、胰管和十二指肠黏膜的再吻合。一般不主张做胰、十二指肠切除术,除非其恶变不能排除。术后应密切随访。

第八节 胆道恶性肿瘤

一、原发性胆囊癌

【概述】

原发性胆囊癌(简称为胆囊癌)并非是少见的疾病,在胃肠道肿瘤的发病率中居第 5 位,近年来有增加的趋向。胆囊癌以其早期确诊率低和手术后 5 年生存率极低而备受外科学界的关注。同时,胆囊癌的发生与胆囊结石之间有密切关系,胆囊结石是一常见病,但由于胆囊癌的恶性行为,亦在一定程度上影响临床对胆囊结石的治疗决策。

邹声泉分析我国 28 个省份 1986—1998 年胆囊癌的调查结果,胆囊癌占同期 25 5205 例胆道手术的 1.53%(0.4%～3.9%),占同期腹部外科手术的 0.28% (0.1%～1.1%)。1997 年第 7 届全国胆道外科会议上,共有 31 组 2300 多例的原发性胆囊癌资料,胆囊癌占同期胆囊疾病手术的 1%～2%,女性与男性患者的比率为 2:1,平均年龄为 57 岁,60%合并胆囊结石。1999 年邹声泉在第 8 届全国胆道外科学术会议上,对全国 115 所医院胆囊癌临床流行病学的回顾性调查(1986—1998),提出我国胆囊癌占同期胆道疾病的构成比为 0.4%～3.8%,平均为 1.96%。胆囊癌的发病率以我国北方及西北高于南方地区,尤以陕西、河南两省较高。

【诊断步骤】

(一)病史采集要点

胆囊癌起病隐匿,无特异性表现,临床表现依次为腹痛、恶心、呕吐、黄疸和体重减轻等。

(二)体格检查要点

临床上可将其症状群归为 3 大类:①急性胆囊炎:某些病例有短暂的右上腹痛、恶心、呕吐、发热和心悸病史,提示急性胆囊炎。约 1%因急性胆囊炎手术的病例有胆囊癌存在,此时病变常为早期,切除率高,生存期长。②慢性胆囊炎:许多原发性胆囊癌的患者症状与慢性胆囊炎类似,很难区分,要高度警惕良性病变合并胆囊癌,或良性病变发展为胆囊癌。③胆道恶性肿瘤:一些患者可有黄疸、体重减轻、全身情况差、右上腹痛等,肿瘤病变常较晚,疗效差。另外还有罕见的表现如上消化道出血或梗阻等。

(三)辅助检查

1. B超 首选检查方法。能检出绝大多数病变,对性质的确定尚有局限。对微小病变识别能力强,可用于普查及随访。但对定性诊断和分期帮助不大,易受到肥胖和胃肠道气体干扰,有时有假阳性和假阴性结果。近年来国内外已开展了内镜超声(EUS)技术,其分辨率高,成像更清晰,可显示胆囊壁的 3 层结构,对微小病变确诊和良恶性鉴别诊断价值高。

2. CT 其观察胆囊壁情况的能力要优于 B超。其早期诊断要点有:①胆囊壁局限或整体增厚多超过 0.5 cm,不规则,厚薄不一,增强扫描有明显强化。②胆囊腔内有软组织块,基底多较宽,增强扫描有强化,密度较肝实质低而较胆汁高。③合并慢性胆囊炎和胆囊结石时有相应征象。厚壁型胆囊癌需与慢性胆囊炎鉴别,后者多为均匀性增厚。腔内肿块型需与胆囊息肉和腺瘤等鉴别,后者基底部多较窄。

3. MRI 胆囊癌的 MRI 表现与 CT 相似,可有厚壁型、腔内肿块型、弥漫型等。磁共振胰胆管成像(MRCP)使含有水分的胆管、胰管结构显影,产生水造影结果的方法。胆汁和胰液作为天然的对比剂,使得磁共振造影在胆管胰管检查中具有独特的优势。胆囊癌表现为胆囊壁的不规则缺损、僵硬,或胆囊腔内软组织肿块。MRCP 在胆胰管梗阻时有很高价值,但对无胆道梗阻的早期胆囊癌效果仍不如超声检查。

4. 肿瘤标志物 至今尚未发现胆囊癌的特异性肿瘤标志物。癌胚抗原(CEA)和糖链抗原(CA19-9)在胆囊癌患者血和胆汁中均有一定的阳性率。胆囊癌患者血清 CEA 的阳性率为 54.1%;CA19-9 为 81.3%。可作为辅助诊断和切除手术后的继续观察。

另外经皮肝穿刺胆道造影(PTC)、内镜逆行胆胰管造影(ERCP)、细胞学检查都有一定的诊断价值,但对早期诊断益处不大。

【诊断对策】

(一)诊断要点

胆囊癌患者大多仍因上腹疼痛、右上腹肿块和黄疸而入院治疗,当此"三联征"

出现时临床诊断胆囊癌已无困难,但此时患者已多属晚期,预后极差。为提高早期胆囊癌患者的术前确诊率,对临床怀疑为胆囊癌者应做辅助检查。

(二)病理及分型

原发性胆囊癌多是来自胆囊黏膜的腺癌(70%~90%),偶有来自其他类别的组织细胞。根据其病理学特征,可以分为:

1. 硬化型 最常见,癌的质地硬,纤维组织丰富。

2. 胶样癌 癌细胞内有多量假黏液蛋白,向胆囊腔内突出生长。

3. 乳头状腺癌 向囊腔内突出生长,常有坏死、出血。

4. 鳞状上皮癌 来自胆囊黏膜的上皮化生。

国内当前普遍采用 Nevin 对胆囊癌的定期和分级标准:

I 期(S_1):癌组织限于黏膜内。

II 期(S_2):肿瘤侵犯肌层。

III 期(S_3):肿瘤侵犯胆囊壁全层。

IV 期(S_4):侵犯胆囊壁全层并有胆囊淋巴结肿大。

V 期(S_5):肿瘤侵犯肝脏和其他部位及有淋巴结转移。

根据胆囊癌细胞分化的程度,在病理上分为高分化(G_1)、中等度分化(G_2)和低分化(G_3)三级。

TNM 分期 国际抗癌协会(UICC)采用 TNM 方法来胆囊癌的分期作了以下规范,以便更好的指导诊断和治疗。T 是指原发肿瘤(tumor),N 为淋巴结(node),M 为远处转移(metastasis):

T:原发肿瘤。

Tx:原发肿瘤情况无法评估。

Tis:原位癌。

T1:肿瘤侵及黏膜或黏膜肌层。

T2:肿瘤侵及肌层周围结缔组织,但未突破浆膜或侵犯肝脏。

T3:肿瘤突破浆膜层(腹膜脏层);或直接侵犯一个邻近脏器(浸润肝脏深度少于 2 cm)。

T4:肿瘤浸润肝脏深度大于 2 cm 和(或)侵及二个以上邻近脏器。

N:区域淋巴结。

Nx:区域淋巴结情况无法评估。

N0:无区域淋巴结转移。

N1:胆囊管、胆总管周围和(或)肝门部淋巴结已有转移。

N2:胰头旁、十二指肠旁、门静脉周围、腹腔动脉和(或)肠系膜上动脉周围淋巴结转移。

M:远处转移。

Mx:远处转移情况无法评估。

M0:无远处转移。

M1:已有远处转移。

淋巴转移是胆囊癌转移的主要方式之一,关系到胆囊癌手术治疗的选择。有报道当肿瘤局限于胆囊黏膜层时,无淋巴结转移;而浸润至肌层后,淋巴结受累率高达 62.5%。在日本外科学会关于胆囊癌的规约中,胆囊癌的淋巴引流途径中同胆管癌是一样的,在胆囊癌的 D2 切除中,需要广泛的引流淋巴结清扫,手术难度相当大。

N1:12b1b2,12c。

N2:8ap,12h,12a1a2,12p1p2,13a。

N3:9,13b,14a/bc/d/,16a2b1,17ab。

N4:N3 以远的淋巴结。

胆道淋巴结分类(表 17-3):

表 17-3　日本胆道淋巴结分类

8a:肝总动脉前上部淋巴结,8p:肝总动脉后部淋巴结	9:腹腔动脉淋巴结,(胃左动脉根部淋巴结,肝总动脉根部淋巴结,脾动脉根部淋巴结)
10:脾门淋巴结	11:脾动脉干淋巴结
12:肝、十二指肠韧带内淋巴结,h:肝门部淋巴结;a:沿肝动脉淋巴结(a1:肝动脉上部淋巴结,a2:肝动脉下部淋巴结);p:沿门静脉淋巴结(p1:门静脉上部淋巴结,p2:门静脉下部淋巴结);b:沿胆管淋巴结(b1:胆管上部淋巴结,b2:胆管下部淋巴结);c:胆囊管淋巴结	16:腹主动脉周围淋巴结,a1:主动脉裂口周围淋巴结,a2:腹腔动脉根部到左肾静脉下缘淋巴结;b1:左肾静脉下缘到肠系膜下动脉根部淋巴结;b2:肠系膜下动脉根部到腹主动脉分叉处淋巴结
14:肠系膜根部淋巴结,a:沿肠系膜上动脉起始部淋巴结;b:沿胰十二指肠动脉起始部淋巴结	c:沿中结肠动脉起始部淋巴结;d:沿空肠起始部动脉淋巴结
15:中结肠动脉周围淋巴结	
17:胰头前部淋巴结,a:胰头前上部淋巴结;b:胰头前下部淋巴结	13:胰头后部淋巴结,a:胰头后上部淋巴结,b:胰头后下部淋巴结

胆囊癌的局部浸润以肝脏受累最为常见，西安交通大学第一医院44年来的资料，在总共收治的699例原发性胆囊癌中，明确诊断时有249例已经存在肝转移，比例高达35.6%。近年来随着对胆囊癌认识的提高，早期发现比例增加，肝转移发生率较早年有所下降。

胆囊癌血行转移常见于晚期，可发生肝转移、肺转移。沿神经蔓延是胆囊癌独特的转移方式。胆管腔内播散转移是胆囊癌的一种特殊转移方式，常见于乳头状癌等类型，约占乳头状癌的19%。有研究报告在这种特殊转移方式，行根治性胆囊切除术加胆总管内游离瘤栓取出后，患者预后良好。

【治疗对策】

(一)治疗原则

任何因良性疾病而行胆囊切除者，胆囊切除后应在手术室对胆囊的黏膜进行常规检查。一旦有怀疑胆囊癌的存在，应立即行病变部位快速冰冻病理检查。不论是术中发现还是术前已诊断，胆囊癌的诊断成立后，应对其浸润的深度和转移的范围进行评价。胆囊癌的治疗方法取决于肿瘤的分期。

(二)术前准备

1. 凡有水电解质、酸碱平衡失调、低蛋白血症的患者，术前均予以纠正。

2. 胃肠道准备　肠道给药一般从术前48小时开始，口服灭滴灵400 mg tid与口服庆大霉素8万U tid。另外术前晚灌肠一次。如怀疑手术涉及到结肠，术前应行清洁灌肠。

3. 对合并感染者，可术前用抗生素预防感染。

(三)治疗方案

1. 非手术治疗

放射治疗：术前、术中、术后或不能切除者可选为辅助性治疗，对提高胆囊癌的生存率有一定的帮助。

2. 手术治疗

1)早期胆囊癌的手术

属于NevinⅠ、Ⅱ期的早期胆管癌和腺瘤性息肉局部恶变者，可行单纯胆囊切除术，但最好连同肝包膜一起切除。也有人认为，由于胆囊壁淋巴管丰富囊癌可有极早的淋巴转移，并且早期发生肝脏转移也不少见，因而尽管是早期病例，亦有根治性切除的必要。根治性手术的范围包括完整的胆囊切除、肝十二指肠韧带淋巴结(包括肝门部淋巴结)、胰后上淋巴结清扫和楔形切除胆囊床2 cm的肝组织。

2)中晚期胆囊癌的手术

证据表明,对于 NevinⅢ、Ⅳ、Ⅴ期的胆囊癌患者,包括胆囊癌根治术和扩大根治术的手术只要能取得根治性切除,就能提高生存率。扩大切除术基本是指在清扫肝十二指肠韧带淋巴结、胰、十二指肠后上淋巴结、腹腔动脉周围淋巴结和腹主动脉下腔静脉淋巴结的同时,做肝中叶、扩大的右半肝或肝三叶切除,仅做右半肝切除是不合适的,因为胆囊的位置在左右叶之间。目前有人加做邻近的浸润转移脏器的切除,甚至加做胰头、十二指肠切除术。Bartlett 等(1997)回顾性分析了 58 例进行了探查手术的胆囊癌病例,结果未切除的 35 例患者,中位数生存时间为 5.2 个月,只有 1 例生存长于 2 年;23 例做了"治愈性"切除者有 9 例复发,总的 5 年生存率(保险统计法)为 58%;但若根据不同的肿瘤定期则分别为 83%(Ⅱ期);63%(Ⅲ期)及 25%(Ⅳ期)。Todoroki 等回顾 1976—1998 年 135 例胆囊癌患者施行切除手术,在 123 例属治愈性切除中,并包括 32 例肝-胰十二指肠切除,5 年生存率为 36%,手术后并发症率 13%,手术病死率 4%,22 例术后生存 5 年以上,其中有 3 例是Ⅳ期患者。然而,与法国报道的结果却完全不同。Bcnoist 从法国的25 家医院收集 86 例经病理证实的施行治愈性胆囊癌切除术的资料(1975—1986),5 年(保险统计法)生存率为 27%,单纯胆囊切除术者的 5 年生存率在Ⅰ、Ⅱ、Ⅲ期的患者分别为 44%、22%、0。作者认为根治性切除术在Ⅱ～Ⅳ期的患者只能用于无淋巴结转移者,有淋巴结转移者 5 年生存率为 0。

晚期胆囊癌采取多脏器联合切除的扩大的治愈性切除手术比非治愈性切除者有较高的生存率,其代价是有较高的并发症率(接近 50%)和较高的手术病死率,特别是在已经发生了梗阻性黄疸的患者。Nakamura(1989)报道 13 例 NeVin Ⅴ期患者经扩大治愈性切除术后,2 例生存 5 年以上;Nimura(1991)报道 14 例联合肝切除和胰、十二指肠切除,术后 2 例至 2 年时仍存活。Miyasah(1996)报道 22 例晚期胆囊癌患者经扩大的治愈性切除手术后,2 例生存至 5 年,在 44 例中术后并发症率 45.4%,手术病死率为 20.4%,而在 21 例未达到治愈性切除标准者,只有 2 例生存至 1 年,无超过 2 年。

3)由于相当大部分的胆囊癌不是在术前术中发现的,而是术后病理检查发现,一般建议再做根治性手术。

T1 患者,一般单纯胆囊切除术便已足够,不需要行再切除手术。

T2 患者,约 46%已有淋巴结转移,并再手术时发现近半数有癌残余或原手术时的癌种植,故单纯胆囊切除术尚不足,需要再次施行手术。

T3 患者的情况和 T2 者相同。

T4患者则需分别对待。以往认为此种患者预后恶劣,不宜切除;但是在无淋巴结转移者,却在治愈性切除之后可能收到较好效果,故应分别对待。

【术后观察及处理】

(一)一般处理

1. 维持生命体征的平稳;

2. 维持内环境正常包括水电解质、酸碱平衡,血糖维持于允许的水平;

3. 预防感染,尤其是膈下及肺部感染。

(二)并发症的观察与处理

1. 胆瘘短时间的少量胆汁渗漏,只要引流充分,多能逐步减少而最后停止。长时间较多量的胆汁外漏,特别要充分地通畅引流,不使其在肝下区存留。必要时,可以用双套管负压吸引,使窦道早日形成而不留残腔或形成脓肿。经皮肝穿刺胆管引流和内镜胆管引流都能够显著的减少胆汁的外漏。可保持引流至感染消退,病情稳定后,再根据瘘道造影及其他影像资料,做适当的包括必要的再手术处理。

2. 术后胆道出血多在一定的病理基础上发生,尤其在急性炎症时,更为突出。在处理上,抗感染措施是基本的一环。凝血、止血药的应用,输血、补液、保持各引流管的通畅,大多能在非手术处理下,逐渐停止。若出血量大,非手术处理不奏效,应在抗休克的同时,抓紧进行选择性肝动脉造影,判定出血来源,并同时应用动脉栓塞术或由造影导管注入垂体后叶素以促进止血。若这些措施既不能定位,又未能止血,则应及时手术探查。

3. 术后肝功能代偿不全,主要表现为黄疸消退慢或甚而增高,精神差、无力、腹胀、腹水、食欲差、贫血和下肢浮肿等;同时,术后胆汁引流量少,或胆汁引流量增多而颜色浅淡。实验室检查显示低蛋白、高胆红素、低血容量、低钠、低钾,若并发感染,则病情迅速加重。对肝功能不全的患者,外科措施往往受到多方面的限制,一方面要采取综合措施保护肝脏,并努力避免加重其损害;另一方面,在外科治疗的安排上,应依每个患者的具体实际情况,以解决主要病变为主,分清缓急,充分考虑并适应肝脏的耐受能力,有步骤地进行,每个步骤既有利于胆道外科问题的解决,又有利于促进肝功能的改善。

4. 术后应激性溃疡主要见于重症梗阻性黄疸的手术患者对术后应激性溃疡出血的处理主要包括:(1)输血、输液,输血以新鲜血液最好;(2)止血、凝血药物的应用;(3)迅速移出胃内容物及胃内血块,及早洗胃。冰盐水加肾上腺素的应用,在早期可能有益。向胃内灌注凝血药物,对尚在出血的溃疡,有凝血作用,但往往先期与胃内存血形成凝块,难以吸尽排除,不利于治疗;(4)出血较多较急时,应在抗休克的同时及早进行胃镜检查,以明确诊断和进行内镜治疗。对于局限性溃疡出血,可向溃疡底部注入肾上腺素或向溃疡面喷注凝血酶。对术后应激性溃疡的手术探查,只有在胃镜见到难以控制的活跃性出血或持续不停的出血等情况下才考虑,并应抓紧及时在患者尚能耐受再次手术时进行。

【预后评估】

胆囊癌的治疗效果很差。患者的预后主要取决于诊断时肿瘤的分期情况。

二、胆管癌

【概述】

胆管癌是指原发于胆管系统的癌,原发于胆囊的和胆管下端壶腹部的癌一般不计算在内。发生于胆管不同部位的癌,可能具有不同的生物学行为和临床特性,因而将胆管不同部位的癌分别对待,在临床上是非常必要的。

胆管系统是一整体,起自 Hering 管以下的各级胆管,在组织结构上无截然的区别。通常所说的肝内胆管和肝外胆管,从临床及影像学到解剖学并无明显标志。一般说来,二级肝胆管分支以上者,多认为是属于肝内胆管范畴,胆管被肝实质所包围。胆管未被肝实质包绕的为肝外胆管。然而,肝门部胆管汇合的解剖变异甚为常见,当二级肝管分支直接在肝外汇合,就甚难确定为肝内或是肝外的胆管。Longmire 将肝外胆管简单地分成上、中、下三段,即胆囊管开口以上的上段胆管、胆囊管开口至胰腺上缘的中段胆管以及胰头内部至穿入十二指肠壁之前的下段胆管;Pitt 将胆管系统分为肝内、肝门周围和肝外胆管;黄志强建议将胆管系统划分为三个部分,即肝内胆管、肝门部胆管和肝外胆管。可见胆管划分的标准尚欠统一。

现今常用的胆管癌分类是肝内胆管癌、肝门部(近端)胆管癌、胆管中段癌和胆管下段癌,壶腹部癌一般不包括在胆管癌分类中。Pitt 提出,胆管系统癌可以简单地分为三类:①肝内胆管癌(intrahepatic cholangiocarcinoma);②肝门部周围胆管癌(perihilar cholangiocarcinoma);③远端胆管癌(distal cholangiocarcinoma)。其中远端胆管癌包括以往的胆管中、下段癌。肝内胆管癌包含胆管细胞癌(原发性肝癌的一类)及来源于较大的肝内胆管的胆管癌。对于近端(肝门部)胆管癌的范围,美国癌症联合委员会所下的定义是："累及胆囊管开口以上的上 1/3 的肝外胆管，并常扩展至肝管汇合部一侧或双侧肝管的癌"。凡侵犯肝门部肝管分叉者，不论其开始时在肝外胆管或肝内胆管，都归于肝门部胆管癌。

胆管癌的发病率可能有一定地区差异，并且，近年来普遍认为发病有增多趋向。此病在远东地区的发病率似比欧美国家的发病率高些，这可能与胆管疾病在前者较为常见有关。从尸检资料来看，胆管癌及胆管细胞癌约为尸检总数的 0.01%～0.46%。胆道恶性肿瘤，在我国的消化道恶性肿瘤中居第 5 位，占各种恶性肿瘤死亡的 0.48%，每年约有 4500 人死于胆道恶性肿瘤。胆管癌的男性发病率略高于女性，其峰值年龄比胆囊癌年轻一个年龄段（10 年）。肝外胆管癌的病变，55%～75% 位于胆管上段。胆管上段癌不单是发生率较高，并且具有独特的生物学特点，故亦是当前治疗上的主要问题。

（一）肝内胆管癌

肝内胆管癌（intrahepatic cholangiocarcinoma）亦有称为胆管细胞癌（cholangiocellular carcinoma）、周围型肝内胆管癌（intrahepatic peripheral cholangiocarcinoma）。Casavilla 报道美国匹兹堡肝移植中心的资料，肝内胆管癌占原发性肝癌的 10%～20%，在肝脏的恶性肿瘤中，其发病率仅次于肝细胞癌。日本 Sasah 报道肝内胆管癌占肝脏恶性肿瘤的 5.4%～9.5%。美国约翰·霍普金斯医学中心在 23 年中 294 例胆道癌，肝内胆管癌 18 例，占 6%。

日本肝癌研究组于 1994 年提出将肝内胆管癌分为三型：①肿块型；②胆管周围浸润型；③胆管内生长型。此三种类型的肝内胆管癌在肿瘤生物学行为上可能各有一定特点。肝细胞性肝癌和肝内周围型胆管癌均来源于多能肝干细胞（pluri potent liver stem cell），因而在生长和转移上，周围型肝内胆管癌具有肝细胞癌和胆管癌的特点。

在病理学上，早期周围型肝内胆管癌时，癌结节浸润至周围肝组织形成肿块，并沿淋巴扩展和入侵门静脉小支向肝内转移，形成卫星结节，有如肝细胞癌。周围型肝内胆管癌若有肿瘤微血管侵犯者，肝脏亦常有卫星结节转移和手术后复发。待瘤体增大，癌组织侵犯 Glisson 鞘，经淋巴管向肝门扩展，并转移至肝门淋巴结和肝十二指肠韧带上淋巴结，其扩展模式如大胆管癌。胆管内生长型的肝内周围型胆管癌则多发生在接近肝门的较大的肝内胆管，肿瘤的性质多是呈乳头样生长。

周围型肝内胆管癌在影像学上常表现为肝内的占位性病变，侵向肝门部，在疾病后期，它与来自原发于肝门部胆管侵犯肝实质者难于区别。胆管癌患者一般无肝硬化或病毒性肝炎，这是与肝细胞癌区别的要点。（表 17-4）

表 17-4　Casa Villa 提出周围型肝内胆管癌的病理学定期(pTNM)标准

分期	特　点
Ⅰ期	T1(单个,<2 cm,无血管侵犯)　N0　M0
Ⅱ期	T2(<2 cm 有血管侵犯;多数,限 1 叶,<2 cm,无血管侵犯;单个,>2 cm,无血管侵犯)　N0　M0　T1　N1　M0
Ⅲ期	T3(单个,>2 cm 有血管侵犯;多个,限 1 叶,>2 cm,有或无血管侵犯)　T3　N1　N0　M0
Ⅳ期	T4(多个,大于 1 叶;侵犯门静脉或肝静脉主要分支)　任何 N、M0
Ⅴ期	任何 T　任何 N、M1(远处转移)

肝内胆管癌的外科治疗包括联合肝切除、肝外胆管切除与淋巴结清扫。Casa Villa 比较肝切除(34 例)与原位肝移植(20 例)治疗肝内胆管癌的结果,在 5 年生存率方面,肝切除(31%)略优于原位肝移植(18%);而在无瘤生存率方面则肝移植术(31%)略优于肝切除术(25%),因而,在一定的条件下,全肝切除原位肝移植术似乎仍然不能完全放弃。凡是外科切缘有残癌、区域淋巴结转移阳性、局部转移或有可见的肿瘤侵犯血管者,无 1 例生存至 5 年。

三、肝内胆管癌

【概述】

肝门部胆管癌是指累及胆囊管开口及以上的 1/3 肝外胆管,并常扩展至肝管汇合部和一侧或双侧肝管的恶性肿瘤,约占肝外胆管癌的 60%～70%,近年来其发病率呈逐年上升的趋势。由于肝门部胆管癌特殊的解剖关系及生物学特征,易早期侵犯肝门区血管、神经、淋巴组织及邻近的肝组织,故手术切除率低。发病率高和手术切除率低影响着肝门部胆管癌的外科治疗效果,为此国内外许多学者就其治疗展开了深入广泛的研究。

【诊断步骤】

(一)病史采集要点

肝门部胆管癌以男性为多,多发年龄为 50～59 岁。主要症状为进行性无痛性黄疸,尿呈褐黄色或茶色,粪便呈白陶土色,上腹部不适、食欲下降、厌油、乏力、消瘦以及全身皮肤瘙痒等。

（二）体格检查要点

主要体征为皮肤、巩膜黄染、淤胆性肝肿大、胆囊不能触及等。

（三）辅助检查

1. 实验室检查　多有贫血表现。因肝脏受损及胆管阻塞，肝功能及血生化检查可示转氨酶升高、γ-转肽酶、碱性磷酸酶、总胆红素及直接胆红素等明显升高；有不同程度的低蛋白血症、低血钾及低血钠等；血清学检查 AFP 在正常范围内。

2. B超　为首选方法，可示肝内胆管扩张，肝外胆管无扩张，胆囊不大，肝门部软组织肿块影及肝门部周围淋巴结肿大等。彩色多普勒超声检查可示肿瘤与门静脉、肝动脉三者关系，据此可在术前估计肿瘤能否切除。内镜超声是近年发展起来的一项技术，可以更清晰、更准确地显示肝外胆管肿瘤，还有助于判别区域淋巴结有无转移。

3. CT　能精确显示肝门部肿瘤的部位、大小，以及肝内胆管扩张的部位与程度等，有无血管侵犯，这是外科医师施行手术切除或胆管引流的直观依据。CT 与 B超联检是肝门部胆管癌术前必不可缺的。

4. 经皮肝穿刺胆道造影（percutaneous transhepatic cholangiography，PTC）可清晰地显示肝内外胆管树的形态、分布。并发症有出血和胆漏，为了减少并发症的发生，强调在操作中要严格遵守无菌操作，避免多次和多部位穿刺，在造影结束后尽可能抽除胆管内的胆汁和造影剂，并且一般要安排在手术前一天进行。对近端高位的肝门部胆管癌，由于左、右肝管交通常受阻，PTC 仅得到穿刺一侧的梗阻以上胆管的影像。因此，为了得到完整的胆管树影像，应作双侧胆管穿刺。如果患者胆道完全梗阻，PTC 也只能显示梗阻以上的胆管，不能显示梗阻病变的长度和肿瘤远端的边界，因此需要联合应用 ERCP。

5. 内镜下逆行胆胰管造影（endoscopic retrograde cholangio-pancreatography，ERCP）　为了解梗阻远端胆道病变，结合 PTC 检查更有利于胆管癌部位的诊断。近年已不将 ERCP 作为胆管癌的常规检查，甚至有认为胆管癌做 ERCP 检查是相对禁忌的，因为①完全梗阻病例不能显示梗阻以上部位，对判断手术切除的价值不大；②如在不完全梗阻时，逆行造影可将肠道细菌送至梗阻的肝内胆管，诱发胆道感染。

6. 磁共振胆胰管成像（magnetic resonance cholangiopancreatography，MRCP）　可以详尽地显示肝内胆管树的全貌、肿瘤阻塞部位和范围、有无肝实质的侵犯和肝转移，是目前肝门部胆管癌理想的影像学检查手段。

【诊断对策】

(一)诊断要点

由于缺少特异的临床表现,肝门部胆管癌早期诊断困难。有学者提出其诊断标准为:①患者有进行性加重的梗阻性黄疸或中上腹隐痛不适史;②影像学检查中有二项或二项以上提示肝门部胆管局部梗阻性病变;③排除了肝管结石及以往胆管手术可能致的胆道狭窄。

(二)病理与分型

肝门部胆管癌可分为四类:即息肉样或乳头状癌、结节状癌、硬化型癌及浸润型癌。前两种类型的胆管癌分化程度高,手术效果较好;后两种类型的胆管癌由于有浸润和扩展,且肝内外胆管组织受广泛侵犯,故手术切除率很低。其中硬化型癌是临床最常见到类型。组织学上可分为:乳头状腺癌、高分化腺癌、低分化腺癌、未分化癌、印戒细胞癌、鳞状细胞癌。以高分化腺癌多见。

临床分型(Bismuth 四型分型法):①Ⅰ型:肝总管癌;②Ⅱ型:侵犯分叉部;③Ⅲ型:起始于左侧或右侧肝管的癌;④Ⅳ型:侵犯左、右侧肝管。

病理分期:临床上更多使用国际抗癌协会的 UICC 分期(表 17-5),此分期是根据 TNM 的标准制定的,但这种分型只适用于经过手术探查的病例。

表 17-5　国际抗癌协会 UICC 分期

UICC	T	N	M	
0	Tis	N_0	M_0	
Ⅰ	T_1	N_0	M_0	
Ⅱ	T_2	N_0	M_0	M_0
Ⅲ	T_1,T_2	N_1,N_2	M_0	
ⅣA	T_3	Any	N	
Ⅳ ⅣB	AnyT	Any　N		
Tis　原位癌		N_0　无淋巴结转移		
T_1　胆管壁		N_1　肝、十二指肠韧带淋巴转移		
T_2　胆管肌层外结缔组织		N_2　其他区域淋巴转移		
T_3　邻近组织		M_0　无远处转移		
		M_1　有远处转移		

胆管癌的转移：胆管癌可浸润周围组织和淋巴结转移，很少远处转移。因此，常有肝门部的血管、肝脏和毗邻的脏器受侵袭。因为门静脉紧靠于胆管后方，并被肝十二指肠韧带 Glison 鞘包裹，因此是最常受累的血管。胆管癌向肝实质浸润可深达 5 cm，此外，肿瘤可沿神经和神经鞘转移，造成术中很难确定胆管受侵的范围和边界。淋巴转移的方向可沿肝动脉旁淋巴结向肝总动脉的淋巴结转移，进一步转移到胰腺上缘及十二指肠后淋巴结。Kitagawa 检查日本名古屋大学医院的110 例肝门部胆管癌切除的共计 2652 个淋巴结，结果发现区域淋巴结的阳性率为35.5％，腹腔动脉周围淋巴结阳性者 6.4％，肠系膜上动脉淋巴结阳性 17.4％，腹主动脉旁淋巴结阳性率 17.3％。

（三）鉴别诊断要点

肝门部胆管癌因有梗阻性黄疸表现，临床上应与黄疸型肝炎、胆总管结石、原发性硬化型胆管炎及胆囊癌浸润胆管或肝门转移等疾病鉴别。要详细了解病情的发展过程，结合实验室及影像学检查，甚至手术探查，才能做出较明确的诊断。

【治疗对策】

（一）治疗原则

肝门部胆管癌的治疗首先是针对肿瘤引起的胆道梗阻，其次才是肿瘤本身，因为胆道梗阻引起的肝功能衰竭是患者的最早的致死原因，手术切除肿瘤是本病最理想的治疗方法。

（二）术前准备

1. 凡有水电解质、酸碱平衡失调、低蛋白血症的患者，术前均以纠正；

2. 胃肠道准备　肠道给药一般从术前 48 小时开始，口服灭滴灵 400 mg tid 与口服庆大霉素 8 万 U tid。另外术前晚灌肠一次；

3. 对合并感染者，可术前用抗生素预防感染；

4. 术前减黄　梗阻性黄疸手术前是否常规地做胆道引流，使血清胆红素水平降低接近正常，历来都有不同的意见。国内普遍认为：手术前使用经皮胆管引流（PTCD）只在遇有需右肝广泛切除或肝、胆、胰、十二指肠切除时的极少数病例中使用。但在日本则行积极的术前准备。Nimura（2000）术前常规施行 PTCD 管引流减黄和/或经皮门静脉栓塞，结果在 177 例肝门胆管癌患者中，142 例（80％）能够接受手术治疗，其中根治性切除有 108 例（61％），30 天手术死亡率和住院死亡率分别是 6％和 9％，Nagino 报道手术前经皮肤栓塞右门静脉支以增大左肝体积，作为有利于施行扩大右肝切除的措施，在后来的 16 例中，14 例完成右三段切除处理,2 例手术后发生肝功衰竭,1 例死亡(7.1%)。可见术前门静脉栓塞能够扩大患者承受扩大根治性肝叶切除的范围,使因余肝不足而要放弃根治性手术的患者顺利通过根治手术。

(三)治疗方案

1. 非手术治疗　对于手术不能切除的胆管肿瘤,除胆管空肠吻合内引流胆汁外,也可以通过介入放射或内镜方法放置胆道内支撑导管(endoprosthesis),使胆汁通过梗阻段流入肠道。

(1)内镜置放支撑导管　自 1980 年 Soehendra 首先描述置放胆道支架管姑息治疗胆道恶性梗阻,此后随着内镜和导管的发展,支架管用品和技术已逐渐标准化。目前,成功率已超过 85%～90%。黄疸缓解率超过 80%,一般并发症发生率为 0～36%,较大的并发症发生率低于 10%。术后 30 天内死亡率 10%～20%,中位生存期 6 个月,结果是令人满意的。但是,由于解剖的原因,末端胆管癌比肝门部胆管癌的成功率高及疗效更好,后者成功率只有 70%～75%。因此,肝门部胆管肿瘤可由经皮肝穿刺的途径或同时应用二种方法放置。

1)适应证　手术不能切除的胆管肿瘤,只要内镜下逆行胆道造影导管能通过狭窄段,就可采用此种治疗。

2)放置内支撑导管失败的原因　下列情况可导致放置支撑导管失败①由于以前外科手术改变了消化道的顺序,如 Billroth Ⅱ 胃切除、Roux-en-Y 手术等;②肿瘤堵塞十二指肠使内镜不能进入;③严重的胆管狭窄,不能通过导丝。

3)内镜置放内支撑导管的早期并发症　包括急性胆管炎、急性胰腺炎、胆管穿孔、十二指肠穿孔,这些并发症皆因 ERCP 检查引起。延迟出现的并发症有急性胆囊炎、十二指肠穿孔、支撑导管的移位、闭塞、折断。

(2)经皮肝穿刺胆道置放内支撑导管

1)适应证和禁忌证　Moluar 和 Stochum 1974 年首先报告了肝穿刺胆道减压方法,4 年后,Burchar 和 Pereiras 才首次采用此方法置放内支撑导管。经皮肝穿刺置放内支撑导管的疗效与内镜置放导管的效果、适应证都相同。但是严重的凝血功能障碍和明显的腹水是经皮穿刺置管的禁忌证。

2)穿刺部位　与内镜置管不同的是,内镜置管是一次完成的,而 PTCD 的内引流为了让导丝能通过胆管肿瘤的狭窄段,有时不能一次完成,而是在 PTCD 完成数天后(一般 3～5 天)才二期完成。穿刺和置管一般选择右侧,原因是解剖上从右肝管进入肝总管有较直的途径,右侧穿刺胆管后插入支撑管较容易通过肝管汇合部,只有在右肝管穿刺失败,或者右侧只是局限性胆管扩张、右肝管萎缩或过去已切除右肝等情况下才从上腹部穿刺左肝管。扩张胆管做 PTC 的成功率达 100%，如果在超声导引下进行穿刺，一次穿刺成功的机会更高。

3）并发症　经皮肝穿刺胆管置放支撑导管的并发症的发生因病变程度不同而有相当大的差异。主要包括出血、胆管炎、胆漏、局部疼痛、导管移动、胆囊穿孔和气胸。后期主要是导管闭塞。置换闭塞的或重新放置导管可通过经皮肝穿刺途径或者是内镜途径进行，但前者技术难度和危险性均比后者大。

2. 手术治疗

1）根治性切除　是治愈肝门部胆管癌的惟一方法。根治性切除一般要求至少肿瘤上缘 1 cm 以上切断左右肝管，远端切除范围包括胆囊切除、胆总管低位切断、门静脉及肝动脉周围的淋巴、脂肪、神经及结缔组织一并切除。Ogura 对胆管癌切除标本的观察，认为需要离癌的前沿纵轴和横轴的距离不能少于 5 mm。Sakamo-to 对 62 例肝门部胆管癌的病理学研究，认为癌在胆管近端黏膜的扩展，平均为距癌的前沿 11.5 mm，而在黏膜下的扩展则＜10 mm。Ebata 在 253 例肝外胆管癌中，发现 31.6% 切缘仍残留有癌，认为需要切到 20 mm 以上才能根治。将胆管癌切除时切缘有无癌细胞可将手术方式分为：R_0 切除：切缘无癌细胞；R_1 切除：切缘镜下可见癌细胞；R_2 切除：切缘内肉眼见有癌组织。R_0 切除是根治性切除。

肝门部胆管癌具体术式要视肿瘤部位、大小、周围脏器受侵犯等情况而定。按 Bismuth-Corlette 分型，对 I 型肿瘤可采取局部切除，II 型行局部切除加尾叶切除，III 型行局部切除附加尾叶和右半肝（IIIa）或左半肝（IIIb）切除，IV 型行全肝切除及肝移植术。

但应该明确有下列情况者应视为手术切除的禁忌证：①局部转移、腹膜种植；②肝门部广泛性淋巴结转移；③双侧肝内转移；④双侧二级以上肝管受侵犯；⑤肝固有动脉或左右肝动脉同时受侵犯；⑥双侧门静脉干或门静脉主干为肿瘤直接侵犯包裹。

自 20 世纪 90 年代以来，肝门部胆管癌外科治疗效果已有提高。国内解放军总医院（2003）1985—1999 年间 157 例肝门部胆管癌，手术切除率 67.5%，根治性切除率 37.6%，无手术后 30 天内死亡，1、3、5 年生存率为 96.7%、23.3%、13.3%；而 1999—2002 年间 134 例肝门部胆管癌，手术切除率 51.4%，根治性切除率 35.8%，无手术后 30 天内死亡，根治性治疗的 1、2、3 年生存率为 59.1%、31.2%、13.6%。Nimura（2000）1977—1997 年间 177 例肝门胆管癌患者中，142 例（80%）能够接受手术治疗，其中根治性切除有 108 例（61%），30 天手术死亡率和住院死亡率分别是 6% 和 9%，100 例施行了根治性肝叶切除和 8 例施行了根治性胆管切除的患者中,3、5、10年生存率分别是43％、26％、19％和31％、16％、0。以上结果强调了根治性切除的重要性。

然而肝门部胆管癌根治性切除术是一复杂而创伤大的手术,加之患者有重度黄疸及胆道感染等,手术死亡率及并发症发生率都较高。Gerhards报道1983—1998年荷兰的单一医院经验,112例肝门部胆管癌行局部切除,32例同时行半肝切除,总的住院死亡率为15％,而行半肝切除者死亡率为25％;就12例扩大肝切除和血管切除者而言,死亡率达到50％。Pittsburg肝移植中心的经验,28例肝门部胆管癌经广泛切除(包括肝叶切除和血管重建),手术后30天内死亡率为24％,而只有1例生存至5年。因而不可避免地得出:肝门部胆管癌广泛切除术时所得到的好处为其高并发症率和高手术死亡率所抵消。Madariaga提出,就肝门部胆管癌而言,追求治愈性切除是无用的,因为很少能达到此结果,不如寻求较低手术并发症和低死亡率的姑息性切除。黄志强亦认为:当前手术根治肝门部胆管癌是很少有的,只可能发生在那些早期发现和早期手术的患者,对大多数患者而言,更重要的是争取能达到更好的姑息性效果和更低的手术后并发症率。也就是说,欧美及中国并不认可一味的根治性切除,而日本则持更积极的态度,之间的纷争主要集中在以下几点:

①尾状叶切除是否应该常规施行:尾状叶胆管开口与肝门部胆管分叉处,肝门部胆管癌如何处理尾状叶一直是讨论的焦点,如果按根治性切除需要离癌的前沿纵轴和横轴的距离不能少于5 mm原则,应该切除尾状叶,但是切除尾状叶明显增大了手术风险和复杂程度。因此国内观点只是在适当部位切断尾叶肝管,而当尾叶受累时才行尾叶切除。但是资料显示,高的尾状叶切除率是和高的根治性切除率相关的。Tsao(2000)比较了美国Lahey医疗中心100例(1980—1995年)和日本名古屋大学155例(1977—1995年)肝门部胆管癌的治疗。在Lahey组,25例手术切除,其中4例切除了尾状叶,总的5、10年生存率7％、0;在名古屋组,手术切除数为122,其中89％的病例切除了尾状叶,总的5、10年生存率为16％、12％。作者认为,在肝门部胆管癌的手术切除中,尾状叶的切除更易于根治性切除的取得。Tabata(2000)报道1976—1998年间75例施行切除的肝门部胆管癌,早期的12例(1976—1981年)主要是胆管切除,根治性切除率为16.7％,所有病例2年内死亡。中期的50例(1981—1994年),施行扩大肝叶切除及尾状叶切除,根治性切除率为64.0％,5年生存率24.4％。后期13例(1994—1998年),采用了术前经皮门静脉栓塞,所有病例都施行尾状叶切除,根治性切除率为84.6％,1年、3年生存率84.6％、58.0％。

②血管侵犯时的处理：肝门部胆管癌侵犯血管是阻碍根治性切除的主要原因。血管切除和重建伴有较高的手术死亡率和并发症发生率。Gerhards 报道 12 例扩大肝切除和血管切除，死亡率达到 50%。该作者认为："近端胆管癌时应放弃血管切除。"但是 Nimura(2003)43 例门静脉切除的患者，3、5、10 年生存率 18%、6%、0。Kondo(2003)回顾分析了 1998—2002 年因肝胆肿瘤接受了右肝叶切除、尾叶切除联合胆管重建的病例。方法是如果门静脉受侵犯，在游离肝脏前，则先施行门脉重建。结果发现门静脉重建组(10 例)与非血管重建组(11 例)在手术死亡率肝功能影响方面一样。Munoz(2002)报道了一组 28 例肝门部胆管癌的手术处理，其中 10 例施行了门脉切除和重建，结果 1、3、5 年生存率分别是 60%、22%、22%，而未涉及门脉组为 70%、47%、38%，并没有显著差异。以上说明门静脉切除在肝门部胆管癌的治疗中仍是可行的。

③淋巴结清扫范围：淋巴结的清扫范围。受肝门部胆管癌淋巴结转移模式的影响。Kitagawa 检查日本名古屋大学医院的 110 例肝门部胆管癌切除的共计 2652 个淋巴结，结果发现区域淋巴结的阳性率为 35.5%，腹腔动脉周围淋巴结阳性者 6.4%，肠系膜上动脉淋巴结阳性 17.4%，腹主动脉旁淋巴结阳性率 17.3%。这说明肝门部胆管癌根治性切除除了清除肝十二指肠韧带的淋巴结外，扩大的淋巴结清扫也可能是必要的。

2)肝门部胆管癌的肝移植　肝门部胆管癌的肝移植必须严格选择病例，因为肝移植后复发率相对较高，可达 20%~80%。下列因素可影响肝移植后胆管癌的复发：①周围淋巴结侵犯移植生存率低；②肿瘤分期，UICC 分期Ⅲ、Ⅳ期者移植后无 1 例生存达 3 年，而Ⅰ、Ⅱ期患者移植后约半数人生存 5 年以上；③血管侵犯情况，有血管侵犯组和无血管侵犯组肝移植平均生存时间分别为 18 个月和 41 个月。

3)内引流术　对肝门部胆管行内引流手术前应先确定胆管癌的临床类型，主要是通过影像学材料了解左右肝管在汇合部是否相通，病变有无侵犯左或右的二级肝管。由此可以判断：①如果左右肝管不能相通，肝内胆管空肠吻合只能引流半肝，如果左右肝管的二级肝管汇合部受侵犯，最有效也只能引流一个肝段的胆汁；②选择吻合的肝管直径大小非常重要，能否选择直径大、方便寻找暴露的最大的胆管；③引流部分的肝脏是否有功能，如果胆管阻塞时间很长，门静脉也受阻的话，可能相应的肝脏是萎缩或是无功能的，则引流后果不佳。

但是，下列情况不宜行肝管空肠吻合：①胆管扩张不明显；②胆管合并有急性化脓性感染；③引流的相应肝叶是萎缩或无功能；④不能充分游离足够的肠袢做成 Y 形袢与空肠吻合；⑤即使完成内引流手术也不能延长患者的生命。

一般而言,对肝门部胆管癌采用肝内胆管空肠吻合加 U 管引流疗效较好,因为当肿瘤阻塞左右肝管汇合部时,单纯行某一肝段的胆管与空肠吻合只能引流部分肝脏,达不到充分引流的目的。置入 U 管通过肿瘤狭窄至对侧胆管,凭狭窄段近端和远端管上的侧孔,将胆汁从梗阻近端引向远端,同时,由于侧孔的存在,胆汁也可从侧孔进入而从管的一端流出体外,既有内引流也有外引流的作用,可收到良好的引流效果。

左肝管的引流可选用第三段肝管空肠吻合加 U 形管引流:在肝前缘、脏面切开肝包膜后逐渐分开肝组织,在圆韧带和镰状韧带左旁,左门静脉的前上方可找到该段肝管,当穿刺证实后,可沿胆管纵轴切开 0.5～1.0 cm,然后植入一条 U 管,通过汇合部狭窄段进到右肝管阻塞的近端,将右肝管的胆汁通过 U 管侧孔进入左肝管再经吻合口进入肠道。再与空肠做侧侧 Roux-en-Y 或 Warren 吻合。

右肝管的引流可选用右肝管的分支-空肠吻合加 U 形管引流。右肝管不像左肝管的走向部位那样固定,所以寻找右肝管相对困难,为了增加寻找肝内胆管的准确性以及减少术中不必要的肝损伤,术中使用 B 超作肝管定位以及在超声指导下在最接近肝管的肝表面切开肝实质,是非常有效和安全的方法,尤其是解剖位置相对不固定的右侧肝管,更有必要。也可从以下一些部位寻找:

(1)右肝前叶下段(S5)胆管　利用此段胆管有二种途径:①由 Hepp(1960)介绍并由 Prioton(1968)改进的方法是从肝中裂进入,在Ⅳ、Ⅴ段间肝边缘切开肝脏,显露出较小的Ⅴ段胆管,穿刺证实后向右肝Ⅴ段方向切开,并置入支架引流管后与空肠做侧侧吻合。②经胆囊入路:鉴于右肝前叶下段胆管受阻扩张,与位于左右肝交界处的胆囊床相对更加接近,有些患者可通过胆囊向肝裂穿刺,即可穿刺到扩张的第Ⅴ段胆管。方法是先从胆囊体中部纵形切开胆囊,吸净胆汁后,从胆囊后壁垂直向已牵拉上翻的肝裂穿刺,抽出胆汁后,以穿刺针为导引,切开胆囊后壁和肝实质,沿右肝管方向扩大切口,尽量达 1 cm,以 4/0 可吸收缝线间断缝合胆囊后壁与右肝管,胆囊前壁切口与空肠吻合。③经胆囊床入路:切除胆囊,不缝合胆囊床,从胆囊床切开肝实质,直接寻找扩张的右前叶下段肝管,切开肝管与空肠吻合。

(2)右肝后叶下段(S6)胆管　在肝Ⅴ、Ⅵ段交界的边缘切除部分右肝,寻找扩张的胆管。

U 管置放手术并不复杂,但是仍不时有意外发生或者达不到引流的效果。如假道内放置 U 管、出血等。因此放置 U 管时小心操作。U 管术后应定期冲洗,保持通畅;定期更换 U 管,硅塑料的 U 管一般 3 个月左右变硬,因此,即使无并发症和其他原因,3 个月到半年应更换 U 管一次。

【术后观察及处理】

(一)一般处理

1. 维持生命体征的平稳；

2. 维持内环境正常包括水电解质、酸碱平衡,血糖维持于允许的水平；

3. 预防感染,尤其是膈下、腹部感染。

(二)并发症的观察与处理

1. 胆瘘短时间的少量胆汁渗漏,只要引流充分,多能逐步减少而最后停止。长时间较多量的胆汁外漏,特别要充分地通畅引流,不使其在肝下区存留。必要时,可以用双套管负压吸引,使窦道早日形成而不留残腔或形成脓肿。经皮肝穿刺胆管引流和内镜胆管引流都能够显著的减少胆汁的外漏。可保持引流至感染消退,病情稳定后,再根据瘘道造影及其他影像资料,做适当的包括必要的再手术处理。

2. 术后胆道出血　多在一定的病理基础上发生,尤其在急性炎症时,更为突出。在处理上,抗感染措施是基本的一环。凝血、止血药的应用,输血、补液、保持各引流管的通畅,大多能在非手术处理下,逐渐停止。若出血量大,非手术处理不奏效,应在抗休克的同时,抓紧进行选择性肝动脉造影,判定出血来源,并同时应用动脉栓塞术或由造影导管注入垂体后叶素以促进止血。若这些措施既不能定位,又未能止血,则应及时手术探查。

3. 术后肝功能代偿不全　主要表现为黄疸消退慢或甚而增高,精神差、无力、腹胀、腹水、食欲差、贫血和下肢浮肿等;同时,术后胆汁引流量少,或胆汁引流量增多而颜色浅淡。实验室检查显示低蛋白、高胆红素、低血容量、低钠、低钾,若并发感染,则病情迅速加重。对肝功能不全的患者,外科措施往往受到多方面的限制,一方面要采取综合措施保护肝脏,并努力避免加重其损害;另一方面,在外科治疗的安排上,应依每个患者的具体实际情况,以解决主要病变为主,分清缓急,充分考虑并适应肝脏的耐受能力,有步骤地进行,每个步骤既有利于胆道外科问题的解决,又有利于促进肝功能的改善。

4. 术后应激性溃疡　主要见于重症梗阻性黄疸的手术患者对术后应激性溃疡出血的处理主要包括:(1)输血、输液,输血以新鲜血液最好;(2)止血、凝血药物的应用;(3)迅速移出胃内容物及胃内血块,及早洗胃。冰盐水加肾上腺素的应用,在早期可能有益。向胃内灌注凝血药物,对尚在出血的溃疡,有凝血作用,但往往先期与胃内存血形成凝块,难以吸尽排除,不利于治疗;(4)出血较多较急时,应在抗休克的同时及早进行胃镜检查,以明确诊断和进行内镜治疗。对于局限性溃疡出血,可向溃疡底部注入肾上腺素或向溃疡面喷注凝血酶。对术后应激性溃疡的手术探查,只有在胃镜见到难以控制的活跃性出血或持续不停的出血等情况下才考虑,并应抓紧及时在患者尚能耐受再次手术时进行。

四、中下段胆管癌

【概述】

胆囊管开口以下至胰腺上缘的胆总管为中段胆管;胰腺内胆管至进入十二指肠壁之前为下段胆管。一般把十二指肠壁内段胆管、壶腹部、乳头部的肿瘤从肝外胆管癌分出来。因为中、下段胆管癌无论在临床表现或治疗方法上均有诸多相同之处,故将中、下段的胆管癌放在一起讨论。

【诊断步骤】

(一)病史采集要点

中下段胆管癌略多见于男性。患者可有不规则的上腹饱胀和不适的病史,典型症状是进行性加重的梗阻性黄疸,伴有皮肤瘙痒、陶土色大便、尿黄、食欲减退和体重下降等症状。有的患者可能伴有胆石病,故亦可以出现上腹痛、发热等,使病情复杂化。黄疸有时可能呈一些波动,但鲜有完全消退者。

(二)体格检查要点

患者多有重度黄疸、明显体质消耗和消瘦,远处转移的征象很少见,除非到了很晚期,少数患者可有腹水、腹内肿块、脐部硬结、肝硬化和脾脏肿大等。中下段胆管癌患者,因为黄疸出现得早,就诊时间亦可能较早。腹部检查的主要发现为肝脏呈对称性肿大,在下段胆管癌时,胆囊肿大,故与壶腹部周围癌难于区别;中段胆管癌当侵犯胆囊管与肝总管的汇合部时,则临床表现类似Ⅰ型的肝门部胆管癌,胆囊多空虚、缩小,亦有少数因胆囊内积液而肿大,但其肿大的程度和张力的状况一般不如下段胆管癌那样显著。晚期患者可有脾脏肿大。除非在少数晚期的病例,右上腹部处一般不能扪到肿瘤包块。

(三)辅助检查

1. 实验室检查　主要为梗阻性黄疸,少数患者可伴有血清转氨酶升高。CEA、CA19-9可升高,但缺乏特异性,一般不作为确诊的依据。有的患者的粪便潜血试验阳性。

2. 影像学检查　B超检查是最常用的首选检查方法,可提供胆管梗阻的二维诊断,例如发现肝内胆管扩张、胆囊肿大等,但对胆管癌本身的显示并不清楚。彩色多普勒超声检查,据此可在术前估计肿瘤能否切除。内镜超声是近年发展起来的一项技术,可以更清晰、更准确地显示胆管肿瘤及肿瘤与门静脉、肝动脉三者关系,还有助于判别区域淋巴结有无转移。CT和MRI检查结果可以和B超检查结果互为印证,CT扫描能显示肝外胆管的肿瘤,特别是胆总管下端的肿物,在鉴别胰头癌和壶腹部周围癌方面有价值。B超、CT、MRI均属于非创伤性检查,从其所提供的资料,一般可以确定诊断梗阻的水平和有无手术指征的资料。PTC和ERCP检查能获得良好的胆道显像,若两者联合施行,则可显示阻塞的上、下方全部胆道,但此类检查均属侵入性的,各自有其本身的合并症,临床上并非必需。中、下段胆管癌患者,手术前的PTCD并非必要,除非患者的情况很差,不能在近期施行手术者;或对晚期患者,已无手术条件时,可从PTC插管经过肿瘤部至十二指肠以引流胆汁,作为决定性治疗的一部分。

【诊断对策】

(一)诊断要点

根据进行性加重的梗阻性黄疸和胆管中无远端梗阻的影像学特点,一般可做出中下段胆管癌的诊断。

(二)病理分型

中下段胆管癌一般为呈硬结状的改变,使胆总管腔完全闭塞,阻塞以上胆管和肝内胆管扩张,若胆管癌未阻塞胆囊管开口,则胆囊肿大,内含黏稠的黑绿色的胆汁;中段胆管癌常阻塞胆囊管开口,此时胆囊可以缩小、空虚亦可以增大,内为无色的黏液状液体。常见的是肿瘤与胆总管壁和周围组织浸润,边界不够清楚。中下段胆管癌多是分化较良好的腺癌,有较多的纤维组织增生;然而亦有部分或完全的低分化腺癌,发展迅速,常累及整个胆管,甚至侵犯至邻近组织、脏器、血管和神经。较少见的情况是胆总管的乳头状腺癌,肿瘤组织向胆管腔内生长、质软。此种情况,胆管梗阻常不完全,胆总管膨胀、扩大,但管壁光滑,无胆管周围浸润,故手术切除的效果较好。

临床上所见到的胆总管癌,淋巴结转移的发生率较高,而当胆管癌侵犯的范围越广时,淋巴结转移也越多。肝转移见于部分病例。常见的其他部位转移如肝十二指肠韧带、胰腺、腹膜、大网膜、腹腔动脉及肠系膜动脉周围淋巴结等。晚期病例可见有门静脉、肝动脉的侵犯。

中下段胆管癌的手术中病理诊断常是关系重大的问题,特别是在下段胆管癌时,胰腺段胆总管的早期病变常不易发现,病理组织取材也有困难,在病理学诊断不能确定之前,一般不敢冒然施行胰十二指肠切除术。中段部位的胆管癌,因为位置较浅,确定诊断的困难不大。Tompkins(1991)比较在 62 例胆总管癌中 93 例次各种活检方法所能达到正确诊断的比例,其中转移癌结节活检阳性率为 100%,胆道镜活检为 66%,切取组织活检为 62%,细针抽吸细胞学为 33%,Tru-Cut 针活检为 25%,淋巴结活检为 15%,刮除物活检为 0。因而在胆管癌时纤维组织增生,瘤组织坚韧,用刮除物活检多为假阴性结果。

(三)鉴别诊断要点

注意同胰头癌、十二指肠乳头癌、胆管远段结石嵌顿相鉴别。

【治疗对策】

(一)治疗原则

外科手术切除是中下段胆管癌的惟一根治性治疗手段。

(二)术前准备

1. 凡有水电解质、酸碱平衡失调、低蛋白血症的患者,术前均以纠正;

2. 胃肠道准备肠道给药一般从术前48 小时开始,口服灭滴灵 400 mg tid 与口服庆大霉素 8 万 U tid。另外术前晚灌肠一次;

3. 对合并感染者,可术前用抗生素预防感染;

4. 术前减黄梗阻性黄疸手术前做胆道引流,使血清胆红素水平降低接近正常。

(三)治疗方案

1. 手术治疗

根治性手术切除是惟一的治愈方法。中、下段胆管癌的黄疸出现较早,手术时可以将胆管周围的组织、淋巴引流连同胰头部和十二指肠一并切除,因而手术切除率较肝门部胆管癌高,长期生存率亦较好。手术的方法一般均采用 Whipple 手术和胆囊切除。近年来,不少学者对中下段胆管癌行保留幽门的胰十二指肠切除,可保留胃储存和消化功能。但前提是肿瘤的恶性程度不高,幽门上下组淋巴结无转移。

位于中段的胆管癌,因其比较局限,有时采用了局部切除和肝总管空肠吻合的治疗方法。此治疗方法对于早期、局限和高分化的胆管癌是可行的,特别是向管腔内生长的乳头状腺癌,局部切除和胆肠吻合可以得到良好的结果。然而对于一般的胆总管癌而言,此手术方法似嫌不够彻底。中段和下段胆管癌的恶性程度较高,发展迅速,并转移至胰腺后和腹腔动脉周围淋巴结,根治性切除时应包括胆囊、肝十二指肠韧带上的淋巴、纤维、脂肪、神经组织以及胰腺头部和十二指肠的广泛切除以期提高手术后的 5 年生存率。

对于不能根治性切除的晚期患者,则可行阻塞以上的肝胆管空肠 Roux-Y 型吻合术或内、外置管引流术。胆管中、下段癌的内引流手术可选用胆囊空肠或者扩张肝管-空肠的 Roux-en-Y 或 Warren 吻合。下段胆管梗阻可用胆囊空肠吻合,但是应该尽量不选择胆囊—空肠吻合,由于胆囊容易受胆管癌侵犯而再次阻塞。一般可选择肝管汇合部,并尽可能切开一个足够大的开口,与空肠作侧侧吻合。吻合的方法有两种:①Roux-en-Y 方式,为了防止食物反流到胆管,Y 形肠袢中的引流袢应长 40~60 cm,甚至可达 70 cm,切断部位距 Treitz 韧带 20~25 cm。②空肠袢式吻合:1965 年 Warren 改良了 Roux-en-Y 手术,利用空肠侧侧吻合代替 Roux-en-Y 吻合的食物袢,由于不切断空肠,简化了手术,缩短了手术时间,食物同样不反流到胆管。方法是将距 Treitz 韧带 30 cm 处空肠以粗丝线绕肠浆膜结扎阻断空肠(代替 R-Y 手术时切断空肠),距结扎线肛侧 5 cm 处空肠与胆管作侧侧吻合,此时完成 Warren 吻合。中山大学第一附属医院多采用梗阻近端胆管(胆囊)空肠 Warren 吻合,22 例中下段胆管癌治疗后中位生存期为 9.5 个月,1 年、2 年生存率分别为 38.54% 和 8.97%,效果尚好,方法也简单。中、下段胆管癌随着肿瘤的生长,可能造成十二指肠梗阻,为避免日后消化道梗阻的发生,有必要做胃空肠吻合以旷置有可能被肿瘤梗阻的十二指肠。如果同时作胆肠吻合,则胆肠吻合的肠袢长度应从胃空肠吻合口而不是 Treitz 韧带算起。

【术后观察及处理】

(一)一般处理

1. 维持生命体征的平稳;

2. 维持内环境正常包括水电解质、酸碱平衡,血糖维持于允许的水平;

3. 预防感染,尤其是膈下、腹部感染。

(二)并发症的观察与处理

1. 胰瘘 胰腺手术或胰腺周围脏器手术后腹腔引流液淀粉酶含量超过 1000U/L,引流时间超过 2 周时,诊断为胰瘘。胰瘘是常见又严重的并发症,其致死率为 20%~50%。多发生于术后 5~7 天,因手术修补难以成功,一般采用非手术治疗,可采用:①有效的引流,保持腹腔引流管通畅,持续吸引。如果患者症状未能改善,则要考虑做 B 超或 CT 检查,发现胰腺或胰周脓肿应积极施行手术引流;

②抑制胰液外分泌，一般限于术后 1～2 周内抑制胰腺外分泌的措施包括：禁食、持续胃肠减压和应用抑制胰腺分泌的药物；③营养支持，患者经历大手术后营养状况差，血浆蛋白低时，胰腺断端或吻合口不易愈合，因此营养支持非常重要，方法包括TPN、要素饮食。

2. 术后出血　手术后早期，多为鲜血自引流管流出，多由于术中止血不彻底或凝血功能障碍所致，应严密观察，立即输液和输血、应用止血药物。如病情不好转。应立即开腹探查止血。发生于手术后 1～2 周的出血，多由于胰肠吻合口漏胰液流入腹腔，消化腐蚀周围组织所致，应积极采取非手术治疗；如有活跃出血时，可考虑血管造影检查；如为胃十二指肠动脉残端出血可行动脉栓塞，必要时进行手术止血。

3. 应激性溃疡出血　术后 5～7 天消化道出血多认为是应激性溃疡出血。如大量呕血或便血，出现失血性休克时，治疗方法应立即输血，同时向胃内注入去甲肾上腺素冰盐水，应用止血药物．经静脉输注 H_2 受体拮抗剂如西咪替丁（cimetidine）或雷尼替丁（ranitidine）等以抑制胃酸分泌，亦可应用生长抑素（somatostatin）及其衍生物。但如果出血量大，非手术疗法无效，必须果断地及时手术清除积满胃腔的血凝块，电灼散在的溃疡面。

4. 腹腔内感染　是一种严重并发症，多由胰肠吻合口瘘、胆瘘或腹腔渗血合并感染所致。患者表现高热、腹痛和腹胀，食欲下降，身体日渐消耗，发生贫血、低蛋白血症等。这时应加强全身支持治疗，如输血、血浆、白蛋白等，应用广谱抗生素，静脉内营养。

5. 胆瘘　术后或拔 T 管后逐渐或突然出现的腹痛、腹膜炎症状，肝下引流出较多的胆汁样液体，常伴有发热、黄疸以及恶心、呕吐等。诊断主要依据手术史、临床表现、腹穿、B超及胃镜检查等。患者出现胆瘘及胆汁性腹膜炎症状后即予以右侧卧位或半卧位、禁食、胃肠减压、补充水电解质、静注抗生素、适当支持治疗，应用胃肠外营养。然后根据胆瘘大小和病情轻重选择手术治疗或非手术治疗。胰十二指肠切除术应严防胆瘘的发生，一旦发生必须保持通畅引流。

【预后评估】

外科治疗方式、肿瘤分化程度、淋巴结转移及手术切缘残癌状况，对预后影响有显著的临床意义。

（彭宝岗　周　凡）

第**18**章 | 上、下消化道出血

【概述】

消化道出血是临床常见严重的症候。消化道是指从食管到肛门的管道,包括食管、胃、十二指肠、空肠、回肠、盲肠、结肠及直肠。上消化道出血部位指屈氏韧带以上的食管、胃、十二指肠、上段空肠以及胰管和胆管的出血。

消化道出血可因消化道本身的炎症、机械性损伤、血管病变、肿瘤等因素引起,也可因邻近器官的病变和全身性疾病累及消化道所致。本节主要叙述外科常见的消化道大出血的诊治。

【诊断步骤】

(一)病史采集要点

1. 应注意询问出血的时间、次数、每次呕血量,有无合并便血,便血的颜色、黑便量,有无周期性发作。

2. 有无长期规律性上腹疼痛史,有无确诊消化性溃疡,有无胃肠道手术史,近期有无严重创伤、重大打击、大手术、重度感染或休克发生,有无阿司匹林等非甾体类和肾上腺皮质激素类药物史。

3. 有无慢性肝炎、肝硬化、腹水或血吸虫病等病史,有无胆管结石、胰腺炎等病史。

4. 呕血或黑便发生时有无头晕、冷汗、手足发冷等低血压症状,有无腹痛、寒战、发热等感染表现。

(二)体格检查要点

1. 一般情况 发育、营养、体重、精神、血压和脉搏。大出血的患者一般都有休克或低血容量的表现。

2. 全身检查 应注意以下内容:

（1）外观 有无贫血貌，鼻咽部有无出血、咽血，有无皮肤、巩膜黄疸，有无肝掌。

（2）腹部 有无腹壁皮下静脉曲张、蜘蛛痣，有无腹痛，腹痛的程度、部位，有无压痛、反跳痛，有无腹水，有无肝、脾或胆囊肿大等。

（三）辅助检查

1. 实验室检查

（1）血常规（含血红蛋白、红细胞计数、血小板计数、血细胞比容和中性粒细胞计数等）、大便常规＋潜血试验。

（2）肝功能（含胆红素、碱性磷酸酶、谷草转氨酶和谷丙转氨酶等）、凝血功能（含凝血酶原时间、纤维蛋白原，部分凝血活酶时间等）、血液生化（含血尿素氮、血尿素氮/血肌酐等）。

2. 鼻胃管或三腔二囊管检查 鼻胃管吸引常可确定上消化道大出血的大致部位，判断出血量。三腔管较鼻胃管定位更准确，并能检出肝硬化门脉高压出血并发消化性溃疡出血的病例。具体检查方法为如下。三腔管放置贲门位置（距门齿40 cm），注入少许盐水后轻轻抽吸，如有血，则说明出血来自食管或胃，继续置管于胃内，将胃气囊和食管气囊充气压迫胃底和食管下段，用盐水经第三腔洗胃，若没有再出血，则可认为是食管胃底曲张静脉出血，否则，消化性溃疡出血或出血性胃炎出血可能性较大。

3. 内镜检查 早期内镜检查是大多数上消化道出血诊断的首选方法。检查前以冷盐水洗胃改善内镜视野，纤维胃十二指肠镜检查距出血时间越近，诊断阳性率越高，可达80%～90%。对于下消化道出血，术中内镜检查常用于定位小肠出血部位；另外，结肠出血的患者在出血间歇期，充分肠道准备后行结肠镜检，诊断符合率也可达70%。但应指出，活动性出血的患者由于影响结肠镜视野，内镜检查无诊断价值。

4. X线钡剂检查 仅适用于出血已停止36～48小时和病情稳定的患者，可发现较大的病变如食管静脉曲张或肿瘤等，钡剂灌肠对结肠憩室病、肿瘤的诊断有重要意义。但较难发现小的和表浅病变，对急性消化道出血病因诊断的阳性率不高。

（四）进一步检查项目

1. 血管造影 内镜检查未发现出血病因的上消化道活动性出血，如果出血速度大于0.5 ml/min，可做选择性腹腔动脉或肠系膜上动脉造影。怀疑活动性下消化道出血，肠系膜动脉造影常可发现发育异常的血管出血或憩室出血，除可为手术定位外,还可对病变血管行动脉栓塞治疗。

2. 放射性核素显像　常用静脉注射^{99m}锝标记的红细胞,行腹部扫描,以探测标记物从血管外溢的证据,发现活动性出血的敏感性高,但定位精确性有限,常作为腹腔内脏动脉造影的筛选手段。

【诊断对策】

对于消化道大出血的患者,除非已处于休克中需立即抢救外,应在较短时间内,有目的、有重点地完成询问病史、体检和化验等步骤,经过分析,初步确定出血的病因和部位,从而采取及时和有效的措施。

(一)诊断要点

1. 病史　快速、有针对性的病史询问对明确出血的病因和部位十分重要。应全面了解出血的发病、经过、伴发症状、既往病史、药物、手术史。胃十二指肠溃疡患者,病史中多有典型的上腹疼痛,用抗酸解痉药物可以止痛,或过去曾经 X 线钡餐检查证实有溃疡征象。对做过胃部分切除术的患者,应考虑有吻合口溃疡的可能。门脉高压症患者一般有肝炎或血吸虫病病史,或过去检查证实有食管胃底静脉曲张。

2. 临床表现　具有明确的呕血、便血、黑粪等消化道出血表现,如合并失血性周围循环衰竭的全身症状和体征,要考虑消化道大出血的可能。诊断出血通常并无困难,但明确出血原因和部位则要结合全身体检寻找有意义的体征。门脉高压症的患者常有肝硬化的体征,胆道出血的患者常合并胆道感染。

3. 辅助检查　血红蛋白浓度、红细胞计数及红细胞比容下降,鼻胃管或三腔管、急诊内镜检查、X 线钡剂造影、腹腔内脏动脉造影、核素等检查均可提供诊断依据。

(二)临床类型

消化道出血分为上下消化道出血,上消化道出血一般又分为食管或胃底出血、胃和十二指肠球部出血、球部以下(胆道出血),下消化道出血一般分为小肠出血和结肠直肠出血。具体病因如下。

1. 上消化道出血的病因

(1)食管疾病　食管炎(反流性食管炎、食管憩室炎)、食管癌、食管溃疡、食管贲门黏膜撕裂症、器械检查或异物引起损伤、放射性损伤、强酸和强碱引起化学性损伤。

(2)胃十二指肠疾病　消化性溃疡、急慢性胃炎(包括药物性胃炎)、胃黏膜脱垂、胃癌、急性胃扩张、十二指肠炎、残胃炎、残胃溃疡或癌。还有淋巴瘤、平滑肌瘤、息肉、肉瘤、血管瘤、神经纤维瘤、膈疝、胃扭转、憩室炎、钩虫病等。

(3)胃肠吻合术后的空肠溃疡和吻合口溃疡。

(4)门静脉高压,食管胃底静脉曲张破裂出血、门脉高压性胃病、肝硬化、门静脉炎或血栓形成的门静脉阻塞、肝静脉阻塞(Budd-Chiari综合征)。

(5)上消化道邻近器官或组织的疾病

1)胆道出血　胆管或胆囊结石、胆道蛔虫病、胆囊或胆管病、肝癌、肝脓肿或肝血管病变破裂。

2)胰腺疾病累及十二指肠　胰腺脓肿、胰腺炎、胰腺癌等。

3)胸或腹主动脉瘤破入消化道。

4)纵隔肿瘤或脓肿破入食管。

(6)全身性疾病在胃肠道表现出血

1)血液病　白血病、再生不良性贫血、血友病等。

2)尿毒症。

3)结缔组织病　血管炎。

4)应激性溃疡　严重感染、手术、创伤、休克、肾上腺糖皮质激素治疗及某些疾病引起的应激状态,如脑血管意外、肺源性心脏病、重症心力衰竭等。

5)急性感染性疾病　流行性出血热、钩端螺旋体病。

2.下消化道出血病因

(1)肛管疾病　痔、肛裂、肛瘘。

(2)直肠疾病　直肠的损伤、非特异性直肠炎、结核性直肠炎、直肠肿瘤、直肠类癌、邻近恶性肿瘤或脓肿侵入直肠。

(3)结肠疾病　细菌性痢疾、阿米巴痢疾、慢性非特异性溃疡性结肠炎、憩室、息肉、癌肿和血管畸形。

(4)小肠疾病　急性出血性坏死性肠炎、肠结核、克隆病、空肠憩室炎或溃疡、肠套叠、小肠肿瘤、胃肠息肉病、小肠血管瘤及血管畸形。

根据出血时间和出血量,一般又分为:仅用化验方法证实大便潜血阳性而无明显临床症状的慢性隐性出血,有呕血和(或)黑便而无循环障碍症状的慢性显性出血,伴有循环障碍症状的急性大量出血。

临床中,上消化道大出血较下消化道大出血常见,而按发病率高低顺序,以下五类疾病引起的上消化道大出血最为常见。

(1)胃十二指肠溃疡　约占50%,其中3/4是十二指肠溃疡。大出血的溃疡一般位于十二指肠球部后壁或胃小弯,都由于溃疡基底血管被侵蚀破裂所致,多数为动脉出血。特别在慢性溃疡,伴有大量瘢痕组织,出血的动脉裂口缺乏收缩能力,往往引起不能自止的出血。需要提及的是患者出血若发生在胃部分切除术后或在单纯的胃空肠吻合术后,在胃和空肠吻合口附近可发生溃疡,发生时间多在术后2年内,也可在手术后十余年。吻合口溃疡出血常不易自止。

(2)门脉高压症 食管下段和胃底静脉曲张破裂出血多是肝硬化引起门脉高压症的并发症,约占25%。出血量常较大,速度较快,难以自止。

(3)出血性胃炎 又称应激性溃疡或糜烂性胃炎,约占5%。患者多有酗酒或服用可的松、保泰松、阿司匹林等药物史,或合并休克、严重感染、严重烧伤(Curling溃疡)、严重脑外伤(Cushing溃疡)或大手术。这类溃疡或急性糜烂位于胃的较多,位于十二指肠的较少,常导致大出血,很难自止。

(4)胃癌 由于癌组织的缺血性坏死,表面发生糜烂或溃疡,侵蚀血管而引起大出血,约占2%～4%。患者表现为黑粪较常见。

(5)胆道出血 各种原因导致血管与胆道相通,以致大量血液涌入胆道,再进入十二指肠,统称胆道出血。最常见的是肝外伤,其他原因有肝癌、肝血管瘤、肝脓肿,以及胆管结石、胆道蛔虫症引起的胆道感染。胆道出血三联征是胆绞痛、梗阻性黄疸和消化道出血。

上消化道大出血如能排除以上5种病因,应进一步考虑到一些少见或罕见的疾病如食管裂孔疝、胃息肉、胃和十二指肠良性肿瘤、胃壁动脉瘤、剧烈呕吐所形成的贲门黏膜撕裂综合征(Mallory-Weiss综合征)以及血友病或其他血液疾病等。

(三)鉴别诊断要点

1. 排除消化道以外的出血因素

(1)排除来自呼吸道出血 呼吸道出血为咯血,此时血液呈鲜红色,或是伴有痰中带有血丝或有气泡和痰液,常呈碱性,患者有呼吸道病史和呼吸道症状。而呕血多数呈咖啡色,混有食物,呈酸性,患者有消化道病史和症状。

(2)排除口、鼻、咽喉部出血 鼻腔、口腔疾病出血时,血液也可从口腔流出,或者血液被吞下后出现黑便,但可根据有无口腔和鼻咽部疾病病史加以识别。

(3)排除进食引起的黑便 口服铋剂、炭粉、铁剂等也可引起的黑便,此类黑便颜色较消化道出血颜色浅,大便潜血实验阴性。还应注意,食用动物肝脏、血制品和瘦肉以及菠菜等也可引起黑便。

2. 判断上消化道还是下消化道出血

一般来说,呕血提示上消化道出血,黑便大多来自上消化道出血,而血便大多来自下消化道出血。上消化道大量出血时,也可排出暗红色大便,甚至呈鲜红色大便。呕血多呈咖啡色或黑褐色,出血量较大时,血液在胃内滞留时间短,则呈暗红色血块或鲜血,如肝硬化食管静脉曲张破裂出血。下消化道出血主要表现为便血。一般来说,病变位置越低,出血量越大,出血速度越快,便血颜色越鲜红;反之,病变部位高,出血量较少,速度慢,在肠道停留时间长,大便也可呈黑色。血便的患者,出血部位鉴别困难的,应在病情稳定后即行急诊胃镜检查。此外,肛门直肠的病变导致的便血,多不与粪便相混,而附于大便表面,或便后滴血,若大便表面带血同时有大便形状变细,应警惕有直肠癌的可能性。

概括地说,呕血还是便血以及血的颜色主要取决于出血的速度和出血量的多少,而出血的部位高低是比较次要的。呕血者一般比单纯便血者的出血量大;大便次数增多而黑粪稀薄者,较大便次数正常、黑粪尚成形者的出血量大。有便血的患者可无呕血,但呕血的都有便血。

虽然如此,详细分析起来,不同部位的出血仍然有其不同的特点。抓住这些特点,进而明确出血的部位,这不仅对于诊断出血的病因有一定意义,而在需要手术时对于寻找出血部位更有帮助。①食管或胃底曲张静脉破裂引起的出血,一般很急,来势很猛,一次出血量常达 500～1000 ml,可引起休克。临床上主要表现是呕血,单纯便血的较少。采用积极的非手术疗法以止血,一日内仍可反复呕血。②溃疡、糜烂性胃炎、胃痛引起的胃或十二指肠球部的出血,虽也很急,但一次出血量一般不超过 500 ml,并发休克的较少。临床上可以呕血为主,也可以便血为主。经过积极的非手术疗法多可止血,但日后可再出血。③胆道出血,量一般不多,一次为 200～300 ml,很少引起休克。临床表现以便血为主。采用积极的非手术疗法后,出血可暂时停止,但常呈周期性的复发,间隔期一般为 1～2 周。

【治疗对策】

(一)治疗原则

消化道出血的治疗包括一般急救措施、积极补充血容量、止血治疗和病因治疗。根据不同的病因,治疗各有其特殊性。

(二)术前准备

1. 急性大量消化道出血,内科治疗无效,进行手术探查的患者,应在抗休克的同时积极准备手术,而无须特殊的肠道准备。

2. 出血已停止,或慢性消化道出血的患者,如肿瘤或憩室的患者,按常规术前准备,注意纠正贫血状态。

（三）治疗方案

消化道大量出血病情急，变化快，应采取积极措施进行抢救，抗休克、迅速补充血容量应放在一切医疗措施的首位。

1. 急救措施

(1)卧位休息，吸氧，保持呼吸道通畅，避免呕血时血液误吸入呼吸道引起窒息。活动性出血期间禁食。

(2)生命体征监测　严密监测心率、血压、呼吸、尿量及神志变化。要每15～30分钟测定血压、脉率，并观察周围循环情况，作为补液、输血的指标。

(3)观察呕血和黑便情况，定期复查血红蛋白浓度、红细胞计数、压积和血尿素氮，必要时行中心静脉压测定。

2. 积极补充血容量

(1)建立静脉通道　必须尽快建立有效的静脉通道，先滴注平衡盐溶液或乳酸钠等渗盐水，同时即进行血型鉴定、交叉配血和血常规、红细胞压积检查。一般说来，失血量不超过400 ml，循环血容量的轻度减少可很快地被组织液和脾脏贮血所补充，血压、脉率的变化不明显。如果收缩压降至70～90 mmHg，脉率增速至每分钟130次，这表示失血量约达全身总血量的25％，患者黏膜苍白，皮肤湿凉，表浅静脉塌陷。此时即应大量补液、输血，将血压维持在100 mmHg，脉率在每分钟100次以下。

(2)紧急输血　改善急性失血性周围循环衰竭的关键是输足全血。出现以下情况为紧急输血的指征：

1)改变体位出现晕厥、血压下降和心率增快；

2)心率大于120次/分或(和)收缩压低于90 mmHg(或较基础压下降25％)；

3)血红蛋白低于70g/L或红细胞比容低于25％。

输血量视患者周围循环动力学及贫血改善而定，尿量是有价值的参考指标。应注意避免因输液、输血过快、过多而引起的肺水肿，肝硬化的患者宜输新鲜血。

3. 病因处理

(1)消化性溃疡出血

1)非手术治疗

①胃内降温：通过胃管以冰盐水反复灌洗胃腔，可使胃降温。胃血管收缩、血流减少并可使胃分泌和消化受到抑制，胃纤维蛋白溶解酶活力减弱，从而达到止血目的。

②口服止血剂：采用血管收缩剂如去甲肾上腺素8 mg加于生理盐水或冰盐水

150 ml 分次口服,可使出血的小动脉收缩而止血。此法不主张在老年人使用。也可注入凝血酶等止血药物。

③抑制胃酸分泌和保护胃黏膜:H_2 受体拮抗剂如西咪替丁和质子泵抑制剂如奥美拉唑,对急性胃黏膜病变及消化性溃疡出血具有良好的防治作用。西咪替丁 0.6 g 或法莫替丁 20~40 mg,每日 1~2 次静脉滴注,奥美拉唑 40 mg 每日 1~2 次静脉注射。

④生长抑素及其衍生物可用于消化性溃疡出血,其止血率为 90% 左右。用法同下述食管胃底静脉曲张出血。

⑤内镜直视下止血:局部喷洒 5% 孟氏 1 液(碱式硫酸铁溶液),可使局部胃壁痉挛,出血面周围血管发生收缩,并有促使血液凝固的作用,从而达到止血目的。或 1% 肾上腺素液,凝血酶 500~1000U 经内镜直视下局部喷洒。也可在出血病灶注射 1% 乙氧硬化醇、高渗盐水、肾上腺素或立止血。内镜直视下高频点灼血管止血适用于持续性出血者。内镜下激光治疗,使组织蛋白凝固,小血管收缩闭合,立即起到机械性血管闭塞或血管内血栓形成的作用,此外内镜下治疗还包括热探头、微波、止血夹等。

2)手术治疗 对于胃、十二指肠溃疡大出血,如果患者年龄在 35 岁以下,常是急性溃疡,经过初步处理后,出血多可自止。但如果年龄在 45 岁以上,病史较长,多系慢性溃疡,这种出血很难自止。经过初步处理,待血压、脉率有所恢复后,应即早期手术。

①手术指征:严重出血,复苏无效;长期出血,估计已损失血容量一半以上;使用非手术治疗初期控制以后又复发出血;有大出血病史,因出血再次入院;同时还有其他手术适应证,如伴有幽门梗阻。

②手术方法:手术行胃部分切除术;切除了出血的溃疡是防止再出血的最可靠方法。如果十二指肠溃疡位置很低,靠近胆总管或已穿透入胰头,强行切除溃疡会损及胆总管及胰头,则可切开十二指肠前壁,用粗丝线缝合溃疡面,同时在十二指肠上、下缘结扎胃十二指肠动脉和胰十二指肠动脉,再施行旷置溃疡的胃部分切除术。

吻合口溃疡的出血多难自止,应早期施行手术,切除胃空肠吻合口,再次行胃空肠吻合,并同时行迷走神经切断术。在这种情况下,一定要探查原十二指肠残端。如果发现原残端太长,有胃窦黏膜残留的可能,应再次切除原残端,才能收到持久的疗效。

(2)门脉高压症并食管下段和胃底静脉曲张破裂出血

1)非手术治疗

①气囊压迫是一种有效的,但仅是暂时控制出血的非手术治疗方法。近期止血率较高,总有效率仅 50% 左右,但可为进一步抢救、治疗赢得时间。

②药物治疗:血管加压素及其衍生物,以垂体后叶素应用最普遍。剂量为 0.2～0.4 U/min。止血后每 12 小时减 0.1 U/min。止血成功率 50%～70%,但再出血率高。另外药物本身可能引起门静脉系统内血栓形成、冠状动脉血管收缩等并发症,可与硝酸甘油联合使用。

生长抑素及其衍生物:人工合成的奥曲肽,是八肽生长抑素,半衰期 1.5～2 小时,能减少门脉主干血流量,降低门脉压,又可同时使内脏血管收缩及抑制胃泌素和胃酸的分泌。静脉缓慢推注 0.1 mg,继而以 0.6 mg/24 小时维持或分次皮下注射。另一种 14 肽生长抑素半衰期短,仅数分钟,静脉推注 0.25 mg,以后以 6 mg/24 小时连续静脉滴注维持。

③内镜下硬化剂注射和套扎术:经内镜注射硬化剂(如鱼肝油酸钠、乙醇胺),既可控制急性出血,又可以治疗食管静脉曲张。在内镜下用圈套器结扎曲张的食管静脉,国内外亦已广泛开展,并有良好疗效。

④介入治疗:经股静脉胃冠状静脉栓塞术可用于经加压素治疗或气囊压迫止血失败的食管胃底静脉曲张破裂出血患者;经皮经颈静脉作肝内门体分流(TIPS)术已有较多开展,是一种有效缓解门脉高压的治疗方法,但 10%～20% 发生肝性脑病。

2)手术治疗 肝功能差的患者(有黄疸、腹水或处于肝昏迷前期者,ChildB 级或 C 级),不能耐受大手术,术后常发生肝功能衰竭而死亡,主要以非手术疗法止血。对肝功能好的患者(Child A 级),则应积极采取手术止血,不但可以防止再出血,而且是预防发生肝昏迷的有效措施。手术方法可采用贲门周围血管离断术,不但能够完全阻断食管下段和胃底曲张静脉的反常血流,达到确切的止血,且由于操作易被掌握,可在基层医院推广。

另外,原位肝移植是门脉高压曲张静脉出血的最先进、最确切的治疗方法,但应注意肝移植的适应证。

(3)出血性胃炎和胃癌大出血 绝大多数的出血性胃炎经非手术治疗可止血,方法与溃疡病出血相似,包括使用制酸剂与生长抑素。经过这些措施后,如果仍然不能止血,则可采用胃大部切除术,或选择性胃迷走神经切断术加行幽门成形术。由于胃癌引起大出血的患者,则应根据局部情况行根治性胃大部或全胃切除术。

(4)胆道出血 胆道出血的量一般不大,多可经非手术疗法,包括输血、抗感染和止血药的应用而自止。若出血不能自止,可采用介入治疗,行选择性肝动脉造影,明确出血灶后,将导管尽可能送到近出血灶处,以明胶海绵、钢圈等材料行选择性肝动脉栓塞,成功率约 50%。若各种方法止血不能奏效,则仍需积极采用手术治疗。在确定肝内局限性病变的性质和部位后,应即施行肝叶切除术。结扎病变侧的肝动脉分支或肝固有动脉,有时也可使出血停止,但仅仅结扎肝总动脉常是无效的。重要和困难的是如何确定出血部位。肝脏表面局限性的隆起;切开总胆管分别在左右胆管内置入纱布条,探查有无血性胆汁溢出;术中行胆管造影或胆管镜检都有助于明确出血部位,决定肝叶切除的范围。

4. 部位不明确的上消化道大出血　对部位不明的上消化道大出血,经过积极的初步处理后,血压、脉率仍不稳定,应考虑早期行剖腹探查,以期找到病因进行止血。

手术方法:

(1)切口　一般行上腹部正中切口或经右腹直肌切口。

(2)探查胃和十二指肠,初步探查有没有溃疡或其他病变;

(3)探查有无肝硬变和脾肿大,同时要注意胆囊和胆总管的情况。胆道出血时,胆囊多肿大,且因含有血性胆汁呈暗蓝色;必要时可行诊断性胆囊或胆总管穿刺。

(4)如果肝、脾、胆囊、胆总管都正常,进一步就切开胃结肠韧带,探查胃和十二指肠球部的后壁。另外,切不可忽略了贲门附近和胃底部的探查。

(5)按顺序探查空肠的上段。进一步提起横结肠和横结肠系膜,自空肠上端开始探查。空肠上段的病变如良性肿瘤、血管瘤、结核性溃疡等引起出血并不少见。

(6)胃腔探查。如果仍未发现病变,而胃或十二指肠内有积血,即可在胃大弯与胃小弯之间、血管较少的部位,纵形切开胃窦前壁,进行探查。切开胃壁时要结扎所有的黏膜下血管,以免因胃壁出血而影响胃内探查。胃壁切口不宜太小,需要时可长达 10 cm 或更长些,以便在直视下检查胃内壁的所有部位。

(7)如果仔细检查胃内壁后仍不能发现任何病变,最后要用手指通过幽门,必要时纵行切开幽门,来检查十二指肠球部后壁、靠近胰头的部分有否溃疡存在。

术中内镜检查有助于找到出血部位,同时应警惕可能存在多个出血病灶,注意避免遗漏。

5. 下消化道大量出血　基本措施是输血、输液、纠正血容量不足引起的休克。再针对下消化道出血的定位及病因诊断而做出相应治疗。如有条件内镜下止血治疗,如局部喷洒 5%孟氏液、去甲肾上腺素、凝血酶复合物或电凝、激光等治疗。选择性动脉造影术后动脉内输注血管加压素可以控制 90％的血管发育不良的出血，但有心血管方面的毒副反应。动脉内注入栓塞剂可引起肠梗死，对拟进行肠段手术切除的病例，可暂时止血用。憩室和肿瘤出血宜选择手术切除术。

【预后评估】

消化道大出血的死亡率约 6％～12％,60 岁以上患者出血死亡率高于中青年人,约占 30％～50％。约 80％的上消化道出血患者可经非手术疗法达到止血目的。而下消化道出血的患者需要手术治疗的约 15％,急诊患者死亡率约 5％。

（蔡世荣）

第19章 | 胰腺疾病

第一节　胰腺先天性疾病

一、异位胰腺

【概述】

发生在正常胰腺组织以外,与正常胰腺组织不相连接的胰腺组织均称为异位胰腺(heterotopic pancreas),又称迷走胰腺(aberration pancreas)或者副胰腺(accessory pancreas),1727 年由 Jean-Schultz 首次报道,1859 年 Klob 首次从病理上证实了该病的存在。异位胰腺尸检发现率为 0.6%～14%,手术为 0.2%～0.76%。男性多见,为女性发病的 2～5 倍,多于 40～50 岁发病。病变可发生于任何脏器,70%发生于上消化道,最常见部位为十二指肠、胃、空肠。异位胰腺发生的胚胎学机制不完全清楚,多数学者认为是由于胚胎时期胰腺原基与原肠粘连或穿透原肠壁,随原肠的旋转和纵行生长而分别于各种异常部位所致,至于少数发生于肺、纵隔部位的异位胰腺,有人认为是一种返祖现象。

【诊断步骤】

(一)病史采集要点

1. 是否合并不明原因的上腹痛、不典型的消化道溃疡、难治性溃疡、胆道疾病;

2. 不明原因的消化道出血或者幽门梗阻。

(二)体格检查要点

1. 一般情况　皮肤、巩膜色泽、营养、体重、血压、脉搏。

2. 局部检查

(1)是否有腹部肿块、腹痛、腹肌紧张、压痛、反跳痛；

(2)有无腰背部压痛、腹壁、腰背部皮下紫癜。

3. 全身检查

(1)是否合并气管炎、肺气肿体征，如桶状胸、杵状指；

(2)有无心前区隆起、压痛，有无关节活动障碍。

(三)辅助检查要点

1. 消化道造影　多表现为单个直径小于 2 cm 的圆形或椭圆形宽基底充盈缺损，境界清楚，表面光滑，如胰管口充钡可表现圆形缺损，中央残存钡剂呈脐状凹陷，为"脐样征"，如果胰管内充盈，则呈现"中央导管征"，深 3～5 mm，宽 1～5 mm，两者均具有特异性诊断价值。

2. B 超、超声内镜　当 B 超发现胃、十二指肠等部位壁间或黏膜下有椭圆或近圆形肿物，周边光滑，被膜完整，内部为均匀小颗粒状与胰腺回声类似时应考虑异位胰腺的可能。超声内镜下胃异位胰腺特征：胃分三层，低或中等回声，中间可以无回声，形态不规则，边界可清楚或不清楚。

3. 内镜　可直接观察到位于黏膜下的异位胰腺组织，外观淡黄色或浅红色，直径数毫米至数厘米不等，中央可见凹陷和开口，呈脐状。注入造影剂后可见 X 线片上呈现深 1～2 cm 的异位胰腺中央导管。局部活检表现为正常胰腺组织。由于异位胰腺多位于黏膜下，所以活检应当深达黏膜下层或肌层，以防漏检。

4. CT 及 MRI　在形态学诊断上的价值很高，以新的快速螺旋 CT 更为出色，结合 CT 值的变化，应用肿物与胰腺下组织 CT 值比较对诊断有帮助。

5. 内窥镜逆行胰胆管造影术(ERCP)　能观察十二指肠乳头黏膜，活检难以取到黏膜下的异位胰腺，梗阻性黄疸患者行 ERCP 检查时，如发现明显肿块，应注意观察局部黏膜的颜色及形状，可疑之处采取多点活检，争取术前明确诊断。

【诊断对策】

(一)诊断要点

1. 病史　异位胰腺可终身无症状，有症状者多为非特异性，决定于发生的部位、大小、腺体成分和有无合并病变(炎症、溃疡、出血等)。通常没有特异病史可供参考。

2. 临床表现　异位胰腺的临床表现因病变所在部位而有所不同,大致可以分为以下类型。

(1)溃疡型　胃肠道的异位胰腺导致肠壁改变及分泌胰蛋白酶,致使消化道黏膜发生溃疡。如病变位于胃十二指肠内,常有溃疡症状。

(2)出血型　异位胰腺多发生于胃和十二指肠黏膜下,异位胰腺组织压迫肠壁,并分泌激素,引发黏膜组织充血,溃烂,形成溃疡,如果侵蚀到血管则发生消化道出血。

(3)梗阻型　压迫或阻塞所在器官引发梗阻症状。幽门处的异位胰腺如脱出阻塞幽门,则发生幽门梗阻;腹膜后者压迫十二指肠引发梗阻;而胆道内和十二指肠乳头部的异位胰腺组织则会引发胆道梗阻、急性化脓性胆管炎。病变发生于小肠时会引发肠梗阻或者肠套叠。

(4)肿块型/肿瘤型　位于胃十二指肠部位的组织导致胃、肠壁增厚,检查时误以为肿瘤。

1)憩室型　当出现于消化道憩室或其他畸形,如 Meckel 憩室,胆总管囊肿等时,引发局部炎症、出血。

2)隐匿型　多数环状终身无症状,因其他原因体检或者行腹部手术时偶然发现。

3. 辅助检查　X 线造影、B 超检查可以提供初步的诊断,内镜可直接观察病变的形态,必要时可以进行活检。CT 或 MR 可排除胰腺原发病变可能,对异位胰腺进行定位。

4. 手术　异位胰腺出现危及生命的合并症、有剖腹探查指征时,可行剖腹探查,必要时术中活检,明确诊断。

(二)分型

1. 临床分型　完全型和不完全型。前者具有所有内外分泌结构的异位胰腺,可分泌各种消化酶并通过导管排入消化道刺激黏膜细胞引发上腹部疼痛;不完全型则缺乏导管结构,多无明显的临床症状,偶尔在腹部手术时发现。

2. 病理学分型　具有完整结构的腺泡、导管和胰岛者为Ⅰ型;仅有腺泡和导管的结构不完整者为Ⅱ型;只有腺泡组成者为Ⅲ型。Ⅰ型高倍视野下胰岛数目不一,400 倍镜下多则 70～80 个,少则 2～3 个。

(三)鉴别诊断要点

1. 胰腺肿瘤　B 超或者 CT 检查胰腺组织出现异常占位。同时可能伴有血清肿瘤标志物 CA19-9 的升高,但当异位胰腺肿瘤病灶与正常的胰腺组织非常邻近时,有时会难以区别。CT薄层扫描并行多平面重组,有助于鉴别。

2. 胃肠道平滑肌瘤/恶性肿瘤 异位胰腺肿瘤往往会形成溃疡,开口于黏膜表面,行胃肠道造影检查时可表现为"线样征",而平滑肌瘤等无此表现。且异位胰腺肿瘤多为囊实性,与平滑肌瘤等实质性病灶不同。胃肠道恶性肿瘤起源于黏膜层,首先破坏黏膜组织,造成黏膜皱襞的中断、破坏;异位胰腺肿瘤起源于黏膜下层或肌层,即使侵犯黏膜层造成黏膜破坏,其病灶中心仍位于黏膜下层或肌层内。

3. 淋巴瘤与淋巴结转移 淋巴瘤或转移淋巴结常为多发肿块,在CT平扫时多为密度均匀的软组织肿块,增强后轻度强化,而异位胰腺为囊实混合性密度、增强后不强化或明显强化,且多为单发病灶。

4. 异位嗜铬细胞瘤 CT特点为明显强化和有囊性变,与有内分泌功能的异位胰腺肿瘤表现相似,但患者多有典型的临床症状,有利于鉴别。

【治疗对策】

(一)治疗原则

无症状者通常难以发现,术中偶尔发现者在不影响手术进行的情况下,应当进行手术切除治疗。对于有症状的异位胰腺,特别是并发梗阻、溃疡、出血、肿瘤时应当及时手术治疗。

(二)术前准备

1. 术前灌肠,排空肠道内容物。

2. 注意纠正水、电解质紊乱、贫血、营养不良。

3. 维持血液动力学稳定,必要时输液、输血。

4. 持续胃肠减压,抗生素控制感染。

(三)治疗方案

1. 非手术治疗 无症状者无需治疗;有报道采用长效生长抑素类似物治疗者,效果一般。

2. 手术治疗

(1)手术指征 反复出现临床症状,特别是消化性溃疡、梗阻性黄疸和十二指肠梗阻症状。

(2)手术时机

1)择期手术 对于诊断明确,症状反复发作,保守治疗无效而无手术禁忌证的患者,考虑择期手术治疗。

2)急诊手术 出现急性消化道出血,内镜诊断明确而治疗无效时,急诊手术。

（3）手术方法

1）内镜高频电凝或内镜下黏膜切除术　病变小于 1 cm；超声内镜检查病变位于黏膜下层或浅肌层；排除恶变可能者。对于病变位于深肌层或浆肌层时，经内镜摘除时创面深大，摘除困难导致大出血、穿孔等严重并发症；摘除时不够彻底，导致异位胰腺残留。

2）局部切除　位于胃和小肠的异位胰腺可行胃壁或肠管切除术，位于胆总管下段的异位胰腺可行局部切除术。如果位于壶腹部呈环状或者半环状，局部切除困难，而行 Whipple 术创伤过大，则以横断胆总管中段行 Roux-Y 式胆肠内引流。如果怀疑恶变，应行扩大切除术。

（4）手术方法评估　局部切除安全而有效，术后效果良好，不提倡扩大手术治疗。

（5）手术方案选择　手术方式应当视异位胰腺的位置、大小、病变程度而定。病灶小、深度浅，无明显并发症的病变可行简单切除；病变为良性者以局部切除为主，必要时行术中冰冻切片检查，明确诊断，避免不必要的扩大根治术；对于有恶变倾向或恶变者，应当行根治性手术。位于十二指肠者可行肠壁局部切除缝合，部分贴近十二指肠降段内侧者可行胰十二指肠切除术，而位于胃壁者可行部分胃壁切除，位于胃窦者可行胃大部切除术。

【术后观察及处理】

（一）一般处理

术后注意肠道排气排便情况，黄疸有无减轻。

（二）并发症的观察与处理

1. 肠瘘　术后出现腹膜刺激征、脱水、电解质紊乱乃至休克症状，体察腹部紧张，引流管管口可有粪臭样物质流出。可先行保守治疗，充分引流、输液补充电解质，应用包括抗厌氧菌和革兰阴性菌的抗生素。必要时再行手术治疗。

2. 胰瘘　单纯切除的病例可出现术后胰瘘。引流液检查可有淀粉酶升高，血清、尿液淀粉酶升高，内脏、血管受胰酶侵蚀，可能出现腹腔出血表现。由于单纯的切除术已经基本废用，此类并发症已大大减少。治疗以抑制胰酶分泌，充分引流，加用抗生素治疗为主。

【出院后随访】

注意饮食，术后行消化道造影观察通畅度，如无异常，不需要继续治疗。

【预后评估】

异位胰腺预后良好。

二、环状胰腺

【概述】

环状胰腺是胰腺胚胎发育障碍所致的一种先天性解剖异常,具体原因不明。Tiedemann 于 1818 年首先报道,1862 年 Ecker 将其命名为环状胰腺,而 Vidal 于 1905 年首先采用胃空肠吻合术治疗本病。环状胰腺包绕着十二指肠第二部分(降段),一直延伸到胰头,多数仅部分包绕十二指肠,通常有一根胰腺管可以同副胰腺共同开头,或者独自开口于十二指肠腔。是先天性十二指肠梗阻的原因之一。男性患者多见,约占本病的 70%～75%。

【诊断步骤】

(一)病史采集要点

1. 发病年龄 多数患者分娩后 1～2 周内发病,部分为成年期发病,多为 20～40 岁。

2. 发病的频率,经常发作还是偶尔发作。

3. 呕吐发生时间,呕吐物颜色,有无胆汁、血液成分,是否伴有腹痛、腹胀、停止排气、排便等肠梗阻表现。

4. 是否有十二指肠梗阻、消化性溃疡、胰腺炎、梗阻性黄疸的病史。

(二)体格检查要点

1. 一般情况 皮肤、巩膜色泽、营养、体重、血压,脉搏。

2. 局部检查

(1)是否有上腹部肿块、振水声、肠型、蠕动波。

(2)是否有腹痛、腹肌紧张、压痛、反跳痛。

(3)腰背部有无压痛、有无腹壁、腰背部皮下紫癜。

(4)腹部叩诊有无移动性浊音。

3. 全身检查

(1)是否合并其他先天畸形 如 Down 氏综合征。

(2)心肺功能检查。

(3)腹部有无手术瘢痕。

（三）辅助检查要点

1. 实验室检查　无特异性的实验室检查,当出现胆管梗阻时可以表现为血清胆红素升高,婴幼儿呕吐物中也可以含有胆汁。如果并发胰腺炎,则出现血清、尿液淀粉酶升高。

2. 腹部平片检查　平片可见胃十二指肠扩张胀气,站立位可见胃和十二指肠球部分别出现液平面,即所谓的"双泡征"。因"双泡征"是十二指肠梗阻性疾病的共同表现,不可将其作为诊断环状胰腺的依据。

3. 上消化道造影　胃和十二指肠球部扩张,十二指肠降部可见边缘整齐的局限性狭窄区,造影剂通过困难,降部以下则呈线性狭窄或阶段性缩窄。如果造影剂在降部受阻,首先考虑环状胰腺;如果梗阻在十二指肠第三部,则考虑肠扭转不良或其他畸形。低张十二指肠钡气 X 线造影检查为目前最有价值的简便诊断方法。

4. B 超　显示十二指肠降部肿块或肠壁局限性环周壁增厚,与胰头紧密相连界限不清,团块回声和胰腺相同。超声内镜无创伤、避开了肠道气体的影响,清楚显示环状胰腺形态,可作为疑难病例的筛选手段。

5. ERCP　可见主胰管在胰头部从后外侧向右侧环绕十二指肠,并向左侧横向走行。胰腺体尾部主胰管变短,降部狭窄,可见环状导管。

6. CT　可以了解到十二指肠降部内腔狭窄,壁肥厚,但通常厚度不超过1 cm,与肠外环状影形成"双光圈"或者称为"靶"征。

7. MRI 及 MRCP　T1 加权像加脂肪抑制见包绕十二指肠的环状胰腺组织为高信号而周围组织和十二指肠为低信号区;T2 加权像则信号高于正常组织和瘢痕纤维组织。MRCP 可以显示胰管走行围绕十二指肠降部形成环状,胰管和胆管汇合的共同管很短,而且在十二指肠壁内。

【诊断对策】

（一）诊断要点

1. 病史　新生儿哺乳后出现反复迅速呕吐含有胆汁的凝乳块,或者婴幼儿出现嗳气、食欲不振、腹胀,继而发生恶心、呕吐等症状应当考虑该疾病可能性。成人患者多有消化性溃疡、胆道疾病、胰腺炎、十二指肠梗阻等合并症发病病史。

2. 临床表现　环状胰腺在幼儿主要表现为反复的恶心、呕吐、脱水等症状;而成人则多表现为上腹部疼痛、腹胀、恶心呕吐、黄疸、食欲不振、体重减轻、腰酸背疼等。而多数情况下,环状胰腺以其合并症引发的症状为首要表现。

(1)十二指肠梗阻　顽固性恶心、呕吐,由于环状胰腺和十二指肠乳头相对位置不同,呕吐物中可以含胆汁或不含胆汁,有时并发黄疸。重者出现上腹部胃型、蠕动波和振水声,长期导致营养不良,身体消瘦。

(2)梗阻性黄疸　当病变压迫胆总管下段时,出现胆道梗阻表现,出现身目黄染、尿色加深、白陶土色大便。多见于新生儿,成人少见。

(3)消化性溃疡　30%~40%的患者并发溃疡,尤其十二指肠球部居多。轻者表现为上腹部疼痛,大便潜血,重者出现上消化道出血症状。

(4)胰腺炎　慢性十二指肠梗阻的患者突发急腹症及血清淀粉酶升高,应考虑环状胰腺可能。胰腺炎局限于环状胰腺部分或者整个胰腺。胰腺炎症状会加重十二指肠梗阻。

(5)辅助检查　腹部平片、B超检查可以提供初步的诊断,超声内镜、CT 和 MR 则可以提供明确的诊断。

(6)手术　有急腹症剖腹探查指征时,可行剖腹探查。有条件的单位可以进行腹腔镜下探查术。

3. 临床类型　根据临床症状出现的早晚分为:新生儿型、小儿型、成人型和无症状成人型;新生儿型多于分娩后 1~2 周内发病,而成人型多为 20~40 岁发病。

4. 鉴别诊断要点

(1)消化性溃疡　青壮年发病,多有消化性溃疡的病史,疼痛在饮食前后有变化。钡餐检查或胃镜可见溃疡病灶。

(2)壶腹周围癌　表现为无痛性黄疸,症状逐渐加深。触摸腹部可有包块,B超、CT 检查可见肿块的位置。血清学检查可表现为 CA19-9、CEA 上升。

(3)胰腺炎　多有饮酒、暴饮暴食病史,血清、尿液淀粉酶上升,B超、CT 检查可见胰腺水肿或者伴有局部坏死。但少数情况下两病合并存在。

(4)急性胃肠炎　有不洁食物食用病史,多表现为呕吐、腹泻、腹部绞痛,经过解痉、输液、抗生素应用可较快缓解。

【治疗对策】

(一)治疗原则

无症状的环状胰腺无需处理,手术的目的在于解除十二指肠及胆道梗阻。对于成人病例,手术同时还可以解决因消化性溃疡引起的出血或者幽门梗阻。当诊断明确而同时具有手术指征时,应当积极手术治疗。

(二)术前准备

1. 术前灌肠,排空肠道内容物。

2. 注意纠正水、电解质紊乱、贫血、营养不良。

3. 持续胃肠减压,抗生素控制感染。

4. 胰腺炎较重者应先行抑制胰酶处理,待胰腺炎症状好转后再行手术治疗。

5. 术前应用抗生素。

(三)治疗方案

1. 非手术治疗 对于早期诊断不明确的病例,可先行保守治疗。内容包括胃肠减压,纠正电解质紊乱,维持血压、脉搏稳定,密切观察生命体征。一方面非手术治疗可能缓解症状,另一方面也为手术做必要的准备。

2. 手术治疗

(1)手术指征 反复出现临床症状,特别是消化性溃疡、梗阻性黄疸和十二指肠梗阻症状。

(2)手术时机

1)择期手术 对于诊断明确,症状反复发作,保守治疗无效而无手术禁忌证的患者,考虑择期手术治疗。

2)急诊手术 出现急性消化道出血,内镜诊断明确而治疗无效时,及时行急诊手术。

3. 手术方法

(1)松解梗阻

环状胰腺切断或切除术:切断异常的胰腺环状带,然后对狭窄的十二指肠降段肠壁进行成形手术。该方法解除十二指肠狭窄的效果不彻底,容易发生肠漏和胰漏。切除术将环状胰腺组织单纯切除,因胰管的解剖异常、胰腺组织常深入肠壁,因此容易发生肠管的进一步损伤,术后并发胰漏、肠漏、胰腺炎等并发症。因术后并发症较多,该两种方法目前已经基本被淘汰。

胰十二指肠切除术(Whipple 术):切除远端胃体、十二指肠、胆总管下段、胰头,然后进行胃肠、胰肠和胆肠吻合,重建消化道。该手术方式虽然能够彻底解决因狭窄问题,但创伤过大,较少应用。

(2)捷径(短路手术)

胃空肠吻合术:操作简单,创伤小,可以缓解十二指肠梗阻。但术后存在胃排空补偿,吻合口溃疡的缺点。

毕Ⅱ氏胃大部切除术:如十二指肠降段狭窄较重,近侧引路不畅,可以考虑该术式。

十二指肠-十二指肠侧侧吻合术:横行切开梗阻近端的十二指肠前壁,纵行切开梗阻远侧的十二指肠前壁,切开十二指肠侧腹膜,然后行十二指肠-十二指肠侧侧吻合。该操作简单,保持了十二指肠连续性,比较符合生理要求。适用于婴幼儿患者。

十二指肠空肠吻合术:根据吻合方式不同可以分为:空肠-十二指肠侧侧吻合、空肠远侧断端-十二指肠侧面端侧吻合、空肠远侧断端-十二指肠近侧断端行端端吻合。该术式具有足够大的吻合口,从而保证直接转流梗阻上段的食物,并且吻合口张力小,不容易发生吻合口漏。为目前比较常用的手段之一。尤其适用于成人环状胰腺且伴有梗阻的患者。

4. 手术方法评估

(1)松解梗阻术虽然需要切断异常的胰腺,手术难度较小,但是未能解除十二指肠降段的狭窄,需要对狭窄的肠壁做成形手术,因胰腺导管的异常分布,分离时可能会导致术后胰漏、肠漏和胰腺炎症状,并发症发生率达到50%左右,基本已废用。Whipple 术由于手术过大,基本较少采纳。

(2)捷径(短路)手术 目前应用较广泛。胃空肠吻合手术简单,可以缓解十二指肠梗阻,但是术后存在排空不畅,以及并发吻合口或十二指肠溃疡的缺点。毕Ⅱ氏胃大部切除术适合十二指肠溃疡的成人型环状胰腺,因创伤大,小儿少用,多适用于成人。十二指肠-十二指肠侧侧吻合术简单,保持了十二指肠的生理连续性,适合婴幼儿患者而十二指肠空肠吻合术有足够大的吻合口,通畅度好,可以保证吻合口没有张力,为小儿患者的首选术式。

5. 手术方案选择 根据患者年龄和一般状况进行选择。目前以捷径手术、胃空肠吻合术应用较广泛。十二指肠空肠吻合术仍为目前小儿该病首选术式。对有胆道梗阻或恶性肿瘤时,应考虑加行空肠胆总管及 Roux-Y 吻合术或 Whipple 手术。

【术后观察及处理】

(一)一般处理
术后注意肠道排气排便情况,黄疸有无减轻。

(二)并发症的观察与处理

1. 肠瘘 术后出现腹膜刺激征、脱水、电解质紊乱乃至休克症状,体察腹部紧张,引流管口可有粪臭样物质流出。可先行保守治疗,充分引流、输液补充电解质,应用包括抗厌氧菌和革兰阴性菌的抗生素。必要时再行手术治疗。

2. 胰瘘　单纯切除的病例可出现术后胰瘘。引流液检查可有淀粉酶升高,血清、尿液淀粉酶升高,内脏、血管受胰酶侵蚀,可能出现腹腔出血表现。由于单纯的切除术已经基本废用,此类并发症已大大减少。治疗已抑制胰酶分泌,充分引流,加用抗生素治疗为主。

【出院后随访】

注意饮食,术后行消化道造影观察通畅度,如无异常,不需要继续治疗。

【预后评估】

成人术后预后良好,术后病死率为 5％～10％。合并其他畸形或者恶性肿瘤则预后相对较差,小儿术后病死率为 50％。

第二节　胰腺外伤

【概述】

胰腺为腹膜后器官,该解剖位置使其受到了良好的保护作用,外伤的发生率相对较小,占腹部外伤的 1％～6％。在开放性腹部外伤时发生率为 2％,而闭合性腹部外伤时损伤的发生率为 5％。胰腺损伤的患者多合并其他脏器的损伤,病情严重,病死率 10％～20％。

【诊断步骤】

(一)病史采集要点

1. 外伤原因　高空坠落、交通事故、刀刺伤、枪弹伤。

2. 外伤的时间,具体受创部位。

3. 对于入院时已经处于昏迷状态而无法回答问题者,应当尽可能从运送者处获取有用信息。

(二)体格检查要点

1. 一般情况　精神状态(清醒、昏睡、昏迷)、呼吸、血压和脉搏。

2. 局部检查

（1）皮肤挫伤、淤血，外伤的部位，闭合性还是开放性损伤，伤口的大小、形状、深度；伤缘是否整齐；是否合并活动性出血、流液、颜色，有无细菌污染；如为枪伤，是贯通伤还是闭合性损伤。

（2）有无腹膜刺激症。

（3）有无肠鸣音减弱或消失，有无胀气。

3. 全身检查

1）是否合并其他外伤　如胸部外伤、骨外伤、泌尿系统损伤等；

2）有无呼吸循环系统体征。

（三）辅助检查要点

1. 实验室检查

（1）血清淀粉酶检查　可能升高，也可能为正常范围，应间隔 6 或 12 个小时动态观察，对于创伤性胰腺炎、胰瘘、假性囊肿的诊断有一定的帮助。

（2）腹腔穿刺/灌洗液　胰腺严重损伤患者穿刺液为血性，淀粉酶升高，高于血淀粉酶。一般认为高于 100 苏氏单位可作为诊断标准。因灌洗液中淀粉酶的浓度增高往往并不很多，该方法特异性不强，而假阳性率高，如果能够排除其他脏器损伤，则有一定的价值。

2. 影像学检查

（1）X 线平片　诊断价值不大，但应常规进行，可观察有无膈下游离气体，排除肠管损伤穿孔可能。

（2）B 超　早期可以发现胰腺组织水肿、胰腺内或胰周出血。胰腺损伤 1 周后，超声检查可发现假性囊肿形成，由于腹部损伤常合并胃肠道麻痹、肠腔积气，影响了超声检查效果。

（3）CT　可发现胰腺弥漫性或局限性增大、变形、胰腺断裂，腺体密度减低或不均匀，以及出血、渗血所致胰腺被膜增厚或胰周积液。同时，可以显示肝、脾和肾脏等器官的损伤。

（4）内镜逆行性胰胆管造影（ERCP）　可诊断主胰管是否有损伤的较为可靠的方法。对于病情危重者不适宜进行，并且有可能诱发胰腺炎危险。但对于闭合性外伤的患者急性期后，能够明确胰管病理情况，对手术方案制定具有重要价值。

（5）磁共振胰胆管造影（MRCP）　可以无创显示胰管的结构，无需注射造影剂，是检测胰腺损伤的敏感而特异的方法，并且可以避免 ERCP 的并发症危险。

【诊断对策】

(一)诊断要点

1. 病史 腹部外伤(特别是上腹部外伤)的患者,都应当考虑到胰腺外伤的可能。因为胰腺外伤发生率低,早期症状轻微,容易被忽视。应结合腹部外伤受损部位,动态观察血清淀粉酶和超声检查,不形成漏诊。

2. 临床表现 依据胰腺外伤的性质、程度、部位和是否合并其他器官损伤有较大的区别。胰管无破裂的胰腺挫伤或包膜撕裂伤,表现为急性胰腺炎的症状和体征;而胰管损伤的患者,胰液外漏引起急性腹膜炎的症状和体征;合并其他器官损伤时,可伴有其他相应症状。部分轻症患者,外伤后数周乃至数年才出现并发症,如胰腺囊肿、慢性胰腺炎等出现上腹部不适、肩背部牵涉性痛等症状。

3. 辅助检查 B超、CT、ERCP、MRCP等,视病情危重程度和诊疗条件选择合适的检查。

4. 手术 不作为胰腺外伤的诊断手段。但对于剖腹探查的患者,可以明确诊断,需要注意以下问题:(1)胰腺损伤程度和部位;(2)有无主胰管损伤;(3)有无大血管损伤。有条件的单位,可考虑腹腔镜探查,可以明确诊断,有利于选择合理的治疗方案,同时避免了不必要的剖腹探查。

(二)临床类型

胰腺外伤的分类方法主要有四种:Lucas法,Smego分类法,美国创伤外科学会(AAST)分类法和我国常用的病理和临床分型。

1. Lucas法

(1)轻度挫伤或裂伤,无主胰管损伤。

(2)胰腺远侧部分的挫伤或裂伤,可疑有主胰管损伤,或胰腺近侧部分即胰头的挫裂伤,无主胰管损伤。

(3)胰腺近侧部分即胰头的挫裂伤或断裂,可疑有主胰管损伤。

(4)严重的胰腺和十二指肠损伤。

2. Smego法 认为有无胰管损伤是决定手术和判断预后的关键。

(1)胰腺挫伤或被膜下小血肿。

(2)无主胰管损伤的胰腺实质内血肿。

(3)胰腺实质断裂,可能有主胰管损伤。

(4)严重挫裂伤。

3. AAST分类法

Ⅰ型：胰腺较小的挫伤或浅表裂伤，不伴有主胰管损伤；

Ⅱ型：胰腺较大的挫伤或较深裂伤，不伴有主胰管损伤；

Ⅲ型：远侧胰腺横断伤或者裂伤合并主胰管损伤；

Ⅳ型：近侧胰腺横断伤或累及壶腹部的裂伤，合并主胰管损伤；

Ⅴ型：胰头毁损伤，合并主胰管损伤。

4. 我国常用病理分型

(1)轻度挫裂伤　仅有胰腺组织水肿和少量出血或包膜下血肿，多可自行愈合。

(2)严重挫裂伤　部分胰腺组织及较粗胰小管被破坏，胰液外渗，导致更多组织坏死，自身消化。

(3)断裂伤　超过胰腺周径 1/3 但＜2/3 为部分断裂伤；超过 2/3 为完全断裂伤。

(4)胰腺十二指肠合并伤　损伤严重，常伴有周围脏器血管和大血管损伤，病死率高达 45%，损伤后肠液、十二指肠液、胆汁混入腹腔被胰酶激活，导致严重腹膜炎、败血症、腹腔出血。

【治疗对策】

(一)治疗原则

手术治疗应当遵循如下原则：(1)注意多发伤处理，先控制出血，再处理其他腹腔器官损伤，最后处理胰腺损伤；(2)据不同损伤类型选择合适的术式；(3)充分清理坏死组织，修复组织损伤，胰周放置引流；(4)注意围手术期处理。

(二)术前准备

1. 积极输血、补液，抗休克，维持血液动力学稳定；

2. 应用抗生素。

(三)治疗方案

1. 非手术治疗　胰腺轻度水肿或少量出血，或包膜下血肿而包膜未破，在损伤部位放置引流管即可。

2. 手术治疗

(1)手术指征　有急腹症手术探查指征或疑有胰腺损伤且有明显的腹膜刺激症时，应手术探查。

(2)手术时机　轻度挫裂伤可以保守治疗，但一旦诊断胰腺损伤Ⅱ级以上明确，应当行急诊手术治疗。

3. 手术方法 手术治疗最基本的内容包括：仔细探查损伤部位，先行严密止血，只有控制住止血，才能够进行之后的处理。确定胰腺外伤的部位和程度后，应当充分的清创，并尽可能的保留正常的胰腺组织，以防术后胰腺功能失代偿。而术后胰管压力的高低是决定胰腺外伤手术处理效果的一个重要因素，因此术中要保证疏通胰管，保持胰管引流通畅。在有效的止血、合理切除和通畅胰管后，需要注意放置多根引流管，维持充分的引流，防止可能发生的胰瘘和其他消化液积聚。此外，根据胰腺损伤程度的不同，可选择不同的手术方法：

(1)Ⅰ型外伤 轻度的挫裂伤不伴有较大胰管的损伤，一般只需要止血和放置外引流即可。手术探查有无明确的组织出血，实质出血可予以缝扎止血，胰腺被膜下的小血肿可以切开被膜，清除血肿，局部缝扎。小的胰管损伤，可将断裂处予以缝扎。术后应在损伤处和小网膜腔内常规放置引流，术后 3～4 天，或待渗漏停止后拔除。、

(2)Ⅱ型外伤 远端胰腺横断伤可行远端胰腺切除，如脾脏破裂不能保留可同时切除。胰管断端行全层褥式缝合，然后覆盖大网膜。断面附近和脾窝放置引流。

(3)Ⅲ型外伤 远端胰管损伤而十二指肠和乳头无损伤，胰头完好，可作胰腺次全切除术。胰头、颈部如有损伤，而主胰管完好，只需要充分引流，去除坏死组织即可。而胰腺不完全横断的情况下，可作空肠-胰腺端侧或者侧侧吻合，但需要注意术后发生胰瘘。

(4)Ⅳ～Ⅴ型外伤 对于胰头损伤重而十二指肠损伤较轻者，可以将损伤部位近端主胰管断端缝扎，再将损伤处尾侧断端套入 Roux-en-Y 肠袢，尽可能保留胰腺功能。而合并十二指肠损伤时，可予以缝扎、修补加引流。严重的十二指肠合并胰头损伤，修补十二指肠后可考虑作胃、胆管改道手术。对于胰头和十二指肠损伤均较重者，由于乳头破裂，近端胰管及远端胆总管不能重建，该情况下可考虑行胰十二指肠切除术。

4. 手术方法评估 较轻的胰腺外伤，单纯的出血点缝扎，包膜切开、血肿清除和充分引流即可。对于损伤较重，特别是合并胰头、十二指肠和胰管损伤的病例，行胰十二指肠切除术的风险较大，术后死亡率高达 30%～50%，所以应当作为最后的治疗手段。而胰管修补后容易发生胰管狭窄、胰瘘，所以不主张进行胰管修补。

5. 手术方案选择

(1)Ⅱ型 只需对裂伤部位清创止血和外引流，胰实质及其被膜不宜缝合，以免形成假性胰腺囊肿。

(2)Ⅲ型　损伤局限于体尾部,可行远侧胰腺切除,近端胰腺断端缝合。同时伴有胰头部挫伤者,为保留胰腺组织以防术后糖尿病或胰功能不全,可行胰腺中段清创性切除后,行远侧胰管空肠 Roux-Y 吻合,必要时加作 Oddis 括约肌切开术。

(3)Ⅳ型　胰腺中段切除和远侧胰管空肠 Roux-Y 吻合,放置广泛的胰周引流,并行十二指肠憩室化手术,避免食物通过十二指肠,减少胃液和胰液分泌,促进胰十二指肠愈合。

(4)Ⅴ型　胰头毁损伤伴胰管断裂或十二指肠广泛破裂,采取胰十二指肠切除术。如病情危重,可按照控制损伤的原则行初期处理,48～96 小时后再次手术处理胰腺损伤。

【术后观察及处理】

(一)一般处理

1. 重症监护　严重胰腺外伤容易并发成人呼吸窘迫综合征(ARDS)或多器官系统功能衰竭(MSOF),术后应当严密监测生命体征,加强呼吸管理。

2. 禁食、禁水　术后不宜过早进食。较长时间的禁食可以减少胰液和其他消化液的分泌,有利于胰腺外伤后修复,减少胰瘘的产生。一般于术后肠道功能恢复后逐渐开始进食。

3. 抑制胰液分泌　可以预防和减少术后胰瘘发生率,除了有效的禁食外,应用生长抑素类药物、抑肽酶有一定的效果。

4. 预防应激性溃疡　胰腺外伤加上复杂手术、腹腔内感染、中毒性休克,使机体处于应激状态,容易发生消化性溃疡。术后常规应用 H_2 受体阻滞剂、质子泵抑制剂,有预防和治疗作用。

5. 充分引流　胰瘘为胰腺外伤术后最常见的并发症之一,容易导致术后再出血和继发感染,因此保持引流通畅,充分引流极为重要。

6. 营养支持　术后患者处于应激和高分解状态,长时间禁食、胃肠减压和术后其他并发症使得机体消耗过大,处于负氮平衡状态,有效的营养支持可以维持患者营养状态,减少并发症发生率,降低死亡率,缩短住院时间。可以选用空肠造瘘营养或者胃肠外营养,也可以两者结合使用。

(二)并发症的观察与处理

1. 胰瘘　术后最常见并发症,发生率10%～35%。胰头部损伤几率高于体尾部。多数为每天少于 200 ml,经过适当的外引流后 2 周内治愈。高流量胰瘘少见,一般需要长时间的外引流手术治疗。胰瘘患者应当给予充分的营养支持,必要时可采用全静脉营养。可适当应用胰酶抑制剂,减少胰液分泌,同时合理选择抗生素,控制感染。

2. 腹腔脓肿　发生率比较高,如果出现会发生反复的发热、腹膜刺激症,并可能加重胰腺炎症病变,诱发胰腺组织进一步坏死。积极应用抗生素的同时,必要时穿刺引流。

3. 应激性溃疡　严重胰腺损伤的患者经历复杂的手术创伤,易发生应激性溃疡,导致上消化道出血,多于术后 5～7 天出现。术后应充分胃肠减压,应用 H_2 受体阻滞剂或者 PPI,加强营养支持。

4. 胰腺假性囊肿　发生率不足 5％,多数由于术中未发现胰管损伤或胰液积聚于裂伤的胰腺实质中未得到充分引流所致。外引流术后也可发生。可以经皮穿刺引流胰液获得治愈。少数因主胰管损伤后导致的胰腺囊肿,经皮穿刺效果不佳,导致慢性瘘管。胰腺囊肿经皮穿刺抽液 2 周后瘘管不闭合,可经内镜行胰管造影,一旦发现胰管损伤,应当及时手术治疗。位于胰腺外周的囊肿,还可以通过内引流方式处理。

5. 胰腺功能不全　胰腺损伤过重或者切除过多,表现为腹胀、脂肪泻、高血糖、糖尿病,给予胰岛素治疗。

6. 胰腺炎　术后胰腺炎发生率为 13％,表现为上腹部疼痛和血、尿淀粉酶升高,多数症状轻微,可自行缓解。

【出院后随访】

主要针对术后胰腺功能不全、胰腺炎和胰腺囊肿、胰腺脓肿等并发症的早期诊断和及时治疗。术后可定期进行胰腺的 B 超检查,排除上述并发症可能,同时应谨防糖尿病发生可能。

【预后评估】

胰腺外伤并发症发生率约为 30％～50％,死亡率达到 10％～25％。50％～70％的死亡病例于伤后 48 小时内因出血死亡。其余病例多死于感染和多器官功能衰竭,仅不足 10％的患者因单纯胰腺外伤死亡。手术治疗后的并发症发生率约为 20％～30％,多数并发症可以自愈或者可以治疗,死亡率为 10％～20％。

第三节　胰腺炎症

一、急性胰腺炎

【概述】

急性胰腺炎为外科常见的急腹症之一,病因复杂,发病机制尚不完全清楚。根据临床症状的轻重,一般分为轻型(单纯水肿型)和重型(出血坏死型)急性胰腺炎两大类。轻型多见,占总数的85%～90%,以急性上腹痛、恶心、呕吐、发热、血与尿淀粉酶升高为主要表现,具有自限性,通过非手术治疗多可痊愈,预后良好。重型急性胰腺炎占10%～15%,多累及邻近组织、器官,并可诱发全身性的并发症,病情重,病死率高达20%左右。

【诊断步骤】

(一)病史采集要点

1. 发病前有无高脂饮食、暴饮暴食、过量饮酒史,有无胆道疾病史(结石、胆道蛔虫等);

2. 有无腹部外伤,有无腹痛、恶心、呕吐等症状,呕吐物的颜色;

3. 有无胰腺炎病史。

(二)体格检查要点

1. 一般情况　精神状态(有无焦虑、表情痛苦),皮肤、巩膜有无黄染,生命体征改变(体温、呼吸、血压、脉搏)。

2. 局部检查　以腹部症状较为突出,需要着重注意腹部检查。

(1)是否有腹胀、腹痛、腹肌紧张、压痛、反跳痛;

(2)腹部和肋部有无皮下青紫色淤血斑,有无休克表现;

(3)腹部有无条带状压痛区,有无肩部疼痛,叩诊有无移动性浊音。

3. 全身检查

(1)是否合并呼吸窘迫、过度换气、发绀、焦虑、出汗;

(2)精神状态是否有异常表现:定向力缺乏、精神混乱或者幻觉、妄想、躁狂;

(3)有无心力衰竭、心律失常;有无急性肾衰竭表现。

(三)辅助检查要点

1. 实验室检查

(1)白细胞计数　多数患者出现白细胞计数增多,中性粒细胞比例增加并核左移。

(2)血、尿检测　血、尿淀粉酶,血清脂肪酶升高;血清正铁血白蛋白阳性。

(3)生化检查　血糖、尿糖升高、血钙降低,血清 AST、LDH 可升高,血清白蛋白降低。

2. 影像学检查

(1)腹部平片　目的在于排除其他原因的急腹症,提供间接证据。"哨兵攀"(胰腺临近小肠扩张)和"结肠切割征"(横结肠因痉挛致邻近结肠胀气)为胰腺炎间接指征。弥漫性模糊影、腰大肌边缘不清,提示存在腹水。可出现肠麻痹或麻痹性肠梗阻征象。

(2)B 超　简单,无损伤,价格低廉,为急性胰腺炎的首选检查。表现为胰腺肿大,轮廓不清,内部低密度回声,当伴有出血坏死时,可出现粗大的强回声,可发现胰腺水肿和周围液体积聚,并且可以探查胆囊结石、胆管结石。但肥胖和肠道气体干扰使得胰腺显示不清,而且早期的胰腺炎改变不明显时,B 超的诊断能力受到限制。

(3)CT　可确诊急性胰腺炎。胰腺弥漫性或局限性胰腺增大、水肿,坏死液化,胰腺周围组织模糊、增厚,并可见积液。还可发现胰腺炎的合并症如胰腺脓肿、假囊肿和胰腺坏死。能够及时了解胰腺实质坏死范围,胰外侵犯、脓肿形成情况,作为术前的重要诊断依据。

【诊断对策】

(一)诊断要点

1. 病史　详细询问有无急性胰腺炎的高危因素:胆道结石、酗酒、暴饮暴食、高脂血症、腹部创伤等。

2. 临床表现　当出现典型的临床表现如腹痛、腹胀、恶心、呕吐、腹膜炎体征并有上述危险因素时诊断多无困难;因临床类型不同而症状轻重有较大差别,需要注意腹部体征变化和全身合并症的可能。

3. 辅助检查　血、尿淀粉酶检查和 B 超是诊断的最简单、经济、快捷的辅助措施,但需要进行腹部平片检查排除胃肠道穿孔等急腹症情况。必要时为明确病变范围可行 CT 检查。

4. 手术 胰腺炎的诊断通常比较确实,无需剖腹探查诊断。

(二)临床类型

1. 按照病变的严重程度可分为以下两种类型

(1)轻型胰腺炎 病变胰腺肿大变硬、包膜紧张,主要表现为腹痛、恶心、呕吐;腹膜炎范围局限于上腹部,体征较轻;血、尿淀粉酶升高。经过及时有效的处理后多可以痊愈,死亡率低。

(2)重症胰腺炎 除了轻型胰腺炎的表现外,腹膜炎范围大,扩至全腹,体征重,腹胀明显,肠鸣音减弱或消失,可有黄疸、意识模糊或谵妄,腹水可为脓性或血性。实验室检查可合并血糖升高,血钙降低,白细胞升高,尿素氮和肌酐升高,乃至DIC 或者急性肾衰竭。

2. 按照疾病发展过程中的病理学变化,可以分为以下类型:

(1)急性水肿型胰腺炎 即上面的轻型胰腺炎。

(2)急性出血坏死性胰腺炎 广泛胰腺坏死、出血,伴有轻微炎症反应。胰腺肿大、质软,出血呈暗红色,严重者整个胰腺变黑,分叶结构紊乱。

3. 根据病因不同可以有以下分类 (1)胆源性胰腺炎;(2)药物性胰腺炎;(3)酒精性胰腺炎;(4)特发性胰腺炎;(5)手术后胰腺炎。

4. 临床分类

(1)1984 年马赛国际胰腺会议确定 水肿型为轻型,出血坏死型为重型;

(2)1992 年亚特兰大国际胰腺炎专题会议提出急性胰腺炎以临床为基础的分类系统,推荐 Ranson's 标准和 APCHE-Ⅱ记分法,作为临床医师早期判断重症胰腺炎的标准。

Ranson's 标准包括 11 项指标:入院年龄＞55 岁;WBC＞15×10^9/L;血糖＞11.10 mmol/L;LDH＞11.69 μmol/L;AST＞250 u/L;起病 48 小时内红细胞压积下降＞0.10;血钙＜2 mmol/L;BUN 升高＞1.7 mmol/L;p(O_2)＜8 kPa;碱缺失＞4 mmol/L,体液移位＞6L。

(3)1992 年我国第四届胰腺外科学术会议提出了针对重症急性胰腺炎的临床诊断和分级标准。突发上腹部剧痛、恶心、呕吐、腹胀并伴有腹膜刺激征,经检查可排除胃肠穿孔、绞榨性肠梗阻等其他急腹症,并具备下列四项中的两项者,即可诊断重症急性胰腺炎。四项指标为:①血、尿淀粉酶升高(＞128 温氏单位或＞500 苏氏单位),或突然下降到正常而病情恶化;②血性腹水,其中淀粉酶升高(＞1500 苏氏单位);③难以恢复的休克(扩容后休克不好转);④超声或 CT 检查显示胰腺肿大、质地不均匀,胰外有渗液。除此之外,当合并消化道出血、腹腔内出血、败血症、DIC,超声或 CT 提示胰腺脓肿或腹腔内脓肿均属于重型。

(三)鉴别诊断要点

1. 急性肠梗阻　腹痛剧烈,主要为阵发性脐周绞痛,肠鸣音亢进,有时可见肠型、蠕动波,腹部平片可见扩张的肠管和阶梯状液气平面。

2. 胆道结石　通常有绞痛发作史,疼痛部位多位于右上腹,Murphy 征阳性,且常伴有黄疸症状,血清淀粉酶正常或轻度升高,B 超可明确诊断。但对于胆源性胰腺炎由于两者同时存在,鉴别比较困难。

3. 消化性溃疡　多青壮年发病,有上腹部隐痛和餐前、餐后痛的病史,出现穿孔时腹痛剧烈,板状腹,肝脏浊音界缩小或者消失,X 线可见膈下游离气体。

4. 冠心病或心肌梗死　急性胰腺炎腹痛可放射至心前区或产生各种心电图改变,误以为心脏疾病。冠心病患者可有冠心病病史、心前区压迫或疼痛,而腹部体征多不明显。B 超或 CT 检查联合血、尿淀粉酶检查有助于鉴别。

【治疗对策】

(一)治疗原则

胰腺炎治疗以保守治疗为主,但早期无法判断病变的严重程度,需按照重症胰腺炎处理。

(二)术前准备

1. 术前灌肠,排空肠道内容物;

2. 注意纠正水、电解质紊乱,防止休克;

3. 应用胰酶抑制剂和抑制胰腺外分泌药物;

4. 术前应用抗生素。

(三)治疗方案

1. 非手术治疗　急性胰腺炎初期、轻型胰腺炎及无感染者均可采取非手术治疗,具体治疗内容包括:

(1)监护　密切检测体温、血压、脉搏、体温、尿量等,即时复查血、尿淀粉酶、生化、血常规和腹部 B 超。

(2)禁食、胃肠减压　可以减少因食物刺激而引起的胰液分泌,缓解临床症状,并减少胃肠液体潴留。

(3)补充容量、纠正电解质　急性胰腺炎发病后腹腔内肠道有大量渗液积聚,加上反复剧烈呕吐者,大量液体丢失,致有效循环血容量减少,需早期大量补充液体,包括电解质和胶体,特别注意 K 离子和 Ca 离子的补充,并纠正酸碱平衡。

(4)解痉镇痛　病情轻者可不用,但对于疼痛剧烈难以控制时,可应用解痉镇痛药物,如阿托品 0.5 mg 皮下注射,和度冷丁肌内注射。

(5)胰酶抑制剂　应用降钙素、生长抑素可以减少胰液分泌,减轻 Oddis 括约肌痉挛,减轻腹痛,减少局部并发症,缩短住院时间。

(6)营养支持　为非手术治疗的重要环节。通过胃肠外营养,可以使胰腺处于休息状态,减少胰液分泌。

(7)抗生素应用　因胰腺炎多与胆道疾病有关,且出血坏死型胰腺炎常有胰腺组织坏死继发感染或合并胆道感染,因此可选用适当药物预防和治疗感染,如诺氟沙星、环丙沙星、头孢噻肟等。

2. 手术治疗

(1)手术指征　胰腺坏死合并感染;合并胆道疾病;胰腺炎并发脓肿、假囊肿、弥漫性腹膜炎、肠麻痹坏死;经过合理支持治疗,临床症状继续恶化。

(2)手术时机　合并胆道梗阻者,应该急诊手术或者早期手术,而非胆源性胰腺炎,当合并手术指征时,应严密观察病情变化,采取积极非手术治疗,24 小时内如果无病情好转迹象,需及时手术治疗。

1)择期手术　先行积极的非手术治疗,待炎症局限,形成腹腔脓肿或者出现其他并发症时再考虑手术治疗。

2)急诊手术　适用于诊断不明确或者合并胆道结石、化脓性胆管炎等胆源性胰腺炎患者。

3. 手术方法　根据病变性质、部位和范围需要采取不同的手术方法。

(1)腹腔灌洗术　上腹部剑突下和肚脐连线中点作横行切口,长约 3 cm,切开腹壁,放出部分渗液,插入单腔引流管(或者尿管),估计管尖到达剑突水平,即小网膜腔之前即可,作为灌洗管。此外,在脐孔和耻骨之间作相同小切口,插入橡胶管,内腔直径约 1 cm,插入端开多个小孔,方向先向耻骨,到达耻骨水平后向下到膀胱直肠凹,作为引流管,利用虹吸作用引流。方法为:1 小时为一个周期,第一个 15 分钟先将排水管夹住,由灌洗管灌入无菌生理盐水 1 000 ml,15 分钟内灌完,然后将排水管向下垂直开放,将腔内液体尽量放尽,时间约 30～45 分钟,放完夹闭排水管,此为一个疗程。一天约 20 个疗程,每 3 天做灌洗液蛋白、细菌培养 1 次。灌洗过程中需要注意严格无菌操作,避免感染。灌洗持续时间为 5～7 天。

(2)坏死组织清除术　主要针对胰腺存在坏死情况。开腹后清除胰腺坏死组织,一并清除胰外的坏死组织。对于坏死不完全的病变,由于和周围组织未完全分离,清除过程中常因出血而阻碍完全清除,术后常产生一系列的并发症。

（3）胰腺切除术　包括左半胰腺切除术、胰腺次全切除术和全胰切除术。主要用于胰腺的实质坏死,病变深在,面积较大的重症坏死性胰腺炎病例。

（4）三造口术　胆囊造瘘、胃造瘘和空肠造瘘（即"三造瘘"）。

4. **手术方法评估**

（1）腹腔灌洗术　严格上讲,属于非手术治疗的重要措施之一。

（2）坏死组织清除术　手术简单易行,创伤小,不受炎症范围或病灶部位的限制,可作为首选。

（3）胰腺切除术　方法简单,理论上认为该方法可以降低死亡率,减少术后并发症发生率,且对于重症胰腺炎患者,常难于承受手术打击。

（4）三造口术　急性胰腺炎导致胃肠动力改变,导致较长时间的胃潴留、腹胀、恶心、呕吐,手术时应考虑作减压性胃造瘘。胰腺炎病程长,消耗大,短期内不能进食,单纯依赖胃肠外营养会导致胃肠道黏膜萎缩、肠道细菌移位及营养不良,手术时可考虑行营养性空肠造瘘。而患有胆道疾病的患者,由于胰头肿胀压迫,导致胆道内高压,术中可选择胆总管探查＋T管引流,对于无法解剖、显露胆总管者,可考虑行胆囊造瘘。

5. **手术方案选择**　急性出血坏死性胰腺炎病变复杂,通常难于用单一的方法治疗,需根据不同的病变性质、部位、范围而选择不同的手术方法。

（1）腹腔灌洗术　适用于非胆源性急性坏死性胰腺炎,不合并感染,而腹腔渗液较多者,目的在于稀释、引流腹腔含胰酶渗液。

（2）坏死组织清除术　主要针对散在、表浅的胰腺实质坏死和晚期坏疽。

（3）胰腺切除术　只限于早期病例的治疗。病变局限于胰尾可作左半胰腺切除术,而体尾部的病变当坏死严重时,可考虑胰腺次全切除术。

（4）造口术　当胰腺坏死病变及胰外侵犯非常广泛、感染严重时而估计病程较长时,宜做胃造瘘和空肠造瘘；如胰头水肿严重,或坏死在胰头前面或深面或为胆源性胰腺炎,应做胆总管造瘘。"三造口"术不应常规进行,应根据实际情况选择。

【术后观察及处理】

（一）一般处理

术后注意肠道排气排便情况,黄疸有无减轻。

（二）并发症的观察与处理

1. **成人呼吸窘迫综合征（ARDS）**　为急性坏死性胰腺炎最常见、最严重的并发症之一。表现为呼吸加快、急促、紫绀,24 小时候逐渐出现肺部啰音,常规吸氧不能减轻症状。处理方法包括人工机械通气,纠正缺氧;改善循环,减轻肺水肿;同时需注意预防感染。

2. 出血 包括应激性溃疡出血和坏死组织侵蚀邻近组织,造成局部糜烂、溃疡引发出血,轻者表现为渗血,重者出现大血管(脾动、静脉,胰上、下血管)受侵蚀破裂引发大出血,危及生命。对于应激性溃疡出血,一般无需手术治疗,主要采用 H_2 受体拮抗剂或质子泵抑制剂和抗酸药物进行预防治疗。对于组织或器官的溃烂出血,需要手术治疗。手术前尽可能明确出血部位,无法确定者在剖腹探查中需仔细寻找。渗血可采取局部压迫或填塞止血,而大血管破裂出血则需要仔细缝扎血管,周围防止积血而建立充分的引流系统。

3. 胰瘘 术后引流管液体含大量淀粉酶,皮肤受刺激,局部生长受阻,可形成胰皮肤瘘,经久不愈。经过有效的引流、抑制胰腺外分泌和营养支持,多数可自行愈合,愈合过长可长达 3~6 个月。对于胰瘘持续 6~8 个月以上仍不愈合者,考虑手术治疗。

4. 肠瘘 急性坏死性胰腺炎术后常见并发症,由于胰腺和胰外感染的坏死组织侵蚀肠壁所致。治疗一般先采用非手术治疗,主要是持续负压吸引,使漏出的肠液不在局部聚集,保证瘘口周围皮肤不受腐蚀。如果引流通畅,肠液不外溢,远端肠腔通畅,瘘管周围没有残腔,多数肠外瘘可以自愈。经久不愈的肠瘘,如果不影响手术伤口愈合,可在术后 3 个月或者半年再次手术处理。

5. 感染 最重要的死因之一。根据发生部位的不同可以分为局部感染和全身性感染。致病菌以革兰阴性肠杆菌为主,病情严重或长期应用抗生素者可合并真菌感染。根据病变性质,合理应用抗生素,对于有局部积液者采取穿刺引流或者置管引流。

【出院后随访】

因急性胰腺炎后期并发症存在可能(如胰管改变、内外分泌功能不全、胰腺假性囊肿等),出院后患者可定期行胰腺 B 超检查和血糖监测。

【预后评估】

急性水肿性胰腺炎预后良好,多数可痊愈而无后遗症;而急性出血坏死性胰腺炎病情凶险,预后不良,病死率 50% 左右,即使存活,术后遗留不同程度的胰功能不全,少数发展为慢性胰腺炎。

二、慢性胰腺炎

【概述】

慢性胰腺炎是由多种原因引起的一种反复发作、渐进性的广泛胰腺实质坏死和纤维化的病变，又称慢性复发性胰腺炎。表现为反复的上腹部疼痛，并伴有不同程度的胰腺外分泌和内分泌功能失调。慢性胰腺炎的病因和急性胰腺炎相似，包括酒精中毒、胆道结石、上腹部钝性损伤、胆道先天畸形、脂质代谢异常和高钙血症等。

【诊断步骤】

(一)病史采集要点

1. 发病前有无高脂饮食、暴饮暴食、过量饮酒史，有无腹部外伤、胆道疾病史(结石、胆道蛔虫等)；

2. 腹痛的部位、性质、持续时间、缓解因素，能否自行缓解，有无放射性疼痛、有无加重趋势；

3. 饮食规律有无改变，体重有无减轻，有无糖尿病；

4. 有无胰腺炎病史。

(二)体格检查要点

1. 一般情况　精神状态(有无焦虑、表情痛苦)，皮肤、巩膜有无黄染，生命体征改变(体温、呼吸、血压、脉搏)。

2. 局部检查　以腹部症状较为突出，需要着重注意腹部检查。

(1)上腹正中和两侧肋胁部有无深压痛。

(2)上腹部左侧有无肿块、硬节，有无条带形压痛区。

3. 全身检查

(1)是否合并腹痛、腹肌紧张，压痛、反跳痛等腹膜刺激症状。

(2)有无心肺、肝肾功能损害表现。

(三)辅助检查要点

1. 实验室检查

(1)血、尿检测　部分病例在慢性胰腺炎急性发作时可有血、尿淀粉酶升高，但多数病例无改变。

(2)生化检查　约 2/3 的病例存在不同程度的糖代谢改变，而明显糖尿病者仅见于 1/3 的病例,多数表现为糖耐量异常。

(3)胰腺外分泌功能检测　通过标准的分泌刺激后收集胰腺分泌物进行检测,当胰腺功能性实质减少后,胰腺分泌相应降低。主要采用的种类包括:促胰酶素-胰泌素试验、Lund 试餐试验、葡萄糖耐量试验等。

(4)X 线检查和腹部平片　用来观察胰腺有无结石或钙化;而胃肠钡餐检查则有助于了解有无假性囊肿对胃肠造成移位。

(5)内镜逆行性胰胆管造影(ERCP)　通过纤维十二指肠镜经过乳头逆行插管,同时显示胆道和胰管,可以清楚观察胰管有无阻塞、狭窄、扩张,早期病变可无异常改变,中晚期病变则表现为胰管扩张、不规则扩张及狭窄,部分病例可显示胰腺结石或囊肿。

(6)B 超　为慢性胰腺炎的首选检查。通过观察胰腺有无肿大或缩小,胰管有无扩张或分段不规则扩张,有无胰腺结石或钙化以及有无囊肿等判断。同样,受肥胖和肠道气体干扰或者在慢性胰腺炎合并明显纤维化时,B 超的诊断能力受到限制。

(7)CT　可有效的诊断急性胰腺炎。多数胰腺呈弥漫性或局限性胰腺肿大,部分表现为正常或者萎缩。此外,CT 可以显示胰管扩张、钙化、结石和假性囊肿的存在,并准确定位,同时可以排除恶性病变存在的可能。

【诊断对策】

慢性胰腺炎临床表现变化多而缺乏特异性,多数无典型的五联征,诊断困难,需要结合病史、临床症状和影像学监测,联合判断。

(一)诊断要点

1. 病史　详细询问有无急性胰腺炎发作史,有无胆道结石、酗酒、暴饮暴食、高脂血症、腹部创伤病史。

2. 临床表现　腹痛为最突出的症状,60%~90% 的患者存在不同程度的上腹部疼痛,可放射至后背、两肋部。而慢性胰腺炎的后期,患者可出现不同程度的吸收不良综合征和糖尿病表现。外分泌功能不良表现为腹胀、食欲减退、恶心、嗳气、乏力消瘦、腹泻或者脂肪泻;内分泌功能障碍者表现为糖尿病。典型病例可出现下面五联征:上腹疼痛、胰腺钙化、胰腺假性囊肿、糖尿病、脂肪泻。

3. 辅助检查　血、尿淀粉酶检查和 B 超为必要的措施。如需要准确定位和排除恶性病变,可行 CT 检查、CA19-9 有助于排除胰腺癌的可能。

(二)临床类型

临床可分为慢性复发性胰腺炎和慢性无痛性胰腺炎:

1. 慢性复发性胰腺炎　慢性胰腺炎反复急性发作,具有上腹痛特点。反复发作者胰腺发生不同程度的破坏,可出现脂肪泻和糖尿病,为我国慢性胰腺炎的常见类型。

2. 慢性无痛性胰腺炎　少有发作腹痛,伴有不同程度的胰腺内、外分泌功能不足,或者发生胰腺假性囊肿,或有腹水、胰腺钙化,我国少见。

(三)鉴别诊断要点

1. 消化性溃疡　多青壮年发病,有上腹部隐痛和餐前、餐后痛的病史,出现穿孔时腹痛剧烈,板状腹,肝脏浊音界缩小或者消失,X线可见膈下游离气体。

2. 胰头癌　因慢性胰腺炎和胰头癌都有胰头硬节、肿块,都可伴有胆管扩张,术前,乃至术中都无法肉眼判断病变的良恶性,因此有必要术前细针穿刺活检或者术中冰冻活检鉴别。

3. 胆道结石　可出现反复的上腹部疼痛,但同时可能伴有畏寒、发热、皮肤黄染的等症状。B超检测通常可发现结石存在,予以鉴别。但对于胆源性的慢性胰腺炎,需注意两者同时存在的可能。

4. 胰石症　胰腺内结石导致反复的上腹部疼痛,B超或者CT可发现结石的存在,予以鉴别。

【治疗对策】

(一)治疗原则

解除胰管梗阻,解除或者缓解疼痛,处理胆道疾病,最大限度的保留内外分泌功能。

(二)术前准备

1. 术前灌肠,排空肠道内容物;

2. 纠正可能存在的糖代谢紊乱,稳定血糖;

3. 适当应用止痛药物,缓解患者精神压力;

4. 应用胰酶抑制剂和抑制胰腺外分泌药物;

5. 术前应用抗生素。

(三)治疗方案

1. 非手术治疗　目的在于控制腹痛,处理好内分泌和外分泌不足。

(1)消除治病因素　戒酒,解除胆道结石存在。

(2)镇痛　一般的止痛药或长效抗胆碱能药物,但需要注意避免药物成瘾。

(3)饮食疗法　少食多餐,饮食易高维生素、高蛋白、少脂肪。

(4)胰酶制剂　胰酶可以纠正消化不良引起的营养障碍,对脂肪泻患者有益。

(5)合并糖尿病者需要注意控制饮食,应用胰岛素者需避免低血糖。

(6)营养支持　除饮食外,可给予肠外和肠内营养。

2. 手术治疗

(1)手术指征　顽固性疼痛难以忍受,经非手术治疗无法缓解者;伴有胆道结石,持续性黄疸;并发直径>5 cm 的胰腺囊肿;胰源性门脉高压;并发脾静脉栓塞;合并十二指肠、结肠梗阻;无法排除胰腺癌者。

(2)手术时机　慢性胰腺炎。

1)择期手术　慢性胰腺炎以非手术治疗为主,当出现上述手术指征时,可考虑手术治疗。

2)急诊手术　适用于诊断不明确或者合并胆道结石、慢性胰腺炎急性发作伴有严重的胰腺坏死感染。

(3)手术方法　围绕解除慢性胰腺炎带来的疼痛问题,手术治疗经历了较大的变迁。许多过去开展的术式目前已证明效果差或者无用,如内脏神经切断术、无结石的胆囊切除术、迷走神经切断术、胃空肠吻合术、胆管十二指肠吻合术和括约肌成形术。近年来,慢性胰腺炎的外科治疗主要围绕引流术和切除术。

1)内引流术　目的在于通过旁路手术降低胰管内压力,消除胰管梗阻。具体方法包括:囊肿空肠、十二指肠、胃吻合术;扩张胰管引流术(Duval,Puestow 术)。

2)外引流术　通过置入引流管行囊肿壁与腹部切口袋形缝合。适用于急性胰腺炎发作后出现的巨大假性囊肿,因囊肿壁结构不稳固,易发生破裂,禁止行内引流。

3)胰腺切除术　主要有胰头切除术、远侧胰腺切除术、全胰切除术。

①胰头切除术:切除范围包括胰十二指肠、保留幽门的胰十二指肠切除和保留十二指肠的胰头切除术。

胰十二指肠切除术(Whipple 术):剪开十二指肠降部外侧腹膜,切开肝胃韧带及肝十二指肠韧带,延伸至十二指肠水平部,钝性分离胰腺后的疏松结缔组织,向左侧翻起十二指肠和胰头部,游离出门静脉和肠系膜上动静脉。切除胆囊、切断肝总管或胆总管,切除胃远端,胰颈部切断胰腺。胰腺断端边缘缝线牵拉,用和主胰管口径相当的硅胶管插入胰管,以可吸收线缝扎固定。在 Treitz 韧带下方 10 cm 处切断空肠,近端管壁,远端用于胰腺空肠套入式吻合。将胰腺和空肠采取断端嵌入吻合法,行全层加浆肌层缝合,常规方法行胆肠吻合,最后行胃空肠吻合,一般距离胰肠吻合口下 40~50 cm,于结肠前方将胃断端和空肠吻合。(Child 法)

保留幽门的胰十二指肠切除：标准的胰头十二指肠切除术后常出现体重丢失和营养障碍，因此，出现了保留幽门的胰十二指肠切除术。该方法保留了幽门和胃远端，从而保留了贮存和消化功能，促进消化，预防倾倒综合征，有利于改善术后营养。

保留十二指肠的胰头切除术（Beger 术）：适用于胰头肿大，局限性纤维增生而胰腺体尾部主胰管部扩张者。沿门静脉、肠系膜上静脉内侧平面和十二指肠内侧 10 mm 平面次全切除胰头和钩突部，保持胆总管下段和门静脉、肠系膜上静脉不受损伤，将空肠和胰颈套入吻合，空肠祥侧壁和十二指肠侧残留胰缘吻合，引流断面的主胰管。

②远侧胰腺切除术：包括胰体尾切除和胰尾侧次全切除术。

③全胰切除术：切除整个胰腺组织，适用于顽固性疼痛的患者。

3. 手术方法评估

(1)引流术　适用于胰腺巨大囊肿或胰管系统扩张超过 1 cm 者。

(2)胰腺切除术　许多慢性胰腺炎的患者不存在胰管扩张，因此很难用引流术来缓解疼痛症状，而部分患者引流术后疼痛不能有效缓解或者短时间内复发，在这种情况下可考虑采取胰腺切除术。其主要适用于：①弥漫性病变无胰管扩张者；②病变局限于胰头或者胰尾部者；③引流术未成功者；④无法排除恶性病变者。胰头十二指肠切除术术后容易出现营养不良和体重下降，而保留幽门的胰十二指肠切除术则避免了该缺点，但是保留了幽门和胃窦虽然避免了消化不良和吸收障碍，但溃疡发生率相应增高。而全胰切除术虽然可使疼痛缓解，但术后发生糖尿病、脂肪泻、体重下降，患者需要终生依靠胰岛素和口服胰酶片。总体而言，胰腺切除术的效果不如有胰管扩张而行内引流的效果好。

(3)手术方案选择　慢性胰腺炎仅有局限于胰头的肿块时，胰头十二指肠切除可使患者获得满意的止痛效果，但手术创伤大，应仅限于胰头病变广泛、粘连严重且合并胆道、十二指肠梗阻的患者。对于有经验的外科医生应当根据实际情况，选择保留幽门的十二指肠切除术或保留十二指肠的胰头切除术。胰尾侧次全切除术后常引起严重的内、外分泌功能障碍，除胰腺病变广泛、临床症状严重外，较少采用，而胰体尾部切除术在病变局限于胰体尾部时酌情选用。

【术后观察及处理】

(一)一般处理

术后注意体温变化、血象变化、有无感染迹象，必要时加用抗生素；观察各引流管引流量和引流液性质变化；伤口及时更换敷料，当发现皮下积液应撑开引流，感染伤口应当及早撑开，清除坏死组织；注意肠道排气排便情况，有无胃排空障碍。

（二）并发症的观察与处理

1. 胰瘘　术后引流管液体含大量淀粉酶，皮肤受刺激，局部生长受阻，可形成胰皮肤瘘，经久不愈。经过有效的引流、抑制胰腺外分泌和营养支持，多数可自行愈合，愈合过长可长达 3～6 个月。对于胰瘘持续 6～8 个月以上仍不愈合者，考虑手术治疗。

2. 肠瘘　治疗一般先采用非手术治疗，主要是持续负压吸引，使漏出的肠液不在局部聚集，保证瘘口周围皮肤不受腐蚀。如果引流通畅，肠液不外溢，远端肠腔通畅，瘘管周围没有残腔，多数肠外瘘可以自愈。经久不愈的肠瘘，如果不影响手术伤口愈合，可在术后 3 个月或者半年再次手术处理。

3. 感染　最重要的死因之一。根据发生部位的不同可以分为局部感染和全身性感染。根据感染。致病菌以革兰阴性肠杆菌为主，病情严重或长期应用抗生素者可合并真菌感染。根据病变性质，合理应用抗生素，对于有局部积液者采取穿刺引流或者置管引流。

【疗效判断及处理】

慢性胰腺炎手术治疗不能从根本上治愈本病，仅能够解除或者缓解疼痛，而术后需要采取非手术治疗来补充胰腺功能不全，控制疾病发展。

【出院后随访】

慢性胰腺炎术后可能复发，术后需终身戒酒，注意饮食，定期复查 B 超、血淀粉酶，注意血糖检测，及时发现和治疗糖尿病。

【预后评估】

慢性胰腺炎造成的胰腺损害是无法恢复的。对于胰腺功能不全的患者，需要终身行替代治疗。手术可缓解疼痛，但术后有复发的可能，应当终身戒酒。

第四节 胰腺囊肿

【概述】

胰腺囊肿为多种原因导致的胰腺囊性疾病,分为真性囊肿和假性囊肿两类。其中真性囊肿包括先天性囊肿、潴留性囊肿,比较少见;胰腺假性囊肿占全部胰腺囊性病变的80%以上,主要为急、慢性胰腺炎并发症,少数由外伤或其他原因引起,为胰周组织包裹渗出液和胰液形成,体积较大,因缺乏上皮细胞,所以称为假性囊肿,多位于胰腺体尾部。

【诊断步骤】

(一)病史采集要点

1. 有无急、慢性胰腺炎和腹部外伤病史;

2. 是否合并肝、肾先天性囊肿;

3. 有无胰腺手术史;

4. 有无上腹部不适或消化不良、厌食、恶心和体重下降。

(二)体格检查要点

1. 一般情况 精神状态,皮肤、巩膜有无黄染,生命体征改变(体温、呼吸、血压、脉搏)。

2. 局部检查

(1)有无腹部手术瘢痕。

(2)有无腹胀、腹痛、腹肌紧张、压痛、反跳痛。

(3)上腹部有无包块、包块的性质、质地、移动度、有无囊性或波动感、深部压痛。

3. 全身检查

(1)是否合并肺部功能改变:肺气肿、囊性肺纤维化病变。

(2)肝脏、肾脏功能改变。

(三)辅助检查要点

1. 实验室检查

(1)白细胞计数与分类　胰腺囊肿并发感染时出现白细胞计数增高,中性粒细胞比例增加。

(2)血糖、血淀粉酶检测　部分患者出现血糖、血淀粉酶升高。

2.影响学检查

(1)X线　部分患者钡餐检查可发现胃十二指肠、结肠被囊肿压迫或移位。对于伴有囊肿钙化者可显示弧形高密度囊壁钙化影。

(2)B超　可准确显示胰腺囊性病变的部位、大小及与周围脏器的关系。真性囊肿一般比较小,位于胰腺组织内部,周围一般有正常胰腺组织;而假性囊肿在胰旁,此部位通常无正常胰腺组织,可清楚显示胰腺囊肿的性质、囊壁厚度、囊内清晰度、有无分隔,为胰腺囊肿的首选检查方法。

(3)CT　先天性囊肿可显示胰腺萎缩、形态不规则、大小不等的囊肿形成,或完全为脂肪组织取代,呈现极低密度影。对于潴留性囊肿较小,如伴有肝肾多发性囊肿而无胰腺炎,则诊断可以确定,继发于胰腺肿瘤的潴留性囊肿多成圆形,囊壁光滑,中央密度低,囊肿多位于胰腺内,近侧可见肿瘤影。而假性囊肿表现为接近水样密度,囊壁薄而均匀,且没有强化,没有囊壁结节。当囊内有出血、感染或者坏死组织时,囊内密度增大。对于囊内气体较多、肥胖的患者,CT检查效果优于B超检查。

(4)ERCP　可显示胰管的走行和粗细,较大的囊肿可对胰管产生挤压作用,表现为中断、扩张、扭曲变形的特点。部分囊肿和胰管相同,可出现囊肿内造影剂充盈。

【诊断对策】

(一)诊断要点

1.病史　有无急慢性胰腺炎的病史,有无腹部外伤或者手术史。

2.临床表现

(1)先天性胰腺囊肿　多无明显症状,偶有上腹部隐痛不适或轻度消化不良。

(2)潴留性囊肿　少数患者出现腹痛,常为持续性胀痛,多与进食脂肪类食物有关。部分患者由于胰腺外分泌功能不足出现脂肪泻和消瘦。

(3)胰腺假性囊肿　上腹部胀满感,并发炎症时出现持续性上腹部疼痛,可累及腰背部和肋胁部。囊内感染时出现寒战、高热。长期感染或胰腺炎发作长期消耗导致患者明显消瘦、体重下降。

3.辅助检查　血、尿淀粉酶检查和B超和CT等检查可为诊断提供依据。

(二)临床类型

1. 先天性囊肿 由于先天性胰腺导管或腺泡发育异常所致。其特点为：①在胰腺内生长,囊壁来自腺管或腺泡上皮组织,囊壁衬以胰腺上皮细胞;②多见于小儿,体积小,多无临床症状,偶有上腹部隐痛不适或轻度消化不良症状。根据囊肿数量和囊肿来源和性质,可以分为四类:①单个真性囊肿;②胰腺多囊性疾病;③肠源性囊肿;④皮样囊肿。

2. 潴留性囊肿 胰腺急慢性炎症所致胰管狭窄或阻塞,致胰液潴留形成囊肿,也可因结石、寄生虫或肿瘤阻塞胰管形成。特点为:①常为单发,囊壁内层由胰腺腺管或腺泡上皮构成;②成人多见,常无明显临床症状,少有腹痛;③多有胰腺炎病史。

3. 胰腺假性囊肿 相对多见,根据发病过程分为急性期和慢性期。特点为:①常为急慢性胰腺炎并发症;②可发生于胰腺实质内,胰腺外小网膜内或胰腺周围腹膜后间隙内,多见于体尾部。③囊肿内壁为一层纤维性囊壁,无上皮细胞覆盖,为假性囊肿。D'Egidio 等将假性囊肿又分为三型:①坏死后Ⅰ型:伴急性胰腺炎、囊肿壁成熟或不成熟,囊肿和胰管交通少见,ERCP 见胰管正常。②坏死后Ⅱ型:伴慢性胰腺炎急性发作,囊肿壁成熟或不成熟,与胰管交通常见,ERCP 表明有慢性胰腺炎征象,但无胰管梗阻。③潴留性Ⅲ型:伴有慢性胰腺炎,囊肿呈慢性病程,囊肿成熟,与胰管相通,ERCP 见胰管明显狭窄。该分型考虑到了基础疾病,有助于选择治疗方法和时机。

(三)鉴别诊断要点

1. 胰腺癌 常表现为腹痛、黄疸等症状,且血清 CA19-9 升高,B 超或 CT 检查可见实性占位病变,部分可出现中心部位液化坏死,明显区别于囊性病变。

2. 胰腺脓肿 可有畏寒、发热和脓毒症表现,同时可出现腹膜刺激征,血白细胞计数显著升高,和胰腺假性囊肿需注意鉴别。

【治疗对策】

(一)治疗原则

先天性胰腺囊肿和潴留性囊肿如果体积较小且无临床症状,可不予处理。当出现临床症状或者囊肿过大时,则需要手术治疗。方法包括局部囊肿切除或者囊肿内引流,也可以采取穿刺引流的方法,同时要对原发病进行处理,对于肿瘤压迫导致的潴留性囊肿,应行包括肿瘤和囊肿在内的胰部分切除。胰腺假性囊肿有自然消退的可能,囊肿的成熟一般需要 6 周,手术一般宜 6 周后进行。

（二）术前准备

1. 维持水、电解质平衡，纠正营养不良。

2. 术前灌肠，排空肠道内容物。

3. 术前合并感染者，合理选用抗生素。

（三）治疗方案

1. 非手术治疗

（1）内科治疗　胰腺囊肿伴有胰腺炎，应当采取禁食、胃肠减压、抑制胃酸分泌、采取静脉营养，使胰腺获得充分休息，减少胰液分泌，可应用能够通过血胰屏障的抗生素，如喹诺酮类抗生素，预防和治疗胰腺感染。对于早期胰腺假性囊肿，可采取保守治疗方法，合并感染者可加用抗生素，并配合穿刺引流术。

（2）穿刺引流　适合于胰腺急性假性囊肿，特别是伴有感染时及不适合手术的慢性假性囊肿。采取 B 超或 CT 定位，选择合适的角度，取离体表最近的部位，穿刺置管引流。引流液行淀粉酶、细胞学检查，必要时测定 CEA 和 CA19-9，排除肿瘤性病变。

（3）内镜治疗　胰腺囊肿和胃肠道之间紧密粘连，中间没有空隙者，可通过十二指肠或者胃后壁穿刺入囊内抽出囊液后引入导丝，然后置入直径为 7～8F 的内撑管。对于胃十二指肠紧贴面积较大的囊肿，穿刺抽液后可用电灼或者激光直接切开，然后置管引流。该方法适用于年龄大，不能耐受手术治疗的胰腺假性囊肿患者。并发症包括切口出血，胃肠穿孔和逆行性感染等。

2. 手术治疗

（1）手术指征和时机　先天性囊肿和体积小的潴留性囊肿一般不需治疗，只有当症状明显或不能排除肿瘤性病时才考虑手术治疗。对于胰腺假性囊肿，当出现如下情况时考虑手术治疗：①假性囊肿增大 1 倍；②继发性感染；③发病时间在 6 周以上无吸收；④出现严重并发症（囊内出血、囊肿破裂、囊内感染）。

（2）手术方法　主要针对胰腺假性囊肿的方法：

1）局部切除术　与邻近器官很少粘连的胰腺体尾部小囊肿，可行局部切除。对与肿瘤压迫导致的潴留性囊肿，应行包括肿瘤及囊肿在内的胰腺部分切除。对于慢性胰腺炎诱导的交通性且伴胰管梗阻的慢性胰腺假性囊肿和不能排除肿瘤病变者，以及胰尾部的多房性胰腺囊肿，引流效果不好，可采取局部切除。

2）外引流术

造袋术：找到囊肿后先用粗针头将囊液抽尽，切开囊壁 5～6 cm，囊内填入长凡士林沙条，一端留在体外，使囊腔与腹膜愈合前，囊内容物不会渗至腹腔内。距离囊壁切缘 1 cm 处将囊壁与腹腔和皮肤缝合一周,再缝合引流口上下腹壁切口,之后每天需要坚持换药。

囊肿蘑菇管或 T 管引流术:切开囊肿,抽尽囊液,将 T 管或蘑菇引流管置入,间断全层管壁囊肿切开,引流管穿过大网膜,另外戳孔引出体外。

3)内引流术　适用于①直径>6 cm,囊壁成熟者;②慢性假性胰腺囊肿特别是与胰管相通且伴有胰管狭窄者。内引流术应当遵循如下原则:a. 根据囊肿位置及其与周围粘连情况选择合适的术式;b. 认真探查囊肿有无分隔,彻底分开并清除囊内坏死组织;c. 术中怀疑为恶性病变,应当行术中冰冻切片和囊液查癌细胞检查;d. 尽可能少的分离周围组织,避免出血和损伤;e. 囊壁常规术后病理检查;f. 吻合口放置引流管。

囊肿十二指肠吻合术:分离胃结肠韧带,切开后腹膜,找到囊肿,适当游离后将囊肿贴近十二指肠最低处缝线悬吊,与十二指肠平行切开囊肿壁 3 cm,然后将十二指肠切开相等长度作间断全层缝合,前壁加作间断浆肌层缝合。对于十二指肠后的囊肿,可先游离十二指肠,经十二指肠壁细针穿刺囊腔,确定吻合口部位后,切开十二指肠前壁,从十二指肠后壁进入囊肿,吻合口大小约 2～3 cm,吻合口边缘作连续全层缝合,然后关闭十二指肠前壁。

囊肿胃吻合术:切开胃结肠韧带,显露囊肿,将囊肿分离至胃后壁,沿囊肿与胃后壁交界处将囊肿和胃后壁行囊肿胃全层连续缝合。对于囊肿和胃后壁粘连严重,无法分离暴露囊肿者,可先行切开胃后壁,从胃后壁探查囊肿大小与边界,先行穿刺囊肿后切开囊肿,行囊肿胃全层连续缝合,然后关闭胃前壁。

囊肿空肠吻合术:①囊肿空肠 Roux-en-Y 吻合:提起横结肠,于无血管区纵行剪开横结肠系膜 4～5 cm,找到囊肿后离 Treitzs 韧带 15～20 cm 处分离空肠系膜,切断空肠,将远侧段提到囊肿部位,于囊肿最低处切除部分囊肿壁送检,清理内容物后将囊肿和空肠间断全层缝合,最后将近端空肠与距吻合口为 30 cm 的长臂空肠行端侧吻合。②囊肿空肠肠袢吻合术:显露切开囊肿后,取 4 cm×2 cm 囊壁送检,处理内容物后距 Treitz's 韧带 45 cm 空肠对系膜缘切开相应切口,将囊肿和空肠吻合,距离吻合口 30 cm 处行侧侧吻合(Braun 吻合)。

(3)手术方法评估　局部切除术治疗胰腺假性囊外引流术容易腐蚀皮肤,导致水、电解质丢失,术后处理相对困难,因此应当仅可能少采用。内引流术中囊肿空肠吻合术为目前较为理想的引流术,既能达到引流囊肿内容物的作用,又可以有效的预防肠内容物返流到囊腔。相对而言,囊肿胃吻合术后未经消化的胃内容物进入囊腔,造成囊腔继发感染,碱性胰液进入胃内刺激胃窦导致胃酸分泌增多,诱发胃溃疡,应用受到限制。至于囊肿空肠肠袢吻合术,由于难以避免返流,目前很少采用。

(4)手术方案选择　胰头部的囊肿当无法排除肿瘤病变或者同时考虑到治疗慢性胰腺炎者可考虑行胰十二指肠切除术。对于囊肿和脾脏紧密连接,强行分离会导致大出血者,可连同脾脏、胰尾切除。

【术后观察及处理】

(一)一般处理

1. 早期禁食、胃肠减压,待胃肠道功能恢复后拔除引流管。

2. 维持水电解质、酸碱平衡,补充静脉营养。

3. 预防感染。

4. 预防应激性溃疡。

(二)并发症的观察与处理

1. 术后出血　任何引流手术,不论是内引流还是外引流,都可能方式术后出血。出血灶可能来自吻合口、囊肿壁或邻近囊肿的大血管,往往为受侵蚀的脾动脉。出血少时,非手术治疗常常有效,但对于大出血,应当及时手术治疗。

2. 吻合口瘘　囊肿和胃或者肠管吻合后,由于吻合不严或者缝线过紧导致局部缺血坏死,出现吻合口瘘。肠内容物和囊肿分泌物流入腹腔,导致腹腔积液,出现腹膜刺激症表现。可采用胃肠减压、肠外营养、生长抑素抑制肠液、胰液分泌,必要时手术治疗。

3. 腹腔积液和感染　肠瘘和腹腔渗液导致局限性积液,合并细菌感染时则出现高热、腹痛、腹胀、腹肌紧张等症状。经过通畅引流,全身应用抗生素,增强营养,必要时穿刺或置管引流可治愈。

【预后评估】

胰腺假性囊肿经外引流术后,可残留经久不愈的胰外瘘,约 1/4 患者出现复发;内引流效果良好,复发率为 2%～5%。

第五节　胰腺癌

【概述】

胰腺癌为消化系统常见恶性肿瘤之一,近30年来,国内外胰腺癌的发病率均呈上升趋势。胰腺癌可发生于任何年龄,80％以上为于50岁以后发病,男性多于女性,约(1.5～2)∶1。胰腺癌致病因素目前仍不清楚,一般认为是多种因素长期共同作用的结果,吸烟、酒精、慢性胰腺炎、糖尿病等均和胰腺癌的发病可能有关。

【诊断步骤】

(一)病史采集要点

1. 有无吸烟、饮酒史,是否有胰腺炎、糖尿病病史。

2. 有无腹痛,腹痛的部位、性质,改变体位能否减轻腹痛症状。

3. 是否伴有消化道症状:恶心、呕吐、腹泻、脂肪泻、便秘。

4. 近期有无不明原因的体重减轻。

5. 有无胰腺癌家族史。

(二)体格检查要点

1. 一般情况　精神状态(有无焦虑、表情痛苦),皮肤、巩膜有无黄染,生命体征改变(体温、呼吸、血压、脉搏)。

2. 局部检查　病变早期常无明显的体征,随着病变发展可出现相应体征。

(1)有无肝脏、脾脏、胆囊肿大,肝、脾区有无压痛、叩击痛,Murphy征是否阳性。

(2)腹部有无包块,包块的位置、质地、移动度,有无压痛。

(3)叩诊有无移动性浊音。

3. 全身检查

(1)是否合并腹痛、腹肌紧张,压痛、反跳痛等腹膜刺激症状。

(2)有无心肺、肝肾功能损害表现。

(三)辅助检查要点

1. 实验室检查

（1）血、尿淀粉酶和脂肪酶检测　胰腺癌导致胰管梗阻时早期可出现以上指标升高,但进展到晚期多降至正常。

（2）血糖和糖耐量检查　40%患者出现血糖升高和糖耐量异常。

（3）肝功能检查　胰腺癌导致胆道梗阻或出现肝脏转移时,出现肝功能异常,胆红素升高,血清碱性磷酸酶(ALP)和谷氨酰转肽酶(GGT)上升。

（4）肿瘤标志物检查　用于诊断胰腺癌的肿瘤标志物包括 CA19-9、CEA、胰胚抗原(POA)、PCAA(胰腺癌相关抗原),胰腺癌特异抗原(PaA),CA-50,DU-PAN-2等,其中 CA19-9 的敏感性和特异性分别达到 85%和 90%,为临床最常用检测指标。但在胰腺炎、胆管癌、胃癌等情况下也会升高,需注意鉴别。CEA 在胰腺癌的阳性率约为 50%～60%,为胃肠道肿瘤筛查常用指标。

2. 影像学检查

（1）X 线检查

①上消化道钡餐:主要显示胰腺癌压迫胃和十二指肠形态改变的间接征象。当肿瘤浸润消化道,导致黏膜破坏和癌性溃疡乃至十二指肠狭窄。胰头癌侵犯壶腹上、下,可形成两个凸向肠腔的压迹,形成一个倒置的 3 字形,即"反 3 字征"。

②胸片:在于排除有无肺部转移可能。

（2）B 超　对疑有胰腺癌患者的首选检查方法。胰腺局限性肿大、形态失常、边界不规则。肿瘤回声减低,内部回声不均匀,肿瘤较大时可发生中心液化坏死,呈现液性暗区,肿瘤后方回声衰减。当肿瘤浸润周围组织时,可出现相应征象。胰头癌可导致胰管和胆管扩张,两者在肿瘤边缘被截断,肿块内部不能发现胰管和胆总管回声,称为"边界阻塞"。彩色多普勒超声可显示肿瘤血供,判断肿瘤是否侵犯肠系膜上动静脉,有助于判断肿瘤的可切除性。

（3）CT　目前诊断胰腺癌的首选方法。分辨率高,能够显示直径小至 1.0 cm 的肿瘤。平扫时肿瘤密度和胰腺密度相似或稍低,增强扫描后,肿瘤内部可出现密度减低区,有助于鉴别诊断。此外,胰头癌常伴有胰胆管扩张、胆囊肿大。胰体尾部癌则表现为肿瘤远端水肿、密度下降,但比较均匀。因 CT 可显示肿瘤的部位及其与周围组织器官之间的关系,有助于术前判断可切除性,并为术式选择提供依据。

（4）MRI　胰腺癌 T1 和 T2 时间延长,在 T1 加权为低信号,T2 加权为高信号。肿瘤发生坏死时,组织对比明显,当肿瘤较小时,肿瘤和非肿瘤组织对比不清晰,较难鉴别。和 CT 相比,MRI 诊断胰腺癌无优势。

（5）ERCP　可提供胰腺癌的间接影像学征象,如主胰管狭窄、管腔僵硬、扩张、中断、不显影等,诊断率达到90％以上。此外,可直接观察十二指肠乳头和周围情况,并且可以显示胆总管下段通畅情况,有助于鉴别壶腹周围癌和胰腺癌。对于B超和CT检查仍然存在疑问者,可考虑行ERCP检查。

(6)经皮经肝胆道造影(PTC)　可显示梗阻上方肝内、外胆道扩张情况,判断梗阻的位置。对于合并重度黄疸的患者或者无手术切除机会者,可考虑同时行经皮经肝胆道置管引流(PTCD)术,减轻黄疸,改善肝功能。

【诊断对策】

(一)诊断要点

1. 病史　40岁以上、反复发作胰腺炎或无家族遗传史的突发糖尿病者为以胰腺癌的高发人群,需警惕胰腺癌可能性。

2. 临床表现　腹痛、黄疸、体重减轻为胰腺癌的三大主要症状。其他症状包括腹胀、食欲不振、恶心、呕吐、腹泻等。多数病例早期无症状,诊断困难。出现典型临床表现时多属于中晚期,治疗效果较差。

3. 辅助检查　血清CA19-9、CEA和胰腺B超可作为筛选性检查,对于怀疑胰腺癌者,有必要行CT检查。对于黄疸较重,CT无法明确诊断者,可行ERCP检查。

(二)分类

1. 根据病变发生部位分类

(1)胰头癌　最多见,约70％～80％。

(2)胰体、尾部癌　占20％～30％。

(3)全胰癌　占5％左右,少数可为多中心癌。

2. 组织学分类

(1)导管细胞癌　来源于胰管上皮细胞,约占90％,为致密纤维性癌,肿瘤质硬,浸润性强。

(2)腺泡细胞癌　来自胰腺腺泡,占3.8％左右。

(3)胰岛细胞癌　胰岛细胞来源。

(三)鉴别诊断要点

1. 慢性胰腺炎　都可以有上腹部疼痛、体重减轻症状,血清学检查可有淀粉酶、血糖升高,部分病例甚至存在CA19-9升高,B超和CT检查有助于鉴别。部分病例诊断困难,需要行细针穿刺活检或术中探查鉴别。

2. 壶腹癌　具有相似的临床症状,但以胆道梗阻所致无痛性黄疸为主。B超、

CT 检查可见肝内外胆管扩张明显,ERCP 可直接观察肿瘤部位。

3. 胆管癌　肝外胆管癌患者可出现黄疸症状,并且伴有 CA19-9 和 CEA 的显著上升,B 超、CT 检查可发现胆道扩张,MRCP 则可以显示肿瘤的部位、胆管浸润程度。

【治疗对策】

(一)治疗原则

胰腺癌只要诊断明确,无手术禁忌证,首选根治性手术治疗。

(二)术前准备

1. 术前灌肠,排空肠道内容物。

2. 维持血糖稳定。

3. 术前应用抗生素。

(三)治疗方案

1. 非手术治疗　手术切除为惟一能够治愈胰腺癌的方法,但对于多数患者而言,发现时已经失去了手术治疗机会,可选择非手术治疗。

(1)放疗　对于无远处转移而又无法手术切除的胰腺癌患者可选择放射治疗。治疗前应有明确的病理诊断。运用直线加速器可对深部的胰腺癌组织进行照射,而对周围健康组织损伤较轻,采用上腹部外照射法,放射剂量为 50~60 Gy,4~6 周内完成。放疗引起的并发症包括全身和局部反应,包括恶心、呕吐、厌食、腹泻、乏力等症状。对于营养状态较差、有远处转移者不宜放射治疗。

(2)化疗　目前较多应用的化疗药物包括 5-FU、阿霉素、链脲霉素、丝裂霉素、吉西他滨(健择)等。根据用药情况分为单一用药化疗和联合用药化疗。联合用药以氟尿嘧啶和丝裂霉素为基础的化疗方案。吉西他滨为近年来临床研究较多的药物,效果优于一般化疗药物。

(3)胆道引流和胆道支架放置　对于无法手术、一般情况差无法耐受手术的患者,可采取 B 超引导 PTCD 引流或者 ERCP 下放置胆道内支架,保持胆总管长期通畅,充分引流胆汁、预防和治疗黄疸,改善肝功能。

2. 手术治疗

(1)手术指征和时机　诊断明确,无手术禁忌证者均应当尽早手术治疗。

(2)手术方法

1)胰十二指肠切除术　先切除胆囊,胰头上缘切断胆总管或肝总管,切除远端 1/3 胃,游离胰颈部,分离出肠系膜上动静脉,于胰颈部切断胰腺,切断近端空肠,然后重建消化道。顺序依次为：先行胰腺断端和空肠端端吻合，胆/肝总管近端空肠吻合、胃肠吻合。

2）保留幽门的胰十二指肠切除术　和胰十二指肠切除术的差别在于保留了幽门和胃窦，其他步骤完全相同。

3）全胰切除术　整块切除全胰、脾脏、远端半胃、十二指肠、近端 10 cm 空肠、胆囊、胆总管、胰周和后腹膜淋巴结。

4）区域性胰腺切除术。

5）左半胰切除术　单纯切除胰体尾和脾脏。

6）姑息性手术

①胆囊/胆总管空肠吻合术：将胆囊或者胆总管与空肠行袢式或 Roux-en-Y 吻合，目的在于解除黄疸症状。

②胃空肠吻合术：伴有十二指肠梗阻的症状、体征或者术前胃肠透视检查提示梗阻，或术中发现十二指肠狭窄受压者，可行胃空肠吻合术，预防术后梗阻。

（3）手术方法评估　大多数壶腹周围癌和胰腺癌行胰十二指肠切除术后可能获得治愈机会。对于肿瘤超出胰包膜或胰颈累及区域淋巴结者，有人提出扩大的胰十二指肠切除术，但效果有待于进一步的证实。保留幽门的胰十二指肠切除术，缩短了手术时间，使术后胃肠生理功能较快恢复，减少了营养障碍的发生率，但术后发生胃排空障碍的发生率却高达 50%。全胰切除术虽然可以去除肿瘤病灶本身和胰腺内的播散病灶，避免了任何的胰腺吻合，消除了术后胰吻合口瘘的发生，但是和前面两种手术方法相比，术后 5 年生存率并未有显著的提高，而且术后患者需要长期应用胰岛素和胰酶，生活质量大大下降，而且术后的死亡率升高。左半胰腺切除术没有进行胰吻合，手术简单、术后并发症和死亡率较低，适用于胰体尾部肿瘤。姑息性手术对于缓解症状，延长患者生存时间有一定的价值。

（4）手术方案选择　胰头癌患者易选择胰十二指肠切除术或者保留胰头的十二指肠切除术。而左半胰腺切除术适用于胰体尾部癌。癌肿波及全胰、无肝转移和腹腔种植者为全胰切除术的绝对适应证。对于高龄、有肝转移、肿瘤不能切除或患者合并重要脏器功能障碍无法耐受手术者，可考虑行姑息性手术治疗。但对于术前就判断无法手术的患者，不应盲目扩大手术指征，因为手术切除有时候效果并不优于姑息性非手术治疗。

【术后观察及处理】

(一)一般处理

1. 应用抗生素,预防术后感染。

2. 选用 H_2 受体阻滞剂、质子泵抑制剂或抗酸药物,预防应激性溃疡。

3. 通畅引流,预防和治疗胰瘘、腹腔感染。

4. 营养支持　应用胃肠外营养或者空肠营养,良好的营养支持是加快术后恢复的重要保证。

5. 预防肺部并发症　肺部并发症会延长住院时间,影响伤口愈合。

(二)并发症的观察与处理

1. 腹腔出血　原发性腹腔出血多发生于术后早期,由于术中止血不彻底或凝血功能障碍所致。应当积极的补液、输血、应用止血药物。经过保守治疗无效的患者,应当及时剖腹探查止血。而继发性腹腔出血多发生于术后 1～2 周,常因胰瘘或者胆漏所致消化液腐蚀周围血管所致,应当积极手术治疗。

2. 胰瘘　多发生于术后 5～7 天,主要原因有胰腺残端和空肠吻合不良、吻合口张力过大、血运障碍、胰液引流不畅、胰周感染等。常表现为上腹痛、发热、引流增多、引流液淀粉酶含量持续升高超过 2 周。处理方法包括有效的引流、抑制胰腺外分泌和营养支持,多数可自行愈合,愈合过长可长达 3～6 个月。对于胰瘘持续6～8 个月以上仍不愈合者,考虑胰瘘和胃肠道行吻合术。

3. 胆瘘　由于胆肠吻合口不严、打结过紧致胆管切割或撕裂、空肠祥血运差等原因造成,多于术后 1 周左右发生。表现为右上腹疼痛、发热、腹腔引流出含胆汁液体。多数经通畅引流或穿刺抽液可治愈,少数患者需再次手术治疗。

4. 腹腔积液和感染　胰瘘、胆瘘、肠瘘和腹腔渗液导致局限性积液,合并细菌感染时则出现高热、腹痛、腹胀、腹肌紧张等症状。经过通畅引流,全身应用抗生素,增强营养,必要时穿刺或置管引流可治愈。

【出院后随访】

胰腺癌预后不良,术后应当定期复查,复查项目包括 CA19-9、CEA,胰腺和肝脏 B 超或 CT,以及胸片。

【预后评估】

中位或平均生存期为 4～6 个月,肿瘤切除率在 20% 以下,术后 5 年生存率不足 5%,预后不良。肿瘤直径<3 cm,淋巴结无转移、切缘镜检肿瘤细胞阴性为预测术后长期生存的较客观的指标。

第六节　壶腹部癌

【概述】

壶腹部癌包括胆总管末端、十二指肠乳头内胆管、乳头内胰管、胆胰管壶腹、及十二指肠乳头区域的癌肿。因临床上和胰头癌临床表现有许多共同点,且外科治疗均以胰十二指肠切除术为主要方式,因此统称为壶腹周围癌。壶腹部癌的发生率占壶腹周围癌的 10.2%~36%,生物学行为与胰头癌差别较大,手术切除率和预后均明显优于胰头癌。

60%~80%的壶腹部癌肿瘤位于胆胰管壶腹。肉眼上可以分为息肉型和溃疡型两种。组织学上,肿瘤绝大多数为乳头状腺癌和管状腺癌。肿瘤首先在壶腹部腔内蔓延,进而向深部扩展,突破 Oddis 括约肌,浸润至十二指肠及胰腺,随着肿瘤增大,瘤体表面形成溃疡,少数十二指肠乳头的肿瘤早期即形成溃疡。淋巴结转移是最主要的转移方式,胰头后淋巴结为最常见的转移部位,其次为胰头前淋巴结。有时会发生肠系膜根部淋巴结转移。血行转移仅次于淋巴结转移,晚期病例尚可发生肝转移和腹膜种植转移。

【诊断步骤】

(一)病史采集要点

1. 有无上腹饱胀、隐痛不适、食欲减退等症状。

2. 有无腹痛、小便黄染,大便颜色变浅,体重减轻。

3. 有无乏力、瘙痒、寒战、发热、便血症状。

(二)体格检查要点

1. 一般情况　精神状态,皮肤有无抓痕,是否贫血貌,巩膜有无黄染,生命体征改变(体温、呼吸、血压、脉搏)。

2. 局部检查　多数患者无明显阳性体征。

(1)有无右侧上腹部肿块、胆囊肿大。

(2)腹水征是否为阳性。

3. 全身检查

(1)是否合并心脏、肺部疾病；

(2)是否合并腹痛、腹肌紧张，压痛、反跳痛等腹膜刺激症状。

（三）辅助检查要点

1. 实验室检查

(1)血清碱性磷酸酶(ALP)、谷氨酰胺转肽酶(GGT)升高，出现胆道梗阻后胆红素升高，以直接胆红素为主。

(2)肿瘤标志物　CEA 阳性率为 70％，而胰头癌的患者 CA19-9 常升高。

2. 影像学检查

(1)B 超　早期可发现扩张的胆、胰管，有助于确定胆道梗阻的存在。因受到肠道气体干扰，难以观察到壶腹部肿物。

(2)CT　为壶腹部癌最有效的影像学检查之一，可以判断胆管梗阻水平，肿块位置、大小、浸润范围、有无血管侵犯，以及是否伴有腹腔、肝脏、淋巴结转移。

(3)纤维十二指肠镜和 ERCP　是壶腹部癌确诊的主要手段。内镜下可直接观察乳头的形态、颜色变化、有无溃疡或肿物，必要时可行活检。乳头内插管行 ERCP 检查可显示胆管、胰管形态，根据胆管、胰管狭窄的范围推测肿瘤的大小，蔓延程度。

(4)超声内镜　可清晰显示十二指肠壁的各层结构，判断肿瘤浸润深度，以及周围淋巴结肿大情况，对于肿瘤的分期有较大的帮助。此外，对于鉴别肿瘤的良恶性有一定的价值。

(5)MRI　无创条件下显示清晰的胆管、胰管的图像、肿瘤部位和侵犯程度，适用于有 ERCP 禁忌证或 ERCP 不成功的患者。

【诊断对策】

（一）诊断要点

1. 病史　详细询问有无急性胰腺炎的高危因素：胆道结石、酗酒、暴饮暴食、高脂血症、腹部创伤等。

2. 临床表现　黄疸为壶腹周围癌最主要的症状。此外，胆道、胰管梗阻，胆汁排出不畅，患者常出现上腹部不适、腹胀、食欲减退等症状，少数患者因胰管梗阻而并发急性胰腺炎，发生持续上腹部疼痛。症状多非特异性，容易和其他疾病混淆。多数患者腹部胀痛不适后出现黄疸，部分患者会伴发消化道出血、消瘦、乏力等症状。至晚期出现腹部脏器或其他器官转移时,可出现腹部包块、腹水等体征。

3. 辅助检查　CA19-9、CEA、CA125,联合 B 超、CT、ERCP 检查有助于术前诊断。

（二）临床类型

1. 按照肿瘤部位不同分为壶腹癌、胆总管下段癌、十二指肠乳头癌。

2. 临床病理分期　壶腹部癌国际上目前没有一个广泛被接受的分期法,Barton 等将其分为 7 期:

Ⅰ期:原位癌。

Ⅱ期:局限与壶腹部。

Ⅲ期:扩展至周围组织或器官。

Ⅳ期:淋巴结转移阳性。

Ⅴ期:侵至周围器官并出现淋巴结转移。

Ⅵ期:肿瘤扩散。

Ⅶ期:无法分类。

（三）鉴别诊断要点

1. 胆道结石　结石患者可出现胆道梗阻表现,出现黄疸,并合并上腹部疼痛、畏寒、发热等症状。但疼痛部位多位于右上腹,Murphy 征可阳性,血清淀粉酶正常或轻度升高,B 超可探及结石存在。ERCP 可直接观察局部病变,并显示胆道、胰管通畅情况,有助于鉴别诊断。

2. 慢性胰腺炎　可出现腹痛、消瘦等症状,当炎症导致胰管梗阻时可出现黄疸。但多有胰腺炎反复发作的病史,并且黄疸症状较轻。B 超或 CT 有助于鉴别。

【治疗对策】

（一）治疗原则

以手术治疗为主。

（二）术前准备

1. 术前灌肠,排空肠道内容物;

2. 注意纠正水、电解质紊乱,防止休克;

3. 术前应用抗生素。

（三）治疗方案

1. 手术治疗

（1）手术指征和时机　凡诊断明确而无手术禁忌证的患者均应当尽快手术

治疗。

(2)手术方法

1)胰十二指肠切除术 先切除胆囊,胰头上缘切断胆总管或肝总管,切除远端1/3胃,游离胰颈部,分离出肠系膜上动静脉,于胰颈部切断胰腺,切断近端空肠,然后重建消化道。顺序依次为:先行胰腺断端和空肠端端吻合,胆/肝总管近端空肠吻合、胃肠吻合。为壶腹部癌的根治性术式,特别时伴有胰腺浸润的病例,淋巴结转移范围较广,肠系膜上血管周围淋巴结转移阳性率可达23%,胰内神经丛转移阳性率为10%~45%,故而应当清扫包括肠系膜上血管周围的第二站淋巴结。对于部分病例,可以实施保留幽门的胰十二指肠切除术,可减少手术创伤,改善生存质量。

2)十二指肠乳头局部切除术 对于年老、一般情况差,难以耐受胰十二指肠切除术的患者,可采取十二指肠乳头局部切除术,尽可能完整的切除肿瘤,保持切缘无肿瘤残余。

3)胆肠吻合术 对于病变广泛,无法切除者,为缓解患者术后黄疸症状,可行胆肠吻合术,预防术后黄疸。

(3)手术方法评估 胰十二指肠切除术可以完整的切除肿瘤,保证切缘无肿瘤残余,但该手术方式创伤过大,改变了消化道的正常解剖,术后容易出现胃排空障碍等情况,只要情况允许,尽可能行该术式,有助于提高生存率。保留幽门的胰十二指肠切除术未切除胃窦和幽门,保留了胃的正常生理功能,可以预防术后营养不良,减少了手术创伤,但有报道认为,术后发生溃疡的几率上升。对于十二指肠乳头切除术创伤小,操作简单,是一种比较安全的术式,如果能完整切除肿瘤,预后较好,仅限于肿瘤无局限于壶腹部的癌肿。胆肠吻合术目的在于预防术后黄疸,改善生活质量。

(4)手术方案选择 尽可能选择胰十二指肠切除术。剖腹探查发现肿瘤无法切除者,可行胆肠吻合术。

【术后观察及处理】

(一)一般处理

1. 禁食、胃肠减压,待胃肠功能恢复后拔除胃管,逐渐恢复饮食。

2. 注意卧床,体位引流,注意引流液变化,及时更换伤口敷料。

3. 应用抗生素,预防腹腔感染、肺部感染。

4. 抑制胃酸分泌药物,预防应激性溃疡。

5. 应用静脉营养,补充足够的能量。

6. 维持水电解质平衡。

7. 对预计术后发生胰瘘或者肠瘘的高危患者适当应用生长抑素。

(二)并发症的观察与处理

1. 腹腔出血 包括应激性溃疡出血和坏死组织侵蚀邻近组织,造成局部糜烂、溃疡引发出血。应激性溃疡出血,术后采用 H_2 受体拮抗剂或质子泵抑制剂和抗酸药物起到预防和治疗作用。对于组织或器官的溃烂出血,需要手术治疗。手术前尽可能明确出血部位,无法确定者在剖腹探查中需仔细寻找。渗血可采取局部压迫或填塞止血,而大血管破裂出血则需要仔细缝扎血管,周围防止充分的引流系统。

2. 胰瘘 术后引流管液体含大量淀粉酶,皮肤受刺激,局部生长受限,可形成胰皮肤瘘,经久不愈。经过有效的引流、抑制胰腺外分泌和营养支持,多数可自行愈合,愈合过长可长达 3～6 个月。对于胰瘘持续 6～8 个月以上仍不愈合者,考虑手术治疗。

3. 肠瘘 急性坏死性胰腺炎术后常见并发症,由于胰腺和胰外感染的坏死组织侵蚀肠壁所致。治疗一般先采用非手术治疗,主要是持续负压吸引,使漏出的肠液不在局部聚集,保证瘘口周围皮肤不受腐蚀。如果引流通畅,肠液不外溢,远端肠腔通畅,瘘管周围没有残腔,多数肠外瘘可以自愈。经久不愈的肠瘘,如果不影响手术伤口愈合,可在术后 3 个月或者半年再次手术处理。

4. 腹腔感染 最重要的死因之一。根据发生部位的不同可以分为局部感染和全身性感染。根据感染。致病菌以革兰阴性肠杆菌为主,病情严重或长期应用抗生素者可合并真菌感染。根据病变性质,合理应用抗生素,对于有局部积液者采取穿刺引流或者置管引流。

【出院后随访】

术后患者可定期行胰腺 B 超检查和肿瘤指标 CA19-9、CEA 监测,有条件者可行 CT 检查。

【预后评估】

壶腹癌的手术切除率为 52.1%～91.7%,5 年生存率达 28%～61%,十二指肠乳头癌行根治术后的 5 年生存率达到 33%～56%,而 Suzuki 等报告胆总管末端癌行根治性胰十二指肠切除术后 1 年、3 年、5 年生存率分别为 82%、53% 和 39%。

由此可以看出,壶腹部癌的预后明显优于胰头癌。影响壶腹部癌预后的主要因素为肿瘤浸润范围,与组织学类型无关。肿瘤局限于 Oddis 括约肌内者 5 年生存率可达 85%;浸润胰腺者仅为 24%。肉眼非露出型肿瘤患者 5 年生存率为 50%,而露出型、溃疡性分别为 25%和 22%。

(何 强 吴文辉 沈顺利)

第**20**章 脾脏疾病

第一节 脾外伤

【概述】

脾脏位于左上腹深处,有胸廓、膈肌、腹壁及背部保护,又有由较坚韧弹性纤维组织构成的被膜,似有不易被损伤的条件。但由于整个脾实质甚为脆弱,且血供丰富,每分钟约有 25 ml 血液流经脾脏,因而当其受到一定力量的外力作用时,极易引起破裂出血。临床上,将由直接或间接外力作用而造成的脾脏损伤或破裂,称之为外伤性或损伤性脾脏破裂,较为常见。在闭合性腹部外伤中,脾脏破裂居腹内脏器损伤之首位,约占 20%～40%;在开放性腹部外伤中亦占 6%～7%。

根据脾损伤原因的不同,可分为外伤性脾损伤、医源性脾损伤和自发性脾损伤三类。其中 85% 以上的脾损伤由外伤因素引起,医源性和自发性脾损伤不足 15%。根据致伤因素的不同,脾损伤分为开放性和闭合性两类。开放性脾损伤多为刀刺伤、子弹贯通伤和爆炸伤等所致,常合并其他脏器伤,在战时尤为多见。闭合性脾损伤大多由于上腹部或左下胸部的钝挫伤、坠落伤、挤压伤、拳击伤等直接暴力引起。外伤性脾脏破裂,其临床经过和表现不尽相同,可概括为三种类型:(1)急性(立即)脾破裂,即通常所称的脾破裂,是在外伤即刻脾脏破裂、腹腔内出血、失血性休克,占外伤性脾脏破裂的 80%～90%;(2)迟发(延迟)性脾破裂,有人认为是外伤性脾破裂的一种特殊类型,即在外伤和脾破裂、出血之间有 48 小时以上的无症状期(Baudet 潜伏期),占闭合性脾脏破裂的 10%;(3)隐匿性脾破裂,脾脏损伤后症状不明显,甚或无外伤史可溯,只在出现贫血、左上腹部肿块或脾脏假性囊肿或破裂、腹腔内大出血等时方被诊断。此类型较少见,在闭合性脾脏破裂中,发生率不足 1%。

【诊断步骤】

(一)病史采集要点

1. 是否有腹部外伤史,腹部外伤发生的时间、原因、有无就诊。

2. 腹痛发生的时间(与腹部外伤时间的关系)、部位、性质、程度、疼痛程度是否与呼吸有关、疼痛有无扩展、有无放射痛、有无伴随症状。

3. 有无出血、出血的量及出血的速度。

4. 是否有休克。

(二)体格检查要点

1. 一般情况　发育、营养、体重、神志、精神、面色、血压、呼吸、脉搏、体温。

2. 局部检查　特别仔细地进行局部检查,应注意以下内容:

(1)腹部或邻近部位是否有外伤伤口或痕迹,伤口的大小。

(2)腹部是否有腹肌紧张、压痛、反跳痛等腹膜刺激征表现。

(3)叩诊脾界是否扩大,脾浊音区是否固定,是否有移动性浊音。

(4)布兰征是否阳性。

(5)听诊肠鸣音。

3. 全身检查　不可忽视全身体格检查,应注意:

(1)患者上腹部、左下胸部或身体的其他部位是否有伤口或伤痕。

(2)是否有肾区叩击痛。

(三)辅助检查要点

根据病史及体格检查,多数脾破裂的诊断并不困难,但伤情轻微或严重复合伤的患者往往需要一些辅助性检查来监测病情及协助诊断。

1. 实验室检查　血、尿常规:进行动态的红细胞计数、血红蛋白量和血细胞比容的监测,如发现上述指标进行性下降,则有助于腹腔内出血的诊断;尿内发现红细胞,除考虑泌尿系损伤外,还应当想到脾损伤的可能性。

2. 诊断性腹腔穿刺或腹腔灌洗术　诊断性腹腔穿刺是诊断腹腔内出血比较理想的辅助性措施,应用方便。一旦抽出新鲜不凝血或血性液体就应考虑腹腔内出血的可能,但诊断性穿刺的阳性率同腹腔内积血的量存在一定关系。Olsen 指出,当腹腔内积血仅 200 ml 时,腹腔穿刺的阳性率低于 20%,当积血达 500 ml 时,阳性率为 80%。因此,如果腹腔穿刺为阴性结果时,不应轻易排除脾损伤的可能,应继续严密观察,必要时可重复穿刺,或改行腹腔灌洗术检查。

腹腔灌洗术的操作要点:伤员平卧,排空膀胱,于脐下 3 cm 处消毒、局部麻醉,用 14 号套管针穿刺进腹,然后经套管将细硅胶管插入腹腔。如果从导管中抽出新鲜血液(>10 ml),即为阳性。如果抽不出任何液体,则通过硅胶管向腹腔内滴入 500~1 000 ml(婴幼儿 10 ml/kg),随后抽出灌洗液进行检查。如果灌洗液中红细胞计数>100×10^9/L,即为阳性。

上述两种方法已广泛地应用于腹部损伤的患者,诊断的阳性率达到 90% 以上,但它们不能提示确定损伤的脏器,亦不能了解损伤的程度,需行进一步的检查明确。

3. X 线检查　胸腹透视或摄片检查可见,脾损伤的患者左侧膈肌抬高、活动受限、左侧肋膈角变钝,脾区阴影扩大、脾脏轮廓模糊,左侧肾脏、腰大肌及腹脂线阴影不清楚等征象。在钡餐透视或摄片时,可显示胃被推移向右向前,胃泡影与膈肌间距增大,胃大弯呈锯齿状受压。钡灌肠检查可见,结肠脾曲向内侧移位或推移向下等。若发现左下肋骨骨折或左侧胸腔积液,应警惕脾损伤的可能。但腹部损伤的伤情多复杂、危重,有些还处于休克状态,所以 X 线检查必须强调在病情允许的情况下进行。

(四)进一步检查项目

1. 超声检查　B 超是一种价廉、方便、无损伤、易重复的检查,且可在病房床边进行检查,临床应用非常广泛。脾损伤的 B 超征象:脾轮廓不整齐,影像中断;完全性破裂时脾周出现液性暗区,腹腔内可见游离状无回声或低回声的液性暗区(对于腹腔内 100 ml 以上的积液,B 超十分敏感);中央破裂时显示脾脏肿大,脾实质内不规则无回声区;被膜下破裂时除可见脾脏肿大外,还显示脾被膜下不规则无回声区或低回声区,与脾实质分界清楚,脾实质偏向一侧。此外,彩色 B 超还可显示脾脏有无活动性出血。

2. CT 检查　对临床表现不典型、经胸腹部摄片或 B 超检查均未能确诊的疑难病例,CT 能清楚显示脾脏的外形与解剖结构,增强扫描对确定被膜下破裂、中央破裂及破裂分级具有重要意义,并同时能发现肝、肾损伤和腹腔内出血。诊断准确率达 90% 以上。

脾包膜下血肿:脾脏影增大,沿脾实质一侧边缘见半圆形突出的等密度或稍高密度影。但随着时间延长,血肿密度会降低,呈新月形低密度带,脾脏受压致边缘变平直。

脾实质内血肿:血肿呈圆形或卵圆形等密度或稍高密度影,周围被脾实质包绕,有时平扫难以发现;增强扫描时正常脾组织影被增强,而血肿不被强化。

真性脾损伤:脾脏外形模糊不清或连续中断,不规则低密度带通过脾实质。增强扫描可见脾实质内有低密度线。

3. 选择性腹腔动脉或脾动脉造影　对于典型脾损伤而言这项检查多无必要,而对发现腹部钝挫伤伴有的小的脾内或脾包膜下出血特别有用。真性脾损伤时,可见脾脏向下向内移位,脾内血管变形,脾脏边缘不规则,破裂处形成一不同深度缺损区,一般脾脏不会肿大;如有持续出现,还可见造影剂从脾脏外渗到腹腔。脾挫伤时,可见脾脏轻度增大、变形,可见多灶性小点状造影剂外溢到损伤的脾实质内。脾包膜下血肿时,可见脾脏明显增大,血肿区为无血管区,血肿周围脾内血管移位。

4. 此外,还可行放射性核素扫描、腹腔镜检查。对于不能排除脾损伤、又无条件进行特殊检查的患者,如有病情逐渐恶化的趋向,为了明确诊断和及时治疗,可予诊断性剖腹探查术。

【诊断对策】

(一)诊断要点

1. 病史　腹部外伤是脾损伤发生的最主要原因,因此,详尽询问病史,确切了解发病的全过程、外伤原因。

2. 临床表现　脾脏损伤的主要表现为腹膜刺激征、腹腔内出血和失血性休克的症状和体征。病情的严重程度与脾破裂的程度、出血速度及量,以及有无合并其他脏器损伤有关。中央破裂和包膜下破裂的患者主要表现为左季肋部疼痛,疼痛可放射到左肩部,且于呼吸时加重(Kehr 征),脾区压痛、叩击痛,腹肌紧张不明显,脾浊音区扩大且固定;完全性破裂伤情轻、出血少者同中央破裂者相似;伤情重、出血快且多者左上腹痛加重,并发展为全腹痛,腹肌紧张,有全腹压痛、反跳痛,以左上腹明显,但单纯性脾破裂的腹膜刺激征往往较细菌性或化学性腹膜炎轻,移动性浊音常阳性,可见布兰征(Balance 征),即患者左侧卧位时右侧腰部叩诊为鼓音,右侧卧位时左侧腰区叩诊为固定的浊音。肠鸣音一般减弱。

严重性内出血的全身表现:烦躁、口渴、心悸、出汗、四肢无力、呼吸急促、伤时常能发现患者上腹部、左下胸部或身体的其他部位的伤口或伤痕。

3. 辅助检查　血尿常规、诊断性腹腔穿刺或腹腔灌洗术、X线检查、B超、腹部CT、选择性腹腔动脉或脾动脉造影、放射性核素扫描、腹腔镜等检查均可提供诊断依据。

4. 手术　对于不能排除脾损伤、又无条件进行特殊检查的患者,如有病情逐渐恶化的趋向,为了明确诊断和及时治疗,可予诊断性剖腹探查术。

(二)临床类型

1. 病理类型　根据脾脏损伤的范围分为三类:

(1)完全性破裂　又称为真性破裂,最为常见。特点是脾被膜和实质均破裂,破裂口多位于膈面,与脾纵轴垂直,严重损伤时可完全破裂,有时为脾蒂断裂。

(2)中央破裂　脾实质深部破裂而被膜保持完好。如出血少,可在脾实质内形成小血肿,出血自止,以后可以逐渐吸收或机化,也可形成假性囊肿,或继发感染为脓肿;如血肿较大,出血不能自止,血肿会不断增大,撕裂脾实质及被膜,最终发展为完全性破裂。

(3)被膜下破裂　为被膜下浅层脾实质破裂,而表面脾被膜保持完整,血液积聚于被膜下而形成血肿。出血不止或再受外力影响时,也可以形成完全性破裂。

2. 脾损伤临床分级　脾脏损伤的程度和分类是选择保脾手术的病理学依据。早在1981年Shackford首先对脾脏损伤进行分级,较具有代表意义的是1986年Call和Scheele。他们将脾脏损伤分为4级,国内大多根据Call和Scheele分级法,以后,国内程庆君、李广华于20世纪90年代初期提出了自己的分级法。美国创伤外科学会于1994年制定了脾损伤分级(表20-1)。

表 20-1　脾损伤分级

Ⅰ级:	血肿	被膜下,<10%表面积
	裂伤	被膜裂伤,深度<1.0 cm
Ⅱ级:	血肿	被膜下,10%～50%表面积;实质内,直径<1.0 cm
	裂伤	深度1.0～3.0 cm,未伤及叶间血管
Ⅲ级:	血肿	被膜下,>50%表面积或正在发展;破裂的被膜下或实质内血肿
		实质内血肿≥5 cm或正在发展
	裂伤	深度>3.0 cm或伤及叶间血管
Ⅳ级:	裂伤	25%脾脏血管损伤
Ⅴ级:	裂伤	脾脏完全撕裂
	血管	脾门血管离断

由于脾脏损伤的伤情差别巨大，以及为适应脾损伤处理观念的转变，我国于2000年9月在天津召开了第六届全国脾脏外科学术研讨会，确定了新的脾脏损伤程度分级标准，具体如下：

Ⅰ级：脾被膜下破裂或被膜及实质轻度损伤，手术所见脾裂伤长度≤5.0 cm，深度≤1.0 cm。

Ⅱ级：脾裂伤总长度＞5.0 cm，深度＞1.0 cm，但未累及脾门；或脾段血管受损。

Ⅲ级：脾破裂伤及脾门部或脾脏部分离断；或脾叶血管受损。

Ⅳ级：脾广泛破裂，或脾蒂、脾动静脉主干受损。

（三）鉴别诊断要点

根据外伤史、伤后腹痛、左上腹压痛和腹膜刺激征，可能存在的失血性休克，以及实验室及影像学检查，一般很容易做出脾损伤的诊断。但仍需与下列疾病相鉴别：

1. 肝损伤　多发生在右叶，症状以右上腹疼痛为主，腹腔穿刺抽出的血液中常混有胆汁。但有时要警惕肝脾损伤同时存在的可能。

2. 左肾损伤　左腰部疼痛，偶尔可触及包块，腰肌紧张，肾区叩痛，常有血尿，腹部平片可见左肾阴影扩大，腰大肌阴影消失。

3. 腹膜后巨大血肿　伤者左肋部疼痛、肿胀或皮下瘀血，叩击痛，休克出现缓慢，腹部平片可见左侧腰大肌阴影模糊，腹腔穿刺多为阴性。

4. 胰腺损伤　多指胰腺体尾部损伤，腹穿可获得血性液体，腹腔穿刺液的血尿淀粉酶值很高。

【治疗对策】

（一）治疗原则

1. 先保命后保脾是行脾保留性手术的基本原则　既强调脾保留性手术的必要性，又不排除脾破裂时全脾切除术的适应证和应用范围。年龄越小越优先选择脾保留手术。小儿切脾后对感染有较高的易感性，尤其是血液病患儿，因为小儿的网状内皮系统发育尚不健全，切脾后的代偿功能不完善。因此，小儿严格掌握脾切除术的手术指征，尽可能采取保留性脾手术是理所当然的。并且小儿脾具有结缔组织的比重相对较大的特点，使小儿的保留性脾手术有更大的安全性及可行性。

2. 根据我国新的脾脏损伤程度分级标准，对脾损伤进行不同的治疗：Ⅰ级可采用非手术治疗、粘合及物理止血治疗、缝合修补术；Ⅱ级可采用缝合修补术、脾部分切除术、脾破裂捆扎和脾动脉结扎术;Ⅲ级多采用脾部分切除术、脾动脉结扎术;Ⅳ级多采用全脾切除术,可同时加自体脾组织移植。

(二)术前准备

1. 首先建立两条以上静脉通道,其中最好有深静脉通路,便于快速输液输血补充血容量,以及监测中心静脉压。

2. 紧急完善必要的检查,如血常规、血型、尿常规、胸腹部透视,以及必要的其他科室会诊。

3. 留置胃肠减压管、尿管。如创伤重、疼痛剧烈,可给予度冷丁或吗啡止痛。给予止血药,如维生素 K、止血敏或抗血纤溶芳酸等,虽不能解决出血的根本问题,但利于脾破裂裂口处的血液凝固及减少术中、术后的出血。

(三)治疗方案

1. 非手术治疗　这是一个相对于手术治疗的概念,即把患者置于监护室中密切观察 48~72 h,要求患者绝对卧床休息、禁食,必要时留置鼻胃管,应用止血剂、镇静剂、止痛剂和抗生素等对症输液治疗,反复测定血红蛋白和血细胞比容,必要时给予输血治疗。

(1)适应证　①非开放性脾损伤;②血流动力学稳定,如需要输血的伤员,24 h 内输血 600 ml 以内能保持生命体征稳定,血红蛋白 100 g/L 以上;③无凝血功能障碍;④无腹腔其他脏器的合并伤;⑤神志清楚。一般儿童患者非手术治疗成功的机会较成人多。

(2)禁忌证　①持续性出血导致血流动力学波动;②怀疑有胃肠道损伤或需要手术治疗的其他腹腔脏器损伤;③放射性核素扫描证实脾脏严重碎裂或大面积缺血;④腹部贯通伤。

2. 手术治疗

(1)手术指征

全脾切除指征:外伤致全脾广泛严重破裂或脾蒂严重损伤,无法行保脾手术;有威胁生命的多发伤、病情重,需迅速结束手术挽救患者生命;脾中央破裂、被膜下破裂,病情进展,有继发破裂可能;医源性脾破裂伤及脾门,出血多,保脾手术不能可靠止血。

部分脾切除指征:

①脾上部或下部深而大的裂口,星形损伤或碎裂无法缝合修补保留者,切除损伤部分,行保留性脾部分切除术;

②脾上或下部同时重度损伤难以修补缝合者,应切除损伤部分,保留脾脏

中部；

③脾门处的某一叶、段血管损伤无法修补，脾脏已出现界线明显的部分脾脏供血障碍，应切除这部分缺血脾脏；

④脾脏实质深而大的裂伤，经缝合后止血不可靠或反而大出血，或缝合后部分脾脏出现血液循环障碍；

⑤脾脏部分重度破裂，但无危及生命的多脏器损伤，无严重的胸腹联合伤和脑外伤者；

⑥部分脾脏损伤，年龄在60岁以下而且重要生命器官功能基本完好，允许保留性脾手术顺利进行；

⑦局限性脾内血肿；

中转手术指征：①腹痛和腹部压痛等腹膜刺激征加重；②24 h内输血超过600 ml，血流动力学仍不稳定；③腹内有其他需要紧急手术处理的合并伤。

（2）手术方法

1）保脾手术

①化学粘合方法：适用于脾脏表面较浅裂伤、出血非喷射状者，脾表面挫伤渗血或脾修补术后针眼出血。化学性止血剂种类繁多，主要有：氧化纤维素、微纤维胶原、明胶海绵、凝血酶、纤维蛋白组织粘合剂、ZT胶。在涂胶时要注意创面干燥，涂后用手合拢挤压伤口，使之创面停止出血以利粘合。有时为了提高成功率，可暂时阻断脾动脉或相应的主要分支，待粘合剂成功后去除阻断。

②物理性止血法：比如电凝器、微波、激光、氩气电凝等控制脾损伤创面出血的方法。仅用于表浅伤或以渗血为主的浅裂伤。

③脾缝合修补术：是一方法简单、止血可靠的保脾手术，因其手术简单止血可靠，故也有人认为是保脾的首选术式，一般在Ⅱ级或部分Ⅲ级裂伤中优先使用。手术中关键是不要留残腔及不要用缝线切割脾组织，有人用大网膜或止血纤维做垫片，可预防缝线结扎时切割脾组织。

④脾部分切除术：适用于局部碎裂、无法修补或修补失败的病例，对Ⅲ级尤为合适。脾部分切除术可分为规则性和不规则性两种，前者是按脾的叶段切除，后者是按损伤范围大小，切除严重受损或坏死的脾组织。保留下的部分脾组织要想恢复完善的免疫功能，必须至少做到3点：a. 具有正常脾组织结构；b. 有充分的血供，最好保留有主干动脉；c. 保留脾体积，至少达到正常原脾的1/3，若不能达到此量，切下的脾可修整做大网膜移植，以弥补脾量不足。部分脾切除的断面止血是手术成功的关键之一，有人在常规褥式缝合的同时，予大网膜覆盖，配合化学或物理

止血方法,效果可靠。

操作步骤:

规则性脾部分切除术:

①体位、切口、探查:同脾切除术。

②充分显示脾脏:对于部分脾切除术,既要很好地游离脾脏,又要确保拟留部分脾脏安全无误。为此,术者用右手将脾脏向前向下向内轻轻托起,其相反方向的脾窝处用脾垫或数块大纱布垫起;助手向上向外向后方向拉开腹壁,尽量显露脾脏。对于脾裂伤者,术者切忌用手指盲目地过分游离脾脏,以免导致脾脏新的裂口。

③脾脏部分切除:如具备部分脾切除的手术适应证,可根据情况行小部分脾切除术(脾上极切除术、脾下极切除术)、半脾切除术、大部分脾切除术。一般认为,脾脏部分切除不宜超过 2/3,因为只有保留 1/3 的脾脏方能维护脾脏的功能。

Ⅰ. 处理相应的脾脏血管:脾胃韧带切开后,如脾蒂组织不多,能分明辨清血管走向及分布范围,可循此处理相应血管;否则,可紧贴脾门处理相应区域血管。

Ⅱ. 拟切线的判断:相应血管处理后,脾脏即显示血运障碍及血运良好的明确界线,此即为相对的无血管平面。

Ⅲ. 脾脏的离断:自相对的无血管平面向血运良好的健侧退缩 1.0 cm,在活性区内先用肝针"U"型交锁水平褥式缝合控制断面活动性出血,针距 1.5 cm 左右,结扎用力均匀,脾包膜出现皱缩即可;然后在交界线处切开脾包膜,包膜下脾组织用电刀、超声刀、甚至刀柄做斜向健侧的鱼口状楔形切除,遇血管即逐一钳夹、结扎、离断,直至切除部分脾脏;如果术中发现残脾缺血,则切除范围应向健侧扩大,保证残余脾良好血供,否则应果断行全脾切除术。

Ⅳ. 残脾断面的处理:脾脏断面可用肝针交锁"U"形缝合方法处理,尽可能让粗糙面作内翻缝合,最后用大网膜填塞、压迫断面。大网膜填塞粗糙断面可以达到快速创面止血、断面腹膜化的目的。另外,也可用化学胶或生物蛋白胶、明胶海绵等处理断面,减少渗血。

Ⅴ. 引流:检查腹腔无出血、无其他损伤后,用温盐水认真清洗腹腔,脾周围放置胶管引流,关闭腹腔。

单纯保留脾下极的脾大部切除术:

①取左肋缘下 Kocher 切口,需行贲门周围血管离断者取左上腹"L"形切口。探查肝脏萎缩不严重,无严重脾周围炎,在胃网膜血管弓内切断胃结肠韧带左半及脾胃韧带浅在部分,在胰体上缘分离出脾动脉,用动脉夹夹闭,如脾脏明显缩小变

软即提示脾纤维化不严重,脾免疫功能良好,可考虑行脾次全切除术。

②在脾门前将脾胃韧带分离至脾结肠韧带,保留脾结肠韧带,有时脾下极与左侧腹壁粘连,且其内可能有侧支静脉形成,予以切断。将脾脏向内、前翻起,分离脾肾韧带、脾膈韧带及脾胃韧带深部之数支胃短血管,这时脾脏即被充分游离可放于切口外左肋缘。靠近脾门将脾蒂前方之腹膜及胰尾部仔细分离,显露出脾动、静脉各叶、段分支。自上而下近脾脏逐一切断结扎脾动静脉分支,保留最下方1~2支。松开夹闭脾动脉之动脉夹,可见脾脏缺血与血运正常之分界线,此界线一般和最下一个脾切迹在同一平面。血运正常侧脾脏约有正常脾脏之1/2~2/3。

③同上法离断脾脏。

④脾床腹膜创面出血点行缝扎止血。观察脾血运良好,将保留的脾下段血管与脾结肠韧带形成的"脾蒂"稍旋转,一般不超过90°,使脾断面与脾床后腹膜创面靠拢,间断缝合脾边缘与后腹膜,将残脾固定于后腹壁。如需行脾门周围血管离断,则先行之,最后固定脾脏。术毕左膈下放置引流。

⑤脾动脉结扎术:脾动脉结扎可使脾脏供血骤然减少,血管内压力降低,达到止血目的;但由于脾脏有丰富的侧支循环,所以又不会导致脾脏缺血。该术式适用于脾门附近裂伤无法修补或修补后仍有活动性出血,包膜下广泛挫伤无法修补者,或包膜下广泛张力大的血肿者,以及脾创面已被血凝块堵塞、大网膜包裹粘连,勿需分离止血,仅为防止再出血者。

对那些因结扎脾动脉后有明显血运受影响的脾组织一般都要切除,以防坏死;因结扎脾动脉后有代偿不足、脾功能下降可能,术后注意预防感染和脾脓肿发生。

⑥全脾切除加自体脾移植术:是对那些无法进行原位保脾的一种补救方法,有的收到了预期效果。自体脾移植首先要求患者生命体征平稳,能胜任较长时间手术的病例。

方法:全脾切下后用冷生理盐水冲洗脾脏,然后放入4 ℃的 Hartmann 溶液中,一组人员清洗腹腔,另一组人员剥去脾被膜并制备脾组织片。总量相当于1/3脾,制成2 cm×2 cm×4 cm组织片,放在大网膜前后叶间隙中,注意放在血运丰富处,并缝合固定之。由于移植的脾片将经历变性、再生和生长三个连续的病理过程,需3~5个月才能看到脾功能逐渐恢复,脾组织移植能否保留移植后的量,功能能否完全恢复,还有待临床进一步观察、证实。

为了弥补脾片大网膜移植的不足,近年来应用显微外科技术,施行带血管自体部分脾移植或半脾移植是保脾的一种新方法,血管吻合移植的脾使恢复脾的免疫功能和发挥足够的抗感染能力更有保证。但因为技术、条件以及创伤后患者的内环境变化的影响,此技术尚难以广泛开展。

2)全脾切除术

手术操作:

①切口:切口的选择,主要依脾脏的大小和病情而定。最常用的为左上腹直肌切口;对粘连较多的巨脾,尤其后外侧的粘连,有时尚需在直切口的中部加以向左旁开的横切口;或采用左肋缘下斜切口、左上腹弧形(或"L"形)切口、上腹部横弧形切口、屋顶状切口或经第8或第9肋间的左侧胸腹联合切口等。

②探查:须准确迅速,及时控制出血。开腹后,吸除血液,移去血块,探查脾门及血块最多处。分开脾脏后方的腹膜,将脾向内侧翻转,然后以右手捏住脾蒂及胰腺尾部,阻断脾动、静脉的血流。如仍有活动性出血,则可能合并有其他脏器或血管损伤,应立即查明,进行处理。有时为了便于操作,也可暂时用一心耳钳、肾蒂钳或无损伤血管钳夹住脾蒂及胰尾,控制出血,使手术野得以充分显露,便于仔细处理脾周围的粘连及脾门血管。最后探查左肾及贲门以下的消化道及其系膜,以免误将损伤处遗漏。

③结扎脾动脉

在探查完毕后,若因充血性脾肿大而施行脾切除,一般先结扎脾动脉,使脾脏缩小、变软。

首先,切断左侧胃结肠韧带和大部分脾胃韧带,以丝线结扎止血,进入小网膜囊内。用大号"S"形拉钩向右上方牵开胃体,充分显露脾门、胰腺体尾部。在胰体尾部上缘可扪及向左走行的脾动脉。

切开该处的后腹膜及脾动脉鞘,用直角钳在动脉鞘内从下缘伸入脾动脉背面进行分离,避免从上缘向下绕过,以免损伤伴行的脾静脉及其周围的静脉分支。游离脾动脉约1.5~2 cm长,过二根7号丝线,相距3~5 mm分别结扎。结扎时用力要缓慢,尤其当脾动脉壁有粥样变时,以免脾动脉断裂。

在少数情况下,脾动脉深处于胰腺组织的背后,从一般位置上分离、结扎有困难时,可将胃结肠韧带向右侧切开,用大"S"形拉钩,将胃向上向前钩起,显露胰体部,在脊柱左侧,胰腺上缘处进行脾动脉结扎,因该处的脾动脉距胰腺上缘稍远,便于结扎。若在此处结扎仍感困难,也不必勉强结扎,可待脾脏游离后再予以处理。

④游离脾脏

脾脏完全游离的关键,在于充分地分离和处理脾肾韧带和脾膈韧带,尤其是巨大的脾脏,粘连及侧支循环较多者。

可先将脾脏下极向上向左翻开,显露、切断、结扎脾结肠韧带。将脾下极游离后(注意勿损伤结肠及其系膜血管),再以右手由脾的外下方将脾翻向内前侧,充分显露脾肾韧带,如粘连不多,可用手指作钝性分离,然后托出脾脏。如粘连紧、侧支循环较多时,可沿脾的后外缘自下而上地剪开后腹膜,在腹膜外进行分离。将侧支血管予以钳夹止血。然后分离、结扎、切断脾膈韧带和上极的脾胃韧带,使脾得以充分游离。脾床以大块热盐水纱布垫填塞止血。向外翻转脾脏,进一步切断脾胃韧带及胃短血管。

⑤处理脾蒂

脾游离后,由助手轻轻托住并翻向内侧,但避免过度牵拉脾蒂。术者以右手示、中指或用小纱布自上而下地在脾蒂后方轻轻推开胰尾。注意不要损伤胰尾后血管。将胰尾从脾蒂分开后,再将脾脏翻向左侧,用3把大号血管钳或特制的脾蒂钳夹住蒂部,在贴近脾门的血管钳的右侧切断,移除脾脏。脾蒂残端先用7号或10号丝线结扎,再以7号丝线贯穿缝扎。为稳妥起见,还可将血管各分支的断端再分别结扎。如脾脏较大且脾门血管分支多,用"三钳法"止血有时不可靠,可在脾门处通过各血管间隙将脾门血管分别钳夹、结扎处理。这是传统的脾蒂处理方法,其大束结扎坏死组织多,且易损伤胰尾、致术后出血、创口愈合障碍和发热等并发症。

有学者提出在脾门水平分束结扎脾叶血管的改良脾蒂离断法,可避免损伤胰尾,且仅结扎血管坏死组织少,术后发热轻、持续时间短,效果良好。具体做法是脾脏被游离并托出切口后,术者于脾蒂前近脾门处用电刀切开或剪开脾蒂之腹膜,左手拇食指前后触摸或用血管钳轻轻分离可很容易地找到脾叶血管之间隙,可自上而下或自下而上逐束结扎脾叶血管。血管间脂肪结缔组织可电刀切断或钝性分离,有细小血管出血则予以结扎。

在少数情况下,因脾门及胰体尾部上缘淋巴结聚集或胰腺慢性炎症,从胰腺腹侧入路可能很难找到脾血管,强行分离可引起血管破裂大出血。此时可剪开脾肾韧带,分离腹膜外的疏松结缔组织,将脾脏向前向内翻起,遇小血管一一结扎切断,显露胰尾背面及脾血管,将脾动静脉分别结扎后再分离胰尾。

最后取出脾床的纱布垫,冲洗术野,彻底止血。应特别注意胰尾、胃大弯、脾床粗糙面有无出血。对于原发性血小板减少性紫癜、先天性溶血性贫血等患者,应注意副脾存在的可能。应在脾门、胰尾附近、大网膜、胃脾韧带、肠系膜根部等处仔细寻找并予完全切除,避免复发可能。

⑥缝合后腹膜、放置引流

关腹前缝合脾床腹膜创面,起到确切止血,使创面腹膜化,减轻术后粘连的目的。较大的脾脏切除后,脾窝常有渗血、渗液,或术中胰尾轻微损伤的可能,术后于左膈下放置引流,可避免膈下积液、膈下脓肿形成,便于术后观察腹腔情况,监测有无腹腔出血、胰漏发生。

3)经皮穿刺部分性脾栓塞术(partial splenic embolization,PSE) 是近年来发展起来的一种安全、微创、疗效确切的止血、保脾手段。其具有以下优点:其通过脾动脉造影不但能明确诊断,而且可以判断脾损伤程度,以决定治疗方案;栓塞治疗可立即止血,并可通过再次造影明确止血效果;通过血管造影可以同时明确有无合并其他脏器的损伤;用明胶海绵(gelfoam,GF)栓塞后2周左右,血管可再通,有利于恢复脾脏功能;其较手术而言有创伤小、并发症少的优点。

方法:采用 Seldinger 技术,局麻下经皮行右股动脉穿刺插管,电视监视下将导管选择性插入脾动脉远端,行脾脏 DSA,如造影剂向破裂的血管外溢出,这是出血最直接、最可靠的证据。明确破裂处后,将导管超选择性插至该部,将经高压蒸汽消毒的 GF(脾段动脉以下破裂用约 2 mm×2 mm×2 mm 大小的 GF 颗粒,脾叶动脉破裂则用约 2 mm×2 mm×10 mm 的 GF 条)混入抗生素溶液中并用对比剂示踪,经导管在透视下缓慢注入,见到被栓塞动脉分支血流滞缓则再次行脾动脉 DSA 检查,以观察止血效果。仍有出血者再次栓塞,直至出血征象消失。然后分别插管至肝总动脉和肠系膜上、下动脉行 DSA 检查,观察有无合并其他脏器损伤。若有,作相应处理。栓塞结束后在右下腹麦氏点处局麻,切开皮肤约3 mm,18G 穿刺针穿透腹壁,经穿刺针送入导丝至盆腔,沿导丝送入 8F"猪尾"多孔引流管引流腹腔积血。

有作者认为 PSE 治疗脾破裂无绝对禁忌证,但一般遵循以下选择标准:①部分Ⅳ级及其以下的脾破裂;②不伴有腹内空腔脏器破裂;③收缩压>90 mmHg,心率<110 次/min,或经抗休克血流动力学转为稳定;④不伴有威胁生命的头胸等部位伤。

PSE 后的胸腔积液、脾脏血肿、脓肿、囊肿,发热,肺不张,白细胞增高,疼痛,胰腺炎及其假性囊肿的形成,腹胀,麻痹性肠梗阻等有人称之为栓塞后综合征。

注意事项:术前积极抗炎、补充血容量、纠正休克、保持生命体征平稳是介入治疗成功的关键。术中严密监测各项生命体征,充分做好输血和补液准备,请相关科室协助监护患者,随时做好抢救和中转外科手术的准备。术中尽可能将导管超选择性插至破裂区域供血的脾叶间动脉,以最大程度减少栓塞面积。术后右股动脉穿刺点加压包扎 6 小时,右下肢制动 12 小时,卧床休息 24 小时,注意右下肢血运情况。术后 1 周内密切观察生命体征和腹部体征变化、腹腔引流管引流积血的量和性状变化,以防腹腔内其他脏器损伤的漏诊和术后并发症的发生,若术后收缩压＜90 mmHg,心率＞110 次/min,腹腔引流液多而且为新鲜血,即应再行 PSE 或转剖腹手术。

(3)手术方案的选择

1)保脾手术

适用于:①患者全身情况好,循环稳定。②无其他腹腔脏器损伤。③损伤程度在Ⅲ度以内。可采用粘合胶局部止血、缝合修补术、脾动脉结扎术或脾部分切除术。

2)全脾切除术

适用于:①Ⅳ度破裂伤、全脾破裂或广泛性脾实质破裂,脾脏血供完全中断。②有威胁生命的多发伤。③病情重、血压不稳定。④脾缝合术不能有效止血。全脾切除后可用自体脾组织片大网膜内移植术或带血管蒂的自体脾脏移植术。

【术后观察及处理】

(一)一般处理

1.肝硬化的病员在脾切除术后,可能发生肝功能代偿不全,出现肝昏迷,应加强保护和观察。

2.注意继发性出血,发现后应及时处理。出血不止时,应急行手术止血。

3.保持腹腔引流通畅,避免膈下积血或积液,防治膈下感染、左胸腔感染。

4.一般手术后 48 小时可拔除引流管、胃管。

(二)并发症的观察及处理

1.再出血　常发生在伤后 2 周内,成人较儿童多见。防止再出血的关键在于病例选择适当和严格执行非手术治疗措施,如绝对卧床 1 周,后逐渐增加活动量,多数 2 周出院,但 3～4 周内避免重体力劳动。再出血应行手术治疗。

2.脾囊肿　常见于脾包膜下血肿,为血肿液化吸收后形成。小囊肿有完全吸收的可能,可先行非手术治疗,定期随访观察;囊肿较大时需行脾部分切除术或全脾切除术。

3.脾脓肿　因血肿感染所致,一旦确诊,应早期手术。绝大多数采用全脾切除术,也有行部分脾切除术或脓肿切开引流术的。

【出院后随访】

术后患者可定期行脾脏 B 超检查和血象检查,有条件者可行上腹 CT 检查或核素扫描。

【预后评估】

对于无合并休克或一过性休克较易纠正,血常规指标如红细胞计数、血色素及HCT 波动不大,影像学检查证实脾裂伤较局限、表浅,且无合并其他腹腔脏器损伤的患者经积极对症保守治疗,非手术成功率可达 80%。而开腹脾手术及腹腔镜下脾手术死亡率分别可达 6%～13%及 0～5%。

(汪 谦 李绍强)

第二节 脾功能亢进症

【概述】

脾功能亢进(hypersplenism)(简称脾亢)是由某些病因而引起的脾脏病理性的功能增加,循环血液中的有形成分不同程度减少的一组症候群。本病临床特点早在 1866 年 Cretsel 即有描述,到 1880 年 Banti 做了更为详细的描述,故曾称 Banti综合征,1907 年 Chauffard 使用脾功能亢进名称。1955 年 Doan 做了进一步研究,并阐明脾功能亢进的必备条件:①脾脏肿大;②血中有一种或数种血细胞成分减少;③骨髓正常或呈增生状态;④脾切除术后血液成分的病理性改变消失。另外,根据临床症状亦有人称为脾性贫血、脾性粒细胞减少症、脾功能亢进性血小板减少症和脾性全血细胞减少症等。

【诊断步骤】

(一)病史采集要点

1. 是否自觉腹部饱满或不适,是否有腹痛、恶心呕吐等症状;

2. 是否有头晕、乏力、心悸等症状。

(二)体格检查要点

1. 一般情况 发育、营养、体重、神志、精神、血压、呼吸、脉搏、体温。

2. 局部检查

(1)触诊脾有无增大,增大的程度,脾的硬度、活动度。

(2)叩诊脾浊音界,有无叩击痛。

正常情况下,脾脏在左肋缘下不能触及,只有当脾体积增大至正常时的 1.5～
2 倍时才能触及,如排除内脏下垂、左侧胸腔积液、膈下降等使脾下降的因素,就可
确定脾大。早期肿大的脾脏质软而活动,晚期脾脏变硬、活动度减少。在临床中根
据肋弓下缘手指宽度可将脾大分为三度:轻度增大时左肋缘下 5 cm 内触及,脾重
500 g;中度增大时脾下极位于脐孔上方,脾重 500～1 000g;重度增大(巨脾)时脾
下极位于脐孔右侧或延伸到左髂窝,脾重 1 000～1 500 g。另外,通过画线法
(Hackett 法)可以更精确测量脾脏大小:甲乙线,在左锁骨中线上测量左肋弓缘至
脾下缘间距离(轻度增大时只测量该线);甲丙线,为左锁骨中线与左肋弓交点到最
远脾尖之间的距离;丁戊线,为脾右缘到正中线的距离,脾脏向右超过正中线时以
正数表示,未超过正中线以负数表示。

3. 全身检查

(1)皮肤黏膜有无苍白。

(2)皮肤有无瘀点、瘀斑、紫癜、黏膜出血等。

(三)辅助检查要点

实验室检查:

血象:外周血中红细胞、白细胞和血小板一种或一种以上减少。一般早期病例
为白细胞或血小板减少,晚期病例表现为全血减少,其中又以血小板减少明显。可
见网织红细胞增多。

骨髓象:造血细胞增生活跃,部分病例可同时有成熟障碍现象。

(四)进一步检查项目

对于不能触及的脾大,可借助于影像学检查。

1. B 超　正常脾脏大小约 12 cm×8 cm×3 cm,如脾长径达到或超过 13 cm,
特别是厚径>4 cm,即可诊断为脾大。CT 检查:正常脾脏大小在 5 个肋单元以内,
超过者即为脾大。Lackner 提出了脾大指数(SI)概念,即为脾脏长径×宽径×前后
径,SI 达到或大于 480 时,即表示脾大,将指数乘 0.55,还可估算出脾脏重量(g),
正常脾脏重量约为 265 g;另外,脾前后径超过腹部前后径的 2/3,也可考虑为
脾大。

2. 放射性同位素检查　^{51}Cr 或 ^{99m}Tc 标记红细胞或血小板,进行脾区扫描,若
注射后 1 h 脾区表面放射性为肝表面 2～3 倍,表示脾脏有滞留增加,若 4～5 h 后
脾区放射性增加比肝区多,表示脾红细胞或血小板破坏增加。

【诊断对策】

(一)诊断要点

以前三条最为重要:(1)脾脏肿大;(2)末梢血细胞减少:外周血中红细胞、白细胞和血小板单一或同时减少;(3)增生性骨髓象:以外周血中减少的红细胞过度增生为主,部分病例可同时出现成熟障碍;(4)放射性核素扫描:脾肝摄取率比>2:1和(或)红细胞、血小板半衰期缩短;(5)脾切除术的效果:脾切除后可以使血细胞数接近或恢复正常。

继发性脾亢均因原发病的不同而有不同程度的脾大,随后出现不同程度的血细胞减少现象。病因与脾亢无关,脾大后多久出现脾亢现象也难以预计,虽脾脏肿大的程度与脾亢间并不是平行关系,但一般认为脾脏组织增生越多,则脾亢程度越显著,有些伴有副脾的病例,脾脏虽小,但其脾亢症状表现明显。

脾大处于轻中度时,可能无任何症状,当进一步增大时则可在左上腹扪及肿块,有时可有左上腹钝痛、牵拉痛,如并发脾周围炎时可引起左上腹持续隐胀痛,如果脾大压迫周围脏器,可引起餐后上腹饱胀、胃肠胀气、上腹痛、恶心呕吐等症状,以儿童多见。此外,还有原发病的症状。

(二)临床类型

脾亢分为原发性和继发性。前者原因多不明确,表现为外周血中一系以上血细胞减少,但骨髓增生正常或极度活跃;而后者病因繁多,除同样表现外周血细胞不同程度减少外,骨髓象改变随原发病的不同而不同;继发性脾亢较原发性为多。

原发性脾亢的病因:①先天性溶血性贫血,如遗传性球形细胞增多症、遗传性椭圆形细胞增多症、血红蛋白病及自身免疫性溶血性贫血;②原发性血小板减少性紫癜;③血栓形成性血小板减少性紫癜;④原发性脾源性中性粒细胞和全血细胞减少症。

继发性脾亢的病因:①急性感染:菌痢、伤寒、白喉、急性心肌炎、败血症、传染性单核细胞增多症等;②慢性感染:疟疾、黑热病、结核病、病毒性肝炎、梅毒、血吸虫病、棘球绦虫病、锥虫病、Boeck 类肉瘤、AIDS 等;③充血性脾肿大:肝硬化、门静脉或脾静脉阻塞、Budd-chiari 综合征、充血性心力衰竭、原发性肿瘤性肝病等;④造血系统恶性疾病:慢性粒细胞性白血病、慢性淋巴细胞性白血病、淋巴瘤、恶性组织细胞增生等;⑤组织细胞增多症:Gaucher 病、Niemann-Pick 病、L-S 病、H-S-C 病等;⑥脾脏肿瘤:脾脏假性囊肿、恶性肿瘤等;⑦免疫性疾病:Felty 综合征、红斑狼疮、类风湿性关节炎等。

（三）鉴别诊断要点

脾功能亢进需与再障、阵发性夜间血红蛋白尿（paroxysmal nocturnal hemoglobinuria，PHN）、巨幼细胞性贫血及血细胞减少性白血病等引起全血细胞减少的疾病加以鉴别。通过病史、体格检查、骨髓象检查及酸溶血试验等，一般不难鉴别。

【治疗对策】

（一）治疗原则

脾功能亢进的治疗方式、对治疗的反应性及预后，因病因不同而有所差异。对于原发性脾功能亢进，除少数与免疫有关的病例可先试用糖皮质激素治疗外，一般考虑行脾切除术，多数能获得良好效果。而继发性脾功能亢进，首先应考虑各种原发病的治疗，有时可使脾功能亢进减轻或消失，脾切除可适当减轻贫血，增加血小板和白细胞，但仅属对症治疗，效果不一定理想。

（二）术前准备

1. 一般患者的准备　检查红细胞、白细胞及血小板计数，检测出凝血时间、凝血酶原时间、肝、肾功能和心电图，综合评价患者对手术的耐受性。因脾切除有大出血的可能，术前应备血，以备术中紧急输血之需；术前应留置胃管利于术野暴露，但有食管下段静脉曲张者，注意置管时操作轻柔，如有破裂出血可能者，可不放置胃管。

2. 肝功能不良患者的准备　肝脏有长期慢性损害者，对手术的耐受性差，术前应进行保肝治疗，使肝功能 Child-Pugh 分级达到 B 级以上。

3. 免疫功能低下患者的准备　脾切除可削弱机体的免疫功能，并使抗感染能力下降，容易发生感染性并发症，一般患者均应在手术前 1 天，预防性应用广谱抗生素；对免疫功能低下（缺陷）的患者，可在手术前 3 天开始应用；对有感染的患者，术前应做药物敏感试验，如果时间允许，最好待感染控制后再行手术。

4. 贫血和血液病患者的准备　慢性贫血的患者对脾切除耐受性较好，但对脑和冠状动脉血供不足及周围血管疾病的患者血细胞比容应维持到 25%～30%（血红蛋白在 100 g 以上），肾功能不全者血细胞比容应大于 20%。对溶血性贫血患者，术前应做 B 超和 X 线检查，排除胆道系统结石，如存在胆囊结石可术中一并切除。血液系统疾病需针对不同病因，术前分别给予维生素 K 或成分输血，有的需肾上腺皮质激素治疗。

5. 心、肺功能不全患者的准备　对吸烟的患者必须戒烟，练习做深呼吸和咳嗽。对阻塞性肺功能不足的患者应用支气管扩张剂，这些措施能降低手术后肺部并发症。有心、肺疾患的患者应针对不同病因采取相应治疗,对冠状动脉供血不足和心肌梗死患者尤应注意。

6. **肾功能不全患者的准备**　严重肾功能不全(肾功能衰竭)依赖透析的患者需脾切除时,术前 2 天开始透析,如有可能,手术后应继续透析。已行肾移植的患者,术前应静脉维持使用免疫抑制剂,同时应用抗生素预防感染。

7. **妊娠患者的准备**　妊娠不是脾切除的禁忌证。急诊脾破裂切除术前准备应与妇产科医师合作。如妊娠已大于 30 周,在切除脾脏时可同时剖宫取胎。对术后需继续妊娠者,应监测胎心,使用对胎儿无不良影响的抗生素。患特发性血小板减少性紫癜和溶血性贫血的孕妇行脾切除可能有较好的结果,时间应安排在妊娠3 个月后;妊娠期间诊断为霍奇金病的患者也可切脾,但淋巴肉芽肿病治疗期间可增加流产率。

8. **其他患者的准备**　儿童由于网状内皮系统发育尚未完善,切脾后对感染的易感性高于成人,应尽量延期到发育以后再考虑。大的纵隔肿瘤可压迫气管,术前应行放疗或化疗,待纵隔肿瘤缩小或消失后再行脾切除。

(三)治疗方案

1. 非手术治疗

(1)病因治疗　对病因治疗,原发病可以治愈,脾亢症状消失。

(2)对症治疗　贫血严重者给予输血。感染给予有效而不影响造血功能的抗生素。出血给予止血剂。

2. **手术治疗**　手术指征、方法及效果:

(1)脾切除　脾切除是治疗脾亢较有效的方法,尤其是对慢性脾亢者。但因其病因及病理改变不同,其疗效亦不尽相同。

1)脾切除的目的　①去除血细胞破坏的主要场所;②去除产生免疫抗体的重要场所,减少对血细胞的破坏;③去除大量浸润的异常储积细胞;④改善原发病的临床症状。

2)适应证　①脾脏显著肿大伴有压迫症状;②有严重贫血,尤其是溶血性贫血;③血小板明显减少和伴有严重出血;④伴有脾栓塞;⑤其他治疗无效,脾切除能改善临床症状。

3)禁忌证　①血小板正常及轻度减少者;②白细胞极度减少并有感染者。

手术操作:

1)切口　切口的选择,主要依脾脏的大小和病情而定。最常用的为左上腹直肌切口;对粘连较多的巨脾,尤其后外侧的粘连,有时尚需在直切口的中部加以向左旁开的横切口；或采用左肋缘下斜切口、左上腹弧形（或"L"形）切口、上腹部横弧形切口、屋顶状切口或经第 8 或第 9 肋间的左侧胸腹联合切口等。

2）探查　须准确迅速，及时控制出血。开腹后，吸除血液，移去血块，探查脾门及血块最多处。分开脾脏后方的腹膜，将脾向内侧翻转，然后以右手捏住脾蒂及胰腺尾部，阻断脾动、静脉的血流。如仍有活动性出血，则可能合并有其他脏器或血管损伤，应立即查明，进行处理。有时为了便于操作，也可暂时用一心耳钳、肾蒂钳或无损伤血管钳夹住脾蒂及胰尾，控制出血，使手术野得以充分显露，便于仔细处理脾周围的粘连及脾门血管。最后探查左肾及贲门以下的消化道及其系膜，以免误将损伤处遗漏。

3）结扎脾动脉　在探查完毕后，若因充血性脾肿大而施行脾切除，一般先结扎脾动脉，使脾脏缩小、变软。

首先，切断左侧胃结肠韧带和大部分脾胃韧带，以丝线结扎止血，进入小网膜囊内。用大号"S"形拉钩向右上方牵开胃体，充分显露脾门、胰腺体尾部。在胰体尾部上缘可扪及向左走行的脾动脉。

切开该处的后腹膜及脾动脉鞘，用直角钳在动脉鞘内从下缘伸入脾动脉背面进行分离，避免从上缘向下绕过，以免损伤伴行的脾静脉及其周围的静脉分支。游离脾动脉约 1.5～2 cm 长，过二根 7 号丝线，相距 3～5 mm 分别结扎。结扎时用力要缓慢，尤其当脾动脉壁有粥样变时，以免脾动脉断裂。

在少数情况下，脾动脉深处于胰腺组织的背后，从一般位置上分离、结扎有困难时，可将胃结肠韧带向右侧切开，用大"S"形拉钩，将胃向上向前钩起，显露胰体部，在脊柱左侧，胰腺上缘处进行脾动脉结扎，因该处的脾动脉距胰腺上缘稍远，便于结扎。若在此处结扎仍感困难，也不必勉强结扎，可待脾脏游离后再予以处理。

4）游离脾脏　脾脏完全游离的关键，在于充分地分离和处理脾肾韧带和脾膈韧带，尤其是巨大的脾脏，粘连及侧支循环较多者。

可先将脾脏下极向上向左翻开，显露、切断、结扎脾结肠韧带。将脾下极游离后（注意勿损伤结肠及其系膜血管），再以右手由脾的外下方将脾翻向内前侧，充分显露脾肾韧带，如粘连不多，可用手指作钝性分离，然后托出脾脏。如粘连紧、侧支循环较多时，可沿脾的后外缘自下而上地剪开后腹膜，在腹膜外进行分离。将侧支血管予以钳夹止血。然后分离、结扎、切断脾膈韧带和上极的脾胃韧带，使脾得以充分游离。脾床以大块热盐水纱布垫填塞止血。向外翻转脾脏，进一步切断脾胃韧带及胃短血管。

5）处理脾蒂

脾游离后，由助手轻轻托住并翻向内侧，但避免过度牵拉脾蒂。术者以右手示、中指或用小纱布自上而下地在脾蒂后方轻轻推开胰尾。注意不要损伤胰尾后血管。将胰尾从脾蒂分开后，再将脾脏翻向左侧，用3把大号血管钳或特制的脾蒂钳夹住蒂部，在贴近脾门的血管钳的右侧切断，移除脾脏。脾蒂残端先用7号或10号丝线结扎，再以7号丝线贯穿缝扎。为稳妥起见，还可将血管各分支的断端再分别结扎。如脾脏较大且脾门血管分支多，用"三钳法"止血有时不可靠，可在脾门处通过各血管间隙将脾门血管分别钳夹、结扎处理。这是传统的脾蒂处理方法，其大束结扎坏死组织多，且易损伤胰尾、致术后出血、创口愈合障碍和发热等并发症。

有学者提出在脾门水平分束结扎脾叶血管的改良脾蒂离断法，可避免损伤胰尾，且仅结扎血管坏死组织少，术后发热轻、持续时间短，效果良好。具体做法是脾脏被游离并托出切口后，术者于脾蒂前近脾门处用电刀切开或剪开脾蒂之腹膜，左手拇食指前后触摸或用血管钳轻轻分离可很容易地找到脾叶血管之间隙，可自上而下或自下而上逐束结扎脾叶血管。血管间脂肪结缔组织可电刀切断或钝性分离，有细小血管出血则予以结扎。

在少数情况下，因脾门及胰体尾部上缘淋巴结聚集或胰腺慢性炎症，从胰腺腹侧入路可能很难找到脾血管，强行分离可引起血管破裂大出血。此时可剪开脾肾韧带，分离腹膜外的疏松结缔组织，将脾脏向前向内翻起，遇小血管一一结扎切断，显露胰尾背面及脾血管，将脾动静脉分别结扎后再分离胰尾。

最后取出脾床的纱布垫，冲洗术野，彻底止血。应特别注意胰尾、胃大弯、脾床粗糙面有无出血。对于原发性血小板减少性紫癜、先天性溶血性贫血等患者，应注意副脾存在的可能。应在脾门、胰尾附近、大网膜、胃脾韧带、肠系膜根部等处仔细寻找并予完全切除，避免复发可能。

6）缝合后腹膜、放置引流

关腹前缝合脾床腹膜创面，起到确切止血，使创面腹膜化，减轻术后粘连的目的。较大的脾脏切除后，脾窝常有渗血、渗液，或术中胰尾轻微损伤的可能，术后于左膈下放置引流，可避免膈下积液、膈下脓肿形成，便于术后观察腹腔情况，监测有无腹腔出血、胰漏发生。

（2）脾动脉部分栓塞（partial splenic embolization，PSE）

1973年Madison首次应用介入放射技术作全脾动脉栓塞，但术后绝大部分出现脾脓肿，病死率极高。1979年Spigos首创PSE用于治疗脾功能亢进。经多年研究证明：PSE选择性栓塞脾动脉分支，使其所供应的脾实质发生缺血性梗死，但保留部分脾组织结构完整,符合现代脾外科保脾的基本要求,既消除脾功能亢进,又不致引起手术后严重感染,加之其具有操作简便、创伤轻微、易于耐受等特点,是一种安全、有效的非手术疗法,因此其应用指征较脾切除更广泛。PSE 体积通常为 50%～80%,低于 50%者不能缓解脾亢,栓塞体积过大易诱发脾脓肿。因此,许多学者采取少量多次栓塞方法,首次栓塞 20%～40%,术后 2～3 个月再栓塞 20%～30%,对多数患者而言,1～2 次 PSE 就足够有效控制脾亢,必要时再行第 3 次栓塞。

PSE 最常用的传统方法是选择性脾动脉主干插管,注入明胶海绵碎粒,根据栓塞颗粒的数量计算被栓塞的脾动脉分支数,达到控制栓塞体积的目的。此法的不足是栓塞颗粒随血流随机漂入脾小动脉分支,有可能多个颗粒进入同一分支,或单一颗粒阻塞一个分支。因此,操作中难以精确控制栓塞体积。另外,由于脾脏上极与膈肌紧密相邻,如出现脾上极大面积梗死则会造成严重的膈肌刺激,导致胸腔积液、肺不张等并发症。

为避免脾上极梗死造成膈肌刺激,同时准确控制栓塞体积,有学者采取脾下极动脉栓塞法,即将导管头端超选择至脾下极的动脉分支,根据造影掌握需栓塞的脾脏体积,使用微球或液态栓塞剂等长效栓塞物质,将脾下极动脉分支彻底栓塞。但因脾亢患者的脾动脉严重迂曲,实际操作中有近半数的病例难以使导管头端进入脾下极动脉,使总的并发症控制率受到影响。近年来介入操作中同轴微导管技术的使用,使克服血管迂曲造成的超选择插管困难成为可能。Mineau 等应用无水酒精超选择栓塞脾下极动脉的动物,获得了有效脾功能抑制和副反应轻微的结果;李京雨等应用微导管技术将鱼肝油酸钠超选择栓塞犬脾下极动脉,效果明显优于使用微球栓塞者。

治疗效果评价:①栓塞后脾脏的变化:部分性脾动脉栓塞术后早期呈现多灶性楔状缺血区,1 周后发生凝固坏死及点状出血,2～3 周后坏死区肉芽组织形成,继之出现纤维化,脾体积缩小,外周的纤维瘢痕似盔甲般限制脾组织再生。增强 CT 扫描可对脾脏梗死范围、体积进行较准确的测量计算。②外周血象变化:血小板对 PSE 反应较灵敏,术后 12～24 h 升高,1～2 周内迅速上升到正常水平以上,随后开始轻度下降,2 个月后可稳定在比栓塞前高 2 倍的水平上。血小板计数上升率和脾脏梗死体积呈正相关。所有患者的白细胞术后 24 h 即可升高,3 天后上升至正常,然后有所降低,并稳定在较低的正常水平。红细胞在 3 个月后才开始上升,可达到正常水平。

其常见副反应是发热、左上腹痛、胰腺炎及胰腺假性囊肿、左侧胸腔积液、肺不张、肺炎,最严重的并发症是脾脓肿及脾破裂。

（3）脾脏消融术

1）超声引导下经皮液态栓塞剂脾内注射　受无水乙醇注射治疗肝癌的启发,Shina等开展了超声引导下经皮油酸乙醇胺（EO）注射治疗脾亢的犬试验研究,提示该方法安全、简便,穿刺部分出血不明显。EO常用作治疗曲张静脉的硬化剂,能迅速破坏血管内皮细胞引起局部血栓形成而不向周围扩散,通过局部脾梗塞而达到脾脏部分消融的目的。陈玉明等采用超声引导下脾内注射鱼肝油酸钠治疗13例肝硬化性脾亢,认为该操作安全,能有效缓解脾亢,而腹痛、发热等并发症轻微。安子元等采用无水乙醇脾内注射引起局部脾脏坏死、血栓形成和纤维化,发现对治疗脾亢有一定疗效。但刘凤芹等则认为该方法可引起穿刺部位明显出血,在出血无法有效解决之前不应提倡。另外,脾内注射的无水乙醇被血流稀释后毁损范围局限。

2）脾脏的射频消融　射频消融（RFA）是利用射频电流使局部产热（50～110 ℃）,造成电极周围组织凝固性坏死,达到毁损病灶的目的。RFA由于微创、方便、疗效确切、可多次重复使用,已经广泛应用于原发性和转移性肝癌、肺癌、肾上腺及肾脏肿瘤等的治疗并有不错的疗效。至今脾脏RFA安全治疗脾转移性肿瘤的报道仅有2篇,尚未见脾脏RFA治疗脾亢的报道。国内刘全达等采用犬脾静脉结扎建立继发性脾亢模型,然后予脾脏RFA治疗,结果证明脾亢的RFA治疗安全、可行,脾脏RFA后出现特殊的"旁观者效应"影像学特征以及残脾血管网减少、残脾缩小的"实性变",并能有效纠正血细胞减少。他们同时提出操作中应注意以下几点:穿刺点避开脾门和脾脏大血管,穿刺后保持电极针固定不晃动可减少出血,脾脏与周围脏器和皮肤严格隔离,应用冰生理盐水降低脾蒂和胰尾温度防止胰腺损伤,因此将来临床实践时可在开腹或腹腔镜下完成,另外为防止膈肌无菌性炎症引起肺部并发症和脾脏牵涉痛,脾脏中下极是RFA穿刺的首选部位。目前RFA治疗脾亢的临床试验正在进行中。

3）高强度聚焦超声无创脾脏消融　高强度聚焦超声（high intensity focused ultrasound,HIFU）是利用超声波的组织穿透和可聚焦等特性,在体外低能量超声聚集于体内病灶,通过焦点区超声波产生的高能效应,使局部温度瞬间升至65～100 ℃,引起靶区组织完全凝固性坏死。瞬时高温效应、瞬态空化效应、强机械效应、声化学效应和肿瘤滋养血管血栓化是破坏靶区细胞的主要机制。HIFU无创消融是当前肿瘤治疗的焦点之一,对肝癌、肾癌、乳腺癌等良、恶性实体瘤的治疗取得了满意的疗效。HIFU也用于脾外伤的止血。基于HIFU安全有效、无创和无污染等特点,贾林等提出 HIFU 的非癌适应证设想,包括无创脾脏消融、无创卵巢去势和甲状腺固化。HIFU 无创脾脏消融术是一高度创新的设想,其非接触和无创的特点是手术和介入治疗无法比拟的。因此,有学者认为随着 HIFU 技术的进一步改进,极有希望替代外科手术和介入疗法。

(4)脾脏照射治疗 脾脏是对射线较敏感的器官之一,正常脾脏经照射治疗后会引起组织细胞的变性、坏死,其纤维化修复导致脾脏萎缩、功能减退和消失,从而达到类似切除脾脏的效果。该方法简便、安全、有效,基础研究证实小剂量照射不会增加染色体畸变率,一定剂量下肝肾功能损伤等并发症少见,故放射时应注意剂量,并强调个体化,对巨脾患者初次剂量不宜>50cGy。此外,临床观察发现脾脏照射后脾脏与周围组织广泛粘连,增加了日后脾脏切除时的手术难度,因此对有手术指征者尽量手术治疗,脾脏照射后仍不能控制症状者亦应及早手术治疗。

【术后观察及处理】

(一)一般处理

1. 肝硬化的病员在脾切除术后,可能发生肝功能代偿不全,出现肝昏迷,应加强保护和观察。

2. 注意继发性出血,发现后应及时处理。出血不止时,应急行手术止血。

3. 保持腹腔引流通畅,避免膈下积血或积液,防治膈下感染、左胸腔感染。

4. 一般手术后 48 小时可拔除引流管、胃管。

(二)并发症的观察及处理

1. 腹腔出血 国内统计发生率约 0.35%～1.17%,常发生在术后 48 小时内,常表现为血压等生命征进行性不稳、腹胀腹痛,腹引出大量鲜血。常由结扎线滑脱,术中遗漏出血小动脉,胰尾损伤等有关;凝血异常的患者常出现脾床广泛渗血。应迅速做好输血准备,不失时机地剖腹探查止血。

2. 血栓-栓塞性疾病 常因血小板增多及血液浓缩致血栓形成,如脾静脉血栓形成、门静脉血栓形成或深静脉血栓形成等,急性门静脉血栓形成的死亡率可达40%。脾切除术后 1～2 周血小板计数可达峰,此时亦为血栓栓塞的高发期。术后应检测血象,警惕血小板升高,若超过 $500 \times 10^9 / L$,应及早使用双嘧达莫或小剂量阿司匹林及低分子右旋糖酐;一旦出现血栓形成,应及时使用肝素及华法林治疗。

3. 膈下感染 常表现为术后高热、左季肋部叩痛。常因术中止血不彻底局部血肿形成继发感染或损伤胰尾导致。上腹部 B 超或 CT 可获明确诊断。除加强抗生素治疗,对于脓肿形成患者,可予穿刺或切开引流。

【出院后随访】

术后患者可定期行上腹部 B 超检查和血象监测。

【预后评估】

遗传性球形红细胞增多症、Gaucher 病及骨髓纤维化等进行脾切除可获较好疗效；对于温抗体型自身免疫性溶血及特发性血小板减少性紫癜，脾切除的疗效分别可达 50% 及 80%。骨髓增生较好、红细胞寿命缩短、常规治疗效果不佳的再生障碍性贫血患者行脾切除亦能部分缓解骨髓抑制。恶性淋巴瘤若行单独放疗，脾切除可利于分期诊断及减少淋巴瘤血行播散。门脉高压症所致的充血性脾肿大伴脾亢，脾切除联合贲门周围血管离断，食管胃底静脉曲张静脉缓解率可达 85%，远期再出血率可降低至 10%。

（汪　谦　李绍强）

第三节　脾脏肿瘤

【概述】

脾脏肿瘤是一种罕见但必须在左上腹肿块的鉴别诊断中加以考虑的疾病。早在 1945 年 Bostick 报告 11 707 例尸解和 68 820 例外检标本中，仅发现 5 例脾原发性肿瘤，脾转移瘤的发病情况也大多来源于尸检报告，其发生率在 3.3%～5% 之间，陈辉树等对天津市肿瘤医院 1956 年 1 月至 1996 年 12 月住院患者进行了统计，在 106 588 例肿瘤患者中仅 31 例脾肿瘤（其中 2 例为脾转移瘤）约占肿瘤患者住院总数的 0.03%，与 1993 年国内孙重波报告的结果一致。但随着 B 型超声、CT 等检查手段的逐渐普及，脾脏占位病变，特别是无症状或伴其他原发病症状病例的检出日渐增多。

根据疾病的性质，从广义上讲，脾肿瘤可分为脾囊肿、良性肿瘤与恶性肿瘤。根据脾脏肿瘤病理类型，Margenstem 提出将脾肿瘤分为四类：①类肿瘤病变，包括非寄生虫性囊肿、错构瘤；②血管肿瘤，有良、恶性之分；③淋巴肿瘤，如霍奇金病、非霍奇金病、类淋巴病变;④非淋巴肿瘤,包括脂肪瘤、恶性纤维细胞瘤、恶性畸胎瘤等。针对上述分类,国内有作者认为其虽适用于临床,但对确定肿瘤性质、判断来源意义不大,因此提出以下 6 种分类:①血管来源;②淋巴组织来源;③胚胎组织来源;④神经组织来源;⑤其他间叶组织来源,如纤维组织、脂肪组织及平滑肌组织等;⑥类肿瘤病变,如创伤性囊肿、炎性假瘤等。

一、脾囊肿

脾囊肿是脾脏组织的瘤样囊性病变,并非真性肿瘤,在临床上很少见,超声检查的发现率为 1/1 500,如 Robbin 报道 42 000 例尸检仅发现 32 例。

【诊断步骤】

(一)病史采集要点

1. 有无寄生虫病史;

2. 有无腹部不适感或疼痛,疼痛的部位、性质、有无放射痛;

3. 有无腹胀、腹泻、便秘等症状。

(二)体格检查要点

1. 一般情况　发育、营养、体重、精神、血压和脉搏。

2. 局部检查　有无腹部肿块、肿块的位置、大小、形状、质地、张力。

3. 全身检查

(1)是否有腹胀、肠型,腹部是否有压痛、肌紧张、反跳痛等腹膜刺激征,是否存在移动性浊音。

(2)是否有肾区叩击痛。

(三)辅助检查要点

B 超是诊断脾囊肿的首选检查,可见脾内呈圆形或椭圆形边界清楚的液性暗区,后方回声加强,囊内密度均匀,以单发囊肿多见,常可满足临床上诊断要求。

(四)进一步检查项目

1. CT　对于脾上极囊肿,由于肋弓及肺泡的遮盖常易漏诊,此时可以选用 CT 扫描明确诊断。CT 扫描还有助于了解囊肿的性质,如棘球蚴性囊肿可以在囊肿内发现头节,脾淋巴管瘤或血管瘤所形成的囊肿常表现为多房性的特征等。

2. X 线　X 线胸腹平片可见脾脏影增大,左膈肌抬高,脾包囊虫病时可发现钙化斑点;囊肿较大时上消化道钡餐和静脉肾盂造影可见器官外压性改变。

3. 有时诊断困难时需剖腹探查证实。最后的病理诊断是区别寄生虫性与非寄生虫性囊肿的关键。

【诊断对策】

（一）诊断要点

1. 临床表现　寄生虫脾囊肿以中青年多见，非寄生虫性脾囊肿以青少年多见；小的囊肿可无临床症状，常在因其他原因行影像学检查或尸检时偶然发现；当囊肿增大到一定程度，可以压迫和刺激邻近脏器、牵拉脾被膜而产生一系列症状，以左上腹不适或隐痛最多见，有时亦可累及脐周或放射至右肩及左腰背部疼痛；如果压迫胃肠道，可有腹胀或消化不良、便秘等；如压迫左肾动脉或输尿管可致肾血管性高血压或肾积水。当继发感染时则有高热和血常规中白细胞计数增高，发生破裂可引起腹膜炎或穿破膈肌致胸膜炎，囊肿破裂可致腹腔内出血，可危及生命。

2. 辅助检查　B超、CT、X线。

3. 手术　诊断困难时需剖腹探查，最后的病理诊断是区别寄生虫性与非寄生虫性囊肿的关键。

（二）临床类型及鉴别要点

目前，我国将脾囊肿分为两类，即寄生虫性脾囊肿和非寄生虫性脾囊肿。

1. 寄生虫性囊肿　最常见为脾棘球蚴病，囊肿由棘球绦虫属的包虫囊构成，由幼虫经血进入脾内发育生长成寄生虫性囊肿，囊内壁无衬覆上皮，囊内含寄生虫虫体或虫卵及坏死组织，本病较少见，2%的包虫病中可有脾包虫囊肿，常与肝、肺包虫病并存，在我国北方畜牧地区可见。

2. 非寄生虫性囊肿　包括真性和假性囊肿。

（1）真性囊肿　与假性囊肿的区别在于囊内壁被覆扁平、立方或柱状上皮，包括表皮样囊肿、皮样囊肿、血管和淋巴管囊肿等。其中表皮样囊肿最常见，多见于青年，常为单发性，囊内壁衬以鳞状上皮，基底膜平整，无表皮钉突，无皮肤附属器。皮样囊肿来源不明，可能为胚胎期胃背侧系膜或中肾管的细胞误入脾内发育而成；临床多无明显症状极为罕见，常在查体B超中发现。其病理所见囊壁内衬鳞状上皮及附属器，为皮肤全层结构，可有神经组织及骨组织等，囊内可有白细胞、脂肪小体和胆固醇结晶。

（2）假性囊肿　较真性囊肿多见，约占非寄生虫囊肿的80%，多与腹部创伤有关，常见于男性青年，囊肿多为单房性，可有外伤史，囊肿可以很大，囊壁无内皮细胞被覆。

【治疗对策】

由于脾囊肿有继发感染和破裂的危险,所以脾囊肿一经确诊,应及早手术治疗,尤其是巨大壁薄、有压迫症状者。

1867 年 Pean 首先用脾切除治疗脾囊肿以来,至今仍是脾囊肿的主要治疗手段,但随着对脾脏功能的不断认识,近年来国内外都已成功施行了良性囊肿摘除或部分脾切除,以保留脾脏的各项功能。一般认为除巨大囊肿、位于脾门区或感染性囊肿外,脾囊肿应尽可能做保脾手术。

【术后观察及处理】

(一)一般处理

1. 注意继发性出血,发现后应及时处理。出血不止时,应急行手术止血。

2. 保持腹腔引流通畅,避免膈下积血或积液,防治膈下感染、左胸腔感染。

3. 一般手术后 48 小时可拔除引流管、胃管。

(二)并发症的观察及处理

1. 腹腔出血　常因囊肿感染、腐蚀并压迫脾内或邻近血管引起。常表现为血压等生命体征进行性不稳、腹胀腹痛,腹腔引出大量鲜血,应行手术治疗。

2. 脾脓肿　因血肿感染所致,一旦确诊,应早期手术。绝大多数采用全脾切除术,也有行部分脾切除术或脓肿切开引流术的。

3. 膈下感染　常表现为术后高热、左季肋部叩痛。常因术中止血不彻底局部血肿形成继发感染或损伤胰尾导致。上腹部 B 超或 CT 可获明确诊断。除加强抗生素治疗,对于脓肿形成患者,可予穿刺或切开引流。

【出院后随访】

术后患者可定期行脾脏 B 超检查,有条件者可行上腹 CT 检查。

【预后评估】

对有症状的脾囊肿行脾部分切除术可获治愈。

二、脾良性肿瘤

脾良性肿瘤主要包括脾错构瘤、淋巴管瘤、血管瘤、纤维瘤、脂肪瘤、动脉瘤、平滑肌瘤等。脾良性肿瘤多为单发。瘤体体积较小时可无临床症状和体征,偶然在切除脾脏时或在尸检时发现。

【诊断步骤】

（一）病史采集要点

1. 有无腹部不适感或疼痛，疼痛的部位、性质、有无放射痛。

2. 有无腹胀、腹泻、便秘等症状。

3. 有无心慌、气急等症，有无体重减轻。

脾良性肿瘤常常是单发的、大小不一、形态各异，其症状也较隐匿，故临床诊断较为困难；少数病例因脾肿瘤较大，可引起左上腹肿块、疼痛、食后饱胀、心慌、气急等症状，体检发现脾大或左上腹肿物。

（二）体格检查要点

1. 一般情况　发育、营养、体重、精神、血压和脉搏。

2. 局部检查

（1）触诊有无腹部肿块、肿块的位置、大小、形状、质地、张力。

（2）肿块是否有压痛，听诊是否有血管杂音。

（3）触诊脾有无增大，叩诊脾浊音界。

3. 全身检查

（1）是否有腹胀、肠型。

（2）腹部是否有压痛、肌紧张、反跳痛等腹膜刺激征，是否存在移动性浊音。

（三）辅助检查要点

20世纪80年代以来，随着影像学的迅速发展，脾肿瘤的诊断与鉴别诊断水平有了很大的提高，使一些亚临床期脾肿瘤得到早期发现。

1. X线　腹部X线平片可发现脾影增大及局部压迫征，如左膈升高，胃底及胃大弯受压。

2. B超　显示脾实质不均或结节状异常回声改变：脾血管瘤超声表现与肝血管瘤相似，多数为高回声，瘤体大小不等，呈圆形或椭圆形，边缘欠规整，其内间隔细小管状或圆点状无回声区，似筛网状；少数为混合型或低回声型，瘤体较大，形状不一，内部回声不均匀，可见大血窦形成的不规则无回声区，如蜂窝状，后方回声轻度增强。脾淋巴管瘤系先天性发育异常引起局部淋巴管扩张，外形呈不规则的无回声区，壁薄光滑，内部呈网格状或蜂窝状的特征性表现，后方回声增强。脾错构瘤多表现为中等或偏强的回声团块，内部回声均匀，边界较清楚，周围可有低回声晕环，瘤内血供丰富，有时可见动脉血管进入肿瘤实质。

（四）进一步检查项目

1. CT　CT扫描可显示脾门及脾脏本身的变化，其特点是：脾血管瘤CT平扫多为脾内边缘清楚的低密度灶，密度均匀，增强扫描肿块明显强化，延迟动态扫描造影剂逐步充填变为等密度，类似肝血管瘤的表现且具有一定的特征性；另外，血管瘤边缘可见蛋壳样钙化，中心钙化呈斑点状。脾淋巴管瘤CT表现为脾肿大伴有多个散在的和不被强化的低密度区，CT值约为15～33 HU，壁薄，常有钙化，提示分隔，一般认为CT能够作出诊断。脾错构瘤CT表现多为低密度区，边界不清，增强扫描时可有中度强化，但不均匀，病灶内部及边缘可见点状及弧性钙化，有囊性变的肿块边缘近脾门处可见钙化，部分病灶内部可含有脂肪组织。

2. MRI表现　脾血管瘤同肝血管瘤一样是一个极其缓慢流动的血管湖，所以在T1加权图像上病灶表现为均匀的低信号区，T2加权图像上呈均匀的高信号区，边界较清楚。脾淋巴管瘤也因其内液体流动很慢，T1加权图像上表现为较均匀的低信号，边缘清楚，T2值很长，T2加权图像上呈明显的高信号。脾错构瘤则根据肿瘤内所含组织成分比例的不同而呈现不同的信号，一般以不均匀低信号和散在块状高信号为表现，如肿瘤内脂肪组织含量高时，可显示短T1与长T2信号，脂肪组织在T1加权图像上呈高信号，在T2加权呈中等至高信号，如以平滑肌成分为主，则是长T1与长T2信号。

3. 至于良性肿瘤的生物学特性，仍需要病理学的最后确立。

【诊断对策】

（一）诊断要点

根据病史、临床症状及影像学检查，一般可以与原发性恶性脾肿瘤或转移性脾肿瘤相鉴别，但有时尚须剖腹探查进一步证实；至于良性肿瘤的生物学特性，仍需要病理学的最后确立。

（二）临床类型

1. 脾错构瘤　又称脾脏缺陷瘤、脾腺瘤、脾内副脾、脾结节样增生。肿瘤结构与正常脾脏成分相一致，其发生由脾脏早期发育异常所致。肿瘤切面呈棕红色或灰白色，主要与其中所含血液的数量、纤维化的程度、亚铁血红素的含量有关。在光镜下常表现组织为红髓所构成，窦腔内含血量比周围脾组织中的血窦多。结缔组织小梁减少或缺如，有时可见淋巴细胞聚集。病灶与正常脾组织分界清楚但其间无包膜。临床上多无特殊表现，少数病例可发生血小板缺乏或其他脾功能亢进的血液学异常。常表现为孤立性结节，少数为多发。病灶的大小自数毫米至10余厘米,但大多数为尸检或脾切除时偶然发现,很少达到术前查体可扪及的程度。

2. 脾淋巴管瘤　又称为海绵状淋巴管瘤或脾脏囊性淋巴管瘤。系囊性扩张的淋巴管所构成。为脾良性肿瘤中最常见的一种,多见于小儿,往往位于脾包膜下,瘤体常较小,但有时也累及脾的大部,有时伴有其他器官的淋巴管瘤。

3. 脾血管瘤　又称为脾海绵状错构瘤,是脾最常见的原发性肿瘤,尸检发现率为 0.03%～1.4%,由海绵状扩张的血管所构成,大多为海绵状,可呈结节型或弥漫型。巨大弥漫型血管瘤可侵及全部脾脏。临床上多为偶然发现,极少引起脾肿大。可合并发生梗死、感染、钙化,甚至破裂出血,文献中有关于海绵状血管瘤发生恶变的记录,但鲜有血液学异常的报道。

(三)鉴别诊断要点

脾良性肿瘤应与寄生虫性脾囊肿、原发性恶性脾肿瘤及转移性脾肿瘤相鉴别。寄生虫性脾囊肿常系包囊虫性,X线检查易见囊壁钙化,血象示嗜酸性粒细胞增多及特异性血清试验阳性可确诊。原发性恶性肿瘤往往症状较良性肿瘤突出,肿块增长速度快,全身进行性消瘦等有助于鉴别。转移性肿瘤常来源于肺癌、乳腺癌、恶性黑色素瘤及脾周围脏器癌等,只要详细检查,不难发现原发癌灶及多脏器损害表现。

【治疗对策】

对于确诊脾脏肿瘤的患者,应及早行剖腹探查,如术中能肯定系良性肿瘤者,位于脾上、下极者,可考虑脾脏上、下极部分切除术或脾段切除术;脾脏的巨大肿瘤或位于脾门部位者,可行全脾切除术。20 世纪 90 年代以后,国内外利用腹腔镜成功的施行脾切除术治疗脾脏的良性肿瘤,为微创外科技术的发展拓宽了道路。

【术后观察及处理】

(一)一般处理

1. 注意继发性出血,发现后应及时处理。出血不止时,应急行手术止血。

2. 保持腹腔引流通畅,避免膈下积血或积液,防治膈下感染、左胸腔感染。

3. 一般手术后 48 小时可拔除引流管、胃管。

(二)并发症的观察及处理

1. 腹腔出血　常因感染、腐蚀并压迫邻近血管引起。常表现为血压等生命征进行性不稳、腹胀腹痛,腹腔引出大量鲜血,应行手术治疗。

2. 脾脓肿　因血肿感染所致,一旦确诊,应早期手术。绝大多数采用全脾切除术,也有行部分脾切除术或脓肿切开引流术的。

3. 膈下感染 常表现为术后高热、左季肋部叩痛。常因术中止血不彻底局部血肿形成继发感染或损伤胰尾导致。上腹部 B 超或 CT 可获明确诊断。除加强抗生素治疗,对于脓肿形成患者,可予穿刺或切开引流。

4. 血栓-栓塞性疾病 常因血小板增多及血液浓缩致血栓形成,如脾静脉血栓形成、门静脉血栓形成或深静脉血栓形成等,急性门静脉血栓形成的死亡率可达40%。脾切除术后 1～2 周血小板计数可达高峰,此时亦为血栓栓塞的高发期。术后应检测血象,警惕血小板升高,若超过 500×10^9/L,应及早使用双嘧达莫或小剂量阿司匹林及低分子右旋糖酐;一旦出现血栓形成,应及时使用肝素及华法林治疗。

【出院后随访】

术后患者可定期行上腹部 B 超检查。

【预后评估】

脾良性肿瘤预后较好,虽然个别病例,尤其脾血管瘤,因其与动静脉交通的关系,可发生自发性脾破裂,有引起腹腔大出血致休克死亡的可能,且也有少数脾血管瘤可发生恶变,但肿瘤一经切除一般均可获得治愈。

三、脾恶性肿瘤

原发脾脏恶性肿瘤较为少见,目前文献多为散在病例报告,Krumbhaar 曾统计其占全部恶性肿瘤的 0.64%,詹世林总结了 1981 年至 1995 年国内 50 种期刊、69家医院报道的脾恶性肿瘤 194 例,占同期报告脾肿瘤的 46.86%,男女之比为1.66:1,其中以原发性恶性淋巴瘤最多,占 48.97%。

【诊断步骤】

(一)病史采集要点

1. 腹部是否发现肿块,腹部肿块的部位、性质、是否疼痛、疼痛的性质、有无放射痛。

2. 有无胃部不适、腹胀、纳差等症。

3. 有无心悸、气促等症,有无低热、乏力、贫血等症、近期有无体重变化。

(二)体格检查要点

1. 一般情况　发育、营养、体重、精神、血压、脉搏。

2. 局部检查

(1)触诊有无腹部肿块、肿块的位置、大小、形状、质地、表面是否光滑、张力、活动度,肿块是否有触痛,听诊是否有血管杂音。

(2)触诊脾有无增大,叩诊脾浊音界。

3. 全身检查

(1)是否有腹胀、肠型,腹部是否有压痛、肌紧张、反跳痛等腹膜刺激征。

(2)是否存在移动性浊音。

(三)辅助检查要点

1. X线　X线腹平片可发现脾影增大及局部压迫征象,但无特异性。B超可确定脾脏大小、有无肿块,实质或囊性,但区分良恶性肿瘤有困难;一般脾淋巴瘤均呈低回声,不少瘤体回声特别低,近似无回声;脾肉瘤边界呈分叶状,内部呈混合回声,低而不均质,后方声衰减。

2. CT及磁共振　近年来CT及磁共振等影像学的发展,不仅能显示脾本身的实质性占位病变,并可显示肿块与附近脏器的关系,淋巴结或肝脏是否受侵犯,以及胸腹腔的其他病变,有助于临床的诊断。脾淋巴瘤的CT扫描有四种表现:脾均匀肿大,粟粒结节状病变,多发性团块,大的孤立性团块;增强扫描后脾明显强化,而脾内肿块多强化不明显,可伴有脾门及腹膜后、肝门及胰周淋巴结肿大。脾血管肉瘤的CT表现为脾大,脾内多发不等的结节状肿块,单发或多发,增强扫描病变边缘增强,延迟动态扫描可向病灶中心扩展,病灶如有陈旧性出血囊变时不强化,易误诊为囊肿,难与海绵状血管瘤鉴别。

【诊断对策】

(一)诊断要点

对于脾脏不明原因肿大伴脾功能亢进或不明原因的发热对抗生素治疗无效,但对淋巴瘤的试验性化疗方案有效,骨髓中有分类不明细胞或淋巴瘤细胞时,则应高度怀疑脾脏原发性淋巴瘤可能。

根据病史、脾脏不规则的肿大、不明原因的发热、全身浅表淋巴结不肿大,以及实验室和影像学的检查等,一般可以诊断出脾脏的恶性肿瘤;但诊断脾脏原发性恶性淋巴瘤需要符合以下标准:(1)脾脏肿大为首发症状;(2)肿瘤局限于脾内或仅累及脾门淋巴结,而腹腔或浅表淋巴结无肿大;(3)手术后6个月内无其他部位恶性淋巴瘤的证据。

另外,最近国外文献报道脾淋巴瘤在血循环中存在带有绒毛的淋巴细胞(splenic lymphoma with villous lymphocytes,SLVL),应与慢性淋巴细胞白血病、毛细胞白血病相鉴别,SLVL的诊断主要依靠循环中绒毛淋巴细胞的形态学和免疫分型;脾脏恶性肿瘤的诊断,最后仍需要病理学的确定。

(二)临床类型

1. 脾血管肉瘤　又称恶性血管内皮细胞瘤,可能原发于脾脏,也可能为脾内的转移病灶或为血管肉瘤病的组成部分,常见于成人。大体病理可见肿瘤在脾实质内形成多数紫红色结节,常伴有出血、坏死及囊性变。光镜下肿瘤细胞呈梭形或多角形,有显著间变,核分裂多见。形成裂隙样腔隙或相互吻合的小血管构造。内皮细胞可向管腔内生长,形成乳头状增生。

2. 脾恶性淋巴瘤　从广义上讲,脾脏是淋巴网状组织的一部分,脾脏的恶性淋巴瘤与发生在淋巴结者基本相同。根据病理学分类,大体可分为三种类型。①弥漫增大型:表现为脾增大,切面上看不到结节,呈暗红色。②粟粒结节型:脾增大,切面上满布无数直径小于5 mm的灰白色小结节,有如粟粒结核。③结节肿块型:脾显著增大,切面上大量大小不等的结节,部分结节融合为块状,一些肿块体积巨大。镜下的脾淋巴瘤可划分为霍奇金(HD)、非霍奇金(NHL)和恶性组织细胞增生症。HD早期以累及小动脉周围淋巴细胞为特点,此时的大体病理可看不到结节。晚期则出现多数结节。光镜下细胞成分和淋巴结病变相同。在镜下要注意非干酪性上皮样肉芽肿,该肉芽肿在红髓和白髓中均可出现。有研究表明,它的出现是预后良好的表现。NHL是来自B或T细胞的淋巴瘤,开始病变限于脾内B或T细胞的各自部位,而后从侵犯白髓开始融合为大小不等的结节,并由白髓逐渐扩展到红髓。恶性组织细胞增生症的瘤细胞弥漫浸润脾红髓的脾窦和脾索,瘤细胞有明显的间变,核分裂多见,并常找到吞噬红细胞的现象。Ahmann又将脾恶性淋巴瘤分为三期:Ⅰ期,瘤组织完全局限于脾内者;Ⅱ期,累及脾门淋巴结者;Ⅲ期,累及肝或脾外淋巴结者。

3. 原发性纤维肉瘤　是指脾脏本身纤维组织的恶性增生,在脾原发性恶性肿瘤中较为少见,病理形态学表现为典型的纤维肉瘤的组织学图像,嗜银染色见网状纤维穿插于各个瘤细胞之间,与血管肉瘤的网状纤维包绕在瘤细胞团块外周不同。

4. 其他　尚有脾原发性恶性纤维组织细胞瘤(malignant fibrous histiocytoma of spleen)、脾原发性脂肪肉瘤(primary liposarcoma of spleen)、脾平滑肌肉瘤(leiomyosarcoma of spleen)的个案报道,临床更为罕见,不再赘述。

（三）鉴别诊断要点

常需与下列疾病相鉴别：

（1）伴有脾大的全身性疾病：如门脉高压所致淤血性脾大、恶性淋巴瘤和慢性白血病侵及脾脏等。

（2）脾本身的良性疾患：脾脓肿、脾结核、脾囊肿及脾脏其他的良性肿瘤。

（3）脾临近器官的疾患：如腹膜后肿瘤、肾脏肿瘤、胰腺肿瘤等。

上述这些疾患，往往借助于病史、体检、实验室检查及影像学诊断、淋巴穿刺活检等手段可资鉴别。同良性肿瘤一样，脾脏原发性恶性肿瘤有相当的病例确诊仍需手术探查及病理学检查。

【治疗对策】

为提高脾脏恶性肿瘤的治愈率，提倡早期发现、早期诊断和早期的综合治疗；其主要手段是脾切除术，无论肿瘤位于脾脏何处，手术治疗的原则均应完整切除脾脏，术中注意脾包膜的完整及脾门周围淋巴结的清扫，术前后辅以化疗或放疗、中药、免疫治疗等。

【术后观察及处理】

（一）一般处理

1. 注意继发性出血，发现后应及时处理。出血不止时，应急行手术止血。

2. 保持腹腔引流通畅，避免膈下积血或积液，防治膈下感染、左胸腔感染。

3. 一般手术后48小时可拔除引流管、胃管。

（二）并发症的观察及处理

1. 腹腔出血　常因感染、腐蚀并压迫脾内或邻近血管引起。常表现为血压等生命征进行性不稳、腹胀腹痛，腹腔引出大量鲜血，应行手术治疗。

2. 膈下感染　常表现为术后高热、左季肋部叩痛。常因术中止血不彻底局部血肿形成继发感染或损伤胰尾导致。上腹部B超或CT可获明确诊断。除加强抗生素治疗，对于脓肿形成患者，可予穿刺或切开引流。

3. 血栓-栓塞性疾病　常因血小板增多及血液浓缩致血栓形成，如脾静脉血栓形成、门静脉血栓形成或深静脉血栓形成等，急性门静脉血栓形成的死亡率可达40%。脾切除术后1～2周血小板计数可达高峰，此时亦为血栓栓塞的高发期。术后应检测血象，警惕血小板升高，若超过$500×10^9/L$，应及早使用双嘧达莫或小剂量阿司匹林及低分子右旋糖酐；一旦出现血栓形成，应及时使用肝素及华法林治疗。

【出院后随访】

术后患者可定期行上腹部 B 超检查和肿瘤指标 CA19-9、CEA 监测,有条件者可行 CT 或 PET-CT 检查。

【预后评估】

治疗的预后取决于病期的长短,有否转移和肿瘤的生物学特性,早期病例经综合治疗后,其预后较好,晚期病例预后较差,虽然脾肿瘤切除率较高,但根治性切除率低,尤其是脾血管肉瘤,容易经血运转移,往往同时累及肝脏或其他脏器,其预后更差。

四、脾转移恶性肿瘤

脾转移性肿瘤一般是指起源于上皮系统的恶性肿瘤,而不包括起源于造血系统的恶性肿瘤,临床少见,一般约占脾恶性肿瘤的 2‰～4‰,其原发肿瘤以肺、胃、胰腺、结肠为多,其次为绒毛膜上皮癌、恶性黑色素瘤、乳癌等。转移方式以血行、直接蔓延和淋巴途径为主。

【临床表现与诊断】

脾转移性肿瘤患者临床常无特殊症状,或仅有原发病的症状,低龄组发生率高于高龄组,与性别无关。B 超可发现许多临床上未能诊断的脾转移,常表现为实质不均、结节状低回声改变,边界清楚或不规则,有的肿瘤中心回声强,外周有较宽厚的低回声晕环包绕,显示为“牛眼征”。CT 检查对明确脾转移帮助更大,常表现为多灶性或融合性,多为低密度灶,CT 值 10～20 HU,边缘欠清,可以囊变,偶见钙化;增强扫描低密度病变不均匀强化,病灶显示清楚。

【鉴别诊断】

脾内多发转移与恶性淋巴瘤不易区别,但前者多继发于其他部位癌广泛转移的晚期,且脾大不如后者明显,可资鉴别。脾囊性转移灶需与脾囊肿鉴别,前者囊壁常较厚,且有强化,可见壁结节,结合原发病变及其他部位有转移灶,不难鉴别。

【治疗对策】

临床上能发现脾脏有转移癌时,说明病程已届晚期,手术应持慎重态度。但如果原发病灶已经根治性切除或手术探查发现原发癌能够根治性切除,而且转移瘤仅限于脾脏时,可行脾切除术,术后辅以综合治疗。对于转移性脾肿瘤的自发性脾破裂,应予急诊脾切除术,控制出血。

【术后观察及处理】

(一)一般处理

1. 注意继发性出血,发现后应及时处理。出血不止时,应急行手术止血。

2. 保持腹腔引流通畅,避免膈下积血或积液,防治膈下感染、左胸腔感染。

3. 一般手术后 48 小时可拔除引流管、胃管。

(二)并发症的观察及处理

1. 腹腔出血 常因感染、腐蚀并压迫脾内或邻近血管引起。常表现为血压等生命征进行性不稳、腹胀腹痛,腹腔引出大量鲜血,应行手术治疗。

2. 膈下感染 常表现为术后高热、左季肋部叩痛。常因术中止血不彻底局部血肿形成继发感染或损伤胰尾导致。上腹部 B 超或 CT 可获明确诊断。除加强抗生素治疗,对于脓肿形成患者,可予穿刺或切开引流。

3. 血栓-栓塞性疾病 常因血小板增多及血液浓缩致血栓形成,如脾静脉血栓形成、门静脉血栓形成或深静脉血栓形成等,急性门静脉血栓形成的死亡率可达 40%。脾切除术后 1～2 周血小板计数可达高峰,此时亦为血栓栓塞的高发期。术后应检测血象,警惕血小板升高,若超过 $500 \times 10^9/L$,应及早使用双嘧达莫或小剂量阿司匹林及低分子右旋糖酐;一旦出现血栓形成,应及时使用肝素及华法林治疗。

4. 自发性脾破裂 可发生于原发肿瘤切除前或后,因转移瘤坏死、囊性变并侵及脾包膜引起破裂出血。应行手术治疗。

【出院后随访】

术后患者可定期行胰腺 B 超检查和肿瘤指标 CA19-9、CEA 监测,有条件者可行 CT 检查。

【预后评估】

原发病灶未能控制已合并全身转移者,脾转移灶不宜行手术切除治疗,仅行活检满足临床诊断需要。孤立性脾转移瘤行全脾切除可获一定疗效,术后应以阿霉素、长春新碱、环磷酰胺、5-氟尿嘧啶等辅助化疗。合并脾亢或自发性脾破裂应行全脾切除术,未及时手术处理后者死亡率文献报道接近100%。因此,对恶性肿瘤患者出现突发原发性腹腔出血时,应想到自发性脾破裂可能。

(汪 谦 李绍强)

第四节 脾脏与血液病

【概述】

脾脏是人体主要的免疫器官之一,正常情况下发挥清除入侵微生物、衰老和死亡细胞,合成抗体,分泌细胞因子的功能,参与体液和细胞免疫;病理情况下能阻留、破坏异常细胞,与多种血液系统疾病的发生发展有关。自1887年Spencer首次为遗传性球形细胞增多症作脾切除以来,国内外文献报道血液病及其合并症的外科治疗,日趋增多,亦越来越受到医学界的重视。

多年来,脾切除术使血液学和外科学之间产生了密切的联系。脾切除在血液病的治疗中,从诊断和分期为目的到脾梗死所致的脾破裂,从贫血或血小板减少到白血病或淋巴瘤,所起的作用是多方面的。这些脾切除的指征是从长期的临床实践中发展起来的,多数基于疾病发生的机制。随着时间的推移,血液病脾切除的指征经历了某些变化,这主要是由于血液系统恶性肿瘤和非恶性血液病治疗方法的进步。

脾切除在血液病治疗中占有重要地位。对于遗传性球形红细胞增多症,不论贫血程度如何,均作为一线治疗手段。而对于自身免疫性溶血性贫血、慢性自身免疫性血小板减少性紫癜,当药物治疗失败或不能接受长期治疗或无法耐受全身治疗带来的毒副作用时,可考虑脾切除治疗。对于原发性骨髓纤维化(MF)、慢性淋巴细胞白血病(CLL)和非霍奇金淋巴瘤(NHL)患者,脾切除不再作为一线治疗手段。MF脾切除的主要指征为巨脾引起局部压迫症状;CLL和NHL的主要指征为脾大且对治疗无反应,伴有贫血或血小板减少;对于HCL,脾切除已由原来的一线治疗变为有选择性地治疗耐药的HCL。除此之外,HD采用脾切除治疗也越来越少,而脾切除用于疾病分期也逐渐被放弃,这主要归功于治疗方法和影像学诊断方法的进步。

然而血液病的选择性脾切除,有着与一般脾切除不同的特殊问题,同时溶血性贫血合并胆石症的发病率较高,并且脾切除晚期影响机体的免疫系统和宿主的防御能力,可造成严重的感染甚至死亡。近年来国内外开展其他方法,如脾动脉部分栓塞治疗、脾脏照射治疗,以取代脾切除治疗多种血液病,也取得良好效果。

脾切除相关血液病

一、溶血性疾病

【诊断步骤】

(一)病史采集要点

1. 有无家族性遗传病史;

2. 有无黄疸病史;

3. 有无头晕、乏力、心慌等症状,有无脾区压迫感或左上腹沉重感等症状。

(二)体格检查要点

1. 一般情况　发育、营养、体重、精神、血压、脉搏。

2. 局部检查　腹部触诊脾有无增大。

3. 全身检查　皮肤黏膜有无苍白、皮肤黏膜有无黄染。

(三)辅助检查要点

可分为 2 个方面:

(1)反映红细胞破坏加速的检查

①红细胞寿命缩短;②血红素分解代谢增强;③血清乳酸脱氢酶活性增强;④血管内溶血的证据。

(2)反映红细胞代偿性增生的检查

①反映总的红细胞生成情况,如红细胞系增生程度和血浆铁周转率。

②反映有效红细胞生成情况,如网织红细胞计数及红细胞铁周转率。

(四)进一步检查项目

确定溶血性贫血病因及类型的检查:如有明确的化学、物理因素接触史或明确的感染史,病因诊断容易作出。Coombs 实验阳性,考虑为免疫因素所致。若Coombs 实验阴性,血片中发现大量球形红细胞,可考虑遗传性球形红细胞的诊断,进一步用红细胞渗透脆性实验确定之。血片中发现特殊红细胞形态,可考虑相应的诊断,然后选择有关检查以确定之。如血红蛋白尿发生与睡眠有关且伴有白细胞和血小板异常,可考虑阵发性睡眠性血红蛋白尿的诊断,可进行酸溶血实验、糖水溶血实验以及检查血细胞表面的 CD55 和 CD59 以确定之。患者无明显红细胞形态且 Coombs 实验阴性,可进行血红蛋白电泳和葡萄糖-6-磷酸脱氢酶(G6PD)检查以确定病因。

【诊断对策】

(一)诊断要点

1. 溶血性贫血

(1)遗传性球形细胞增多症(hereditary spherocytosis,HS)

1)多有遗传史,临床表现可有不同程度的贫血、黄疸和脾肿大。

2)实验室检查可有

①Hb 低于 100 g/L;

②网织红细胞计数(RC)一般在 5%~20%之间;

③周围血片中小球形细胞增多;

④红细胞渗透脆性试验(OF)增高;

⑤酸化甘油溶解试验(AGLT$_{50}$)<140 秒;

⑥骨髓象:增生性贫血,红系增生过多,晚幼和中幼红细胞可占所有骨髓有核细胞的 25%~60%,核分裂多见。

若外周血有较多小球形红细胞(>10%),OF 增高,有阳性家族史,无论有无症状,HS 的诊断可成立。

(2)遗传性椭圆形细胞增多症(hereditary elliptocytosis,简称 HE)

1)临床表现　本病患者可完全不出现溶血现象,但大多数有轻度溶血。由于骨髓造血功能的代偿,往往不出现贫血或贫血很轻微。仅 10%~15%的患者有明显的溶血及贫血,常伴有脾脏肿大,间歇出现黄疸。部分患者可有胆结石和小腿慢性溃疡。

2)实验室检查　外周血椭圆形红细胞一般在 25%以上,常达 50%~90%。轻症患者网织红细胞常低于 4%,较重者可高达 20%。渗透脆性、孵育脆性及自血溶解试验一般正常,只有溶血发作时才增高。

本病的诊断依据为周围血中椭圆形红细胞增多,在 25%以上,达 50%则有较大的诊断价值。若在家系调查中发现家族成员有椭圆形红细胞增多则可确诊。需要鉴别的疾病为地中海贫血、镰状细胞贫血、巨幼红细胞贫血及骨髓硬化症等。

(3)血红蛋白病(Hemoglobin disease 简称 Hb 病)

1)血红蛋白 H 病(HbH 病) 临床表现可有贫血、黄疸、肝脾肿大,血液学检查:①Hb 降低,增高或正常;②红细胞大小不匀、中心浅染及靶形红细胞;③红细胞平均 Hb 含量(MCH)降低;④红细胞内可见包涵体;⑤骨髓增生活跃,以红细胞系统为主。生化检查:Hb 电泳出现 H 区带。遗传:家族中可有 HbH 患者。有条件可做 α/β 肽链合成速率比、基因分析。

2)HbE 复合 β 地中海贫血(Hemoglobin E-β-Thalassemia,E-β-地贫) 临床表现和血液学检查同 HbH 病,另外该病还表现为红细胞渗透脆性降低,HbA＞20％、HhF＞2.0％;如 HbA 在 10％～20％之间时,可做肽链分析或蛋白质一级结构鉴定。患者父母分别为 β-地贫和 HbE(异常 Hb)。

3)β-地中海贫血(β-Thalassemia,β-地贫)

临床表现:贫血、黄疸、肝脾肿大。

血液学检查:①Hb 低于正常水平,RC 增高;②红细胞大小不匀,中心浅染及靶形红细胞;③MCH 降低;④红细胞渗透脆性降低;⑤骨髓增生活跃,以红细胞系为主。

生化检查:HbA2＞20％、HbF＞2.0％;如 HbA2 在 10％～20％之间时,可做肽链分析或蛋白质一级结构鉴定。

遗传:父母分别为 β 地贫和 HbE(异常 Hb)。

(4)自身免疫性溶血性贫血(auto-immune hemolytic anemia,AIHA)

诊断要点:

1)临床表现原发性者多为女性,年龄不限,临床上除溶血性贫血外,无典型症状,半数有脾肿大,1/3 有黄疸及肝大。

2)实验室检查

①贫血程度不一,有时很严重,可爆发急性溶血现象,血片中可见数量不等的幼红细胞与少量铁幼粒细胞,偶见红细胞被吞噬现象,RC 增多;

②骨髓呈增生现象,幼红细胞增多;

③再障危象时,RC 极度减少,骨髓象呈再生障碍;

④抗人球蛋白试验(Coombs)阳性,主要为 IgG 型、C3 型或混合型。

3)诊断主要依据

①近 4 个月内无输血或特殊药物服用史,如直接 Coombs 试验阳性,结合临床和化验,可考虑温抗体型 AIHA;

②如 Coombs 试验阴性,但临床表现较符合,除外其他溶血性贫血(Hemolytic Anemia,HA)的可能,糖皮质激素治疗有效,可考虑 Coombs 试验阴性的 AIHA。

(5)溶血性贫血合并胆石症的外科治疗　溶血合并胆石的原因为红细胞破坏溶血,致高胆红素血症,易于胆囊内沉积,加之感染、上皮细胞脱落而形成结石,国外报道溶血病的胆石发病率约在 20%～40%,多在 10 岁以上发现。过去外科传统观念,不主张无菌的脾切除和有菌的胆囊切除同期进行,以免交互感染;但广谱抗生素的发展,体外营养的改善,为脾胆同期切除创造了条件;近来报道用腹腔镜同期切除脾脏和胆囊治疗 HS 合并胆石症获得成功,是值得推荐的微创外科技术。

二、特发性血小板减少性紫癜(idiopathic thrombocytopenic purpura,ITP)

又称自体免疫性血小板减少性紫癜,是一种原因不明的获得性出血性疾病,以血小板寿命缩短、骨髓内巨核细胞数正常或增加、血小板表面有 IgG 抗体、脾无明显肿大为特征。

【诊断步骤】

1. 病史采集要点

①是否经常齿龈出血、鼻出血、胃肠道出血或泌尿生殖器出血病史;

②是否有外伤后出血时间延长;

③女性患者是否有月经增多;

④有无头晕、乏力、心慌等症状,有无脾区压迫感或左上腹沉重感等症状。

2. 体格检查要点

(1)一般情况　发育、营养、体重、精神、血压和脉搏。

(2)局部检查

①腹部触诊有无肝脾肿大,增大程度、质地、活动度、有无触痛;

②叩诊肝界、脾界,有无叩击痛。

(3)全身检查

①皮肤黏膜有无苍白、皮肤黏膜有无瘀斑或瘀点;

②口腔黏膜是否有血疱。

3. 辅助检查要点

(1)血象　急性 ITP 血小板计数通常低于 $20×10^9/L$,血小板大小不一。在失血过多者可引起继发性贫血。白细胞计数一般正常,部分患者可出现淋巴细胞相对增多和嗜酸性细胞增多。出血时间延长,凝血时间正常。慢性型 ITP 的血小板计数中度减少,通常在$(30\sim80)\times10^9/L$ 之间。

(2)骨髓象　急性 ITP 骨髓细胞增生明显活跃,多数巨核细胞增多,巨核细胞胞体积不一致,其中小巨核细胞较多见,且幼稚型巨核细胞增多明显。慢性型 ITP 骨髓巨核细胞数量增多但大小基本正常,其中颗粒型明显增多,成熟型明显减少。

(3)免疫学检查　两型血小板表面 IgG 含量增高,血小板相关 C3(PA-C3)增多。

【诊断对策】

(一)诊断要点

1986 年首届中华血液学会全国血栓与止血学术会议对本病指定的诊断标准如下:

1. 多次化验检查血小板减少。

2. 脾脏不增大或轻度肿大。

3. 骨髓检查巨核细胞增多或正常,有成熟障碍。

4. 具备以下 5 项中任何一项者　①肾上腺皮质激素治疗有效;②切脾治疗有效;③血小板相关抗体(PAIgG)增多;④血小板相关 C3(PA-C3)增多;⑤血小板寿命测定缩短。

(二)鉴别诊断要点

急性 ITP 临床上应与急性白血病、血栓性血小板减少性紫癜、溶血-尿毒综合征以及药物所致的血小板减少症等相鉴别。慢性型 ITP 的诊断必须与继发于药物、淋巴瘤、慢性淋巴细胞白血病、其他自身免疫性疾病如系统性红斑狼疮的继发性血小板减少性紫癜及 ITP 伴发自身免疫性溶血性贫血、输血过多和慢性消耗性血小板减少性紫癜等相鉴别。

三、再生障碍性贫血(aplatic anemia,AA)

是一组由于化学、物理、生物因素及不明原因所致的骨髓干细胞及造血循环损伤,以致红髓被脂肪髓代替伴全血细胞减少的疾病。男女均可发病,发病率约为2/10 万。1913 年 Eppinger 首次用脾切除治疗 AA。

【诊断步骤】

(一)病史采集要点

1. 是否经常齿龈出血、鼻出血、胃肠道出血或泌尿生殖器出血病史；

2. 是否有外伤后出血时间延长，女性患者是否有月经增多，是否有视力障碍；

3. 是否有发热；

4. 有无头晕、乏力、心慌等症状。

(二)体格检查要点

1. 一般情况　发育、营养、体重、精神、血压和脉搏。

2. 局部检查

(1)腹部触诊有无肝脾肿大，增大程度、质地、活动度、有无触痛；

(2)叩诊肝界、脾界，有无叩击痛。

3. 全身检查

(1)皮肤黏膜有无苍白、皮肤黏膜有无瘀斑或瘀点；

(2)有无口腔或肛周感染灶。

(三)辅助检查要点

1. 周围血象　全血细胞减少，但发病早期可见一系或两系减少。贫血呈正细胞正色素性。网织红细胞显著减少，尤以急性型为著，常低于 1%。中性粒细胞及单核细胞均减少。血小板总数减少，小型血小板比例增加，形态不规则，急性型血小板减少显著，常低于 $10\times10^9/L$。

2. 骨髓象　急性型骨髓增生极度低下，有核细胞显著减少，巨核细胞缺如。涂片见绝大多数成熟淋巴细胞、浆细胞、组织嗜碱细胞和网状细胞等非造血细胞。慢性型由于红骨髓呈向心性萎缩，在胸骨及脊椎棘突出可保留部分造血功能或散在的造血灶。因此不同穿刺部位增生差别很大。在骨髓增生不良部位，三系细胞均减少，以红系和巨核细胞减少最显著，淋巴细胞相对增多；在增生灶处幼红细胞代偿性增生，但停滞在较晚期阶段，巨核细胞减少。骨髓肉眼可见油滴增多，骨髓小粒中非造血细胞比例增高。

【诊断对策】

(一)诊断要点

①全血细胞减少，网织红细胞绝对值减少；②一般无肝脾肿大；③骨髓至少1个部位增生减低或重度减低，骨髓小粒非造血细胞增多；④除外引起全血细胞减

少的其他疾病;⑤一般来说抗贫血药物治疗无效。

诊断再障后再进一步分析为急性再生障碍性贫血(acute aplastic anemia,AAA)或慢性再生障碍性贫血(Chronic aplastic anemia,CAA)。

(二)临床类型(表 20-2)

表 20-2　急慢性再障的诊断标准

项目	急性型	慢性型
起病	急	慢
病程	短,多在一年内死亡	经治疗多数可长期存活
发热与感染	严重,95%有发热且多为高热败血症发病率高	多数无或为一般性感染
出血	多,皮肤多见,内脏和脑出血发病率高	少且为皮肤
血象		
粒细胞	中性粒细胞绝对值<0.5×10^{9}L	中性粒细胞绝对值>0.5×10^{9}L
血小板	血小板<20×10^9/L	血小板>20×10^9/L
网织红细胞骨髓	小于1%,绝对值小于15×10^9/L 多部位增生减低,造血细胞明显减少,如非造血细胞增多	大于1%,绝对值大于15×10^9/L 可有增生灶,但至少有一个部位增生不良,增生良好,红系中常有晚幼红细胞脱核障碍,巨核细胞减少

(三)鉴别诊断要点

1. 阵发性睡眠性血红蛋白尿(PNH)及 AA-PNH 综合征　典型病例诊断并不困难,不典型病例常易与 AA 或不典型 AA 混淆。鉴别诊断主要借助血红蛋白尿及尿含铁血黄素(Rous 实验)呈持续阳性,为诊断 PNH 提供线索。酸溶血实验(Ham 实验)具有诊断意义。最近发展的检测 RBC、粒细胞和淋巴细胞表面的 CD55 和 CD59 分子表达水平,更具有诊断意义且灵敏度高。对于 AA-PNH,病史中常有一个阶段的再障后出现 PNH 的特征或缺陷;也有以 PNH 起病经过一个时期后骨髓发生再生障碍。

2. 骨髓增生异常综合征(MDS)　MDS 分为 5 型,其中难治性贫血(PA)常与 AA 混淆,与 AA 的区别在于骨髓象多部位增生活跃,兼有病态造血,可见红细胞巨幼样变,粒系幼稚细胞常不减少,故骨髓细胞形态学上的异常在与 AA 鉴别上其为重要。需要指出的是,慢性 AA、不典型 AA 及 RA 均属造血干细胞疾病,对于某些病例,临床表现上有时出现相互重叠、转化,有时需要长期随访观察。

3. 低增生性白血病　临床上有贫血、出血、感染等症状,血象示三系细胞减少,骨髓增生降低酷似 AA,但骨髓涂片可发现原始和幼稚细胞比例增高,可与 AA 鉴别。

4. 脾功能亢进　临床上可表现为三系细胞减少,但患者常有脾脏明显肿大,骨髓检查增生活跃,可资鉴别。

5. 其他　如肾性贫血、恶性肿瘤引起的贫血,有慢性肾病或肿瘤的病史和体征,可检出肾功能异常或原发肿瘤。另外,恶性肿瘤转移引起的贫血常于外周血中检出幼红-幼粒细胞,骨髓涂片或活检可查出转移癌细胞,这些对诊断非常重要。

四、慢性粒细胞性白血病

慢性粒细胞白血病(chronic myelogenous leukemia,CML),以贫血、外周血粒细胞增高和出现各阶段幼稚细胞,嗜碱性粒细胞增多,血小板增多和脾肿大为特征,为起源于多能造血干细胞的克隆性疾病,可发生于任何年龄,婴幼儿少见,中年人占多数。

CML 的诊断并不困难,常伴有脾肿大,血象中白细胞计数增高,在分类中粒细胞占大多数,其中杂有少量原始粒和早幼粒细胞;骨髓增生活跃,粒红比例增高;中性成熟粒细胞碱性磷酸酶(NAP)积分减低,Ph 染色阳性者占 96%。

对 CML 脾切除术的看法不甚一致,有些学者认为急变细胞在脾脏较多,脾切除后可以防止 CML 急变,且有一定效果;但近年来国内外研究表明,脾切除不能防止急变,其意义并不大,而且脾切除后急变病例更难于治疗,预后甚差,因此,目前除巨脾引起压迫症、脾功能亢进、脾梗死致脾区剧痛者外,一般不再主张脾切除术。

五、毛细胞白血病

毛细胞白血病(hairy cell leukemia,HCL)是一种少见的慢性白血病,发病年龄大多在 40 岁以上,男多于女,大约(4～6):1,以巨脾伴全血细胞减少,外周血、骨髓涂片中可见白细胞表面有毛发状突起,胞浆中含有核糖体-板层复合物管状结构及酸性磷酸酶阳性且不被左旋酒石酸抑制等为特点,诊断并不困难。

实验室检查:毛细胞独特的形态学特点及生物化学特征。在 Wright-Giemsa 染色的血涂片上,瘤细胞的大小相当于成熟的大或中淋巴细胞,胞浆有突起,纤细如毛,因而得名。这种毛状突起在相差显微镜及扫描电镜下特别清楚。绝大多数患者的瘤细胞呈耐酒石酸的酸性磷酸酶阳性反应。

六、戈谢病(Gaucher disease)

又称为葡萄糖脑苷脂病,是一种常染色体隐性遗传性脂质代谢异常的疾病；1882 年由 Gaucher 首次报道,儿童多见,脾大重于肝大,随着病情的发展,将合并脾功能亢进及神经系、骨骼的改变；骨髓涂片有较多形态特殊的 Gaucher 细胞是本病的特征。脾肿大伴脾功能亢进是脾切除的手术指征,但脾切除只是对症治疗,并非根治办法,因为 Gaucher 细胞不但浸润脾,同时也浸润肝、淋巴结和骨骼等,并抑制骨髓的造血功能。脾重常在 3 000～6 000 g 不等,低倍镜下见脾窦内充满大量Gaucher 细胞,有时几乎不见淋巴细胞；透射电镜×21 000 可见脾内充满 Gaucher细胞,胞内有脑苷脂蓄积。

七、原发性骨髓纤维化(primary myelofibrosis,PMF)

本病原因不明,是一种以脾肿大、外周血可见幼稚粒细胞及有核红细胞、骨髓纤维增生为特征的慢性疾病；平均发病年龄 60 岁,男女皆可发病；以往一些人认为脾脏是髓外造血的主要器官,脾切除后会加重造血障碍,导致肝脏进行性肿大,因此很少作脾切除；但以后实践证明,脾切除可以改善溶血,减少输血量,提高血小板计数,消除压迫症状；如选择好手术指征,脾切除对此病还是有一定效果的；其手术指征为疼痛性脾肿大,脾功能亢进引起全血细胞减少和难以控制的溶血,[51]铬测定红细胞寿命缩短脾内破坏为主,巨脾引起机械性压迫症状或伴门脉高压症者。但对于活动性肝病、严重肺及心血管病、血小板计数偏高者不宜脾切除术。

八、Felty 综合征(Felty Syndrome,FS)

临床较为罕见,Felty 首次在 1924 年描述了 5 例类风湿性关节炎伴脾肿大和白细胞减少的患者。其中性粒细胞减少的机制尚不清楚,有人认为是肿大的脾扣押和破坏中性粒细胞所致。诊断主要依据临床征象,血清类风湿因子阳性合并脾肿大和粒细胞减少,需排出类风湿性关节炎合并其他原因所致的脾大和中性粒细胞减少,如肝硬化或淀粉样变及其他血液病或药物反应等。具以下其中一项者应考虑脾切除治疗：中性粒细胞减少对糖皮激素治疗反应差,内科治疗无效者；脾大伴脾功能亢进者；反复严重感染或经久不愈的下肢溃疡。

九、霍奇金病(Hodgkin disease,HD)

亦可称霍奇金淋巴瘤,诊断性剖腹探查及脾切除术既可以肯定诊断,又可查明腹腔淋巴结受累情况,便于确切地决定 HD 分期,并提出针对性治疗方案和判断预后。此外,切脾后不需要行脾区放疗,缩小了放射范围,且可使患者全身症状如发热、乏力等获得缓解,脾功亢进得以消除,进而增强对放疗或化疗的耐受性。

【诊疗对策】

(一)术前准备

血液病脾切除前的准备与手术指征的选择和术后处理一样的至关重要,对某些手术的成败起着关键性的作用。

1. 各种情况患者的术前准备

(1)一般患者的准备　检查红细胞、白细胞及血小板计数,检测出凝血时间、凝血酶原时间、肝、肾功能和心电图,综合评价患者对手术的耐受性。因脾切除有大出血的可能,术前应备血,以备术中紧急输血之需;术前应留置胃管利于术野暴露,但有食管下段静脉曲张者,注意置管时操作轻柔,如有破裂出血可能者,可不放置胃管。

(2)肝功能不良患者的准备　肝脏有长期慢性损害者,对手术的耐受性差,术前应进行保肝治疗,使肝功能 Child-pugh 分级达到 B 级以上。

(3)免疫功能低下患者的准备　脾切除可削弱机体的免疫功能,并使抗感染能力下降,容易发生感染性并发症,一般患者均应在手术前一天,预防性应用广谱抗生素;对免疫功能低下(缺陷)的患者,可在手术前 3 天开始应用;对有感染的患者,术前应做药物敏感试验,如果时间允许,最好待感染控制后再行手术。

(4)贫血患者的准备　慢性贫血的患者对脾切除耐受性较好,但对脑和冠状动脉血供不足及周围血管疾病的患者血细胞比容应维持到 25%～30%(血红蛋白在 100 g/L 以上),肾功能不全者血细胞比容应大于 20%。对溶血性贫血患者,术前应做 B 超和 X 线检查,排除胆道系统结石,如存在胆囊结石可术中一并切除。血液系统疾病需针对不同病因,术前分别给予维生素 K 或成分输血,有的需肾上腺皮质激素治疗。

(5)心、肺功能不全患者的准备　对吸烟的患者必须戒烟,练习做深呼吸和咳嗽。对阻塞性肺功能不足的患者应用支气管扩张剂,这些措施能降低手术后肺部并发症。有心、肺疾患的患者应针对不同病因采取相应治疗,对冠状动脉供血不足和心肌梗死患者尤应注意。

(6)肾功能不全患者的准备　严重肾功能不全(肾功能衰竭)依赖透析的患者需脾切除时,术前 2 天开始透析,如有可能,手术后应继续透析。已行肾移植的患者,术前应静脉维持使用免疫抑制剂,同时应用抗生素预防感染。

(7)妊娠患者的准备　妊娠不是脾切除的禁忌证。急诊脾破裂切除术前准备应与妇产科医师合作。如妊娠已大于30周,在切除脾脏时可同时剖宫取胎。对术后需继续妊娠者,应监测胎心,使用对胎儿无不良影响的抗生素。患特发性血小板减少性紫癜和溶血性贫血的孕妇行脾切除可能有较好的结果,时间应安排在妊娠3个月后;妊娠期间诊断为霍奇金病的患者也可切脾,但淋巴肉芽肿病治疗期间可增加流产率。

(8)急诊患者的准备　首先建立两条以上静脉通道,其中最好有深静脉通路,便于快速输液输血补充血容量,以及监测中心静脉压。紧急完善必要的检查,如血常规、血型、尿常规、胸腹部透视,以及必要的其他科室会诊。留置胃肠减压管、尿管。如创伤重、疼痛剧烈,可给予度冷丁或吗啡止痛。给予止血药,如维生素K、止血敏或抗血纤溶芳酸等,虽不能解决出血的根本问题,但利于脾破裂裂口处的血液凝固及减少术中、术后的出血。

(9)其他患者的准备　儿童由于网状内皮系统发育尚未完善,切脾后对感染的易感性高于成人,应尽量延期到发育以后再考虑。大的纵隔肿瘤可压迫气管,术前应行放疗或化疗,待纵隔肿瘤缩小或消失后再行脾切除。

2. 预防性抗生素的应用　普通病例可于术前3日开始常规应用一般性抗生素,如青霉素等,对贫血严重,体质衰弱的儿童,可适当应用广谱抗生素,如先锋霉素等,同时全身加强营养。临床持续低热,Hb较低,又查不出感染灶的证据,低烧可能为贫血所致,此种情况不影响选择性脾切除手术的预定日期。

3. 几种特殊情况

(1)对于长期应用糖皮质激素治疗的特发性血小板减少性紫癜和自身免疫性溶血性贫血等患者,术前一日及手术日应加倍于术前用量,肌注与静脉并用,术后维持量,以防止肾上腺皮质功能衰竭,同时又能增加血管的应激性,以减少手术中出血。

(2)特发性血小板减少性紫癜患者术前血小板(pt)低于10×10^9/L,而且临床伴有严重的出血者,术前日与手术日可静脉大量输注入丙种球蛋白($0.4\ g/(kg\cdot d)$),以封闭网状内皮系统,减少血小板的破坏,相应的提高了pt计数,可大大降低手术中出血的危险性。

(3)对于溶血患者,临床有溶血再障危象时,一般情况下应先内科治疗,纠正危象后再予手术,但并非脾切除的绝对禁忌证,如急需手术,可在内科治疗的同时,进行手术。

4. 其他准备与一般脾切除准备相同。

(二)治疗方案

1. 非手术治疗与血液病

(1)脾动脉部分栓塞(partial splenic embolization,PSE)　脾动脉部分栓塞是一种安全、有效的非手术疗法,是通过栓塞脾动脉分支,脾实质发生缺血性梗死,随后机化、萎缩,而达到内科切脾的目的。由于 PSE 不仅具有操作简便、创伤轻微、易于耐受等特点,更重要的是其保留部分脾脏功能,可避免脾切除术后的凶险感染的发生,因此其应用指征较脾切除更广泛。许多报道认为其具良好疗效,如文献报道 ITP 进行 PSE 的有效率为 71%～82.8%,与脾切除术相似。

(2)脾脏照射治疗　脾脏照射治疗可以达到类似切除脾脏的效果。以前常用于肿瘤侵犯所致脾脏肿大,而病情严重难以耐受手术的病例。研究表明脾脏照射可以使慢性白血病、骨髓纤维化等骨髓增生性疾病所致的脾脏肿大获得良好的缩小效果,不仅迅速消除了巨脾而且消灭了脾脏内存在的大量的原始肿瘤细胞,有利于减少复发。此后,Calverley 等首先应用脾脏照射的方法治疗老年性泼尼松治疗无效的 CITP 患者,取得较好的近期疗效。国内许多的临床研究也证实脾脏照射是治疗 CITP、溶血性贫血等疾病的有效方法。但临床观察发现脾脏照射后脾脏与周围组织广泛粘连,增加了日后脾脏切除时的手术难度,因此对有手术指征者尽量手术治疗,脾脏照射后仍不能控制症状者亦应及早手术治疗。

(3)脾脏消融术　包括超声引导下经皮液态栓塞剂脾内注射、脾脏的射频消融、高强度聚焦超声无创脾脏消融等,其均可使脾脏局部坏死,达到治疗脾功能亢进的目的,但用于血液病治疗尚需进一步研究。

2. 手术治疗

ⅰ. 手术指征

(1)溶血性贫血

1)遗传性球形细胞增多症(hereditary spherocytosis,HS)　凡是确诊 HS,都应行脾切除术。由于 HS 脾切除是择期手术,一般认为术前应予内科保守治疗,使一般情况转好,Hb>70～80 g/L,利于手术的安全。但出现溶血危象时,应予急诊手术切脾,因为这是抢救患儿生命的惟一办法。年龄小并非手术禁忌证。

2)遗传性椭圆形细胞增多症(hereditary elliptocytosis,HE)　临床无症状可不予治疗,如有贫血、脾大与溶血性黄疸的重型病例,应行脾切除术,手术疗效和预后均比较好。

3)血红蛋白病(Hemoglobin disease,Hb 病)

①血红蛋白 H 病(HbH 病) a. Hb 低于 80 g/L;b. 年龄在 3 岁以上;c.^{51}铬测定红细胞寿命缩短,脾内死亡指数增高,脾肝比值大于 2;d. 输血量大而效果差;e. 巨脾伴脾功能亢进。

②HbE 复合 β 地中海贫血(Hemoglobin E-β-Thalassemia,E-β-地贫) a. 巨脾伴脾功能亢进或有压迫症状者;b. 内科反复输血等治疗无效者;c.^{51}铬核素测定证实脾脏是主要溶血部位。

③β-地中海贫血(β-Thalassemia,β-地贫) 此病脾切除的治疗,国内外均有报道,但由于骨髓内原位溶血为主,脾切除疗效欠佳,且合并症高,一般不予切脾治疗,仅巨脾伴脾亢或有压迫症状,以及反复输血治疗无效的患者,可考虑脾切除治疗。

4)自身免疫性溶血性贫血(auto-immune hemolytic anemia,AIHA) 根据抗体作用于红细胞膜所需的最佳温度,可分为温抗体和冷抗体。温抗体一般在 37 ℃时作用最活跃,主要为 IgG,为不完全抗体;冷抗体在 20 ℃以下作用最活跃,主要为 IgM,为完全抗体。在 AIHA 中以温抗体引起者最为多见。手术指征:仅用于温抗体型原发性 AIHA 有以下情况者:a. 药物治疗无效或长期用药停药后复发者;b. 合并血小板减少的 Evans 综合征,肾上腺皮质激素治疗不满意者;c.^{51}铬核素体表测定,红细胞主要在脾脏破坏者。

5)溶血性贫血合并胆石症的外科治疗 过去外科传统观念,不主张无菌的脾切除和有菌的胆囊切除同期进行,以免交互感染;但广谱抗生素的发展,体外营养的改善,为脾胆同期切除创造了条件;近来报道用腹腔镜同期切除脾脏和胆囊治疗HS 合并胆石症获得成功,是值得推荐的微创外科技术。

(2)特发性血小板减少性紫癜(idiopathic thrombocytopenic purpura,ITP)

由于脾脏是血小板相关抗体 IgG(PAIgG)产生和血小板破坏的主要场所,脾切除可以治疗 ITP,但不是作为一线治疗方案,需按照以下指征切脾:①术前用^{51}铬或^{111}铟测得血小板被滞留的部位主要为脾脏;②血小板<10×10^9/L,应用糖皮质激素 6 周无反应或糖皮质激素减量时复发者;③血小板<30×10^9/L,应用糖皮质激素 3 个月有短暂的或不完全反应者;④急性 ITP 在应用大剂量强的松和静脉人丙种球蛋白点滴等治疗无效,出血严重危及生命时,应行紧急脾切除术。⑤慢性ITP 病程达 6 个月以上,内科治疗无效或对糖皮质激素应用有禁忌者;⑥ITP 患者流产或分娩后,持续阴道流血不止,血小板不升,Hb 明显下降,除外妇产科因素后,经保守治疗无效的病例,通过积极准备,应予紧急脾切除。对于诊断 6 个月,血小板>50×10^9/L,无出血或低危出血者,则不宜做脾切除。

ITP患者切脾前常用糖皮质激素治疗,在手术前日和当日应加倍于原有用量,并改为肌肉注射,以预防肾上腺皮质功能衰竭,同时可提升血小板数和血管的应激性,以减少手术出血;手术后糖皮质激素可酌情减量,但不可停药过早,以防复发。脾切除后血小板迅速回升,PAIgG下降,表明疗效很好;一般年轻患者比老年患者疗效好。

(3)再生障碍性贫血(aplatic anemia,AA)

AA病例手术疗效不佳,并发症高,目前一般不予脾切除治疗。骨髓象有一个或多个骨髓增生较活跃,红系不少,可合并溶血,长期内科治疗无效,[51]铬测红细胞或血小板寿命缩短,脾脏破坏为主的CAA病例,可予脾切除术。Mitchell认为CAA选择性脾切除是有益处的,可以减轻溶血,延长血小板寿命和减少输血。

(4)慢性粒细胞性白血病

慢性粒细胞白血病(chronic myelogenous leukemia,CML),对CML脾切除术的看法不甚一致,有些学者认为急变细胞在脾脏较多,脾切除后可以防止CML急变,且有一定效果;但近年来国内外研究表明,脾切除不能防止急变,其意义并不大,而且脾切除后急变病例更难于治疗,预后甚差,因此,目前除巨脾引起压迫症、脾功能亢进、脾梗死致脾区剧痛者外,一般不再主张脾切除术。

(5)毛细胞白血病

毛细胞白血病(hairy cell leukemia,HCL):凡诊断明确,脾肿大伴有不同程度的脾功能亢进的患者均适宜脾切除治疗。有作者认为切脾疗效与术前准备、术后坚持化疗等有密切关系,即确诊HCL后,伴有脾大或脾功能亢进都是脾切除指征,在脾切除前应首选肾上腺皮质激素或合并化疗、干扰素治疗,使脾脏略有回缩后再行脾切除治疗,术后继续化疗,服药时间可根据血象等酌情而定。Jansen和Hermans综合分析了391例HCL,认为在以下情况手术组比非手术组疗效好:①脾在肋缘下≥4 cm,不管血小板和Hb如何变化;②脾在肋缘下1～3 cm,Hb<85 g/L,不管血小板如何或Hb 85～120 g/L,血小板≤50×10^9/L;③脾不大,Hb≤85 g/L,血小板≤50×10^9/L。脾切除虽不能根治HCL,但去除了脾亢的因素,消除了脾内的大量肿瘤细胞,可使Hb和血小板减少得到改善,同时提高了对化疗的敏感性,从而延长了寿命。

(6)戈谢病(Gaucher disease)

脾肿大伴脾功能亢进是脾切除的手术指征,但脾切除只是对症治疗,并非根治办法,因为Gaucher细胞不但浸润脾,同时也浸润肝、淋巴结和骨骼等,并抑制骨髓的造血功能。

(7)原发性骨髓纤维化(primary myelofibrosis，PMF)

其手术指征为疼痛性脾肿大，脾功能亢进引起全血细胞减少和难以控制的溶血，^{51}铬测定红细胞寿命缩短脾内破坏为主，巨脾引起机械性压迫症状或伴门脉高压症者。但对于活动性肝病、严重肺及心血管病、血小板计数偏高者不宜脾切除术。

(8)Felty 综合征(Felty Syndrome，FS)

具以下其中一项者应考虑脾切除治疗：中性粒细胞减少对糖皮激素治疗反应差，内科治疗无效者；脾大伴脾功能亢进者；反复严重感染或经久不愈的下肢溃疡。

(9)霍奇金病(Hodgkin disease，HD)

亦可称霍奇金淋巴瘤，诊断性剖腹探查及脾切除术既可以肯定诊断，又可查明腹腔淋巴结受累情况，便于确切地决定 HD 分期，并提出针对性治疗方案和判断预后。此外，切脾后不需要行脾区放疗，缩小了放射范围，且可使患者全身症状如发热、乏力等获得缓解，脾功能亢进得以消除，进而增强对放疗或化疗的耐受性。

ⅱ．手术方法

(1)全脾切除。

(2)腹腔镜脾切除术

1991 年 Delafive 在世界上首先报道了腹腔镜脾切除术。自 1994 年国内有数家医院逐渐开展了此项工作，虽报道病例不多，腹腔镜脾切除不象腹腔镜胆囊切除那样普及、成熟，但亦初步显示了创伤小、恢复快、住院时间短的微创外科的优势。

适应证：需行脾切除术治疗的血液病患者如遗传性球形红细胞增多症、原发性血小板减少性紫癜、溶血性贫血等。

相对禁忌证和绝对禁忌证：①重要器官功能不全，难以耐受麻醉；②有难以纠正的凝血机制障碍；③膈疝和肥胖患者；④急性腹膜炎，有左上腹手术史；⑤脾脓肿等脾感染疾病；⑥中、晚期妊娠；⑦脾恶性肿瘤；⑧脾动脉瘤；⑨淋巴瘤伴脾门淋巴结肿大；⑩伴有严重腹腔出血的脾破裂。

腹腔镜脾切除术仍常规采用全麻及人工气腹，患者头高足低，左季肋区垫高，右侧倾斜 30°，必要时可取右侧卧位，多采用五孔法置放腹腔镜及分离操作器械，具体操作过程有 2 种模式：

①先处理脾门血管，钝性分离加电凝电切打开胃结肠韧带，找到位于胰腺上缘的脾动脉主干将其用血管夹夹闭或用体内、体外打结法将其结扎。用牵引器将胃大弯上方向上牵拉，显露胃短血管及脾上极，靠近脾脏用血管夹夹闭、离断胃短血管，电刀切断脾膈韧带，游离脾上极，电切切断或血管夹夹闭后切断脾结肠韧带、脾

肾韧带。抬起脾下极,用血管夹夹闭后切断或用 Endo-GIA 闭合器切断脾蒂,至此脾脏完全游离。

②先处理脾脏下极,用无创钳将脾区结肠向下牵开,显露出脾结肠韧带,用电刀或血管夹闭切断。将脾下极向上撬起,用电凝钩剥离脾肾韧带,显露脾胃韧带和脾蒂,靠脾脏用电凝钩逐渐分离出胃短血管及脾动静脉,逐渐上多枚钛夹切断,或用 Endo-GIA 闭合器切断,或用圈套器结扎及针线结扎。将脾向下牵开电凝切断脾膈韧带,使脾完全游离。

脾脏游离完毕后为得到病理结果,可完整地取出。一般切开 3～5 cm 肌层经脐上方或脐孔切口拉出,也可将脾脏装入非渗透性收集袋中,用手指(剪刀)破碎后,经腹壁打孔处取出。腹腔镜脾切除术一般需放置左膈下引流,术毕将穿刺孔缝闭。

国内对于腹腔镜脾切除的前瞻性研究尚未见报道。尽管腹腔镜技术在脾脏外科应用取得了令人鼓舞的效果,但是仍应清楚地认识到腹腔镜处理脾脏疾病有一定的困难,手术风险大,开展时应严格按照其适应证慎重进行。

【术后观察及处理】

(1)一般处理

①注意继发性出血,发现后应及时处理。出血不止时,应急行手术止血。

②保持腹腔引流通畅,避免膈下积血或积液,防治膈下感染、左胸腔感染。

③一般手术后 48 小时可拔除引流管、胃管。

(2)并发症的观察及处理

①出血:血液病脾切除后合并出血,一般发生在术后 24～48 h 内,常见原因是脾窝创面严重渗血,脾蒂结扎线滑脱,或术中遗漏结扎血管出血。因短时间内大出血可能性大,往往危及生命,因此必须高度重视,特别是术前血小板偏低,出血倾向较明显的病例。手术中的仔细操作认真止血,术前的准备、指征的选择、手术时机的把握及术后的严密观察和及时处理可以减少出血合并症及其死亡率。对于 ITP 和 AA 脾切除无效,术后鼻衄、皮肤、伤口等部位出血,Hb 下降的病例,应急予输新鲜全血、人丙种球蛋白或成分输血和加大皮质激素的用量等处理,多数病例可获缓解。如大出血引起休克者,应果断再次剖腹探查止血。

关于血液病脾切除后腹腔是否置放引流,尚有不同看法。有学者认为术后置放引流利于观察腹腔有无进行性出血,便于及时发现和处理,同时可减少因腹腔积血而增加感染的机会;另有学者则认为腹腔引流是增加感染的一个通道,不主张置放引流。笔者认为应酌情而定,对于术中止血可靠,脾切除后腹腔及伤口停止渗血者,可不置引流,反之应置放引流。

②感染:1952 年 King 等报道 5 例儿童切脾后并发凶险性感染(overwhelming post splenectomy infection,OPSI),其中 2 例救治无效死亡之后,至 60~80 年代,国内外关于血液病脾切除后出现 OPSI 的报道日趋增多,引起医学界的广泛重视。

一般 OPSI 多见于 3 岁以下儿童,其发生在术后数周至数年,多见于术后 2~3 年。其临床特点是起病隐匿,开始仅表现为轻度感冒症状,发病突然,来势凶猛,骤起高热、头痛、恶心、呕吐、腹泻乃至昏迷、休克,常并发弥漫性血管内凝血(DIC)等,死亡率高。一般认为,其可能与脾切除后机体免疫功能削弱和抗感染能力下降有关。同脾破裂 OPSI0.5%~1% 的发生率相比,血液病 OPSI 发生率升高,达 1%~25%,值得重视。治疗可按抗感染性休克治疗原则处理:及时大剂量抗生素、迅速补充血容量、纠正酸中毒和电解质紊乱、合理使用血管活性药物和大剂量糖皮质激素、维持重要脏器功能、及早发现和有效治疗 DIC。

③血栓:部分血液病脾切除后数日内血小板急骤上升,2 周内达到高峰,可以造成脑、肺、肢体及肠系膜等部位的血栓形成,其后果严重,是全脾切除特有的并发症。一般认为血小板计数$<400\times10^9$/L,血栓发生率仅约 0.4%,而血小板计数$>400\times10^9$/L,其血栓发生率可达 6%。但 Kiesewetter 曾报道过血液病儿童切脾后血小板达 1 000$\times10^9$/L 者,他认为是脾切除后短暂的一时性反应性增高,可不予抗凝治疗。虽然如此,一般对于术后血小板计数升高者,临床应高度警惕血栓的形成;血小板计数$>600\times10^9$/L,可考虑用低分子右旋糖酐或阿司匹林等治疗,如果血小板计数$>1\,000\times10^9$/L 持续时间较长,经上述治疗后血小板仍不下降,临床可考虑试用马利兰或^{132}磷等治疗。

④其他术后合并症:与一般脾切除后相同,在临床上大量应用皮质激素治疗的患者,除注意感染外应小心切口裂开。因此,在 ITP、AIHA 等临床大量应用激素治疗后而行脾切除的患者,术后切口拆线时间应适当延长。

【疗效判断及处理】

1. 溶血性贫血

(1)遗传性球形细胞增多症(hereditary spherocytosis,HS) 是一种常染色体显性遗传病,为红细胞膜先天缺陷的溶血性贫血,多于幼年发病,男女均等。

1)脾切除术疗效 脾切除是目前治疗 HS 的较好办法,脾切除后溶血无例外的迅速停止。

2)国内疗效标准　①临床缓解:贫血及溶血症状消失,Hb 达到男 120 g/L、女 100 g/L 以上,网织红细胞降至 3% 以下,随访一年以上无复发者;②明显进步:溶血及贫血较前显著改善,Hb 保持 70 g/L 以上,网织红细胞降至 8% 以下,不再输血,随访一年以上病情稳定者;③无效:临床症状及血象未能达到明显进步标准者;④复发:指脾切除后有效,以后血象又恶化者。

(2)遗传性椭圆形细胞增多症(hereditary elliptocytosis,HE)　为常染色体显性遗传性疾病,临床较 HS 少见,国内有散在报道。其特点是血片和骨髓中椭圆形红细胞可增达 25% 以上。临床无症状可不予治疗,如有贫血、脾大与溶血性黄疸的重型病例,应行脾切除术,手术疗效和预后均比较好。

(3)血红蛋白病(Hemoglobin disease,Hb 病)　为常染色体显性遗传病,包括异常 Hb 和地中海贫血综合征两大类,两广、湖北、四川等地较为多见。

1)血红蛋白 H 病(HbH 病)　1955 年 Rigas 首先报告,并于 1961 年对 2 例 HbH 病进行脾切除术,取得效果。

脾切除疗效:目前此病内科无特殊治疗方法,长期大量输血可致使含铁血黄素在各组织沉积,引起各种合并症;而脾切除是治疗 HbH 病的有效方法之一,严格掌握手术指征,临床可以取得显著效果。

疗效标准:①显效:术后 Hb 达 70 g/L 以上,不再需输血达一年以上;②有效:输血次数减少,Hb 可上升;③无效:无变化。

2)HbE 复合 β 地中海贫血(Hemoglobin E-β-Thalassemia,E-β-地贫)　此病国内外有散在报道,可行脾切除术,但由于骨髓内原位溶血的原因,脾切除只能解除脾脏溶血,而不能解除其主要溶血部位,故效果不如 HbH 病,应慎重、有选择的开展。

3)β-地中海贫血(β-Thalassemia,β-地贫)　此病脾切除的治疗,国内外均有报道,但由于骨髓内原位溶血为主,脾切除疗效欠佳,且合并症高,一般不予切脾治疗,仅巨脾伴脾亢或有压迫症状,以及反复输血治疗无效的患者,可考虑脾切除治疗。

(4)自身免疫性溶血性贫血(auto-immune hemolytic anemia,AIHA)属于非遗传性溶血性贫血,它是因机体免疫功能紊乱产生了能破坏自身正常红细胞的抗体所致。根据抗体作用于红细胞膜所需的最佳温度,可分为温抗体和冷抗体。温抗体一般在 37 ℃时作用最活跃,主要为 IgG,为不完全抗体;冷抗体在 20 ℃以下作用最活跃,主要为 IgM,为完全抗体。在 AIHA 中以温抗体引起者最为多见。

1)脾切除疗效　一般认为单纯 IgG 型 Coombs 试验阳性者,脾切除疗效较好;

起初未分型的 Coombs 试验阳性者脾切除疗效在 60% 左右；手术后继续服用糖皮质激素或 Danazol(达那唑)等内科治疗,能巩固和提高疗效。

2)疗效标准 ①缓解:临床症状消失,Hb 量及 RC 均在正常范围内,Coombs 实验转为阴性;②部分缓解:临床症状基本消失,Hb80 g/L 以上,RC 在 50% 以下,血清总胆红素测定不超过 34 μmol/L,Coombs 实验阴性或阳性(效价较术前明显降低);③无效:仍有不同程度的贫血或溶血症状,实验室检查结果未达到部分缓解标准者。

(5)溶血性贫血合并胆石症的外科治疗 溶血合并胆石的原因为红细胞破坏溶血,致高胆红素血症,易于胆囊内沉积,加之感染、上皮细胞脱落而形成结石,国外报道溶血病的胆石发病率约在 20%～40%,多在 10 岁以上发现。过去外科传统观念,不主张无菌的脾切除和有菌的胆囊切除同期进行,以免交互感染;但广谱抗生素的发展,体外营养的改善,为脾胆同期切除创造了条件;近来报道用腹腔镜同期切除脾脏和胆囊治疗 HS 合并胆石症获得成功,是值得推荐的微创外科技术。

2. 特发性血小板减少性紫癜(idiopathic thrombocytopenic purpura,ITP) 又称自体免疫性血小板减少性紫癜,是一种原因不明的获得性出血性疾病,以血小板寿命缩短、骨髓内巨核细胞数正常或增加、血小板表面有 IgG 抗体、脾无明显肿大为特征。诊断时应排除继发性血小板减少,如肝病、系统性红斑狼疮等。

由于脾脏是血小板相关抗体 IgG(PAIgG)产生和血小板破坏的主要场所,脾切除可以治疗 ITP,但不是作为一线治疗方案,脾切除后血小板迅速回升,PAIgG 下降,表明疗效很好;一般年轻患者比老年患者疗效好。

疗效标准:

(1)显效 血小板计数恢复正常,无出血症状,持续 3 个月以上;维持 2 年以上无复发者为基本治愈。

(2)良效 血小板计数升至 $50×10^9/L$ 或较原水平上升 $30×10^9/L$ 以上,基本无出血症状,持续 2 个月以上。

(3)进步 血小板计数有所上升,出血症状改善,持续 2 周以上。

(4)无效 血小板计数及出血症状无改善或恶化。

3. 再生障碍性贫血(aplatic anemia,AA) 是一组由于化学、物理、生物因素及不明原因所致的骨髓干细胞及造血循环损伤,以致红髓被脂肪髓代替伴全血细胞减少的疾病。男女均可发病,发病率约为 2/10 万;1913 年 Eppinger 首次用脾切除治疗 AA。

手术疗效:手术疗效与选择手术指征有直接关系,骨髓增生较好,红系偏高、合并溶血的病例疗效佳,反之疗效差。目前报道,CAA 脾切除疗效大约在 60% 左右。

4. 慢性粒细胞性白血病　慢性粒细胞白血病(chronic myelogenous leukemia, CML),以贫血、外周血粒细胞增高和出现各阶段幼稚细胞,嗜碱性粒细胞增多,血小板增多和脾肿大为特征,为起源于多能造血干细胞的克隆性疾病,可发生于任何年龄,婴幼儿少见,中年人占多数。

CML 的诊断并不困难,常伴有脾肿大,血象中白细胞计数增高,在分类中粒细胞占大多数,其中杂有少量原始粒和早幼粒细胞;骨髓增生活跃,粒红比例增高;中性成熟粒细胞碱性磷酸酶(NAP)积分减低,Ph 染色阳性者占 96%。

对 CML 脾切除术的看法不甚一致,有些学者认为急变细胞在脾脏较多,脾切除后可以防止 CML 急变,且有一定效果;但近年来国内外研究表明,脾切除不能防止急变,其意义并不大,而且脾切除后急变病例更难于治疗,预后甚差,因此,目前除巨脾引起压迫症、脾功能亢进、脾梗死致脾区剧痛者外,一般不再主张脾切除术。

5. 毛细胞白血病　毛细胞白血病(hairy cell leukemia, HCL)是一种少见的慢性白血病,发病年龄大多在 40 岁以上,男多于女,大约(4~6)∶1,以巨脾伴全血细胞减少,外周血、骨髓涂片中可见白细胞表面有毛发状突起,胞浆中含有核糖体-板层复合物管状结构及酸性磷酸酶阳性且不被左旋酒石酸抑制等为特点,诊断并不困难。

在脾切除前应首选肾上腺皮质激素或合并化疗、干扰素治疗,使脾脏略有回缩后再行脾切除治疗,术后继续化疗,服药时间可根据血象等酌情而定。Jansen 和 Hermans 综合分析了 391 例 HCL,认为在以下情况手术组比非手术组疗效好:①脾在肋缘下≥4 cm,不管血小板和 Hb 如何变化;②脾在肋缘下 1~3 cm,Hb<85 g/L,不管血小板如何或 Hb 85~120 g/L、血小板≤50×10^9/L;③脾不大,Hb≤85 g/L、血小板≤50×10^9/L。

脾切除虽不能根治 HCL,但去除了脾亢的因素,消除了脾内的大量肿瘤细胞,可使 Hb 和血小板减少得到改善,同时提高了对化疗的敏感性,从而延长了寿命。

6. 戈谢病(Gaucher disease)　又称为葡萄糖脑苷脂病,是一种常染色体隐性遗传性脂质代谢异常的疾病;1882 年由 Gaucher 首次报道,儿童多见,脾大重于肝大,随着病情的发展,将合并脾功能亢进及神经系、骨骼的改变;骨髓涂片有较多形态特殊的 Gaucher 细胞是本病的特征。脾肿大伴脾功能亢进是脾切除的手术指征,但脾切除只是对症治疗,并非根治办法,因为 Gaucher 细胞不但浸润脾,同时也浸润肝、淋巴结和骨骼等,并抑制骨髓的造血功能。脾重常在 3 000~6 000 g 不等,低倍镜下见脾窦内充满大量 Gaucher 细胞,有时几乎不见淋巴细胞;透射电镜×21 000 可见脾内充满 Gaucher 细胞,胞内有脑苷脂蓄积。

7. 原发性骨髓纤维化(primary myelofibrosis,PMF) 本病原因不明,是一种以脾肿大、外周血可见幼稚粒细胞及有核红细胞、骨髓纤维增生为特征的慢性疾病;平均发病年龄 60 岁,男女皆可发病;以往一些人认为脾脏是髓外造血的主要器官,脾切除后会加重造血障碍,导致肝脏进行性肿大,因此很少作脾切除;但以后实践证明,脾切除可以改善溶血,减少输血量,提高血小板计数,消除压迫症状;如选择好手术指征,脾切除对此病还是有一定效果的;其手术指征为疼痛性脾肿大,脾功能亢进引起全血细胞减少和难以控制的溶血,^{51}铬测定红细胞寿命缩短脾内破坏为主,巨脾引起机械性压迫症状或伴门脉高压症者。但对于活动性肝病、严重肺及心血管病、血小板计数偏高者不宜脾切除术。

8. Felty 综合征(Felty syndrome,FS) 临床较为罕见,Felty 首次在 1924 年描述了 5 例类风湿性关节炎伴脾肿大和白细胞减少的患者。其中性粒细胞减少的机制尚不清楚,有人认为是肿大的脾扣押和破坏中性粒细胞所致。诊断主要依据临床征象,血清类风湿因子阳性合并脾肿大和粒细胞减少,需排出类风湿性关节炎合并其他原因所致的脾大和中性粒细胞减少,如肝硬化或淀粉样变及其他血液病或药物反应等。具以下其中一项者应考虑脾切除治疗:中性粒细胞减少对糖皮质激素治疗反应差,内科治疗无效者;脾大伴脾功能亢进者;反复严重感染或经久不愈的下肢溃疡。

9. 霍奇金病(Hodgkin disease,HD) 亦可称霍奇金淋巴瘤,诊断性剖腹探查及脾切除术既可以肯定诊断,又可查明腹腔淋巴结受累情况,便于确切地决定 HD 分期,并提出针对性治疗方案和判断预后。此外,切脾后不需要行脾区放疗,缩小了放射范围,且可使患者全身症状如发热、乏力等获得缓解,脾功亢进得以消除,进而增强对放疗或化疗的耐受性。

【影响脾切除疗效的因素】

(一)影响脾切除疗效的共同因素

1. 副脾是否切除 大约 14%～30% 的患者有副脾,全脾切除后如遗留副脾在体内可以完全取代脾脏的功能,疗效欠佳或疾病复发可能与副脾或脾种植有关。故对于无效病例可用核素^{99m}Tc 检测腹腔或盆腔等部位有无异位副脾或脾组织,如发现时可再手术切除。

2. 若患者体内破坏红细胞或血小板的主要部位不在脾脏,其脾切除疗效不佳。因此,在手术前用^{51}Cr 测红细胞或血小板寿命及被破坏的部位至关重要,这可以预测手术疗效。

3. 各类血液病不按脾切除手术指征选择手术其疗效差。

（二）ITP 患者

该类患者的骨髓中巨核细胞多，且有成熟血小板形成者疗效好，反之差；血研所统计 130 例 ITP 脾切除中 23 例疗效欠佳者，骨髓中巨核细胞不多，而且计数 25 个巨核细胞中成熟血小板生成者均为零，因此，在选择慢性 ITP 患者脾切除和预测疗效时，此项指标有重要参考价值；国外有些学者认为术前对肾上腺皮质激素治疗有反应者疗效佳，反之差，血研所在统计 130 例慢性 ITP 脾切除前对皮质激素的反应和术后的疗效关系不大，无统计学意义（$P > 0.05$），但成人手术疗效比儿童差（$P < 0.05$），并且术后 7 天内血小板不明显升高，两周内不达高峰者疗效差，一般来说，术后 4～7 天血小板恢复并高于正常者，约有 60％的患者可以奏效，术后血小板上升程度和疗效也有一定关系，血小板高峰值上升程度为 $100 \sim 200 \times 10^9/L$，基本治疗率只有 25％，若上升为 $500 \times 10^9/L$，则基本治愈率可达 84％。

（三）术后继续巩固疗效

在 AIHA 和 ITP 等病例中，手术后仍需内科治疗巩固疗效，停药过早影响效果；在 AIHA 病例中，应分别用 IgG、C3 等抗体测 Coombs 试验，以鉴别何种抗体阳性，脾切除对 IgG 型 Coombs 试验阳性者疗效好，反之差，这是因为脾脏是产生 IgG 的主要场所。

（四）溶血性贫血应尽量查出溶血原因

查出溶血原因以利脾切除指征的选择，血研所在 108 例溶血病手术中，有 5 例溶血原因不十分清楚，但有脾大和脾功能亢进，经内科治疗无效，而行脾切除术，手术后 1 例有效，4 例无变化。

【预后评估】

遗传性球形红细胞增多症、Gaucher 病及骨髓纤维化等进行脾切除可获较好疗效；对于温抗体型自身免疫性溶血及特发性血小板减少性紫癜，脾切除的疗效分别可达 50％及 80％。骨髓增生较好、红细胞寿命缩短、常规治疗效果不佳的再生障碍性贫血患者行脾切除亦能部分缓解骨髓抑制。恶性淋巴瘤若行单独放疗，脾切除可利于分期诊断及减少淋巴瘤血行播散。

（汪　谦　李绍强）

第21章 血管外科疾病

第一节 血管外伤

【概述】

血管外伤是指任何外来暴力直接或间接作用于血管所致的血管损伤。其不仅常见于战时，在和平时期由于工农业和交通事业的迅速发展，以及医源性血管操作的增多，其发生率呈逐年上升趋势。据统计，血管外伤发生率占所有外伤的0.25%～3.7%。由于其常伴随严重的肢体缺血或危及生命的大出血，死亡率可达13%～25%。血管外伤最常发生于四肢，其次为颈部、骨盆、胸部以及腹部，其中动脉损伤多于静脉。血管外伤的治疗经历了由最初的结扎术到19世纪末逐渐发展起来的血管吻合术。如今，得益于各种精细血管手术器械的发明以及外科医生吻合技术的提高，血管外伤的疗效较前大为提高。

【诊断步骤】

(一)病史采集要点

1. 血管外伤发生的时间，伤口出血的情况(如颜色、速度、持续性或搏动性、出血量等)。

2. 外来暴力作用的部位、方向、深度、速度等。

3. 致伤物的性质，如重量、长度、锐利程度、属性等。

4. 伴随症状如受伤部位及远端有无皮肤发冷、麻木、疼痛、麻痹，有无骨折、关节脱位、其他组织或器官受损的表现。

5. 入院前的处理经过,病情变化情况。

6. 疑为毒品注射部位(如大腿根部)假性动脉瘤者需询问有无毒品注射史。

7. 疑为医源性血管损伤者需询问之前的医疗操作过程。

(二)体格检查要点

1. 一般情况生命体征(体温、呼吸、脉搏、血压)、神志、面容表情、体位、皮肤温度、毛细血管充盈情况等。应注意:检查血压和脉搏时要对比双侧情况;触及远端脉搏时并不能排除近端血管外伤(如64％的胸部大血管病变者仍可触及外周动脉搏动);皮温降低及毛细血管充盈时间延长除了见于血管外伤,还见于因休克或天冷引起的血管平滑肌收缩;对于病情尚稳定的患者,还应检查踝肱指数。

2. 局部检查

(1)出血锐性血管损伤一般在受伤当时便有明显的伤口出血。搏动性鲜红色出血提示动脉出血,持续性暗红色出血提示静脉出血。当血块阻塞断裂的血管、伤口,或者血管断端明显收缩时出血可暂时停止,一旦血栓被动脉压力冲掉或被外界力量擦掉便可再次出现伤口出血或者周围软组织血肿增大。应注意,胸、腹部血管损伤的出血是游离性且开放性的,由于体表不易发觉,易导致急性血容量锐减。

(2)血肿出血流向组织间隙可形成血肿,直径多为4～6 cm。血肿和血管裂孔相沟通形成交通性血肿,其特点为张力高、坚实而边界不清,具有膨胀性和搏动性,这是钝性血管外伤重要的局部体征。当血肿未完全压迫血管时往往无远端组织缺血表现,如果其继续增大压迫血管、神经,则可出现相应的表现。

(3)震颤和闻及收缩期杂音,触及震颤的原因是:受伤部位出现交通性血肿,血液流入血肿内产生涡流,或者动脉损伤部位发生狭窄。而外伤性动静脉瘘患者则可闻及血流来回所产生的连续性杂音。

3. 全身检查

(1)有无休克表现由于出血、创伤及疼痛,部分患者可出现不同程度的创伤性或失血性休克。开放性损伤者可粗略估计其出血量,而闭合性损伤者则很难估计其出血量。肢体血管外伤所致休克者往往合并骨折、关节脱位。胸、腹部血管外伤者由于出血量大且很难及时评估出血情况,患者常死于现场,少数人因血块堵塞、压迫血管伤口才有机会送到医院救治。

(2)有无组织缺血表现肢体动脉断裂或内膜损伤所致的血栓形成均有可能导致肢体远端缺血,即所谓的"5P"征:①动脉搏动减弱或消失;②肢体疼痛;③皮肤苍白,皮温降低;④肢体感觉神经缺血所致的感觉麻木;⑤肢体运动神经缺血所致的肌肉麻痹。当血栓发生在颈部时还可引起偏瘫、偏身感觉障碍。

(3)有无合并脏器或神经损伤当血管外伤合并其他脏器(如心、脑、肺、肝、肾、脾等)或神经损伤时,会出现相应的不同体征。

(三)辅助检查要点

1. 实验室检查

(1)血、尿常规轻度血管外伤者可无明显变化,大量出血时可出现不同程度的贫血。若外伤同时累及泌尿系统则可出现尿常规异常。

(2)血生化及血气分析创伤性或失血性休克患者往往会出现血生化及血气分析指标异常。

(3)出凝血常规及 D-二聚体了解凝血功能情况及有无新鲜血栓形成对血管外伤的诊治具有一定作用。

(4)诊断性腹腔穿刺术若怀疑有腹腔出血者可行诊断性腹腔穿刺术,抽出不凝血则提示腹腔内有大脏器、大血管破裂出血。

2. 影像学检查

(1)X 线检查 除了可以了解是否有骨折、关节脱位、体内异物外,还可以提示有无纵隔血肿、气管移位、液气胸、软组织肿胀等。

(2)彩色多普勒超声检查 目前彩色多普勒超声检查在血管外伤中主要用于四肢和颈部动、静脉损伤的筛查,骨筋膜室综合征的诊断,以及之后的随访。其具有无创、安全、廉价、灵活、可重复等优点。此外,彩色多普勒超声还能实时显示受检部位的血流速度和特征性波形,有助于判断损伤部位血流动力学的改变。据报道,彩色多普勒超声用于诊断血管外伤的敏感性、特异性和准确性分别为 83%～95%、98%～100%、96%～99%。然而,彩色多普勒超声可能会漏诊动脉内膜的微小损伤、小动脉阻塞或直径较<1 mm 的假性动脉瘤。其在血管外伤诊断中的阳性率和准确率均不及血管造影术。如今,随着多普勒血管造影、彩色多普勒能量显像、三维成像等技术的不断完善,彩色多普勒超声的应用前景将愈加广阔。

(3)CT、MRI 检查 CT、MRI(联用平扫、增强、三维重建技术):除了可以显示血流连续性及血管闭塞情况,还可以清楚地显示周围的骨折、软组织及血肿等情况。用于头颅检查时还可发现脑挫伤、蛛网膜下腔出血、硬膜下出血等,这是 X 线及彩色多普勒超声检查所无法做到的。

(4)血管造影术 因血管造影术高度的敏感性和特异性一直被认为是诊断血管外伤的金标准。通过显示管腔的狭窄、缺损、中断等情况,血管造影术能对血管外伤做出定性和定位诊断。此外,它还能用于筛选潜在性的血管外伤,如胸主动脉减速伤。然而,急性血管外伤伴大量出血或休克的患者应紧急手术,不应过于强调术前血管造影检查以免延误治疗时机,如有需要可于术中进行。目前,不少学者都提出应根据体格检查和超声、X线、CT或MRI等简便易行且无创的辅助检查结果建立选择性血管造影术的概念。其应用指征主要为:①其他影像学检查无法确定血管损伤的部位或范围;②协助术式的选择。

其相对禁忌证为:①肾功能不全;②有相关药物过敏史。

(四)进一步检查

手术探查当合并其他损伤时,部分患者的血管损伤表现可能被合并伤所掩盖,从而延误了病情。因此,在处理复杂性外伤时要警惕血管外伤的可能,当出现以下情况时可考虑行血管探查术:①进行性增大的血肿;②怀疑失血性休克,胸、腹部穿刺证实有内出血;③喷射状或反复出血;④骨折或关节脱位伴远端供血障碍;⑤钝性损伤后出现远端供血障碍,疑有动脉内膜挫伤继发血栓形成。

【诊断对策】

(一)诊断要点

1. 病史重点关注致伤物的性质及作用特点,作用局部及全身的症状。此外还应询问:是否有伤口搏动性出血史;之前的处理经过及病情变化;必要时还要了解有无毒品注射史及之前的医疗操作过程。

2. 临床表现早期可表现为出血、休克、膨胀性或搏动性血肿、远端肢体缺血、伤口部位有明显震颤或杂音等,少数患者无明显体征。病变后期主要表现为动静脉瘘或外伤性假性动脉瘤形成。合并其他器官、组织损伤者,还可出现相应的体征。

3. 辅助检查实验室检查(血常规、出凝血常规、诊断性腹腔穿刺术等)以及影像学检查(X线、彩色多普勒超声、CT、MRI、血管造影术等)均可提供诊断依据。

4. 手术探查若病情逐渐加重且病因不明时可考虑行血管探查术。

(二)疾病类型

根据病因、病理、部位等的不同,血管外伤的分类各不一致:按受力情况可分为直接和间接损伤;按作用物性质可分为锐性和钝性损伤;按皮肤完整性可分为开放性和闭合性损伤;按血管损伤的程度可分为轻、中、重度损伤;按病理类型可分为血管内膜挫伤或断裂、血管完全断裂、血管部分断裂、外伤性假性动脉瘤、外伤性动静脉瘘;按解剖部位可分为颈部、胸部、腹部、四肢血管外伤。下面仅就病理及解剖部位的分类做进一步描述。

1. 根据病理及病理生理改变的不同,血管外伤可分为下列类型(图21-1):

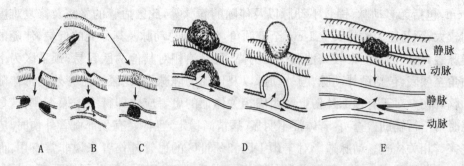

图 21-1　血管外伤后的 5 种基本改变

A. 血管完全断裂；B. 血管部分断裂；C. 血管内膜挫裂伤；D. 外伤性假性动脉瘤；E. 外伤性动静脉瘘

（1）血管内膜挫伤或断裂主要见于钝性外伤。血管内膜挫伤后原先内膜的光滑性发生改变，局部可逐渐形成血栓。严重者可出现内膜断裂，导致内膜卷曲并形成血栓。远端组织的缺血情况取决于血栓的堵塞程度及侧支循环情况。

（2）血管完全断裂主要见于锐性损伤。表现为血管自身回缩或回缩入周围组织，断端内膜向内卷曲并形成血栓。断端出血往往不多，但易致远端组织缺血。

（3）血管部分断裂主要见于锐性或医源性血管外伤。断裂处的管壁向两端回缩，内膜部分卷曲，相对的管壁尚且连续且不回缩，以致裂口增大。除非裂口小，局部血栓或血肿形成后完全覆盖裂口，否则将出现持续性或反复性出血，严重者可在短时间内危及生命。

（4）外伤性假性动脉瘤主要见于锐性损伤、医源性血管外伤或反复毒品注射后。形成的原因为动脉部分断裂后裂口周围形成血肿，血肿机化后形成的中央裂隙使管腔内的血液进入并持续冲击血肿腔，最终形成瘤样扩张。与真性动脉瘤不同的是，假性动脉瘤缺少血管壁的三层结构，其内层为血栓，外层为机化的纤维组织。因此，假性动脉瘤可随时破裂，内层的血栓亦可随时脱落造成远端血管栓塞。

（5）外伤性动静脉瘘多见于锐性外伤后。通过受损动静脉之间的血肿腔，血液由动脉直接流入静脉，易致远端组织缺血或肿胀。

2. 根据损伤血管解剖部位的不同，血管外伤可分为下列类型：

（1）颈部血管外伤颈部血管外伤约占全身主干血管外伤的 5%～10%，其中90% 为穿透伤。由于颈部血管的血流量较大，加上其特殊的解剖部位，当局部形成巨大血肿时易压迫气管。另一方面，血管钝性损伤后血栓的形成，巨大血肿对血管的压迫，以及失血性休克都将直接影响脑部的血供，造成严重后果。颈部血管外伤的临床分区多采用 1969 年 Monson 提出的三区法：颈Ⅰ区为胸骨切迹到锁骨头上

1 cm,包括无名动脉、锁骨下动脉以及伴随的静脉等,此区血管的暴露及修复难度均较大;颈Ⅱ区为锁骨头上1 cm至下颌角,包括颈总动脉及其分支的近端,伴随的静脉等,此区的发生率较其他两个区为高,且诊治相对其他两区容易;颈Ⅲ区为下颌角至颅底,包括颈外动脉、颅外动脉以及伴随的静脉等,此区的血管外伤常伴随颅脑外伤。对于有颈部外伤史及明确相关体征的患者应立即行手术探查(病情危急时可不行辅助检查)。若体征不明显、病情尚稳定,且怀疑有颈部血管外伤时,应先完善相关检查。动脉造影对于颈Ⅰ区和颈Ⅲ区的血管外伤者来说非常有用,而彩色多普勒超声主要用于颈Ⅱ区的患者。头颅CT、MRI可帮助了解颈部血管外伤者是否同时伴有颅内受累。此外,颈部正侧位片可以帮助了解颈椎脱位、骨折以及颈部异物的情况。

(2)胸部血管外伤胸主动脉血管外伤约占全身主干血管外伤的4%～10%。由于胸主动脉为人体最大的主干动脉且被纵隔包裹,一旦发生外伤往往立即产生大出血或隐性血肿,严重威胁生命。据统计,约80%的患者因此死于现场。锐性损伤可发生于胸主动脉的任何部位,而钝性损伤常见于交通事故或坠落伤所致的降主动脉起始部(其近端的左锁骨下动脉根部有动脉韧带固定)减速伤。患者可表现为:胸痛、胸闷、背部放射痛、休克、呼吸困难等。体检时应注意以下方面:有无胸骨骨折,有无脉搏减弱或消失,有无上肢高血压,有无肩胛间区收缩期杂音,有无非喉损伤性声音改变,有无上腔静脉综合征。有胸部外伤史的患者,如果病情允许应完善X线、CT或血管造影术检查,病情危急者应尽早行手术治疗。

(3)腹部血管外伤腹部血管外伤约占全身主干血管外伤的10%～15%,主要为腹主动脉锐性外伤及下腔静脉钝性外伤,死亡率高达50%。患者往往会出现腹腔及腹膜后大量积血或巨大血肿。临床上可将腹主动脉分成三个区:腹腔干以上为膈肌区;腹腔干至肾动脉水平为肾上区;肾动脉水平至腹主动脉分叉部为肾下区。肾上区操作困难,病死率高。肾下区预后相对较好。临床上,凡是有乳头水平以下,腹股沟以上外伤病史的患者,均应怀疑有腹部血管外伤的可能。其症状主要为:腹部或腰部疼痛(可伴放射痛),腹胀,休克,呼吸困难,合并其他脏器损伤表现等。其主要体征包括:腹膜刺激征,腰背部叩击痛,腹部移动性浊音(＋),肠鸣音改变等。双侧股动脉搏动不对称者应怀疑有髂动脉受损。大多数患者来到医院时病情已十分危急,需紧急行剖腹探查术。少数病情尚稳定的患者可先行X线、彩色多普勒超声、CT或血管造影术、腹腔诊断性穿刺术等检查以明确诊断。若怀疑合并腹腔脏器受损者还应完善相应脏器的辅助检查。

(4)四肢血管外伤 约占全身主干血管外伤的近70%,下肢多于上肢,当中以股动、静脉损伤最常见。四肢血管外伤若处理不及时,致残率极高。据不完全统计,一战期间 72.5% 的血管外伤士兵需要截肢,即便到了二战时期,血管修复技术有所提高,截肢率仍达 49%。近年来,随着血管重建技术的不断提高,强力抗生素的不断出现以及重症监护的不断完善,四肢血管外伤的致残率已明显降低,但合并骨关节及神经损伤的预后仍不理想。四肢血管外伤患者应尽早行手术探查术,必要时行术中造影检查以了解确切的部位及受损范围。对于部分可疑四肢血管外伤的患者,可先行 X 线、彩色多普勒超声、CT 或血管造影术以确诊。目前部分学者认为:踝肱指数大于 1.0 且远端肢体搏动良好者无需行动脉血管造影术,反之,动脉血管造影术有重要意义。此外,目前彩色多普勒超声已经广泛用于四肢血管外伤的检查。

(三)鉴别诊断要点

对于有明确外伤病史的患者,一旦出现伤口急性出血、远端组织缺血、远端动脉搏动减弱或消失、肢体肿胀、局部巨大或进行性增大的搏动性包块时,诊断血管外伤并不困难。但是对于部分症状体征不典型或伴有合并伤的患者应仔细加以鉴别。

1. 局部皮肤肿胀

(1)血肿多有外伤史,特点为质韧,张力高,边界不清。交通性血肿往往具有膨胀性和搏动性。

(2)脓肿有感染病史,表现为皮肤红、肿、热、痛,触诊具有波动性,边界不清。

(3)血管异常病史较长,部分患者表现为局部皮肤颜色改变,触诊质软,边界不清,少数伴有震颤。

应结合病史及彩色多普勒超声检查等以资鉴别。

2. 肢体感觉异常

(1)肢体神经缺血感觉异常成袜套式分布。

(2)肢体神经损伤感觉异常按神经所支配区域分布。

(3)慢性神经营养障碍多有长年糖尿病、动脉硬化闭塞症病史,且前者多累及双侧。

3. 动脉搏动减弱或消失

(1)血管外伤急性起病,有明确的外伤病史。

(2)动脉硬化闭塞症慢性病程,伴患肢疼痛,皮温降低,少数患者可出现患肢萎缩。

主要根据病史以资鉴别,必要时需行彩色多普勒超声、CTA 等检查。

【治疗对策】

(一)治疗原则

血管外伤患者原则上诊断一经确立,应及早手术治疗以减少因失血性休克引起的死亡,以及最大限度地保存患肢功能或减少脑缺血所致的不可逆性脑损伤的发生。例如,肢体血管外伤最好在 6~8 小时内手术。Miller 等用动物实验证明,股动脉结扎后在 6 小时内、12~18 小时内以及超过 24 小时手术恢复血流者,保肢率分别为 90%、50%、20%。此外,由于延期手术中组织粘连明显,增加了手术的难度及感染机会。应注意,部分患者在发生血管外伤后的数周至数月才表现出相应的症状,而假性动脉瘤患者更可延迟至外伤后数年。血管外伤患者的具体疗法取决于血管外伤的类型、程度、合并伤情况等。总的治疗原则是:首先保证气道通畅、止血、抗低血容量性休克,然后正确修复损伤的血管以恢复组织的正常灌注。

(二)术前准备

1. 首先检查气道通畅情况,必要时予以机械辅助通气或者行气管切开术。

2. 伤口止血常用的方法是 用消毒纱布填塞后,予绷带加压包扎。无消毒辅料设备的,应首先考虑直接压迫止血法(用戴消毒手套的指尖压迫血管破口),也可使用近端动脉间接压迫止血法(如压迫颈根部、腋部或股三角区以控制颈动脉、肱动脉或股总动脉远端的出血)。若能暴露损伤的血管,可使用无损伤血管钳钳夹断端血管。虽然术中使用止血带能起到良好的止血效果,但在入院前及事故现场,应用止血带的指征仅为:压迫止血无效的严重出血患者。数据表明,术前使用止血带(尤其是单次使用时间超过 1 小时)会显著增加截肢率。此外,球囊导管止血技术目前也已经非常成熟。

3. 迅速建立 2 条通畅的静脉通道(其中一条应为中央静脉),同时应避免使用患侧肢体或胸廓入口的输液通路。对于已经入院且能确保立即手术的休克患者,应尽快输血、补液、抗休克,力争使血压稳定,血红蛋白达 70 g/L 以上,红细胞压积达 0.25 以上,同时立即送入手术室。然而,近年来有学者对术前积极输液抗休克的做法提出了质疑:术前大量补液延误了手术时机,也可能导致稀释性凝血功能障碍及急性呼吸窘迫综合征的发生,此外,大量补液使血压升高后不利于血管裂口处形成稳定的血凝块。

4. 术前应开始给予广谱及抗厌氧菌的抗生素。

(三)治疗方案

1. 非手术治疗 目前有学者提出,部分四肢次要的非阻塞性动脉损伤者可采用非手术疗法:只需压迫止血,并用彩色多普勒超声定期随诊。然而,对于这类看法目前还存在争议。一般认为上述患者中存在下列情况时可考虑非手术治疗:①低速性损伤;②动脉壁破口小于5 mm;③内膜挫伤后发生粘附性或顺流性改变;④非活动性出血;⑤无远端组织缺血表现;⑥踝肱指数大于0.9。此外,还有学者认为,颈部血管阻塞伴继发性神经功能障碍的患者预后较差,手术取栓或血管修复重建术与单用抗凝药物相比无显著差异,可考虑行保守治疗。

2. 手术治疗

(1)手术指征 手术是治疗血管外伤的有效方法,除非存在上述情况可考虑保守治疗外,其余患者一经确诊或高度怀疑者都应该尽早实施手术。

(2)手术时机

1)紧急手术 由于血管外伤常伴有大出血,易发生休克或远端组织缺血,原则上凡具有手术指征的患者均应在短时间内积极稳定病情后或直接送手术室行紧急手术。

2)择期性手术 近年来有学者提出,颈Ⅱ区的锐性血管外伤患者,如果病情尚稳定,择期手术的疗效及安全性与紧急开放性手术相当。

(3)手术方法血管外伤的手术方法很多,以下介绍几种临床上较为常用的手术方法的适应证、步骤、优缺点以及注意要点。

1)血管结扎术 适用于静脉、非主干动脉损伤,侧支循环丰富且结扎后不产生远端组织坏死的患者:如单根的尺动脉或桡动脉;单根的胫前、胫后或腓动脉;颈外动脉分支及单侧髂内动脉;肾静脉水平以下的下腔静脉及其远端静脉等。当病情严重,无法行血管修复重建术时可采用血管结扎术。建议采用双重或三重结扎法(当中可缝扎一次)以确保血管断端结扎牢固,结扎线的粗细应根据血管而定。虽然血管结扎术快捷、简单、实用,但结扎后的血管功能将不可逆性丧失,其并发症也较血管修复重建术多,部分患者晚期可通过侧支再生使血管"再通"。据统计,结扎股总动脉、腘动脉、腋动脉、颈总动脉后远端组织坏死率分别为80.0%、72.5%、43.2%、30.0%。

2)血管修复重建术 临床上根据损伤部位,受损血管情况,邻近及对侧血管情况的不同,主要采用以下4种方法:侧壁缝合术、补片修补术、断端吻合术和血管移植术(图21-2)。

①侧壁缝合术适用于血管侧面整齐的切伤或刺伤。

②补片修补术适用于血管壁缺损较大,裂口边缘不整齐或裂口处内膜撕裂明显需要修剪,直接行血管侧壁缝合将产生管腔狭窄者。术中先用眼科剪适当修整

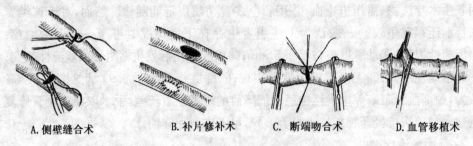

A. 侧壁缝合术　　B. 补片修补术　　C. 断端吻合术　　D. 血管移植术

图 21-2　血管修复重建术的基本方法

裂口边缘,再根据缺损大小选择并制作补片填补缺口,最后缝合补片与管壁。

③断端吻合术适用于 2 侧的血管断端均较整齐且清创后两断端距离不超过 2 cm 者。

④血管移植术主要包括间置移植、旁路移植及移动移植。适用于清创后两断端距离超过 2 cm,直接吻合张力过大;受损血管范围较大,局部情况复杂,不便于完整游离病灶段者。移植材料包括自体血管及人工血管。肢体的血管损伤应尽可能采用健侧肢体的大隐静脉作为移植材料,切取适当长度后将其纵形切开,然后冲洗并加压扩张,最后倒转应用(以免瓣膜阻挡血流)。上肢血管损伤时,也可在伤口邻近处选用未受损的皮下静脉(如头静脉或贵要静脉)作为移植材料,方法同上。当管径大于 6 mm 时,可选用材料为涤纶或聚四氟乙烯(PTFE)的人工血管。

血管修复重建术应注意以下技术要点:

第一,选择合适的切口(通常选用垂直切口以便于术中沿血管路径向两侧延伸),充分显露、游离损伤血管的近、远端直至正常组织并稍加延伸,用吊索或血管阻断钳暂时阻断血流。

第二,彻底清创周围组织,防止术后感染。

第三,彻底切除明显受损的血管(钝性外伤或高速子弹伤者通常要额外多切除 4～5 mm),修剪血管挫伤部分,防止术后血栓形成。亦可将血管断端剪成舌状以增大吻合口径。应注意,务必使吻合口切缘(包括内膜)光滑、整齐。此外,若内膜有挫伤而外膜正常时,应同时剪除挫伤的内膜及多余的外膜。

第四,用蚊式血管钳插入血管断端并适当扩张,以克服平滑肌痉挛,防止吻合口狭窄。

第五,用精细的无损伤血管器械和适当型号的无损伤缝针进行操作,以免挫伤血管内膜。根据管腔大小选用 3-0～8-0 的聚丙烯带针缝线连续缝合并修复血管。术中需向远端血管注入 20～30 ml 肝素溶液(每 100 ml 生理盐水配 1 000 IU 肝素)并冲洗血管断端,防止血栓形成,必要时还可使全身肝素化(全身多发性创伤患者应慎用)。缝合时应注意针距及边距要适当,一般在 $1\sim2$ mm 以内,连续或间断缝合均可,但管径小于 4 mm 者多采用间断缝合法以免吻合口狭窄。此外,为了适应儿童术后血管生长的需要,吻合血管时必须采用间断缝合法。

第六,若发现远端血管回血不畅,怀疑形成血栓时,可用 Fogarty 导管取出血栓。

第七,血管修复重建术完毕后,须将周围健康组织(如肌肉、腹膜、大网膜等)覆盖于修复重建的血管上,放置引流管,防止积液。

第八,主干静脉损伤者,亦应尽量行血管修复重建术。手术方法与动脉相似。由于静脉压力低于动脉且血流相对缓慢,术后形成血栓和狭窄的机会较动脉为多。因此,缝合材料要求更精细,最好使用褥式缝合法。移植材料最好选用自体大隐静脉,必要时可将 2、3 段大隐静脉纵形剖开,组合缝成一根较大管腔的静脉后再进行移植。

3)彩色多普勒超声定位下经皮穿刺注射凝血酶术 部分浅表的,较小的假性动脉瘤或动静脉瘘患者,可首先行彩色多普勒超声定位下经皮穿刺注射凝血酶术。该方法简单,快捷,安全,有效,廉价。用彩色多普勒超声仪确定病灶的确切位置后加压直至病灶内血流停止,通过 $21\sim22$ 号经皮穿刺针注入凝血酶,继续按压数分钟。凝血酶浓度通常为 1 000 U/ml,首剂量为 0.8 ml。24 小时后复查彩色多普勒超声,必要时可重复上述操作。

4)球囊导管技术部分主干血管损伤(如锁骨下、颈、腋、骨盆与大腿的主干血管)以及假性动脉瘤破裂大出血患者,由于其局部组织水肿、质脆,很难直接游离病灶近、远端的血管以控制血流。此时,可考虑先用球囊导管暂时阻断腔内的血流,再行血管修复重建。应注意,单次阻断动脉腔内血流的时间为 $30\sim90$ 分钟,球囊内压力为 $0.6\sim1$ 个大气压。其优点是使复杂的手术简单化,缩短手术时间,减少术中出血,提高手术成功率。

5)血管腔内治疗术 自 1964 年 Dotter 首次成功施行经皮腔内血管成形术(PTA)以来,血管外科进入了另一个飞跃发展的阶段。如今,随着数字减影血管造影技术、微导管技术、吸水性可控性金属导丝、支架、栓塞材料等的不断发展,血管腔内治疗术的应用愈加广泛。以下情况如部分解剖部位不便于直接暴露损伤的血管,巨大血肿、假性动脉瘤等的局部结构复杂,部分患者不能耐受开放性手术等,都大大增加了开放性手术的难度。而血管腔内技术无需直接暴露损伤部位,可经皮从远端血管进入损伤处进行治疗。目前血管腔内技术在血管外伤治疗中的应用包括 2 个方面：血管栓塞术；腔内血管成形术。以 Seldinger 技术为基础的血管腔内治疗术的步骤为：患者取仰卧位，通过血管造影确定病灶处的情况后，以股动脉（必要时可取腋动脉、肱动脉、颈总动脉，甚至主干静脉）为入路，经皮顺行或逆行穿刺，在透视下通过导丝和导管交换的方法将导管引入目的区域，释放栓塞材料或腔内血管支架复合物，再次造影确定治疗成功后撤出导管，穿刺点压迫止血。

①血管栓塞术：其目的是控制血管持续性出血。该技术创伤小，并且已被证实在有效止血的同时能最大程度保留组织的功能，在很多情况下甚至优于单纯血管结扎术。在充分评估栓塞对远端供血影响的前提下，血管栓塞术可用于全身主干血管的大出血、外伤性假性动脉瘤。据报道，利用先进的导管和同轴装置对肢体血管外伤患者行血管栓塞术的成功率在 85% 以上。其并发症主要为：远端缺血；梗死；感染；非靶位部被栓塞；盆腔动脉栓塞术有可能使男性患者出现性无能。临床上常用的栓塞材料有 4 种：金属螺旋圈、明胶海绵、聚乙烯醇、无水乙醇。其中，血管外伤治疗中主要使用的是金属螺旋圈，其结合所带的能够引起血栓形成的纤维材料被释放后，使血管永久性闭塞，其辐射不透性还可用于日后的定位。

②腔内血管成形术：自 1987 年腔内血管支架第一次应用于临床以来，已诞生 10 余种产品，按支架扩张方式的不同可分为：气囊扩张式；自膨式。腔内血管支架复合物为管性的网状结构，由不锈钢、钛合金等多种金属材料制成，具有足够的径向抗压能力及良好的纵向可曲性。其通过释放腔内血管支架复合物实现对血管外伤裂口或动静脉瘘瘘口的封堵，从而保持血管壁的完整性及血流的通畅性。其优点为：创伤小，安全性高。并发症主要包括：气囊扩张部位血栓形成；血管破裂；内漏；扩张远侧动脉内膜分离。目前，该技术主要用于外伤性假性动脉瘤（图 21-3）、外伤性动静脉瘘、胸主动脉减速伤、部分手术暴露不佳的主干血管撕裂伤等。

(4)手术方法评估引起血管外伤的致伤物性质、受伤部位、血管受损情况的不同决定了临床上很难确定统一的手术方案。目前对于病情严重的患者，临床上仍然主要采用传统的血管结扎术或血管修复重建。随着人工血管及补片材料的不断改进，血管修复重建术并发症的发生已明显降低。彩色多普勒超声定位下经皮穿刺注射凝血酶术在少数病情稳定的患者中的疗效是肯定的。此外，血管腔内治疗术凭借其独有的优势以及材料和设备的不断改进，将愈加受到人们的青睐。

(5)手术方案选择

1)颈部血管外伤　暴露单侧颈Ⅱ区血管多取平行胸锁乳突肌前缘的斜切口。暴露颈Ⅰ区的血管可取胸骨正中切口、颈胸联合切口、锁骨上 1 cm 平行于锁骨切口、必要时取"书本型"切口，甚至切除部分锁骨。颈Ⅲ区的血管亦较难暴露，可取

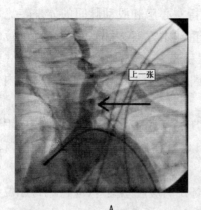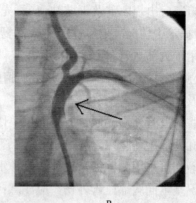

A   B

图 21-3　腔内血管成形术治疗左锁骨下动脉假性动脉瘤

A. DSA 造影示左锁骨下动脉假性动脉瘤呈类圆形；B. DSA 造影示术后假性动脉瘤消失

颊肌腹前侧切口,切除二腹肌和茎突,必要时还需行下颌骨截骨术或下颌骨半脱位术以显露颅底的颈动脉。暴露过程中要注意保护主要的神经:舌下神经及其分支、迷走神经、舌咽神经、喉返神经、喉上神经。手术方案应根据不同情况而定:

①易暴露的开放性损伤且无神经系统症状者可采用血管修复重建术;合并神经系统症状时的治疗方案目前仍有争议:有学者主张单纯给予抗凝药物治疗并观察;有学者主张在技术上可行血管修复重建术,甚至行血管结扎术。

②部分不易暴露的血管裂伤、外伤性假性动脉瘤、外伤性动静脉瘘患者,可采用血管腔内治疗术。

③颈部血管钝性损伤者多表现为颈动脉夹层或血栓形成,血管修复重建术往往并不能解决神经系统后遗症问题。因此,目前大多数学者主张采用抗凝疗法。对于部分症状轻,损伤小的患者仍可考虑手术治疗。

④椎动脉损伤患者较为少见,当出现血流动力学不稳定时应立即行结扎术,病情尚稳定的患者可行栓塞术;当已经出现血管阻塞时,若侧支循环充分可采用保守疗法,若侧支循环不充分应行血管修复重建术。双侧颈内静脉同时损伤时,至少要有一侧行血管修复重建术。

2)胸部血管外伤　暴露升主动脉、无名动脉或颈动脉近端时多采用胸骨正中切口。暴露降主动脉、奇静脉、左肋间动脉时可采用左第 4 肋间后外侧切口。必要时还可取左、右胸"书本型"切口或经第 4 肋间前外侧切口。任何时候都要切记,只有在伤口近、远端血管都被阻断后,处理损伤段的血管才是安全的。为了防止胸主动脉被阻断后出现内脏及下肢缺血，可先行左心房和股动脉间的体外转流术。此外，应根据术中情况决定具体的血管修复重建术方案。目前已有人将血管腔内治疗术应用于胸部血管外伤的治疗，并取得了良好效果。然而由于设备、材料的限制，加上胸部血管外伤患者绝大多数病情凶险，血管腔内治疗术在短时间内仍很难得以普及。

3）腹部血管外伤　通常取腹部正中切口，必要时采用胸腹联合切口（用于显露膈肌裂孔处的主动脉）。切除损伤的血管以后，损伤范围较大者采用血管移植术，较小的裂伤可采用侧壁缝合或补片修补术。血管腔内治疗术在腹部血管外伤中的应用情况基本同胸部血管外伤。应注意：怀疑有腹腔感染时，应避免行原位人工血管移植术，以免发生人工血管感染（一旦发生，必须重新开腹取出人工血管），此时可考虑行肾动脉水平以下的主动脉结扎术联合腋-双股动脉旁路转流术。此外，当肠系膜上动脉完整且内脏有丰富的侧支循环时，可结扎腹腔干及肠系膜下动脉，结扎后一般不会发生肝、胃、脾的严重缺血；肠系膜上动脉和肾动脉损伤时则必须行血管修复重建术；行肾上区腹主动脉手术时需用冰袋来保持肾局部的低温状态，并用甘露醇利尿，以延长肾脏耐受缺血的时间，减少急性肾功能衰竭的发生；当患者生命体征不稳定，行血管修复重建术非常困难时可以结扎肾静脉水平以下的下腔静脉，但肾静脉水平以上的下腔静脉不宜结扎；当显露肝后下腔静脉有困难时可行右半肝切除术。

4）四肢血管外伤　切口一般与肢体长轴平行。暴露髂外动脉近端时可采用腹膜外路径，术中可延长切口并经过腹股沟韧带或在腹股沟韧带上方 2 cm，另做一平行于腹直肌外缘的切口。下肢静脉损伤者当血流动力学不稳定或行修复重建术有困难时可以结扎该静脉。血管修复重建术的具体术式应根据术中的情况而定。其中，膝以下的血管移植术的效果往往不佳，若需移植，材料多为自体大隐静脉。肢体静脉损伤患者应行结扎术还是修复重建术，目前仍有争议：结扎静脉会增加因静脉压力升高所致的水肿、骨筋膜室综合征的发生，甚至影响动脉供血；静脉修复重建后会增加血栓形成的风险。然而，已有临床资料显示，肢体静脉结扎术的远期后遗症是轻微的，且大部分能通过抬高患肢或穿弹力袜的方法来缓解。此外，股总动、静脉同时损伤时，应先处理股总静脉以防止发生严重的下肢水肿，必要时可先采用临时转流术以确保远端肢体的血供。四肢血管外伤合并神经损伤者，在治疗血管外伤的同时应尽可能行神经一期修复术。合并骨关节损伤的患者应首先处理血管损伤还是先稳定骨关节系统，至今仍有争议。大部分学者认为：对于非稳定性骨折、关节脱位或者估计远端肢体仅有轻微缺血的患者而言应首先处理骨关节问题;反之应先处理血管损伤以减少远端缺血的时间;若骨关节系统不稳定,同时远端肢体已严重缺血时,可先采用转流术以确保肢体远端的血供,然后处理骨关节问题,最后处理损伤的血管。另外,腹膜后的血肿是否应该处理取决于外伤特点及患者情况:钝性外伤后患者病情不稳定时,暂不处理血肿;若血肿不断增大或搏动明显时应立即探查。

5)医源性血管损伤　随着现代介入放射学的发展以及外科学手术的增多,医源性血管损伤的发生逐年增加,其主要见于股动、静脉,肱动、静脉以及内脏血管(图 21-4)。此外,年老、糖尿病、动脉硬化、使用抗凝药物等因素也会增加医源性血管损伤的风险。医源性血管损伤一经诊断明确,应及时手术处理,根据损伤特点,治疗方案的选择基本同上。对于常见的由穿刺、插管、介入等所引起的急性医源性体表假性动脉瘤患者,可采用超声探头压迫法(也可加用凝血酶注射法),直至瘤体内血流消失并维持 10 分钟,必要时重复上述操作。

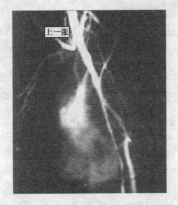 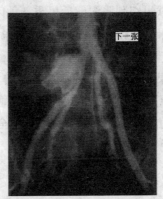

A. 穿刺点活动性出血　　　　B. 穿刺点假性动脉瘤

图 21-4　医源性血管损伤

【术后观察及处理】

(一)一般处理

1. 应注意患者全身情况,危重患者应送入重症监护室。严密观察并监测神志、生命体征、腹肌紧张度、合并伤情况以及每小时尿量等。注意预防 ARDS、MODS、应激性溃疡等并发症。

2. 术后常规使用抗生素,如果创口污染严重需足量、足疗程使用强力广谱抗生素。

3. 术后须密切观察患肢情况,包括肢体远端的动脉搏动,皮肤温度、颜色、感觉,肢体运动以及毛细血管充盈时间等,测量踝肱指数。定期行彩色多普勒超声检查。

4. 取卧位,患肢制动使血管不受牵拉。控制血压。行胸、腹部血管移植术的患者术后 3 个月内应避免增加腹压的动作。

5. 术后每天静脉滴注低分子右旋糖酐 500 ml,持续 5~7 天,以降低血液黏滞度,改善微循环。根据病情决定是否使用抗凝或溶栓药物。

(二)并发症的观察及处理

1. 如果远端肢体血液循环在短时间内很快恶化,缺血现象再次出现,应考虑手术失败或血栓形成的可能,应及时手术探查并处理。

2. 如果肢体发生严重肿胀,应考虑发生骨筋膜室综合征的可能。应及时做肢体两侧深筋膜纵行切开减压术,以解除组织间隙张力,改善肢体血液循环。通常待 7~14 天,软组织肿胀缓解后可重新关闭伤口。

3. 如果出现腹肌紧张,少尿或无尿,气道压增高,心排出量下降等情况,应考虑发生腹腔室隔综合征的可能。当腹内压大于 30~35 mmHg 时应及时剖腹探查。

4. 如果术后出现术区血肿逐渐增大,再次休克等情况,应考虑发生术后出血的可能。原因有:术中操作不当;局部感染侵蚀血管及缝线;大量补液、输血以致稀释性凝血功能障碍;肝功能不全;术中全身肝素化等。应根据具体情况选择保守治疗或再次手术治疗。

【疗效判断及处理】

血管外伤患者若诊疗得当、及时,疗效相对满意。但部分患者术后仍可出现严重并发症,如术后大出血、脑神经功能障碍、远端肢体缺血坏死、人工血管感染等,都将严重影响其预后。

【出院后随访】

1. 根据病情,出院后可继续服用抗生素、降压药、改善微循环药物、抗凝或抗血小板药物。

2. 术后 1 个月返院复查:出凝血常规、D-二聚体、彩色多普勒超声、CTA 或血管造影术等。之后仍需定期复查。

3. 出院期间如果出现任何可疑并发症的表现时应及时返院就诊。

(潘凌霄)

第二节　急性动脉缺血
（动脉栓塞、急性动脉血栓形成）

【概述】

　　肢体动脉灌注突然而迅速的减少,而可能威胁肢体组织存活时,称为急性肢体动脉缺血。急性肢体动脉缺血属于严重下肢缺血(critical limb ischemia,CLI),此类CLI可以发生在既往没有症状的患者,也可以发生在已有外周动脉疾病表现的患者,例如已有间歇性跛行的临床表现的患者。

　　急性肢体动脉缺血需要紧急的临床处理,若不能及时诊治,将危及患肢的生存而致残,甚至威胁生命。急性动脉缺血可由动脉栓塞、急性动脉血栓形成、主动脉夹层动脉瘤、股青肿、动脉痉挛等原因造成,动脉栓塞是最常见的原因。但近年来也有资料表明,继发于动脉壁的原有病变,如动脉硬化、糖尿病、外伤、动脉吻合或移植术后、动脉造影术后等的原位动脉血栓形成在血管阻塞中的所占的比例逐渐增加,已经超过了作为急性肢体动脉缺血主要原因的动脉栓塞。

【诊断步骤】

(一)病史采集要点

1. 疼痛发生的时间、严重程度。

2. 疼痛发生以前是否有过肢体的不适。

3. 疼痛发生的部位,是否随病程发生变化。

4. 疼痛有无伴有肢体的运动和感觉的异常症状。

(二)体格检查要点

1. 一般情况　发育、营养、体重、精神、血压和脉搏。

2. 局部检查　特别仔细地进行局部检查,应注意以下内容:

(1)皮肤色泽改变,皮肤色泽可反映肢体的血液循环状况,肢体血液循环障碍酿成色泽改变时,皮肤苍白或发绀。组织缺血后,皮肤乳头层下静脉丛的血液排空,皮肤呈蜡样的苍白。有时在苍白皮肤间呈现散在的青紫斑块,是因血管内血液排空不全,仍积聚少量的血液。肢体周径缩小,浅表静脉萎瘪,在皮下出现蓝色线条。皮肤厥冷,肢端尤甚,常伴有皮温降低,皮温可降低 3～4 ℃,若病变进一步发展,皮肤可出现大理石样改变,在苍白的皮肤上出现片状的紫绀。如以手指压迫皮肤数秒后移开,正常者因受压时血液排入周围组织而呈苍白色,放开后 1～2 秒钟内皮肤色泽复原;动脉供血不足或静脉回流障碍时,复原时间延缓;在发绀区,指压后不出现暂时性的苍白色,提示局部组织可能已发生不可逆性的组织坏死。

(2)皮肤温度改变,肢体皮肤的温度取决于通过肢体的血液流量,动脉阻塞性病变时血流减少,肢体皮温降低,动脉闭塞的程度愈严重,距离闭塞平面愈远,皮温愈低。

(3)动脉搏动的减弱或消失,肢体近端的动脉搏动,如股动脉的搏动,和肢体远端的动脉搏动,如足背动脉的搏动都应仔细检查,要注意比较双侧同部位的动脉搏动,在搏动较弱的情况下,要避免将检查者本身手指的动脉搏动误认为患者的动脉搏动。如动脉栓塞没有完全阻塞管腔,有部分血流通过,或因肢体的侧支循环代偿较好时,在栓塞部位的远端可触到减弱了的动脉搏动。当动脉痉挛严重或形成继发性血栓时,栓塞近端的动脉搏动也可减弱。

3. 全身检查　不可忽视全身体格检查,因为大多数患者有心血管系统的器质性疾病,急性动脉缺血将加重原来的心血管系统功能紊乱,当心脏不能耐受栓塞引起的血流动力学改变时,就会出现休克和左心功能衰竭。严重者可致血压下降、休克、严重心律失常以至心脏骤停。肢体动脉栓塞后,受累肢体发生大面积坏死,造成代谢障碍,表现为氮质血症、高钾血症、肌蛋白尿和代谢性酸中毒,最终导致肾功能衰竭。

(三)辅助检查要点

1. 实验室检查

(1)血常规急性动脉缺血发生后,白细胞计数通常升高。

(2)血生化急性动脉缺血的患者可能发生肢体坏死,造成代谢障碍,出现氮质血症、高钾血症、肌蛋白尿和代谢性酸中毒等。

(3)凝血功能了解患者的凝血功能,对于诊断和指导治疗过程都相当重要。D-二聚体通常是增高的。

2. 进一步检查项目

(1)多普勒超声检查通过超声回声反射原理和超声多普勒显像原理的应用,超声检查可测定血管、血流的图像。彩色双功超声仪(color duplex scan)能提供血管切面的形态图像,显示脉冲式和连续式频谱多普勒,还可测定流速和流量,可清楚显示血管病变。动脉阻塞时,受累动脉的搏动消失、腔内无血流信号。超声检查因无创、操作简便、费用低，可重复使用而受欢迎，但超声检查可受到肠腔气体等的影响，结果多依赖操作者的经验。

(2)CT血管成像　CT血管造影(CT Angiography,CTA)是无创伤的血管检查技术，CTA通过重组CT的血管解剖影像获得二维或三维立体成像，冠状面和矢状面的图像可显示血管的全长。清晰地看到血管的狭窄或闭塞的部位、程度、长度；显示血管腔内的病变，如有无钙化斑或附壁血栓、有无合适的流出道以及直观显示病变血管与周围组织的解剖关系等。

(3)磁共振成像和磁共振血管造影磁共振成像(magnetic resonance image,MRI)的基本原理是置于强磁场中的受检物体受与质子运动频率相同的射频脉冲激发质子磁距，发生能级转换，释放能量并产生信号，从而获得MRI。MRI能够与B超一样从多个平面成像，但避免B超对操作者技巧的依赖，可提供清晰超过CT的软组织图像。但MRI的空间分辨率仍不高，仅对大血管显像较好，体内有磁性金属物时不能作MRI检查。磁共振血管造影(magnetic resonance angiography,MRA)由MRI基础上发展起来，利用时间飞跃效应(time of flight,TOP)和相位对比技术(phase contrast,PC)，使血管的信号明显增强，近乎于动脉造影的影像效果。

(4)数字减影血管造影(digital subtraction angiography,DSA)通常经皮穿刺股总动脉或肱动脉置管作动脉造影，对急性动脉缺血患者进行动脉造影，可筛选急性动脉血栓形成，DSA显示动脉广泛、不规则、节段性的狭窄和闭塞，伴有动脉壁的钙化，也可累及腘动脉甚至胫前、胫后动脉。血栓闭塞性脉管炎患者动脉造影显示中、小动脉节段性闭塞，周围可见树根状的侧支循环形成。进行DSA检查，不仅是诊断动脉闭塞，更重要的是发现流出道，能够为动脉旁路搭桥重建手术提供依据。近年来对急性动脉缺血的患者进行腔内介入治疗，是开放性外科手术进行血管重建的另一个选择，此时DSA检查是必要的前提。

【诊断对策】

(一)诊断要点

1. 病史动脉栓塞、急性动脉血栓形成是急性动脉缺血的两大主要疾病。有器质性心脏病，并伴有心房纤颤的患者突然发生肢体剧痛，可能是动脉栓塞；病史中有慢性缺血症状，如肢体麻木、发凉和小腿或臀、股部间歇性跛行等，突然发生肢体剧痛者，可能是急性动脉血栓形成，因此，应详尽询问病史，确切了解发病全过程、治疗史、治疗结果及相关病史。

2. 临床表现急性肢体动脉缺血时,发病急骤,并伴有心脏疾病,特别是心房纤颤、心律不齐,具有典型的临床表现。通常将肢体动脉栓塞的特征总结为所谓"5P"征,即疼痛(pain)、无脉(pulselessness)、苍白(pallor)、麻木(paraesthesia)和运动障碍(paralysis)。需要注意的是,当患者突然发生肢体剧痛、苍白、肢体的动脉搏动减弱或消失时,已经基本上可以诊断急性动脉缺血,并不需要等待出现"5P"征的全部表现。

判断急性动脉缺血是否存在固然重要,明确动脉阻塞的部位也相当重要。Duplex 超声显像、核磁共振动脉显像(MRA)、数字减影动脉造影(DSA)等影像学检查有助于判断动脉阻塞的部位和范围,可以根据具体情况选择采用。

在没有条件进行影像学检查时,可通过病史和体检的特点进行综合考虑,大致确定阻塞的位置,如最初疼痛的位置、正常动脉搏动消失的位置、皮肤温度变化的平面等,肢体动脉阻塞的部位较皮肤温度降低的平面高,一般要高 6～8 cm,大约为一横掌。例如腹主动脉骑跨部栓塞时,双下肢剧烈疼痛,位于脐部的腹主动脉远端搏动不能触到;如腹主动脉搏动良好,则双髂动脉栓塞的可能性大。表现为一侧下肢剧痛、肢端动脉搏动消失的患者,股动脉搏动不可触及时为同侧髂动脉栓塞,髂动脉搏动好时则可能为股动脉的栓塞。

(二)临床类型

1. 根据导致急性动脉缺血的原因,大多数的急性动脉缺血可以分为动脉栓塞、急性动脉血栓形成两种类型:

(1)动脉栓塞肢体动脉栓塞指由心脏或动脉壁脱落的血栓、动脉硬化斑块、细菌性纤维素凝集物、或由外界进入动脉的空气、异物(如弹片)、肿瘤组织、折断的导丝、导管、羊水和脂肪等流动的动脉栓子被血流冲到远侧动脉或动脉分叉,导致动脉阻塞,从而产生的急性动脉缺血。动脉栓塞的栓子以左心房脱落的血栓最为常见。

肢体动脉栓塞发生后,动脉管腔部分或完全性阻塞,并通过交感神经舒缩中枢反射,引起阻塞远端的动脉及动脉侧支痉挛,使肢体缺血更为严重。继而发生在动脉栓塞远近端动脉的继发性血栓形成,动脉血栓形成是由于血流滞缓,正常的轴流发生紊乱,血液中有形成分沉积,血液发生凝固而成。继发性血栓常发生于栓塞后 8～12 小时。动脉阻塞近端段的缺血程度不如动脉远侧严重,故阻塞远侧先有新的血栓形成,这种血栓与动脉内膜粘连较松,较易摘除。新的血栓形成又进一步加重肢体的缺血程度。动脉本身的滋养血管也可发生痉挛造成动脉壁血液供应障碍,血管内皮细胞受损,内弹力可增厚、断裂,内皮下层水肿,内膜退行性变,血小板、纤维蛋白黏附于动脉内膜上,从而促使继发性血栓形成。此种血栓与动脉内膜粘连常较紧密,摘除时容易损伤内膜造成血栓形成。伴行的静脉也可以继发血栓形成,一旦发生,提示肢体发生更重的循环障碍,预后不佳。

肢体组织缺氧后,周围神经对缺氧最敏感,其次是肌肉组织。疼痛和麻木为肢体动脉栓塞的最早临床表现。疼痛感觉消失时肢体组织可能已发生坏死。肌肉坏死时,释放出肌酸磷酸激酶(CPK)、溶菌酶等,可加剧组织坏死。组织缺氧时的厌氧代谢导致组织酸中毒、细胞膜上的钠钾泵功能障碍,细胞外液中的钾离子浓度升高。

(2)急性动脉血栓形成急性动脉血栓形成大多在动脉壁原有的病变基础上发生,如动脉粥样硬化、糖尿病动脉炎和动脉瘤等病变引起动脉管腔狭窄,易遭受某些意外的影响;或动脉外伤、动脉缝合或移植、动脉造影术后、放射性元素等刺激,造成血液成分改变,血黏度增加,血流减慢,导致急性动脉血栓形成。

急性动脉血栓形成的临床表现虽与动脉栓塞酷似,但它具有下列特点:①有长期的患肢慢性缺血、循环功能不全的症状和体征,如小腿或臀股部的麻木感、疼痛、发凉、间歇性跛行等症状,和肢体皮肤干燥而过于光滑,汗毛减少,趾(指)甲增厚变形和肌肉萎缩,干性溃疡,静脉充盈时间延长等体征;②起病缓慢,通常有其他部位动脉硬化表现;③血栓形成的肢体皮肤苍白、寒冷、搏动消失等症状的分界平面模糊;④血胆固醇往往升高;⑤X线摄片,可见动脉壁上有钙化斑和骨质疏松;⑥动脉造影见受累动脉管壁粗糙,不光整,扭曲,狭窄和节段性阻塞,周围侧支循环较多呈扭曲、螺旋形。

急性动脉血栓形成与急性动脉栓塞的鉴别诊断有时相当困难,甚至动脉造影也不能区分,有时正确的诊断要在手术中才能做出。有作者提出,有无心房纤颤可能是区分急性动脉血栓形成与急性动脉栓塞的惟一的可靠的临床征象。

急性动脉血栓形成后,动脉痉挛、动脉壁退行性变,有继发性的血栓形成。栓塞远段动脉内压力的锐降,造成血流缓慢,管腔萎瘪,以及原发血栓收缩释放出促凝血物质,加速血液凝固。由于栓塞邻近组织缺血,前列腺素E1(PGEl)生成减少,加速并增多血栓的生成。

2. 根据急性动脉缺血的严重程度,急性动脉缺血又可分为以下种类:

(1)Ⅰ类轻度缺血时表现为轻到中度的肢体静息痛,感觉障碍不明显,肢体能存活,没有立即坏死的风险。对轻度缺血的患者应立即开始肝素抗凝治疗,评价患者的心肺功能并进行必要的治疗和调整,根据动脉缺血肢体对肝素抗凝治疗的反应情况,决定是否需要进行延迟动脉血栓取除手术。

(2)Ⅱ类中度缺血的患者表现严重的肢体静息痛和感觉障碍,具有坏死的风险,但肢体没有发生不可逆的肌肉损伤,如果得到及时妥善的处理,例如血管重建,则可以避免截肢。Ⅱ类又可分为两个亚型,Ⅱa型需要及时的治疗,而Ⅱb型需要紧急处理。此时,应立即开始肝素抗凝治疗和动脉血栓取除手术,以避免不可逆的损伤发生。

(3)Ⅲ类已发生肢体动脉严重缺血,缺血的肢体已发生永久性的神经和肌肉的深度损伤,此时不必考虑其他的治疗手段,截肢成为惟一的选择(表21-1)。不应该过分强调保留肢体而进行动脉血栓取除手术。因为在严重缺血的肢体重建血液循环后,将出现再灌注综合征,继而发生成人呼吸窘迫综合征(ARDS)、急性肾功能衰竭、严重心律失常等,死亡率可高达50%~70%。

表 21-1　急性动脉缺血下肢保存可能性及危险性判断

区分	解释/预后	体征		多普勒信号	
		感觉消失	肌力降低	动脉	静脉
Ⅰ. 可存活的	暂时没危险	没有	没有	可听到	可听到
Ⅱ. 危险的					
a. 边缘的	立刻治疗可以挽救	轻度或没有	没有	听不到	可听到
b. 即刻性	立刻重建血运可挽救	有并伴静息痛	轻~中度	听不到	可听到
Ⅲ. 不可逆的	组织缺损和不可逆的神经损伤	重度感觉消失	重度肌力降低,麻木	听不到	听不到

(三)鉴别诊断要点

1. 股青肿急性下肢深静脉血栓形成合并动脉痉挛时可与动脉栓塞相混淆。因为动脉血液滞缓,使患肢苍白或发紫、发凉、动脉搏动减弱,但急性下肢深静脉血栓形成的患肢静脉瘀血、肢体高度肿胀,与动脉栓塞迥然不同。

2. 主动脉夹层动脉瘤夹层动脉瘤形成的内膜瓣片如堵塞一侧肢体动脉的开口时,可表现为肢体的急性缺血。但本病患者既往有高血压或 Marfan 综合征病史,首先表现为腹部或胸背部剧烈疼痛,但也有的患者仅表现为肢体缺血,容易误诊。彩色多普勒超声检查、CT 和 MRA 可以观察到主动脉壁的分离,主动脉真腔与假腔形成。

【治疗对策】

(一)治疗原则

急性动脉缺血患者的病情大多较重,治疗应尽量简单,以有效地缓解动脉阻塞,恢复患肢的血液供应为目的,并兼治原发性疾病。

(二)治疗方案

1. 非手术治疗包括肢体局部处理和药物治疗

(1)肢体局部处理患肢一般可下垂15°左右,低于心脏的平面,以利动脉血液流入肢体。室温保持在27 ℃左右。患肢局部不可热敷,以免增加组织代谢,加重缺氧,甚至促使肢体发生坏死。

(2)抗凝治疗抗凝剂可防止栓塞的远近端动脉内血栓的延伸、心房附壁血栓的再生或发展,以及深静脉继发性血栓形成。常用肝素和香豆素类衍生物等。在急性期,先静脉用肝素3~5天,如用肝素2 000~4 000 U/d,加至0.9%氯化钠注射液1 000 ml中持续滴注,滴注前先静脉注射5 000 U作为初始剂量。肝素干扰血液凝固过程中的许多环节,阻止血小板凝集和破坏,妨碍凝血激活酶的形成;抑制凝血激活酶的形成,阻止凝血酶原变为凝血酶;抑制凝血酶,从而妨碍纤维蛋白原变成纤维蛋白。近年来较多使用低分子肝素,低分子肝素选择性抗凝血因子Xa活性,对其他凝血因子影响不大。抗血栓作用与出血作用分离,保持肝素抗血栓作用而降低出血危险。低分子肝素皮下注射1~2次/d即可,使用较方便。

(3)溶栓治疗溶栓剂仅能溶解新鲜血栓,一般对发病3天以内的血栓效果最好。给药途径,最好是直接穿刺或经导管注入,或持续灌注溶栓剂于栓塞近端的动脉腔内,或以多孔喷雾式导管向血栓内作持续滴注。也可经静脉滴注给药。所用药物有链激酶、尿激酶、东菱克栓酶等,以尿激酶应用较多,较为安全。每日用尿激酶10万~20万单位,需严密监测纤维蛋白原、优球蛋白溶解时间和纤维蛋白降解产物(FDP)和注意皮肤、黏膜、泌尿道等部位的出血。但纤溶剂对纤维性栓子本身难以发挥作用。

(4)解除血管痉挛的治疗 产生动脉痉挛的原因,是灵敏的神经末梢感受器受刺激的结果。栓子直接刺激管腔,反射性引起交感神经纤维兴奋,使动脉壁平滑肌强烈收缩。同时血栓内大量凝集的血小板激活,释放组胺与5-羟色胺等物质,加重动脉的痉挛。持久的动脉痉挛造成肢体远段的缺血,远比血栓阻塞主干动脉血流更为严重。因此,采用交感神经阻滞或血管扩张剂以消除痉挛不可忽视。可用0.1%普鲁卡因静脉滴注、罂粟碱或妥拉苏林直接注入栓塞的动脉腔内,或静脉滴注;也可采用交感神经阻滞或硬脊膜外阻滞,以解除动脉的痉挛,促进侧支循环的建立。

2. 手术治疗是治疗急性动脉缺血的主要方式,在抗凝的同时用 Fogarty 球囊取栓导管取栓是急性动脉栓塞时首选的治疗措施,越早进行越好。

(1)Fogarty 球囊取栓导管取栓术

1)手术的适应证 ①趾或指动脉分支以上的动脉栓塞;②动脉栓塞后肢体未发生坏疽;③为降低坏疽肢体的截肢平面。

2)手术的禁忌证 ①肢体肌肉已发生坏死;②患者处于濒死状态。

3)麻醉手术时的麻醉可采用硬脊膜外阻滞麻醉、全麻或局麻。上肢的动脉栓塞取肘部切口,下肢动脉栓塞常规取股部切口。

4)Fogarty 球囊取栓导管取栓手术的实施以经股动脉的下肢动脉取栓为例,取患侧腹股沟中点纵切口,避免损伤大隐静脉。在缝匠肌内侧显露股总动脉、股浅动脉和股深动脉,以橡皮条分别绕过动脉以控制血流,注意保护内侧的股静脉和外侧的股神经不受损伤。肝素化后,阻断上述三动脉,在股总动脉前壁做纵切口约1.5 cm,或横切口,横切口的优点是在手术完成后可直接缝合切口,而不必顾虑纵行切开及缝合后可能造成的动脉狭窄。放松股动脉近端橡皮条,向近侧插入以Fogarty 导管,使其前端进入腹主动脉下端,然后向导管注入肝素盐水 1～1.5 ml,充盈球囊,再缓慢持续用力向外拉出导管,轻柔地将血栓拖出股动脉切口,用血管镊取除血栓,重复此过程直至近端股动脉出现活跃搏动性喷血,再次阻断近端股动脉血流。然后取除远端动脉的继发性血栓,以 Fogarty 导管向远端动脉插入,依上法取出继发性血栓,直至动脉回血良好。在病变范围较广时,常需多次重复,分次去除血栓,务必使导管到达踝部附近的动脉。向远侧动脉取栓,需插入其他分支时,常需再插入另一导管取栓,以获得较好的逆行回血。如膝下分支有阻塞,或Fogarty 导管只能到达腘窝时,可在膝下内侧作纵切口,显露膝下动脉的分支,切开动脉取栓。当对远侧动脉通畅是否有疑问时,可行术中动脉造影。最后向远端动脉注入尿激酶 50 000 U,溶解远端小动脉分支内的残留血栓。放松股动脉近端的橡皮条,检查近端动脉的喷血情况,如动脉喷血良好即再次阻断,用 6-0 Prolene 线外翻缝合动脉壁切口。

5)取栓术后处理

①全身处理多数患者伴有器质性心脏病,有时甚至在心肌梗塞时发病,因而患者的内科情况常需与有关科室协同处理。发病时间较长或较大动脉栓塞的病例在取栓成功,恢复循环后,大量的缺氧代谢产物回流,可导致重度酸中毒、高血钾、低

血压、休克、肾功能衰竭、心律不齐以至心脏骤停，因此术后监护十分重要，如监测心、肺、肾功能，密切观察动脉血气、电解质、肝肾功能和尿量等。

如果动脉栓塞发生于较粗的肢体主干动脉，受累组织相当广泛，而施行栓子摘除术的时间又较晚，当栓子摘除后，血液循环急骤恢复，大量坏死组织内的代谢产物迅速进入全身循环，可在短时间内出现明显的代谢紊乱。发生于栓塞后的这种病理生理变化，临床上称肌肾酸中毒综合征。预防代谢性肌肾酸中毒综合征需调节补液量，用碳酸氢钠、利尿剂、强心剂或抗心律失常药物。

②局部处理远侧动脉搏动恢复为手术成功的指标。必要时以 Doppler 听诊器、或 Doppler 仪监听动脉血流，测节段性动脉收缩压和做肢体血流图。但由于常伴动脉痉挛，可使血液循环恢复较慢。肢体静脉充盈、肢体变暖常较早，而动脉搏动则有时需在术后数小时以至 1～2 天后才恢复。当并发患肢动脉硬化时，有时搏动不能恢复，而仅转为"暖足"。取栓术后观察患肢疼痛、麻木情况，功能障碍是否缓解；观察动脉供血和回流情况；观察患肢皮温、静脉充盈时间、毛细血管充盈情况和患肢围径，并观察患肢运动和感觉功能。术后患肢明显肿胀首先应想到缺血后再灌注损伤，此时可抬高患肢，一般一周左右可消退。

如果术后症状不缓解，体征不改善，或症状缓解后又加剧等等，都是取栓不成功，或栓塞再发生，或再发血栓形成的表现，应该再次进行手术探查。再次手术时应争取明确失败的原因，以求再度手术成功。如再次术中发现患肢近侧动脉有喷射样血流时，常提示患肢远端小动脉病变未解除，可能需再切开远端动脉取栓。再次术后应以大量肝素盐水灌入远侧动脉，使微小血栓得以清除。必要时行术中动脉造影。

术后出现患肢明显肿胀时，应想到可能发生"缺血后再灌注损伤"，或是急性静脉血栓形成，或是发生间隙综合征。所谓缺血后再灌注损伤，是由于氧自由基的释放等因素，毛细血管通透性增加而导致组织水肿，严重时甚至影响已经再通的组织供血。间隙综合征，尤其是胫前间隙综合征，表现为小腿前侧骤然疼痛、明显肿胀和触痛、皮肤色呈紫红，胫前神经麻痹时表现为足下垂、第一趾间感觉障碍。应立即作筋膜切开减压术。严重病例小腿诸间隙均被压迫，可切除腓骨中段 1/3，此法可同时使小腿诸间隙均获减压达到根治性筋膜减压的目的。

（2）急性动脉血栓形成的手术对急性动脉血栓形成的病例单纯进行 Fogarty 球囊取栓导管取栓术治疗，常不能取得理想的治疗效果。应合并施行其他的手术方式，如取栓术加内膜切除术、血管旁路术等。

1）取栓术加内膜切除术在取栓术同时将增厚的动脉血栓内膜切除（thromboendarterectomy)。动脉内膜切除术的临床应用早于动脉旁路搭桥转流术,该术式未曾得到广泛应用,因为早期开展此术式时手术远期通畅率低,对继发动脉瘤的恐惧和人工血管旁路术的问世。但因其能保存自体血管管腔,故随着手术技术的改进,合并施行自体静脉补片或 PTFE 补片的股深动脉成形术,内膜切除术又重新得到重视。此法适用于病变较局限时,尤其适用于股深动脉起始部的动脉粥样硬化性狭窄,可矫正动脉狭窄。行股深动脉开口处的内膜切除后,即使股浅动脉的狭窄或阻塞不能彻底解决,也能达到保留肢体的目的。因为即使是在动脉硬化较晚期的患者,股深动脉远侧常依然保持通畅。如股深动脉起始部内膜切除术后发现局部狭窄时,可用自体静脉或人工血管行补片移植术,此为股深动脉补片成形术(patch profundaplasty)。

2)血管旁路移植重建术经上述处理仍不能解决急性肢体远端的动脉缺血时,如果经动脉造影,发现动脉阻塞的远端有通畅动脉,即远端动脉流出道,可考虑行腹主动脉-股动脉、或腋-股动脉、或股-股动脉血管旁路移植术以解决髂动脉阻塞,以髂-股动脉、或股-腘动脉、或股-胫动脉、或股-腓动脉,甚至或股-踝动脉的血管移植以解决股、腘动脉阻塞,重建血运。对于膝关节以上动脉的血运重建材料,可用人工血管,而膝关节以下的动脉则用自体静脉为佳。

动脉旁路移植重建手术成功的关键是找到理想的近端动脉流入道和通畅的远端动脉流出道。故应强调手术前的动脉造影检查。在重建手术中解剖暴露远端的动脉,找到动脉流出道后可向其远侧注入生理盐水,如生理盐水能十分流畅地向动脉流出道内注入,提示动脉流出道通畅,这对重建手术中检查远端动脉流出道通畅性很有帮助。

3)静脉动脉化在急性动脉血栓形成的病例合并广泛性动脉闭塞时,寻找可用来进行吻合的远端动脉流出道十分困难。因而可考虑施行股动-静脉转流术(静脉动脉化)手术。股动-静脉转流术的确切作用机制至今仍未能得到阐明,但大量临床经验已证明该手术方式确有一定的临床疗效,而且手术方式相对简单、易行,故在确信不能进行解剖性的动脉旁路搭桥重建手术时,可适当采用。

(3)经导管溶栓治疗 溶栓治疗作为手术治疗的辅助治疗,其疗效不容置疑。近年来,更有单纯采用溶栓手段治疗急性动脉缺血获得良好疗效的报道。有 3 个随机、前瞻的临床试验比较了外科手术和溶栓治疗急性动脉血栓形成的效果,即Rochester trial(1994),surgery versus thrombolysis for ischemia of the lower extremity(STILE,1996)和 thrombolysis or peripheral arterial surgery(TOPAS,1998),结果表明,无论是原发的动脉血栓形成还是血管旁路的血栓形成,溶栓治疗较外科手术更好。急性肢体动脉缺血小于 14 天时,经导管溶栓治疗是有效的。尿激酶、重组组织型纤溶酶原激活物(rt-PA)是常用的溶栓药物。应用多侧孔的溶栓导管,可以增加溶栓药物进入长段的血栓的效率。目前,针对急性动脉缺血的溶栓治疗主要是指经动脉腔内的导管注射溶栓药物,如尿激酶。经静脉全身使用溶栓药物的效果不好,而且不良反应较多。大于 14 天的急性肢体动脉缺血,也可以考虑经导管溶栓或取栓治疗。

关于溶栓药物的剂量和溶栓治疗的时间,至今没有统一标准。对于发生在6～12 小时内的急性心肌梗死病例,国内采用尿激酶 150 万～200 万单位在 30 分钟内完成外周静脉注射已经广为接受。但急性肢体动脉缺血与急性心肌梗死毕竟是不同的疾病,对后者的治疗更强调紧急、追求有效。一般认为,急性肢体动脉缺血的溶栓药物的剂量和溶栓治疗的时间,应该根据同时监测动脉复通和并发症的情形进行调整。溶栓治疗的主要并发症是纤溶过多而导致的出血。颅内出血的后果尤为严重,是死亡的主要原因。一般的出血不用处理,出血严重时应中止溶栓和抗凝治疗,必要时应进行输血。在溶栓和抗凝治疗过程中,注意临床观察和实验室监测,是提高治疗效率、减少并发症的重要措施。

(4)截肢术或取栓术加截肢术　当患者就医时肢体已经坏疽,需预防感染的扩散和改善患肢血液循环。待坏疽与健康组织间的界限明确后行截肢或截趾术。如患者虽尚无坏疽平面形成,但肢体缺血已导致周身情况恶化而威胁生命时,也应立即截肢。有时患者做了较高位的截肢,但残断因缺血而不能愈合。这时,可考虑合并进行动脉取栓术和截肢术。手术时先行动脉取栓术,使血流尽可能地恢复,紧接着行截肢术,其优点是:①常可有效地降低截肢平面;②增加肢体残端的血液供应,促进残端的愈合。

【术后观察及处理】

(一)一般处理

观察生命体征,如呼吸、血压、脉搏等,应每半小时观察一次,直至平稳。

(二)并发症的观察及处理

1. 观察下肢动脉血供,如足背、胫后动脉搏动、皮色、皮温等。若出现明显的搏动减弱、消失,皮温厥冷、苍白,尤其是在术后逐渐出现的以上临床症状,应考虑血栓形成可能。

2. 术后抗凝、抗血小板凝聚,并在术后使用抗生素 1～2 天。

3. 健康教育,例如教会患者日常生活不应压迫皮下隧道处的人工血管。

【疗效判断及处理】

得到及时有效治疗的急性动脉缺血的疗效是肯定的,但由于发生急性动脉缺血的患者的情况不同,例如动脉缺血的解剖状况,患者的全身情况不同,患者的治疗结局常相差甚远。

【出院后随访】

1. 术后随访的内容由于对动脉缺血的治疗大多不是根治性的,因而随访相当重要。随访的内容包括:缺血症状是否复发或加重、股动脉搏动情况、旁路血管近、远端和旁路血管搏动情况、多普勒超声检查旁路血管全程、静息和运动后的踝肱指数。

2. 出院时带药 患者在血管重建术后应终身使用抗血小板药物治疗,通常是阿司匹林(Aspirin)75~325 mg/d 或波立维(Clopidogrel)75 mg/d,除非有禁忌证。

(李晓曦)

第三节 颈动脉闭塞

【概述】

缺血性脑血管病占所有脑卒中的 70%~80%,约 50%~80%的缺血性脑卒中是颈动脉疾病引起的。颅外颈动脉硬化性闭塞症是导致缺血性脑卒中最主要和最常见的原因,这类患者常有其高危因素或属于心脑血管疾病的高危人群,临床表现以脑缺血性神经症状为主,该疾病的致残率及死亡率极高,目前主要的治疗方法有行为干预、药物治疗、外科手术治疗和血管腔内治疗。

【诊断步骤】

(一)病史采集要点

1. 是否有长期吸烟史,有无高血压、糖尿病史、高脂血症、下肢动脉硬化性闭塞症、冠心病(尤其是作冠状动脉搭桥或介入治疗)等病史,有无发生过缺血性脑卒中(尤其是 TIA)。

2. 有无发生过缺血性脑卒中(尤其是 TIA),是哪种类型的脑缺血性功能性损害,什么时候,发生的次数,有无神经系统症状,持续时间,能否恢复,是否有卒中后遗症等。

(二)体格检查要点

1. 一般情况发育、营养、体重、精神、血压和脉搏。

2. 局部检查注意颈部有无搏动,颈动脉有无血管杂音,切忌过度压迫颈动脉,以免斑块脱落造成栓塞。

3. 全身检查不可忽视全身体格检查,尤其要注意神经系统检查,这对于判断疾病程度或了解治疗效果有一定的帮助。

(三)辅助检查要点

1. 彩色多普勒超声检查　目前被广泛应用于对颅外颈动脉硬化闭塞的筛选和随访中它可在同时对狭窄部位的动脉进行形态学和血流动力学的观察,也就是说,一方面,它可诊断颅外动脉的狭窄度,另一方面,还可进行斑块的形态学分型。但目前仍不能将其作为惟一的诊断手段,这是因为它不能检测颅内颈动脉病变,较难分辨重度狭窄和闭塞,而且,它对操作人员技术要求较高等。

2. CT、CT 血管成像(CTA)　螺旋 CT 的出现和发展使 CT 的三维采集和三维显示成为现实。CTA 有如下优点:1)一次 CT 增强扫描,可分别完成动脉期和静脉期容积采集,实现不同时相的颈动脉 CT 血管造影;2)重建的 CT 三维立体血管图像可以旋转,从不同角度、不同方向、不同层面来观测,避免了结构重叠;3)既可以单独显示血管结构,也可加上骨结构标志(bone landmark)显示,还能做血管仿真内窥镜观察,常规的薄层轴位图像还可见到血管与邻近结构的关系。有报道认为,CT 值的测量有助鉴别钙化(423-489 Hu)。但它仍有不足:患者需接受 X 线照射;它仍然需静脉注射碘造影剂,对碘过敏患者的应用受到限制。CT 血管造影对斑块溃疡的显示欠佳。影响三维重建成像因素较多,评估狭窄应考虑轴位扫描。

3. MR　MR 血管成像(MRA)对颈动脉分叉处的颈动脉粥样硬化性狭窄有高度的敏感性和特异性,结合 MRI 检查,不仅可以显示血流、血管狭窄,测量评价其狭窄程度,并且能观察血管管壁和血管周围组织。但 MRA 有一个突出的缺点,即缓慢血流或复杂血流造成的信号缺失常夸大狭窄度,而且对体内有金属储留物的患者属禁忌。

4. DSA　DSA 仍然是诊断颈动脉闭塞的金标准。DSA 能直观清晰地显示颈动脉狭窄血管的部位、形态、狭窄的程度,硬化斑块的位置及形态大小,对颈动脉闭塞有明确诊断及对治疗有一定的帮助。但它作为一种有创的检查,有文献报道有0.3%~0.7%的并发症率。并发症主要包括:造影剂过敏和肾功能损害、血管损伤、诱发脑血管痉挛或栓塞等。因此,在颈动脉闭塞性疾病的诊断中是否常规作DSA,已引起广泛争议。

【诊断对策】

1. 病史　年龄(>60岁)、性别(多为男性)、长期吸烟史、有无高血压、糖尿病、高脂血症等其他病史,有无家族史;是否属于高危人群:包括缺血性脑卒中(尤其是TIA)患者、下肢动脉硬化性闭塞症者、冠心病(尤其是需要作冠状动脉搭桥或介入治疗)者以及体检中发现颈动脉血管杂音的患者。因此,详尽询问病史,确切了解发病全过程、治疗史、治疗结果及相关病史是颅外颈动脉闭塞的主要诊断方法之一。

2. 临床表现　颅外颈动脉硬化闭塞性疾病根据是否产生脑缺血性神经症状,临床表现为有症状和无症状性两类。临床上有脑缺血性神经功能损害的主要有3种类型,即短暂性脑缺血发作(TIA)、可逆性缺血性神经损害(RIND)和缺血性卒中。其中,TIA,局部神经症状或功能丧失在发病后24 h内完全恢复,一般持续仅几分钟,不超过30 min。影像学检查无局灶性病变。临床症状主要包括一侧肢体感觉或运动功能短暂性障碍、一过性的单眼黑矇或失语。RIND持续24 h以上,但在1周内完全恢复。影像学检查有局灶性病变。缺血性卒中,脑缺血性神经障碍恢复时间1周或有卒中后遗症,并具有相应的神经系统症状、体征和影像学特征。当然,临床上也可能表现为无症状性颈动脉硬化闭塞性病变。但这种病变,尤其是重要狭窄或已有溃疡形成的病变被公认为"高危病变",有些患者可能在影像学检查中发现有"腔隙性脑梗死"征象。

3. 辅助检查　B超、CT、MR、DSA等检查均可提供诊断依据。通过上述临床表现和无创性辅助检查,多可诊断颈动脉狭窄,并可以初步完成病因学诊断。但动脉造影是必不可少的明确诊断和制定治疗方案的依据。明确的病因学诊断还需要病理诊断。

【治疗对策】

(一)治疗原则

治疗颈动脉闭塞的目的是预防脑缺血(缺血性卒中和TIA)的发生。主要治疗方式有卒中危险因素控制、药物治疗、外科治疗和腔内介入治疗等。

(二)术前准备

1. 了解颈动脉的狭窄程度等情况,并可根据临床资料选择合适的治疗方案。

2. 正确进行脑缺血耐受功能锻炼。Matas 法即患侧颈动脉压迫法是术前脑缺血耐受功能锻炼的有效手段,方法是每次自 5 min 开始,逐渐增至每次 20～30 min,直至在压迫颈动脉全过程中患者无头晕、眼发黑等脑缺血症状。脑血流图检查(REG)可作为脑缺血耐受功能锻炼的监测手段,颈动脉压迫初期,REG 表现波幅下降,下降支搏动消失,两侧波幅差明显;颈动脉压迫至相应时 REG 无明显缺血改变时即可择期手术。

3. 综合评估脑侧支循环建立情况 DSA 影像可直接观测双侧脑动脉前后交通吻合及患侧大脑前、中动脉显影情况,对评估脑侧支循环建立有重要意义。

(三)治疗方案

主要的治疗方法有卒中危险因素的控制、药物治疗、外科手术治疗和血管腔内治疗。

1. 卒中危险因素的控制 中风的危险因素包括高血压、心脏疾病、吸烟、高脂血症、高纤维蛋白原血症、糖尿病等。对于上述危险因素的有效控制可减少卒中的发生率,其中控制血压和戒烟尤其重要。

2. 药物治疗 药物治疗可以预防病变部位血栓形成、稳定斑块、预防脑卒中。在围手术期使用对包括围手术期脑卒中、急性血栓形成和再狭窄等并发症有一定的预防作用。常用药物有:

(1)抗血小板类 以阿司匹林、抵克力得为代表通过干扰花生四烯酸代谢或拮抗血小板受体稳定细胞膜、抑制血小板聚集和释放,稳定斑块,防止血栓形成。预防性应用抗血小板药物,可以显著降低脑缺血性卒中的病死率和复发率。应用抗血小板药物治疗也是控制不稳定性斑块的最常用措施。即使在颈动脉硬化闭塞患者的手术和腔内治疗后也长期服用。而且,抗血小板药物可以单独或联合使用。推荐剂量:肠溶阿司匹林每天 75～325 mg,抵克力得 250 mg,每天 1～2 次。

(2)他汀类(HMGCoA 还原酶抑制剂) 通过降低胆固醇,增加斑块纤维帽中胶原成分,减少炎性细胞浸润,降低基质金属蛋白酶和蛋白溶解酶含量,起到稳定斑块的作用,使脑卒中风险下降 30%。常用药物有普伐他汀、斯伐他汀、阿伐他汀等。

(3)血管紧张素转换酶抑制剂(ACEI) 据报道也具有稳定斑块的作用。

(4)降纤类 围手术期使用可以减少不良事件发生和预防再狭窄。

3. 手术治疗 颅外颈动脉硬化闭塞疾病的外科治疗的首要目的是预防脑卒

中的发生,其次是预防和(或)减缓 TIA 的发作。颈动脉内膜切除术(carotid end-arterectomy,CEA)和颈动脉旁路术是常见的手术方式,以 CEA 更为普遍。CEA 曾流行两种术式,经典的内膜剥脱术和翻转式内膜剥脱术,目前应用广泛的仍是经典的内膜剥脱术。现将颈动脉内膜切除术(CEA)的手术要点叙述如下:

(1)手术指征　AHA 制定的手术指征如下:

绝对的手术指征:无神经系统症状,颈动脉狭窄≥70%,且对侧颈动脉闭塞或高度狭窄。①6 个月内有 1 次或多次 TIA,表现为 24 h 内明显的局限性神经功能障碍或单盲,且颈动脉狭窄≥70%。②6 个月内有 1 次或多次轻度非残性卒中,症状或体征持续超过 24 h,且颈动脉狭窄≥70%。

相对的手术指征:①无症状颈动脉狭窄≥70%;②有症状或无症状颈动脉狭窄<70%,但血管造影或其他检查提示狭窄病变处于不稳定状态,如狭窄表面不光整、溃疡或者有血栓形成;③有症状的 CEA 术后严重再狭窄。

(2)转流选择性应用转流管的指征　①对侧严重狭窄、闭塞或 Willis 环代偿不全;②术中阻断试验,患者出现神志或运动障碍;③ICA 反流压 50 mmHg(1 mmHg=0.133 kPa)或残端指数(SI)40%;④术中脑电图或 TCD 监测异常。但是以上指标并不十分可靠,而正确的转流管使用并不增加术中脑卒中可能,并且能减少局部神经并发症、围手术期病死率、脑卒中复发和颈动脉再狭窄。一般对 TIA 和无症状者,不主张常规应用转流。

(3)CEA 术中补片的应用　近年来比较一致的观点认为,CEA 术中可选择性地应用补片,而下列情况下必须使用补片成形术:颈内动脉直径<4 mm;动脉内膜切除段长度>3 cm;严重的动脉扭曲成角。常用的补片材料包括自体大隐静脉、膨体聚四氟乙烯补片(ePTFE)和涤纶补片(Dacron)。

(4)松钳顺序　常规的松钳顺序是 ECA-CCA-ICA,可以避免手术区残留碎屑进入 ICA。

(5)并发症

1)脑卒中　脑卒中是围手术期最常见、最危险的并发症。缺血性卒中主要原因有术中阻断性缺血、术中斑块碎屑脱落、颈内动脉远端活瓣、颈内动脉夹层、颈内动脉或者补片血栓形成和术毕颈动脉造影等。出血性卒中的危险因素包括术后脑组织缺血再灌注损伤(高灌注综合征 hyperperfusion syndrome,HPS),抗凝药物使用不当,持续的高血压状态等。

2)颈部神经损伤舌下神经和迷走神经与颈动脉分叉关系密切,故最易损伤。面神经和交感神经也偶有损伤。

3)切口血肿是 CTA 术后较常见的并发症,术中完善的止血、术后监测凝血时间和切口留置引流是预防出血的关键。

4)颈动脉再狭窄则是 CEA 手术最常见的远期并发症。

(6)术后处理　CEA 术后 24 h 密切监测血压及神经系统状况,最好于外科 ICU 监护。血压必须控制于收缩压<135 mmHg 以下,以防止手术后出血性脑卒中。神经系统状况必须由神经内科医生参与评价。术后第 3～4 h 利用便携式多普勒听诊器检查颈动脉切口远端血流,以早期发现动脉血栓形成,共 24 h;每 8 h 给予 20% 甘露醇 250 ml＋地塞米松 5 mg 静注,共 3 次,以预防和减轻脑水肿。术后第一天起给予肠溶阿司匹林 50～100 mg,1 次/d 或噻氯匹定 250 mg,2 次/d,长期口服。

4. 腔内治疗(carotid artery stenting,CAS)要点

(1)CAS 围手术期药物的应用　患者最好在术前 7 天开始服用肠溶阿司匹林 100～300 mg/d 或氯吡格雷 75～150 mg/d。以后肠溶阿司匹林 100 mg/d 或氯吡格雷 75 mg/d 长期口服。

(2)CAS 的适应证和禁忌证

适应证　①正规内科抗凝、抗血小板治疗无效。②全脑血管造影证实有颅内或颅外局限性动脉硬化狭窄。③无临床脑缺血症状,但造影结果示一旦该动脉闭塞,其供血区域缺乏的代偿供血,会造成严重的神经系统损害。④有明确脑缺血症状者,DSA 示颅内外动脉狭窄率>50%。⑤CEA 术后再狭窄、放射性颈动脉狭窄。⑥高龄并非 CAS 的独立危险因素,只要做好充分的术前准备及术前评估,术中按操作原则谨慎操作,仍可进行。

禁忌证　①患者一般情况差而不能耐受手术治疗,或者术前过敏试验阳性而不能进行脑血管造影检查者。②狭窄率>95%,导丝、球囊及支架不能通过狭窄段,或虽可勉强通过但会引起斑块脱落导致神经系统损害者。③狭窄段血管迂曲成角,角度>90°,进行球囊扩张及支架成形易造成斑块及分支动脉撕脱者。

(3)CAS 操作中血管支架的选择　CAS 通常使用球囊扩张支架或自膨式支架。球囊扩张支架定位准确,支撑力强,容易固定,但柔顺性差。自膨式支架由不锈钢或镍钛合金制成,贴壁性较好,良好的柔顺性使其在动脉扭曲部位比较容易释放,适合放置在颈动脉分叉,但其定位准确性不如球囊扩张支架。

(4)CAS 操作中脑保护方法的选择　为了预防 CAS 操作中斑块表面微栓或者动脉硬化碎片脱落引起的脑栓塞,脑保护装置诞生了。目前应用较多的脑保护装置主要有两大类:球囊型脑保护装置和滤网型脑保护装置。球囊型脑保护装置包

括远端球囊阻断法、近端球囊阻断法。滤网型脑保护装置既可以将超过滤孔直径的较大斑块碎片及血栓挡住并回收,同时在保持脑血流灌注的情况下提供术中的脑保护,术者可以有较充裕的时间进行仔细的和精确的操作,对于双侧动脉狭窄或对侧颈动脉闭塞的病例也适用。目前滤网型脑保护装置得到了更广泛的应用。脑保护装置也有其不足之处。斑块碎片过多时导致滤网填塞,操作过程中可引起血管痉挛或动脉夹层,甚至无法顺利回收。应用脑保护滤网前常需要预扩张,手术结束后要回收,这些步骤也会发生脑梗塞。脑保护滤网不能过滤所有的斑块碎片,小的碎片可以通过滤网进入颅内动脉。脑保护装置不能预防卡在或附着在支架上的斑块所致的迟发性脑梗塞。脑保护装置延长了支架置入操作时间。脑保护装置的应用提高了颈动脉狭窄支架成形术的安全性,减少了术中卒中事件的发生,有学者建议 CAS 术中应常规使用脑保护装置。

(5)主要并发症及处理 1)术中扩张狭窄部位及安置支架时出现心率、血压下降。这是由于操作刺激颈动脉窦引起迷走神经反射所致,可在扩张及释放支架前常规使用适量硫酸阿托品以预防术中出现的严重心率下降。2)术中斑块脱落,造成神经系统损害。原因有二:一是造影过程中导管头端将血管粥样斑块刮脱;二是行支架成形术时扩张狭窄部位引起局部斑块脱落,栓塞远端血管造成神经损害。因此,术前应对靶血管进行仔细造影,认真分析造影结果,导管的头端尽量不接近或通过已经形成斑块的血管,减少因手术操作引起斑块脱落。另外,应正确选择手术材料,选用指引导管或长动脉鞘有支架快速到位,减少操作时间。3)血栓形成。其他并发症如动脉穿刺部位血肿、颈动脉痉挛、心律过缓、低血压、感染、支架变形等。

(6)术后处理 1)术后严密监护;2)术后长期抗血小板治疗。一般要求术前至少常规口服阿司匹林及氯吡格雷 6 个月,之后选用其中之一终身服用。3)术后可能会出现颅内出血及过度灌注综合征。故而,术前、术后应严格控制血压。Howell 等认为:当收缩压变化控制在(34 ± 14)mmHg 范围时,上述并发症发生的可能性最小。

【出院后随访】

所有术后患者于术后 1 周、1 个月、3 个月和 6 个月行颈动脉多普勒超声检查和全身状况评价。以后每 6 个月定期随访。

(黄 楷)

第四节 颈动脉体瘤

【概述】

颈动脉体瘤(Carotid body tumor,CBT)是一种较为罕见化学感受器肿瘤,仅占头颈部肿瘤的0.22%。它可能是源于神经嵴细胞非分泌性化学感受器瘤(非嗜铬性副神经节瘤)或分泌神经肽的肿瘤。它大多是散发的,但有10%是家族性的,属于常染色体显性遗传。家族性病例双侧病变的发病率是32%,但散发性的双侧病变发病率则仅有5%(Parkin 1981)。肿瘤一般是良性的,但可有5%最终表现出恶性侵袭性及转移的特点(Padberg et al. 1983)。肿瘤的发病年龄可从20岁至80岁,而其好发年龄为50岁左右,而男女发病率均等。

【诊断步骤】

（一）病史采集要点

1. 肿物发生的部位、性质,是否具有搏动性,是否随体位改变。

2. 肿物发生的时间,是否随病程的演进而变化。

3. 是否伴有舌咽神经、迷走神经、副神经、舌下神经与颈交感神经压迫等脑神经侵犯症状。

4. 有无颈部手术或颈部外伤和家族史。

（二）体格检查要点

1. 一般情况发育、营养、体重、精神、血压和脉搏。

2. 特别仔细地进行局部检查,应注意以下内容:

(1)是否有肿块,肿块在颈部的位置、大小、形状、质地、活动度,是否有搏动性。

(2)压迫肿块是否会出现颈动脉窦综合征,是否有典型的Fontaine征,阻断患侧颈动脉,瘤体是否有变化。

3. 全身检查不可忽视全身体格检查,尤其要注意有无心率、血压的波动。

（三）辅助检查要点

1. 彩色多普勒超声检查 可作为颈动脉体瘤的首选检查。颈动脉体瘤典型的超声特征为:颈动脉分歧处单侧或双侧低回声肿块,内部回声不均,边界清晰,边缘规则,肿物内丰富彩色血流信号,且多为搏动性动脉频谱,动脉波形呈低阻、快血流;颈内及颈外动脉间距增大,颈内动、静脉移位。报道应用彩色 Doppler 观察瘤体及外周血管血流来诊断化学感受器瘤,准确率达到 90% 以上。

2. CT　CT 检查有助于观察肿瘤向颅底的侵犯情况。颈动脉三维重建能清晰地显示颈动脉与肿瘤的位置关系,使术前对肿瘤的全貌有了更深入的了解。

3. MR　MRI/MRA 检查显示化学感受器瘤所特征性的"盐和胡椒征",表现为瘤体内出现迂曲点、线状流空信号伴点状高信号所形成。MRI/MRA 与 CT 相比,可多轴向成像及三维血管成像,立体、直观的显示肿物与血管的关系,准确率较高且无放射性损伤。

然而,虽然 MR 能与 CT 一样,能显示肿瘤的大小、部位、性状及与颈动脉关系等,但它们都不能确切地显示具体的供血动脉。

4. DSA　DSA 仍然是诊断颈动脉体瘤的金标准。造影时可发现颈总动脉分叉增宽呈杯状,瘤体内有丰富的细小的滋养血管,造影剂着色明显。造影可了解肿瘤的血供。正常的颈动脉体瘤的血供来源于颈外动脉,而增大的肿瘤的血供除了颈外动脉,还有颈内动脉、椎动脉和甲状颈干。双侧的颈动脉造影对于伴发的动脉粥样硬化、颅内动脉环的估计具有重要意义。在造影时用气囊导管阻断颈内动脉,了解中枢系统缺氧的能力;通过栓塞肿瘤供血动脉,减少肿瘤的血供,从而减少术中出血,这些都为手术提供帮助,降低手术死亡率及并发症率。

【诊断对策】

(一)诊断要点

1. 病史　详尽询问病史,确切了解发病全过程、治疗史、治疗结果及相关病史是 CBT 的主要诊断方法之一。

2. 临床表现　下颌角处发现生长缓慢的、无痛性肿块,这往往是颈动脉体瘤的首发症状;偶尔患者可出现疼痛并放射到头部及肩部。肿块常位于上或中颈部胸锁乳突肌前缘和下颌角下——颈总动脉分叉处,触诊时水平方向可移动但垂直方向移动受限,有时可触到肿块随颈动脉搏动有传导性搏动和震颤。由于其位置紧邻颈部血管和第 X～XII 颅神经(迷走神经、舌下神经、舌咽神经),伴随肿瘤体积增大会出现压迫性症状,如:吞咽困难、吞咽痛、声嘶或其他颅神经麻痹症状。肿瘤虽然可合成和储存儿茶酚胺,但仅 1% 的副神经节瘤临床上表现为有功能性,这是因为大多数副节瘤产生的儿茶酚胺太少,故临床上大多数患者无症状。

功能性肿瘤分泌儿茶酚胺类物质,产生波动性高血压、面部潮红、阻塞性睡眠呼吸暂停和心悸等症状。体查时,肿瘤多位于下颌角下方,少数向咽旁膨出。肿物直径 2～12 cm,平均 5 cm,多呈圆形或卵圆形,质地中等或硬韧,少数较软,表面光滑,边界较清。肿物左右可推动少许,而上下不能推动(Fontaine 征)。仔细触诊,有时具有压缩感及搏动感,部分病例有时可以听到血管杂音,肿物压迫迷走神经,触压时可引起反射性咳嗽;少数舌下神经受压出现患侧舌肌萎缩及运动障碍。

3. 辅助检查　B 超、CT、MR、DSA 等检查均可提供诊断依据。

(二)临床类型

Shamblin 分级是最常用的病理分级,可分成Ⅲ级:

Ⅰ级:局限型,动脉体瘤较局限,可手术切除;

Ⅱ级:部分包裹型,动脉体瘤与血管粘连,并部分包绕血管;

Ⅲ级:包裹型,动脉体瘤完全包绕颈动脉,甚至压迫气管及食管,引起呼吸及吞咽困难。

(三)鉴别诊断要点

1. 颈部神经鞘瘤　是由神经鞘细胞来良性肿瘤,颈部以迷走神经、交感神经的神经鞘瘤最多见。肿瘤位于颈总动脉分叉内侧,常将颈总动脉分叉及颈内动脉、颈外动脉推向外侧,与颈动脉无黏附关系。肿瘤呈实质性,质地韧,表面光滑,无搏动感,阻断颈总动脉,肿块无缩小。CT 及血管造影见肿瘤无明显造影剂染色现象。

2. 颈动脉瘤　二者均可表现为颈部搏动性包块,故易混淆。当压迫颈动脉近端,肿块明显缩小的是颈动脉瘤,个别不易区分的颈动脉造影可明确诊断。

3. 颈动脉分叉扩张症　多见于老年人,且多伴有动脉硬化及高血压。为颈总动脉分叉处轻度扩张,易误认为颈动脉体瘤或颈动脉瘤。同颈动脉瘤一样,体检时压迫颈总动脉肿块立即萎缩消失。本病无需特殊处理,一般无严重后果。

4. 颈部肿块　颈部肿瘤如腮腺肿瘤、甲状腺髓样癌、颈部恶性淋巴瘤、鳃裂囊肿等均可出现颈部肿块,前几种为实性肿块后一种为囊性,一般通过仔细检查可鉴别,如有困难可颈部超声、颈动脉造影及活组织做免疫组化检测有助于 CBT 与其他肿瘤的鉴别。

【治疗对策】

(一)治疗原则

一般主张一旦确诊为 CBP 应及时手术,以免肿瘤恶变、转移或长大后难以切除。诊断越早,肿瘤越小,越容易处理,手术并发症尤其是颅神经损伤的几率越低;病程愈长,与动脉的粘连愈紧密,从而增加手术切除的难度,损伤颈动脉的可能性也愈大。

(二)术前准备

1. 了解肿瘤累及颈动脉的程度,并可根据临床资料进行 Shamblin 分级。

2. 正确进行脑缺血耐受功能锻炼。Matas 法即患侧颈动脉压迫法是术前脑缺血耐受功能锻炼的有效手段,方法是每次自 5 min 开始,逐渐增至每次 20~30 min,直至在压迫颈动脉全过程中患者无头晕、眼发黑等脑缺血症状。脑血流图检查(REG)可作为脑缺血耐受功能锻炼的监测手段,颈动脉压迫初期,REG 表现波幅下降,下降支搏动消失,两侧波幅差明显;颈动脉压迫至相应时 REG 无明显缺血改变时即可择期手术。

3. 综合评估脑侧支循环建立情况 DSA 影像可直接观测双侧脑动脉前后交通吻合及患侧大脑前、中动脉显影情况,对评估脑侧支循环建立有重要意义。

(三)治疗方案

主要有手术治疗及放射治疗。手术治疗是目前最有效的方法。

术前行 CBT 供血动脉栓塞,可明缩小较大的肿瘤体积,减少手术中失血量,使肿瘤剥离时出血减少,从而降低脑神经损伤的机会。栓塞一般选在手术前一天进行,将造影的导管选择入颈外动脉,造影显示肿瘤的供血动脉,用明胶海绵或弹簧圈将供血动脉栓塞,重复造影,直至肿瘤染色明显减轻。中山大学附属第一医院对 1995—1999 年间收治的 11 例颈动脉体瘤患者术前行超选择性动脉栓塞后再行手术切除。经动脉栓塞后再行瘤体切除术中出血量明显减少,同时栓塞后的瘤体均可一期切除。栓塞手术组仅 1 例患者术后出现口角偏斜,2 个月后恢复。随访率 100%,随访时间 2 个月至 4 年,均无脑缺血症状,移植血管均通畅。

1. 手术治疗要点 手术应根据肿瘤大小及累及颈动脉的程度及脑侧支循环建立情况选择不同术式:①颈动脉体瘤剥离术:是最理想的手术方式,适于 Shamblin Ⅰ型,或肿瘤不大,血供不丰富的病例;②颈外动脉连同肿瘤切除术:适于 Shamblin Ⅰ、Ⅱ型,血供较丰富的病例;③肿瘤切除、血管重建术:适于 Shamblin Ⅱ、Ⅲ型或肿瘤较大(直径 5 cm 以上),血供丰富的病例,移植血管首选大隐静脉;4)肿瘤切除、颈总动脉结扎术:前提是脑侧支循环代偿良好,患侧颈内动脉逆向压力大于 9.33 kPa(70 mmHg)。特别需要提醒的一点是:血管手术的关键在于控制近远端血管,应尽可能分离肿瘤近远端颈动脉,一旦剥离肿瘤时大量出血,阻断近远端能减少出血,便于剥离。

(1)颈动脉体瘤剥离术 在病变早期,瘤体在颈动脉外鞘内生长,肿瘤一般有一完整包膜,且未侵犯血管中层,与颈动脉的粘连不甚紧密,容易分离切除。手术应沿此组织间隙进行,可避免颈动脉的损伤。剥离应从 CBT 其下端开始,逐渐向头侧解剖。解剖较为困难的两个部位是颈总动脉分叉和颈动脉体瘤后侧,瘤体后侧常常将喉上神经包绕其中。分离的顺序应按先分离周围组织而后解离瘤体,分离瘤体可按照分离(结扎)颈外动脉远端-分离颈总动脉-分离(结扎)颈外动脉近端-分离颈内动脉-分离分歧部的顺序进行。切除时在肿瘤浅面应注意避免舌下神经受损,颈总动脉后方注意避免迷走神经受损。若与颈动脉粘连较紧密,则较难避免损伤颈动脉,所以术中应根据不同情况,采取不同措施,保证颈内动脉血供。颈内动脉损伤在 1 cm 以内时可试行修补或无张力对端吻合。超过 1 cm 或张力较高时,应行人工血管间置或自体血管移植术。

当颈动脉体瘤体积较大与颈动脉粘连较多时,且 Shamblin Ⅱ 时,可行颈动脉体瘤剥离术、术中颈动脉内转流术。此法有引起颈动脉内膜损伤和颈内动脉、脑动脉血栓栓塞的危险。

(2)颈动脉体瘤切除合并血管移植术　当颈动脉体瘤体积巨大、瘤体将颈总动脉分叉完全包裹或者恶变可能较大,且 Shamblin Ⅲ 时,颈动脉体瘤切除及血管移植术。该术式的关键是重建颈内动脉,保证术后脑组织的正常供血。移植材料首选是自体静脉。根据颈动脉体对颈内、外动脉包裹的程度的不同,手术主要有以下几种方式:①颈动脉体瘤切除及自体大隐静脉颈内动脉移植术:此术式主要针对肿瘤同时侵犯颈内、颈外动脉,难以剥离其中任一动脉者。②颈动脉体瘤切除及颈内动脉-颈总动脉术:此术式适用于颈内动脉扭曲,切除肿瘤后,颈内动脉残端能同颈总动脉残端对端吻合者。这种情况临床较少见,吻合时注意吻合口不能有张力。颈外动脉可以结扎。③颈动脉体瘤切除及颈外动脉颈内动脉移植术:此术式适用于颈外动脉侵犯较少,容易完整分离的患者。同上一种术式一样,这种方法仅需要作一个吻合口,颈内动脉阻断时间较短,吻合口远期通畅率高,但临床上合适的患者不多。④颈动脉体瘤切除及颈内动脉结扎术:当肿瘤巨大并延伸至颅底时,颈内动脉难以分离或残端过短,无法行颈内动脉重建,不得不结扎颈内动脉。如术前考虑到有结扎颈内动脉可能,则应行眼血流图检查以评估大脑侧支循环和患者耐受颈内动脉闭塞的程度。此外,术中直接穿刺颈内动脉测定颈内动脉逆流压,也可以了解患者耐受颈内动脉闭塞的程度。当颈内动脉逆流压低于 50 mmHg 时,结扎可能威胁生命。

2. 放射治疗　长期以来多数学者认为化学感受器瘤对放射治疗不敏感。近年来,有许多学者致力于化学感受器瘤放射治疗的研究,随着放射技术的进步和放射方案的优化,放射治疗对头颈部化学感受器瘤的局部控制率已达 95% 左右。因而,放射治疗仍不失为治疗颈动脉体瘤的有效手段,对不能耐受手术、术中残留、术后复发或病理证实恶性的病例应考虑行放射治疗。

【术后观察及处理】

(一)一般处理

1. 严密观察脉搏、血压及神经情况,注意脑供血不足、脑缺血及偏瘫的发生。

2. 若有引流,术后 24～48 h 拔去引流。

3. 若行血管移植,需抗凝 6 周左右。

(二)并发症的观察及处理

1. 脑神经损伤　脑神经损伤是最常见的术后并发症,术后注意观察患者有无声嘶、进食呛咳、吞咽困难、说话费力、音调降低、鼻唇沟变浅、鼓腮漏气等表现。神经损伤可分为暂时性和永久性的。前者往往是由于手术牵拉所致,一般术后短期能恢复;后者是由于神经被切断压迫所致,往往无法恢复。减少神经损伤关键在于减少手术创面的渗血,熟悉颈部神经的走行,术中注意识别,避免钳夹、过度牵拉等。而临床上应注意观察并及时予以相应的处理。

2. 脑缺血性卒中　脑缺血性卒中是最严重的手术并发症。术中、术后均有可能发生,其原因可能包括:术中阻断颈动脉、颅内颈动脉栓塞、结扎颈内动脉等。对可能出现脑缺血性卒中的患者,术后应密切观察病情,及时发现患者有无呼吸浅慢、情绪烦躁、失语、肢体张力减弱、嗜睡等病情变化,必要时急查 CT。同时,应准确做好观察记录。应用扩血管、抗凝药物,用冰帽施行头部降温,降低脑耗氧量。

3. 动脉血栓形成　血栓易发生于重建血管吻合口、颈内动脉、大脑 Wills 环或其以远的相对较细的动脉,可造成昏迷、偏瘫及死亡等灾难性的后果。术后常规应用低分子右旋糖酐、罂粟碱等血管扩张剂以防脑血管痉挛,以及肝素抗凝治疗。

4. 血压反射功能衰竭综合征　大多出现在双侧颈动脉体瘤切除术患者中,可出现间歇性高血压和血压剧烈波动,并伴随头痛、头昏、心动过速等。当患者处于安静时,又会出现低血压和心率减慢等。原因可能是切除颈动脉体瘤时操作舌咽、舌下神经或舌咽神经颈动脉窦支,破坏了颈动脉窦的神经通路,打断了血压反射弓,因此,应尽量避免双侧颈动脉体瘤同时切除。

【预后】

肿瘤是否为恶性,不能依靠病理学检查,而应根据其是否恶性肿瘤的生物学特征——局部淋巴结转移或远处脏器转移而定。而有局部淋巴结转移的患者其 5 年生存率要远远高于有远处转移者。肿瘤的生长速度大约 1 mm/年，提示此瘤隐匿性生长的特点。

【出院后随访】

所有术后患者于术后 1 个月、3 个月和 6 个月行颈部多普勒超声检查和全身状况评价。以后每 6 个月～1 年定期随访。

（黄　楷）

第五节　腹主动脉瘤和髂动脉瘤
（原发主动脉瘤肠瘘，腹主动脉瘤破裂）

【概述】

腹主动脉瘤是动脉扩张性疾病中最常见的一种病变，其发病率居于所有动脉瘤的首位。腹主动脉瘤以腹主动脉壁永久性、局限性扩张为特点，扩张的动脉壁结构薄弱，若不及时救治，一旦瘤体发生破裂可导致凶险致命的大出血。根据流行病学调查，本病发病多见于男性，以中老年患者为主，常伴有动脉粥样硬化等共存病，此外，也可由创伤、高血压、慢性阻塞性肺疾病、梅毒、结核、白塞综合征或先天性主动脉发育不良等多种原因所致。手术治疗是该病目前惟一有效的治疗方法。手术方式包括传统开放性手术和动脉瘤腔内隔绝术。

髂动脉瘤是指累及髂总动脉、髂内动脉和髂外动脉的动脉瘤，由于解剖上的原因，髂动脉瘤的发生多与腹主动脉瘤并存，孤立的少见。该病与其他类型动脉瘤一样常与动脉粥样硬化相关，此外亦可见于妊娠、马凡综合征、埃-当二氏综合征、川崎病、大动脉炎、囊性中层坏死和动脉夹层等患者。大部分髂动脉瘤累及髂总动脉（约 70%）和髂内动脉（约 20%），发病多见于男性，平均诊断年龄为 69 岁。手术治疗方法以腔内修复治疗和人工血管重建的转流术为主。

【诊断步骤】

（一）病史采集要点

腹主动脉瘤和髂动脉瘤发病早期常无症状，对有症状患者采集病史时要注意：

1. 腹部搏动性肿物的部位、大小、范围，搏动情况，肿物的活动度。

2. 疼痛发生的部位，性质，是否伴有腹胀。如瘤体发生破裂，是否伴有腹部突发剧痛、膨隆，搏动性肿物突然缩小伴剧烈腹痛，有无出现休克症状。

3. 是否伴有内脏器官压迫症状。是否有深部静脉血栓形成，是否有下肢动脉栓塞症状。是否伴有泌尿系统、消化道和胆道压迫症状。是否伴有消化道出血症状，如呕血、便血或黑便。

4. 有无相关疾病发生的既往史，腹部手术、外伤史和家族史。

（二）体格检查要点

1. 一般情况 发育、血压、呼吸、脉搏、体温、意识状态。

2. 局部检查 腹部触诊查体时应注意动作轻柔，以免引起瘤体破裂，髂动脉瘤一般位于腹部深处和骨盆部，触诊不易触及，除非瘤体较大。局部检查内容包括：

（1）是否有腰腹部局部瘀斑，腹部是否有膨隆。

（2）是否有脐周或上腹部搏动性肿物，肿物搏动的部位、大小、范围、形状、质地、活动度，肿物搏动的频率，是否扪及震颤或听到收缩期杂音。

（3）瘤体上极与肋缘之间的距离大于两横指，常提示瘤体位于肾动脉以下。

3. 全身检查 全身检查不容忽视，应注意：

（1）是否有腹胀，腹部肌紧张，压痛，反跳痛，是否存在移动性浊音。腹壁是否有手术瘢痕和外伤。

（2）是否有下肢肿胀，下腔静脉高压体征。是否有泌尿道、消化道和胆道梗阻体征。

（3）是否有休克体征。

（4）是否伴有发热、感染等症状。

（5）动脉瘤常伴有局部狭窄，自上而下检查下肢动脉搏动及其压力和踝肱指数是否有异常。

（三）辅助检查

1. 实验室检查

血尿常规、血生化：若有感染性动脉瘤或主动脉瘤破裂引起休克发生时可以判断。此外可辅助分析有无其他共存病。

2. 影像学检查

(1)腹部 X 线平片　粥样硬化性动脉瘤可见钙化影,腰大肌影消失,有时可见瘤体影,腹部脏器推移挤压。

(2)血管多普勒彩色超声　对于直径 3 cm 以上的主动脉瘤,可明确诊断,判断瘤体大小、瘤壁结构、有无粥样斑块及附壁血栓、分支血管通畅情况,还可提供血流动力学参数等。该法无创、方便、经济,特别适用于初步筛查。亦可作为术后随访复查对照。

(四)进一步检查项目

1. 磁共振成像(MRI)和磁共振血管造影(MRA)　可清楚显示病变部位、形状、大小等,并能提供形象逼真的影像。屏气、冠状方位的增强 MRA 在短时间内完成检查,可显示腹主动脉瘤及其分支血管的关系,及其瘤体内是否有夹层、内膜裂口、血栓形成,是一种很有价值的术前评估方法。但不能确切地提供瘤体与肾动脉和髂动脉的关系以及流出道的情况。

2. 腹部 CT 和腹主动脉及髂动脉 CTA　CT 平扫和增强能够准确显示动脉瘤的形态及其与周围脏器的比邻关系,判断有无解剖学异常,有无其他伴发的腹部疾患。三维重建 CTA 能够更为准确地显示瘤体的三维形态特征、大小及其分支情况,并提供瘤体各部位测量的参数(瘤体的长度、直径;瘤颈的长度和直径),为手术和腔内修复提供重要参考。它是目前最常用的术前影像学评估方法。

3. 血管造影或数字减影血管造影(DSA)　术前怀疑有腹腔内血管异常或马蹄肾者,应行 DSA 检查。对于胸腹主动脉瘤、多发性动脉瘤和主动脉夹层瘤的诊断有重要价值。检查时需要拍摄正、斜、侧位片,以鉴别血管影重叠而造成的诊断错误。

【诊断对策】

(一)诊断要点

1. 病史动脉壁弹性纤维破坏使得动脉壁的机械强度显著下降,动脉壁局限性膨出而成瘤,这是腹主动脉瘤和髂动脉瘤发病的主要原因。因此,详尽询问病史,明确发病过程、既往史、手术外伤史以及诊疗经过结果(了解引起动脉壁弹性纤维破坏的可能因素)是诊断腹主动脉瘤和髂动脉瘤的方法之一。

2. 临床表现具有典型的腹部搏动性肿物的局部和全身症状,是否存在腹胀以及相关腹部器官脏器压迫症状。有明确的体征,确定肿物是否存在,注意肿物的部位、大小、形态、质地、肿物搏动频率，有无扪及震颤或听到收缩期杂音。如发生瘤体破裂，常伴有休克症状和体征。

3. 辅助检查血常规、血生化和 X 线、血管彩超影像学检查均可提供诊断依据。

主要影像学检查：MRI 和 MRA、CT 和三维重建 CTA、DSA 对于腹主动脉瘤和髂动脉瘤明确诊断有着重要的临床价值，为患者术前评估和手术治疗参考提供各项参数。对于腹主动脉瘤影像学检查的评阅读片要点如下：

(1)动脉瘤的形态　瘤颈部与肾动脉的关系，长度和管腔直径；瘤体直径，是否有炎症存在，附壁血栓，是否有破裂情况；瘤体远端累及的范围、长度、宽度。

(2)并存血管疾病　是否伴有肠系膜动脉、肾动脉的狭窄性病变；是否有复数肾动脉；肾静脉变异情况；髂动脉累及形成髂动脉瘤、髂动脉闭塞。

(3)非血管病变和变异　腹腔或腹膜后的恶性肿瘤；马蹄肾。腹主动脉瘤破裂一旦发生，可导致患者迅速死亡，需结合相关病史，腹部情况和生命体征进行快速诊断后尽快手术抢救生命。原发腹主动脉瘤肠瘘是一种特殊类型的腹主动脉瘤，侵犯肠管可引起感染，伴有消化道出血症状，如呕血和便血、黑便，诊断时需要注意结合病史、临床表现和影像学检查。

(二)临床类型

腹主动脉瘤的分型有很多种方法。根据有无症状分为症状性腹主动脉瘤和无症状性腹主动脉瘤。根据瘤壁结构可分为真性动脉瘤、假性动脉瘤、夹层动脉瘤；根据形态可分为梭形和囊状动脉瘤；根据发病原因可分为创伤性腹主动脉瘤、炎性腹主动脉瘤、合并下腔静脉瘘性动脉瘤、粥样硬化性腹主动脉瘤等。

基于瘤体情况选择适合的治疗方案或腔内治疗中选择移植物提供指导，结合现有国内外对腹主动脉瘤的分型分析和临床治疗情况，根据腹主动脉瘤的发病部位，笔者将其分为四型：

Ⅰ型：肾上型腹主动脉瘤，近端瘤颈位于肾动脉水平以上。如累及胸主动脉，即胸腹主动脉瘤(详见第六节)。

Ⅱ型：近肾型腹主动脉瘤，近端瘤颈位于肾动脉处或毗邻肾动脉下方。

Ⅲ型：单纯肾下型腹主动脉瘤，近端瘤颈在肾动脉水平以下(瘤颈距离肾动脉大于或等于 10 cm)，远端瘤颈在髂动脉水平以上(瘤颈距离髂动脉大于或等于 10 cm)。

Ⅳ型：复合肾下型腹主动脉瘤，近端瘤颈位于肾动脉水平以下(瘤颈距离肾动脉大于或等于 10 cm)，远端瘤颈累及髂动脉，可根据累及髂动脉情况再细分为：Ⅳa型：累及腹主动脉与髂动脉交界处；Ⅳb 型：累及髂总动脉；Ⅳc 型：累及髂动脉分支血管。

几种特殊的腹主动脉瘤需要注意：

①炎性腹主动脉瘤：其病理改变为腹主动脉瘤壁增厚，周围炎症反应与纤维化明显且与毗邻脏器粘连。患者有腹背部慢性疼痛、体重下降、血沉增快，并伴有泌尿系统或消化道梗阻的症状。

②感染性腹主动脉瘤：主要有细菌感染引起，表现为感染中毒症状、腹痛和腹部搏动性肿物。血常规可见白细胞增多，以中性粒为主。

③合并下腔静脉瘘的腹主动脉瘤：腹主动脉瘤破入下腔静脉形成内瘘，出现腹部搏动性肿物伴杂音和震颤，心力衰竭、下腔静脉系统高压等临床表现。

④原发主动脉瘤肠瘘：主要表现为消化道出血、腹痛、腹部搏动性肿物、感染。

⑤马蹄肾患者的腹主动脉瘤马蹄肾是一种发育异常疾病，两肾下极融合且位于主动脉前侧，如存在多支副肾动脉起源于主动脉瘤，手术时应考虑存在马蹄肾。术前 CT 造影和 DSA 扫描可证实马蹄肾的存在，三维重建能证实肾动脉的数目。术前评估结合血管造影结果。

髂动脉瘤的分型根据发病部位可分为单纯型髂动脉瘤和复合型髂动脉瘤，单纯型发病较为少见，而复合型的类别可参考腹主动脉瘤分型中的Ⅳ型复合肾下型腹主动脉瘤。其余分型法还包括症状性和无症状性；真性动脉瘤，假性动脉瘤，夹层动脉瘤；根据病因划分的创伤性髂动脉瘤、粥样硬化性髂动脉瘤等。

（三）鉴别诊断要点

腹部搏动性肿物是腹主动脉瘤的主要临床表现。该病需与腹膜后肿瘤、胰腺肿瘤、胃肠道肿瘤、消化道穿孔、泌尿系结石、肠系膜淋巴结结核及腹主动脉延伸屈曲等鉴别。胰腺肿瘤或腹膜后肿瘤可有矢状向传导的搏动感，而腹主动脉瘤则有膨胀性搏动感；伸长迂曲的腹主动脉常位于腹中线的左侧，易推动，而腹主动脉瘤位于脐周中线并向两侧扩张，瘤体较固定。腹痛、休克、腰背痛是腹主动脉瘤破裂最常见的表现。具有腹痛症状包括炎性、感染性和合并消化道瘘腹主动脉瘤需与归因于急腹症一类的腹腔疾病鉴别，如胃肠道出血及穿孔、乙状结肠憩室炎、肠梗阻、胆囊炎、胆石症、胰腺炎、肾绞痛等与腹主动脉瘤破裂产生类似这些疾病做鉴别诊断。此外，腹主动脉瘤合并下腔静脉瘘的患者应与其他疾病引起的门脉高压征相鉴别，而腹主动脉瘤附壁血栓脱落引起的下肢缺血需与下肢动脉硬化闭塞和 Buerger's 病（血栓闭塞性脉管炎）相鉴别。此外，髂动脉瘤仍需与盆腔或妇科肿瘤相鉴别。一般可通过询问病史和查体，以及进一步的影像学检查——排除，B 超、腹部三维重建 CTA 与 MRA 有助于与腹腔内相关疾病以及其他肿瘤鉴别。

【治疗对策】

1. 治疗原则　腹主动脉是不可能不治而愈,任之发展下去可能引起瘤体破裂,一旦瘤体破裂死亡率可高达70%～90%,择期手术可使患者死亡率下降至5%以下。外科手术是主要的治疗方法。有疼痛症状、趋向破裂者以及压迫邻近组织或形成夹层者,均应争取尽早手术或行腔内修复术治疗。

2. 术前准备

①术前正确评估患者的全身情况,改善心、肺、脑、肝、肾功能,纠正凝血功能异常,控制高血压和糖尿病,确保围手术期安全。

②有充分的影像学检查材料,确切判断动脉瘤瘤体的部位、长度、直径和累及范围的动脉分支,制定详尽的治疗计划。选择口径适合的移植血管。

③术前一天给广谱抗生素和禁食,配备血源,有条件者术中应行自体血回输。术前留置导尿。

④拟行腔内治疗患者还需要作碘过敏药物试验,穿刺部位皮肤准备。

3. 治疗方案

(1)开放性手术治疗

1)手术指征

①有腹痛、腰背痛或伴有泌尿系、消化道症状的(破裂前期)和破裂性腹主动脉瘤;

②影像学检查动脉瘤直径大于5 cm,或直径小于5 cm,但不对称易于破裂者;近期内动脉瘤直径迅速增大,半年增加0.7 cm或1年内增加1.0 cm者;不论瘤径大小,如果是属于不典型动脉瘤(夹层、假性动脉瘤、囊形和穿透性溃疡)者。

③压迫症状明显者;

④动脉瘤附壁血栓脱落引起远端动脉栓塞者;

⑤合并感染,有下腔静脉瘘或肠瘘患者。

2)手术时机　①择期手术,对符合手术指征的患者,术前完善各项准备,制定详尽的治疗计划,进行腹主动脉瘤体切除术和人工血管移植术。②紧急手术,对于瘤体破裂的患者应施行急诊手术抢救生命。

3)手术方法

切口选择:腹主动脉瘤切除、人工血管移植术多数选择经腹入路。常用切口选择包括腹正中纵行切口、横行腹腔切口、腹膜后入路切口等。对于切口选择要根据腹主动脉瘤的情况以及有经验的主刀医师判断而决定。

Ⅰ. 肾下腹主动脉瘤

①经腹入路:进入腹腔后先探查腹腔内脏是否正常和动脉瘤的范围,将横结肠向头端牵拉,剪开至 Treitz 韧带,十二指肠滑动,向旁侧回缩,切开主动脉瘤颈部的腹膜反折,分离肾静脉,小心分离显露主动脉瘤颈部。切开后腹膜直至腹主动脉分叉处,小心分离主动脉腔静脉侧,避免损伤肠系膜下动脉及其主要分支。牵拉左肾静脉,轻微向上移动。肾动脉位于腹主动脉瘤头侧、左肾静脉后方。牵拉肾静脉避免肾动脉损伤,利于肾下段主动脉瘤暴露。切除大的主动脉瘤时或主动脉瘤颈部很短时,分离结扎左肾静脉利于肾下主动脉段暴露。从肾静脉中段分离,可保护性腺静脉与肾上腺静脉,有利于左肾静脉回流。经主动脉后方穿过阻断带。处理主动脉瘤时注意避免附壁血栓或动脉粥样硬化斑块碎片引起的栓塞。主动脉瘤远端小切口游离髂动脉,避免损伤髂静脉。暴露和控制主动脉瘤颈是手术成败的关键。充分暴露瘤体远近段后,静脉注射肝素(100 U/kg),然后用动脉夹钳夹阻断瘤体近端主动脉和髂动脉血流,要避免血管钳损伤输尿管及底部髂静脉,同时避免动脉粥样硬化斑块碎裂。小血管钳阻断肠系膜下动脉近端,减少出血。

②瘤体切除:阻断瘤体远近端后,用大剪刀从瘤颈开始"T"型切开瘤体前壁,清除干净附壁血栓。用不可吸收缝线深部"8"字缝合腰动脉出血。缝合腰动脉前取瘤腔内的血块做细菌培养,如果瘤体后壁钙化严重,可以先用卵圆钳拉除钙化斑,然后缝合。各吻合口如有同样问题,也同样处理。少数患者的肠系膜下动脉已闭塞,可不予处理。修剪瘤壁远近端正常的、准备作吻合的主动脉、髂总动脉或髂外动脉甚至股动脉,通常是将前壁修成横断状,保留后壁。

③人工血管移植:根据腹主动脉瘤的情况选择合适口径和长度的人工血管。大部分患者需要用分叉型人工血管,其余患者需要直形的。主动脉瘤内缝合技术吻合人工血管于肾下主动脉。3-0 不可吸收尼龙缝线吻合人工血管于主动脉后壁,缝线穿过主动脉壁内膜、中层、外膜全层。缝线打紧轻轻收缩,确认缝合线处显示出主动脉"缝合缘",这样有利于从主动脉内穿过缝线缝合其余的主动脉后壁,缝线穿过主动脉壁内膜、中层、外膜全层。缝线打紧轻轻收缩,确认缝合线处显示出主动脉"缝合缘",这样有利于从主动脉内穿过缝线缝合其余的主动脉后壁。沿主动脉后壁向两个方向缝合,主动脉壁吻合侧缝线要深,缝缘要宽。助手拉紧缝线,使缝线缘张力均匀,人工血管牢固地固定于主动脉壁对侧。连续缝合主动脉前壁,完毕收紧。手指阻断人工血管远端,慢慢放开血管钳,检查近端缝合缘。仔细检查缝合缘前面和后面。用 4-0 或 5-0 缝线缝合漏血处,必要时使用垫片衬附。注意吻合时,缝后壁一定要贯穿全层,不得在前后壁交接处打结,这样可以大大减少吻合口

瘘的发生。确保近端人工血管吻合完好,再行远端吻合。如主动脉瘤累及髂总动脉,需采用分叉人工血管。阻断主动脉瘤远端髂动脉,有时可能需分别阻断髂内动脉和髂外动脉。如果在此水平游离髂内外动脉,需找出输尿管,避免损伤输尿管及从侧面走行至中间的骨盆自主神经。为避免损伤神经和术后阳痿,建议不要沿左髂动脉走行切开,在髂总动脉远端处横切。当一侧髂动脉吻合完成后,撤去吻合侧远端髂动脉血管阻断钳,逆灌人工血管,排尽空气和碎片,检查缝合的严密性。阻断一侧髂动脉,松开主动脉近端血管钳,排尽吻合处空气与血栓。阻断未吻合的髂动脉,恢复吻合完成侧下肢血流,肝素化盐水漂洗未吻合侧血液防止血栓形成。随后进行另一侧髂动脉吻合。如有累及髂内动脉,延长主动脉瘤体切口,显露远侧髂内动脉瘤颈,结扎髂内动脉防止破裂。主动脉瘤体内对缝缝合远端髂内动脉开口,人工血管一分支与髂外动脉行端-端吻合。延长动脉切口至前壁,髂外动脉剪成斜口状,便于吻合,避免存在于髂动脉分叉处的动脉粥样硬化斑块引起的栓塞。在前壁吻合完成前,相继撤去近端和远端阻断的血管钳,排尽人工血管内的空气和碎片。鱼精蛋白和肝素,主动脉瘤壁包裹人工血管,重新缝合后腹膜,在十二指肠与人工血管之间形成一层活性组织,能降低十二指肠瘘发生。缝合盆腔后腹膜时,防止损伤输尿管。

Ⅱ.近肾腹主动脉瘤

①经腹入路:近肾腹主动脉瘤是指主动脉瘤延伸至肾动脉水平,不适合肾下位置吻合及阻断。向上牵拉左肾静脉,游离肾上腹主动脉和髂动脉。全身肝素化,阻断肾上主动脉及髂动脉。

②瘤体切除:切开主动脉瘤,对缝缝合腰动脉。清除附壁血栓,主动脉近端后壁可能保持完整,可将其修剪,以便于更好地与肾动脉开口再血管化。

③人工血管移植:用3-0或4-0不可吸收缝线端端吻合人工血管于近肾主动脉。为缝合牢固,缝线应缝于肾动脉开口下方。主动脉分叉处或髂动脉(如主动脉髂动脉瘤)处行远端吻合。6-0不可吸收性缝线将肠系膜下动脉吻合于主动脉瘤前壁。近肾型腹主动脉瘤如累及肾动脉,需要同期行肾动脉重建术,使肾动脉与人工血管吻合或从正常主动脉作肾动脉血管转流,术毕主要观察肾动脉的通畅情况。

Ⅲ.肾上腹主动脉瘤(不包括胸腹主动脉瘤,胸腹主动脉瘤手术治疗详见第六节)

①经腹入路:主动脉瘤累及肾动脉水平以上。经腹切开显露肾上主动脉且于此位置阻断主动脉。

②瘤体切除:切开主动脉瘤,清除附壁血栓,主动脉瘤内对缝缝合腰动脉。主

动脉近端吻合处保留肾动脉或切除肾动脉,是主动脉瘤累及范围而定。如切下一侧肾动脉,肾动脉开口留一血管片以便于吻合,同样注意肠系膜上动脉的累及情况做出选择。

③人工血管移植:Crawford 法,首先用 3-0 或 4-0 不可吸收缝线吻合人工血管于主动脉近端,完成后行远端吻合。自上而下逐个恢复内脏和人工血管做端侧吻合;每做成一个吻合,阻断钳下移一次,以使重建的内脏血管尽快恢复血流,最后完成远侧腹主动脉重建。以肾动脉为例,侧壁钳钳夹人工血管,行切下来的一侧肾动脉吻合,人工血管剪侧孔,5-0 不可吸收缝线吻合肾动脉。如两支肾动脉均起自肾上动脉瘤,于肠系膜上动脉水平行主动脉近端吻合。完成主动脉近端吻合后,人工血管再与两侧肾动脉分别吻合。如肾动脉近端堵塞,行动脉内膜切开术也不能恢复近端开口时,或张力太大不能行肾动脉与人工血管原位吻合时,采用 6 mm 的聚四氟乙烯或人工血管连接肾动脉与人工血管。DeBakey 法,选用人工血管先完成近侧降主动脉与远侧腹主动脉架桥术,使血流通畅。然后再与腹腔动脉、肠系膜上、下动脉和左、右肾动脉逐个行血管重建术。

Ⅳ. 腹主动脉瘤破裂

腹主动脉瘤破裂患者,应建立中心静脉导管液体通路,迅速送往手术室。休克患者不必行其他检查,否则只会延误手术治疗时机。患者平卧于手术床上,清醒气管插管,麻醉,备皮铺单,立即行剖腹手术。急诊修补腹主动脉瘤的主要目的是快速控制破裂主动脉瘤近端,防止大量出血。

①膈下腹主动脉阻断法:经腹显露主动脉,在膈肌显露主动脉,在膈肌裂口主动脉处可对准脊柱方向挤压主动脉,或者切开或分离左膈角显露腹腔干上方主动脉,以便行主动脉阻断止血。

②动脉瘤颈阻断法:术者左手示指自破口或瘤体前上壁切口进入,伸向瘤颈,以利于瘤颈暴露的显露和钳夹。

③球囊导管阻断法:有 X 线条件时,可自外周动脉插入 30 mm 直径的球囊扩张导管或球囊反搏导管至瘤体近侧动脉,注入稀释造影剂以膨胀球囊阻断血流,暂时控制出血。

④胸主动脉阻断法:伴严重休克的危殆病例,可在急诊室无麻醉情况下,紧急经胸腔显露和钳夹降主动脉,然后急送患者至手术室继续抢救。对一般破裂病例,在麻醉后也可用此法作为手术的第一步。

⑤成功阻断血流,分离暴露主动脉和髂动脉。如容易暴露分离髂动脉,可做小口切开,阻断髂动脉。如髂血管水平存在广泛血肿,广泛切开主动脉瘤后,可用腔

内球囊堵塞控制远端血管。清除附壁血栓，如伴有腰动脉和肠系膜下动脉后方出血，在主动脉瘤内缝缘较宽较深连续缝合人工血管。

⑥人工血管主动脉重建常用于主动脉瘤破裂修补。如累及髂动脉，应建立髂动脉主动脉旁路。完成远端吻合前，检查髂动脉通畅性，防止主动脉堵塞后肝素化前远端血栓形成。髂动脉堵塞球囊导管放气，检查有无回血。如无回血，应使用球囊取栓导管清除远端血栓。在远端主动脉吻合结束前，将髂动脉球囊导管放气撤出。用主动脉瘤包裹人工血管，关闭腹膜。

Ⅴ. 原发主动脉瘤肠瘘

手术是抢救生命的惟一方法，基本术式是切除腹主动脉瘤、闭锁十二指肠瘘孔部，行人工血管移植术。

对大量呕血和便血患者，在抗休克治疗时应积极术后治疗。其麻醉、开腹和术式基本同前。阻断近、远端主动脉后，将肠管从瘤壁剥离，主动脉的破裂出血部位可用手指压迫或从瘘口插入球囊导管封闭瘘口止血。在修补肠瘘时将瘘周瘢痕组织彻底松解，否则修补后仍易形成肠瘘。如果术中发现污染严重或有脓肿形成，则术后易并发人工血管感染这一严重并发症，此时可考虑切除腹主动脉瘤后，闭锁近、远端主动脉，行非解剖途径的腋-双股动脉旁路移植术以保证下肢血供。但近年来认为只要感染不严重，无败血症、脓肿形成和细菌阴性时可行原位人工血管移植术。分离十二指肠，当肠管情况不允许一期吻合时，必要时可切除十二指肠远端第三、四段，然后行端端或端侧吻合。肠管裂孔修剪后行两列缝合闭锁，如有大的缺损则行肠部分切除术，必要时需同时行空肠造瘘术。术中注意必须进行动脉瘤壁及附壁血栓的细菌培养，并进行动脉瘤壁的彻底清创处理；近端吻合必须在健康组织进行；将人工血管及吻合口用残留壁包绕，人工血管及吻合口与肠管间用大网膜等组织覆盖，将网膜从横结肠系膜后拉至腹膜后并固定于腹膜后组织隔开人工血管和肠管，以防止再次发生腹主动脉瘤肠瘘；关闭腹腔前，彻底冲洗以减少潜在的感染。术后应根据腹主动脉瘤壁培养出来的细菌，选择高敏感度的抗生素加强抗感染治疗。

(2)腔内修复治疗

1991 年 Juan Parodi 首次报告应用支架型血管腔内治疗腹主动脉瘤以来，该技术由于其具有微创治疗的优点而迅速得到广泛认同。至今为止，由此发展的各种腔内治疗手术方法技术和新型器械不断推陈出新，为广大动脉瘤患者带来了福音。对于血管外科专科医师而言，腔内支架修复治疗已成为治疗腹主动脉瘤和髂动脉瘤必不可少的技术之一。

①手术指征:大部分适合传统腹主动脉瘤切除术的患者可考虑行腹主动脉瘤覆膜支架治疗,特别是全身情况较差,不能耐受大手术,合并疾病较多的患者更适合,因为腔内治疗相对于传统手术治疗有创伤少、对患者打击小、恢复快等优点。腔内修复装置形态学要求瘤体上下两端的动脉有适合支架血管附着和支撑的颈部且无过度成角;动脉瘤所在的部位,流出、流入道扭曲成角角度小于60°;曾有腹部手术史,预计再次手术解剖困难;高龄或伴有心肺等重要脏器疾病、预期开腹手术危险性较大的病例。

②手术时机:择期手术,在完善各项术前影像学检查和患者准备,制定详尽的手术计划,选择适合患者的腔内支架移植物,术前决定使用移植物的形态、支架扩张方式、支架位置、移植物构造、导入方式以及有无药物洗脱类型等。

③手术方法:手术在DSA动态监测下进行,患者全麻后,取平卧位,消毒双侧腹股沟区。同时预防用抗生素和留置导尿。Seldinger于1953年著文介绍经皮穿刺置管动脉造影术,即著名的Seldinger技术。随着介入放射技术的发展,该项技术已被广泛应用于各种腔道的置管引流术,同时也是腔内血管外科最常用的血管介入技术。下面笔者将根据现有的几种腔内治疗技术分别介绍如下:

Ⅰ.分叉人工血管移植物置入腹主动脉行腔内隔绝术。

方法一:选择髂动脉通畅的一侧或双侧在腹股沟韧带水平沿股动脉走行做横/纵切口(根据医师操作和患者情况选择),解剖显露股动脉(如股动脉近端直径小或有病变不能导入血管腔内器械,可向两侧或斜向延长切口,便于显露髂外动脉和髂总动脉。如术前影像学检查提示小、扭曲、髂内动脉病变,或髂内血管或髂血管需再血管化,可行腹股沟上切口。分开腹壁肌筋膜层,使用拉钩腹膜后显露髂外动脉、髂内动脉、髂总动脉)。在直视下以Seldinger方法,使用专用的导入系统在股总动脉前壁穿刺,导丝导入髂外动脉直至主动脉。选择适合长度的鞘管通过导丝进入主动脉囊腔(如髂动脉扭曲、直径小、鞘小、导丝滑动,可使用滑行导管介导硬导丝进入腹主动脉,导入10F鞘管)。可在两侧进行手术,手术过程中全身肝素化抗凝。经鞘管送入硬导丝至肾上腹主动脉,根据动脉瘤所在部位进一步可到达胸降主动脉,以便导入人工血管主干。可从对侧通过导丝导入带有旁孔可注射增强造影剂的血管造影导管,放于肾上主动脉L1椎体水平。可使用猪尾导管行腹主动脉造影。从血管造影导管退出导丝,主动脉造影可分辨出肾动脉、动脉瘤、髂动脉。利用间隔1cm不透射线的标记物造影导管以1cm间隔选择腔内器械。对于肾功能损害患者,如果术前曾行三维影像学检查,可不采用主动脉造影,以减轻造影剂损害。一般情况下,肾动脉一般位于在L2椎体水平以上。从右股动脉撤去10F鞘管。在透视下，通过硬导丝导入运送人工血管主体的导管，旋转，使分叉人工血管主体与分支连接处正对造影导管，以便随后分叉人工血管分支与主体接合。移动X线检查台方便影像放大器定位，根据术前三维影像分析，调整操作，使在主动脉影像上获得最佳肾动脉位置。支架恰好定位于肾动脉之上。当定位调整准确后，检查台和影响仪固定于该位置。使用操作手柄撤出输送导管的鞘管，释放显露出自动膨胀支架的顶端，当支架于肾动脉之下开始膨胀时，逐步撤出输送系统（如使用球囊扩张支架，其血管支架导入系统导管内附有气囊，可在释放移植物时充满导管系统内的气囊，使移植物近端能固定着附于腹主动脉壁，保持气囊充盈，固定内鞘管，缓慢退出外鞘管，释放出移植物），记忆合金支架自动张开，移植物短臂释放于瘤体内，移植物主体附带的单支固定于髂外动脉，使移植物主体完全释放（如使用球囊扩张支架系统时，回抽气囊，在气囊退出过程中，逐节扩张移植物，使其与血管壁妥善固定）。完全伸展分叉人工血管主体，导引头和金属探头位于人工血管管腔内，该金属探头将支架和鞘管分隔，从而减少鞘管撤出时的摩擦力，此时可撤出导引头和金属探头或待对侧髂内分支完全膨胀后撤出。将导丝导入分叉人工血管分支侧主动脉瘤囊腔中，使用成角滑行导丝和成角导管并转动操作臂使分叉人工血管分支开口呈现最佳显像，便于与分叉人工血管分支结合。留置导引钢丝与人工血管对侧分支，撤出该侧输送导管并代之以16F鞘管，以提供一个止血和工作通道。将导丝和导管置入对侧的支架开口，以硬导丝代替软导丝，经硬导丝置入带有1 cm标示的造影导管。然后将10F鞘管撤至左侧髂外动脉，经该鞘管逆行动脉造影确定髂内动脉的位置，从而可以测量分叉人工血管分支结合处到髂内动脉开口的距离。由此判断选择最佳长度的分叉人工血管分支，决定是否需要延长分叉人工血管分支。最理想的是获得最大可能的分叉人工血管分支，同时又不阻塞髂内动脉开口。同样的可以判断主体侧分叉是否需要延长。使用专用导管沿导丝送入人工血管移植物短臂，定位后使用与移植物主体相同的释放技术释放对侧单支，使其自动张开后与移植物短臂连接，（或者也可使用牧羊杖导管通过导丝从腹股沟置入腹主动脉，撤出牧羊杖导管进入分叉人工血管，放置于分叉人工血管左髂动脉分支开口结合处。一根成角导线，经过右腹股沟，通过分叉，进入主动脉瘤囊腔内，与来自于左腹股沟的导丝圈套套结。导丝从左腹股沟撤出，导管经导丝通过分支开口处，进入主动脉。通过分支结合处的导管导引从左腹股沟导入的硬导丝进入髂分支。使用导管运送分支短臂移植物，允许髂分支自动膨胀，支架血管自我调节膨胀程度。）连接部分至少重叠一节支架长度。当分叉人工血管移植物置入完成，造影剂证实主动脉瘤已被完全隔绝，确认肾动脉、髂内动脉是否通畅，移植物是否通畅,有无扭曲、异位,移植物近端或远端是否存在内漏后退出导管和器械,(如存在小口径远端主动脉或狭窄髂动脉部分应该使用球囊扩张到能够完全使支架人工血管固定。在髂动脉分支使用体积相似的非顺应性球囊,在主动脉近端使用低压顺应性主动脉球囊,在人工血管内膨胀扩张,要注意防止球囊边缘不要延伸到人工血管支架外面,以防止髂动脉破裂。)以无损伤缝线缝合股动脉,检查同侧足背动脉搏动良好且吻合口无出血后,分层缝合伤口。

方法二:如果患者的股动脉或髂动脉存在扭曲,在此情况下,术前应考虑将人工血管放于适当位置。最为严重的是左髂动脉扭曲,主动脉瘤颈向左成角,因此分叉人工血管最好于左侧使用,在肾动脉下方轴对称释放分叉人工血管近段。因髂动脉成角和扭曲,导管和导丝从主动脉瘤囊腔内左侧和右侧穿过。在这种情况下,从左侧导入的分叉人工血管主体旋转,使分叉人工血管分支结合处转向左侧,而导丝位于右股动脉。分叉人工血管伸展开后,其分支口位于左侧,从右腹股沟处的导丝介导分支与分叉人工血管主体接合。分叉人工血管旋转增加了分叉人工血管右分支的长度。应测量长度,必要时延长分叉人工血管的右分支,髂动脉内固定长度至少 3 cm。分叉人工血管的左右分支交叉,这样位置的成角较小,减少左右分支扭结和成角的危险。

方法三:如果患者单侧髂动脉严重扭曲或并存髂总动脉瘤,选择髂动脉无严重扭曲的一侧,切开股动脉,导入带有栓塞器的导管,释放栓塞器栓塞对侧髂总动脉。移植物导入、移植物近端释放、移植物近端固定等步骤与上述的方法一相同。移植物远端释放于同侧髂总动脉瘤内,保留导丝,沿导丝导入移植物延长段导管,释放后移植物延长段近端与移植物主体连接固定,远端固定于髂外动脉,完毕退出导管。解剖对侧股动脉,利用原股动脉切口或另选切口以直径 6 mm 或 8 mm 的带环e-PTFE 人工血管行耻骨上股-股动脉交叉旁路术。

Ⅱ. 直管型人工血管移植物腔内隔绝术

该术式仅限于Ⅲ型单纯肾下型腹主动脉瘤,由于存在远端瘤颈扩张导致内漏的可能,目前使用的较少。

手术方法:切开一侧股动脉、移植物导入、移植物近端释放、移植物近端固定等步骤与分叉型移植物方法一相同。移植物完全释放后,扩张气囊,是移植物远端与腹主动脉瘤远端瘤颈固定,再次造影无内漏即可退出导管,缝合股动脉。

Ⅲ. 髂动脉瘤腔内治疗

手术方法:取双侧腹股沟韧带处平行股动脉纵切口长 3 cm,分离出股动脉,置入血管吊带。采用 Seldinger 穿刺技术,插入导管进入腹主动脉造影,了解动脉瘤及周围血管情况,特别是流入道和流出道的情况,估计导入器具进入的可行性。置入超引导丝,导入腔内移植物。腔内移植物一般由薄壁织物附着于钛合金网状支架上,上下端有标记,近心端有裸支架固定移植物。文献报道有使用 PTFE 材料移植物用于髂动脉瘤的腔内治疗。透视下按原定方位释放移植物,防止其移动。然后用气囊扩张移植物,使其和血管壁紧密贴合。修复方法如下:

方法一:对髂总动脉囊状动脉瘤,两侧有足够的瘤颈,移植物近心端固定于腹主动脉分叉处,远心端固定于髂总动脉。

方法二:如果髂动脉瘤病变扩展到髂内动脉,在移植物放置前在髂内动脉处放一闭塞环栓塞髂内动脉,以防止髂内动脉的血液逆流进入动脉瘤内。移植物近心端固定于腹主动脉分叉处,远心端固定于髂外动脉。

方法三:如果髂动脉头部无瘤颈,把移植物近心端固定于腹主动脉,远心端固定于髂外动脉。栓塞患侧髂内动脉,另加股-股交叉转流术,恢复对侧肢体血流。

方法四:如果髂内动脉瘤比较大,先要栓塞所有开口于瘤腔的分支,导丝通过髂动脉分叉处,经过主动脉瘤进入髂内动脉远端分支。导管通过导丝进入分支血管,将弹簧圈运送到远端分支血管。髂内动脉每个分支均插入导管,多个弹簧圈堵塞每个分支,防止主动脉瘤血流逆行性灌注。在髂动脉分叉处使用导引鞘以利于导管和导丝操作。弹簧圈堵塞远端分支以后,使用人工血管进入髂外动脉至少2.5 cm。

方法五:如果腹主动脉、髂动脉均有动脉瘤变,先用闭塞环栓塞髂动脉瘤的分支血管,将移植物近端放置于肾动脉以下的腹主动脉瘤腔内,而将移植物的远端放置于动脉瘤最远端的髂外动脉瘤内,栓塞或结扎对侧的髂总动脉,然后再进行股-股动脉搭桥恢复对侧肢体的血供。

术毕造影观察有无反流或内漏(动脉瘤不显影说明内漏),撤出导管后用 PT-FE CV-6 缝线缝合股动脉创口。

(3)手术方法评估 开放性手术和腔内修复技术是治疗腹主动脉瘤和髂动脉瘤的主要外科手段。由于影像学技术的发展和诊断水平的提高,近年来对于腹主动脉瘤和髂动脉瘤治疗的术式不断出新,其目的在于根据不同的患者情况做出相应的选择,以使患者经过手术治疗后得到最大的效益,减少术后并发症的出现,早日恢复健康和保全生命。传统开腹手术其主要原则是切除病变主动脉瘤,采用人工血管替代。无创血管钳阻断主动脉瘤近端和远端,采用永久不可吸收性缝线吻合人工血管与正常主动脉,将人工血管持久固定于主动脉。目前就腹主动脉瘤体切除术和人工血管置换术的研究热点主要是着眼于动脉瘤体切除后的血管重建问题。血管重建的目的是为了让病变部位血管能恢复其正常的生理功能,根据不同需要可以使用人工血管移植术替换病变血管,或者闭锁病变血管后作血管旁路移植术重新建立新的通道,如何能够最大限度恢复血管生理功能,减少术后并发症发生,包括术后管腔狭窄、腹腔内脏损伤和缺血以及感染等问题。随着腔内修复技术的发展,使其应用越来越广泛,手术指征也相应放宽。腔内修复技术通过可扩张支架把人工血管黏附于近端正常主动脉壁以及远端髂动脉,以隔绝动脉瘤对主动脉血流的影响。新型的覆膜支架技术开发包括应用纳米技术搭载药物和新导管系统和配套器械研制。其特点是以最少的损伤来完成支架对动脉瘤腔内隔绝,替代发生动脉瘤病变的血管,减少术后并发症的发生,如内漏、瘤体扩大、血栓形成、支架移行等。

(4)手术方案选择　手术方案选择的依据主要是患者的年龄、全身情况、动脉瘤病变特点以及患者所在的医院和经济承受能力综合考虑决定。腔内治疗技术的特点是创伤少,减少开放性手术所带来的创伤和痛苦,缩短住院时间,术后恢复情况好,适合多数腹主动脉瘤患者,尤其是有严重并发症不能耐受开腹手术的高危患者。目前国内外对传统开腹手术和腔内血管支架治疗腹主动脉瘤的效果和并发症进行多项比较,结果提示尽管腔内治疗的局部并发症相对明显,但全身系统严重并发症明显低于传统开腹手术,而且术中失血量、住院时间和术后恢复所需要时间均明显低于开腹手术组。在腔内治疗和开腹手术患者的围手术期生存率方面的比较,认为腔内治疗的患者术后 30 天生存率较开腹手术组别的高。据目前最新的国外研究文献报道,Golledge J 认为瘤体直径小(小于或等于 5.5 cm)的动脉瘤更倾向于使用腔内治疗技术的治疗方案,其疗效更佳。然而由于腔内修复技术没有从根本上切除动脉瘤瘤体,鉴于内漏、动脉瘤体扩大、血栓形成、支架移行等并发症的发生,使得腔内治疗患者需要二次甚至多次手术干预的几率明显增加。

在确定使用开放性手术或腔内修复治疗后,具体的术式方法选择主要根据多变的动脉瘤体情况(瘤颈和瘤体的大小和所在位置、瘤体累及血管、流出道和流入道成角、瘤壁破裂与否、瘤体与腹腔其他脏器器官的关系等)而定。手术的成功涉及到手术适应证的选择、覆膜支架及输送系统的选择、腔内技术的术者操作以及术后随访等诸多因素。近肾腹主动脉瘤如累及肾动脉需要进行血管重建或肾动脉血管转流术,首选开腹手术治疗;如不累及肾动脉且瘤颈足够长让支架锚定附着的话,可以选择腔内修复治疗。肾上腹主动脉瘤通常需要重新建立相关分支血管或旁路搭桥术,应选择开腹手术治疗。肾下腹主动脉根据动脉瘤的形态、主动脉的解剖学特点以及累及范围和髂动脉情况选择腔内治疗或开腹手术,结合人工血管转流术。对于流出道和流入道成角大或没有达到腔内修复支架附着要求的主动脉瘤颈,首选开腹手术治疗;如累及髂动脉交界处常伴有狭窄,可选择以球囊扩张支架行腔内修复;如伴有髂总或髂内动脉受累,可根据情况以腔内修复系统为平台作病变的髂血管栓塞或闭锁后行主动脉-髂内动脉或股-股交叉转流术等重新建立新的通道。孤立的髂动脉瘤位于盆腔较深处,开腹手术操作技术复杂如无腔内治疗禁忌证的情况下,原则上首选腔内修复治疗,手术要点是隔绝瘤腔对血流的影响;如需要髂血管重建亦可行人工血管转流术。对于原发主动脉瘤肠瘘的患者,首选开腹手术治疗,手术要点是腹主动脉瘤切除,原位人工血管置换术并行肠瘘封闭术。腹主动脉瘤破裂是腹主动脉瘤病变中最为凶险的一种,以目前的技术来看,笔者认为首选还是以开放性手术抢救为主。手术要点是尽快阻断近端主动脉血流,控制破裂口的出血,纠正休克,切除瘤体,人工血管移植及相关血管重建。尽管目前国外有文献报道尝试以腔内修复技术治疗腹主动脉瘤破裂,但适用范围较窄,而且对手术医师技术和经验要求高,所以在发生腹主动脉瘤破裂的情况下行腔内治疗并不多见。其疗效分析有待更进一步的临床研究讨论。

【术后观察及处理】

1. 一般处理

(1)腹主动脉瘤切除、人工血管移植术的术后处理:

①严密监测患者的生命体征;密切注意腹部体征变化,及时发现内出血;注意观察下肢情况以防下肢动脉栓塞。

②记录出入量,保持水电解质平衡;预防肾衰竭;观察心、肺、肝、脑功能,如有异常,及时处理。

③腹主动脉瘤腔内移植物口径大,主动脉血流快,血栓形成机会较少,不必常规抗凝。

④术后应用广谱抗生素。(如有原发腹主动脉瘤肠瘘者,应根据细菌培养选择敏感抗生素加强抗感染治疗)

⑤术后卧床(平卧)一周,避免躯体扭曲而撕裂吻合口。一个月内避免剧烈运动,防止吻合口撕裂,有利于吻合口处的外膜生长。

⑥术后3天禁食,待肛门排气后少量流质进食,7天后逐步恢复正常饮食。持续胃肠减压,避免腹胀。补充营养,同时给予增加胃肠动力药物和调节肠道菌群药物。

(2)腹主动脉瘤腔内修复治疗术后处理

①腔内隔绝术后持续监测患者生命体征24小时。

②腹主动脉瘤腔内移植物口径大,主动脉血流快,血栓形成机会较少,不必常规抗凝。

③观察下肢动脉情况,以防下肢动脉栓塞。

④术后6小时可进食,次日可下床,但避免剧烈运动。

(3)髂动脉瘤腔内修复治疗术后处理

①严密监测术后肢体血运情况。

②术后常规抗凝。

③复查血常规,如果血红蛋白和血小板低于正常值一半以上,可考虑成分输血。

④术后抗感染。

2. 并发症的观察及处理

(1)腹主动脉瘤切除、人工血管移植术的并发症及其处理

①出血:出血主要是来自血管损伤或吻合口撕裂,术后的失血性休克主要来自腹腔内出血,腹腔内出血主要来自吻合口,而且主要来自近心端吻合口。术后血压如经输血仍不能维持,又除外心源性休克时应考虑内出血,必须立即重新剖腹探查,逐层检查创口、血管吻合口以及可能损伤的血管。

②损伤其他脏器:术中注意观察任何切断的组织,腹腔内有无不正常的液体以及周围脏器的完整性。如术后有发现异常应及时修复和引流。

③多脏器功能衰竭:多脏器功能衰竭与术后死亡率关系密切。老年腹主动脉瘤患者通常有血管顺应性下降,耐受性较差,在术中发生低血容量休克或低血压时间较长,如果术中肾动脉阻断时间较长,术后发生肾功能不全的风险加大,如果出现肾功能衰竭应及时进行透析治疗。其他重要脏器包括心、肺、脑等均有可能由于患者术前的基础疾病存在而在术后情况恶化引起多器官功能障碍综合征。术前准备需要完善以防止此类并发症发生。

④下肢动脉缺血:下肢动脉缺血是腹主动脉瘤术后的常见并发症。常见原因是血栓形成或吻合血管不通引起的动脉闭塞。术后发生动脉闭塞应该立即手术探查,发现血栓可用Fogarty气囊导管和吸引取栓,术中全身肝素化和注意观察血管吻合口情况,术后酌情抗凝抗血小板治疗有助于减少其发生可能。

⑤乙状结肠缺血和坏死:术中结扎肠系膜下动脉,如髂内动脉原有病变或已被结扎,则有可能影响乙状结肠的血供。故关腹前必须认真检查和做必要的肠系膜下动脉重建。如术后感染,发生腹膜炎应紧急探查行坏死肠袢切除术。

⑥感染:人工血管感染常见于手术污染和腹主动脉瘤伴肠瘘。感染发生后患

者有发热腹胀腹痛症状,移植人工血管远端搏动减弱或消失,可并发肠瘘或吻合口假性动脉瘤,消化道出血和败血症。腹主动脉瘤术后人工血管感染常常是致命的,为了防止并发症发生需要加强抗生素治疗。一旦发生多需切除人工血管,以网膜覆盖缝闭主动脉,另做腋-股动脉人工血管旁路转流术。

⑦其他并发症还包括吻合口假性动脉瘤、肠梗阻、性功能障碍、凝血功能障碍等。

(2)腔内治疗术后并发症及其处理

①内漏:内漏是指腹主动脉瘤腔内隔绝术后仍有血流进入移植物与瘤壁之间的瘤腔,它是腔内治疗所特有且最常见的术后并发症,持续内漏可导致瘤体增大甚至破裂,最终导致腔内治疗失败。内漏的分类和处理列表如下:

表 21-2　内漏的分类和处理

内漏分型	内漏的原因	处理方法
Ⅰ型内漏	支架没能锚定附着好,使得血流可在此处进出瘤腔	球囊扩张 加放支架或 Cuff 开腹行人工血管转流术
Ⅱ型内漏	瘤壁上血管血流反流入瘤腔,常见于腰动脉、中骶动脉、肠系膜下动脉、髂内动脉和副肾动脉	观察 螺圈栓塞封闭 腹腔内镜下结扎术 开腹人工血管行转流术
Ⅲ型内漏	血流从支架远端接合处返流入瘤腔	加放支架或 Cuff 再次植入支架 开腹行人工血管转流术
Ⅳ型内漏	血流从移植物裂孔返流入瘤腔	观察

②腔内隔绝术后综合征:腔内移植术后的一过性发热症状,体检时多不伴其他感染,可能是机体在术后应激的炎症反应引起。

③支架移行:支架移行是腔内治疗的主要并发症之一,它常与Ⅰ型内漏和瘤颈、瘤腔扩大关系密切,早期可以通过再次腔内介入治疗处理,如果必要时,则需要开腹行转流术或重新植入支架。

④血栓形成引起的下肢动脉缺血:可予以抗凝抗血小板治疗,必要时行球囊导

管取栓。

【疗效判断及处理】

腹主动脉瘤手术死亡率已从 50 年代的 17％降至目前的 4％左右,但对破裂者,死亡率仍高达 50％以上。Estes 观察了 102 例腹主动脉瘤的自然发展史,63％死于瘤体破裂,存活 1 年、3 年和 5 年者分别为 67％、49％和 19％。现在随着技术的发展,手术后的 5 年存活率已达到 70％(与相同年龄性别人群的 5 年生存率 80％相比),10 年为 40％,术后生存时间平均为 7.4 年。其中 40％以上是死于心血管并发症。腔内治疗修复术后患者 30 天死亡率约为 1％～2％,痊愈快。然而行腔内修复术的患者术后需行影像学检查,以确保主动脉瘤腔与主动脉瘤真正隔绝,其治愈标准是动脉瘤完全被隔绝,无继发内漏,无动脉瘤和/或导入动脉破裂,与术前相比动脉瘤无扩大,移植物通畅,无需后续腔内或传统手术补救措施等;其远期疗效的分析仍有待观察。

【出院后随访】

开腹手术治疗术后随访包括定期 CT 扫描、MRI、多普勒超声和腹部 X 线平片来确定术后患者人工血管情况,同时检查心、肺、肾、脑功能以检测相关并发症。

腔内修复治疗的术后随访包括定期 CT 扫描、MRI、多普勒超声和腹部 X 线平片来确定腔内隔绝术后的瘤体大小、支架位置、是否存在内漏。腔内支架植入术后的常见问题包括内漏、主动脉瘤扩大、主动脉瘤破裂、支架移行、血管支架血栓形成、需再次介入手术或开腹手术治疗等。

(张赟建)

第六节　胸腹主动脉瘤

【概述】

胸主动脉动脉瘤可累及升主动脉、主动脉弓和降主动脉,降主动脉瘤可直接延伸至腹主动脉。发生于胸主动脉并直接延伸至腹主动脉的动脉瘤称为胸腹主动脉瘤(thoracoabdominal aortic aneurysms,TAAA)。胸腹主动脉瘤大多由动脉粥样硬化引起,高龄、动脉退行性变是动脉粥样硬化病变的促进因素。其他病因有细菌性感染、先天性因素如 Marfan 综合征、动脉中层囊性变、创伤等。

近期研究表明,胸腹主动脉瘤约占所有主动脉瘤病变的 2%~5%,病变的主动脉一般呈梭形扩大,长度不一,动脉瘤缓慢增大,最终破裂出血。大多数患者为50 岁以上,近 50%病例尚合并肾动脉、股动脉、腘动脉等部位的动脉瘤。

【诊断步骤】

(一)病史采集要点

1. 胸腹主动脉瘤早期可无任何症状,应了解着重患者既往动脉粥样硬化病史及家族史。

2. 胸腹主动脉瘤最重要的症状为疼痛,应注意疼痛部位、性质、严重程度、放射等,以判断部位及病情。典型的疼痛为背部及两肩之间的疼痛,常为持续性钝痛,可放射至上肢或颈部。此外疼痛的严重程度与病情密切相关,严重胸腹痛、疼痛短期内加剧均提示动脉瘤破裂可能。

3. 动脉瘤相关压迫性症状,如呼吸困难(压迫支气管)、咯血(穿破入肺或支气管)、声音嘶哑(压迫喉返神经)、吞咽困难(压迫食管)、心力衰竭表现如下肢浮肿、上下肢感觉运动功能受损(压迫脊髓)、腹部搏动性肿块、胃肠道出血等。

(二)体格检查要点

1. 一般情况发育、营养、体重、精神状态、一般生命体征。

胸腹主动脉瘤破裂是一种复杂的危重疾病,体查应注意患者一般情况,如存在循环不稳定,血压低下,甚至合并失血性休克,应特别注意动脉瘤破裂可能。

2. 全身检查不可忽视全身体格检查,特别应注意患者肺功能、心血管循环功能、检测血压等检查,对于评价手术风险性、判定预后有较为重要的意义。

3. 专科检查应尤为注意以下内容

(1)是否有肿块。肿块位置、大小、压痛、搏动性,听诊收缩期血管杂音等,一般表现为腹部搏动性肿块,胸部搏动性肿块在临床上罕见。

(2)动脉瘤压迫体征。压迫心肺应注意心脏杂音的听诊、心力衰竭体征;压迫肝脏应注意有无黄疸;压迫脊髓应注意有无下肢感觉缺失、肌力下降、病理征等;瘤体向前压迫十二指肠或空肠应注意有无肠梗阻;如瘤体破入下腔静脉或髂静脉形成主动脉-下腔静脉瘘,可出现脉压增大、水肿、循环衰竭等。

(3)注意栓塞可能。与其他部位动脉瘤类似,胸腹主动脉瘤内粥样硬化斑块或附壁血栓脱落,可引起动脉栓塞,故应注意双侧下肢股、腘、胫后、足背动脉搏动的体查。

(三)辅助检查要点

1. 一般实验室检查

(1)血、尿常规在无症状型胸腹主动脉瘤可无异常,如发生动脉瘤破裂或失血性休克时,可出现血细胞及血红蛋白减少;如继发感染,可出现白细胞升高;如出现动脉瘤压迫输尿管及肾脏,可出现血尿。

(2)血生化如伴有失血性休克或肠梗阻,可出现水、电解质代谢紊乱;如出现压迫肝胆道,可出现胆红素或肝酶升高;如出现肾脏压迫或肾动脉栓塞,可出现BUN、肌酐升高。

2. X线检查 应包括正位、侧位、斜位胸片检查,可见降主动脉影增宽,动脉瘤壁蛋壳状钙化影可见于30%患者,有时还可见到瘤体的软组织阴影、椎体破坏征象,如出现动脉瘤破裂,可见血胸、腹腔积液。X线检查并未发现异常不能排除胸腹主动脉瘤的诊断。

3. 超声学检查 与大多数腹主动脉瘤不同,超声多普勒检查对于肾动脉水平以上的胸腹主动脉瘤诊断价值较为有限,这是由于肺组织的存在,影响了超声学诊断的准确性。

4. 电子计算机体层扫描(CT) 这是一种极具价值的无创性检查方法,可显示胸、腹主动脉全段,对于判定动脉瘤位置、大小、范围很有帮助,主要分支如锁骨下动脉、腹腔干、肠系膜上动脉、肾动脉均能清楚显影。近年来,CT增加对比扫描及三维重建技术为诊断主动脉瘤内附壁血栓、腔内血栓、动脉夹层的存在、纵隔及腹膜后血肿、动脉瘤破裂等提供重要的参考信息,并为腔内血管支架的施行提供可靠的几何参数依据。尽管动脉造影仍是"金标准",但CT的诊断准确率、无创性和价格因素具有得天独厚的优势。

5. 磁共振成像(MRI) MRI可全面了解胸腹主动脉病变,显示动脉瘤大小、范围、斑块等,MRA尚可提供相关血流动力学数据。由于核磁共振不受肠道气体重叠影响,因此MRA可清楚区分动、静脉与周围器官组织的关系。此外,MRI对于体内有金属异物者不适用,应注意。

6. 主动脉造影或DSA 尽管CT及MRI在临床的广泛应用,主动脉造影仍是胸腹主动脉瘤术前诊断的基石。主动脉造影术的并发症主要包括造影剂肾脏毒性、继发性血栓栓塞。在下列情况下应考虑术前主动脉造影检查:①疑有肾动脉及内脏缺血;②合并髂动脉狭窄;③疑有马蹄肾患者;④多发性动脉瘤需要一并手术者。

【诊断对策】

(一)诊断要点

1. 病史 动脉粥样硬化是胸腹主动脉瘤发病的最主要病因,高血压和高龄时疾病的促进因素。详尽询问病史,确切了解发病全过程、家族史、治疗结果及相关病史对于胸腹主动脉瘤具有重要意义。

2. 临床表现 初期可无症状,有症状者可具有特征性症状如疼痛、搏动性肿块及相应动脉瘤压迫表现,如声音嘶哑、呼吸困难、吞咽困难、肠梗阻等。应注意合并内脏及远端动脉栓塞的可能。

3. 辅助检查 X线检查、CT、MRI及主动脉造影为诊断提供可靠依据。

(二)临床分型

胸腹主动脉瘤可累及左锁骨下动脉以下的主动脉段及其分支的一支或多支。目前临床上主要采用 Crawford 分型,主要分为以下四型(如图 21-5 所示):

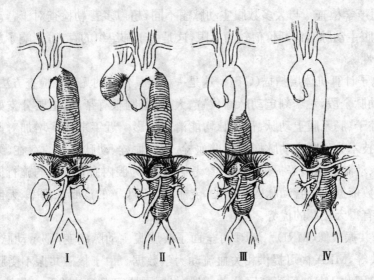

图 21-5 胸腹主动脉瘤 Crawford 分型

Ⅰ型:累及降主动脉大部,始于左锁骨下动脉之后至肾动脉水平以上;

Ⅱ型:始于左锁骨下动脉之后至肾动脉水平以下,甚至延伸至腹股沟区;

Ⅲ型:始于自降主动脉中部以远部位延伸至腹主动脉分叉处;

Ⅳ型:始于腹主动脉上段(膈以下、肾动脉水平以上),延伸至腹主动脉分叉处。

(三)鉴别诊断

近年来广泛应用 CT 及 MRI 检查,可发现临床上无任何症状,瘤体较小的胸腹主动脉瘤患者,再结合相关临床表现,诊断并不困难。但胸腹主动脉瘤有时候需与纵隔肿瘤、胰腺肿瘤、后腹膜肿瘤、肠系膜淋巴结结核、主动脉伸长迂曲等相鉴别。后腹膜肿瘤偶有可传导的搏动感,而胸腹主动脉瘤为膨胀性搏动,CT、MRI 及主动脉造影等检查为鉴别诊断提供重要依据。

【治疗对策】

(一)治疗原则

研究表明,未接受手术治疗的胸腹主动脉瘤的 5 年生存率约为 20%,约有一半的病例死于动脉瘤破裂。目前一般认为,瘤体直径>6 cm 者,均应做手术治疗。如为囊性动脉瘤,手术治疗的适应证应适当放宽。

开放手术及腔内隔绝术的适应证包括:瘤体急剧扩大,伴有疼痛;瘤体濒临破裂或破裂大出血;不能控制的高血压;灌注不良(瘤体压迫周围邻近器官组织,或并发血栓栓塞造成局部缺血)。伴有严重心肺疾患,不能耐受手术,以及患有晚期恶性肿瘤,应视为手术禁忌。

(二)术前准备

1. 详尽的手术耐受性及全身脏器功能评估对于手术及预后有举足轻重的意义,尤其应着重评价患者心、肺、肾功能。

2. 如患者为无症状性胸腹主动脉瘤,合并严重冠心病,特别是多支血管病变,射血分数<30%,应先行冠脉血管重建术。

3. 合并慢支、肺气肿、COPD 患者,术前应行禁烟、控制感染、肺功能锻炼等以提高手术耐受性。

4. 择期胸腹主动脉瘤切除术患者,应做好肠道准备、备血,术前用广谱抗生素预防感染,备好适当尺寸和类型的人造血管或人造血管内支架。

(三)治疗方案

1. 麻醉 对胸腹主动脉瘤手术及麻醉应注意器官缺血再灌注及脊髓保护。宜采用低温全身麻醉,气管内插管。放置 Swan-Ganz 以监测中心静脉压,注意保护导管通畅;桡动脉穿刺导管监测动脉血压;定期记录尿量;动态监测血色素、凝血指标、电解质等;动脉血气分析有助于了解手术过程中氧合功能状况。

2. 手术治疗 胸腹主动脉瘤病变累及范围大,病情较为危重,手术范围大、操作复杂,死亡率相对较高,术中应尽量缩短内脏动脉和脊髓的缺血时间,必要时可采用低温体外循环、左心转流、硬膜外降温、股静脉-动脉转流、脑脊液引流等措施减少术后并发症的发生。

(1)取右侧斜60°卧位,两下肢置伸直位;

(2)Crawford Ⅰ、Ⅱ型胸主动脉瘤位置较高,可经左侧第六、七肋间隙胸腹部联合切口,必要时可切除第六肋;Crawford Ⅲ、Ⅳ型位置稍低,可根据部位选择第七、八、九肋间隙;

(3)临床上胸腹主动脉瘤切除术较为常见和实用的术式之要点:

1)Etheredge法 1954年Etheredge首先成功地进行了胸腹主动脉瘤切除人造血管移植手术。术中首先经一根直径5 mm的聚乙烯管在动脉瘤近远端建立临时主动脉转流,阻断动脉瘤近端,将人工血管与主动脉近端作端端吻合,重建腹腔动脉,再将阻断钳依次向人工血管远端移动,将腹部主要分支动脉与人工血管侧孔直接或应用人工血管作端端吻合后再与主干作端侧吻合,最后将阻断钳置于主动脉分叉部上方,完成人工血管与主动脉的端端吻合,并切除动脉瘤。该方法为胸腹主动脉瘤手术的最初方式,因有手术时间过长、阻断期间脏器灌注不足等缺点,现已很少采用。

2)DeBakey法 1955年DeBakey创造了一种新的术式,方法为先将人工血管端侧吻合于近远端的主动脉上,然后阻断动脉瘤近端主动脉,再逐一将腹腔动脉、肠系膜上动脉和左右肾动脉解剖显露并分别以置于人工血管主干或分支上,最后切断动脉瘤近远端的主动脉,缝闭残端。这一术式的缺点在于:需逐一解剖内脏动脉,吻合口多,手术时间长;人工血管侧臂易扭曲而闭塞;术后假性动脉瘤及破裂的概率较高。这种术式目前已较为少用。

3)Crawford法 1973年Crawford报告了不切除胸腹主动脉瘤后壁套入式人工血管吻合术,因其方法简单合理,一直推广沿用至今。操作步骤为:阻断胸主动脉及远侧腹主动脉或两侧髂总动脉后,于左肾动脉后侧瘤体上作纵行切开,行人工血管与近端降主动脉端端吻合,将带有腹腔动脉、肠系膜上动脉和右肾动脉的主动脉剪成一卵圆形补片,人工血管在相对应部位作卵圆形开窗后与上述补片吻合,而左肾动脉则另作一补片与人工血管缝合或直接与人工血管侧臂吻合,最后将人工血管远端与腹主动脉远端吻合并用瘤壁覆盖人工血管缝合。

本法是目前公认的治疗胸腹主动脉瘤的首选手术方式,其主要原则强调尽量缩短手术时间和简化手术,不提倡使用外部转流管或者旁路术,避免使用全身抗凝。该术式的特点是:人工血管移植后外面用瘤壁包裹,进一步加强了胸腹主动脉管壁,减少术后复发及吻合口撕裂出血的机会;内脏动脉吻合接近原有解剖,不易形成扭曲或闭塞等并发症。

3. 主动脉腔内治疗　主动脉瘤腔内支架隔绝术迄今已有 10 余年历史,由于操作简便,创伤小且较安全,得到迅速发展,取代了部分外科手术治疗,或与外科手术联合应用,拓宽了手术范围并增加了安全性。

(1)腔内治疗胸腹主动脉瘤适应证与禁忌证　目前国际上尚无统一的标准。目前认为,腔内治疗术的相对指征包括:诊断明确,需要外科手术的病例;动脉瘤最小直径>6 cm 或每年直径增加 0.5 cm 以上;曾有外科手术史,复发,预计再次手术解剖困难或创伤较大不能耐受手术;高龄或伴随有心、肺、肾等重要脏器疾病,预期开胸开腹手术危险性较大的病例。

腔内治疗的相对禁忌证包括:动脉瘤破裂,全身情况不稳定;对造影剂过敏或肾功能不全,不能耐受造影剂;全身或腹股沟处有感染;术前无明确证据表明脊髓有丰富侧支供血;动脉瘤体成角>60°;髂总动脉内径<6 mm,多处钙化或严重迂曲成角>90°。

(2)胸腹主动脉瘤腔内隔绝术　是将一段恰当长度和口径的人造血管支架经股动脉导入动脉瘤腔内,固定在主动脉内壁上,从腔内将主动脉瘤与血流隔绝,实现腔内旁路的目的。目前比较成熟的内支撑设备有 Vanguard、EVT、AneuRx 等。最主要的并发症如下:由于操作不精确可能引发其特有的并发症内漏;操作中由于封闭或损伤重要分支可能引起截瘫或内脏缺血;过多组件接合,远期可能会发生支架变形及分离。

4. Hybrid 技术　Hybrid 可译为"杂交",它是融合腔内治疗和外科技术优势的一种"杂交手术"治疗手段。Hybrid 技术是实现疗效最大化的一种全新治疗模式,同时也被视为评估一个血管外科科室手术水平的重要标志。杂交手术室不仅配备了先进的数字平板血管造影机,可以实时采集、储存、处理各种血管造影图像,还具备外科手术室的一切条件,包括良好的麻醉机、手术器械、无菌环境等,可同时开展常规外科手术。作为当前微创外科的重要发展方向,杂交技术是现代影像学技术、材料科学、血管腔内技术和传统外科技术融合的结晶,也是对现有治疗方式的重要补充和完善。我国血管外科首个"一站式杂交手术室"于 2009 年 4 月在北京解放军总医院(301 医院)启用。

Hybrid 技术治疗胸腹主动脉瘤的主要手术过程有如下几个步骤:以腹部正中切口行开腹手术,切断受累的内脏动脉,部分阻断主动脉,分叉型人工血管主干与一侧髂动脉端侧吻合,其分支与相应受累内脏动脉行端侧吻合或侧侧吻合,吻合完成后结扎内脏动脉经主动脉起始处。应行术中超声多普勒检查,以确定手术成功实施。在高分辨率数字减影下经股动脉置入,行腔内支架人工血管植入术。国外部分学者于术后数周待一般情况有一定恢复后再行二期腔内治疗。Hybrid 技术治疗胸腹主动脉瘤有如下优点:只作腹部切口,不打开胸膜腔,减少了失血量,降低了发病率;部分阻断主动脉,内脏缺血时间较短,术后内脏及脊髓缺血并发症少;手术可分两次进行,适合于传统二次手术被认为不能耐受的患者。

【术后观察及处理】

(一)一般处理

术后 ICU 监护治疗,密切观察病情,检测生命体征,注意有无内出血;观察尿量,注意急性肾功能衰竭的预防;纠正水、电解质及酸碱平衡紊乱,有效输血;营养支持、预防感染。

(二)并发症的观察和处理

1. 栓塞并发症的防治 注意下肢血液供应情况,定期检查足背动脉,观察有无继发性血栓形成;应注意监测尿量、BUN、肌酐等,如出现肾功能损害,需注意栓塞的可能性;应注意观察腹部体征,如出现剧烈腹痛,伴随肠梗阻征象者,需注意肠系膜血管栓塞可能,应行紧急 CT 检查;需要注意患者神志及运功感觉功能,如短期内出现异常应注意中风的可能性。

2. 胸腹主动脉瘤术后最需要注意的并发症是截瘫 截瘫因脊髓缺血引起,与动脉瘤位置密切相关,Crawford Ⅰ型及Ⅱ型术后截瘫的发生率要高于Ⅲ、Ⅳ型。术后低血压,脊髓营养血管如肋间动脉、Adamkiewicz 动脉累及病变或术中损伤、术后继发性栓塞等均为截瘫的诱发因素,一般多见于术后第1、第2天。防治要点包括:适当使用血管收缩药物,避免术后血压过低;需要密切观察术后肌力、肌张力的变化,如出现轻度截瘫,应立即行脑脊液引流术,及时的脑脊液引流对截瘫的恢复有重要意义。

3. 心血管系统并发症的防治 Swan-Ganz 导管检测 CVP、PCWP 等,需要注意避免术后血压过低以维持有效脊髓灌注;需要注意围手术期心梗的发生,如患者并发胸痛或腰背部疼痛,需行床边 ECG,心酶学检查以排除心肌梗死;如排除心源性胸痛,需尤为注意内漏的发生,应马上行 CT 检查明确诊断;如出现腰背部疼痛合并血色素下降,需注意腹膜后血肿的可能,可由于髂动脉瘤夹层所引起。

【疗效判断及预后】

胸腹主动脉瘤手术治疗疗效确切,但由于累及范围大,手术范围及操作复杂,死亡率相对较高。Crawford 等对 1 700 余例胸腹主动脉瘤治疗过程进行统计,报道择期手术围手术期死亡率为 13%,急诊手术则为 47%,其中术中死亡率为 4%左右,住院期间死亡率为 12%～15%。主要的死因为多器官功能衰竭(MODS)、术后出血及破裂、肾功能衰竭、肺部感染、围手术期心梗等。

Crawford 等报道接受胸腹主动脉瘤手术患者 5 年生存率在 60%以上。然而如为胸腹主动脉瘤破裂患者,5 年生存率仅为 25%;如存在肾功能不全或冠心病,5年生存率分别为 40%、49%;如存在术后截瘫,5 年生存率为 44%。晚期死亡原因包括心、肺、肾功能衰竭、动脉瘤破裂等。

【出院及随访】

出院后应注意如下内容:注意切口的护理;避免负重劳力活动;定期复诊及检查;重视基础疾病即心肺肾脏疾患或糖尿病的内科治疗;如出院后出现胸、背部、腹部疼痛,需警惕并返院检查。术后随访的最主要内容为定期行 CT 检查,建议在术后第 1、第 3、第 6 和第 12 个月行 CT 检查,之后为每 6 个月、每 12 个月定期复查,主要观察内容为是否存在内漏,是否存在内支架移位及旁路血管的通畅性。

总之,随着手术方法的革新,胸腹主动脉瘤手术治疗的死亡率在不断降低,特别是近年来血管外科手术器械及技术的更新,腔内治疗技术迅猛发展,传统外科手术已经趋于微创化,并朝着融合手术及腔内治疗的多学科 Hybrid 技术的方向发展,若能够解决一系列术后并发症如脊髓缺血、器官灌注不良等问题,胸腹主动脉瘤的治疗定能取得更令人振奋的结果。

(李冠华)

第七节 主动脉夹层动脉瘤

【概述】

主动脉夹层是指主动脉腔内的血液从主动脉内膜撕裂口进入主动脉中膜,使中膜分离,并沿主动脉长轴方向扩散,从而造成主动脉真假两腔分离的一种病理改变。

【诊断步骤】

(一)病史采集要点

1. 疼痛 疼痛是本病最主要和突出的表现。约90％患者以突发性胸或胸背部呈持续性撕裂样或刀割样剧痛,放射到背部,特别在肩胛区沿夹层发展方向引起胸、腹部以及下肢疼痛。A型夹层可引起前胸及肩胛区剧痛,有时可放射到颈、喉、下颌。B型夹层表现为前胸及后背剧痛,说明夹层较广泛,若疼痛向下波及腰背部或下肢,反映夹层在向下发展;若夹层破入主动脉内疼痛可以减轻。本病常伴有一个安静期或潜伏期,因夹层进展或破裂,可引起疼痛再发作或突然死亡。

有1/3～1/2患者伴有面色苍白、出冷汗、四肢发凉、神志改变等休克样的表现。

少数夹层患者无疼痛表现,如Mafan综合征或接受激素治疗者,称之为无痛性主动脉夹层,值得引起注意。

2. 心脏表现 约半数病例出现主动脉瓣关闭不全,为A型主动脉夹层之严重并发症,重度主动脉瓣关闭不全可导致急性左心衰竭、呼吸困难、胸痛、咯粉红色泡沫样痰等症状。

3. 高血压 95％以上病例可伴有高血压。如出现心脏填塞、血胸或冠状动脉供血受阻引起心肌梗死时可出现低血压。

4. 脏器和肢体缺血的表现

①神经系统缺血症状:当主动脉弓部三大分支受累阻塞或肋间动脉-腰动脉阻塞时,可出现偏瘫或截瘫等定位体征,也可仅表现为意识模糊、昏迷而无定位体征,多为一过性。患者可因主动脉弓部病变压迫左侧喉返神经出现声嘶。

②四肢缺血症状:肢体动脉供血受累时,可有肢体疼痛、麻木等表现。

③肾脏缺血:肾动脉受累时可出现少尿、血尿,甚至出现肾功能损害。

④肠缺血:肠系膜上动脉受累时可引起腹痛、肠梗阻等症状,可有腹胀、腹部压痛等表现,严重时可有血便。

5. 破裂症状 主动脉夹层可破入心包腔、左侧胸膜腔引起心包填塞或胸腔积血,也可破入食管、气管内或腹腔出现休克、胸痛、呼吸困难、心悸及呕血、咯血等表现。

(二)体格检查要点

1. 一般情况 发育、营养、体重、精神、血压、脉搏、体表温度及意识状况等。有无高血压、脉搏减弱甚至消失,肢体发凉、紫绀、意识不清、昏迷等表现。

2. 局部检查 主动脉夹层动脉瘤可累及主动脉瓣,引起主动脉瓣关闭不全,此时主动脉瓣区闻及舒张期杂音。可破入心包腔引起心脏填塞,此时可闻及心包摩擦音及心音遥远,可有双侧颈静脉怒张、中心静脉压升高和奇脉等体征;可破入胸膜腔,引起血胸,此时患者肋间隙饱满,叩诊呈实音,听诊呼吸音减弱,胸膜腔穿刺可抽出暗红色不凝固血液等。

3. 全身检查

(1)是否有股动脉杂音(Duroziez 征)、毛细血管搏动征(Quincke 征)、点头征(Musset 征)及股动脉枪击音(Traube 征)等主动脉瓣关闭不全的体征。

(2)是否有腹胀、腹部压痛或血便等肠缺血症状。

(3)是否有肢体疼痛、肢体颜色及皮温改变等肢体缺血症状。

(三)辅助检查

1. 实验室检查

(1)血、尿常规 红细胞、血红蛋白及红细胞容积降低;白细胞总数增高;血尿。

(2)血生化及凝血功能 肾功能 BUN、Cr 等升高;肝功能 ALP、AST 升高;凝血酶原时间(PT)延长及纤维蛋白降解产物(FDP)增高。

(3)C 蛋白反应实验 C 反应蛋白明显升高,可作为主动脉夹层组织损伤和愈合的标志及判断患者活动或出院的参考指标。

(4)特异性单克隆抗体测量血清中平滑肌蛋白重链的含量,正常值为 0.9 mg/ml,如发病 24 h 内＞7 mg/ml,可提示主动脉夹层之存在。

2. 心电图 有助于了解心脏情况,并与心肌梗死相鉴别。

3. 胸部 X 线平片检查 主动脉夹层的 X 线征为:①主动脉弓增宽及外形改变;②纵隔增宽与肿块;③主动脉结消失伴气管向左移位;④主动脉弓出现局限性

隆起;⑤升主动脉和降主动脉直径比值不对称;⑥主动脉内膜钙化斑内移。

4.超声检查

(1)经胸超声心动图描记法　超声诊断夹层的关键在于对有无主动脉夹层及真假腔进行确定,二维超声心动图可更全面、清晰显示主动脉,提高对主动脉夹层的诊断价值。此法对Ⅰ、Ⅱ型夹层诊断的敏感性可达88%,而对Ⅲ型夹层诊断的敏感性较低。

(2)经食管超声心动图描记法　直接经食管几乎可显示整个胸腹主动脉,特别是应用双平面及多平面探头,使检查盲区可降低到最小范围,进一步提高对降主动脉夹层的诊断价值。诊断敏感性和特异性分别为99%及98%,较血管造影或CT敏感性为高,但特异性无明显差别。鉴别真腔与假腔,真腔于收缩期内径扩大,而假腔内血流信号少,血液流速慢,有时可见血栓形成。本法简单、安全,可用于病情随访。本法可确定夹层破口位置,但对主动脉弓部附近或升主动脉根部局限性夹层欠清晰,要结合超声心动图检查,提高诊断的准确性。

(3)彩色多普勒检查　可进一步提高主动脉夹层诊断的价值,不仅有助于确定夹层破口,区分真假腔,判定假腔中有无血栓,并可判定主动脉瓣返流情况。

(四)进一步检查项目

1.CT检查　通过增强扫描可显示真假两腔及其大小,以及内脏动脉的位置,同时可了解假腔内血栓情况,螺旋CT扫描三维重建可了解内脏动脉受累情况。但该法不能观察到内膜破口,对A型的诊断不如MRI。伴有休克者不宜进行该项检查。

2.磁共振检查法(MRI)　具有多体位、多层面成像的优点:①可全程主动脉检查成像,准确鉴别内膜撕裂部位、夹层范围,识别真假腔及腔内有无血栓形成,若腔内无血流,反映撕裂口已闭合或被血栓堵塞;②了解夹层是否波及头臂血管,以及受累范围与程度;③了解心包或胸腔积液情况;④可清晰显示主动脉弓及其主要分支,此点优于CT检查;⑤鉴别纵隔肿物性质。体内有金属物者,如装有心脏起搏器、铁磁人工瓣膜、人工关节、节育环等不宜进行MRI检查。

3.血管造影或DSA　诊断敏感性为80%,特异性可达95%,因其为创伤性检查,仅在Ⅲ型主动脉夹层内膜撕裂位置不能确定及行腔内血管支架前或为了解脊髓血供方采用。

【诊断对策】

(一)诊断要点

1.典型病史　多数患者有高血压病史(70%~87%),约1/4为马凡综合征患者,妊娠、先天性心血管疾病、损伤引起主动脉夹层者相对少见。

2. **临床表现**　疼痛、主动脉瓣关闭不全的心脏表现及体征、高血压、脏器或肢体缺血表现、主动脉夹层破裂症状。

3. **辅助检查**　胸部X线平片、超声、CT、MRI、血管造影或DSA均可提供诊断依据。

(二)临床分型

1. DeBakey等(1955年)根据内膜撕裂口的部位和主动脉夹层波及范围将主动脉夹层分为三型。

De Bakey分型　Ⅰ型:内膜裂口位于升主动脉,夹层向近远两端扩展,近端夹层可引起主动脉瓣关闭不全和冠状动脉阻塞;远端则可扩展到主动脉弓、胸降主动脉、腹主动脉,甚至可达髂动脉。Ⅱ型:内膜裂口与Ⅰ型相同,但夹层则仅限于升主动脉,此型在马凡综合征者多见。Ⅲ型:内膜裂口位于左锁骨下动脉以远,夹层可向远端扩展到腹主动脉及髂动脉,此型又分为Ⅲa型,即夹层范围仅限于膈上降主动脉者,以及Ⅲb型,即夹层扩展到膈下腹主动脉者。

2. Stanford大学学者根据手术的需要,将主动脉夹层分A、B两型。

Stanford分型　A型:相当于De BakeyⅠ型和Ⅱ型,其内膜裂口均起始于升主动脉处。B型:相当于De BakeyⅢ型,其夹层病变局限于降主动脉或腹主动脉。

(三)鉴别诊断要点

1. 急性心肌梗死时心电图有急性损伤的改变,血浆心脏酶学升高,肌钙、肌红蛋白升高等。主动脉夹层动脉瘤时心电图无急性损伤改变,血浆心脏酶学正常。若夹层阻塞一支冠脉就可能无法鉴别,因患者可以出现畸形心梗的表现。夹层扩大压迫右冠状动脉易误诊为急性下壁心肌梗死。

2. 急性心包炎病史、临床表现、超声心动图、CT、MRI可鉴别。

3. 瓦氏窦破裂入心腔病史、临床表现、超声心动图、CT、MRI可鉴别。

4. 瓣膜病主动脉夹层累及主动脉瓣时可引起主动脉瓣关闭不全,主要为血肿使主动脉瓣环扩大;一个瓣叶被夹层血肿压迫向下;瓣环或瓣叶被夹层血肿撕裂。而瓣膜本身没有病变,也不会引起其他瓣膜的病变。通过病史、临床表现、超声心动图、X片、CT等可鉴别。

5. 急性下肢动脉栓塞夹层累及腹主动脉或髂动脉可表现为急性下肢缺血易误诊为下肢动脉急性栓塞。下肢动脉栓塞多有房颤病史,下肢血管彩超可鉴别。

6. 急腹症主动脉夹层患者除了腹部疼痛外,还有胸痛、背部疼痛甚至放射至下肢疼痛。X片、彩超、CT等可鉴别。

【治疗对策】

（一）治疗原则

一旦疑为主动脉夹层，应该分秒必争明确诊断和治疗，不论什么型的主动脉夹层均应首先开始药物治疗，作为手术前准备，若有手术指征者，再行手术治疗。

（二）术前准备

手术前准备酌情进行：①对于主动脉夹层破裂造成心包积血和（或）血胸的患者，应立即进行抗休克治疗，必要时在局麻下行剑突下穿刺，缓解心脏压塞或行胸腔闭式引流，迅速将患者送至手术室，准备紧急手术，血型和出凝血时间等必要检查可在手术室内进行。②了解及采取各种措施改善心、脑、肺、肝、肾功能。③术前预防呼吸道感染，必要时应用祛痰剂和支气管扩张剂。④术前预防应用广谱抗生素。⑤有凝血机制障碍者应酌情加以纠正。⑥备足血源。

（三）手术方案

1. 非手术治疗

目的是控制疼痛、降低血压及心室收缩率，防止夹层进一步扩展或破裂及其他一些严重并发症的发生。

一旦怀疑为主动脉夹层，应将患者立即送入监护室，卧床休息，监测血压、心律及心率、尿量、心电图等，必要时可插入 Swan-Ganz 导管监测心排出量、肺动脉楔压、中心静脉压等作为病情、用药与输液的监测指标。

（1）镇痛　根据疼痛程度及体重可选用不桂嗪（强痛定）、哌替啶（度冷丁）或吗啡，一般派替啶 100 mg 或吗啡 3～5 mg 静注止痛效果好，必要时可每 6～8 小时 1 次。

（2）控制血压　根据入院时血压测量情况可选用硝酸甘油、硝普钠或阿弗那等。使收缩压降至 100～130 mmHg（13.3～17.3 kPa）平均动脉压为 60～70 mmHg（8～9.33 kPa）为宜，为缓解疼痛必要时可暂时使收缩压降至 80～90 mmHg（10.7～12 kPa），维持心、脑、肾正常器官功能所允许的最低水平。但尿量应保持 30 ml/h。待血压得到满意控制，病情稳定，改口服降压药，继续维持血压水平。

（3）降低左心收缩力与收缩速率　使用血管扩张剂，降低负荷，增加心脏收缩率导致 dv/dt 的升高，引起主动脉夹层恶化。因此，应用 β 受体阻滞剂较血管扩张剂更为重要，故在临床上，应当血管扩张剂与 β 受体阻滞剂合并应用，通常使用的药物为普萘洛尔（心得安）0.5 mg 缓慢静注，总量不超过 5 mg，注意观察心率和血压,若患者伴有肺气肿或阻塞性气管疾病,则改用美托洛尔(甲氧乙酰心安)1.0 mg静注,间隔 5 min 再静注,达负荷剂量后改为口服 5～15 mg,每 4～6 h 一次,或盐酸维拉帕米(异搏定)5～10 mg,每 6～8 h 一次;也可口服阿替洛尔(氨酰心安)12.5～50 mg,2 次/d。病情稳定后立即行进一步检查,明确诊断后,若有手术指征者,行外科手术治疗。无并发症Ⅲ型(B 型)主动脉夹层应以非手术治疗控制血压。因为其导致器官功能损害的机会较少,而且这类患者的平均年龄偏高,合并有影响手术效果的其他心血管疾病存在。但 A 型主动脉夹层应选择外科手术,药物治疗只作为手术前准备。

2. 手术治疗　目的是切除内膜撕裂口,防止夹层破裂所致大出血,重建因内膜片或假腔造成的血管阻塞区域之血流。

(1)A 型主动脉夹层,方法相对标准化。

1)手术适应证及禁忌证

Ⅰ、Ⅱ型(A 型)主动脉夹层采用手术治疗的观点是趋于一致的,如无手术禁忌均应行手术治疗。

除抢救性手术外,对于晚期系统性疾病患者如心、脑、肝、肾功能失代偿者,严重血液系统疾病及凝血机制障碍者,各种严重感染者,各种慢性消耗性疾病伴恶性肿瘤者,应视为手术禁忌。

2)手术时机

①择期手术:急性 A 型主动脉夹层为了防止破裂或恶化,应尽早选择手术治疗或慢性期患者经观察病情恶化,也需手术。

②紧急手术:夹层破裂可引起严重的并发症,如主动脉破裂、心脏压塞、重度主动脉瓣关闭不全、心或脑供血严重障碍等,均应紧急手术治疗。

3)手术方法　A 型患者手术时需在体外循环下进行,经股动脉和冠状动脉开口分别插管给血。在近无名动脉处钳夹主动脉。手术关键是找到内膜破裂口位置,明确夹层远端流出道情况,根据病变不同,采用不同的手术方式。

①主动脉瓣环未受累者:则在横向切断升主动脉后,上下切端整个周长各用聚四氟乙烯垫片缝合加固,再对端缝合升主动脉或间置人工血管。

②主动脉瓣环受累者:在剥离的主动脉壁中层内放置聚四氟乙烯垫片加固主动脉上、下切端的全周,再将升主动脉上、下切端缝合或间置人工血管。

③升主动脉瓣受累伴中重度反流者:将主动脉瓣与升主动脉切除,修复远端剥离之内膜,并用带瓣人工血管替换及左右冠状动脉再植。

④主动脉弓夹层的处理:主动脉弓夹层的处理极为棘手,除非发生了破裂,一

般多采用药物治疗。有学者报道采用深低温停循环或低流量中等低温并做脑灌注取得了良好的效果。在急诊手术,病死率仍高达 20%～40%。此外,弓部夹层剥离起源于远端并向近端延伸,后期发生的假性动脉瘤需要手术。虽然可通过手术消除假腔,但内膜撕裂的部位可在主动脉阻断位置以外,也可能在手术中未被发现。因此,最重要的是必须认清整个内膜的撕裂口,修复主动脉弓。

(2)Ⅲ型(B型)主动脉夹层

1)手术适应证及禁忌证 对此型患者手术治疗指征和手术时机至今仍有争议:多数学者认为急性期出现下列情况应紧急手术:①夹层破裂出血;②进行性血胸或纵隔增宽以及严重的内脏或肢体缺血;③无法控制的疼痛;④接受正确的药物治疗后夹层分离进行性扩展;⑤大剂量的药物治疗不能控制高血压。急性期后低位患者早期手术指征:主动脉最大直径>4～6 cm;主动脉夹层的迅速增大(>10 mm/年);内膜撕裂孔的持续开放;Marfan 综合征或其他结缔组织病患者;长期进行糖皮质激素治疗者以及主动脉峡部缩窄或异位左锁骨下动脉者。

慢性期Ⅲ型主动脉夹层,手术指征为夹层动脉瘤形成(直径>5 cm)及内脏、下肢动脉严重缺血者。

手术禁忌证同 A 型患者。

2)手术方法

①破口切除人工血管置换术:这是Ⅲ型主动脉夹层分离最彻底的手术方法,目的:a. 切除内膜撕裂孔及夹层动脉瘤;b. 缝闭假腔;c. 重建下肢及内脏血供。

对于单纯无动脉瘤形成的Ⅲ型主动脉夹层分离,目前主张行高位降主动脉(含内膜撕裂孔)切除,人工血管置换。

对于夹层伴主动脉瘤形成累及低位降主动脉或腹主动脉,需要行全程降主动脉瘤或胸腹主动脉瘤切除,人工血管间置移植。此类手术创伤相当大,术后截瘫发生率高,为此目前普遍主张在术中主动脉阻断的过程中采用各种转流方法对阻断远端进行灌注,以维持内脏和脊髓的必要血供。常用的转流方法有:Gott 管转流、左心房-股动脉的转流、股动静脉之间的转流。

对于远端吻合口的处理,传统的做法是将真假两腔缝闭,但鉴于在部分Ⅲ型主动脉夹层分离其内脏及下肢是由假腔供血,为此有学者建议可在远端吻合口处剪去部分内膜瓣片再行吻合,保持真假两腔的同时供血。但也有研究表明在非Marfan 综合征的患者,移植物远端单纯与真腔吻合,内脏血供并不受影响,只是脊髓缺血改善不明显。

由于夹层的主动脉壁非常薄弱,因此在移植物吻合时需将真假两腔予以加固,除了以往的"三明治"方法外,近来许多文献报道各种加固方法,概括起来有:a. 外膜内翻盖住内膜加固;b. 生物粘合剂(即生物胶)填充假腔加固,目前使用较多的为明胶-间二苯酚-福尔马林混合胶(GRF 胶),此外,还有氰基丙烯酸酯胶、AdvaSeal 和纤维素胶;c. 带环人工血管套扎等。

②主动脉成形术:在内膜撕裂处修补并缝闭真假两腔来治疗Ⅲ型主动脉夹层分离,取得良好的近期效果,但远期疗效有待观察。

③"象鼻干"术:此术式即打开降主动脉后,近心端与移植物吻合固定,移植物远端则漂浮在降主动脉腔内,盖过内膜撕裂孔,使血流均从真腔经过,而假腔内血栓形成,从而达到治疗的目的。主要适用于急性期真腔较大的Ⅲ型主动脉夹层。对于慢性Ⅲ型主动脉夹层,由于假腔很大且粘连明显,移植物植入相当困难。此外,对于内脏及下肢由假腔供血者,尚需进一步的远端内膜瓣片开窗,而对于假腔持续开放者,则需行支架置入,将移植物远端也固定在主动脉壁上,从而闭合假腔。至于移植物的长度,过短无法覆盖瘤腔,过长可能影响脊髓血供,因此有学者主张10 cm 最为适宜。

④内膜开窗术:内膜开窗术是最早应用于治疗急性主动脉夹层并取得长期存活的术式。它通过近端夹层的内膜部分切除,缝闭远端假腔使假腔重新流入真腔,从而起到降低近端血流的压力,恢复血流,减少破裂的目的。本术式也适用于肾动脉以下腹主动脉瘤形成,但本术式对降主动脉夹层伴动脉瘤形成者不适用,目前主张:在高危患者采用开窗术;在夹层伴腹主动脉瘤样扩张的患者行开窗及动脉瘤切除人工血管移植术;或者作为对于远端内脏及下肢缺血或由假腔供血者,保持真假两腔同时供血的辅助术式。

⑤血管架桥术:主要应用于上述手术后内脏及下肢血供仍未改善或是高危患者伴腹主动脉夹层者,包括三类术式:一是从夹层分离近端的锁骨下动脉、腋动脉甚至升主动脉架桥至远端缺血的内脏及下肢动脉,但手术操作复杂,远期通畅率不高;另一类是从血供未受夹层影响的髂股或内脏动脉架桥至缺血的内脏及下肢动脉,如股-股转流,脾-肾转流,肠系膜上-肾动脉旁路等;第三类术式是夹层旷置升主动脉-腹主动脉人工血管转流。

3)术后观察及处理 除按一般开胸开腹处理外,还应注意以下各点。

①术后应在 ICU 监护,严密注意生命体征的变化,检测中心静脉压和尿量,确保尿量每小时在 30 ml 以上。

②术后应用抗生素至少 2 周,预防感染。

③应用体外循环的患者术后应观察其神志、两侧瞳孔及对光反射等情况,及早

发现有无脑栓塞。

④注意下肢活动情况和皮肤感觉,了解有否脊髓损害。

⑤行主动脉瓣置换术后应抗凝 1 年。

⑥术后仍需控制血压,可减少渗血和假性动脉瘤的发生。

⑦术后应卧床 2～3 周,术后 3 个月内避免重体力活动。

⑧术后定期复查有无夹层分离的复发及主动脉瘤形成等,必要时再次手术。

4)主动脉夹层手术疗效 随着诊疗和麻醉技术的提高,手术死亡率明显下降,A 型主动脉夹层的手术死亡率为 5%～20%,这取决于夹层的发生到手术之间时间的长短。降主动脉夹层急诊手术死亡率为 10%～20%,这主要是因为许多患者已有并发症的存在,慢性夹层动脉瘤的手术死亡率低得多,为 5%～10%。A 型主动脉夹层,对手术死亡率最有影响的因素有肾功能异常、心脏压塞、缺血和手术时机;B 型主动脉夹层(降主动脉)对手术死亡率最有影响的因素包括肾或内脏器官的缺血,年龄是显著的危险因素。人工血管与质脆的主动脉缝合处及其周围的出血是最常见的死亡原因。

3. 介入治疗(腔内微创治疗) 近年来随着腔内微创技术的发展和成熟,介入方法也越来越多地运用于Ⅲ型主动脉夹层分离的治疗。由于介入疗法创伤小、恢复快,尤其适用于高龄以及全身情况差无法耐受传统手术者,因此有着良好的临床应用前景。

1)介入开窗及内支架置入

①适应证及禁忌证:适用于疼痛无法缓解、内脏及下肢存在缺血的患者,但近端有夹层动脉瘤形成者则为禁忌。

②手术方法:本法是通过经皮穿刺插管,在造影透视下,在夹层内膜瓣片上穿刺并球囊扩张开窗,然后远端内支架置入,人为地造成真假两腔的相通,从而减少假腔内压力,达到避免破裂、改善远端血供的效果。

2)带膜内支架隔绝 通过带膜内支架隔绝内膜撕裂孔,保持血流从真腔经过,即达到阻断血液从内膜撕裂孔进入假腔的目的。

需注意的是,选取内支架的长度,一般主张不超过三个锥体,尤其不能覆盖下位的肋间动脉和上位腰动脉,避免影响脊髓血供。对于有主动脉分支开口于假腔并持续开放着,在进行隔绝术同时,需对这些开放分支予以栓塞,以免假腔持续扩大。而对于有内脏及下肢存在缺血的患者,可同时或分期施行开窗或血管架桥术。

3)开放手术联合介入治疗 当升主动脉、主动脉弓需同时手术或周围血管条件不允许进行介入治疗的情况下,可采用主动脉切开联合介入治疗或人工血管搭桥术联合介入治疗。

4)介入治疗的疗效　目前腔内介入治疗Ⅲ型主动脉夹层仍处于起步阶段,中远期疗效有待进一步随访。Ⅰ、Ⅱ型主动脉夹层介入治疗也已经有报道。

【出院后随访】

1. 根据病情,出院后可继续服用抗生素、降压药、改善微循环药物、抗凝或抗血小板药物。

2. 术后1个月返院复查:出凝血常规、D-二聚体、彩色多普勒超声、CTA或血管造影术等。之后仍需定期复查。

3. 出院期间如果出现任何可疑并发症的表现时应及时返院就诊。

(常光其)

第八节　周围动脉瘤

【概述】

周围动脉瘤包括颈动脉瘤、锁骨下动脉瘤及其远侧上肢的动脉瘤、股动脉及其远侧的动脉瘤以及内脏动脉瘤,由于感染性动脉瘤常常发生于周围动脉,一并讨论。

周围动脉瘤从病理上可分为真性动脉瘤和假性动脉瘤。真性动脉瘤瘤壁具有动脉壁的3层结构,常见原因是动脉粥样硬化,其次为动脉中层囊性变性或先天性及梅毒等;假性动脉瘤瘤壁有纤维组织构成,瘤腔与动脉管腔相通,常见于创伤、感染、医源性损伤及血管手术后等。早期周围动脉瘤没有临床症状,肿块增大后,可有搏动性肿块,瘤体增大时可压迫周围组织,根据部位的不同引起相应的症状体征;瘤体内附壁血栓脱落可致远侧血管闭塞,引起脑部或肢体缺血表现;虽然周围动脉瘤的腔内压力低,破裂大出血的机会少,但仍是个危险存在。临床上,瘤内附壁血栓形成和远端肢体栓塞多见于真性动脉瘤;瘤体压迫和破裂多见于假性动脉瘤。周围动脉瘤一旦确诊,通常应当尽早手术。

【诊断步骤】

(一)病史采集要点

1. 肿块发生的部位、性质,是否具有搏动性,是否有血管杂音。

2. 肿块是否具有压迫周围神经、静脉、淋巴管表现:疼痛、麻木、放射痛、淋巴水肿、静脉曲张肢体水肿。

3. 是否有肢体缺血表现,急性还是慢性。

4. 有无高血压、脑中风、动脉炎等病史,有无手术、外伤史和家族史。

(二)体格检查要点

1. 一般情况　发育、营养、体重、精神、血压和脉搏。

2. 局部检查　特别仔细地进行局部检查,应注意以下内容:

(1)是否有肿块,肿块在的位置、大小、形状、质地、张力,以及是否有搏动性、震颤和血管杂音等。

(2)压迫肿块近端动脉肿块可否缩小,搏动、震颤以及杂音有无减弱或消失。

3. 全身检查　不可忽视全身体格检查,应注意:

(1)身体其他地方是否合并有搏动性包块,尤其是腹部。

(2)有无肢体缺血。

(三)辅助检查要点

1. 实验室检查　血常规周围动脉瘤通常无明显变化;当动脉瘤感染时,白细胞计数通常升高;若动脉瘤破裂大出血时,则可出现贫血。

2. X线检查　通常能够发现动脉瘤体轮廓有钙化斑块。

3. 超声检查　血管超声检查可以清晰显示瘤体的大小、内径、瘤壁结构、瘤内有没有血栓形成等,及进一步了解瘤体与周围血管组织的关系,以及瘤体内血流量、流速、方向等血流动力学参数。是周围动脉瘤的最基本的筛查手段。

4. CT血管造影　清楚地显示瘤体的形态和结构,与周边组织的关系,还可三维重建,整体了解动脉瘤的情况,帮助诊断及协助确定治疗方案。

(四)进一步检查项目

1. 动脉造影(DSA)　是有创的诊断手段,周围动脉瘤确诊的金标准。可以显示动脉轮廓,瘤体的性质、范围,瘤内有没有血栓。在CT血管造影出现后,动脉造影的应用有所减少,但它仍有不可替代的作用,在介入治疗,协助治疗方案的制定有重要作用。

2. 诊断性穿刺　在影像学技术进步的今天,诊断性穿刺已很少使用,除了有创外,还容易引起动脉瘤破裂、大出血等并发症。

【诊断对策】

（一）诊断要点

1. 病史搏动性的肿块病史。

2. 临床表现具有典型的搏动性肿块,以及肿块增大引起的压迫症状,引起的栓塞缺血表现。

3. 辅助检查血管彩超、CTA、可提供诊断依据。

（二）鉴别诊断要点

周围动脉瘤一般要与以下疾病鉴别:位于动脉浅面的肿瘤、血管丰富的肉瘤、脓肿。由于不同部位的动脉瘤有其特殊性,需要注意其他疾病的鉴别。

【治疗对策】

（一）治疗原则

原则上凡是涉及主干血管的动脉瘤,都要做动脉瘤切除及血管重建术。动脉瘤切除后缺损较短者,可做动脉端端吻合;缺损长者,可行自体静脉或人造血管间置术。

（二）术前准备

手术前起码要做相关部位的血管 CTA 检查,必要时做动脉造影。另外患者的身体状况,对手术的耐受性要有全面的评估。具体的不同部位的手术有其需特别注意的地方,如颈动脉瘤的手术治疗需特别颅内血供情况。

（三）治疗方案

动脉瘤切除及血管重建。

一、颈动脉瘤

【概述】

颈动脉瘤在周围动脉瘤中较为常见,包括颈总动脉、颈内动脉颅外段、颈外动脉及其分支的动脉瘤。最主要的原因是动脉粥样硬化,其他的有创伤、动脉炎、梅毒等。也可由手术引起的医源性假性动脉瘤,特别是颈动脉内膜剥脱术后,由于动脉壁薄弱,容易扩张导致。

【诊断对策】

(一)诊断要点

1. 症状

①颈前侧方膨胀性肿物。

②肿物压迫症状:压迫迷走神经和喉返神经可产生声音嘶哑;压迫臂丛神经可引起同侧肢体的麻木、疼痛、无力和感觉障碍等;压迫交感神经可引起 Horner 综合征;压迫气管产生呼吸困难以至窒息;压迫食管产生吞咽困难。

③脑缺血症状:头晕头痛或者短暂性脑缺血和脑卒中等。

④偶有破裂至咽喉部引起咯血及窒息,严重可猝死。

2. 体征　颈动脉走行部位扪及膨胀性、搏动性肿块,可有震颤,可闻及收缩期杂音。压迫气管可有气管移向健侧;压迫喉返神经,可有一侧声带麻痹;压迫迷走神经,可有 Horner 综合征表现:同侧眼睑下垂、眼球下陷、眼裂狭窄、瞳孔缩小,伴有同侧面、颈部、上肢无汗、皮温升高等。

3. 辅助检查　血管超声、CTA、选择性颈动脉造影都可提供诊断依据。

(二)鉴别诊断要点

颈动脉应与颈动脉体瘤、颈部神经鞘瘤、腮裂囊肿、颈动脉扭曲等鉴别。

①颈动脉体瘤位于颈动脉分叉处,动脉造影可见颈内、外动脉呈"杯口"样分离,肿物血运丰富。

②颈部神经源性肿瘤包括神经鞘瘤和交感神经纤维瘤,肿物由深部将颈动脉分叉推向浅表,动脉造影可显示颈内颈外动脉分离,但肿物无明显血管染色。

③腮裂囊肿位于动脉的浅表,多不影响动脉形态及供血。

④颈动脉扩张症和颈动脉迂曲者,造影可明确诊断。

【治疗对策】

(一)治疗原则

依据瘤体大小、位置、病因及患者个体差异而采取个体化的治疗方案。

(二)术前准备

1. 行颈动脉 CTA 检查及颈动脉和脑部造影　了解脑供血情况,确定能否行动脉重建。

2. 颈动脉压迫试验(Matas 试验)　目的在于了解和帮助建立脑侧支循环。方法是每日多次压迫颈总动脉根部,完全阻断颈总动脉,观察脑组织有无缺血症状出现,如意识改变、视力障碍、失语、肢体运动及感觉异常等,压迫时间可逐日延长,直至每次压迫 20～30 min,这种动脉压迫耐受锻炼,需持续 3～4 周。若无脑缺血症状,提示脑侧支循环已充分建立。

3. 术前多进蛋白质饮食 给予肠溶阿司匹林,预防瘤内血栓形成和脑梗塞的发生,术前 3 天停用抗凝药物。

(三)治疗方案

1. 非手术治疗 假如患者有明显手术禁忌或暂时不能手术,予降压和降脂药物治疗,以期控制动脉瘤的发展。但颈动脉瘤非手术治疗,预后不良。

2. 手术治疗

(1)适应证 一般均需手术治疗。若瘤体巨大,有颈部压迫,瘤体内有血栓,有一过性直立性晕厥等短暂性脑缺血症状者应及早手术,行颈动脉瘤切除,颈动脉重建。

(2)禁忌证 脑血管造影显示颅内交通支动脉完全阻塞者,有严重心、脑、肝、肾等疾病,不能耐受麻醉及手术者。

(3)手术方法 通常采用仰卧位;肩部垫枕略抬高,头偏向健侧。采用全麻或静脉复合麻醉。术中注意头部降温脑保护;颈动脉阻断时应适当升高血压,以改善脑缺氧、缺血。

1)颈动脉结扎 颈外动脉瘤可行瘤体切除,颈外动脉结扎术,无须行血管重建。颈内和颈总动脉瘤一般不用此法。因为颈内和颈总动脉的结扎,均会影响大脑的正常供血,即使侧支循环建立良好的病例,术后仍有脑缺血性损伤的危险。Ehrenfeld 认为,当颈内动脉逆向压力大于 70 mmHg 时,可行颈总动脉和颈内动脉的结扎。此外结扎后应常规肝素抗凝治疗 7～10 天,因为偏瘫等并发症常常发生在术后数小时至数日,多系颈内动脉继发血栓形成所致。目前结扎术仅限于瘤体远端无法控制而不能行血管重建的病例;在感染性颈动脉瘤破裂出血的紧急手术时,有时也只能采用结扎手术。对只能采用颈动脉结扎术的患者,若反流压较低时,可采用颅外-颅内动脉旁路术,常用的方法包括颞浅动脉-脑中动脉旁路术,一般应用大隐静脉为旁路血管。

2)动脉瘤切除和血管重建术 适用于瘤体位于颈总动脉和近端颈内动脉的病例,不适用于某些瘤体向颅内延伸、远端无法控制的病例。

具体方法:根据瘤体的部位采取环绕下颌角切口或胸锁乳突肌前切口,游离显露颈动脉瘤的瘤体和颈动脉的远近端,游离过程注意保护面神经、舌下神经、迷走神经、交感神经、副神经及舌咽神经等,牵拉瘤体时应当轻柔,避免血栓掉落栓塞。

如果断端动脉长度足够,则做端端吻合;如长度不够,则行自体静脉或人工血管置换。在颈动脉瘤切除和重建时,必然有阻断一侧脑血流,造成暂时性脑缺血的过程。因此手术过程中保护脑组织,避免脑缺血,是减少术后并发症,保证成功的关键。术中可采用低温麻醉,若必须完全阻断血流,且操作时间较长,可采用暂时性转流术(如内转流或外转流术)。

3)动脉瘤腔内修补术 该术也称为 Matas 手术,目的是恢复颈动脉的解剖原形,从生理上使大脑处于正常的血供状态。此法不能完全切除瘤体,缩缝术由于技巧限制,不可能缝合成为一条完整的动脉管腔,缝合后管壁的不完整和狭窄也是难以避免的,容易引起继发性血栓及缝合部位的出血和渗血,故此法目前很少采用。仅用于少数囊性动脉瘤向颅内延伸,无法行瘤体切除血管重建的患者。

4)颈动脉瘤包裹术 此法采用阔筋膜或人工补片材料包裹动脉瘤,以控制动脉瘤的发展。此法适用于直径小于 3 cm 的小动脉瘤。缺点是不能防止瘤体内血栓和栓塞的发生,且有瘤体继续扩大的可能,目前基本上已经摒弃。

5)瘤体切除,局部修补或补片术 外伤性假性动脉瘤瘤体切除后,动脉破口不大时,可行局部修补,即采用无创线或间断缝合破口,或用自体静脉或涤纶片修补破口。某些感染性动脉瘤可行瘤壁清创,静脉补片术。

6)介入手术治疗 选择介入治疗可采用带膜支架,将颈动脉破口阻隔于血管腔外,达到修复动脉破口的目的。介入治疗方法简单,创伤小,能够达到立竿见影的效果。但颈部被盖组织少,运动范围大,容易造成直接血管受外力压迫而使支架血管变形,导致动脉瘤复发或血管阻断的问题。

【术后观察及处理】

1. 注意观察有无脑缺血、缺氧的表现:如神志、有无偏瘫。

2. 观察吻合口有无出血渗血,防止血肿压迫呼吸道引起窒息或压迫移植血管造成移植血管内血栓形成等。

3. 抗凝治疗,防止移植血管、颈内及颅内动脉的血栓形成。

4. 脑缺氧常可导致脑水肿,可用甘露醇 250 ml 快速静脉滴注,视病情,术后给予 1~2 次。

二、锁骨下动脉瘤

【概述】

锁骨下动脉瘤是罕见的周围动脉瘤之一,约占全身各部位动脉瘤的1%。病因以动脉粥样硬化、创伤和继发于胸廓出口综合征狭窄后扩张多见。解剖上,锁骨下动脉分为三部分,位于前斜角肌后方的为第二部分,其近侧者为第一部分,远侧者为第三部分。第一部分的动脉瘤常为动脉硬化原因引起,国内资料显示其余部分常由损伤引起。

【诊断对策】

(一)诊断要点

1. 临床表现

①锁骨上区搏动性肿块。

②疼痛:由于瘤体的膨胀,可有胸、颈、肩的疼痛,臂丛受压可引起上肢疼痛。

③压迫症状:压迫右侧喉返神经或气管时可出现声音嘶哑及呼吸困难;压迫食管产生吞咽困难。

④栓塞症状:最为常见,占68%;动脉瘤内血栓脱落、逆流至颈总动脉、椎动脉或上肢动脉时引起短暂性脑出血、脑卒中或上肢急性、慢性缺血。有时上肢动脉搏动可正常,但由于指端血管血栓栓塞而出现蓝指综合征。

2. 辅助检查 血管超声、CTA、选择性动脉造影都可提供诊断依据。

(二)鉴别诊断要点

常需要与锁骨下动脉颈总动脉扭曲扩张鉴别,以及其他肿瘤鉴别。影像学检查有助鉴别。

【治疗对策】

(一)治疗原则

只要全身情况允许,一经诊断,均应考虑手术治疗。对濒临破裂或破裂的动脉瘤行急诊手术。对于较小的狭窄后扩张性动脉瘤,可以继续观察。

(二)治疗方案

1. 非手术治疗 假如患者有明显手术禁忌或暂时不能手术,予降压治疗,以期控制动脉瘤的发展。

2. 手术治疗

(1)手术途径的选择　切口的选择应当根据病因、瘤体大小和部位而定。由于该区内动脉血管的侧支循环丰富、靠近臂丛,并有锁骨阻挡,手术显露较困难。

1)锁骨下动脉第二、第三部分的动脉瘤可通过锁骨上或锁骨下横切口显露,必要时可切断锁骨。

2)锁骨下动脉第一部分的动脉瘤必须加做切口,右侧者需做胸骨正中劈开切口,左侧者可做后外侧第4肋间或前胸部第3肋切口。

3)国内学者推荐颈胸联合切口。方法是将颈部切口在内侧向下弯转,经胸骨柄至第2肋间平面,再转向外侧,劈开胸骨柄至第2肋间平面,由该肋间进胸,通常需要再切断锁骨中部,将整块组织向外翻转,显露动脉瘤及其远近端动脉。

(2)手术方式的选择　小的动脉瘤切除后可直接行端端吻合;通常绝大多数动脉瘤切除后应极力争取重建,移植物可选用大隐静脉或人工血管。由于肩锁部侧支循环丰富,如果上肢已有足够侧支循环者,可采用动脉瘤切除、远、近端动脉结扎,而不发生缺血。

锁骨下动脉假性动脉瘤,可进行动脉瘤内缝合修补术。近期合并血栓栓塞的患者,应同时采用 Fogarty 导管取除远端血栓,恢复血流;对合并血管痉挛性改变者,应加做胸交感神经节切除。

(3)介入手术治疗　由于锁骨下动脉的位置不易暴露,手术难度大。目前,腔内技术已经成功通过介入导入带膜血管内支架隔绝动脉瘤。与传统手术相比,操作简单、创伤小。

【术后观察及处理】

1. 注意观察有无上肢缺血、功能障碍改变。
2. 观察吻合口有无出血渗血。
3. 抗凝治疗,防止移植血管的血栓形成。

三、股动脉瘤

【概述】

股动脉瘤在我国是最常见的周围动脉瘤,约占一半以上。病因以创伤、动脉粥样硬化、感染及医源性因素多见。其中,约 2/3 由损伤引起,常为球形的假性动脉瘤。Cutler 等将股动脉瘤分为两型:瘤体局限于股总动脉者称为Ⅰ型;瘤体累及股深动脉开口者为Ⅱ型。两型的发病率相等。单发于股浅和股深动脉瘤有所报道，但罕见。

【诊断对策】

(一)诊断要点

1. 病史上要注意有没有周身动脉硬化的表现、有无局部外伤史,有无局部穿刺插管或旁路手术史。尤其注意有无(股部注射)吸毒史。

2. 临床表现　①大腿内侧部进行性增大的搏动性肿块最常见;②疼痛,一般没有或轻度的胀痛或跳痛;③压迫症状:压迫股神经可有麻木、放射性疼痛;压迫股静脉时,下肢可肿胀、浅静脉曲张;④栓塞症状:下肢发凉、间歇性跛行或静息痛甚至肢体坏死;⑤感染性动脉瘤可有持续性疼痛,并有全身感染的表现。

3. 辅助检查　血管超声、CTA、选择性动脉造影都可提供诊断依据。

(二)鉴别诊断要点

若动脉瘤界限和搏动不明显时,须与股部其他肿物鉴别。影像学检查有助鉴别。

【治疗对策】

(一)治疗原则

由于动脉瘤内血栓形成或脱落栓塞远端动脉可造成严重的缺血性并发症,造成截肢甚至死亡,因此主张积极手术治疗。无论瘤体大小,只要无手术禁忌证,均应手术治疗,特别是损伤性动脉瘤,必须尽早行手术治疗。

(二)术前准备

1. 全麻评价并调整心、肺、肝、肾等主要脏器功能。

2. 必须行动脉CT或动脉造影,了解瘤体及侧支循环的情况。

3. 对感染性动脉瘤,术前合理应用抗生素控制感染后再行手术;非感染性动脉瘤术前可常规使用抗生素1~2天。

(三)治疗方案

1. 非手术治疗　对于穿刺插管所致的假性动脉瘤可用"超声引导下压迫修复法"治疗。方法是:用彩超探头在动脉瘤表面皮肤上探寻股动脉、瘤体及其间通道的三点一线位置,沿合适方向给予适当压力,使得瘤体内无血流持续进入,且不影响股动脉的血流,经一定时间后,瘤体内血栓形成,瘤腔消失,而治愈。有研究表明,病史越短,瘤体越小,行此法治疗所需时间越短,成功率也越高。

2. 手术治疗

（1）手术方式的选择

1）动脉瘤切除、血管重建术　适用于瘤体不大，周围粘连不重者。切除动脉瘤后可行自体静脉或人工血管移植术，首选自体大隐静脉。

2）动脉瘤旷置、血管重建术　适用于瘤体较大，与周围粘连严重者，剖开瘤体去除血栓，于瘤腔内移植血管或行旁路转流术，并用瘤壁包裹移植血管。

3）囊状动脉瘤切除、动脉缺损处补片修补术。

4）感染性动脉瘤切除，非解剖途径的血管重建术。如经闭孔途径的主-腘动脉旁路移植术等。若病史长，侧支循环丰富，可单纯切除动脉瘤，近、远端动脉结扎。

（2）手术方法

1）全麻后，仰卧位，大腿外旋位，取大腿内侧纵行切口，逐层切开显露股总动脉及动脉瘤，若为股总动脉瘤则显露髂外动脉末端，以及股浅、股深动脉。如瘤体位于股浅动脉，可能须显露游离腘动脉。

2）阻断瘤体远近端动脉，游离瘤体，注意保护股静脉及股神经。同时全身肝素化，1 mg/kg。

3）切除动脉瘤，行血管重建。

4）对感染性动脉瘤，可在清洁术野先行非解剖途径的旁路转流手术，如经闭孔途径的主-腘动脉旁路移植术，然后切除感染区内的动脉瘤，彻底清创处理，并取瘤壁组织进行细菌培养和药敏试验，指导术后抗感染治疗。

【术后观察及处理】

1. 注意观察有无下肢缺血、功能障碍改变。

2. 观察吻合口有无出血渗血。

3. 抗凝治疗，防止移植血管的血栓形成。

4. 抗感染治疗。

四、腘动脉瘤

【概述】

腘动脉瘤在我国是仅次于股动脉瘤的周围动脉瘤。西方国家最常见的原因是动脉粥样硬化。国内以损伤多见，其次为动脉粥样硬化。创伤性腘动脉瘤多为假性动脉瘤，可因膝关节附近的骨折、弹片等贯穿伤所致，也可由膝关节受外力作用造成的腘动脉钝性损伤所致。腘动脉瘤按其发生部位分为 3 型:①近端型:位于腘窝后内上方,通常瘤体较大,呈多腔状,瘤内多有血栓,可继发严重并发症;②中央型:以膝关节为中心,向近、远端延伸;③远端型:位于腘动脉远端,瘤体较小,不易被发现,常致血栓形成、急性动脉栓塞、肢体严重缺血或坏疽时才被发现。

【诊断对策】

(一)诊断要点

1. 病史上要注意有没有周身动脉硬化的表现、有无局部外伤史。

2. 临床表现 ①腘窝部位搏动性肿块;②足部及小腿缺血,是腘动脉瘤最常见的症状,如间歇性跛行或静息痛,急性完全闭塞可引起皮肤坏死、溃疡形成、肢体坏疽;③压迫症状:首先压迫腘静脉,引起下肢肿胀、浅静脉曲张。

3. 辅助检查 X 线膝部正侧位片常可显示腘窝部软组织影,可有壳状钙化影。血管超声、CTA、选择性动脉造影都可提供诊断依据。

(二)鉴别诊断要点

腘动脉瘤应和 Baker 囊肿、血栓闭塞性脉管炎及动脉狭窄相鉴别。此外腘动脉瘤常伴有其他部位的动脉瘤,需加以检查排除。CTA、动脉造影可鉴别。

【治疗对策】

(一)治疗原则

腘动脉瘤可发生破裂或因血栓形成或栓子栓塞远端肢体,造成急性下肢缺血性损害,而导致截肢。故所有腘动脉瘤患者,只要无手术禁忌证,均应积极手术治疗。手术原则上行腘动脉瘤切除、腘动脉血管重建术。

(二)术前准备

1. 一侧的腘动脉瘤,必须检查对侧的下肢及腹部等部位,了解是否同时存在对侧腘动脉瘤、腹主动脉瘤等其他部位的动脉瘤。若为多发动脉瘤,原则上先处理有破裂致死的主动脉瘤,然后是有致残可能的腘动脉瘤,最后是股动脉瘤。

2. 积极治疗高血压、糖尿病等基础疾病,控制病情发展,改善脏器功能。

3. 必须行 CTA 或动脉造影检查,了解动脉瘤近远端的血管通道情况。

(三)治疗方案

1. 非手术治疗 有人认为,直径小于 2 cm 的无症状高危手术患者,可采取保守治疗。但多数学者认为日后出现症状时才手术,疗效将大幅度下降,因此认为早期治疗是提高手术成功的关键,除非患者高危可以随访。

2. 手术治疗

(1)手术方式的选择　腘动脉瘤手术治疗的目标是切除极易致残的动脉瘤、恢复下肢血液供应、去除瘤体破裂的危险。术式有：

①完全切除动脉瘤，腘动脉行端端吻合或自体静脉移植术，适用于瘤体较小的病例。

②动脉瘤切除，自体血管或人工血管旁路移植术。

③动脉瘤旷置术：结扎动脉瘤的近心端和远心端后，再行大隐动脉或人工血管移植术或旁路术，适用于瘤体与腘静脉粘连严重的病例。

④切除部分瘤壁，缝扎瘤内动脉分支开口，于瘤腔内行血管重建，最后用瘤壁包裹保护血管，适用于瘤体较大，且与周围结构粘连严重的病例。

(2)手术方法

1)内侧进路　患者取仰卧位，患肢外展外旋位，膝关节略屈 30°，膝下垫一软枕，常规消毒，无菌巾包裹下肢。切口选择大腿内侧下方，沿缝匠肌内缘，根据肿瘤情况向下越过膝关节延伸至胫骨上段内缘，向上可至股中上部。切开深筋膜，牵开缝匠肌、于大收肌腱下进入腘窝。有时为充分显露腘动脉瘤及其远近段，必须切断缝匠肌、半腱肌、半膜肌、股薄肌及腓肠肌等肌腱在膝关节处的附着点。然后根据瘤体的情况选择合适的手术方式。

目前多采用此进路处理腘动脉瘤。其优点是显露充分，便于切取大隐静脉做移植物，也便于做旁路移植，缺点是切断几条肌肉，损伤较大。

2)后方进路　患者取俯卧位，膝下垫一软枕，从腘窝内上方至外下方做一 S 型切口，中部与皮纹平行。切开深筋膜，向外侧牵开股二头肌腱，向内侧牵开缝匠肌、半腱肌、半膜肌、股薄肌，在该膜深面向上、下分离，以扩大手术野，在伤口外侧股二头肌腱旁显露腓总神经，在伤口中部分离脂肪，显露胫神经，逐一保护腓总神经、胫神经等以及远端的胫前、胫后动脉及其分支。向侧方拉开胫神经，显露腘静脉及其深面的腘动脉瘤。然后根据瘤体的情况选择合适的手术方式。

后放进路步骤较简单，不须切断任何肌肉即能显露动脉瘤，损伤小；但显露不如内侧切口充分，瘤体远端动脉显露常不良，也不便于切取大隐静脉做移植。较适用于瘤体小者或动脉破口部大的假性动脉瘤患者。

3)旁路移植　是最简单的一种手术方式，分别做股下部及小腿上部的内侧切口，不显露瘤体，而仅显露其远近端的腘动脉。用倒置的自体大隐静脉做旁路移植，再将瘤体的流入、流出道结扎。

这种方法的最大优点是简便，尤其适用于较长的梭形动脉瘤，但对已经有压迫症状的患者不适用。术后绝大多数瘤体因血栓形成而闭塞,但有个别报道瘤体继续增大并破裂者。

【术后观察及处理】

1. 注意观察有无下肢缺血、功能障碍改变。
2. 观察吻合口有无出血渗血。
3. 抗凝治疗,防止移植血管的血栓形成。
4. 抗感染治疗。

五、上肢动脉瘤

【概述】

上肢动脉瘤较为少见,但因其可导致截肢和破裂出血,故临床诊断和治疗也具有重要意义。可以分为锁骨下动脉瘤(见前面)、锁骨下-腋动脉瘤、异位锁骨下动脉瘤、腋-肱动脉瘤、尺动脉瘤。

【诊断对策】

(一)锁骨下-腋动脉瘤

锁骨下动脉远端的动脉瘤常累及第一段腋动脉,成为锁骨下-腋动脉瘤,最常见的原因是颈肋和纤维索带所致的胸廓出口综合征,多见于青年女性,以右侧多见。

临床特点:可无症状;可有胸廓出口综合征的主要表现:压迫神经,可出现上肢疼痛、麻木、无力,压迫锁骨下静脉是可有上肢肿胀;有些表现上肢的急性、慢性缺血症状;体检可于锁骨上窝扪及异常颈肋,锁骨下动脉处可有震颤,听诊可闻及响亮、粗糙的杂音,如有远端动脉栓塞时,肱动脉、桡动脉和尺动脉搏动可减弱或消失。

辅助检查:X光片刻明确骨质异常,血管超声、CTA、选择性动脉造影都可提供诊断依据。

(二)异位锁骨下动脉瘤

又叫迷走性锁骨下动脉瘤,即 Kommerell 憩息,它是发自胸降主动脉近端迷走的右锁骨下动脉发生粥样硬化性动脉瘤改变。若压迫食管,可引起吞咽困难,压迫气管可有呛咳和呼吸困难,右侧上肢可有急慢性缺血症状表现。

（三）腋-肱动脉瘤

腋-肱动脉瘤绝大多数为损伤性假性动脉瘤，包括医源性穿刺后损伤。

临床特点：上臂部扪及搏动性肿块，有时可闻及吹风样血管杂音，部位表浅，容易扪及，诊断容易。少数患者可有臂丛或正中神经压迫症状、远端动脉血栓或栓塞症状等。

影像学检查血管超声、CTA、选择性动脉造影都可提供诊断依据。

（四）尺动脉瘤

又称小鱼际肌捶击综合征，多见于职业性用手掌的工作者，如车床操作员、自动机械修理工人等，患者往往有手掌慢性反复损伤病史。

临床特点：尺动脉瘤常可伴有远端血管血栓栓塞，导致指端缺血坏死，或产生雷诺样改变，累及第四、第五指居多。

影像学检查血管超声、CTA、选择性动脉造影都可提供诊断依据。

【治疗对策】

治疗原则：一般诊断明确，无手术禁忌都需要手术治疗，行动脉瘤切除，血管重建术。

六、内脏动脉瘤

【概述】

内脏动脉瘤指腹主动脉所属的各内脏动脉及其分支所产生的动脉瘤。形态上呈弥漫性扩张者称梭形动脉瘤，呈局限性球囊扩张者称为囊性动脉瘤。内脏动脉瘤以前比较少见，随着影像学技术的发展，肝、脾、腹腔动脉、肾、肠系膜的动脉瘤逐渐被报道。

【诊断对策】

（一）脾动脉瘤

脾动脉瘤在内脏动脉瘤中最常见，尸检 0.1%～10%，动脉造影为 0.78%。孕妇易发生，60%～90%的脾动脉瘤发生在孕妇。依据脾动脉瘤与脾动脉主干的关系将其分为 3 型：①近脾门型；②远离脾门型；③中间型。

临床特点：15%～50%有临床症状如上腹或心前区疼痛或不适背部或左肩胛骨下疼痛；5%～10%的脾动脉瘤可能发生破裂。小部分脾动脉瘤破裂出血先到小网膜囊,患者可能出现晕厥、低血压及季肋部疼痛,大量积血膨胀后再破裂到游离腹腔,患者出现突然的腹痛加剧并出现低血压及出血性休克,有人称为"二次破裂"现象。

腹部彩超、CTA、DSA 等影像学资料可以提供诊断依据,假如发生破裂并出现出血性休克时,只能通过手术探查来确诊了。

(二)肝动脉瘤

肝动脉瘤分内外两型,多为囊状的。肝动脉瘤有 20% 易破裂,约有一半的肝动脉瘤破裂入胆道,另一半破裂到腹腔。肝动脉瘤破裂后死亡率可达 80%～100%。肝动脉瘤发生的主要原因是动脉硬化。

临床特点:一般无症状,偶有发生上腹痛或心窝部疼痛,类似胆囊炎,但与进食无关。当瘤体增大到一定程度时可出现右上腹肿块和压迫症状如黄疸,门静脉高压及胃肠道梗阻等。许多患者因肝动脉瘤破裂为首发症状就诊。

诊断主要靠动脉造影,腹部平片检查可发现蛋壳样动脉钙化影。

(三)肠系膜动脉瘤

分肠系膜上动脉主干、分支动脉瘤及肠系膜下动脉瘤,其发生率占所有内脏动脉瘤的 5.5%,其中肠系膜上动脉的占绝大多数,肠系膜下动脉瘤罕见。主要原因为真菌感染、细菌性心内膜炎、门静脉高压症、高血压、先天性动脉发育不良和外伤。

临床特点:常表现为肠缺血症状:腹部不适、腹痛、纳差、腹泻、便血等。瘤体大时腹部可扪及搏动性肿块。破裂时将有出血性低血压和休克症状。

诊断:主要靠 DSA 确诊,CTA、MRA 和超声有助于诊断。

(四)腹腔动脉瘤

发病率在全身动脉瘤中占 3.5%,多发于中年以上。主要病因:感染、外伤、动脉壁中层变性及动脉硬化。

临床特点:一般无症状,如膨胀增大,可发生上腹部及背部疼痛、恶心等,破裂将有出血性休克。

诊断主要靠动脉造影。

(五)肾动脉瘤

肾动脉瘤是一种较为罕见的肾血管性疾病,约占内脏动脉瘤的 22%,常发生在肾动脉主干或其分支。主要病因是肾动脉中层弹性纤维先天性发育不良、动脉硬化、外伤、感染、动脉炎、肾穿刺活检的损伤等。

临床特点:与动脉瘤的部位、大小及类型有关。小的动脉瘤可无症状和体征,大的动脉瘤可表现为腰痛、血尿、腹部搏动性肿块、高血压、肾功能异常、肾绞痛等。

诊断要依靠彩超、CTA、动脉造影。

【治疗对策】

(一)治疗原则

诊断一旦确立,必须采取有效治疗方法。出现症状或濒临破裂的就要积极处理,或传统手术治疗,或介入治疗。

(二)治疗方案

1. 手术治疗适用于 ①全身状况良好,手术风险小的患者。②估计手术较容易解剖出瘤体,结扎瘤体供血动脉。③瘤体位于动脉主干,栓塞后器官坏死,后果严重,如肠系膜上动脉动脉瘤。对于脾动脉瘤,可以采用脾切除＋动脉瘤体切除;也可以保留脾脏,结扎瘤体近、远端脾动脉。对于肝动脉瘤,若瘤体位于肝总动脉,可结扎全部瘤体供血动脉,肝动脉循环由肠系膜上动脉替代;若瘤体位于肝外肝固有动脉,可切除瘤体,重建或不重建肝动脉循环。不重建肝动脉循环,有 25％发生肝坏死。若瘤体位于肝实质内,可以采用肝叶切除或于肝门处结扎相应肝叶供血动脉。肠系膜上动脉瘤的手术治疗比较困难,由于局部解剖复杂,尤其在病变范围较广泛时,动脉重建术有一定难度,而且并发症多,疗效差。胃十二指肠动脉瘤和胰十二指肠动脉瘤,可应用动脉瘤切除术或动脉瘤近远端血管结扎术。由于外科手术创伤大、对患者手术耐受要求高,并且手术有较高的死亡率,血管内介入治疗有逐渐取代传统外科手术方法的趋势。

2. 介入治疗 随着介入放射学的发展,尤其是栓塞精确度的提高和覆膜支架的应用,几乎所有类型的内脏动脉瘤均能采用介入方法治疗,并取得满意的临床疗效。对于因手术创伤导致的假性动脉瘤,再次开腹手术难度与创伤大,而且难以明确出血部位及有效地控制出血,介入微创治疗更是首选手段。血管内介入治疗方法包括经导管栓塞术和覆膜支架植入术。

手术方法:

1)经导管栓塞术 自 1976 年 Walter L 首次成功应用肝动脉栓塞治疗肝活检所引起的胆道出血后,由于选择性血管内栓塞术具有安全性高、操作简单、技术成功率高、临床疗效确切等优点,已获得普遍认同。血管内栓塞术适宜于远侧分支闭塞后不会造成器官缺血或严重后果的动脉瘤,如脾动脉瘤、肝动脉瘤、胃十二指肠动脉瘤等。血管内栓塞术有三种方法:一为"三明治"法,即分别栓塞动脉瘤的近侧动脉和远侧动脉;二为填塞法,即用弹簧圈将动脉瘤腔填满,同时栓塞动脉瘤近端供血动脉。第三种方法是对于肝脏、盆腔等部位存在丰富的侧支循环的动脉瘤,若因各种原因导管无法到达靶部位,未能将动脉瘤的近侧动脉和远侧动脉完全闭塞,则必须将周围潜在的侧支动脉彻底栓塞,亦可达到治疗目的。

2)支架置入术　使用金属支架和覆膜支架置入术完全隔绝动脉瘤腔亦成为治疗动脉瘤的有效方法,适宜于发自于内脏血管主干的动脉瘤、栓塞术后可能影响器官的血液供应者;其他不适宜栓塞的动脉瘤,如内脏动脉主干梭形动脉瘤、宽颈动脉瘤、动脉瘤合并夹层等也可考虑用置入支架治疗。对于发自内脏动脉主干的宽颈动脉瘤,可先向病变段血管内置入支架,然后经支架的网眼向瘤囊填塞钢丝圈,可获得闭塞动脉瘤,同时保持所属血管通畅的效果。其主要优点在于将动脉瘤隔绝后仍能保持供血动脉的畅通。由于覆膜支架输送系统直径较大,覆膜支架置入最好用于内脏动脉主干而又必须保持供血动脉畅通的动脉瘤治疗。但也有学者将覆膜支架用于治疗脾动脉瘤和肝动脉瘤,并认为,若支架植入后发生狭窄或闭塞,同样达到栓塞动脉瘤两端动脉的效果。

七、感染性动脉瘤

【概述】

动脉瘤可继发于感染因素,通常为非特异性感染。在感染情况下,动脉壁滋养层血管受累后,形成小脓肿,造成动脉中层薄弱,并逐渐发展成为感染性动脉瘤。常见的途径有3种:①脓毒性栓塞,主要是血管内因素,如败血症、亚急性细菌性心内膜炎、肺炎等使感染性栓子阻塞管壁的滋养血管;②血管邻近组织的感染灶,通过淋巴管和滋养血管蔓延波及血管,如化脓性、结核性或放线菌等病变,此种途径占绝大多数;③血管损伤:如各种原因的外伤、手术、动脉插管或导管检查等。

近年来,创伤逐渐成为感染性股动脉瘤的主要原因。感染性动脉瘤多为假性动脉瘤,而且容易破裂。

【诊断对策】

(一)诊断要点

1. 临床特点　根据发生的部位不同,感染性动脉瘤可引起相应部位的动脉瘤症状。当动脉瘤感染时,疼痛可骤然加剧,呈撕裂样疼痛。在瘤体局部可有红、肿、热、痛及压痛体征。同时可出现其他系统感染的征象。

2. 辅助检查　实验室可发现白细胞升高、血沉加快及血液培养细菌阳性等。血管超声、CTA 都可提供动脉瘤诊断依据。

(二)鉴别诊断要点

要跟肢体的深部脓肿鉴别,不要妄加切开引流。影像学检查如彩超、CTA 可协助鉴别。

【治疗对策】

治疗原则上应紧急手术治疗,术前需合理应用抗生素控制感染后再行手术。感染性动脉瘤必须做旁路移植及动脉瘤切开引流术,即将动脉瘤近侧和远侧动脉结扎,用自体静脉做解剖外途径旁路移植,同时切开瘤腔做引流。

在行感染性动脉瘤手术时需留取瘤壁组织进行细菌培养和药敏试验,以指导术后抗感染治疗。

(叶财盛)

第九节　下肢慢性动脉硬化性缺血

【概述】

下肢慢性动脉硬化性缺血,即下肢动脉硬化性闭塞症(arteriosclerosis obliterans, ASO)是因为动脉壁硬化内膜增厚导致动脉狭窄甚至闭塞的一组缺血性疾病,主要侵犯腹主动脉下端、髂动脉、股动脉等大、中型动脉。动脉硬化是动脉的老年性退行性变化,流行病学研究发现的易患因素包括高血压、糖尿病、吸烟、脂质代谢紊乱及血浆纤维蛋白原升高等。由于动脉硬化性斑块、动脉中层变性和继发血栓形成而逐渐形成管腔闭塞,出现下肢缺血症状。主要表现为患肢发冷、麻木、肢体组织营养性障碍、疼痛、间歇性跛行、静息痛、动脉搏动消失、肢端发生溃疡和坏疽。

【诊断步骤】

（一）病史采集要点

1. 有无高血压、糖尿病、吸烟、脂质代谢紊乱及血浆纤维蛋白原升高等易患因素。

2. 首次出现症状的时间，是否随病程的演进而变化。明确目前症状主要以间歇性跛行、静息痛还是肢端溃疡和坏疽为主，有无明显的诱发因素，还应明确跛行距离和跛行时间。需要注意的是，无论闭塞性病变的范围怎么广泛，只要动脉阻塞的病变发展速度缓慢，侧支循环建立良好，患者可能有较长的无症状期。

3. 下肢动脉硬化性闭塞症是全身动脉硬化的局部表现，故许多患者和合并其他重要器官的动脉硬化性疾病，如冠心病、脑动脉硬化或肾动脉硬化等，要重视对其他器官动脉硬化疾病病史的采集。

（二）体格检查要点

1. 一般情况　发育、营养、体重、精神、血压和脉搏。

2. 局部检查

1)是否有肢体皮肤表面温度、皮肤色泽的改变，有无局部营养性改变甚至局部溃疡、坏疽表现。

2)自近及远仔细扪诊有无动脉搏动减弱或消失，注意双侧肢体对比。

3)肢体抬高及下垂试验可以明确肢体有无缺血。

3. 全身检查　不可忽视合并其他重要器官的动脉硬化性疾病，如冠心病、脑动脉硬化或肾动脉硬化等的体格检查。

（三）辅助检查要点

彩色多普勒超声、光电容积描记、踝肱指数测定、CT 和 CT 血管成像、MR 和 MR 血管成像、动脉造影等。

【诊断对策】

（一）诊断要点

根据典型的发病年龄，症状和病史，体检发现动脉搏动减弱或消失，应该想到本病的可能，并做如下检查或试验。

①肢体抬高及下垂试验可以明确肢体有无缺血。

②肢体节段性测压和测压运动实验:踝肱指数（ankle/brachial index，ABI）正常为 1，ABI<0.6~0.8 时患者出现间歇性跛行，ABI<0.4 时，患者出现静息痛。

踝部动脉收缩压＜30 mmHg，患者将很快出现静息痛、溃疡或者坏疽。正常人下肢运动后血压不降低或略降低，1～5分钟后即恢复正常，可根据运动后踝部血压降低程度及恢复时间来判断病变的程度。

③彩色多普勒超声：能显示血管的形态、内膜斑块的位置和厚度、血流的流速、狭窄的程度和斑块钙化的情况，用于选择旁路术吻合口的位置，还能测量大隐静脉的内径，为切取大隐静脉做准备。

④CTA、MRA是下肢动脉硬化性闭塞症首选的无创检查，对于制定手术方案有较好的指导意义，甚至可以代替血管造影。

⑤DSA仍然是诊断动脉闭塞性疾病的"金标准"。

(二)临床类型

动脉硬化性病变先起于动脉内膜，再延伸至中层，一般不累及外膜。发病机制可能与动脉内膜损伤有关，内膜损伤后暴露深层的胶原组织，形成由血小板和纤维蛋白组成的血栓；或者内膜通透性增加，低密度脂蛋白和胆固醇积聚在内膜下，进而局部形成血栓并纤维化、钙化成硬化斑块。脂质不断沉积，斑块下出血凝固，病变处管壁逐渐变厚，管腔狭窄，最终闭塞。病变常在的动脉分叉处，管壁的后方和分叉的锐角处最多见。腹主动脉分叉、髂动脉分叉、股动脉分叉及腘动脉分叉是病变最常发生的部位。根据病变的部位可以分为四型。

(1)主髂动脉型 动脉硬化闭塞发生在腹主动脉下段或髂动脉，或两者均受累。病变的范围因人而异，广泛的病变可以累及肾动脉以下主动脉和双侧髂总、髂外和髂内动脉。此型可以分为伴有或不伴有腹股沟以下动脉硬化闭塞的两种类型。此型因病变远近段间压力差大有利于侧支循环的建立。

(2)股动脉型 位于收肌管内的股浅动脉是最常见的闭塞部位，硬化斑块常位于血管后壁，股总动脉分叉常有狭窄，但很少闭塞，股深最少受累。

(3)股、腘动脉型 仅腘动脉受累而股动脉通畅者极少，病变从动脉近端向远端发展，可累及胫前、胫后动脉。糖尿病患者的下肢动脉硬化闭塞症较趋向于累及远端动脉。此型在影像学上可以分为胫前、胫后和腓动脉都通畅，三支动脉中两支通畅，三支中一支通畅和三支都闭塞四种类型。

(4)广泛型 病变累及腹主动脉以下甚至足部动脉，但闭塞的动脉段之间可能仍保留一些通畅的动脉段。

(三)临床分期

下肢动脉闭塞性硬化症男女均可发病，但以男性多见，是一种老年性疾病。病程可分为四个临床分期。

（1）轻微症状期　发病早期，多数患者无症状，或者仅有轻微症状，例如患肢怕冷，行走易疲劳等。体格检查时，让患者行走一段距离后检查常能发现下肢动脉搏动减弱甚至消失。

（2）间歇性跛行期　是下肢动脉闭塞性硬化症的特征性表现。随着下肢动脉狭窄程度及阻塞范围不断增大，病变动脉只能满足下肢肌肉组织静息状态下的供血。步行后病变动脉无法满足肌肉更多的血供要求，代谢产物使小腿酸痛，患者被迫停下休息一段时间后继续行走。病变的发展使得间歇性跛行的距离越来越短，休息时间越来越长。

（3）静息痛期　当病变动脉不能满足下肢静息状态下血供时即出现静息痛。疼痛部位多在前半足或趾端，夜间及平卧时容易发生。疼痛时，患者喜屈膝，常整夜抱膝而坐。此期患肢常有营养性改变，表现为皮肤呈腊样，趾甲生长缓慢且变形增厚，患足潮红但上抬时呈苍白色，小腿肌萎缩。静息痛是患肢趋于坏疽的前兆。

（4）溃疡和坏死期　当患肢皮肤血供连最基本的新陈代谢都无法满足，连轻微的损伤也无法修复而出现肢端坏疽。坏疽范围不断扩大，最终导致肢体坏疽，合并感染时将加速组织坏死。

（四）鉴别诊断要点

下肢动脉硬化性闭塞症需要同以下疾病鉴别：

（1）血栓闭塞性脉管炎（Buerge病）　多见于吸烟的中青年男性，患者多无高血压或冠心病史，主要累及四肢中、小动脉，上肢受累远较动脉硬化性闭塞症多见，30％的患者发病早期小腿部位反复发生游走性血栓性浅静脉炎。指端发生坏疽的几率较动脉硬化性闭塞症高得多。X线检查动脉壁无钙化斑。

（2）多发性大动脉炎（Takayasu病）　多见于青年女性。主要累及大动脉及其分支开口，虽然下肢缺血，但下肢动脉本身正常通畅，很少发生静息痛、溃疡和坏疽。

（3）急性下肢动脉栓塞　一般有房颤史，突发下肢剧烈疼痛，皮肤苍白，动脉搏动消失，迅速出现肢体运动神经麻痹、感觉迟钝和坏疽，发病前多无间歇性跛行病史。

（4）腰椎间盘突出症　腰椎间盘突出症与下肢动脉硬化性闭塞症早、中期症状相似，但下肢动脉搏动正常。

【治疗对策】

（一）治疗原则

下肢动脉硬化性闭塞症是全身动脉硬化的局部表现，故许多患者和合并其他重要器官的动脉硬化性疾病，如冠心病、脑动脉硬化或肾动脉硬化等，要重视对其他器官疾病的治疗。动脉硬化性疾病是一种器质性病变，目前无一种药物能治疗动脉硬化本身，用药的目的主要在于阻止疾病的继续发展，改善患肢的侧支循环，缓解疼痛和促进溃疡愈合。还需鼓励患者戒烟、步行锻炼、预防下肢皮肤损伤及禁用局部取暖设备等。凡是间歇性跛行进行性加重，严重影响生活和工作；静息痛；下肢溃疡和坏疽均手术治疗，重建血供以挽救濒危肢体。

(二)治疗方案

1. 非手术治疗　鼓励患者戒烟、低脂饮食、控制血压、适当步行锻炼、预防下肢皮肤损伤及禁用局部取暖设备等。高压氧治疗可以改善组织缺氧状况。促进溃疡愈合。药物治疗应当贯穿治疗的始终，原则是抗凝、祛聚、扩张血管、增加侧支循环和镇痛等。近年来有研究表明可以显著促进血管新生和侧支循环的建立。

2. 手术治疗　如上所述，凡是间歇性跛行进行性加重，严重影响生活和工作；静息痛；下肢溃疡和坏疽均手术治疗，重建血供以挽救濒危肢体。常规术前准备，如需跨膝关节或膝下段手术时术前应了解自体大隐静脉情况。手术方案应当根据患者病变的范围和程度、手术的耐受情况综合考虑。具体手术方案有以下选择：

1)动脉旁路术　是重建血供的首选方法，术前需要充分考虑病变的部位；病变是多发还是单发；血管流入道和血管流出道的条件以及患者的全身情况。以选择合适的术式。手术种类很多，基本可分为①解剖内旁路，即按照血管行径架设旁路，常用的有主-髂动脉旁路术、主-股动脉旁路术、髂-股动脉旁路术、股-腘动脉旁路术、股-胫后动脉旁路术等。以腹主动脉为流出道的，一般经腹手术，且即使另一侧髂动脉病变较轻也应选用分叉型人工血管同时行双侧髂动脉或股动脉吻合，避免以后因另一侧病变再行手术的风险。跨膝关节和膝下段时尽量选用自体大隐静脉。②解剖外旁路，适合于全身情况差，无法耐受常规旁路手术，或者发生移植血管感染无法在原位重建旁路血管的患者。常用的解剖外旁路有腋-股动脉旁路术、股-股动脉旁路术、经闭孔髂-股动脉旁路术及经大腿外侧股-腘动脉旁路术等。

2)血栓内膜切除术　适合于短段动脉硬化闭塞的患者，方法简单，可再次手术，不破坏侧支循环。

3)静脉动脉化术　仅用于无流出道严重静息痛患者，常用原位大隐静脉移植术，将动脉与静脉吻合，使动脉血经静脉逆灌注，术中需破坏静脉瓣并结扎大隐静脉分支。此术式易发生患肢水肿，易使干性坏疽变为湿性坏疽，故患肢有坏疽者慎用。

4)血管腔内治疗　近年来，腔内血管外科技术迅速发展，为下肢动脉硬化闭塞症的治疗提供了多种创伤小、安全性高、操作简单的手术方法。常用的有①经皮腔内球囊扩张血管成形术(percutaneous transluminal angioplasty，PTA)及血管腔内支架术：主要适合于狭窄段小于 5 cm 下肢动脉闭塞，为防止血管壁机械扩张后的回缩，可放置不同类型的血管支架。PTA 的主要并发症有出血、假性动脉瘤、血栓、穿孔、内膜活瓣形成及患肢远端栓塞等。②机械性动脉硬化斑块切除术：是用机械装置旋切粥样硬化斑块，常用的有 Simpson 旋切导管、Kensey 碾磨器、Auth 旋锉器等。③低频高能超声消融术：当声波具有足够的能量时，声压可在探头周围的液体中形成"声洞"，利用"声洞"的能量融解血栓和斑块。

【疗效判断及处理】

术后应立即观察患肢皮肤色泽和温度，了解患肢动脉搏动是否恢复。流出道动脉搏动是旁路血管通畅的可靠标志，如果不能扪及搏动，患肢的皮肤温度也能反映手术效果。一般说来，患肢皮肤温度有一明确的分界，术前做好标志，若手术成功，该分界线应该逐步向远端移动，当分界线向近端移动说明旁路血管闭塞。小口径动脉旁路术术后需抗凝治疗并长期口服抗血小板药物。

【并发症及其处理】

早期常见并发症主要有：①出血：通常因为关闭切口时止血不彻底，血管吻合不细致、术毕没有中和术中肝素有关，约有 1%～2% 的患者需要再次手术；②急性移植物闭塞：主要由操作不当引起，也可由于后腹膜隧道内移植物扭曲所致，可通过手术或导管取栓治疗；③少数患者可以出现术后急性肾衰、急性肠或脊髓缺血。

远期并发症：①移植物闭塞：这是最常见的远期并发症，5 年发病率为 5%～10%，10 年发病率可达 15%～30% 以上，如侧支循环建立不佳多需再次手术；②假性动脉瘤：发生率约为 3%～5%，主要是由于动脉壁进行性退化、血管吻合时没有全层缝合、移植物张力过高等引起，移植物感染也是常见原因，多需手术切除病变部位并以短段移植物将其间置；③移植物感染：这是一种可以致命的并发症，合理的抗生素应用以及完善的无菌技术可以明显降低移植物感染的机会。移植物感染一旦确立，即需手术将其取出，血管再次重建应在其远侧未受感染累及部位。

【出院后随访】

出院后应当继续戒烟、低脂饮食、控制血压、适当步行锻炼、预防下肢皮肤损伤及禁用局部取暖设备等。药物治疗应当贯穿治疗的始终。定期复诊了解移植物通畅情况,必要时彩色多普勒超声或 CTA 检查。

【预后评估】

下肢动脉硬化性闭塞症是严重危害老年健康的疾病,虽然手术方式多种多样,但远期通畅率不高,术后再狭窄、闭塞率偏高,最终可以导致截肢,故治疗要及时、适当。

(李 杰)

第十节 血栓闭塞性脉管炎

【概述】

血栓闭塞性脉管炎(thromboangiitis obliterans,TAO),是一种以中、小动脉和静脉节段性、无菌性炎症和血管腔内血栓形成为特征的慢性闭塞性疾病。1908年,Burger 首先对 11 条截肢肢体的动、静脉进行研究,并发现其病理变化主要是病变血管的血栓形成和机化,不同于传统的动脉硬化,因此本病又称 Buerger's 病(Buerger's disease),国内简称脉管炎。该病在世界范围内均有发现,文献报道 TAO 占周围血管疾病比例:北美 0.75%,西欧 0.5%~5.6%,印度 45%~63%,韩国和日本 16%~66%,在以色列的北欧犹太教徒后代中则高达 80%。女性比例不足 2%。在我国目前还没有系统的流行病学调查,大体上以黄河以北多见。病理改变为血管壁的节段性、非化脓性的炎症和腔内血栓形成。

【诊断步骤】

(一)病史采集要点

1. 有无患侧肢体苍白、发凉、酸胀无力和感觉异常,包括麻木、刺痛、烧灼感等,症状最明显的部位(指或趾端),是否寒冷季节会加重。

2. 有无间歇性跛行,跛行的距离,有无进行性加重。有无静息性痛,肢体抬高和下垂时疼痛有无改变,有无肢体坏疽、溃疡。

3. 有无游走性浅静脉炎,有无雷诺综合征的表现。

4. 病情有无周期性稳定和发作反复交替。

5. 有无其他血管受累缺血的表现，如胃肠道、脑血管和冠状动脉等也可受累并表现相应的症状。

6. 患者生活的地域和年龄。有无吸烟史，吸烟的量及持续时间，吸烟与症状加重有无关系。有无糖尿病、高血压及高血脂的病史。

(二)体格检查要点

1. 一般情况　发育、营养、体重、精神、血压和脉搏。

2. 肢体的检查

(1)肢体远端皮肤颜色是否苍白、发绀，有无血栓性浅静脉炎，患肢抬高及下垂试验(Buerger 试验)是否阳性？ 患者有无间歇性跛行，记录其跛行时间和跛行距离。应注意是否存在与休息或劳累相关首发于臀部、大腿、小腿或足部不适感。有无患肢运动后远侧皮肤呈苍白色。有无指压色泽改变：正常人以手指重压皮肤数秒后骤然放开，皮肤苍白后 1～2 秒即可复原，有动脉血流减少者复原时间延缓；在发绀区，如果指压后不出现暂时的苍白色，提示局部组织已发生不可逆的坏死。

(2)检测肢体动脉搏情况，足背动脉、胫后动脉、腘动脉、桡动脉、尺动脉、肱动脉有无搏动，或搏动有无减弱。同时检测肢体侧支循环建立情况，如在踝、膝、腕部等处有无侧支循环动脉搏动存在。听诊有无杂音。

(3)肢体有无营养障碍，包括皮肤干燥，脱屑，皲裂，出汗减少或停止；趾背，足背及小腿汗毛脱落，趾(指)甲增厚、变形、生长缓慢或停止；小腿周径缩小，肌肉松弛，萎缩。

(4)有无肢体的坏疽和溃疡，坏疽和溃疡的部位，范围，程度，有无合并感染。

(三)辅助检查要点

①血、尿及肝肾功能检查：了解患者全身情况，测定血脂、血糖及凝血指标，明确有无高凝倾向和其他危险因素。

②记录跛行距离和跛行时间。

③皮肤温度测定，双侧肢体对应部位皮肤温度相差 2 ℃以上，提示皮温低侧有动脉血量的减少。

④节段性动脉压测定和踝肱指数(ABI)。测定肢体不同平面的血压，可判断动脉通畅程度及狭窄或闭塞的部位。如果两侧肢体对称部位血压差大于 20 mmHg，则提示血压低的一侧肢体动脉近心端有狭窄或闭塞。踝肱指数(ABI)即踝压(踝部胫前或胫后动脉收缩压)于同侧肱动脉压之比。正常 ABI≥1，ABI<0.6～0.8 时患者出现间歇性跛行；ABI<0.4 时，患者可能出现静息痛。踝部动脉

收缩压小于 30 mmHg,患者将很快出现静息痛,溃疡或坏疽。

⑤血液流变学检查。血栓闭塞性脉管炎是以四肢中小动脉为主的慢性、非特异性、炎性闭塞性疾病。测定其全血黏度、血浆黏度和红细胞电泳时间及血小板聚集功能明显的高于正常人。

⑥在疾病活动期,患者血液中 IgG、IgA、IgM、抗动脉抗体、免疫复合物阳性率增高,T 细胞功能指标降低。

(四)进一步检查项目

①彩色多普勒超声:可提供受检血管是否有狭窄或闭塞,以及狭窄或闭塞的部位、程度、有无血栓形成等,血流方向、血流阻力、血流波形、频谱宽度以及最大收缩期血流流速。

②计算机断层血管成像(CTA):肢体的 CTA 能在整体上显示患肢动、静脉的病变节段及狭窄程度。CTA 检测闭塞病变准确性很好,敏感性和特异性达到 94%~100%。检测狭窄病变的准确性略低。CTA 和经导管血管造影在 85% 的情况下结果一致。CTA 因为扫描厚度的问题会漏掉局限狭窄。扫描从腹主动脉扫描至足动脉,需要造影剂 80~100 ml,辐射剂量是经导管血管造影剂量的 1/4。与经导管血管造影相比,CTA 在诊断方面有一定的优势。三维成像可以在空间自由旋转,有助于评价偏心狭窄。CTA 时静脉注射的造影剂能充盈所有侧肢血管,使闭塞远端动脉显影,而经导管的血管造影不能观察到闭塞的动脉远端。若发现有组织环绕在显影的动脉周围,提示腘动脉狭窄或闭塞是因为动脉瘤、腘动脉筋膜室综合征和囊外膜疾病,而经导管的血管造影不能提示。与经导管的血管造影相比,CTA 也有不足。空间清晰度比数字减影血管造影低。静脉显影会掩盖动脉充盈。两侧下肢造影不对称会导致 CTA 漏掉一些血管的动脉相。

③核磁共振血管成像(MRA):四肢 MRA 可用于诊断外周动脉病变的解剖位置和狭窄程度。MRA 和经导管血管造影的准确性接近。MRA 检测>50% 狭窄的敏感性和特异性都在 90%~100% 的范围,使用钆增强 MRA 时准确性最高。MRA 有其特有的局限性。因为湍流,MRA 会高估狭窄的程度,而且 MRA 对四肢末梢血管的显像效果不佳,金属夹会引起类似血管闭塞的假象。安置起搏器、除颤器和一些脑动脉瘤夹的患者不能安全的接受扫描。

④数字减影血管造影(DSA):血管造影被认为是诊断下肢动脉疾病的"金标准"。从技术角度而言,导管越接近靶病变,图像质量越好,所需造影剂的量也较少。因此,选择和超选择放置导管有利于提高图像质量。尤其是在肾功能不全或更近端注射造影剂不能显像远端闭塞动脉时。为周血管造影并不经常应用多个体

位投影,很大程度上是因为一次注射造影剂能够完整的显示大部分病变区域。血管造影的缺点包括:存在有创检查相关的风险,如和血管穿刺相关的风险(如出血、感染、血管破裂)以及造影剂肾病等。目前临床上有 CTA 和 MRA 取代 DSA 的趋势。血栓闭塞性脉管炎动脉造影表现为:①病变多在腘股动脉及其远端多见;②动脉呈节段性闭塞、狭窄,闭塞段之间的动脉和近心端动脉多属正常;③动脉闭塞的近远端多有"树根"形侧支循环动脉;④动脉没有迂曲、僵硬和粥样斑块影像。

【诊断对策】

(一)诊断要点

1. 病史 吸烟是血栓闭塞性脉管炎的重要病因之一,详细询问患者吸烟持续的时间以及吸烟的量。有无受寒冻史,有无血栓性浅静脉的病史。有无治疗以及治疗的情况及效果。询问有无高血压、糖尿病、高血脂及动脉硬化的病史。

2. 临床表现 发病多为男性青壮年(20~40 岁),一般小于 45 岁。有较长的病程,存在肢体缺血的临床表现,如肢体发凉、感觉异常、上下肢远端的雷诺综合征、间歇性跛行、足或手的静息痛、肢端的痛性溃疡或坏疽、游走性浅静脉炎、肢体近端脉搏存在而远端脉搏消失。

3. 辅助检查 彩色多普勒超声、动脉造影、CTA 或 MRA 显示没有动脉硬化的证据,膝部或肘部以远动脉存在多发性、节段性闭塞或突然截断,以及一些侧支循环的出现。

4. 排除肢体动脉硬化性闭塞症、糖尿病坏疽、大动脉炎、肢体动脉栓塞症、雷诺病、外伤性动脉闭塞症、结缔组织病性血管病、冷损伤血管病和变应性血管炎等疾病。

(二)临床分期

依疾病病程分为三期:

第一期 局部缺血期。患肢麻木、发凉、轻度间歇性跛行,可反复出现游走性浅静脉炎。检查发现患肢皮温稍低,色泽较苍白,足背或胫后动脉搏动减弱。此期功能性(痉挛)大于器质性因素。

第二期 营养障碍期。症状加重,间歇性跛行距离缩短,疼痛转为持续性静息痛,尤以夜间剧烈而无法入睡。检查患肢皮温显著降低,色泽苍白,或出现紫斑、潮红,小腿肌萎缩,足背或胫后动脉搏动消失。此期动脉已处于闭塞状态,以器质变化为主掺杂一些功能性因素,肢体依靠侧支循环保持存活,腰交感神经阻滞后仍可出现皮温增高。

第三期 组织坏死期。症状继续加重,患肢趾(指)端发黑、坏疽、溃疡形成,疼痛剧烈呈持续性。大多为干性坏疽,先出现在一两个指头末端,逐渐波及整个指头。若并发感染,坏疽转为湿性。严重者出现全身中毒症状。此期动脉完全闭塞,侧支循环不能保证趾(指)存活。

(三)鉴别诊断要点

1. 动脉硬化性闭塞症(ASO) 动脉硬化性闭塞症有以下特点:①大多在50岁以上发病。②患者常同时伴有高血压、高血脂以及糖尿病等。③常伴有其他主要脏器动脉硬化,如心脑血管硬化。④病变主要累及中、大动脉,如髂股动脉,不累及静脉。⑤血管造影显示有动脉狭窄、闭塞,伴有扭曲、成角、钙化或虫蚀样改变。

2. 多发性大动脉炎 鉴别要点:①多发性大动脉炎主要见于青少年女性。②常累及大动脉并有大动脉狭窄闭塞的临床表现。③虽然也有肢体缺血的临床表现,但很少出现肢端坏死。④活动期伴低热、盗汗、红细胞沉降率加快等。

3. 急性动脉栓塞 鉴别要点:①多有房颤等心血管病史(栓子来源)。②突发起病,短期内出现远端肢体 5P(疼痛,无脉,麻木,苍白,运动障碍)症状。③肢体迅速出现坏疽,范围较大。④各种血管影像学检查可显示动脉阻塞。

4. 雷诺综合征 鉴别要点:①多见于青壮年女性。②肢端皮肤对称性、间歇性颜色改变,发作多于寒冷刺激和情绪激动有关。③患肢远端动脉搏动正常,发生坏疽者少见。

5. 腘动脉陷迫综合征 鉴别要点:①多见于年轻男性患者。②表现为行走时出现疼痛,而跑步时缓解或消失;一开始行走时即出现疼痛,而不是行走一段路程后出现症状。③起病突然,发病前多有下肢剧烈运动史。④踝关节被动过度背屈,主动对抗外力跖屈时,足背动脉搏动消失,而正常体位下搏动正常。测定踝肱比,紧张体位实验前后相差可大于 0.5。

6. 血管型白塞病 鉴别要点:①多累及 20～40 岁青壮年,男性发病多于女性。②多有口腔溃疡,外生殖器溃疡,眼部病变,皮肤损害,皮肤针刺反应阳性。③主要累及大中动脉和(或)静脉。

7. 红斑性肢痛症 鉴别要点:①常发生于手足,多为对称性,以灼热感,剧痛,潮红为主。冷敷后症状减轻。②无缺血症状,肢体动脉搏动正常。

8. 糖尿病足 鉴别要点:①患者常有糖尿病史,血糖尿糖均有升高。②有肢体缺血表现,可发生肢端坏疽,发展快,可蔓延至全足或小腿,坏疽多为湿性。

9. 坐骨神经痛 鉴别要点:①常见于腰椎间盘突出症,有腰部扭伤史。②患者有臀部疼痛,并沿大腿后部向下放射,疼痛可因体位改变而加剧。③跟腱反射减退或消失,直腿抬高试验阳性。④无肢体缺血表现,肢体动脉搏动正常。

【治疗对策】

(一)治疗原则

血栓闭塞性脉管炎是一种病因未明的中小动脉慢性闭塞性疾病。其治疗原则是根据临床表现及不同病期采取综合疗法,治疗目的是防止病变进展,改善和增进患肢血液循环,减轻或缓解疼痛,促进溃疡愈合,尽量保存肢体,提高生活质量。

(二)术前准备

①术前彩超评估大隐静脉是否通畅,直径。

②术前停用抗血小板和抗凝类药物。

③如果有肢端感染,术前应给予抗生素。

(三)治疗方案

1. 非手术治疗

1)一般治疗 戒烟是首要治疗措施,尤其不能间接吸烟;改善生活条件,注意保暖;应减少及避免环境刺激,如寒冷、潮湿及外伤等;在医生指导下适当的运动锻炼对该病缓解有一定的好处。

2)药物治疗 前列腺素类药物被证明对 TAO 有较为确切的效果,可以不同程度的改善患者临床症状;其他药物如激素、抗生素、血管扩张剂、抗血小板、抗凝和祛聚药物尚未得到广泛肯定。对于并存急性血栓形成的患者,可以应用溶栓药物。一些患者应用中医疗法也有一定缓解作用。

2. 手术治疗

(1)手术指征 动脉重建手术是防止病变进展,改善和增进患肢血液循环,减轻或缓解疼痛,促进溃疡愈合,从而保存肢体的有效方法,对于有较好肢体动脉流出流入道的患者可进行各种动脉旁路手术。对于缺乏良好的肢体动脉流入和流出道的患者,可实行腰交感神经节切除术,动静脉转流手术,自体骨髓或外周血干细胞移植术以及大网膜移植术等。对于上述治疗效果不佳,而肢体溃疡无法愈合,坏疽无法控制,则只能行截肢或截趾术。

(2)手术时机 手术治疗主要针对 2、3 期的患者。1 期患者不建议手术治疗,以保守治疗为主。

(3)手术方法

1)交感神经切除或化学性交感神经灭活术 主要适用于 1、2 期患者,对一些患者有效或缓解病情,尤其是神经阻滞试验阳性者。交感神经兴奋引起血管痉挛,切除第 2～4 个腰交感神经节及神经链,可使下肢血管扩张及开放更多的侧支循环,改善下肢血液供应。经腹切口创伤较大,化学性交感神经灭活术创伤较小、较为安全、操作相对简单。目前已基本取代了交感神经切除术。该手术适用于病情稳定,近期肢体缺血无加重或趋于好转,侧支血管已建立形成,患肢血运得到了明显改善者;肢体主干血管病变不太广泛,闭塞位置不高,在腘动脉或小腿动脉者;虽然有肢体溃疡或坏疽耽误严重局部感染者。术中下列几点请予以注意:①应正确辨认腰交感神经节,与其他类似组织相鉴别,其中生殖股神经为白色,但无结。为此术中应将切除的腰交感神经节即刻送检病理证实;②腰静脉与腰交感神经节关系密切,右侧腰静脉在右交感干前跨过,左侧腰静脉则位于腰交感干后方,因此术中应避免损伤腰静脉,一旦出血,予以缝扎;③对男性患者,手术时尤其要注意应避免切除双侧第 1 腰交感神经节,以免术后并发射精功能障碍。

2)自体大隐静脉或人工血管旁路转流术　适用于动脉主干局段性闭塞者,如阻塞部位在股、腘动脉,且动脉造影或多普勒超声提示胫前、胫后或腓动脉中至少有一支动脉畅通者。但有血管条件者较少。建议尽量选大隐静脉作为移植物,大隐静脉原位旁路转流或反转旁路转流均可。大隐静脉原位旁路转流,需要瓣膜刀并结扎大隐静脉各个属支,但不需要游离全部大隐静脉。该手术疗效确切,对肢体缺血改善效果肯定,对有条件者尽量实行。

3)分期或一期动静脉转流术　即静脉动脉化手术。适用于动脉闭塞远端没有流出道,不能施行其他血管重建手术,其他治疗方法效果不佳,肢体严重缺血,小腿深静脉通畅无病变的患者。手术方式分为三种:高位深组,低位深组和低位浅组。高位深组一般行髂外、股总或股浅动脉-股浅静脉之间的吻合(侧-侧或中间桥接自体或人工血管移植物),一般选择股浅静脉的中段,以避开其坚韧的第一对瓣膜。低位深组一般行腘动脉与胫腓干静脉之间的吻合(侧-侧或中间桥接自体或人工血管移植物),低位浅组选择腘动脉与大隐静脉之间的吻合(端-侧)。其原理是:在患肢建立人为的动静脉瘘,试图利用静脉的逆向灌流改善严重缺血患肢的血供,3～6个月后再结扎动静脉瘘的近端静脉。该手术也可一期完成(端侧吻合,静脉端与动脉侧)。

4)自体骨髓或外周血干细胞移植术　是近年发展起来的一种治疗严重周围动脉缺血疾病的方法,特别是对于发病原因不清楚,而需重建小血管的 TAO 更有较好的疗效。有报道称与下肢动脉硬化闭塞相比,自体骨髓或外周血单个核细胞移植对 TAO 的效果更好。但具体机制不甚清楚。

5)截肢或截趾(指)术　局限于趾(指)部的干性坏疽,未超过近节趾(指)骨根部,局部无明显炎症;趾(指)末节甲沟炎反复不愈合,或骨髓炎形成者是行截趾(指)术的指征。膝下截肢术:适用于:①足部缺血性坏疽接近踝关节;②足部严重化脓恶性循环感染,不能控制,但炎症浸润没有超越小腿下段(下1/3)处;③虽然坏疽局限于前半足或足背巨大溃疡,但长期药物治疗未明显好转,患肢严重疼痛影响患者生活,超过患者的承受能力;④膝关节功能尚好及小腿萎缩不严重者。膝上截肢术适用于:①患肢感染坏疽已超过小腿中1/3交界线,如小腿皮肤巨大溃疡,小腿出现蜂窝织炎,肿胀明显;②小腿极度萎缩,股动脉闭塞,血运极差,膝关节屈曲强直,伸屈功能丧失,不能安装假肢者。

(4)手术方法评估　血栓闭塞性脉管炎是一种难治性疾病,目前仍无根治性治疗方法,治疗目的是改善患肢血供,减轻疼痛,提高生活质量,降低致残率,预防病变发展。对于具有良好的动脉流入流出道的患者,动脉重建是最佳选择。但有良好血管条件适宜行动脉重建的患者较少。腰交感神经节切除和静脉动脉化是可以选择的手术,可缓解部分患者症状,从而暂时避免截肢,但远期疗效不确切。骨髓或外周血干细胞移植治疗 TAO 目前处于探索阶段,有部分患者效果尚佳,但对于其远期疗效以及安全性尚待评估。截肢术是针对终末期患者的,截肢平面的选择,除动脉闭塞平面外,还应考虑肢体的缺血程度、时间、侧支的建立情况以及治疗后患者缺血改善程度。TAO 大部分膝下截肢已足够,应严格慎重选择膝上截肢。

(5)手术方案选择　腰交感神经节切除术:主要适用于1、2期患者,一般术前应行腰交感神经阻滞试验,若阻滞后皮肤温度上升1~2℃以上,术后一般效果较好。若皮肤温度维持原状,说明动脉已经闭塞,血管张力解除后,并不能增进血流,就不宜行交感神经节切除术。

自体大隐静脉或人工血管旁路转流术:适用于动脉阶段性闭塞,远端存在流出道者。

动静脉转流术:适用于动脉闭塞远端没有流出道,不能施行其他血管重建手术,其他治疗方法效果不佳,肢体严重缺血,小腿深静脉通畅无病变的患者。

骨髓或外周血干细胞移植术:是近年发展起来的一种治疗严重周围动脉缺血疾病的方法,特别是对于发病原因不清楚,而需重建小血管的 TAO 有较好的疗效。

截肢术:对于晚期患者,溃疡无法愈合,坏疽无法控制,则只能行截肢或截趾(指)术。

【术后观察及处理】

1. 一般处理

①严密观察生命体征。

②严密观察切口渗血情况。

③注意观察远端动脉搏动恢复及肢温的变化。

④患肢术后伸直制动 36 小时,平卧 24 小时。

2. 并发症的观察及处理

①预防动脉血栓形成:下肢动脉旁路术后早期血栓形成的发病率高达 20%。为预防血栓形成,术后常用低分子肝素 1 mg/kg 体重,每 12 小时 1 次。连续使用 10～14 天。口服华法林、阿司匹林等抗凝药物。在抗凝治疗过程中,应注意观察有无出血并定期监测凝血酶原时间、出凝血时间。

②人造血管移植后感染发生率,股动脉高达 6%。因此术前应控制局部及全身感染,术中、术后常规应用抗生素 5～7 天,术后应注意观察旁路"路径"及切口是否有红肿热痛,局部是否有压痛等。

③动静脉转流患者要注意观察有无心衰情况,有无下肢静脉淤血、肿胀、静脉曲张等存在。如果有心衰,尽早结扎动静脉瘘的近心端。

④截肢患者要观察有无残端坏死,术后要注意观察残端血运,对有坏死表现者及早再次截肢。对于下肢血运重建术后的患者,如患者血运改善良好,足趾部的坏死经清创换药均可自行愈合。要预防创面感染,如有发生,及时引流。早期鼓励患者肢体活动,预防关节挛缩。

【疗效判断及处理】

交感神经切除或化学性交感神经灭活术近期内可解除血管痉挛,缓解疼痛,促进侧支形成,但远期疗效不确切,而且对间歇性跛行也无显著改善作用。由于血栓闭塞性脉管炎常见膝下段动脉受累,因此动脉旁路术后远期通畅率受影响,现有报道平均通畅时间约为 2.8 年,为防止术后移植物血栓形成,长期抗凝是一项必不可少的措施(尤其是人工血管移植物)。目前的临床实践表明动静脉转流术可改善血栓闭塞性脉管炎患者的静息痛,但术后肢体肿胀明显,有湿性坏疽可能(尤其是同时合并糖尿病者),因此并不降低截肢率,而且对于术后动脉血逆行灌注的微循环改变也有待进一步探讨。骨髓或外周血干细胞移植目前刚刚起步,远期疗效和安全性有待观察。

出院后随访：

(1)出院时带药；

(2)检查项目与周期；

(3)定期门诊检查与取药；

(4)应当注意的问题：

①嘱患者坚持进低脂、清淡饮食,禁烟,减轻血液黏滞度。加强身体锻炼,加速周围循环的血液流动,减少血栓的形成。

②继续口服前列腺素类药物和抗血小板类药物。

③血管重建患者需坚持抗凝治疗,嘱患者出院后一定要遵医嘱继续服用华法林,不能随意停用或漏服。术后前 2 周每周定期复查凝血功能,以调整华法林的剂量。连续使用 6 个月,6 个月后复查彩色 B 超,了解动脉血流情况。

④服用抗凝药物期间,患者增强自我防护意识,防止跌碰伤、摔伤,刷牙时用软毛刷,动作轻柔。不要抠鼻。减少黏膜受损。若有牙齿出血、鼻血、便血、女患者月经过多等情况,应及时来院复诊。

【预后评估】

脉管炎很少累及肢体以外的血管,其生命的预后和一般人之间并无显著差别。近年来由于诊断手段的进步,血管外科的发展以及开展中西医结合等综合治疗,明显地改变了脉管炎的经过,临床治愈率已显著提高,截肢率也明显下降,即使需截肢的,截肢平面已降低。高位截肢率已降到 4% 以下。为防治本病,有必要强调戒烟的重要性,据调查表明,病情加重或一度治愈又复发的都和不遵守戒烟有关。

(刘　勇)

第十一节　多发性大动脉炎

【概述】

多发性大动脉炎(Takayasu's arteritis,TA)是一种主要累及主动脉及其主要分支的非特异性炎性病变,受累血管多发生狭窄或闭塞,并出现相应脏器的缺血表现。

本病名称繁多,如:无脉症,不典型性主动脉缩窄症,主动脉弓综合征,高安病,现多称为多发性大动脉炎或大动脉炎。

【诊断步骤】

(一)病史采集要点

女性多见,男女之比 1：4～1：10,大部分在 30 岁以前发病。

本病临床表现因发病部位和病情轻重而不同,不典型病例可无任何症状,典型病例临床表现引人注目,部分患者病情重笃。可将本病分为早期(全身炎症期,无脉前期)和后期(闭塞期,无脉期),但两期可有交叉和重叠。一些患者出现全身炎症症状和体征,如全身不适、易疲劳、发热、出汗、肌肉和关节酸痛、厌食、体重下降、月经不调、颈部压痛等,除非出现高血压、血管杂音、不对称血压及早期缺血症状,该期确诊困难。许多患者出现后期血管阻塞的表现而无全身炎症表现。

(二)体格检查要点

高血压、血管杂音、不对称血压及早期缺血症状。

(三)辅助检查

1. 实验室检查　本病缺乏特异性的实验室检查指标,但可作为炎症活动的参考。

1)血沉　加快,反映本病活动期,血沉可达 130 mm/h,发病 10 年以内,多数患者血沉加快,长期、反复的血沉加快往往病情加重。但随着年龄的增加,血沉有下降趋势;需要注意的是,血沉的高低与本病的严重程度不一定成正比。

2)C 反应蛋白　阳性为病变活动期指标,临床意义与血沉不同。

3)抗链球菌溶血素“O”及黏糖酶反应　抗体水平增高,说明近期曾有链球菌感染。

4)血常规　活动期可有白细胞轻度增高,也常有轻度贫血。

5)血清蛋白电泳　α_1、α_2、及 γ 球蛋白增加,白蛋白降低。

6)血清抗主动脉抗体　滴度≥1：32 为阳性,本病阳性率为 91.5%。

2. 超声检查　血管壁呈弥漫性或阶段性增厚,血管腔狭窄或完全闭塞,彩色多普勒见血管腔狭窄部有彩色镶嵌或单色明亮的湍流,狭窄口呈高速宽频流频谱。该检查为无创伤检查,安全、方便,对腹主动脉、肾动脉、颈动脉、锁骨下动脉具有很高的诊断价值。

经食管超声心动图(TEE)是一种利用食管作为声窗进行超声检查的方法,对本病二尖瓣、三尖瓣、主动脉瓣、肺动脉干、升主动脉近段等能提供清晰、细致的形态学信息。

3. 心电图　常有左心室肥厚、劳损或高电压,少数出现冠状动脉供血不足或心肌梗死图形;肺动脉高压时,可出现右心室劳损。

(四)进一步检查项目

1. 数字减影血管造影(DSA)　被公认为本病诊断的金标准。可评估血管病变的范围,并为手术提供依据、判断手术疗效及了解病程进展情况。主动脉分支的病变多侵犯开口处和近心端,有些狭窄的动脉边缘不规则或有不同程度的扭曲延长,多系动脉外膜周围粘连和继发性动脉硬化所致,有的管腔不规则或呈波纹状,大部分病变管腔呈狭窄或闭塞,有些管腔扩张或形成动脉瘤;冠状动脉造影可见开口处或近段狭窄;肺动脉为多发性狭窄,以右上肺及左下肺动脉受累较多。

2. CT　CT越来越多的用于本病的诊断,尤其是高速螺旋CT及电子束CT,对提高本病的诊断精确度提供了良好的手段,可显示活动期病变动脉壁的增厚,主动脉壁增厚可呈"双环征"。血管三位重建可更直观地了解病变血管的范围和程度,肺动脉受累时,可呈"枯树枝"样改变,表现为叶、段肺动脉变细,管壁增厚及管腔狭窄。

3. 磁共振成像(MRI)　MRI显示本病早期病变的主动脉壁及近段颈动脉壁增厚;对比强化的MRI对判断本病的静止期和活动期有帮助,增厚的主动脉壁及颈动脉壁显示强化影(等于或高于心肌信号密度)时提示为炎症活动期。

磁共振血管造影(MRA)对主动脉及其分支的狭窄、闭塞及动脉瘤的诊断和随访有重要意义,随着磁共振技术的完善和提高,对本病的诊断及随访,对比增强MRI及MRA检查有望替代常规的血管造影。

4. 同位素肺灌注扫描　发现肺野放射性缺损区。

5. 同位素肾扫描　肾动脉狭窄时可影响肾功能,肾图表现为低功能或无功能,血管段或分泌段降低,若已形成丰富的侧支循环,肾图可完全正常;但肾图只能反映肾功能改变,不能显示结构变化,如果肾动脉供血尚未影响肾功能,肾图可正常。

【诊断对策】

(一)诊断要点

年轻女性如果出现以下症状应考虑本病,并做进一步检查以确诊。

1. 单侧或双侧肢体缺血症状,伴脉搏减弱或消失,血压降低或测不出。

2. 脑部缺血症状,伴单侧或双侧颈动脉搏动减弱或消失,颈动脉听到杂音。

3. 近期高血压或顽固高血压,伴上腹部二级以上高调杂音。

4. 不明原因低热,伴血管杂音,四肢动脉搏动异常改变。

1996年,Sharma在原有的基础上提出经改良的诊断标准:

主要标准:左锁骨下动脉中段病变。

次要标准:血沉升高;颈动脉压痛;主动脉瓣关闭不全;主动脉环扩张;肺动脉病变;左颈总动脉中段病变;头臂干远段病变;胸主动脉病变;腹主动脉病变;冠状动脉病变。

诊断具备:两项主要标准;或一项主要标准加两项次要标准;或四项次要标准。

(二)临床分型

1. Lu-Herrera分型法

Ⅰ型:累及主动脉弓及其分支(又称无脉型、头臂型、Shimizi-Sano型)。

Ⅱ型:累及降主动脉、腹主动脉及其主要分支(又称不典型主动脉缩窄型、高血压型、Kimoto型)。

Ⅲ型:兼有Ⅰ、Ⅱ型的特点(又称混合型、Inada型)

Ⅳ型:累及肺动脉,可同时伴有其他动脉受累(又称肺动脉型)。

2. Ueno分型法 基本同上,但更重视动脉瘤病变,将动脉瘤形成的病变定为Ⅳ型。

(三)鉴别诊断要点

1. 先天性主动脉缩窄 本病与多发性大动脉炎累及降主动脉并使其狭窄所致的高血压有时易混淆。

本病多见于儿童、青年,男性多见,血管杂音位置较高,只限于心前区及背部,腹部听不到杂音,全身无炎症活动表现,胸主动脉造影可见特定部位缩窄,婴儿型位于主动脉峡部,成人型位于动脉导管相接处形成局限性缩窄。

2. 肾动脉纤维肌性营养不良 发病者以女性青年为多,无全身炎症表现,主要累及肾动脉及其分支,主动脉很少受累。造影呈典型的"串珠样"改变,肾动脉造影显示肾动脉远段2/3分支狭窄。该病多不引起动脉闭塞,病理检查血管壁中层发育不良,动脉壁无炎症改变。

3. 血栓闭塞性脉管炎 为周围血管慢性闭塞性炎症改变,主要累及下肢中小动脉和静脉,好发于青壮年男性,多有吸烟史,表现为静息痛及肢端坏死。

4. 胸廓出口综合征 由于胸廓出口解剖结构异常压迫锁骨下动、静脉及臂丛神经受压表现,如臂及手部放射痛、感觉异常等。还可因为锁骨下静脉受压出现颈部和上肢静脉怒张。体检发现桡动脉搏动强弱可随颈部及上肢的转动而改变。颈部 X 线片有时可显示颈肋畸形。

5. 动脉粥样硬化　发病年龄大多在 45 岁以上，无全身炎症表现，主要累及大中动脉，常伴有高血压、高血脂、糖尿病。

【并发症】

主要有：高血压、脑梗死、脑出血、心力衰竭、主动脉瓣关闭不全、失明、心绞痛及心肌梗死等。

【治疗对策】

(一)治疗原则

多发性大动脉炎患者多为青年，肢体及内脏血管的阻塞可建立较丰富的侧支循环，一般不会发生肢体及内脏器官的缺血坏死。但颈动脉的广泛阻塞，可出现明显的脑部缺血症状，甚至出现脑梗死等并发症。主动脉及肾动脉阻塞的患者可出现高血压，降压药物治疗效果有限，如不及时治疗，可导致脑出血、主动脉瓣关闭不全甚至心衰等严重的并发症。这类患者应采取手术治疗。

(二)术前准备

需要做影像学检查，如彩色超声、血管造影、CT 及磁共振等，以全面了解血管阻塞的部位、范围、程度及流入道和流出道情况。

(三)治疗方案

1. 药物治疗

(1)激素治疗　对活动期的患者可减轻炎症反应，降低血沉。

泼尼松 20～30 mg/d，顿服或 3 次/d，3～4 周后逐渐减少 5～10 mg，减至 5～10 mg/d，根据病情可维持 3～6 个月。地塞米松 5～10 mg/d，3 次/d，根据病情，服用 1～3 个月后逐渐减量至 0.75 mg/d，病情稳定后 2～4 周停药，也可用维持量 3～6 个月。

(2)免疫抑制剂　对于炎症反应重、血沉明显增高、激素治疗效果不佳的患者，应考虑加用免疫抑制剂。

甲氨蝶呤(MTX)：2～5 mg/d，bid～tid，7～14d 为一疗程；或每周 25～50 mg，一次静脉注射，显效后减量为 25～50 mg/月。

环磷酰胺：可单独使用，但与糖皮质激素合并使用则疗效较佳，且不良反应较轻。50～150 mg，bid～tid 口服，连续服用 4～6 周，一疗程总量 10～15 g。

注意:①长期应用可诱发严重感染,并有致癌、致畸作用,环磷酰胺可导致不孕;②宜与激素合用以增强疗效,减轻副作用;③一般情况下宜首选皮质激素,如果疗效不佳或不能耐受时则考虑合用或单用免疫抑制剂。

(3)扩血管药及改善微循环药 妥拉苏林:25～50 mg,tid,口服。硝苯地平(心痛定):5～10 mg,tid,口服。己酮可可碱:0.1～0.2 g,tid,口服;或0.1～0.2 g,bid,静脉注射。

(4)抗凝剂 肠溶阿司匹林:50 mg,qd,口服。双嘧达莫(潘生丁):25 mg,tid,口服。

(5)降压药的应用 本病对一般降压药物反应不佳。对单侧肾动脉狭窄者无手术及扩张适应证时,可用血管紧张素转换酶抑制剂,但应密切注意尿蛋白、血肌酐等肾功能指标变化。

卡托普利:12.5～25 mg,tid,口服,如效果不佳,1～2周后渐加至50～100 mg,tid,口服,每日剂量不宜超过450 mg。

依那普利:作用较卡托普利强10倍,初始剂量10～20 mg,qd,口服,最大剂量40 mg/d。

2. 手术治疗

目的:改善脑部供血不足及肢体缺血症状;

(1)手术适应证 治疗引起高血压的主动脉和肾动脉狭窄;多发性大动脉炎动脉瘤形成;主动脉瓣关闭不全等并发症。

(2)手术方法 ①主要针对脑缺血的动脉重建术;②主动脉旁路术;③肾血管重建术;④动脉瘤切除术;⑤其他手术。

• 颈动脉重建术:常用动脉旁路搭桥术。

1)手术适应证 ①颈部血管阻塞并出现明显的脑缺血症状,如头晕、晕厥、黑矇等影响生活工作者;②因颈部血管阻塞既往发生过脑梗塞;③因锁骨下动脉窃血而出现肢体活动后脑部出现明显缺血症状者。

2)颈动脉重建术有胸外途径及胸内途径

A. 胸外途径血管重建术:不开胸,创伤小,并发症及手术死亡率低,流入道流出道吻合口的选择根据具体的病例而定,选用的移植物可以是人工血管或自体大隐静脉,膨体聚四氟乙烯人工血管应用较多。

流入道吻合口可选择正常或病变较轻的锁骨下动脉或颈总动脉近段。

锁骨下动脉-颈动脉旁路术:主要适合于左右颈动脉狭窄或闭塞的病例。

颈总动脉-颈内动脉旁路术:适用于颈总动脉中远段狭窄或闭塞的病例。

颈动脉-锁骨下动脉旁路术:适用于锁骨下动脉近段闭塞引起椎动脉血液倒流所致的锁骨下动脉窃血综合征。但需要注意,如果颈总动脉近段有狭窄时,则不宜做此手术,以免术后发生颈动脉窃血。

腋动脉-颈动脉旁路:主要目的是纠正锁骨下动脉窃血综合征,同时改善患肢血供。

B. 胸内途径血管重建术:当主动脉弓主要分支近段广泛狭窄时,需要开胸通过旁路将升主动脉血引向远段动脉。根据病变血管数目及部位的不同,可选用不同的搭桥方法将升主动脉的血引向狭窄头臂血管的远段。

3)手术并发症及处理

①脑缺血性损伤:手术中对侧支的破坏、血栓、栓塞等原因均可造成脑缺血。手术中剥离面不应过大,尽量保留侧支血管,阻断前全身肝素化,精确、细致的吻合,收线打结前冲出空气、碎屑等均是减少脑缺血的方法。

②脑过量灌注及脑水肿、脑出血:脑血管重建后,尤其流入道选用升主动脉时,由于脑血流量的突然增加,可引起脑过量灌注综合征,患者可有欣快、兴奋、头痛、性格反常等,大部分在数周后消失。脑血流量的突然增加还可导致脑水肿、脑出血,需要紧急处理。

在行升主动脉颈动脉旁路时,原则上只行一侧颈动脉重建,如果锁骨下动脉远段尚通畅,可同时行锁骨下动脉重建术,既分流一部分血流,又重建了上肢血供;如果另一侧颈动脉需要重建,应在2~3个月后进行。

③移植血管阻塞:移植血管阻塞原因多样,如移植血管直径太细、过长、扭曲,吻合口过小或缝合不当,移植血管受压等均可造成旁路阻塞,出现移植物阻塞时,应综合分析原因,给予溶栓治疗,必要时手术取栓或重新搭桥术。

• 主动脉旁路术

主动脉狭窄后,形成狭窄近段的高血压及远段供血不足,肾脏供血不足更加重高血压,患者出现严重高血压,药物治疗往往效果不佳,长期高血压可导致主动脉不全甚至心力衰竭。而主动脉旁路术一般可取得良好疗效。

1)手术方法 根据病变部位采取不同的主动脉旁路术,也可同时行肾动脉重建术。

①降主动脉旁路术:适合局限于降主动脉的狭窄。在胸腔内降主动脉狭窄的近远段做旁路搭桥,以恢复远侧的血流。

②降主动脉-腹主动脉旁路术:适合于胸主动脉中下段及腹主动脉近中段的狭窄或闭塞。

③升主动脉-腹主动脉旁路术:适合于降主动脉病变广泛,无法在胸腔内手术重建远段血运者。

· 肾动脉重建术

1)手术适应证

①有明确的肾动脉狭窄或肾动脉水平腹主动脉的狭窄;

②肾功能尚存;测定两侧肾静脉肾素、血管紧张素水平,患肾较健肾高 1.4～1.5 倍以上者,手术指征强,术后效果佳。

2)手术方法

①肾动脉旁路术:适合于肾动脉狭窄伴远段扩张者。

②脾-肾动脉吻合术:适合于左肾动脉狭窄者。

③自体肾移植:适合于腹主动脉有广泛病变,不适于左旁路术者。

④肾动脉体外成形术:

· 动脉瘤切除术:多发性大动脉炎动脉瘤病变并不少见,好发部位有锁骨下动脉、降主动脉、腹主动脉等,常与狭窄合并存在。动脉瘤最有效的治疗手段为手术治疗。

· 其他手术:出现主动脉瓣关闭不全者可行主动脉瓣膜置换;累及冠状动脉者可行冠状动脉旁路术。

3. 介入治疗　随着介入技术的完善,介入疗效不断提高,该疗法创伤小,并发症低,对于动脉局限性狭窄,可进行球囊导管扩张,或放置内支架,近期疗效满意。对发生动脉瘤的患者,可进行腔内支架人工血管置入术,远期疗效有待于评价。

【疗效】

多发性大动脉炎确诊后 5 年存活率 80.3%～96.5%,主要死亡原因为充血性心力衰竭、急性心肌梗死、脑血管意外。该病主要并发症(多发性大动脉炎眼底病变、高血压、主动脉反流及动脉瘤形成)和病程的进展性发作与病死率有明显相关性,伴有和不伴有主要并发症者 15 年存活率分别为 66.3% 和 96.4%;伴有和不伴有病程的进展性发作者 15 年存活率分别为 67.9% 和 92.9%。

【出院后随访】

1. 根据病情,出院后可继续服用抗生素、降压、改善微循环等药物。

2. 术后 1 个月返院复查　出凝血常规、D-二聚体、彩色多普勒超声、CTA 或血管造影术等。之后仍需定期复查。

3. 出院期间如果出现任何可疑并发症的表现时应及时返院就诊。

（常光其）

第十二节　腹腔内脏缺血

【概述】

内脏缺血综合征系指供应腹内脏器的主要动脉血管（肠系膜上动脉、腹腔动脉、肠系膜下动脉）阻塞引起的一系列临床表现。内脏缺血可以是由动脉或静脉的闭塞或者病理生理收缩导致的低灌注状态引起。本病分急性、慢性两种，其病因有所不同。急性者主要原因为急性肠系膜上动脉栓塞及血栓形成。慢性闭塞最常见的原因是动脉粥样硬化，其他少见的闭塞病变如腹腔动脉压迫综合征等较为罕见，无临床重要性。

胃肠道的血液供应来自腹腔动脉、肠系膜上动脉、肠系膜下动脉以及其终端与其他动脉系统之间的侧支联系。肠系膜血管由于不同原因发生阻塞后，肠壁肌肉的活动机能将受到障碍，一旦得不到有效的治疗，不久肠壁组织因缺血而死亡。临床表现与绞窄性肠梗阻相似，但这种情况与一般的绞榨性肠梗阻有所不同。其肠管和血管都没有受到外力的机械性压迫，因此机械性梗阻的症状不太突出，而血运的障碍却更直接，肠壁的坏死更为广泛而迅速，预后较一般的绞窄性肠梗阻更为严重。

腹腔动脉、肠系膜上动脉和肠系膜下动脉之间的侧支循环可提供足以维持受累肠管活力和功能的血供。因此，大多数单独的肠系膜上动脉慢性闭塞是无症状的。然而，当有第2支血管也有供血不足时，则相对缺血的肠管不能满足摄食后所需的血供增加要求。导致内脏动脉逐渐闭塞。主要病因是粥样硬化症。通过动脉造影和尸检发现，老龄人群中动脉硬化性闭塞引起慢性肠系膜缺血的发病率呈上升趋势。高血压和吸烟为动脉硬化性闭塞症的主要危险因素。较少见的病变还有腹腔神经节压迫腹腔动脉，膨胀的主动脉假性动脉瘤或分离性动脉瘤、血栓闭塞性脉管炎或结节性动脉周围炎累及腹腔动脉等。

【诊断步骤】

（一）病史采集要点

1. 对于急性起病者，突发腹痛发生的部位、性质，是否伴随恶心、呕吐和腹泻，呕吐物和排泄物的性质。

2. 慢性腹痛发生的部分，性质，与进食的关系，持续时间。是否伴有体重减轻，慢性腹泻等。

3. 腹痛的出现是否伴有局部胀痛和肠梗阻症状。

4. 是否合并有心、脑血管疾病史，尤其有房颤、瓣膜病，或既往有脑或肢体的栓塞。

（二）体格检查要点

1. 一般情况生命体征 体温、脉搏、呼吸和血压；发育、营养、体重、精神和脉搏。

2. 腹部检查 特别仔细地进行局部检查，应注意以下内容：

（1）急性缺血，在发病的早期，腹部的体征特别少，与客观表现不相称的疼痛是肠系膜动脉阻塞的一个标志。在病程的后期，检查有无腹部膨胀、压痛和腹肌紧张、肠鸣音减弱或者消失等腹膜炎表现。

（2）腹腔内脏慢性缺血者，上腹部是否可闻及收缩期杂音，这是由于主动脉或其他狭窄的内脏动脉所致。全腹有无压痛、反跳痛。

3. 全身检查不可忽视全身体格检查，应注意：

（1）心脏检查 听诊心率、心律、心音和有无心脏杂音等心律失常或者冠心病、瓣膜病的体征。

（2）注意检查是否伴有周围血管疾病的体征。

（3）神经系统的检查 是否伴有脑血管疾病的体征。

（三）辅助检查要点

1. 实验室检查

（1）血、尿常规、在腹腔内脏慢性缺血时通常无明显变化；当发生急性肠系膜供血不足引发肠梗阻时，白细胞计数通常升高。

（2）血生化急性供血不足，血清淀粉酶增加，有的患者可以达到诊断急性胰腺炎的水平。可伴有代谢性酸中毒、碱性磷酸酶小肠异构体升高、肌酸磷酸激酶同工酶增高。

2. X线检查

（1）腹平片　X平片上没有特异性改变,急性肠系膜上动脉栓塞可见小肠和结肠均有扩大胀气的现象,出现液气平面。

（2）全胸片可发现心脏扩大、主动脉硬化等改变。

（3）心电图可发现心律失常（房颤等）、提示心肌缺血等。

（四）进一步检查项目

1. 动脉造影检查　是确诊此病的最可靠的诊断方法。对可疑病例进行动脉造影有助于早期诊断、早期治疗以及鉴别类型。有利于治疗方法的选择,而且通过造影导管给药还是很有价值的治疗方法。可先作腹主动脉造影,以了解肠系膜上动脉开口部有无堵塞并除外夹层动脉瘤。当近端通畅时则作选择性肠系膜上动脉造影以确定栓塞和血栓形成的部位。

对于慢性肠系膜上动脉闭塞的患者,腹主动脉造影也被列为常规检查,不但可以明确诊断,还可以指导进一步的外科治疗。腹主动脉造影包括正位及侧位,不但可显示病变部位,受累血管数,还可显示病变程度,在造影片中可见腹主动脉及内脏动脉起始段边缘不整,管腔狭窄、闭塞和侧支循环建立情况。

2. 超声波检查

（1）B超检查　腹部超声检查可以见到肠壁增厚,腹腔积液变化。但当腹腔大量积气,肠管广泛扩张时,影响超声检查。

（2）彩色多普勒超声检查　彩色超声波检查可作为患者首选检查方法,如能显示肠系膜上动脉内血栓或者栓塞物有助于诊断。对于高度怀疑者可进一步选择检查。

3. 腹部强化对比的 CT 扫描和磁共振血管造影,也可用于检查,帮助诊断。

4. 若出现腹膜炎体征,应尽早手术探查。

【诊断对策】

（一）诊断要点

1. 病史　腹腔内脏缺血常常是全身血管病变的一部分,应该详细询问是否伴有高血压、糖尿病等基础疾病。有无合并心、脑血管疾病史,尤其有房颤、瓣膜病,或既往有脑或肢体的栓塞病史。

2. 临床表现　主要表现为腹痛。无特征性临床表现,早期诊断困难。急性缺血者,突发剧烈腹痛是本病的突出表现,通常为阵发性绞痛,持续加重,并不为一般止痛剂缓解。同时多伴有强烈的恶心、呕吐、腹泄等胃肠道排空表现。但此时腹部仍平软,仅有轻度无固定压痛,使体征和剧烈腹痛症状不相称。称为"症状与体征分离"。Began 在 1975 年提出"剧烈而无相应体征的上腹或脐周疼痛,器质性和并发房颤的心脏病,胃排空表现的急性肠系膜上动脉闭塞的三联征,仍是临床早期诊断的主要依据。疾病的后期,肠壁缺血缺氧出现麻痹,表现持续性腹痛、腹胀,并出现腹膜刺激征和高热、脉搏细速、血压不稳定等全身中毒性休克表现。

慢性内脏缺血综合征的主要症状:①上腹疼痛,多发生在餐后 15～30 分钟,多为绞痛或者钝痛,可持续 1～3 小时。疼痛可向背部放射。②体重减轻,由于出现餐后腹痛,患者畏食和吸收不良导致。其他伴随症状有恶心、呕吐、腹泻和便秘。体格检查患者消瘦,呈慢性面容,腹软,无压痛。可在上腹部听到血管收缩期杂音。可以同时存在动脉硬化、高血压、周围血管疾病的体征。

3. 辅助检查　动脉造影检查是确诊该病的可靠诊断方法。彩色多普勒超声检查和腹部 CT 可提示肠系膜上动脉狭窄、栓塞。

4. 手术急性腹痛出现腹膜炎体征,应该手术探查。

(二)临床类型

内脏缺血综合征可按症状表现(急性或者慢性内脏缺血)或者血管的病因(动脉与静脉)分类。急性肠系膜缺血可以是由于肠系膜动脉栓塞、肠系膜动脉血栓形成、内脏动脉痉挛、非闭塞性肠系膜缺血或肠系膜静脉血栓形成造成。慢性肠系膜缺血综合征的大部分病例是由于主要肠系膜动脉包括腹腔动脉、肠系膜上动脉和肠系膜下动脉的动脉粥样硬化闭塞性疾病引起的。慢性症状也可归因于受横膈压迫造成的外源性孤立的腹腔动脉狭窄,即内脏动脉压迫综合征。

1. 急性肠系膜缺血　此疾病又可分为动脉和静脉闭塞两大类,而急性肠系膜动脉闭塞更为多见。肠系膜下血管因管径较细,很少发生栓塞。在急性肠系膜动脉闭塞中,肠系膜上动脉及其分支阻塞的机会不但远比肠系膜下动脉多,而且肠系膜上动脉或其分支阻塞后的结果更为严重。多数病例因血运障碍导致肠袢坏疽。而在肠系膜下动脉,因其各个分支与体循环动脉间的侧支循环十分丰富,即使下动脉发生闭塞,肠袢并不一定坏死。急性肠系膜供血不足主要分为以下四类:

(1)肠系膜上动脉栓塞　各类栓子均可堵塞肠系膜动脉。但栓子来自各种心脏病者最为多见,占 80% 以上。左心室或左心房内有血栓形成、心肌梗死、细菌性或者非细菌性内膜炎、主动脉粥样硬化或者动脉瘤,人工心脏瓣膜等附壁血栓脱落,可顺血流流入肠系膜上动脉,发生急性闭塞。肠系膜上动脉栓塞的结局是肠壁坏死,其演变与血管闭塞程度和范围大小有密切关系。肠壁黏膜细胞对缺血、缺氧反应最敏感,所以最早发生变化,病理发展过程为肠黏膜充血和糜烂,可能发生黏膜脱离并引起向消化道内的出血。另外可引起血性腹泻,或在直肠检查时大便内有血检出。急性肠缺血时，迅速引起肠壁肌肉痉挛和强烈收缩，以致腹部剧烈疼痛，或者伴有呕吐和腹泻。在发病的早期，腹部的表现特别少，与客观表现不相称的疼痛是肠系膜动脉阻塞的一个标志。

(2)肠系膜上动脉血栓形成　肠系膜动脉血栓形成较为少见，大多是在动脉本身已有病变的基础上发生，如动脉硬化、动脉粥样变、动脉瘤、血栓闭塞性脉管炎等。典型的腹腔动脉和肠系膜上动脉的闭塞性病变发生在血管的起始部位，患者有弥漫性动脉粥样硬化性疾病甚至远端血管分支也有同样病变。急性血栓形成的患者常有冠状动脉疾病，多数患者也有严重的周围动脉疾病，典型的有腹主-髂动脉闭塞性疾病，这是肾和肠系膜动脉硬化的标志。肠系膜血栓形成所表现的症状开始可能比肠系膜动脉栓塞更隐蔽。在这些患者中，肠系膜闭塞性病变时间更长，使更多的侧支形成。患者常常有慢性肠系膜缺血的病史，在某些诱因下形成血栓。患者在原有慢性缺血表现的基础上，腹痛明显加剧。因血栓常在肠系膜上动脉开口处发生，病变广泛，加上原有动脉病变，治疗效果不满意，预后差。

(3)非闭塞性肠系膜缺血　在某些患者中，急性肠系膜缺血可能是由于弥漫性内脏动脉强烈痉挛引起的。在这些病例中，主要器官的肠系膜血管没有闭塞性疾病，这种疾病叫做非闭塞性肠系膜缺血。它不属于外科的范畴。多数学者认为与严重心功不全、脑外伤、败血症、低血压以及应用血管收缩药和洋地黄中毒有关。典型的，这种疾病见于其他原因如心源性或感染性休克或许多其他威胁生命的情况引起的严重心肺功能障碍的住院患者。临床表现很像动脉血栓形成，但发病不是突然的，可有剧烈腹痛、呕吐和腹泻、肠鸣音减弱或消失，有腹膜刺激症状。白细胞计数迅速增多，全身反应明显存在。动脉造影未见大血管的阻塞，可显示肠系膜上动脉全部狭细，末端和弓部看不到，有时可见侧支循环建立。

(4)肠系膜静脉血栓形成　急性肠系膜上静脉血栓形成后肠管静脉回流障碍，虽起病较缓，但发作后很快形成出血性肠梗塞，腹腔、肠腔内血性渗液尤多，同样是一种危重的急腹症。当涉及肠管范围广时，死亡率很高。造成静脉血栓形成的主要原因有静脉内膜损伤，血流缓慢淤滞，血液高凝状态。肠系膜上静脉血栓形成可分为原发性与继发性，原发性在发病前无明显诱因，大多与血液高凝状态有关。继发性常见的病因有血栓性静脉炎、腹腔炎症感染、门脉高压症脾切除术后、肠系膜上静脉损伤、口服大量避孕药等。肠系膜上静脉血栓形成的临床表现无特异性，发病缓慢，患者可有数日的腹部不适、厌食等消化道症状，逐渐出现间歇性腹部隐痛，阵发性加剧。肠系膜静脉血栓形成的临床表现可与因动脉原因造成急性肠系膜缺血的表现相同。与体征不相称的弥漫性腹痛可很快发展成腹膜炎体征。然而，

27％的肠系膜静脉血栓形成的患者出现症状超过 30 天。

2. 慢性肠系膜缺血多发生于老年,女性占大多数(76％)。病理表现为不同原因使供应内脏血液的内脏动脉(腹腔动脉,肠系膜上动脉,肠系膜下动脉)发生慢性狭窄及闭塞。主要临床表现为上腹餐后疼痛和体重明显减轻。由于症状和体征缺乏特异性,血管造影是明确诊断的必要检查。

(1)肠系膜动脉粥样硬化慢性肠系膜上动脉闭塞　绝大多数由腹主动脉粥样硬化引起。1/3 的患者动脉硬化同时累及主动脉和其他内脏动脉分支。内脏动脉常 2～3 支同时受累,只单支受累少见。受累动脉可有不同程度狭窄或完全闭塞,受累长度可不同。动脉硬化程度及受累动脉支数与临床表现并不一定有密切联系,在一些患者全部三支内脏动脉均完全闭塞,由于侧支循环建立,生前并无临床症状。

(2)内脏动脉压迫综合征　由于解剖异常腹腔动脉干受压致内脏缺血。但也有人提出异议,部分腹腔动脉干受压的人并无症状。在这些病例中,与因腹主动脉硬化引起慢性缺血的差别为腹主动脉及其他分支无病变,侧支循环的建立也不明显。

(3)其他罕见原因导致慢性肠系膜缺血　如外压性所致的神经纤维瘤病,肠系膜上动脉自发血管内膜增生,腹腔动脉和肠系膜上动脉血管壁纤维发育异常,非特异性动脉发育异常,也可发生于放射病、系统性红斑狼疮、大动脉炎、胸腹段主动脉瘤等。

(三)鉴别诊断要点

1. 急性肠系膜缺血　早期诊断较困难,临床医师要提高认识。在鉴别诊断中,应排除一般急腹症,如急性胰腺炎、急性肠梗阻、消化道穿孔、重症阑尾炎、急性出血性局限性肠炎和某些绞窄性病变,如绞窄性腹外疝、肠扭转、肠套叠和卵巢囊肿扭转等。

2. 慢性内脏缺血　在鉴别诊断中尚需要做相应检查以排除可引起上腹部慢性疼痛的其他疾病。此病的疼痛类型和浸润性胰腺癌、胃癌或慢性穿透性十二指肠溃疡酷似,临床容易误诊。鉴别的关键尚在于对此病有足够的认识。患者全身表现为类似癌症患者的营养不良甚至严重的恶病质而找不到患有肿瘤的证据,应认为可能是慢性肠道血管闭塞产生的慢性肠缺血的最好指标。腹主动脉血管造影术可明确诊断。

【治疗对策】

(一)治疗原则

治疗原则为迅速去除动脉阻塞原因,恢复腹腔内脏器的血液灌注。包括非手术治疗和手术治疗。

(二)术前准备

1. 对于急性肠系膜缺血患者,术前要补给足够的血容量,纠正血液浓缩和酸中毒。伴发腹腔感染或休克时,要给予抗革兰阴性杆菌及抗厌氧菌的抗生素和抗休克等积极有效的治疗,以提高手术的安全性。值得一提的是术前大量输血和其他抗休克治疗虽然重要,但一般情况下反应并不理想,而往往只有在手术切除了坏死肠祥,清除了腹腔内渗液以后,患者的休克状态才得以改善。

2. 对于慢性内脏缺血患者,此类患者年龄较高,常伴有较重的心血管疾病,营养不良,全身情况差。应首先注意治疗心血管疾病及纠正营养不良和改善全身情况。血管重建术前常规全身和局部使用肝素。

(三)治疗方案

1. 非手术治疗

(1)抗凝治疗可选用肝素、低分子右旋糖酐、阿司匹林、尿激酶、潘生丁等药物。在抗凝药物治疗前后应注意监测凝血酶原时间、出凝血时间及血小板计数,以防继发出血。对抗凝剂的使用目前尚有分歧。此种疗法显然只适用于血管不全梗阻及肠壁尚未坏死的病例,也可作为手术后再度栓塞的预防措施。

(2)扩张血管治疗血栓形成后引起肠系膜上动脉分支痉挛、收缩,肠系膜血供更加受到影响,通过扩张血管治疗可以改善肠系膜血供,拮抗肠系膜血管反射性痉挛。扩血管常选用罂粟碱 40～60 mg,静脉滴注,每 6 小时一次,3～5 天。在使用时应注意监测中心静脉压,并补充血容量。目前也有观点认为正常血管对扩血管药物比栓塞血管敏感,使用扩血管药物后正常血管明显扩张出现窃血现象,对栓塞血管不利,只有在必要时才使用。

(3)溶栓治疗对于新鲜血栓在 3 天之内者,溶栓可获得理想的效果,常选用尿激酶,剂量为每公斤体重 2 000～3 000 u 并加入低分子右旋糖酐溶液 500 ml 中静滴,按此常规剂量用尿激酶一般无明显副作用,使用时间需 2 周左右。

2. 手术治疗

(1)手术指征 一旦确诊或高度怀疑急性肠系膜上动脉闭塞。即应积极准备手术,除非患者无法耐受手术。但若肠祥已有坏死,若不手术可严重威胁患者的生命。尽管有不同程度的心血管疾病，也应手术治疗，从这个意义上讲，几乎没有禁忌证。一个有心血管疾病的患者，一旦出现剧烈腹痛，纵然体征的轻微与全身反应的完全不符合，如果没有造影的设备和条件，就有剖腹探查的适应证。

而对于慢性内脏缺血症的患者，手术适用于明显的餐后腹痛，继而出现体重明显下降（大于 10 公斤）、营养不良，经动脉造影证实为内脏动脉有狭窄、闭塞病变者。

（2）手术时机

1）择期性手术　慢性内脏缺血患者，由于腹痛、厌食和瘦弱常难以耐受创伤严重和复杂的血管重建手术，应首先注意治疗心血管疾病及纠正营养不良和改善全身情况后进行手术。

2）紧急手术　一旦确诊或高度怀疑急性肠系膜上动脉闭塞则应作为紧急手术处理。

（3）手术方法、手术方法评估和手术方案选择

1）急性肠系膜上动脉栓塞对病灶的手术治疗是治疗的重要环节，早期的诊断，及时有效的手术治疗是提高疗效，降低病死率的关键。

①肠系膜上动脉取栓术在早期诊断患者（发病少于 12 小时）应积极进行取栓，可望避免肠坏死或缩小肠坏死切除范围。发生部分肠坏死，也应先争取做取栓术，使大部分可回逆的肠管恢复血运，然后再切除部分坏死肠管。手术方法：进腹后如果发现空肠起始段 10 cm 左右肠襻色泽正常，相应的动脉搏动存在，而其远侧的空肠、回肠和升结肠水肿、膨胀、色泽暗红或紫黑，动脉搏动明显减弱或完全消失，特别是回肠末端，即可提示肠系膜上动脉栓塞性病变。然后，进一步在胰腺下缘扪查肠系膜上动脉，如有栓塞条状物，更能证明本病的诊断。明确栓子位于结肠中动脉分支远侧者，可将横结肠提起，充分显露胰和十二指肠部位。在横结肠系膜根部，横行切开后腹膜，将胰腺推向上方，游离出肠系膜上动脉，直至栓塞的远、近端各显露 2～3 cm。再游离出结肠中动脉，分别套绕控血带（或无损伤血管钳），阻断血流。在栓塞处或偏右上方横行切开肠系膜上动脉前壁，取出栓子。再用 3～4 号 Fogarty 带囊导管分别插入栓塞的远、近段，除去残余栓子。放松控血带，有血液喷出为止。用血管吻合线缝合动脉切口。

②肠部分切除术行坏死肠管切除是最常用的手术。只要保留回盲瓣，并保留正常小肠 1.2 米以上，通常机体都能代偿，不会出现短肠综合征。对活力可疑的肠管，如果保留小肠足够，可一期切除，如保留小肠不足 1 米，应尽量保留可疑肠管，先给外置 24～48 小时，然后根据肠管的活力给予回纳保留或是切除。

2)肠系膜上动脉血栓形成手术治疗包括：坏死肠管切除,血管重建或二者结合进行。对于较晚期患者肠管已经坏死甚至穿孔者,肠切除是首先进行的手术,如肠管切除过多会造成短肠综合征,更大范围的肠坏死可造成肠切除的困难,患者常常死亡。血管重建可选择腹主动脉-肠系膜上动脉旁路移植术、脾动脉-肠系膜上动脉旁路移植术,髂动脉-肠系膜上动脉旁路移植术,肠系膜上动脉血栓内膜剥脱加补片成形术等。

手术步骤:(1)游离远端动脉基本正常一段肠系膜上动脉,确定是否适合于作旁路移植手术,再游离相应作旁路吻合的近端动脉。(2)阻断动脉的近远端,切开肠系膜上动脉及移植近端动脉约1~2 cm,倒置大隐静脉或人造血管,用5-0~6-0无损伤缝线,二定点法行旁路移植血管吻合。移植血管两端应剪成斜面,使吻合成30度左右夹角。(3)做内膜剥离加补片成形者,在游离相应狭窄段血管后,全部纵形切开,在动脉内膜与中层之间进行内膜剥离,两断端内膜应与血管壁缝合,打结在血管腔外,然后取大隐静脉片或人造补片用5-0缝线缝合成形。

3)慢性肠系膜上动脉闭塞

①血管成形术由于动脉粥样硬化斑块常位于动脉分叉起始部位,故可用内膜剥脱切除术加血管成形术做三支血管中任何一支的再血管化。手术时可经小网膜囊在胰腺上方暴露腹腔动脉,关键是切除腹腔神经节,这样可清楚显示腹腔神经干和肠系膜上动脉的近端部分及腹主动脉上部。也可以从胰腺下方暴露腹主动脉并切除腹主动脉上方的腹腔神经节。此类手术尤其对主动脉瘤或主动脉闭塞性疾病的患者可能有用,因为腹腔动脉和肠系膜上动脉长时间闭塞可伴有腹主动脉瘤,不适于有瘤体的动脉壁上做转流手术。

②血管重建术最好的血管重建操作方法应根据每个患者的解剖、病理和生理特点而定,由于动脉粥样硬化斑块常位于近端,所以从主动脉至脾动脉或肝动脉的简单旁路移植,常可使腹腔动脉分布范围内的血液循环恢复正常。应尽可能多地行血管重建,至少需纠治二根血管才可获得长期的疗效。因为只纠治一根血管,术后出现或继发加重其动脉粥样硬化,则使手术前功尽弃。若多支血管病变,可使用Y型人工血管做两路搭桥或用多支血管做多支搭桥。血管重建的手术方法很多,但目前主要采用病变段血管切除后血管移植术及转流术、经内脏动脉行动脉内膜剥脱术等。血管移植及转流术中采用的血管材料有自体动脉、静脉和人工血管。在采用具体手术方法时可根据病变原因、部位和闭塞范围而定。手术方法:采用全身麻醉,仰卧位腰部垫高,取腹部正中切口。常规进腹后切开后腹膜,暴露腹主动脉,上至肾动脉上方,下至肠系膜下动脉,于肾动脉上方使用阻断带以备出血时阻

断,探查病变血管,暴露血管后切开近端动脉前壁,行动脉内膜剥脱,然后于肾动脉下方的腹主动脉前壁夹侧壁钳,做近端人工血管-腹主动脉端侧吻合。测试无漏血后做远端的人工血管病变血管的端侧吻合。

【术后观察及处理】

(一)急性内脏缺血综合征

术后治疗至关重要,更需要严密细致的监测。继续纠正酸中毒,改善中毒症状,维持水和电解质平衡,营养支持和联合应用抗生素,预防和治疗 DIC 及 MOF。

1. 监测心、肝、肾、肺重要脏器功能,定时检查血气分析、出凝血时间、血小板计数和 3P 试验,根据监测结果随时调整用药。

2. 继续治疗原发病,主要是心脏病。

3. 联合应用抗生素,即使没有肠坏死,也可能出现肠源性感染。联合应用抗生素的原则应针对需氧菌和厌氧菌的混合感染。

4. 继续营养支持,术后可行完全肠外营养,待肠鸣音和肠功能恢复后采用肠内与肠外联合营养直至全肠内营养。肠内营养可经鼻饲管或小肠造瘘管输入。一旦出现肠瘘,可经瘘口在其远端肠袢内置管,滴入营养液。维持或纠正水电解质平衡和酸中毒。

5. 手术完毕即给予肝素 50 mg,直至能口服肠溶阿司匹林为止,阿司匹林一般每天 20～40 mg,最多 80 mg。也可服用双香豆素。服药时间约持续 10～24 天。

6. 术后应每 4 小时注射罂粟碱 0.032g,约维持 24～48 小时,以控制动脉的痉挛。

(二)慢性肠系膜上动脉闭塞

1. 继续治疗心血管疾病及纠正营养不良和改善全身情况。

2. 常规给予抗凝治疗术后应常规给右旋糖酐和前列腺素 E1 100 mg,或口服潘生丁 75 mg,每日 3 次,阿司匹林 25～40 mg,每日 2 次,连续 2～5 个月。

【疗效判断及处理】

对于慢性内脏缺血的手术治疗,手术后大多数患者可以达到手术治疗的目的。腹痛消失者可占 70%,患者体重可有不同程度增加,手术死亡率在 7%,远低于急性肠系膜动脉闭塞。McCollum 等报告 5 年,10 年生存率分别为 83%、62%。由于动脉硬化和冠心病不能消除,远期死亡原因主要为动脉粥样硬化。

【出院后随访】

①出院时带药：口服阿司匹林或其他抗凝药物。

②检查项目：建议身体恢复后再次做血管造影评估术后血管通畅程度。

③定期内科门诊治疗相关的心血管系统疾病。

【预后评估】

肠系膜血管供血不全的预后，主要取决于阻塞的部位、性质、范围。其次还与患者的年龄、从发病到手术探查的时间、缺血坏死肠袢的长度等因素有关。由于此病早期阳性体征少，诊断困难，极易误诊和漏诊，延误治疗，预后差。

（黄勇波）

第十三节　血管功能紊乱疾病

【概述】

血管功能紊乱疾病包括一系列功能性血管张力调节失常的疾病，与器质性血管病变表现有所区别。这是临床上较为少见的一种疾病，诊断有一定难度。其中以雷诺氏病和雷诺氏综合征最常见。故本节仅以雷诺氏病和雷诺氏综合征为重点叙述，在鉴别诊断中介绍其他类型。

雷诺氏病和雷诺氏综合征指肢端或末梢的血管痉挛，常由寒冷或紧张诱发，经保暖或药物治疗后缓解。雷诺氏病是一种特发的血管痉挛性复合症状群，病因不明；而雷诺氏综合征是一种表现，伴有全身性疾病，如结缔组织病或胶原血管病，有相关的器管血管损害。好发于年轻女性。

【诊断步骤】

(一)病史采集要点

1. 手指对称性间歇性缺血表现：冰冷、疼痛、皮肤紧绷感。拇指常不被累及。

2. 足趾、鼻、耳亦可受累。

3. 常由寒冷、情绪紧张诱发，也见于使用振动工具，如钻孔机、电动锯者。

（二）体格检查要点

发作时有典型的手指三色改变

（1）Ⅰ期，即缺血期，微动脉和微静脉收缩，毛细血管血流减少，手指缺血苍白。

（2）Ⅱ期，即青紫期，缺血引起毛细血管和微静脉扩张，指端紫绀、皮温低。

（3）Ⅲ期，即潮红期，血管痉挛缓解，手指反应性充血出现皮肤潮红，皮温暖。

（三）辅助检查要点

1. 实验室检查

（1）全血细胞计数、白细胞分类计数、红细胞比积和血小板计数。

（2）红细胞沉降率。

（3）C反应蛋白。

（4）冷球蛋白、纤维蛋白原、冷凝集素。

（5）血小板功能。

（6）血浆黏度。

（7）免疫电泳。

（8）自身免疫筛选　抗核抗体、抗DNA抗体、SSA、SSA、Scl70、抗着丝粒抗体。

2. 可通过寒冷刺激试验，采用多普勒压力测定、手指体积描记法及示波法等对肢端循环进行测定。多普勒压力测定，即手指血压测定应用手指袖带测定指动脉压力。冷诱发试验，将手指浸在冰水中 2～3 分钟即可诱发雷诺现象。在正常情况下，寒冷刺激后手指血压最大变化幅度约为正常值的 20%～30%，在雷诺氏现象时手指动脉血压可降至正常值的 50% 以下。

3. 毛细血管显微镜检查术　甲褶毛细血管可发现巨大毛细血管、无血管区和出血。

【诊断对策】

（一）诊断要点

1. 发作性血管痉挛，常因冷或情绪激发。

2. 手指对称性受累，但拇指常不易累及。

3. 雷诺现象发生至少 2 年。

4. 排除其他潜在疾病及营养性改变时可诊断为雷诺氏病。表 21-3 列出雷诺氏综合征的病因。

表 21-3　雷诺氏综合征的病因

血栓所致动脉闭塞	毒性物质或药物
锁骨下动脉近段的狭窄和闭塞	治疗偏头痛的药物如含麦角的化合物
肋锁压迫综合征(例如颈肋)	β 肾上腺素能受体阻滞剂
振动综合征(振动白指病)	口服避孕药
小鱼际锤综合征	化疗药物,如长春新碱
冻伤	肿瘤分泌物
炎性血管疾病	去甲肾上腺素
胶原性血管病、如硬皮病、系统性红斑狼疮	溴隐亭
及干燥综合征	环胞素 A
Wegener 肉芽肿病	功能性血管痉挛
类风湿性关节炎	手足紫绀症
血栓闭塞性脉管炎	Digitus Mortuus 病
高敏性血管炎	阵发性手指血肿
血液病	冻疮
冷凝集素	脊柱退行性变
冷球蛋白血症	其他
真性红细胞增多症	动静脉瘘
原发性血小板增多症	尿毒症
异型球蛋白血症	反射性交感神经营养障碍

（二）鉴别诊断要点

1. Digitus Mortuus 病　可称作为"尸指"或"死指"。手指由于动脉痉挛突然变苍白和发凉。本病病因不明。有人认为这是雷诺氏综合征局限于单个手指的表现;有人认为因其常无三相颜色改变而与雷诺氏综合征稍有不同。当出现单个手指的梗死时为"Digitus Moriens 病"。

2. 手足紫绀征　因为微动脉和毛细血管前括约肌的收缩伴静脉扩张。微循环减慢并与相邻毛细血管袢微循环不一致,导致血红蛋白中的氧被过度摄取。这一失调的原因不明。尽管足部、鼻和耳可能被累及,但双手最常受累。表现为皮肤持久发凉和青紫。四肢一致无痛性的紫绀,常伴多汗症和冰凉,天气寒冷时症状可加重。像雷诺氏病一样,年轻的女性最易受累,可伴有低血压。家族中常有其他受累者。但本病不呈发作性,一般无溃疡及其他营养性改变。预后良好,因此只需注意避免受凉,通常不需要药物治疗。

3. 绀红皮病 手足紫绀症的变型，常有滤泡状角化。根据部位，可分为面部绀红皮病、乳房绳状冻疮、绀红皮病。临床表现为面部、乳房、大腿、上臂的皮肤出现弥散性斑片状的蓝-灰-紫色变色区，及象毛发角化病样滤泡填塞。与手足紫绀症一样多无需治疗。对于角化病可使用含有尿素的润肤露或膏剂改善症状。

4. 红斑性肢痛病 即 Weir-Mitchell 综合征，表现为发作性红斑、热、痛，常累及双手。降温常能缓解症状。其原因不明。末梢血管对温热的反应不良。有时身体活动或仅将肢体悬垂就足可诱发症状。亦可继发于多种疾病：如动脉闭塞性疾病、糖尿病或酒精性多神经病、真性红细胞增多症、白血病、高血压、重金属中毒、血小板增多症、类风湿性关节炎、系统性红斑狼疮等。

治疗上小剂量阿司匹林常有益处。β受体阻滞剂对某些患者有效，镇定药可使患者更好的耐受疼痛。物理疗法或降温等可缓解症状。但需避免两极温度，如直接受热或降温至 15 ℃。肢体夜间应抬高。

5. 麦角中毒 即 St. Anthony 综合征。特指麦角的化合物所致的急性或慢性肌动脉痉挛。最常见的病因是治疗偏头痛服用含麦角的药物导致的中毒。女性较易受累。偶尔用来预防血栓形成的二氢麦角胺，也可导致类似问题。服用蘑菇和被产麦角的微生物污染的农作物也可致病。表现为肢体发凉，苍白，可伴有恶心、呕吐、腹泻、意识模糊、头痛、寒战、感觉异常及视觉障碍。严重者可发展为坏疽。也可发生内脏动脉的痉挛，导致肾脏损害以及肠系膜和心肌的梗死。

如果麦角的摄入能及早停止，病情可能自发性完全逆转。对于严重的患者，可经静脉或动脉给予硝酸盐类药物，钙离子通道阻滞剂，前列腺素 E 等药物。

6. 反射性交感神经营养障碍 也称作 SUDECK 综合征或痛性营养障碍。表现为片状骨质疏松及受累肢体的疼痛。皮肤光滑，可能发凉或过热，潮湿，而且时有发绀或浮肿。偶尔可伴有雷诺综合征。晚期发生废用性骨质疏松。病因为创伤后血管舒缩紊乱。预防应注意肢体损伤后给以充分的镇痛治疗。治疗则考虑早期持续理疗，改善循环，对损伤肢体应行有效活动。

7. 冻疮及冻伤 即受寒而导致的外周动脉闭塞性疾病，但无冰冻伤。病因为寒冷导致周围动脉和微动脉的收缩及闭塞，继而导致组织缺血性损伤。冻疮是秋季和初冬多见于女性的一种疾病。单个的病灶常呈青紫色，圆形肿胀，可发展为水疱或溃疡。最常见的发病部位是胫部的前外侧面，以及手、足和趾的背面。相关的症状包括手足紫绀、寒冷、感觉减退、感觉异常及多汗症。复发灶可有萎缩和结痂。最重要的预防措施是避免受寒。对急性期病灶，细心的复温有一定作用。早期局部或全身性纤溶治疗可溶解小血管内的新鲜血栓,硝苯地平可能有助于缓解疼痛。

【治疗对策】

(一)治疗原则

雷诺氏病治疗原则以预防发作为主,雷诺氏综合征需治疗原发疾病,频繁严重发作的或有溃疡患者,应给予积极治疗。

(二)治疗计划

1. 预防措施包括

(1)避免受凉和潮湿,可戴手套甚至加热的手套;

(2)避免使用振动性工具,如电动钻等;

(3)避免能诱发症状的药物,如麦角等治疗偏头痛的药物和 β 肾上腺素能受体阻滞剂;

(4)心理治疗以减轻压力,可有一定帮助;

(5)有规律的握拳或旋臂,及瑜珈术可能减轻症状。

2. 药物治疗

(1)皮肤表面涂硝酸甘油软膏,较硝酸异山梨醇经皮吸收好。

(2)口服钙离子通道阻滞剂,如硝苯地平,能以剂量相关方式抑制钙驱动的血管平滑肌收缩。硝酸甘油片剂也有一定效果,但易引发头痛。

【随访与预后】

雷诺氏病预后良好。雷诺氏综合征则取决于其原发疾病,通常预后不良,甚至导致截指。

(林 颖)

第十四节 创伤性动静脉瘘

【概述】

动脉与静脉之间出现不经过毛细血管网的异常短路通道，即形成动静脉瘘，可分为先天性和后天性两类。先天性动静脉瘘起因于血管发育异常；后天性，大多数由创伤引起，故又称创伤性动静脉瘘。大都发生于四肢，尤以下肢多见。

创伤性动静脉瘘一般为单发且瘘口较大，根据动静脉瘘的形状可分为四型：①洞口型；②管状型；③囊瘤型；④窦状型。

高压的动脉血流通过瘘口直接进入静脉回流，因而造成：①静脉压升高，管壁增厚、管腔扩大、迂曲，静脉瓣膜关闭功能失常，导致周围静脉高压的临床表现。②瘘口近侧动脉因代偿性血流量增加而继发性扩大，瘘口远侧动脉则因血流量减少而变细，出现远端组织缺血的临床表现。③对全身血液循环产生明显影响，周围血管阻力降低，中心动脉压随之下降；动脉血流经瘘口分流及远端动脉缺血，促使心率加速，以维持有效的周围循环；回心血流增加，继发心脏扩大，最终导致心力衰竭。

【诊断步骤】

(一)病史采集要点

1. 搏动性肿物发生的部位、性质，是否具有可复性，是否随体位改变。

2. 有无局部外伤史，受伤时的情况，有无贯通伤、刺伤、枪弹伤及金属碎片情况。

3. 搏动性肿物发生的时间，是否随病程的演进而变化。

4. 搏动性肿物的出现是否伴有疼痛和压迫症状，以及肢体皮肤温度有无改变，有无静脉曲张出现。

5. 有无慢性咳嗽、心悸、气喘、下肢浮肿等病史，有无其他外伤史和家族史。

(二)体格检查要点

1. 一般情况　发育、营养、体重、精神、血压和脉搏。

2. 局部检查　特别仔细地进行局部检查，应注意以下内容：

(1)是否有肿块,肿块周围部位是否有瘢痕。肿块的位置、大小、形状、质地、张力,是否有同心跳一起搏动,有无连续性血管杂音和震颤,以及肢体皮肤温度有无改变等。

(2)肿块是否具有可复性,若随体位改变或加压肿块后,可否能够再现。

(3)同侧肢体是否有肿胀、静脉曲张和静脉瓣膜机能不全表现。

3. 全身检查　应注意有无心脏扩大或心脏衰竭表现。

(三)辅助检查要点

1. 实验室检查　全血细胞计数、白细胞分类计数、尿常规、通常无明显变化。

2. 指压瘘口试验(Branham 征)　瘘口大而分流量较多者,用指压阻断分流后,可以出现血压升高和脉率变慢。

3. 静脉压及静脉血含氧量测定　患肢浅静脉压力升高,邻近瘘口的浅静脉抽血,可发现血液呈鲜红色,与正常肢体的静脉血相比,含氧量明显增高。

4. 超声多普勒显像仪检查　可以明确观察到动脉血经瘘口向静脉分流。

5. 动脉造影检查为最可靠的方法　较大口径的动静脉瘘,通常可以直接显示瘘口;与瘘口邻近的静脉几乎与动脉同时显影;瘘口远侧动脉不能全程显示,而邻近瘘口的静脉明显扩大。较小口径的动静脉瘘,常不能直接显示瘘口,但具有邻近瘘口的动静脉几乎同时显影的特点。动脉造影不但明确诊断,还能了解瘘口数目、部位及周围血管情况。

6. CT 检查　CT 扫描简便易行,它可显示病变和周围组织的关系以及侧支循环大体情况。CTA 能三维成像,能检测病变的冠状面和矢状面以及异常血管沟通。

【诊断对策】

(一)诊断要点

1. 病史　大多数患者有贯通性外伤史,由刺伤、枪弹伤引起贯通伤、金属碎片等,然后渐渐出现搏动性肿块,同侧肢体静脉曲张和静脉瓣膜机能不全症状。

2. 临床表现　具有典型搏动性肿块、连续性血管杂音和震颤,是动静脉瘘的三联征,确定诊断通常并无困难。同时注意是否伴有心脏扩大或心力衰竭症状。

3. 辅助检查　Branham 征阳性,动脉造影或超声多普勒显像仪检查明确观察到瘘口均可提供诊断依据。

(二)临床类型

根据病程可以分为:

1. **急性动静脉瘘** 临床表现不典型,损伤局部出现血肿瘘口可被血块堵塞,因而常在数天内出现搏动性肿块,部分患者没有震颤和杂音,多数患者在瘘的远端动脉仍可扪及搏动。

2. **慢性动静脉瘘** 具有典型动静脉瘘的三联征,搏动性肿块、连续性血管杂音和震颤。由于高压的动脉血经瘘口直接灌注静脉,使静脉压力升高,瘘的近、远侧浅静脉明显选择扩张,皮肤温度升高。在远离瘘的部位,尤其在足端,因动脉供血量减少和静脉瘀血,出现营养性变化,如皮肤光薄、色素沉着、溃疡形成等。瘘口越大经瘘孔直接进入静脉,回心血量大增,可引起心脏进行扩大,导致心力衰竭。局部症状往往十分典型:沿瘘口的两侧可以听到粗糙连续的血管杂音邻近瘘口静脉明显扩张,并有血管杂音及震颤。

(二)鉴别诊断要点

有明确的外伤史,搏动性肿块、连续性血管杂音和震颤,以及影像学检查可以明确诊断,但是要跟动脉瘤和先天性动静脉瘘相鉴别。

1. **动脉瘤** 可分为真性、假性和夹层动脉瘤,多为动脉硬化或创伤所致,梅毒性少见。可发生在颈动脉、锁骨下动脉、腋动脉、肱动脉、桡动脉、髂动脉、股动脉和腘动脉等部位,以股动脉和腘动脉为好发部位。最常见的表现是大腿内侧部进行性增大的搏动性肿物,随病程进展,一般伴有疼痛,为胀痛或跳痛,感染性动脉瘤可有持续性疼痛。瘤体压迫股神经可有麻木、放射性疼痛,压迫股静脉可有踝关节肿胀、活动受限,血栓形成或远端栓塞时,肢体可有缺血症状、表现为下肢发凉、间歇性跛行或静息疼痛。沿动脉行径有圆形或梭形肿块,表面光滑,紧张而有弹性,膨胀性搏动,触及细震颤闻及收缩期吹风样杂音,压迫动脉近端肿块缩小、搏动震颤和杂音消失。

2. **先天性动静脉瘘** 是由于胚胎的中胚层在发育演变过程中,动静脉残留的异常通道而引起。病变可发生于人体任何部位,一般多见于四肢,常累及许多细小动静脉分支,瘘口具多发性,病变常呈弥漫性。瘘口细小时一般无血管搏动和杂音,虽然大多数病变在出生时已经存在,但通常在青春期才出现症状。临床表现随瘘口的部位不同而有所变化。肢体动静脉瘘者病变部位静脉曲张、发热、疼痛、肿胀、畸形或肢体增大增粗,如果患者瘘支较大,出现明显的血流动力学变化,则可伴有全身性症状,包括劳累后呼吸困难或易疲劳等。

【治疗对策】

治疗包括手术治疗及介入治疗。

（一）手术治疗

动静脉间压力差强烈明显，一旦形成瘘难以自行闭合，一般均需手术治疗，恢复动、静脉正常通路，以免出现全身及局部循环障碍。

1. 手术时机　创伤性动静脉瘘难以自行闭合，明确诊断后，都应尽早手术治疗，以免出现全身和局部循环障碍。若患者已有心力衰竭，术前应积极采取内科治疗，待好转后再手术。既往，多数学者主张等待侧支循环建立，一般3～6个月后，再进行手术。因手术主要采用四头结扎和瘘的单纯切除术。近年来，由于血管外科的迅速发展，一般学者都主张早期手术。在受伤后即确诊为动静脉瘘者，可立即进行扩创、瘘切除及血管重建术。若伤后已5～7天，局部炎性水肿，血管壁脆弱，手术困难，且易并发感染，只要没有继发性出血与远端肢体濒将发生缺血坏死，应等待1～2个月，待炎性水肿消退后，再进行手术。一般在受伤后1～2个月以上者，应及时进行手术，早期手术有许多优点，因为动静脉瘘周围无纤维粘连和侧支循环，所以手术操作较容易，而且瘘的近远端血管口径尚无明显大小差异变化，血管重建术也易进行。

2. 手术方法　为动静脉瘘闭合及瘘切除和动静脉重建术。

（1）闭合性手术

①动脉结扎术：结扎瘘口近侧的主干动脉，可能导致远侧肢体血液供应障碍，特别是下肢血供不全和慢性营养障碍，出现间歇性跛行、缺血性疼痛、麻木、怕冷、水肿、溃疡和肌肉萎缩等症状，甚至发生缺血坏死，所以不宜采用。只有在并发心力衰竭、心内膜炎对手术耐受性很差的情况下应用。

②动静脉瘘四头结扎术，四头结扎术（动、静脉上、下端结扎术）：结扎瘘口上、下的动、静脉，适用于肘或膝以下的分支动静脉瘘。四头结扎术应该尽量靠近动静脉瘘口处，这样可以减少复发的可能。术后远端动脉通过侧支循环能逐渐恢复血供。动静脉瘘经常伴有侧支血管存在，单纯结扎术后易复发。当侧支循环丰富时，应在结扎后将动静脉瘘切除，这样可减少复发的机会。

（2）近年来，对创伤性动静脉瘘，都主要进行瘘切除和动静脉重建术。

①瘘口修补术：切开动脉或静脉，在管腔内修补瘘口后，缝合动脉或静脉。手术简便，但缝线留于血管腔内，易致血栓形成。

②瘘口切除血管重建术：瘘口切除后，动、静脉分别对端吻合，或行血管移植术。手术比较彻底，效果良好。

（二）介入治疗

介入治疗包括栓塞治疗和腔内血管内支架植入治疗。

1. 栓塞治疗　适用于小的、非主干动脉的动静脉瘘,如股深动脉、髂内动脉、胫前动脉、胫后动脉、腓动脉、椎动脉和一些小的分支动脉。栓塞剂包括吸收性明胶海绵、不锈钢圈、记忆合金弹簧圈、二氰基丙烯酸异丁酯(IBCA)等,可根据情况选用。栓塞后有远端组织缺血及栓塞剂移行肺栓塞的可能。

2. 血管内支架植入术　随着腔内血管外科的发展,通过介入方法在瘘口处动脉释放人工血管内支架,隔绝动静脉之间的血流。有操作简便、损伤小、术后恢复时间短、可完全隔绝瘘口等优点。适用于发生在大中动脉的动静脉瘘,如锁骨下动脉、髂动脉和股动脉等,近期疗效满意,但远期疗效有待进一步观察。

【术后观察及处理】

并发症的观察及处理:手术后并发症有创口出血,感染,患肢供血不足或患肢肿胀和浅表静脉曲张。如果做好术前充分准备和术中手术操作细致,上述并发症是可以避免发生的。

(1)创口出血或感染　为避免发生,术中需彻底止血。术前术后宜用预防性抗生素。

(2)患肢血供不足　术后如有动脉远段血供不足,且逐渐加重,应及早再次手术,以免造成截肢。

(3)患肢肿胀　由于动静脉瘘造成静脉瓣膜的破坏,致静脉功能不全,这类患者术前常已有患肢肿胀,术后功能可逐渐恢复。但如术中结扎了主要静脉,则术后会出现患肢肿胀或较术前加重,因此术中应避免结扎主要静脉或进行静脉重建。

【随访与预后】

预后则取决于其原发疾病部位及瘘口的大小,诊断及治疗的水平。一般创伤性动静脉瘘预后较先天性动静脉瘘好。

(徐向东)

第十五节　慢性下肢静脉功能不全

【概述】

慢性下肢静脉功能不全(chronic venous insufficiency,CVI)由慢性下肢静脉疾病所致,如静脉曲张、静脉瓣膜功能不全、交通静脉功能不全、深静脉血栓形成后遗症和先天性静脉疾病等。从病理生理学分类,可分为反流性、阻塞性或二者混合性。阻塞性主要见于深静脉血栓形成或慢性深静脉阻塞症。病因学分类可分为原发性(病因不明的),继发性和先天性。原发性慢性下肢静脉功能不全临床上最常见,是由一组原发性静脉返流性疾病所致,如原发性下肢静脉曲张,原发性下肢深静脉瓣膜功能不全和交通静脉功能不全。继发性主要是深静脉血栓形成后并发症所致。由于继发性静脉瓣膜功能不全而导致继发性下肢静脉曲张、深静脉功能不全和交通静脉功能不全等。

【诊断步骤】

(一)病史采集要点

1. 曲张静脉发生的时间,是否有深静脉血栓形成史。

2. 曲张静脉发生后,是否有以下症状:下肢酸胀不适感觉,伴肢体沉重乏力,轻度水肿,久站或傍晚时感觉加重,但平卧或肢体抬高,或晨起时明显减轻。有无疼痛。

3. 曲张静脉发生后,是否出现过溃疡,有无愈合过。

4. 是否有长期站立、重体力劳动、妊娠、慢性咳嗽、习惯性便秘等致腹膜压力增高的疾病或病史。有无腹部手术、外伤史和家族史。

(二)体格检查要点

1. 一般情况发育、营养、体重、精神、血压和脉搏。

2. 局部检查特别仔细地进行局部检查,应注意以下内容:

(1)是否有静脉曲张、水肿(无皮肤改变)　静脉疾病所致皮肤改变(如色素沉着、静脉性湿疹,脂质硬皮病表现)。是否有溃疡,活动性还是已经愈合。

(2)浅静脉瓣膜功能试验(Trendelenburg试验)　取仰卧位,抬高下肢使静脉排空,于腹股沟下方缚止血带压迫大隐静脉。嘱患者站立,释放止血带后10秒内如出现自上而下的静脉曲张则提示大隐静脉瓣膜功能不全。同样原理,在腘窝处缚止血带,可检测小隐静脉瓣膜功能。

(3)深静脉通畅试验(Perthes 试验) 取站立位,于腹股沟下方缚止血带压迫大隐静脉,待静脉充盈后,嘱患者用力踢腿或下蹲10余次,如充盈的曲张静脉明显减轻或消失,则提示深静脉通畅;反之,则可能有深静脉阻塞。

(4)穿通静脉瓣膜功能试验(Pratt 试验) 患者仰卧,抬高下肢,于腹股沟下方缚止血带,先从足趾向上至腘窝缠第一根弹力绷带,再从止血带处向下缠第二根弹力绷带。嘱患者站立,一边向下揭开第一根绷带,一边继续向下缠第二根绷带,如果在二根绷带之间的间隙出现曲张静脉,则提示该处有功能不全的穿通静脉。

3. 全身检查不可忽视全身体格检查,应注意:

(1)是否有面部浮肿,肾区、肝区是否有叩击痛。

(2)是否有全身性皮肤疾病。

(3)有无老年慢性支气管炎及肺气肿体征,如杵状指、桶状胸、呼吸音粗糙或过轻音。有无循环系统体征。

(三)辅助检查要点

1. 实验室检查

(1)血、尿常规了解有无感染,尤其存在活动性溃疡的时候,常有白细胞的升高。

(2)肝肾功能若伴有肝肾功能不全时,也可出现下肢肿胀。

2. X线检查

(1)全胸片可发现老年慢性支气管炎、肺气肿等改变。

(2)心电图可发现有无心脏增大。

(四)进一步检查项目

1. 彩色多普勒超声检查 具有无创伤、无痛、方便快捷,可重复性强,诊断效率高等优点。成为首选辅助检查,可了解血管壁、管腔、瓣膜、血流方向、速度和浅静脉曲张情况,同时可了解深静脉瓣膜功能和深静脉有无返流性改变,以及穿通静脉功能。

2. 体积描记仪检测 空气体积描记仪和光电体积描记仪可为判断深静脉瓣膜功能提供量化数据。VFI(静脉灌注指数)反映小腿静脉容量扩增程度,静脉瓣膜功能不全时可明显提高;RVF(剩余容量分数)反映小腿充分收缩射出回血后仍余下之量,可反映瓣膜阻挡反流血液的功能,静脉瓣膜功能不全时可升高;EF(射血分数)一般反映肌泵收缩功能。这些指标有助于判断深静脉瓣膜功能。

3. 动态静脉压测定(ambulatory venous pressure,AVP) 间接了解深静脉瓣膜功能,如腘静脉瓣膜正常(即静脉瓣膜功能 0-Ⅱ°),AVP 为 32~68 mmHg(平均 48 mmHg)。踝部加止血带以消除浅静脉回流影响,AVP 一定<45 mmHg。如腘静脉瓣膜功能不全(即静脉瓣膜功能不全Ⅲ°-Ⅳ°),AVP 为 50~95 mmHg(平均 70 mmHg),踝部上止血带也无多少作用。

4. 下肢静脉造影 有顺行性和逆行性两种造影方法。顺行造影:在上止血带阻断浅静脉后,经足背浅静脉注入造影剂,可见深静脉全程通畅,管腔扩张,瓣膜影模糊或消失,失去正常竹节形态。做 Valsalva 屏气动作,可见造影剂向瓣膜远侧反流。逆行造影:于患侧腹股沟股静脉注入造影剂或于对侧股静脉入管经下腔静脉进入患侧股静脉进行造影。诊断深静脉瓣膜功能不全主要应采用逆行造影,以血液反流情况判断静脉瓣膜功能,根据血液向瓣膜远侧的反流速度和范围,对静脉瓣膜功能分度。

深静脉瓣膜功能不全分度(Kistner 法):

0° 瓣膜功能正常,无反流。

Ⅰ° 极少量反流局限大腿上段。

Ⅱ° 更多量反流到达大腿下段,腘静脉瓣膜正常,小腿水平无反流。

Ⅲ° 在Ⅱ°反流基础上伴腘静脉瓣膜功能不全,造影剂进入膝下小腿静脉。

Ⅳ° 瓣膜功能异常,大量反流快速进入小腿到达胫后静脉。

【诊断对策】

(一)诊断要点

1. 病史 静脉壁薄弱和静脉瓣膜结构不良是静脉反流的原因。因此,详尽询问病史,确切了解病史、有无家族史、有无长期站立、重体力劳动、妊娠、慢性咳嗽、习惯性便秘等致腹膜压力增高的疾病或病史。

2. 临床表现 根据下肢静脉曲张的形态特征,诊断并不难。浅静脉瓣膜功能试验(Trendelenburg 试验),深静脉通畅试验(Perthes 试验),穿通静脉瓣膜功能试验(Pratt 试验)可帮助了解深静脉瓣膜功能和深静脉有无反流性改变,以及穿通静脉功能。

3. 辅助检查 彩色多普勒超声,可了解血管壁、管腔、瓣膜、血流方向、速度和浅静脉曲张情况,同时可了解深静脉瓣膜功能和深静脉有无反流性改变,以及穿通静脉功能。

容积描记和静脉造影也用于辅助诊断,可为单纯性浅静脉曲张提供诊断依据,主要用于了解有无深静脉和穿通静脉功能不全。

(二)诊断形式

对于每例慢性下肢静脉功能不全患者均应按 CEAP 分类法进行诊断和评估。

CEAP 分类(Clinical presentation,Etiology,Anatomy,Pathophysiology):是一个根据临床表现、病因、解剖和病理生理机制进行慢性静脉疾病分类的诊断评分系统,有助于临床医生认真地和紧密结合临床诊断和评估静脉功能不全患肢的情况,从而制订适当的治疗方案。

C-临床分类:慢性静脉疾病的肢体都可根据临床体征分入到 7 种临床分级中的任何一级中:A 表示无症状,S 表示有症状。

0:无可见或可触及的静脉疾病体征。

1:毛细血管扩张或浅静脉呈网状分布、踝部发红。

2:静脉曲张。

3:水肿(无皮肤改变)。

4:静脉疾病所致皮肤改变(如色素沉着、静脉性湿疹,脂质硬皮病表现)。

5:上述皮肤改变加已愈溃疡。

6:上述皮肤改变加活动性溃疡。

A-病因分类:先天性、原发性和继发性。

E-解剖分类:可分为浅静脉、深静脉、交通静脉,可用解剖分段定位各条患肢的受累情况(表 21-4)。

表 21-4　慢性下肢静脉疾病的分段定位

分段号	浅静脉(As1～5)
1	毛细血管扩张/网状静脉
2	膝上大隐静脉(GSV,Greater saphenous vein)
3	膝下大隐静脉
4	小隐静脉(LSV,Lesser saphenous vein)
5	非隐静脉
	深静脉(Ad6～16)
6	下腔静脉
7	髂总静脉
8	髂内静脉

分段号	浅静脉(As1~5)
9	髂外静脉
10	盆腔静脉(性腺静脉,阔韧带静脉)
11	股总静脉
12	股深静脉
13	股静脉
14	腘静脉
15	胫静脉(胫前静脉、胫后静脉或腓静脉)
16	肌肉静脉(腓肠肌,足底,其他)
	穿通静脉(Ap17~18)
17	大腿穿通静脉
18	小腿穿通静脉

P-病因生理分类:反流性、阻塞性、反流和阻塞混合性

慢性静脉疾病的诊断可用 CEAP 分类表示如:

①C2(a/or/s)-EP-As-Pr(2-5)表示:临床表现静脉曲张(a 或 s),原发性,浅静脉受累,返流性(膝上、下部大隐静脉、小隐静脉和非隐静脉系统)

②C2,3,4,6-s-Es-As,d,p-Pr 2,3,11,13,14,15,18-O 7,9 表示:临床表现静脉曲张、水肿、皮肤改变,活动性溃疡,有症状性。病因为血栓形成,解剖部位在浅静脉、深静脉、交通静脉全部受累。返流存在于膝上、下大隐静脉、股浅静脉、腘静脉、小腿部静脉和交通静脉、阻塞存在于髂总和髂外静脉。

(三)临床类型

(1)原发性下肢静脉曲张(primary lower extremity varicose veins) 下肢浅静脉瓣膜功能不全使静脉内血液返流,远端静脉血流淤滞,从而引起静脉管扩张,浅静脉伸长、迂曲而呈曲张状态。静脉壁较弱,静脉瓣膜结构不良及浅静脉内压力升高是引起浅静脉曲张的主要原因。

原发性下肢静脉曲张早期多无局部症状,逐渐发展可出现进行性加重的浅静脉扩张、隆起和迂曲,尤以小腿内侧为明显,小隐静脉曲张主要位于小腿外侧。

原发性深静脉瓣膜功能不全常与原发性浅静脉曲张合并存在,因此,必须首先排除深静脉功能不全后才能诊断单纯性原发性浅静脉曲张,原发性深静脉瓣膜功

能不全与原发性浅静脉曲张常互为因果。

(2)原发性下肢深静脉瓣膜功能不全　指无确定病因的由于深静脉瓣膜延长、松弛和脱垂或深静脉扩张致深静脉瓣膜关闭不全所引起的返流性血流动力学病理改变。可导致静脉高压、血液淤滞，从而引发一系列静脉功能不全表现，是慢性静脉功能不全的重要病因。约有 60%～70% 的下肢静脉疾病患者患有深静脉瓣膜功能不全，常与浅静脉曲张和穿通静脉功能不全合并存在。

下肢酸胀沉重感、胀痛和足踝部水肿，常较单纯性浅静脉曲张明显。仅以临床表现难以鉴别有无深静脉瓣膜功能不全，因此，必须辅助一些检查进行深静脉瓣膜功能的测定才能明确诊断。

(3)穿通静脉(交通静脉)功能不全　在慢性静脉功能不全的发病过程中，穿通静脉具有重要的作用，尤其是在静脉性溃疡形成过程中起关键作用。穿通静脉功能不全常与浅、深静脉功能不全合并存在，以内踝穿通静脉与外踝穿通静脉最为重要，其瓣膜功能不全，与大、小隐静脉曲张的发生和静脉性溃疡的形成有密切关系。临床表现可与浅静脉曲张和深静脉瓣膜功能不全相似，可出现患肢酸胀沉重感、乏力、水肿、静脉曲张、疼痛、色素沉着，湿疹样皮炎，特别是与静脉性溃疡的存在密切相关。

(4)深静脉血栓形成后综合征　急性深静脉血栓形成经治疗或自己转归进入慢性期后由于侧支循环的建立和静脉阻塞后再通，使静脉功能部分可恢复，但由于静脉阻塞仍存在，使血栓形成后再通所造成的静脉瓣膜不全使深静脉返流性作用增强，出现继发性深静脉瓣膜功能不全，浅静脉代偿性扩张。

(四)鉴别诊断要点

1. 原发性下肢静脉曲张

(1)原发性下肢深静脉瓣膜功能不全　此病常与原发性浅静脉曲张合并存在，因此，必须首先排除深静脉功能不全后才能诊断单纯性原发性浅静脉曲张，此病与原发性浅静脉曲张常互为因果。患肢常有沉重酸胀感，站立或行走时间长时加重，肿胀程度重于单纯性浅静脉曲张，其余症状体征也较严重。准确的鉴别方法是彩色多普勒超声检查和下肢静脉造影(尤其是逆行静脉造影)，能够观察到深静脉瓣膜关闭不全的征象。

(2)下肢深静脉血栓形成后综合征　主要表现为下肢深静脉回流障碍。在下肢深静脉血栓形成的早期，浅静脉扩张属于代偿性表现，伴有明显肢体肿胀。随着病程迁延，在深静脉血栓的再通过程中，由于瓣膜逐渐破坏，深静脉出现血液返流，静脉压升高，可出现与原发性下肢深静脉瓣膜功能不全相似的临床表现。下肢肿胀不适,活动后加重,可合并出现小腿部穿通静脉功能不全以及皮肤营养不良性改变。彩色多普勒超声检查可清楚显示静脉内血栓形成状况,再通后静脉壁粗糙、管腔狭窄情况,以及瓣膜功能受损情况,是首选的检查方法。必要时也可行静脉造影检查。

(3)动静脉瘘 表现为浅静脉曲张,但患肢局部皮温升高,局部常可触及震颤或闻及血管杂音,静脉压明显升高。先天性动静脉瘘患肢常较健肢明显增粗增长。后天性动静脉瘘多由于创伤引起,有外伤史。抬高患肢后,曲张静脉难以缓解,穿刺时可有鲜红色氧合血。彩色多普勒超声可清楚显示动静脉瘘情况,必要时可行动脉造影。

(4)先天性静脉畸形骨肥大综合征(klippel-trenaunay syndrome,KTS) 一种先天性静脉畸形病变,可具有浅静脉曲张及深静脉瓣膜功能不全表现,患肢比健肢增粗增长,下肢外侧皮肤出现大片葡萄酒色红斑,以及深静脉畸形为其3个主要特点。经彩色多普勒超声检查和静脉造影,常可显示畸形的深静脉情况;动脉造影常难以发现病变。

2. 原发性下肢深静脉瓣膜功能不全应与下列疾病相鉴别

(1)深静脉血栓形成后综合征(继发性深静脉瓣膜功能不全) 原发性深静脉瓣膜功能不全应与深静脉血栓后综合征(继发性深静脉瓣膜功能不全)相鉴别,二者均可出现深静脉瓣膜功能不全、浅静脉曲张、湿疹样皮炎、色素沉着、溃疡形成。其鉴别要点如下:

1)静脉血栓形成病史 深静脉瓣膜功能不全没有,而深静脉血栓形成后综合征有;

2)浅静脉曲张 深静脉瓣膜功能不全发生较早,可合并出现,而深静脉血栓形成后综合征发生较晚,肢体肿胀消退后缓慢发生;

3)病变静脉段 深静脉瓣膜功能不全多发于股静脉、腘静脉;而深静脉血栓形成后综合征多发于髂总、髂外静脉、股总静脉;

4)彩超和静脉造影检查 深静脉瓣膜功能不全示全程通畅,浅静脉可扩张,瓣膜影可见,而深静脉血栓形成后综合征示深静脉部分再通,壁增厚,不规则,瓣膜影模糊或消失;

5)淋巴水肿 深静脉瓣膜功能不全无或轻度,而深静脉血栓形成后综合征晚期常伴重度水肿。

(2)单纯性大隐静脉曲张 参阅"原发性下肢静脉曲张"。一般根据彩超和静脉造影可鉴别。

(3)淋巴水肿　淋巴水肿无含铁血黄素色素沉着、皮肤常增厚。小腿、踝部、足背部肿胀最重,休息后水肿消退不明显。深静脉瓣膜功能不全者肿胀主要局限于足踝部,休息后可明显消退。可行同位素淋巴造影明确是否淋巴管阻塞。彩超和静脉造影可明确深静脉瓣膜功能。

3. 穿通静脉(交通静脉)功能不全　穿通静脉功能不全常与浅、深静脉功能不全合并存在,其鉴别诊断如上述。

【治疗对策】

(一)治疗原则

慢性下肢静脉功能不全的治疗包括非手术治疗和手术治疗,治愈的方法是手术治疗。治疗的方法取决于临床分级,有无深静脉反流和穿通静脉功能不全。目的是增加静脉回流量,减少下肢静脉淤滞量,改善静脉瓣膜功能。

(二)术前准备

1. 手术前需描记好要处理的曲张静脉的范围。

2. 术前彩超明确深静脉瓣膜功能,和穿通静脉有无扩张返流,假如存在,需标记位置。

(三)治疗方案

1. 非手术治疗　患肢穿弹力袜或用弹力绷带,也可用充气加压带等机械性梯度压力装置,借助远侧高而近侧低的压力差,以使静脉血液回流,使曲张静脉处于萎瘪状态。日常生活中避免久站、久坐或长时间行走,可间歇抬高患肢,有助于血液回流。

一般适用于:①病变局限,症状轻微而又不愿手术者;②妊娠期发病,常在分娩后曲张静脉可能自行消失;③全身情况差,难以耐受手术者。

2. 手术治疗　主要用于原发性下肢静脉疾病,继发性病变如存在严重静脉瓣膜返流,可行手术治疗。

(1)下肢静脉曲张

1)手术指征　是根本的治疗方法。凡有症状且无禁忌证者都可手术治疗。手术目的是永久性消除静脉高压来源的静脉曲张。

手术适应证:①大范围的静脉曲张;②确定隐静脉有轴性返流;③大腿中或前内侧静脉曲张形成;④伴有疼痛,肢体酸胀感和长时间站立或坐位产生小腿疲劳感;⑤反复发作浅静脉血栓性静脉炎;⑥湿疹性皮炎,色素沉着,脂质性硬皮改变;⑦静脉破裂出血;⑧静脉性溃疡形成。

2)手术时机　择期手术。

3)手术方法

①传统经典的手术方法是大小隐静脉高位结扎和剥脱术。从理论上来说，单纯高位结扎隐静脉及其属支可阻断深静脉血液逆流，使曲张静脉消失，达到治疗目的。但由于浅静脉曲张后，静脉壁已丧失弹性，站立时下肢血液仍能使曲张的浅静脉充盈，因此高位结扎术应结合剥脱术才能取得较好的临床疗效。既往要求高位结扎大隐静脉时应同时结扎其5条主要属支，但近年多数专家认为，不必强求一定要完全结扎所有属支，否则结果可能事与愿违，可能会促使曲张静脉复发。

②除了上述经典的手术方式外，还有许多浅静脉手术方法应用于临床，这些方法不但保证了消除静脉高压和静脉曲张的作用，而且注重了减少并发症和取得美观美容效果。如曲张静脉点式抽剥，电凝术，经皮环形缝扎术，腔内激光闭合术，腔内射频闭塞术，透光下 trivex 刨吸术等，都取得了良好疗效。

③硬化剂注射疗法：利用硬化剂注入曲张静脉后引起炎症反应发生闭塞。适用于毛细血管扩张、网状静脉形成或小范围的局限性曲张病变，以及手术后残留的和局部复发的曲张静脉。一些高龄患者不愿接受手术，也可采用注射疗法。

常用硬化剂(美国 FDA 批准使用的仅2种)为5％鱼肝油酸钠和3％十四羟硫酸钠。聚多卡醇(polidocanol)还在临床试用阶段，但已在临床广泛使用。硬化剂注射后应予以弹性绷带包扎压迫，应避免硬化剂渗漏引起组织炎症、坏死或进入深静脉并发血栓形成。

如为继发性下肢浅静脉曲张：如深静脉阻塞再通，肢体肿胀减轻，病变主要以深静脉瓣膜功能不全和交通静脉功能不全，静脉曲张表现严重为主的，可采用上述方法消除浅静脉曲张。

(2)下肢深静脉瓣膜功能不全

1)手术指征

由于大多数原发性下肢深静脉瓣膜功能不全肢体常同时伴有浅静脉曲张或穿通静脉功能不全，在纠治了浅静脉曲张或穿通静脉功能不全后，深静脉瓣膜功能可得到改善。因此，对于原发性深静脉瓣膜功能不全患者可先行浅静脉手术(即大隐静脉高位结扎抽剥)或(和)穿通静脉结扎术，如疗效好，可不需进行深静脉瓣膜修复手术。

深静脉瓣膜重建术的手术指征：

①保守治疗失败者，年龄轻者；

②浅静脉手术或(和)穿通静脉结扎术后疗效不佳者；

③深静脉瓣膜返流≥Ⅲ°(Kistner 分度);

④静脉再充盈时间<12 秒,站立位时静止静脉压与标准运动后静脉压相差>40%;

⑤继发性深静脉瓣膜功能不全在保守治疗失败后,经穿通静脉结扎术(可联合浅静脉手术)术后疗效不佳者。

2)手术时机　择期手术。

3)手术方法主要分为二类:

①静脉开放手术:包括静脉内瓣膜修复成形术、静脉瓣膜移植和移位术;新鲜的和冰冻保存的同种异体静脉瓣膜移植术。

②静脉壁外手术:包括静脉瓣膜包裹、环缩、戴戒、环缝缩窄等手术,腘静脉肌袢替代术、静脉外瓣膜修复成形术经皮置放瓣膜外缩窄装置等。

(3)穿通静脉(交通静脉)功能不全

1)手术指征　有症状且无禁忌证者都可手术治疗。

2)手术时机　择期手术。

3)手术方法

①深筋膜下穿通静脉结扎术(Linton 手术):由 Linton 于 1938 年设计并应用于临床,主要针对患静脉性溃疡的穿通静脉功能不全患肢。该术式优点是术后下肢静脉性溃疡能迅速愈合。缺点是此术式采用患肢长切口或范围广泛地多切口,创伤大,术后切口延迟愈合,皮肤坏死和伤口感染等并发症发生率高,可达 58%。这使其应用受到限制。此后有许多对此术式的改良,如只需取小腿内侧从内踝至膝水平的一个长切口进行筋膜下穿通静脉结扎。该改良术式使得手术创伤减少,但伤口并发症发生率仍高,且住院时间延长。现已很少有人采用此术式。

②内镜筋膜下穿通静脉结扎术(subfascial endoscopic perforator surgery, SEPS):由 Hauer 1985 年首次将内镜技术用于治疗下肢静脉疾病而开展的手术方式。是由于静脉微创外科观点的建立和内镜外科技术的发展而产生的一种微创手术,具有安全、快捷、并发症少,溃疡愈合快和创伤小等优点。

SEPS临床上主要用于 CEAP 分类 C4 级以上的穿通静脉功能不全的病例。近年也有人提出:C2、C3 合并穿通静脉功能不全的病例也可进行 SEPS。由于穿通静脉功能不全常与浅静脉或/和深静脉功能不全合并存在,而许多患肢在浅静脉手术后可明显改善穿通静脉功能,因此,一般主张对这些病例,可先行浅静脉手术,如术后疗效不佳(溃疡愈合不良),才考虑采取 SEPS 手术治疗交通静脉功能不全。深静脉血栓形成综合征者,如证实交通静脉功能不全,特别是合并静脉性溃疡者,也可考虑 SEPS 手术治疗交通静脉功能不全。

手术时的麻醉可选用硬膜外阻滞麻醉、腰麻与硬膜外阻滞联合麻醉,或气管内插管全身麻醉。患肢大腿根部置空气止血带,手术野依次以碘酒、酒精消毒,铺无菌手术巾后,有静脉溃疡的患肢用驱血带驱血,空气止血带加压 550～600 mmHg,腔镜手术在"无血"状态下进行。在胫骨中段内侧 3～4 cm 做 1～2 cm 纵切口达筋膜下,手指钝性分离筋膜下间隙,从切口将 SEPS 镜头插入筋膜下间隙,SEPS 镜头向足部插入接近内踝。向筋膜下灌注二氧化碳气体,维持压力 25～30 毫米汞柱。电视荧屏上能清晰见到粗大的交通静脉。操作孔插入腔镜分离钳,分离交通静脉周围组织,游离交通静脉。切断交通静脉的方法,可有下列选择:a. 对于较大的交通支静脉,可用钛夹钳夹静脉,然后用腔镜剪切断静脉;b. 也可以超声刀,以超声切断交通静脉;c. 还可以使用双极电凝,将交通支静脉电凝止血后,用腔镜剪切断静脉。逐步依此结扎切断小腿深筋膜的交通支静脉,直至所见的交通支静脉全部结扎切断后,缝合小腿切口,结束手术。术后第一天即鼓励患者离床活动。

③浅筋膜下点式结扎穿通静脉:方法简便,损伤小,但只能针对浅筋膜下的穿通静脉,难以进行深筋膜下的穿通静脉结扎。

④硬化剂注射治疗:可对功能不全的穿通静脉进行硬化剂注射治疗以闭塞穿通静脉,但应由熟练的专家进行。常见的并发症为复发率较高,可能导致深静脉血栓形成。一般不推荐在隐股静脉和隐腘静脉结合部进行硬化剂注射,如确定功能不全的穿通静脉较大(直径＞4 mm)应予以手术结扎。

【术后观察及处理】

(一)一般处理

卧床时抬高患肢,术后应鼓励患者尽早下床活动,使深静脉血液受肌泵挤压加速回流,有利于防止深静脉血栓形成。近年来更多人主张术后常规使用少量低分子肝素预防深静脉血栓形成,也可用弹力袜等加压措施预防深静脉血栓形成。

(二)并发症的观察及处理

1. 血栓性静脉炎 曲张静脉内血流缓慢,易形成血栓并发非感染性炎症。也可因足部细菌侵入造成感染性炎症。患者腿部可出现红肿、发热,静脉呈条索状,有触痛。可采取抗感染治疗,炎症控制后才手术。同时嘱患者抬高患肢,活动时加压治疗,也可给予抗血栓和扩血管药物治疗。

2. 溃疡形成 踝上足靴区为静脉压较高的部位,且有恒定的穿通静脉,皮肤营养状况差。一旦损伤易引起难愈性溃疡,常并发感染。治疗有卧床休息、抬高患肢、加压治疗、抗感染、溃疡治疗等,但静脉性溃疡一般难以自愈,应进行手术。除上述静脉曲张手术外,有报道溃疡周围缝扎术和溃疡缝扎术有助于溃疡愈合。

3. 出血　曲张静脉管壁破裂,可致出血且难以自行停止,可抬高患肢,加压包扎止血,必要时可缝扎止血,应尽早行浅静脉手术,消除曲张浅静脉。

【疗效判断及处理】

慢性下肢静脉功能不全手术后大多疗效确切,但都有一定数量的复发率。术后要穿弹力袜加压治疗预防复发。

【出院后随访】

①出院时可不带药或带少量消肿药;②定期检查血管彩超;③出院后应当注意的问题:穿弹力袜或用弹力绷带加压治疗,日常生活中避免久站、久坐或长时间行走,可间歇抬高患肢,有助于血液回流。

（王深明）

第十六节　急性深静脉血栓形成

【概述】

深静脉血栓形成(deep venous thrombosis,DVT)是血液在深静脉内不正常凝结引起的病症,多发生在下肢,血栓脱落可引起肺栓塞(pulmonary embolism,PE),合称为静脉血栓栓塞症(venous thromboembolism,VTE)。急性深静脉血栓形成,指病程1个月以内的DVT早期阶段,发病后7天以内为急性期;发病第8~30天(1个月)为亚急性期。DVT是常见的一种病症,后果主要是肺栓塞和DVT后综合征,严重者可导致死亡和显著影响生活质量。

在西方国家,总人群中DVT的年发生率为0.1%。目前国内还缺乏关于DVT发病率的准确统计资料。DVT的主要原因是静脉壁损伤、血流缓慢和血液高凝状态。DVT多见于大手术或创伤后、长期卧床、肢体制动、晚期肿瘤患者或有明显家族史者。按血栓形成部位可分为四肢深静脉血栓形成和腹腔静脉血栓形成。其中以下肢深静脉血栓形成最多见,通常说的 DVT 指下肢深静脉血栓形成。

【诊断步骤】

(一)病史采集要点

1. 肢体肿胀疼痛不适的时间、部位、性质,是否休息、抬高患肢会缓解,是否随病程的演进而变化。

2. 起病前是否有长期卧床、制动、近期手术等引起血流缓慢的因素。

3. 是否伴有呼吸困难、胸痛、气促等肺栓塞表现;是否伴有腹痛、腹胀、黄疸、纳差、大便改变等消化系统症状。

4. 是否使用抗凝、溶栓类药物治疗,是否有血液病史。

5. 有无既往 DVT 病史;有无静脉曲张、心脏病、肾病、糖尿病、恶性肿瘤等病史;有无近期手术、外伤史,女性有无妊娠生产史或者长期使用避孕药;有无家族 DVT 病史。

(二)体格检查要点

1. 一般情况发育、营养、体重、精神、血压和脉搏。

2. 局部检查　特别仔细地进行局部检查,应注意以下内容:

(1)是否有肢体肿胀,注意肿胀部位,性质是否可凹陷性,皮肤温度改变,有无浅静脉怒张、色素沉着。抬高患肢肿胀是否改善。

(2)测量肢围　上肢:桡骨茎突上 10 cm 及尺骨鹰嘴上 10 cm 处上肢的围径即为上肢肢围;下肢:髌骨下 10 cm 及髌骨上 20 cm 处下肢的围径,即为下肢肢围。此标准并非绝对固定,根据肢体长短可修正测量点的位置,但对同一个体来说,测量点应固定,以便比对。

(3)是否有肢体压痛,血栓发生在小腿肌肉静脉丛时,可出现血栓部位压痛(Homans 征和 Neuhof 征阳性)。

Homans 征阳性:患肢伸直,踝关节背屈时,由于腓肠肌和比目鱼肌被动牵拉而刺激小腿肌肉内病变的静脉,引起小腿肌肉深部疼痛。

Neuhof 征(即腓肠肌压迫试验)阳性:刺激小腿肌肉内病变的静脉,引起小腿肌肉深部疼痛。

(4)是否有缺血表现,足背动脉和胫后动脉搏动是否减弱或消失,皮肤是否有水泡,皮温是否明显降低并呈青紫色(股青肿)。

3. 全身检查不可忽视全身体格检查,应注意:

(1)是否呼吸次数增加、心率增快,发热,肺部啰音、胸膜摩擦音,肺动脉第二音亢进。

（2）是否有黄疸，是否有腹胀、肠型、腹部压痛，能否闻及肠鸣音亢进及气过水声，是否存在移动性浊音。注意下腹部和盆部有无肿块。

（3）是否有心脏衰竭体征如：颈静脉搏动增强、充盈、怒张，肝颈静脉反流征阳性，右心扩大，肝大。

（三）辅助检查要点

1. 实验室检查

（1）血常规，可判断有无炎症、血小板增多症引起的凝血功能亢进。

（2）肝、肾功能，对抗凝、溶栓药的选择及使用有参考作用。

（3）出凝血常规，了解基本的出凝血情况及监测用药疗效，是调整治疗策略的基本依据。

（4）D-二聚体＞500 μg/L 对急性 DVT 有重要参考价值。

（5）血栓性因素监测，如抗凝血酶Ⅲ、蛋白 C、蛋白 S、凝血因子Ⅷ、FDP 等。

2. X 线检查　全胸片可发现是否并发肺栓塞的表现。

3. 彩色多普勒超声检查　彩色多普勒超声检查简便有效，敏感性、准确性均较高，为无创检查，可反复进行，适用于对患者的筛选、监测。彩超可以提供解剖与生理学方面信息，既可明确静脉血栓位置也可见到血管中血流情况，是临床首选 DVT 筛查的影像学手段。

4. 空气体积描记仪（air-plethysmography，APG）　作为一种无创检查，APG可以较准确地诊断较大静脉的阻塞性病变。不仅可以提示静脉阻塞的存在，还可以提示阻塞的严重程度。但对小腿静脉丛血栓形成诊断效果不满意。

（四）进一步检查项目

1. 下肢顺行性静脉造影——有创性诊断金标准　静脉造影是将含有机碘水溶液造影剂（泛影葡胺、优维显等）注入血管内，然后通过摄片来明确血栓形成部位、大小，是否再通及侧支循环的情况。方法是在踝关节用止血带紧束以阻断前浅静脉回流，然后在足背浅静脉穿刺，并注入造影剂，此时用 X 线设备连续观察造影剂充盈静脉，选择正确的时间拍片就可获得直接的深静脉显像，判断有无血栓，血栓的位置、范围、形态和侧支循环。

2. 放射性核素显像　利用放射性核素的示踪作用，判断血管系统病变。它可以同时完成周围静脉检查和肺扫描，以诊断 DVT 及肺栓塞，常被用以研究 DVT 与肺栓塞之间的关系。

3. 螺旋 CT 静脉造影（computed tomography venography，CTV）　近年出现

的新的 DVT 诊断方法,可同时检查腹部、盆腔和下肢深静脉情况。

【诊断对策】

(一)诊断要点

1. 病史　突然的下肢肿胀疼痛不适,休息、抬高患肢症状会缓解。血流缓慢和血液高凝状态是两大主要发病原因。因此,详尽询问病史,确切了解发病全过程、既往病史及相关病史是 DVT 的主要诊断方法。

2. 临床表现　具有典型肢体凹陷性肿胀。因 50% 的 DVT 患者会发生肺栓塞,70% 的肺栓塞患者的血栓来源于自身的下肢深静脉。所以要注意是否伴有肺栓塞表现。

3. 辅助检查　静脉彩色多普勒检查、空气体积描记、静脉造影、放射性核素显像等检查均可提供诊断依据。

(二)临床类型

根据血栓形成部位可分为:

1. 上肢深静脉血栓形成　可以局限于腋静脉。特点:前臂和手部肿胀、胀痛,手指活动受限。发生在腋-锁骨下静脉,肿胀范围累及整个上肢,伴有上臂、肩部、锁骨上和患侧前胸等部位的浅静脉扩张。上肢下垂位时,肿胀和胀痛加重,抬高后减轻。

2. 下肢深静脉血栓形成　最为常见,根据发病部位及病程,可做如下分型:

(1)周围型腘静脉或股浅静脉下段以下的深静脉血栓形成,其中有一种特殊类型称作小腿肌肉静脉丛血栓形成。其特点:血栓可在麻醉、手术、外伤或任何制动情况下形成,早期许多患者无症状或极为轻微,多数容易被诱发因素所掩盖。临床上主要表现为小腿疼痛和轻度肿胀,活动受限。体征为足背屈时牵拉腓肠肌引起疼痛(Homans 征)和腓肠肌压痛(Neuhof 征阳性)。

(2)中央型即髂-股静脉血栓形成。临床特点:左侧多见,起病急骤,全下肢明显肿胀,患侧髂窝、股三角区有疼痛和压痛,浅静脉扩张,患肢皮温升高。血栓可向上延伸至下腔静脉,向下可累及整个下肢静脉,成为混合型。

(3)混合型即全下肢深静脉血栓形成。可以由周围型扩展而来,表现为开始症状很轻微,以后肿胀平面上升,直到全下肢水肿才被发现,临床表现与血栓形成的时间不一致。也可以由中央型向下扩展累及,表现与中央型相似。

(4)特殊类型　①股白肿当急性下肢深静脉血栓形成时,下肢水肿在数小时内达到最高程度,肿胀呈可凹性及高张力,股动脉持续痉挛,可见全肢体的肿胀、皮肤苍白及皮下网状的小静脉扩张,称为股白肿。②股青肿当髂股型或混合型迅速累及下肢深、浅静脉,来不及建立侧支代偿,下肢呈极度肿胀,淤血严重,临床表现为剧烈疼痛、皮肤呈暗紫色、有的甚至起水泡,临床上称股青肿。

股青肿和股白肿较少见,但是紧急情况,须紧急手术取栓,方能挽救患肢。如不及时处理,可发生静脉性坏疽。

3. 上、下腔静脉血栓形成 上腔静脉血栓形成大多数起因于纵隔器官或肺的恶性肿瘤。临床特点:上肢静脉回流障碍表现,面颈部肿胀,球结膜充血水肿,眼睑肿胀,颈部、前胸壁、肩部浅静脉扩张。常伴有头痛、头胀及其他神经系统症状和原发病的症状。

下腔静脉血栓形成,多为下肢深静脉血栓向上延伸所致。临床特点:双下肢深静脉回流障碍,躯干的浅静脉扩张,血流方向向头端。当血栓累及下腔静脉干段,影响肝静脉回流时,则有门脉高压症的表现。

4. 腹腔静脉血栓形成

(1)急性肠系膜静脉血栓形成是一种发病率较低,但症状重、误诊率和致死率较高的肠管静脉回流障碍引起的缺血性疾病。通常累及肠系膜上静脉,肠系膜下静脉十分罕见。临床特点:起病隐匿、缓慢,早期无特异性症状和体征,发作后很快形成出血性肠梗死,腹腔、肠腔内血性渗出液增多,是一种威胁生命的急腹症。多数在出现腹膜炎体征或休克,甚至剖腹探查后才作出诊断。影像学诊断主要靠增强 CT。

(2)门静脉血栓形成临床上较少见,在不明原因腹痛、腹胀、腹腔严重感染、门静脉高压症、上消化道出血等许多不同状态下应考虑此病。确诊主要靠辅助检查:彩色多普勒超声、CT 检查,诊断困难可行磁共振血管造影术、选择性动脉门静脉造影术有助诊断。

(3)肾静脉血栓形成常见于肾病综合征。大多数患者无典型的临床表现。诊断主要靠彩色多普勒超声检查、CT、选择性血管造影。

(三)鉴别诊断要点

1. 血栓性浅静脉炎

(1)多见于静脉输入刺激性液体、静脉留置输液管以及下肢静脉曲张患者。

(2)沿浅静脉通路发红,触诊可触及发硬、有压痛的索条状物。

(3)深静脉通畅,一般无水肿。

2. 血栓闭塞性脉管炎

(1)动脉血栓形成,管腔阻塞伴炎症反应,患肢感觉异常、肢体肿胀、脉搏消失、肌肉疼痛或间歇性跛行。

(2)血管超声或造影可鉴别。

3. 腓肠肌撕裂或其他骨骼肌损伤

(1)与下肢外伤有关,多在外伤或剧烈活动后发病。

(2)症状和体征与周围型 DVT 类似。

4. 全身性疾病 下肢水肿可能由于不同系统的疾病引起,包括充血性心力衰竭、慢性肾功能不全、液体过多、贫血、低蛋白血症、盆腔恶性肿瘤等。这些疾病引起的下肢水肿通常是双侧的,对称的,但无浅静脉怒张,也无皮肤颜色改变。

【治疗对策】

(一)治疗原则

治疗深静脉血栓形成(DVT)的目的是防止血栓的局部蔓延,加速纤维蛋白溶解过程,阻止血栓脱落发生肺血栓栓塞症(PTE),从而降低 PTE 的发生率及死亡率,并降低 DVT 及 PTE 的再发率。治疗措施主要有非手术保守治疗、手术取栓,还有近年发展起来的介入治疗等。

(二)治疗方案

1. 非手术治疗 DVT 的主要治疗是非手术治疗,包括一般处理、抗凝、溶栓和祛聚治疗。

(1)一般处理

1)卧床休息,抬高患肢,要求超过心脏平面,主动活动踝关节,利于静脉回流,减轻肢体肿胀。

2)禁止肢体按摩,以免淤滞的小静脉破裂出血及血栓脱落造成肺栓塞。

3)全身症状和局部压痛缓解后可进行轻便活动,最好穿弹力袜,以保护浅静脉和交通静脉的瓣膜功能。

4)静脉性疼痛一般以胀痛为主,非特殊情况一般不需要用止痛剂。

5)一般不需要用特殊抗生素,为了预防继发感染,可适当应用抗生素。

(2)抗凝治疗 抗凝治疗是静脉血栓栓塞症的标准治疗,大量临床随机对照实验已证实抗凝治疗可抑制血栓蔓延,降低肺栓塞发生率和病死率,以及复发。抗凝治疗的主要作用是抑制体内凝血过程中的一些环节,使凝血时间延长,阻止血栓形成;而对已形成的血栓不起治疗作用,只对已形成的血栓,阻止滋长、蔓延和可预防肺栓塞及血栓再发生,但不能溶解血栓和清除静脉瓣膜上的血栓物质,故不能预防肢体栓塞后综合征。目前临床使用的抗凝药主要是肝素和华法林。

1)肝素　通过与抗凝血酶Ⅲ结合,有效抑制凝血活酶的产生及其活性,并抑制血小板的聚集和活性物质的释放。

①适应证:已经确诊的 DVT,以及临床和实验室检查都怀疑的 DVT。

②禁忌证:严重出血素质、严重的肝肾功能不全、恶性高血压、两周内曾行大手术尤其颅内或眼科手术、近 2～3 个月内曾发生脑出血及高度过敏的患者。

③肝素分类、用法和用量:普通肝素平均分子量为 15 000,是高分子量肝素。国产肝素规格每支 1 ml,含 100 mg(12 500 U),半衰期为 90 min,随肝素用药量增大而延长。一次静脉注射 50 mg 时,抗凝效果可维持 2～3 h,75～100 mg 时可维持 3～4 h。理论上讲要维持效果,首次剂量应达到 20 U/kg,并每隔 1.5 h 给药 35 U/kg。DVT 的治疗可选择下面任何一种注射方法。一是首次注射量为 5 000～10 000 U,继而以 500～600 U/kg,24 h 内维持;二是间隙静脉注射:每隔 4～8 h 一次,每次 5 000～10 000 U。血浆肝素水平达到 200～400 U/L 为宜。

注意事项:由于个体对肝素的敏感性不一样,血栓形成的时间不同个体对肝素的敏感性也不同,肝肾功能状态不同时肝素用量差异很大。因此静脉给予肝素必须进行监测,以确保疗效和安全性。目前常用的监测是激活的部分凝血酶原时间(APTT),肝素的治疗效果应尽快达到和维持抗凝前的 1.5～2.5 倍。但 APTT 并不总是可靠地反映血浆肝素水平或肝素抗血栓活性。检验室可以根据相当于血浆肝素水平 0.3～0.7 U/mL 酰胺水解测定的抗因子 X 活性确定本实验室 APTT 的治疗范围。有条件的医院可通过直接检测肝素水平进行调整剂量,对于要求每天需要大剂量肝素又达不到 APTT 治疗范围的肝素抵抗患者,肝素的剂量可根据抗因子 Xa 的测定来调整。间断静脉注射肝素比持续静脉给药有更高的出血风险。

低分子量肝素(LMWH)指分子量在 1 000～10 000 的肝素。与普通肝素比较,LMWH 抗因子 Xa 活性更强。具有较好的抗血栓效果无需实验室检测,生物利用度高,个体差异小,可按体重给药;LMWH 不通过胎盘屏障,孕妇使用较安全。因此相对于普通肝素剂量的不可预测性及使用不方便,低分子肝素的使用越来越多。临床上常用的低分子肝素有那屈肝素钙(速碧林)、依诺肝素钠(克赛)。用法:速碧林 86 IU/kg 每天 2 次皮下注射或者 171 IU/kg 每天一次皮下注射;克赛 100 IU(1 mg)/kg 每 12 小时一次皮下注射。

④使用时间肝素抗凝治疗的期限没有明确规定,一般主张用 5～7 天,但需继续用口服抗凝药治疗,特别推荐治疗的第一天联合应用维生素 K 拮抗剂华法林,最少使用 5 天,在 INR 稳定并大于 2.0 后,停用肝素。

⑤副作用与处理肝素抗凝治疗的主要并发症是出血和血小板减少,长期使用

还会引起骨质疏松。出血并发症发生率<2%,血小板减少发生率<1%。老年人、严重肝肾功能不全及长时间 APTT 过度延长的患者容易出血。严重出血除停用肝素外,可用鱼精蛋白中和,用法是按 100 mg 鱼精蛋白中和 90～100 U 肝素(指最后一次肝素用量)的比例静脉注射,注射速度不超过 500 mg/min。血小板低于 $100×10^9/L$ 时应停用肝素。LMWH 上述副作用的发生率较低。

2)香豆素衍生物——华法林　香豆素衍生物为口服抗凝药,是一类维生素 K 拮抗剂,在肝脏起作用,通过阻滞四种依赖维生素 K 的凝血因子Ⅱ、Ⅶ、Ⅸ、Ⅹ及抗凝 C 蛋白、S 蛋白的合成。临床使用广泛的是华法林。

①适应证:基本与肝素相同。因其为口服药,故适宜于长期抗凝。主要用于预防血栓形成。

②用法和用量:华法林起效缓慢,给药后 2～3 天开始发挥作用。急性 DVT 时,用肝素治疗的同时从第一天或第二天开始给华法林,起始剂量 3 mg Qd,以后根据 INR 调整剂量,推荐 INR 2.0～3.0。华法林必须与肝素重叠使用一段时间以便充分发挥其作用,当 INR 达到治疗范围,停用肝素,继续用华法林抗凝。华法林的使用需要严密检测。

③注意事项许多因素影响华法林的代谢和作用效果,如患者的体质、肝肾功能状态、疾病谱等。应尽量避免同服其他药物,尤其避免与阿司匹林同用,否则出血副作用明显增加。所以要遵循个体化原则,依据实验室指标决定有效维持量。实验室主要检测凝血酶原时间(PT),活化的部分凝血酶原时间(APTT)、国际标准化率(INR)。检测时间要求于 1～2 周内,每日一次,根据凝血指标调整剂量。剂量调整稳定后每 1～2 周检测一次出凝血常规。服药期间尽量不饮酒,饮食富含维生素 K 的食物。华法林科通过胎盘导致胎儿畸形,孕妇禁用。

④使用时间华法林的抗凝治疗时间必须个体化,对存在短暂或可逆危险因素(如继发于手术或创伤)的患者至少治疗 3 个月;初次自发性静脉血栓形成患者应至少抗凝 6 个月;复发的自发性 DVT 或存在 VTE 的先天性危险因素患者应该长期抗凝治疗,期限 12 个月或更长。

⑤副作用与处理出血是华法林的主要副作用,临床治疗中应密切注意观察患者可能出现的出血征象。一旦患者出现出血或有倾向,应减量或停药。复查出凝血常规。严重者可给予维生素 K 治疗。用法:轻度出血可用维生素 K_1 10 mg 皮下注射,严重出血用维生素 K_1 50～100 mg 稀释后缓慢静脉注射,至少 10 min,并可输新鲜血。

(3)溶栓治疗　溶栓治疗是指溶栓药激活纤溶酶原并使之活化为纤溶酶后,降解血栓中不溶性纤维蛋白为可溶性纤维蛋白,从而使血栓溶解,达到使血管再通的目的。与抗凝治疗相比,溶栓治疗的出血风险大,严重出血并发症较肝素抗凝治疗增加 4 倍,且血栓很少能完全溶解。而关键是抓住时机,溶栓开始的越早,效果越好。

1)适应证   临床上一般是 3 天之内的新鲜血栓和非闭塞性血栓是溶栓的最好适应证。而大的近端深静脉血栓形成(髂股静脉血栓形成)患者,急性栓塞 2 周以内如无溶栓禁忌也可行溶栓治疗。

2)禁忌证   ①大手术后 10 天内。②凝血障碍疾病、低凝状态、出血性疾病。③新近行心肺复苏者。④3 个月内胃肠道有大出血者。⑤肝肾功能不全。⑥感染性血栓形成。⑦妊娠期间或分娩后 10 天内。⑧严重控制不好的高血压(200/110 mmHg)。⑨高龄患者慎用,70 岁以上患者一般不用。⑩对溶栓药过敏者。

3)溶栓药种类、用法和用量

溶栓药通常分两类:第一类是蛋白水解酶,可作用于纤维蛋白,主要有纤溶酶、胰蛋白酶、曲霉蛋白酶等;第二类是激活纤溶酶原的激酶,可使纤溶酶原活化为纤溶酶,主要有尿激酶、链激酶、组织型纤溶酶型激活物。

①尿激酶负荷量 4 000～4 400 IU/kg,溶于 100 ml 生理盐水或 5% 葡萄糖中,30 分钟静脉滴完,然后以 2 200 IU/(kg·h)剂量维持。

②链激酶负荷量为 25 万 IU,溶于 100 ml 生理盐水或 5% 葡萄糖中,30 分钟静脉滴完,然后以 10 万 IU/(kg·h)剂量维持。为预防过敏,用药前半小时肌注 25 mg 非那根或静注 5 mg 地塞米松。近期内有链球菌感染者不宜用。

③组织型纤溶酶型激活物负荷量 100 mg,静滴 2 小时,需同时使用肝素。

4)副作用与处理   出血是主要的不良反应。出血的主要原因是纤维蛋白原减少或是血小板过低。轻度的停用后,一般会自愈。出血严重者,可用止血药。当纤维蛋白原低于 1 g/L 时,可静脉注射纤维蛋白原 1～1.5 g,也可输血浆。所以在溶栓过程中要对凝血情况进行监测。

(4)祛聚治疗   包括抗血小板治疗和降低血黏度治疗。属于辅助治疗,主要用右旋糖酐、阿司匹林、双嘧达莫、前列腺素 E_1 和丹参等,能扩充血容量、稀释血液、降低黏稠度,防止血小板凝聚。

2. 手术治疗   急性深静脉血栓形成的手术治疗主要包括下腔静脉滤器置放术、介入溶栓和髂股静脉取栓术。其中大多数是在下腔静脉滤器置放术的基础上进行外科治疗。

（1）下腔静脉滤器置放术　　下肢深静脉血栓是引起肺动脉栓塞的最主要原因。下腔静脉滤器的问世，对于治疗深静脉血栓，预防和治疗肺动脉血栓栓塞，同时又在维持腔静脉血流通畅方面起了十分有效的作用。下腔静脉滤器本身对 DVT 的治疗无任何作用，它的意义在于预防 DVT 治疗中，尤其手术中血栓脱落导致危险并发肺栓塞的发生。

1）下腔静脉滤器置放的适应证　　绝对适应证：①已知有肺动脉栓塞或有意义的深静脉血栓，但不能给予抗凝治疗，如明显的消化道出血，颅内出血。②尽管已给予患者适当的抗凝治疗，仍反复出现肺动脉栓塞。③在抗凝治疗过程中，发生严重并发症须中断抗凝治疗的。④肺梗塞再发者。

相对适应证：①在下腔静脉或髂股静脉内有浮动的大的血栓。②脓毒性肺梗塞。③慢性肺梗塞伴有心功能不全。④有严重心肺血管疾病或肺血管床闭塞超过50％以上的高危患者，不能耐受进一步的肺梗塞。⑤尽管已给予适当的抗凝治疗，髂股静脉血栓仍然蔓延。⑥具有高危因素的患者的预防，如老龄、长期卧床伴高凝血状态。

2）下腔静脉滤器置放的禁忌证　　①下腔静脉狭窄或阻塞者。②晚期肿瘤有广泛转移者。③有心、脑、肝、肾等重要脏器功能衰竭者。④对青少年和妊娠的患者不宜行滤器置放术。

3）术前准备　　①肝肾功能检查。②凝血功能检查。③碘过敏和普鲁卡因过敏试验。④穿刺部位的皮肤准备。⑤向患者简要介绍手术、放置滤器作用及可能发生的并发症，签手术同意书，消除患者心理恐惧。

4）下腔静脉滤器放置方法　　原则上任何一种下腔静脉滤器置入前须做下腔静脉造影，以了解下腔静脉管径、有无弯曲，有无血栓，并确定双肾静脉开口的位置，做好标记。滤过器一般放置在肾静脉开口下缘以下的下腔静脉内，但造影时肾静脉水平或其下 4 cm 下腔静脉内存在血栓时，滤过器则应放置在肾静脉水平之上。滤器一般有健侧股静脉置入，打在双侧髂股静脉均有血栓或下腔静脉内存在血栓时，应从一侧颈内静脉（常经右侧）或肘前静脉置入，滤器的选择根据下腔静脉形态、病程、血栓大小及游离程度决定，新鲜及较短的血栓可选用临时性滤器，较长及全下肢深静脉血栓则宜选用长久性滤器。

①常规方法：平卧位，在局部麻醉下，采用 Seldinger 技术健侧股静脉或右颈静脉穿刺，插入 6F 鞘管。在 0.035 导丝引导下导入 Cobra 或猪尾导管行下腔静脉造影，了解下腔静脉口径大小、有无解剖变异及了解深静脉位置。根据造影标记出肾静脉位置，选择好滤器，根据不同类型滤器按其操作程序置放，置放完成后拔出鞘

管,压迫静脉穿刺部位 10～15 min。临时滤器置放后,封闭穿刺部位,并固定好外鞘管。置入永久性滤器术毕,摄取腹部平片,观察位置以及供随访对照。

②下腔静脉明显扩大时安置滤器:下腔静脉直径大于 28 mm 时称巨大下腔静脉,巨大下腔静脉的发生率为 3%。如下腔静脉直径小于 40 mm,可置入鸟巢滤过器,如下腔静脉直径大于 40 mm,应在双侧髂静脉安置滤器。

③肾静脉上方安置滤过器:当有肾静脉下方水平的下腔静脉血栓,肾静脉内血栓形成或肾下方下腔静脉内放置滤过器失败时,须将滤过器放在肾静脉上方的下腔静脉内。

④腔静脉变异时滤器的放置:下腔静脉的变异极为罕见,如:a. 双下腔静脉;b. 以为左侧下腔静脉;c. 主动脉后肾静脉;d. 主动脉周围肾静脉。其中前两者的发生率为 0.2%,可经颈静脉或左股静脉通路置入滤器。

5)下腔静脉滤过器置放术后处理

①患者卧床 8～12 h,注意静脉穿刺部位有无渗血。

②观察穿刺部位远端的足背动脉搏动,术后 1 h 内每 15 分钟 1 次,术后 2 h 内每 30 分钟 1 次,术后 4 h 内每小时 1 次。

③若为颈内静脉入路,需注意观察患者的呼吸状况,若有气胸,应马上处理。

④静脉滴注广谱抗生素,以预防感染。

⑤如果没有穿刺部位出血或其他的禁忌证,6～8 h 之后静脉滴注肝素每小时 800～1 000 u,连用 72 h。或由腹壁前外侧皮下注射低分子肝素钙 0.4～0.6 ml,每 12 小时 1 次,7～10 d(剂量按 0.1 ml/10 kg,2 次/d),需严密监测 PLT、PT、APTT 等。

⑥静脉滴注右旋糖酐 40(低分子右旋糖酐)500 ml 和丹参 20 ml,3～5 d;口服肠溶阿司匹林 0.3 g,1～2 次/d;双嘧达莫 50 mg,3 次/d,连服 6 个月(在用低分子肝素钙期间不主张使用)。

⑦出院前需摄取腹部平片,了解滤过器位置有无移位。以后每年摄取腹部平片一张。

6)下腔静脉滤过器置放术后的并发症　下肢深静脉血栓形成是导致肺动脉栓塞的最主要原因,下腔静脉滤器预防致命性肺动脉栓塞疗效确切、创伤小、操作简单。但是下腔静脉滤过器置放术后仍有较高的并发症发生率,需要得到足够重视和进一步探讨,分别叙述如下:

①下腔静脉滤过器置放术后发生肺动脉栓塞。其原因主要有以下几点:a. 微小血栓可以通过滤器导致 PE,但微小血栓多导致无临床症状的 PE。b. 滤器施放

不当。c. 栓子可以通过侧支循环栓塞肺动脉。d. 下腔静脉血栓形成,且血栓形成部位高于滤器的顶端,血栓脱落造成肺动脉栓塞。

②滤器放置部位下腔静脉血栓形成。发生率2%～30%。

③滤器移位。包括头侧和足侧移位,＞10 mm 有意义。可能会发生移位进入心脏、肾静脉甚至腹膜腔内。发生前一种情况时,由于可能出现严重心律失常、瓣膜功能不全或心室壁穿孔等危急情况,应当立即取除过滤器。避免将直径较小的滤器放置于过宽大的下腔静脉中,是避免移位的有效方法。

④下腔静脉穿孔。多为慢性穿孔,极少引起严重出血。通常认为 VCF 穿透静脉壁 3 mm 以上可以诊断下腔静脉穿孔,CT 检查较为准确。

⑤大血管管壁穿刺孔处伴发血肿或动静脉瘘。

7)手术方法评估、疗效判断及处理　20 世纪 90 年代初,美国安置滤器每年约为 3 万～4 万个,由于滤器的使用,下肢 DVT 的 PE 发生由 60%～70%下降至 0.9%～5%,无疑起到了患者生命"保护伞"的作用。Athanasoulis(2000 年)报告 26 年的临床经验,对腔静脉滤器预防 PE 的效果也给了充分肯定。国外多中心、随机对照研究表明,放置腔静脉滤器可明显降低深静脉血栓者 PE 的发生机会,因此在国外已普遍应用。目前,滤器的应用越来越广泛,甚至个别医疗单位对所有的下肢静脉血栓患者放置下腔静脉滤器。但永久性滤器长期安放所带来的安全性已逐渐引起关注,主要原因为滤器的移位、复发性 PE、腔静脉阻塞等。Dccousus 随机研究发现,滤器置入后近期 PE 发生减少,但 2 年内深静脉血栓形成再发的明显增多,久置滤器处静脉可导致血栓形成的危险,若不能使之降低,近期 PE 降低的效果将逐渐被抵消。下腔静脉滤器究竟在多大程度上减少了 PE 的发生,至今没有对照研究来说明这一点。Decousus 等(1998 年)报道放置下腔静脉滤器与否,对于患者的死亡率和生存质量并无显著性差异。因此,放置滤器应严格掌握适应证。

(2)介入溶栓治疗下肢深静脉血栓形成　介入导管溶栓治疗是区别于全身给溶栓药治疗深静脉血栓的方法,它是通过选择合适的导管插入相应的静脉,将导管的顶端送入血栓内并留置,再将溶栓药注入,达到局部溶栓的目的。

1)适应证

①无溶栓治疗和抗凝治疗的禁忌证。

②10 天内急性有症状的下肢深静脉血栓形成,不包括腘静脉以下静脉血栓。

③门静脉血栓形成、肠系膜上静脉血栓形成及腔静脉血栓形成急性期。

2)禁忌证

绝对禁忌证:①急性内脏出血;②最近发生过脑血管意外;③颅内肿瘤,或 2 个月以内曾做过神经外科介入手术;④严重高血压;⑤凝血功能障碍;⑥糖尿病性出血性视网膜病变;⑦亚急性细菌性心内膜炎;⑧对链霉素过敏者;⑨左心血栓形成者;⑩最近有链球菌感染者。在上述禁忌证中,以①②③项最为重要。凡与链球菌感染有关的禁忌证,使用尿激酶即可。其他几项,可先予相应处理。

相对禁忌证:大的外科手术(2周),分娩后状态,最近又严重创伤。

3)手术方法

①下腔静脉滤器置入:肺栓塞是深静脉血栓形成致死的主要危险,患肢活动、受挤压,药物溶栓过程中,均可发生。在置管溶栓术操作过程中,穿刺针、导管鞘、导丝、溶栓导管直接在血栓中操作,可能使血栓脱落,发生肺栓塞。笔者主张行置管溶栓术前行下腔静脉滤器置入。滤器植入路径一般选择健侧股静脉,若为双侧DVT,路径则宜选择右颈静脉。导管穿刺入静脉后直达下腔静脉,通过导管植入下腔静脉滤器,将滤器上端置于下腔静脉内肾静脉下方 1 cm 平面,滤器长 30 mm以防止血栓脱落引起肺栓塞。

②置管方法:根据患者情况、穿刺部位和操作者的习惯,选择不同口径和长度的溶栓导管,导管有二种,一种是由端孔灌注的导管和溶栓导丝组成的 5F 同轴灌注系统,是同轴导管配以溶栓导丝;另一种是多侧孔的溶栓导管。穿刺置管部位主要有:a. 患侧腘静脉;b. 患侧股静脉;c. 健侧股静脉;d. 右或左颈内静脉;e. 足背静脉。以患侧腘静脉为最常用,腘静脉作为小腿的"咽喉静脉",是行置管溶栓术穿刺置管的较理想部位。因静脉血为向心回流,原则上溶栓药物应由血栓远心端泵入体内,以充分利用溶栓药物进行溶栓。胫、腓静脉管径细,解剖上腘静脉有 6 支主要属支,均在肌间隙内,穿刺置管困难。腘静脉管径适中,位置表浅,超声检查清晰,定位准确,操作简便,穿刺成功率高,并且由腘静脉向近心端顺行置管,对静脉瓣膜损伤小,且可防止瓣膜对导管的阻隔,置管容易,术后血栓复发率低。另外,由腘静脉穿刺置管,将溶栓导管首先置于髂静脉或下腔静脉血栓内,根据血栓溶解情况逐渐后退溶栓导管,可以使溶栓导管始终位于血栓内,提高疗效,同时使暴露在体外的溶栓导管不再进入体内,保证了治疗过程中的无菌操作,避免因置管发生感染。

置管前以超声仪检查下腔静脉至胫腓静脉,根据血栓范围、部位,选择颈静脉、股静脉、静脉或胫后静脉为置管部位。股、腘静脉均应用超声行穿刺静脉定位,将前壁穿刺针通过超声探头后方穿刺针固定架进针,在超声引导下穿刺静脉(Seldinger 技术),置入导管鞘,由导管鞘内置入导丝至血栓近心端,在导丝引导下将溶栓导管置入血栓远心端内。胫后静脉行切开置管。将导管鞘、溶栓导管固定,防止溶栓导管脱出。

①给药方法(以组织型纤溶酶型激活物 rt-PA 为例)

把 rt-PA 稀释到 0.02 mg/ml,以 10 ml/h(0.2 mg/h)的速率通过外鞘的侧臂灌注;同时经灌注导管以 40 ml/h(0.8 mg/h)的速率灌注;总的灌注剂量为 1.0 mg/h。在灌注溶栓期间应每 6～8 h 检测部分凝血活酶时间(APTT)和血纤维蛋白原。应维持 APTT<60s 和纤维蛋白原>1.0 g/L(100 mg/dl)。

rt-PA 溶急性血栓比尿激酶快,一般在 24 h 之内就可完成。溶栓终止后可经静脉给予肝素全身抗凝治疗。为了加速患者出院,可嘱患者口服华法林和皮下注射低分子肝素。

②停止溶栓的指征:血栓已基本溶解或完全溶解;出现了严重的并发症如大出血;连续溶栓 24～48 h,仍未出现血栓溶解。

4)常见并发症及其处理

①出血:在溶栓治疗期间,发生导管周围渗血,可以局部压迫 30 min,减少肝素和尿激酶用量的 50%。若局部发生血肿,应停用肝素,增大导管的口径,或拔管绷带加压包扎。一旦发生脏器出血应立即停止抗凝、溶栓,必要时可适当使用止血剂。

②导管周围血栓形成:预防措施包括尽可能使用小口径的溶栓导管,使用肝素化的导管,全身肝素化。

③感染:穿刺点局部感染在保留导管的病例中较为常见。定期换药,尽早拔除导管可使感染较易控制。留置导管期间常规使用抗生素,可有效地防止全身感染的发生。

5)手术方法评估、疗效判断及处理 20 世纪 90 年代初,"经皮导管灌注药物溶栓术"(CDT)开始试用于临床。1994 年 Semba 等首先报道治疗 21 例 DVT(27 条患肢)的经验,认为这是治疗髂股静脉血栓安全而有效的方法。1999 年 Mewissen 等总结美国 63 个医疗中心髂股和股 DVT 287 例(303 条患肢)做 CDT 312 次的成功经验,从而使 CDT 在临床得以推广。2001 年 Abu-Rahma 等报道,经 CDT 治疗后症状完全消失者为 83%,而做抗凝治疗者仅为 3%;治疗结束后,造影显示病变段管腔狭窄>50%者,可做腔内成形加支架术。2004 年 Baldwin 等综合 1992—2001 年 10 篇文献报道的 590 例中,血栓完全溶解者 478 例(81%),部分消融者 78 例(13%),未溶解者 34 例(6%);并发大出血 73 例(12%),PE 者 7 例(1.2%),颅内出血 1 例(0.2%),死亡 2 例(0.3%)。

病程越长,血栓机化率越高,溶栓疗效越差。但近年来的临床实践表明,病程较长的髂股静脉血栓,采取经导管局部溶栓治疗仍有较高的再通率,局部灌注尿激酶可软化机化的血栓,使血栓内部液化形成单、多腔发生再通。

(3)髂股静脉取栓术　1937年Lawen首先倡用切开髂股静脉取出血栓获得成功。20世纪60年代初Fogarty导管问世,简化了取栓的手术操作,缩小了手术显露范围,能极大限度取尽血栓,减少手术创伤和并发症,受到普遍欢迎。但自70年代起,取栓后血栓再复发的报道越来越多,使人们对取栓术的价值重新认识,特别是在纤溶药物的开发及临床应用以来,使手术取栓术的应用更加减少,以致因此使DVT的手术治疗或非手术治疗成为争论的焦点之一。据段志泉等提出,急性下肢深静脉血栓采用药物溶栓治疗并不能改善远期疗效,仍有50%将遗留下肢深静脉血栓综合征,药物溶栓的治愈率只有50%,而其出血的并发症是抗凝疗法的2倍。Juhan等(1997年)认为,静脉取栓术比静脉内肝素或溶栓疗法更有效。董国祥等(2001年)认为,手术取栓等综合治疗DVT的结果明显优于非手术治疗。笔者认为,只要适应证掌握好,方法改进,一旦诊断明确,宜及早切开取栓,再加上溶栓、抗凝、祛聚及支持等综合治疗来完成,能够减少瓣膜损伤引起的血栓后综合征,提高远期疗效。

1)适应证　急性下肢深静脉血栓形成,中央型或混合型;股青肿或股白肿患者是手术绝对适应证。

2)禁忌证　①全身情况不允许或不能耐受手术或失去手术时机的患者。②凝血功能严重障碍者。③下肢深静脉血栓后综合征(无效)。④周围型静脉血栓形成。

3)手术时机　下肢深静脉血栓形成在早中期即10天以内,在排除手术禁忌证的前提下应积极手术取栓,有利于减轻甚至消除血栓机化对血管内膜造成的损害,减少或防止晚期并发如深静脉血栓形成后综合征。因此,广泛血栓形成而血栓未完全机化者应积极手术取栓,术后辅以抗凝祛聚等药物综合治疗。10天以上的患者除非有危及肢体功能的并发症如股青肿、股白肿等,否则不宜行手术取栓治疗,而以保守治疗为主。

4)手术取栓的方法　一般手术取栓术是在腹股沟切口,切开股总静脉取栓。髂外和髂总静脉内的血栓用Fogarty取栓管取出,下肢深静脉内的血栓用自远而近的手法挤压患肢,将血栓驱出。

传统手术取栓术只适用于患肢无原发病灶,特别是无髂总静脉病变且病史较短的患者。对于病史相对较长(7~10天)的患者,传统的方法是无法将血栓取出的。因为从股总静脉切口向远侧插入取栓管常受瓣膜的阻挡,各种方法都难以通过瓣膜插向远端。另外,因血栓与静脉壁粘连,用患肢手法按压的方法也不易驱出下肢深静脉内的血栓,即可采用顺行取栓术。方法如下。先把 5F 的 Fogarty 取栓管的尾端,即与注射器连接的部分剪掉,使其断端变得光滑些。在患肢小腿内侧中部取纵行切口,长约 6~8 cm,分开腓肠肌与比目鱼肌间隙,钝性分开比目鱼肌,显露胫后动静脉。游离出一条胫后静脉,结扎远心端,在结扎线近侧纵行切开胫后静脉。将取栓管尾部断端插入胫后静脉并缓慢向近心端推进,直至股总静脉切口并从该切口拉出。待取栓管的球囊部分进入胫后静脉后,选择合适的注射针插入取栓管后,与注射器连接,边注射肝素生理盐水,边牵拉取栓管,使血栓随球囊取出。若不能一次取尽血栓,不必反复顺行取栓,只要顺行取栓一次即可把血栓与静脉壁的粘连松动。残留血栓由顺行静脉冲洗来完成。

选取一根大隐静脉属支,将它切断后,近心端与股浅动脉端侧吻合。建立动静脉瘘的目的是加快髂静脉内血流速度,减少血栓再形成的危险。动静脉瘘可在 6 周后通过介入的方法将瘘口栓塞关闭,或行手术结扎瘘口。

5)术后观察及处理　一般手术后患肢肿胀很快消退,手术后当天起开始抗凝治疗,同时用华法林和肝素或低分子肝素,待凝血酶原时间 INR 值至 2~3 之间,停用肝素或低分子肝素,继续用华法林治疗半年左右。

6)术后并发症与处理　DVT 术后常见的并发症有 DVT 复发、肺栓塞、大出血、淋巴瘘及下腔静脉滤器置入后血栓形成等。

【疗效判断及处理】

目前对 DVT 的治疗效果缺乏统一的标准,多数文献以临床表现为依据,但多数临床症状及体征的改善并不能证明血栓已经减少或消失,与下肢深静脉的血栓变化并不成正比。症状和体征改善的程度主要取决于侧支循环建立后的代偿能力。因此,DVT 的治疗效果只能用治愈率来评价,因为任何治疗,甚至因某种原因,如脑出血或大面积创伤患者,既不能用抗凝治疗,也不能用溶栓治疗,惟一可做的就是卧床及抬高患肢,这些患者也都有不同程度的好转。因此,有效率不能作为DVT 治疗效果的评价标准。

【出院后随访】

①出院时带药:继续抗凝治疗;②注意有没有出血倾向;③定期复查出凝血常规,调整药量;④出院后穿弹力袜治疗,预防 DVT 后遗症的发生。

(叶润仪)

第十七节　肺栓塞

【概述】

肺栓塞(pulmonary embolism,PE)是指全身静脉系统内的栓子游离后堵塞了肺血管床,以肺循环和呼吸功能障碍为主要临床特征的综合征,其中99%的栓子是血栓性质的,也称为肺血栓栓塞症(pulmonary thromboembolism,PTE)。肺栓塞的血栓90%来自于下肢和腹腔深静脉血栓形成(DVT);非血栓性栓子常见在骨折时的脂肪栓塞、外伤及心肺复苏后发生的骨髓栓塞,肝癌、肾癌等浸润静脉而出现的肿瘤栓塞以及难产、剖腹产时发生的羊水栓塞。

据欧美流行病学调查,美国每年新发病例约65万人,死亡人数达20万人。英国每年PTE住院的患者65 000例,意大利每年也至少有60 000例。未经治疗的PTE死亡率为25%～30%,得到及时诊断和治疗者,死亡率可降低至2%～8%。由此可见对PTE进行及时诊治的重要性。国内缺乏准确的流行病学资料,曾长期认为PTE是少见病,致使临床对PTE的诊断率低,据近年国内部分医院的资料显示,PTE的患病率有逐渐增加的趋势。

【诊断步骤】

(一)病史采集要点

1. 发病是否急骤,恶化或缓解是否迅速,既往有无类似情况。

2. 呼吸困难、胸痛、烦躁不安、惊恐等症状的出现有无诱因。

3. 既往有无静脉血栓栓塞病史或家族史。

4. 有无易患因素存在　明确的或不易被忽略的如近期创伤、手术、脑卒中、长期卧床等和被明确诊断的肿瘤等;不明确的或需进一步检查的疾病如恶性肿瘤;还有容易被忽略的因素如:近期经静脉操作史,包括深静脉留置导管、经静脉使用抗肿瘤药物、临时经静脉起搏器置入,或者近期长时间旅行史。

5. 有无心脏病、肺部疾病等慢性病史。

(二)体格检查要点

1. 一般情况发育、营养、体重、精神、血压和脉搏,尤其注意呼吸及心率,是否呼吸频率>20次/分,呼吸幅度较大。是否心率>100次/分。

2. 局部检查特别仔细地进行呼吸系统和循环系统的检查,应注意以下内容:

(1)气管有无偏移,呼吸动度有无减小,叩诊是否浊音。双肺是否有干湿啰音,有无胸腔积液体征。

(2)是否有肺动脉瓣听诊区第二心音亢进或逆分裂,$P_2 > A_2$,有无右心扩大、右心功能不全、体循环淤血的体征:颈静脉充盈、怒张、搏动增强,肝大、肝颈返流征阳性。

3. 全身检查不可忽视全身体格检查,应注意:

(1)是否紫绀、四肢厥冷、大汗淋漓等休克症状。

(2)是否有下肢肿胀等DVT体征。

(3)有无神经系统体征。

(三)辅助检查要点

1. 实验室检查

(1)动脉血气分析常表现为低氧血症、低碳酸血症和肺泡-动脉氧分压差$[P_{(A-a)}O_2]$增大。其中低碳酸血症和$P_{(A-a)}O_2$增大较低氧血症敏感性高,但是部分患者的结果可以正常。

(2)血浆D-二聚体对PTE的敏感性达92%~100%,但特异性差,仅为40%~43%。因此目前主要用作为PTE的排除诊断指标。若血浆D-二聚体低于500 $\mu g/L$,可基本排除急性PTE。

2. 心电图 大多数病例表现有非特异性的心电图异常,往往反映由于严重肺循环障碍引起的右室负荷增高,较为多见的表现包括$V_1 \sim V_4$的T波改变和ST段异常。

3. X线胸片 多有异常表现,但缺乏特异性。可表现为区域性肺血管纹理变细、稀疏或消失,肺叶透亮增加;肺野局部浸润性阴影;尖端指向肺门的楔形阴影;肺不张或膨胀不全;右下肺动脉干增宽或伴截断征;肺动脉段膨隆以及右心室扩大征;患者膈肌抬高;少-中量胸腔积液征等。

4. 超声检查 超声检查主要包括心脏超声和下肢静脉超声。虽然不能作为PTE的确诊手段,但对于提示PTE和排除其他疾病具有重要价值,是优先检查的项目。

心脏超声:对于疑诊PTE有较强的提示作用。特点:肺动脉高压、肺动脉扩张、右心室急性扩张等间接征象。一般不作为PTE的确诊指标。若发现肺动脉近端或右心腔内的血栓,可作为诊断PTE的直接证据。近期研究显示肺动脉血流频谱对肺动脉主要分支栓塞有极好的提示作用。

右心功能的判定对于评价预后和确定治疗方案有一定价值,右心功能正常不能作为 PTE 的除外诊断标准。心脏超声可以除外其他心腔、心内结构、动脉和心包病变,有较高的鉴别诊断意义,尤其是存在血流动力学严重异常的危重患者,床旁心脏超声检查可作为首选的诊断和鉴别诊断方法。

下肢静脉超声:由于 DVT 与 PTE 的密切关系,一旦确诊 DVT,将对 PTE 的诊断产生导向性作用。因此下肢静脉彩超作为 PTE 的一个重要检查内容。

(四)进一步检查项目

1. CT 非血管造影(CTPA)　常规 CT 增强造影即可发现肺动脉主干及主要分支的较大血栓。但要作为 PTE 的确诊方法,则必须使用螺旋 CT 和电子束 CT。CTPA 检查中 PTE 的主要征象包括直接征象和间接征象。PTE 的直接征象为肺动脉内低密度的造影剂充盈缺损,部分或完全包围在不透光的血流之间(轨道征),或者呈弯曲充盈缺损,远端血管不显像。间接征象包括楔形密度增高影、条带状密度增高区、盘状肺不张、中心肺动脉扩张及远端血管分支减少或消失等。PTE 的直接征象是 PTE 确诊的诊断依据,即使不伴有明显的间接征象,也可立即做出诊断。间接征象的敏感性和特异性差,不能作为 PTE 的诊断或排除依据。

2. 核素肺通气/灌注显像　核素肺通气/灌注显像中 PTE 的典型征象是沿血管走行、呈肺段分布的灌注缺损,并与通气显像不匹配。长期以来一直作为 PTE 的首选确诊方法,但由于操作复杂,且通气显像不能和灌注显像同时进行,影响对 PTE 的快速诊断。

3. 磁共振肺血管造影(MRPA)　MRPA 避免了注射造影剂的缺点,与肺血管造影相比患者更易于接受,适用于造影剂过敏患者。在 PTE 中的主要征象为血管内造影剂充盈缺损或血管截断征,间接征象为造影剂流空延迟等。

4. 肺动脉造影　肺动脉造影仍作为 PTE 诊断的"金指标"与参比方法。但是肺动脉造影是一种有创性检查技术,应严格掌握其适应证。如果其他无创性检查手段能够确诊 PTE,而且临床上拟仅采取内科治疗,则不必进行此项检查。

PTE 的直接征象有肺血管内造影剂充盈缺损,伴或不伴轨道征的血流阻断;间接征象有肺动脉的"剪枝征"、肺血流减少和静脉回流延迟等。如缺乏血栓的直接征象,则不能诊断 PTE。

【诊断对策】

肺血栓栓塞症(PTE)的诊断策略主要包括疑似诊断、确诊诊断和寻找成因和危险因素等三个方面。通过综合临床上暴露的常见 PTE 危险因素、典型临床表现、常规实验室检查及 X 线胸片和超声结果建立临床疑似诊断。D-二聚体是可靠的 PTE 除外诊断标准。PTE 的确诊手段包括核素通气/灌注显像、螺旋 CT/电子束 CT 增强、肺血管造影、磁共振肺血管造影和肺动脉造影。没有影像学客观证据不能诊断 PTE。DVT 是 PTE 的成因,在拟诊 PTE 时即应开始 DVT 的相关检查,发现 DVT 可强烈支持 PTE 的诊断。同时应评价 DVT 与 PTE 的关联性,判断血栓再次脱落的可能性和危险性,确定是否采取适当的干预措施。

(一)诊断要点

1. 病史　PTE 的易患因素很多,包括遗传性和获得性因素。主要有提示作用的易患因素包括:DVT、骨折、颅脑脊柱外科手术、心脏搭桥手术、脑血管意外和经静脉操作等。当患者存在这些因素特别是多个因素并存时,应提高诊断意识。因此,详尽询问病史,确切了解发病全过程、既往史、手术史、家族史等。

2. 临床表现　具有典型的肺栓塞及梗死症候群、肺动脉高压和右心功能不全症候群、体循环低灌注症候群,表现为:呼吸困难及气短、胸痛、晕厥、烦躁不安、惊恐、咯血、咳嗽、心悸等症状伴有典型的呼吸循环功能障碍的表现。就要提高 PTE 的诊断意识。

3. 辅助检查　根据血气、D-二聚体、常规的实验室检查、心电图、胸部 X 光片、超声检查证据可作出疑似诊断,但确诊还是得依靠核素通气/灌注显像、螺旋 CT/电子束 CT 增强、肺血管造影、磁共振肺血管造影和肺动脉造影提供确诊诊断依据。

(二)临床类型

PTE 的临床表现轻重程度变化较大,可从毫无症状到发生猝死。为便于临床上对不同程度的 PTE 患者采用相应的治疗措施。长期以来国内外学者制定出了许多基于不同临床角度的 PTE 评分、评级标准。目前认为对评价病情、判断预后和指导治疗较有帮助的是依据血流动力学改变程度的分类标准,中华医学会呼吸学分会在其制定的《肺血栓栓塞症的诊断和治疗指南(草案)》中将其分为大面积 PTE 和非大面积 PTE。

1. 大面积 PTE　临床上以休克和低血压为主要表现,即体循环动脉收缩压<90 mmHg,或较基础血压下降超过 40 mmHg,持续 15 min 以上。同时除外新发生的心律失常、低血容量和感染中毒症等疾病所致的血压下降。

大面积 PTE 多为大块血栓阻塞肺动脉主干及其主要分支所致。但这一分级标准并非解剖学分类学方法,而是综合患者栓塞的状态和程度、基础循环条件和神经体液反应状态等因素制定的。可更有效地反映患者的病情轻重程度。

大面积 PTE 引起的血流动力学障碍可为持续性或进行性加重,但也可表现为一过性。患者症状在短期内缓解的原因可能为血栓在血管内位置发生移动或血栓在机械作用下破碎、患者神经体液因素引起的肺动脉痉挛减弱或消失等。一过性血流动力学严重障碍的缓解虽然提示患者的血流阻塞程度已有所缓解,但是考虑到一般此时仍存在相对较严重的血流受阻,加之潜在的再次栓塞和继发性肺动脉内血栓形成的可能性,一旦出现病情反复,很可能危及生命。因此确诊时血压相对正常,也将其归为大面积 PTE。

2. 非大面积 PTE 是不符合以上大面积 PTE 诊断标准的 PTE。

3. 次大面积 PTE 是非大面积 PTE 的亚型。该亚型患者血流动力学状态较稳定,但是临床上表现出右心功能不全的相应症状和体征,或超声心动图上出现右心室运动功能减弱的表现。

(三)鉴别诊断要点

肺血栓栓塞症(PTE)的临床表现很不一致,如以发热、咳嗽、气短为主要表现的,常被误诊为上呼吸道感染或肺炎;以胸痛、胸闷伴气短、心电图改变为主要表现的,容易被误诊为其他心脏病如冠心病、心肌病;以晕厥为主要表现的,常被误诊为癫痫发作;而 PTE 往往又可与其他心肺疾病同时存在,所以鉴别诊断非常重要。

1. 上呼吸道或肺部感染 上呼吸道感染常由病毒引起,一般没有气短症状,且往往是自限性的,1 周左右好转;肺炎多有寒战、高热,之后发生胸痛、咳嗽、咳痰,痰量较多,可伴口唇疱疹;查体肺部呼吸音减弱,有湿性啰音及肺实变体征,痰涂片及培养可发现致病菌及抗感染治疗有效,有别于 PTE。

2. 急性心肌梗塞 急性心肌梗塞多在原有冠心病或高血压病的基础上发生,患者年龄一般较大,心电图呈特征性动态演变过程,呼吸困难不一定明显;而 PTE 患者往往存在一种或多种静脉血栓形成的危险因素。鉴别困难,必要时行冠脉造影及核素肺灌注显像协诊。

3. 冠心病心绞痛 部分急性 PTE 或复发性 PTE 患者可出现冠心病心绞痛的临床表现及心电图表现,原因有:大面积 PTE 时血流动力学障碍,心排出量明显下降,造成冠状动脉供血不足,心肌缺血;循环中内皮素增多造成冠脉痉挛。所以在诊断冠心病心绞痛是发现合并静脉血栓栓塞危险因素时,应进一步做 PTE 的相关检查。

4. 心肌病 部分 PTE 患者急性期未得到诊治,发展为慢性右心功能不全,心脏扩大,室壁增厚,就诊时易误诊为心肌病。但仔细的病史询问,超声心动检查等可以鉴别。

5. 其他原因所致胸膜炎 约 1/3 的 PTE 患者发生胸膜反应,产生胸腔积液,容易误诊为其他原因引起的胸膜炎,常见的有结核性、感染性及肿瘤性胸膜炎。结核引起者常有低热、盗汗,结核菌素试验强阳性;细菌引起者胸水中白细胞增多,常伴肺炎;肿瘤引起胸水中常可找到癌细胞,多伴有原发性肿瘤存在。PTE 患者的胸水多为血性渗出液,量少,1～2 周内自然吸收,常伴有下肢深静脉血栓形成,呼吸困难明显,血气分析呈低氧血症、低碳酸血症等。

6. 其他心肺疾病 如慢性支气管炎、肺心病、原发性肺动脉高压症、支气管哮喘、主动脉夹层、心包填塞等。只要进行相关的检查,及注意有无 PTE 或 DVT 的易患因素,都较容易鉴别。

【治疗对策】

(一)治疗原则

急性肺栓塞的治疗是为了抢救生命并使疾病稳定,使肺血流再通,同时防止进展为慢性肺栓塞。急性期使用抗凝治疗和溶栓治疗,纠正右心功能不全和低血压为主体,同时纠正低氧血症、止痛和抗心律失常。当内科治疗难以奏效时选择介入治疗或外科治疗。

(二)治疗方案

1. 非手术治疗

(1)急救治疗

1)急救措施 肺栓塞发病后 1～3 天内最危险,患者应收入监护病房,连续监测血压、心率、呼吸、心电图和动脉血气等。

2)一般处置 使患者保持安静、保暖、吸氧,为止痛必要时可给吗啡、度冷丁、可待因,为预防肺内感染应用抗生素。

3)治疗 急性右心功能不全洋地黄疗效差,且易中毒,必要时可慎用快速洋地黄制剂(如西地兰),现在一般多用多巴酚丁胺或多巴胺 20～40 mg,溶于 5% 葡萄糖 250 ml 缓慢静脉滴注,以增加心搏出量。

4)抗休克治疗 首先补充液体,但注意避免发生肺水肿;如补液没效时,可静脉滴注多巴胺、可拉明等。维持体循环收缩压在 90 mmHg 以上。

5)改善呼吸 如合并支气管痉挛,可应用氨茶碱等支气管扩张剂和黏液溶解剂。

(2)抗凝治疗 抗凝治疗的目的在于预防肺动脉血栓的周围出现血栓的延伸;

抑制由血栓所致的神经、体液因素的过度分泌；阻止静脉血栓的进展。

抗凝治疗能使非大面积急性肺血栓栓塞症（PTE）患者改善症状，病死率小于5％，严重出血并发率仅是溶栓治疗者的1/4（7％对26％），医疗费用较低廉，PTE复发率也可下降，因此自20世纪60年代以来，已逐渐成为急性PTE的基本治疗方法。目前临床上应用的抗凝药主要有普通肝素、低分子肝素和华法林。具体的适应证、禁忌证、使用方法、并发症等详见本书第十七节DVT的抗凝节。

一般来说，PTE可选择下述抗凝治疗方案：开始时静脉泵入普通肝素，然后过渡为口服华法林；或开始皮下注射低分子肝素，然后过渡为口服华法林；整个疗程一直皮下注射低分子肝素。

（3）溶栓治疗　急性肺栓塞的治疗其最终目标是去除血栓，近年来采用的溶栓治疗方法安全且有效。PTE的溶栓治疗始于20世纪60年代中期，普及于90年代。溶栓治疗可以迅速降低肺动脉高压，逆转右心室功能不全，改善氧合，纠正右心室功能失调，改善患者预后。

溶栓治疗主要适用于急性大面积PTE，没有禁忌证的次大面积PTE也可以进行溶栓治疗。活动性内出血和近2个月内自发性颅内出血、颅内或脊柱创伤或外科手术是溶栓治疗的主要禁忌证。溶栓治疗的药物有链激酶、尿激酶和重组组织型纤溶酶原激活剂。具体的用法用量详见本书第十七节DVT的溶栓节。

2. 外科治疗　PTE大多数内科治疗有效，但当大面积PTE引起急性右心衰竭、溶栓治疗不能缓解而危及生命时，需要外科治疗。对于血栓脱落引起的慢性栓塞性肺动脉高压内科治疗效果不好时，部分病例需要外科治疗，在上述两种情况下，清除肺内动脉内新鲜或机化的血栓（后者包括切除血管内膜），可明显降低肺动脉高压并改善右心功能，使患者的生活质量有改善。

（1）肺动脉血栓清除术

1）手术指征　手术是治疗急性肺血栓栓塞症的外科方法。适应证有：①诊断明确有危及生命者，血流动力学不稳定如右心衰竭、休克等。②大面积PTE者，肺动脉主干或主要分支全部堵塞。③有溶栓禁忌证，或溶栓及其他治疗方法疗效不满意者。④右心房、左心房或右心室内有大量血栓，或血栓有脱落危险者。

2）手术方法　手术在全麻、体外循环下进行，根据病情可采用并行循环或停循环手术。术前常规放置食管超声探头有助于评价手术效果。采用胸骨正中切口，经主动脉及上、下腔静脉插管建立体外循环。如心房内怀疑有血栓，应在上、下腔静脉直接插静脉引流管。手术应在低温、体外循环下进行，根据病情也可不降温。切开主肺动脉并延至左肺动脉近端和升主动脉后面的右肺动脉近端，用镊子或吸引器将肺动脉内的血栓取出。三级和四级肺动脉内的血栓可用消毒过的儿科支气管镜吸出。血栓取出后,仔细用4～5/0 prolene线缝合肺动脉切口。心脏复跳后,撤除体外循环,关胸。

3)术后处理 术后处理与其他心脏直视手术的术后处理相似,要明确血栓的来源和置入下腔静脉滤器。如果停机顺利,一般仅用药物就足以维持心排出量。再灌注肺水肿通常不严重。由于术前组织低灌注,术后常有明显的肾功能不全和缺血性脑损伤,因而注意肾功能和脑的保护。

(2)肺动脉血栓内膜剥脱术

1)手术指征 慢性栓塞性肺动脉高压诊断明确,且在静息或运动状态下有症状的血流动力学和呼吸功能受损者应考虑手术治疗。肺动脉血栓内膜剥脱术的手术适应证包括:①NYHA功能分级为Ⅲ级或Ⅳ级。②肺血管阻力(PVR)大于300 dyne·sec·cm^{-5}。③解剖学位置上,术前估计血栓位于手术可及的范围之内,栓子主要累及主肺动脉、叶和段肺动脉,且术前肺动脉造影显示肺血管阻塞面积至少达50%。如果肺动脉高压主要是外周小动脉病变引起,与术后持续肺动脉高压相关的手术并发症和死亡率明显增加。

2)禁忌证 绝对禁忌证是严重的阻塞性或限制性通气功能障碍。高龄、进行性加重的右心功能衰竭和其他伴随的疾病将影响手术的风险,但不是绝对的禁忌。

3)手术方法 手术应在低温全麻、体外循环下进行。应行放置Swan-Ganz导管,测肺动脉压并监测其他血流动力学指标。经胸骨正中切口,升主动脉插管和上、下腔静脉插管后开始体外循环。降温过程中游离上腔静脉并显露左右肺动脉前壁。在升主动脉与上腔静脉之间切开右肺动脉并在其后壁建立剥离层。通常在停循环前可去除肺动脉内的血栓。但血栓内膜的完整剥离需要停循环以获得良好的手术野。当鼻咽温达18℃时,升主动脉阻断,经主动脉根部灌注冷晶体停跳液。每次停循环时间限制在20 min之内,之后恢复灌注10 min。先清除右肺动脉然后左侧肺动脉。剥离时需轻柔、渐进。血栓内膜清除后复温,闭合肺动脉切口,恢复循环,常规停机器、止血、关胸。

4)术后处理 患者转到重症监护室后充分镇静。经常吸出气管和支气管内的分泌物以保持气道通畅。给以过度通气,维持动脉血二氧化碳分压($PaCO_2$)在30 mmHg左右。必要时加用5～10 mmHg呼气末正压通气(PEEP)。使用利尿剂和胶体以去除体内多余的水分。根据心输出量和肺动脉压力分别调整正性肌力药物和血管扩张剂。当没有出血的征象时经皮下注射肝素(5 000～10 000 U)。48 h后开始口服华法林抗凝治疗。

(3)肺栓塞的介入治疗

肺血栓栓塞症介入治疗方法主要包括经导管给予溶栓药物、导管碎栓和除栓、肺动脉球囊血管成型术及肺动脉支架放置，有时为两种或两种以上的方法联合应用。

1)介入治疗的适应证　1998年召开的国际肺栓塞学术会上，巴黎Sors教授提出的适合于急性肺栓塞介入方法治疗的适应证：①急性大面积肺栓塞；②血流动力学不稳定；③溶栓疗法失败或禁忌证；④经皮心肺支持(PCPS)禁忌或不能实施者；⑤具有训练有素的导管实施队伍。特别是心源性休克或右心功能不全患者，介入治疗是应首先考虑的紧急救治方法。

2)介入治疗方法　①经导管肺动脉内局部溶栓：是通过全肺动脉造影确定堵塞的肺动脉，然后将溶栓导管尖端置于血栓处，将尿激酶、链激酶或重组组织型纤溶酶原激活剂(rt-PA)注入血栓处，常用尿激酶或链激酶剂量为25万～75万单位。新鲜血栓在足量的溶栓药物作用下，多半在30 min内溶解。目前欧美导管溶栓，除普通5F～6F右冠状动脉造影导管或猪尾导管外，多使用专用顶端多孔溶栓导管。导管插入血栓内部，使用的压力枪产生的高压力溶栓效果更佳。导管局部溶栓多在确定血栓形状小且弥漫、又无溶栓禁忌证时使用。

②经导管碎栓和除栓：一般来说，导管碎栓和除栓3周以内的新鲜血栓有效，3周以上则疗效差或无效。慢性栓塞性肺动脉高压不适合导管碎栓和除栓治疗。根据使用器械和工作原理有多种方法。有用一大注射器通过插入肺动脉血栓部位的导管直接负压抽吸，吸出新鲜血栓；有利用高速喷射盐水在肺动脉内产生涡流及文丘里现象碎栓和除栓；有利用旋转猪尾巴导管碎栓除栓；有利用球囊血管成形术导管的球囊充气压碎新鲜栓子；有利用低速旋转的网篮直接碎栓，或在保护导管(或网篮)内高速旋转的网篮在血栓附近产生涡流，产生碎栓作用并将血栓拉向网篮进一步碎栓；有利用导管末端高速旋转的涡轮在肺动脉内附近造成涡流，产生碎栓作用并产生文丘里效应将血栓拉向涡轮进一步碎栓。在导管碎栓除栓的同时可局部的溶栓治疗。

每种介入方法及介入导管均有其优缺点，在临床上具体选择何种介入方法及介入导管，应根据操作者的经验、栓子情况及医院的设备情况。

③并发症及预防：急性大面积PTE介入治疗最严重的并发症为介入治疗过程中死亡，早期报道死亡率为27%。其他常见的并发症有右室穿孔、穿破肺动脉、心内膜下造影剂侵入、心律失常、造影剂过敏等。为减少并发症的发生，开展介入治疗PTE应有充分的人员及设备条件，严格掌握介入治疗的适应证，在高危患者应

慎重评估介入治疗的风险与收益。

【疗效判断及处理】

肺动脉栓塞症是急症、重症。假如患者没有在短时间内死亡,给予适当的诊治机会,同时对再发生栓塞的可能性进行有效的防范,大多数患者通过非手术疗法有良好的预后。而外科手术治疗:在体外循环下行肺动脉切开取栓,临床上应用较少,原因是手术时机、手术条件、患者对手术打击的耐受通常都不能达到理想要求。而介入治疗弥补了不能手术治疗和非手术治疗不能处理的情况,迅速解除中心肺动脉栓塞,降低肺动脉压,纠正血流动力学不稳定状态,挽救患者生命。随着血管介入技术的成熟,介入治疗 PTE 日益受到重视。

【出院后随访】

①出院时带药:继续抗凝治疗,预防肺栓塞的复发;②注意有没有出血倾向;③定期复查出凝血常规,调整药量。

(叶润仪)

第十八节 慢性深静脉阻塞

【概述】

慢性深静脉阻塞通常来说就是下肢深静脉流出道被阻塞所引起的慢性病变,导致阻塞以远部位出现肢体肿胀、疼痛、皮肤营养改变等一系列症状,属于慢性静脉功能不全的一种。

慢性深静脉阻塞的最常见原因是深静脉血栓形成后所遗留的慢性病变,也叫下肢深静脉血栓形成后遗症。下肢深静脉血栓形成后,未得到及时治疗或治疗不彻底,血栓经过机化、管道化、内膜化的修复过程,以及阻塞、再通不完全或完全再通后所引起的一系列复杂的病理生理过程,假如侧支静脉代偿不足及深静脉主干瓣膜破坏,可能会引起一系列症状,严重影响患者的生活质量。这是本节主要讨论的内容。慢性静脉阻塞的其他原因包括有外伤或放射治疗或深静脉外部的压迫如腹膜后纤维变性、良性或恶性、原发或转移瘤、囊肿、动脉瘤等。髂静脉压迫综合征（Cockett syndrome）、布-加综合征（Budd-Chiari syndrome）也属于慢性静脉阻塞。

【诊断步骤】

（一）病史采集要点

1. 下肢肿胀、疼痛的病史长短，是否随病程的演进而变化，休息、抬高患肢能否缓解。

2. 既往有没有类似病史、有无深静脉血栓形成（DVT）、肺栓塞、家族性静脉血栓形成。

3. 有无长期卧床、最近妊娠、恶性肿瘤、外伤手术史。

（二）体格检查要点

1. 一般情况发育、营养、体重、精神、血压和脉搏。

2. 局部检查特别仔细地进行局部检查，应注意以下内容：

（1）是否下肢凹陷性浮肿、皮肤发绀、有无浅静脉扩张或静脉曲张、色素沉着、溃疡。

（2）有无下肢变厚粗糙、湿疹样皮炎改变。

（3）深静脉通畅试验（Perthe 试验）　患者取站立位，浅静脉充盈，在腹股沟下方缚止血带压迫大隐静脉，嘱患者迅速用力下蹲膝部 10 余次，如充盈的曲张静脉明显减轻或消失，则提示深静脉通畅（但不能判断深静脉阻塞后再通）；反之，则可能有深静脉阻塞。

3. 全身检查不可忽视全身体格检查，应注意：

（1）是否有腹壁静脉扩张、腹胀、肠型，有无腹部肿物扪及。

（2）是否有血管震颤。

（3）是否有肝大、颈静脉怒张、黄疸等。

（三）辅助检查要点

1. 实验室检查　血常规、出凝血常规、D-二聚体在通常情况下无明显变化。

2. 彩色多普勒超声检查　彩色多普勒超声检查简便有效，敏感性、准确性均较高，为无创检查，可反复进行，适用于对患者的筛选、监测。彩超可以提供解剖与生理学方面信息，既可明确静脉血栓位置也可见到血管中血流情况，是临床首选的影像学手段。

3. 空气体积描记仪（air-plethysmography，APG）　作为一种无创检查，APG可以较准确地诊断较大静脉的阻塞性病变。不仅可以提示静脉阻塞的存在，还可以提示阻塞的严重程度。

（四）进一步检查项目

1. 下肢顺行性静脉造影　静脉造影是将含有机碘水溶液造影剂（泛影葡胺、优维显等）注入血管内，然后通过摄片来明确血栓形成部位、大小，是否再通及侧支循环的情况。方法是在踝关节用止血带紧束以阻断前浅静脉回流，然后在足背浅静脉穿刺，并注入造影剂，此时用X线设备连续观察造影剂充盈静脉，选择正确的时间拍片就可获得直接的深静脉显像，判断有无血栓，血栓的位置、范围、形态和侧支循环。

2. 螺旋CT静脉造影（computedtomo-venography，CTV）　近年出现的新的诊断方法，可同时检查腹部、盆腔和下肢深静脉情况。

3. 磁共振静脉造影　磁共振血管造影也可直观地显示静脉血栓的部位、范围、程度及侧支形成等，是当前较先进的无创行血管检查方法。

【诊断对策】

（一）诊断要点

1. 病史　有下肢深静脉血栓形成病史，存在慢性静脉功能不全的表现。

2. 临床表现　具有慢性静脉功能不全的临床症状体征。由于发病原因的不同可有合并不一样的临床表现。

3. 辅助检查　影像学检查是主要的诊断依据。APG、彩超、静脉造影是诊断慢性静脉阻塞的最可靠的依据。

（二）临床类型

根据栓塞闭塞的部位和范围及再通的情况，将深静脉血栓后遗症全肢型（病变累及整个下肢深静脉主干）依再通程度不同分为：

1. Ⅰ型　深静脉主干仍有完全闭塞为主，仅靠侧支建立，病程大都在6个月以内。临床表现上胀痛明显，浅静脉曲张不明显，肿胀严重，色素有沉着，无溃疡形成。

2. Ⅱ型　又分ⅡA型：深静脉主干有所修复，但仍以闭塞为主的部分再通，病程平均3年。临床表现胀痛明显，轻度的浅静脉曲张，肿胀明显，轻度的色素但无溃疡。ⅡB型：主干静脉大部分修复，以再通为主的部分阻塞，全程已形成比较连续的通道，病程在10年左右。临床表现：轻度胀痛，明显的浅静脉曲张，肿胀和色素沉着轻度，可有小片溃疡。

3. Ⅲ型　主干深静脉完全修复再通，病程一般都在20年以上。临床表现：轻度胀痛,明显的浅静脉曲张,轻度的肿胀,明显大片的色素沉着,可有大片复发性溃疡。

(三)鉴别诊断要点

1. 单纯反流性慢性静脉功能不全　单纯性反流性慢性静脉功能不全在临床表现上很难与慢性静脉阻塞区别,需依靠病史及影像学检查鉴别。

2. 先天性静脉畸形肢体肥大综合征(klippel-trenaunay syndrome,KTS)　先天性静脉畸形肢体肥大综合征是以浅深静脉发育畸形、毛细管瘤(痣)和(或)海绵状血管瘤、软组织和骨关节增殖为特征的先天性血管疾病。临床表现上除了慢性静脉功能不全的表现外,多合并有血管瘤表现,肢体粗长等或动静脉瘘表现。

【治疗对策】

(一)治疗原则

深静脉血栓后遗症形成的慢性下肢静脉阻塞的治疗应该根据患者的情况选择非手术治疗和手术治疗,目的是改善症状,提高患者的生活质量。

(二)治疗方案

1. 非手术治疗

(1)机械物理治疗　由于下肢静脉回流受阻,导致静脉高压、血液淤滞和肢体肿胀,利用机械物理作用增加静脉回流,改善症状。

①弹力袜或弹力绷带治疗:活动时穿弹力袜或应用弹力绷带,可以明显改善临床症状,减轻肢体肿胀和胀痛,并能预防和推迟深静脉血栓形成晚期并发症。

②肢体外压力治疗:应用十二腔梯度气囊自动间歇充气,自足、小腿、大腿逐渐向上加压,从足背踝部向上压力逐渐增高,促使血液、淋巴回流,有效的加速肢体肿胀消退。

(2)药物治疗　血栓形成后遗症患者应给以抗凝治疗和祛聚治疗,预防血栓再次形成。一般抗凝药物选用华法林,小剂量 2.5～3 mg,qd,祛聚药物用阿司匹林肠溶片 30～40 mg,qd。

2. 手术治疗

(1)手术腔内介入治疗　静脉腔内介入治疗方法简单、安全、创伤少。治疗前先做深静脉全程造影,了解静脉血栓形成后再通情况、确定狭窄部位,尤其了解盆腔侧支、髂静脉进入下腔静脉回流道情况。

1)单纯腔内介入治疗　以穿刺或股部小切口,暴露股总静脉,按介入操作常规,股总静脉穿刺在导丝引导下,应用球囊扩张狭窄的管腔,之后置入 1～3 个支架,使近端回流道通畅。

2)手术联合超声腔内介入治疗 股部切口,暴露股总静脉,股总静脉直视下介入穿刺,做 DSA 造影,了解近端回流道阻塞程度及范围,在导丝引导下,将超声探头插入髂股静脉至阻塞部位,利用超声能量向前推进或来回移动,直至阻塞血管打通进入下腔静脉;打通髂静脉行径用球囊扩张后再次 DSA 造影,了解髂静脉进入下腔静脉是否通畅;如果扩张后有回缩,进入下腔静脉回流道狭窄或回流不畅,则植入支架。最后行股总静脉全程纵行切开成形:直视下剥脱股总静脉内血栓机化之组织、清除网状纤维组织,打开股深、股浅、大隐静脉出口通道,使股总静脉成为下肢深、浅静脉血流"积血池",通过髂静脉向下腔静脉回流。

(2)静脉旁路手术 由于静脉血流的特殊性,使得旁路血管长期通畅率不如动脉血管,因此手术治疗应严格控制适应证。术前静脉造影很必要,明确诊断、明确病变部位、范围、程度,盆腔 CT 排除盆部肿瘤压迫。

1)改良耻骨上大隐静脉旁路术(改良 Palma-Dale 手术)

①适应证:适应于 1 年以上深静脉血栓后遗症,包括中央型、混合型。后遗症病程越长效果越好,深静脉血栓形成后,随着时间的推延,与血栓机化、管道化和内膜化修复过程越好有关;病变仅限于一侧肢体的慢性静脉阻塞;健侧肢体深静脉包括下腔静脉通畅;健侧大隐静脉通畅,无静脉曲张和血栓性静脉炎,且大隐静脉内径大于 3~4 mm 以上更好。

②手术原理及方法

手术原理:利用健侧肢体大隐静脉,通过耻骨上腹壁皮下隧道,与闭塞远端的股静脉吻合,将患肢血液通过移植大隐静脉向健侧回流,达到患肢消肿的目的。

手术方法:先在患肢腹股沟韧带下方做纵行切口,显露并逐一阻断股总静脉、大隐静脉、股深静脉、股浅静脉近端及其他汇入股总静脉的小分支静脉;切开整条股总静脉疏通成形,即血栓机化内膜剥离,清除内膜化纤维网状组织,清除大隐静脉、股深静脉及所有汇入股总静脉小分支静脉出口的受阻机化纤维组织,试放松阻断,可见各静脉段大量快速血液涌出;留大隐静脉汇入下方股总静脉约 1~1.5 cm 作为预定吻合口部位,其余吻合口上下股总静脉用 5-0 或 6-0 prolene 线间断或连续缝合,作为股总静脉"积血池";健侧肢体股部及大腿中下段(沿大隐静脉行径)分别做两个纵行切口(中间带有皮桥),暴露、分离、切取大隐静脉,远端离断结扎,近端游离至隐股静脉连接处,长度根据转流桥需要;在两侧股部切口处做耻骨上皮下隧道,将大隐静脉通过皮下隧道拉出,与患侧股总静脉用 6-0 prolene 线做端侧连续吻合。

③术后处理：术后需抗凝、祛聚治疗 6 个月以上，避免股总静脉段因血管壁粗糙再血栓形成，使手术失败。

2）大隐静脉-腘静脉旁路术（May-Husni 术）

①适应证：病变局限在大腿的隐-股静脉汇入处-下股静脉段；近心端隐股静脉汇入处以上股总静脉、髂静脉和下腔静脉必须通畅；远心端小腿深静脉（胫静脉）也完全通畅；患肢大隐静脉通畅，无血栓性静脉炎和曲张性病变。

②手术原理及方法

手术原理：使淤滞在深静脉阻塞远端的血液，通过同侧远端大隐静脉吻合转流，通过隐股静脉汇入股总静脉出口向髂-下腔静脉回流。

手术方法：分别取患肢膝内侧切口和腘窝 S 形切口，解剖暴露阻塞远心端深静脉或胫腓干静脉，选择预定通畅静脉为吻合口部位；在膝内侧切口解剖出游离大隐静脉一段，保持足够的长度，远端结扎，近端通过斜行皮下隧道拉出；将大隐静脉和阻塞远端小腿深静脉或胫腓干静脉端侧吻合。

3）股腔静脉、髂腔静脉人工血管旁路术 适用于无法实施 Palma-Dale 手术的单侧或双侧髂静脉血栓阻塞病例。股-腔静脉旁路术选用 10～12 mm 聚四氟乙烯（PTFE）人工血管，必要时远端建立暂时性动静脉瘘；髂-腔静脉旁路术选用 14 mm PTFE 人工血管，一般无需建立暂时性动静脉瘘，所用人工血管最好带有内或外支撑环。由于手术复杂、创伤大，远期通畅率也不理想。因此，严格控制适应证，只选择症状严重、经其他方法治疗无效病例。

【术后观察及处理】

术后处理重点在于抗凝溶栓、抗生素治疗，预防旁路血管血栓形成及感染。由于手术创伤大，在抗凝溶栓后创面出血的可能性较大。在术后处理过程中为了既要避免血栓形成，又不至于造成大出血，应反复监测 PT、APTT 的变化，注意观察引流物的量和性质。

【疗效判断及处理】

对于慢性静脉闭塞，血栓后遗症患者来说，治疗比较困难。许多患者治疗后成为 CVI 为数不少，长期遭受肢体静脉回流障碍的痛苦。能够接受 Palma-Dale、May-Husni 手术病例报道很少。血栓后遗症静脉重建术是以静脉血流复通为目的。短期疗效和长期疗效仍有待大宗病例报道。

【出院后随访】

①出院时带药:继续抗凝治疗;②注意有没有出血倾向;③定期复查出凝血常规,调整药量;④出院后穿弹力袜治疗。

(叶润仪)

第十九节 血管瘤

一、毛细血管瘤和血管痣

【概述】

毛细血管瘤和血管痣一般比较表浅,多在出生时出现,开始为苍白色斑点,而后出现毛细血管扩张,发生于皮肤和黏膜,形成扁平状或大片状不等的、没有界限、弥散的红斑。

【分型】

(一)葡萄酒色斑痣(portwine stain)

相对少见,是一种表浅、扁平、边缘不规则的毛细血管瘤。出生时即可发现,随着年龄的增大而逐渐变成紫色。好发于面、颈、躯干、四肢等。以面部最多,常循三叉神经支配区分布,呈斑状或大片状,不高于皮肤压之不褪色。是真皮毛细血管病变。位于肢体者,少数可以向皮下、肌间隙浸润。葡萄酒色斑痣很少自然消退。常可构成多种血管瘤性综合征。包括 Sturge-Weber 综合征和 Klipple-Trenaunay-Weber 综合征。

(二)草莓状痣(strawberry marks)

可出现于全身皮肤任何部位,但多见于面部。出生时可能是极小的红色斑块,以后迅速增长,较局限,色泽鲜红或暗红,质软,稍隆起,表面不光滑,呈草莓状的颗粒样结构。其色泽及大小不受压力的影响。1 岁后自然衰退率最高,5 岁以内总的自然衰退率高达 90% 以上。肿物生长迅速者,常被认为是自然衰退的前兆。但位于黏膜处的草莓状痣很少发生萎缩和消退。

（三）老年性血管瘤（senile hemangioma）

为后天性局部毛细血管扩张造成，多见于 40～60 岁的中老年患者，略高出皮肤，色红，呈斑疹状，直径在 2～5 mm 之间。多发生于躯干，面部少见。一般无临床意义，无症状可不必处理。

（四）硬化性血管瘤（sclerosing hemangioma）

多见于中青年妇女。好发于四肢，常有外伤史。肿物呈黄棕色结节状，质硬、与皮肤粘连，表皮可正常或呈轻度退行性变。大小一般在 4～5 cm 以内。病理表现为扩张的毛细血管伴有大量增生的纤维结缔组织。治疗可手术切除。

（五）肉芽性血管瘤（granuloma telangiectasia）

多见于儿童和青年，发生较迟，20 岁以上者占一半多，病因不明，可能与外伤、感染有关。发病后进展快，可发生于皮肤任何部位。以四肢末端多见。一般直径不超过 1 cm，肿物呈圆形隆起，基底广，瘤表面覆有菲薄的表皮，常呈感染状，酷似增生的肉芽组织，可形成糜烂、溃疡及痂皮。易出血，常有短蒂。常与体表恶性肿瘤混淆，须做活检鉴别。

（六）鲑鱼色斑（salmonpatch）

常出现在眉间，上眼睑，鼻周及颈背部。多为浅红色或棕褐色。界限明显，平坦不高出皮肤。斑色可于哭闹、激烈运动和周围温度变化时颜色加深，受压后可暂时褪色，其为位于真皮层的毛细血管扩张。通常不能自然消退。

（七）蜘蛛状痣（spider angioma）

皮肤浅层小动脉放射状扩张，呈红色点状突起，伴有纤细的伪足。当用针尖抵压中心红点时，蜘蛛痣及其伪足可完全消失。当原发病变改善后蜘蛛痣可自然消退，不须处理。

【治疗对策】

（一）治疗原则

只有正确地区分病灶属于增生期、稳定期及消退期，才能选择正确的治疗方法。由于相当一部分血管瘤能自然消退，而治疗往往不可能达到像自然消退的满意效果，所以在密切观察的前提下可暂不处理。增生期一般多持续到 1 岁左右。在观察期要定期测量瘤体的大小，观察表面颜色的大小。根据情况决定是治疗还是等其消退。

（二）治疗方案

有非手术和手术治疗,可视临床类型、部位和治疗者的实践经验合理选用。

1. 非手术疗法　多用于婴幼儿,具有安全简便和痛苦较少等优点。但需要时间长,有些血管瘤及瘤体较大波及范围较广者不宜使用。

1)冷冻和激光治疗　用于面积较小的表浅的血管瘤。冷冻治疗是利用液氮的作用,一般用于治疗表浅的葡萄酒色斑痣、蜘蛛痣等。但要注意容易形成斑痕。激光治疗目前应用氩激光,可用于治疗其他葡萄酒色斑痣、妨碍功能的草莓状血管瘤、蜘蛛痣和老年性血管瘤。

2)硬化剂治疗　因其注射后导致疼痛,并可能出现组织坏死、斑痕形成等风险,目前应用较少。

3)放射疗法　多用于瘤壁为单层内皮细胞组成的婴幼儿的血管瘤。但放射疗法如使用不当,可引起慢性放射性皮炎及溃疡、骨骼发育障碍、白内障,甚至诱发骨癌等,应慎用。

4)激素治疗　用于头面部较大面积的增生期血管瘤,全身多发或伴有各种并发症,影响正常生理功能的增生期血管瘤,行手术或其他疗法有一定危险性或将遗留明显畸形或功能障碍。目前对于难治性、多发性及危重的婴幼儿血管瘤,口服激素是加速其自然消退的首选方法。

方案:泼尼松 4 mg/kg,隔日晨起顿服,共 8 周。以后每周减量 1/2,通常给药不要超过 2 个疗程,间隔 2~3 周。

5)压迫疗法　适用于与其他疗法相结合的辅助治疗。

2. 手术疗法　疗效可靠,各种类型的血管瘤都适用。原则上讲,对于局限的,能直接切除缝合的小病灶可以在增生早期行手术切除。

术前术中要设计好切口并精细缝合,以使愈合后切口不明显,对后期的外观影响小。而需要切除后植皮的,应注意皮肤颜色是否匹配、植皮可能坏死、皮下组织过度增生等并发症,手术前要慎重考虑。

二、海绵状血管瘤

【概述】

海绵状血管瘤也称为低流量血管畸形,系先天性血管发育异常,比较局限并有包膜,也可呈弥漫性分布、境界不甚清晰的位于皮肤的真皮深层和皮下组织内的病灶。由无数扩张的血管和充满血液的内壁衬覆单层内皮细胞的间隙和腔窦所构成。并由不同厚度的纤维组织形成间隙和腔窦的壁。因瘤体结构状似海绵而得名。

【诊断步骤】

(一)病史采集要点

可发生于身体任何部位,以面颈部、四肢多见。较表浅者局部皮肤膨隆,高低错落,起伏不平。皮面微现蓝色或浅紫色,曲张盘旋的血管隐约可见。较深不波及皮肤者,除局部显现形态不规则的轻度或中度膨隆外,肤色并无明显改变。

(二)体格检查要点

其分布较葡萄酒色斑深在,肿物表现为界限不清,质软,触诊时有似蠕虫互相盘绕集聚之感,有时可扪及有颗粒状的静脉石存在,乃为血栓机化钙盐沉着所形成。病灶有压缩性,压之可萎缩,减压后可复膨胀。体位试验阳性是重要特征。

(三)辅助检查

X线摄片可显示结石阴影。

(四)进一步检查

瘤腔内穿刺可抽得新鲜血。

【诊断对策】

1.病史　可发生于身体任何部位,较表浅者局部皮肤膨隆,肤色改变;较深者,局部显现形态不规则的轻度或中度膨隆外,肤色并无明显改变。

2.临床表现　肿物表现为界限不清,质软,可扪及血栓机化钙盐沉着所形成肿物,病灶有压缩性,体位试验阳性是重要特征。

3.辅助检查　影像学检查是主要的诊断依据。X线摄片可显示结石阴影。

【治疗对策】

由于海绵状血管瘤很少有自然衰退的,所以治疗应持积极态度。主要治疗手段包括手术和非手术治疗。

1.手术治疗　对于局限性的可以安全切除,效果也比较理想;较大或估计较深的血管瘤,治疗前需要做好充分的术前准备:术前超声及MRI检查,可了解病灶的分布及血流动力学情况,失血的估计及补充等;造影技术有助于了解肿物有助于了解肿物侵及的部位、层次、与主干血管的关系,肌肉、骨组织受侵情况,动静脉瘘的存在与否及其部位、数量,判断手术治疗的可能性及其效果;瘤腔内穿刺造影适用于较局限的病变,动脉造影可显示较广泛的病变。手术治疗的最大风险是术中大出血,应该准备足量鲜血及快速输血条件。术前3周先行硬化剂瘤腔内注射,可缩小瘤体,减少术中大出血。

2. 非手术治疗　作为单独治疗或术前准备均有意义。为取得满意疗效,可进行多次反复治疗。

(1)硬化剂治疗　适用于广泛深在的病变而无法手术切除者。常用硬化剂:无水乙醇、鱼肝油酸钠、脲素、平阳霉素等化疗药物,高渗氯化钠、中药制剂等。

巨大血管瘤需分期、分区注射,硬化剂注入后,用弹性绷带压迫患处,效果较好。

(2)放射治疗　适用于1岁以内的婴幼儿,因其瘤壁常为单层内皮细胞,类似肉芽血管,对射线较敏感。临床上根据病变深浅,大小选择不同射线。注意:若处理不当,应用放射治疗不但不能根治血管瘤,反而会造成严重的并发症。

(3)铜针留置法　单独使用时往往不能避免复发,多与其他方法联合使用。

(4)其他疗法　电化学治疗、微波治疗等。一般多作为术前准备手段。压迫治疗也可作为一种终生防护之用,可减少症状和并发症。

三、蔓状血管瘤

【概述】

蔓状血管瘤又称高流量血管畸形。主要由新生的小动脉、小静脉、动静脉间的短路相互温和成为迂回弯曲有搏动性的血管性肿块。其特点为:在不同程度的静脉畸形或毛细血管畸形的基础上,合并了先天性动静脉瘘的存在。

【诊断步骤】

(一)病史采集要点

1. 较毛细血管瘤或海绵状血管瘤少见,只占血管瘤与血管畸形的1.5%。

2. 好发于头面部或颈部的颈动脉分支附近,也见于四肢。位于头面部者,患者可自感波动及自闻杂音,有头痛和耳鸣等症状,甚为苦恼和痛苦。瘤组织可以向深层发展侵犯颅骨,或与颅内的静脉窦相通,手术切除时,可发生难以制止的大出血。位于四肢部位者,肢体可由于超常供血的营养而过度发育,较对侧增长或肥大。严重的蔓状血管瘤,还可以呈现心脏肥大左心室劳损的变化。肢端可呈现不同程度的缺血征,严重者可发生坏死。广泛的动静脉瘘造成回心血量的极大增加,导致心脏容量负荷增大,具有导致心功能不全及衰竭的潜在危险。

（二）体格检查要点

典型的蔓状血管瘤的特征是：病灶及其周围区域内可见念珠状或索状弯曲迂曲的粗大并带有搏动的团块。表面隆起，温度高于正常皮肤，可扪及持续的震颤，局部可听及连续性吹风样杂音，有明显的可压缩性、膨胀性。

【辅助检查】

1. 选择性动脉造影　是目前蔓状血管瘤诊断和治疗前的主要和常用的检查方法，可采用快速连续摄片或数字减影血管造影（DSA）记录主要的动静脉瘘所在的部位和范围，判断病变的范围，瘘口的部位和数量，以及和主干血管的关系。部分病例还可以在造影后进行栓塞。

2. 彩色多普勒超声检查　也有助于了解动脉血的分流情况。

【治疗对策】

目前，传统的手术治疗加超选择性介入栓塞治疗已经成熟，并不断改进。

1. 超选择性介入栓塞　在蔓状血管瘤的治疗中，一般选用 PVA（polyvinyl alcohol）颗粒和丁氰酯衍生物（NBCA）为栓塞剂，栓塞治疗的要点是尽可能地选择光滑的细小导管，插入到动静脉瘘区内或邻近的区域，栓塞瘘本身，使其通血的横截面积减少，血流量降低。其中，采用球囊导管是最佳的选择，它可在造影时暂时阻塞动脉而减少反流，增大造影剂的浓度，有利于其他交通支的动脉显影。对于血流量不大、瘘口直径很小的蔓状血管瘤，不少病例通过栓塞即可达到控制甚至治愈的效果。但大口径及流量大的蔓状血管瘤不适合单纯的栓塞治疗，但采用临时性栓塞剂栓塞，可减轻手术中的出血。

2. 手术治疗　对于流量大的严重的蔓状血管瘤，合理的手术仍是最理想的治疗方案。术前进行血管造影是必不可少的，可使手术医师充分了解病变范围，对切除的范围有比较精确的认识。权衡切除过广可能造成的并发症，从而能使手术达到最佳效果。特别局限的病灶可以通过直接切除后缝合、植皮或皮瓣转移修复。较大的病灶可采用介入栓塞与手术结合治疗方案，同时覆盖创面宜选用血运丰富的皮瓣，这样可以增加局部修复的能力，同时对受区提供了血流动力学上的调整，有助于防止复发。

然而，对于那些巨大、深在或波及重要器官的蔓状血管瘤，手术是危险的，需要慎重考虑。

四、恶性血管肿瘤

(一)血管内皮瘤

血管内皮瘤是由血管内皮细胞增生所形成的恶性血管肿瘤。可发生在身体的任何部位,其症状因患病部位不同而表现不同;肿瘤出现在软组织中表现为孤立的、有疼痛的皮下肿物,呈暗红色,大小不等,较大的肿物周围常有卫星状小结节排列。当肿瘤出现在较大血管时可出现血管阻塞症状,如间歇性跛行、末梢水肿。位于内脏、骨髓的肿瘤较难发现。位于肺的肿瘤,X线片可显示双侧性非钙化的实质性小结。肝内的肿瘤多表现为腹痛和黄疸,也可以有门脉高压的症状。血管内皮瘤如含有纤维母细胞来源者,称为血管内皮肉瘤。恶性血管内皮瘤在儿童期少见,肿物生长迅速,但有相对的静止期,宜早行根治术。肝肺部的血管内皮瘤恶性程度较高。成人患者的恶性度比小儿患者的高。可经血运和淋巴转移。病理是诊断的主要依据。治疗上应尽量早发现,早治疗。尚无明显远处转移征象者,应及早行截肢或扩大根治术。放射治疗也有一定的效果。

(二)血管外皮细胞瘤

血管外皮细胞瘤被认为起源于血管外皮细胞。肿瘤可发生于任何年龄,以50~60岁多见。多发生在下肢和腹膜后。肺、骨盆、子宫、颅、回肠等部位也有报道。一般生长缓慢,疼痛不明显,为局限性孤立的边界清晰的肿物。切开后可见血管腔扩张和囊性样变。X线片及CT显示出不透X线的软组织团块,周围组织内可见浸润。偶尔有钙化影。该病先天性者多为良性。治疗上以手术为主。术前可采用栓塞技术。放疗和化疗效果不理想。

(三)Kaposi 肉瘤

较少见。多发生于赤道非洲,其次为欧洲、美洲等地。目前认为 Kaposi 肉瘤来自多潜能血管细胞,也有可能来自外被细胞及神经细胞,其原因与机体免疫状态低下和某些病毒感染有关。免疫功能不全或长期接受免疫抑制剂的肾移植患者及艾滋病患者的患病率较高。其病理分为 4 期:①血管扩张,含铁血黄素沉积;②淋巴细胞增值并向真皮内浸润;③血管内皮细胞增生;④肉瘤样变,伴丝状分裂象。上述 4 期病变可新旧同时存在同一病例。肉瘤主要侵犯手、足或踝部皮肤,呈棕红色斑疹或结节状。患肢可发生水肿,病变沿浅部静脉走向出现新的病变。病灶较大时表面可出现溃疡或真菌感染。肿瘤可因血栓或免疫作用而自行消退。肿瘤可转移至肺、肝和消化道。Kaposi 肉瘤患者第二原发肿瘤的发生率较高。以淋巴瘤和白血病多见。治疗上局限病变可采用手术切除。分期低电压放射治疗也较敏感。化疗采用联合化疗。本病预后不良,常因广泛转移致命。

(四)血管肉瘤

血管肉瘤是内皮细胞及纤维母细胞性组织增生形成的恶性度极高的肿瘤。多见于青少年,无性别差异。常发生在四肢皮下组织内。肿物一般为蓝褐色,有一定张力。因其血运丰富,生长迅速,肿瘤常有震颤、搏动和血管杂音。邻近组织常受侵犯。生长过快者可出现瘤体坏死。肿瘤一般向肺、骨骼等处转移。病理检查是诊断的主要依据。治疗上以根治性手术为主。无法手术的可采用分期放疗。总的来说,治疗效果不佳,病死率较高。

五、血管周细胞瘤

血管周细胞瘤是来源于毛细血管基底膜外层 Zimmermann 周细胞。肿物呈结节状。可发生于身体的任何部位。肿瘤常有一个相对缓慢的生长阶段,有时可达数年。可远处转移。治疗为手术切除。

六、Klippel-Trenaunay 综合征

【概述】

Klippel-Trenaunay 综合征(KTS)是一种先天性周围血管疾患。由法国医师 Klippel 和 Trenaunay 首先于 1990 年报道,命名为"静脉曲张性骨肥大血管痣"。

【诊断步骤】

(一)病史采集及体格检查要点

发病部位多见于四肢,以下肢多见,一般多累及一条肢体,部分病变累及臀部、腰部和肩部。主要是毛细血管瘤或海绵状血管瘤伴有深部静脉阻塞或畸形。

1. 浅静脉曲张　多数患者在肢体外侧出现明显的浅静脉曲张,部分曲张严重的浅静脉呈瘤样改变。同时部分患者伴有深静脉的发育异常包括深静脉瓣膜或深静脉缺如。较严重的病例可出现患肢水肿、色素沉着及溃疡。

2. 多发性的皮肤血管痣或血管瘤　多数患者患肢皮肤出现大面积的葡萄酒色斑,呈粉红色或紫红色。略高于皮肤、压之褪色。血管瘤多为海绵状血管瘤。

3. 肢体过度生长　表现为软组织和骨发育过度。肢体增粗、增长,常有一部分患者患肢皮温显著增高。还可以出现汗液分泌增加。

部分患者可同时有患肢的动静脉瘘,个别患者因严重的动静脉瘘可引起肢体

远端的缺血改变。有的患者还可伴有血栓性浅静脉炎、蜂窝织炎、皮肤湿疹及淋巴回流障碍的表现。

(二)辅助检查

1. 血管造影　是目前应用最广泛的也是最可靠的诊断方法。根据不同情况可选择不同造影。静脉造影可明确浅静脉走行方向,是否有深静脉的异常,同时还可以了解深静脉瓣膜功能情况。动脉造影可以明确有无动脉畸形或动静脉瘘,并明确动静脉瘘的部位,程度和范围,有助于治疗。淋巴造影可以明确显示下肢增粗的淋巴管。

2. 彩色超声多普勒　可检查深、浅静脉的形态、有无血管畸形或深静脉缺如及静脉反流、静脉瓣膜功能等。

3. 同位素检查　也可以了解静脉和淋巴管情况,但误诊和漏诊的概率高。

【诊断】

(一)诊断要点

KTS 具有三联征:①浅静脉曲张;②多发性皮肤葡萄酒色斑块状血管痣或血管瘤;③肢体过度生长,增粗,增长。具有上述三联征就可初步诊断。

(二)临床分型

表现为先天性血管发育异常。分为以下几种类型:

1. 静脉型　以患肢静脉系统发育异常为主,静脉曲张,静脉瘤,浅静脉异常增生,深静脉瓣膜功能不全或缺如,深静脉缺如等是其主要表现。

2. 动脉型　主要表现为患肢动脉系统发育异常。出现深、浅动脉异常阻塞,深动脉部分或全部缺如或深、浅动脉异常增生等表现。

3. 动静脉瘘型　患肢出现发育异常的动静脉瘘。

4. 混合型　同一病例出现两种或两种以上的临床表现。有时甚至出现在同一肢体上。

【治疗对策】

(一)治疗原则

没有特效的治疗方法。由于本病是一个良性病变,很少出现严重症状和后果,因此主要是对症和减状治疗。

(二)术前准备

了解患肢动静脉血管的情况;同时了解患者状况,做好常规准备。

（三）手术方案

1. 非手术治疗　症状不明显，浅静脉曲张轻微，仅有局限的皮肤葡萄酒色斑，肢体长度相差＜1 cm 的患者可不做特殊处理。肢体长度相差超过 1.5 cm 的病例，可采用垫高鞋跟的方法，防止长期跛行导致继发性脊柱侧突。

一旦确诊后对伴有浅静脉曲张的患肢可首先应用弹力袜。通过压迫曲张静脉，改善静脉淤血和静脉高压，减轻下肢肿胀及沉重感，防止血栓性浅静脉炎的发生及淤血性溃疡的形成。手术前后应用弹力织物可以对手术起到辅助作用。

2. 手术治疗

目的：为了减轻症状，但要注意的是只有部分患者通过手术可改善症状，因此，在选择手术病例时要慎重，严格掌握手术适应证。

（1）局部曲张浅静脉剥脱术

①手术适应证及禁忌证：适用于单纯异常浅静脉曲张；异常浅静脉曲张但深静脉通畅，瓣膜功能正常；异常浅静脉曲张伴深静脉轻～中度瓣膜功能不全，但深静脉通畅，大、小隐静脉瓣膜功能正常。深静脉缺如或闭塞；重度深静脉瓣膜功能不全严禁做此手术，否则会加重病情。

②方法：单纯异常浅静脉曲张可行局部曲张静脉剥脱和分支结扎术。若曲张静脉与大、小隐静脉相交通，并引起曲张，可同时行高位结扎加剥脱术。若曲张静脉分布广泛，涉及整个肢体，可借助止血带和驱血的方法手术。

（2）耻骨上大隐静脉转流术

①手术适应证及禁忌证：适用于患肢深静脉缺如或闭塞，浅静脉曲张明显但未回流到髂静脉或下腔静脉，患者症状严重，同时对侧深、浅静脉通畅，瓣膜功能良好。对侧有静脉回流障碍的严禁此手术。

②方法：手术将健侧大隐静脉离断远心端，游离至合适长度，并结扎该长度内所有属支。将其通过耻骨上隧道引导至患侧，将大隐静脉远心端与患肢粗大的浅静脉进行端侧吻合。

（3）海绵状血管瘤切除术　局限的海绵状血管瘤进行局部切除。分布广泛的肿瘤彻底切除难度大，有大出血的风险，可以应用止血带和驱血的方法，还可根据情况分期切除。

（4）动静脉瘘栓塞术　对于症状严重的动静脉瘘患者，可应用直接结扎和栓塞剂注入的方法减少动静脉直接分流量。降低静脉压，减少静脉回心血量，减轻心脏前负荷。但应注意防止肺栓塞及远端肢体缺血性坏死的发生。

（四）并发症的观察及处理

手术后应进行适当的处理以避免并发症的出现。对于行耻骨上大隐静脉转流的患者,术后应予适当的抗凝和祛聚治疗,以防止转流血管的阻塞。并定期复查。采用其他3种术式的患者,术后应用弹力织物绑扎,在辅助治疗的同时,还起到了压迫止血的作用。动静脉瘘栓塞术后的患者,应密切注意有无急性肺动脉栓塞的发生及肢体远端缺血的表现。

(常光其)

第二十节 淋巴系统疾病

【概述】

淋巴系统疾病主要为淋巴水肿,病因分类众多,主要分为原发性及继发性两大类。原发性淋巴水肿大多是淋巴管扩张、瓣膜功能不全或缺如等先天发育不良所致。根据淋巴管造影,原发性淋巴水肿可分型如下:①淋巴发育不全,伴皮下淋巴缺如;②淋巴发育低下、淋巴结和淋巴管小而少;③淋巴增生,伴淋巴结和淋巴管大而多,时有扭曲和曲张。其中淋巴发育不全十分罕见,常见于先天性淋巴水肿。发育低下是最常见的类型。单纯性及原发性淋巴水肿均属先天性。早发性淋巴水肿多见于青春期女性或年轻妇女,于月经期症状加重,故推测病因可能与内分泌紊乱有关,占原发性淋巴水肿85%~90%。35岁以后起病则称之迟发性淋巴水肿。继发性淋巴水肿大部分由淋巴管阻塞引起。国内最常见的是丝虫病性淋巴水肿及链球菌感染性淋巴水肿。乳癌根治术后上肢淋巴水肿亦非少见。

【诊断步骤】

(一)病史采集要点

1. 有丝虫感染或丹毒反复发作史,或有腋窝、腹股沟部接受淋巴结清扫术和放射治疗史。

2. 从踝部开始并逐渐加重的柔软的凹陷性水肿,持续数月,不伴其他症状,早期患肢肿胀,抬高后可减轻。

3. 肢体直径增加使肢体重量增加,患者常诉患肢疲劳。

4. 随着皮下纤维化进展,肢体变硬,并发展成为非凹陷性水肿,最后皮肤变硬并角化。呈橡皮样肿。少数可有皮肤裂开、溃疡或出现疣状赘生物。

(二)体格检查要点

1. 一般情况　发育、营养、体重、精神、血压和脉搏。

2. 局部检查　特别仔细地进行局部检查,应注意以下内容:

(1)患肢的肿胀程度,测量周径。

(2)皮肤颜色、皮疹、凹陷程度、溃疡,动脉的搏动情况。

(3)是否存在足癣。

3. 全身检查　不可忽视全身体格检查,应注意:

(1)是否有腹股沟、腋窝手术瘢痕,是否存在瘢痕挛缩。

(2)是否有关节肿胀、变形,是否存在多系统损害。

(三)辅助检查要点

1. 实验室检查

(1)血、尿常规检查,丝虫病查嗜酸细胞,外周血涂片可查到班氏丝虫。

(2)血生化血浆蛋白、电解质、肝肾功能分析可帮助排除引起肢体水肿的其他原因。

(3)诊断性穿刺组织液分析　皮下水肿组织液的分析,有助于疑难病例的鉴别诊断。淋巴水肿液蛋白含量通常很高,一般在 $1.0\sim5.5$ g/dl,而单纯静脉淤滞、心力衰竭或低蛋白血症的水肿组织液蛋白含量在 $0.1\sim0.9$ g/dl。检查通常用于慢性粗大的肿胀肢体,只需注射器和细针即可操作,方法简单、方便。但不能了解淋巴管的病变部位及功能情况,是一粗略的诊断方法。

2. 血管无损伤检测技术也有助于静脉性水肿和淋巴性水肿的鉴别,作为门诊筛选检查方法,简单方便。

3. 淋巴管造影　淋巴管穿刺注射造影剂,摄片显示淋巴系统形态学的一种检查方法,是淋巴水肿的特异辅助检查。适应证为:①鉴别淋巴水肿与静脉性水肿。②鉴别原发性淋巴水肿与继发性淋巴水肿。③拟行淋巴-静脉吻合术者。

淋巴管造影的异常表现:①原发性淋巴水肿:淋巴管瓣膜缺如或功能不全,淋巴管扩张迂曲。②继发性淋巴水肿:淋巴管中段,远端淋巴管扩张、迂曲,数目增多且不规则。转移性淋巴结可见淋巴结内充盈缺损、边缘呈虫蚀状。

淋巴管造影并发症:①切口感染,淋巴漏。②全身性反应:发热、恶心、呕吐,由于对造影剂过敏个别可能产生周围循环衰竭。③局部淋巴管反应性炎症,使淋巴水肿加重。④肺栓塞:造影剂可能压力增高通过吻合侧支进入静脉,引起肺栓塞,发生率为 2‰～10‰,文献有因肺栓塞致死的报道。

(四)进一步检查项目

同位素淋巴管造影:由于淋巴管 X 线造影不能提供淋巴系统功能的定量动力学资料,也不能提供来自不同肢体部位淋巴引流的简单情况,因此目前开展一种有价值的静态淋巴系统内烁造影(核素显像)。用同位素显像研究慢性淋巴水肿的淋巴功能,提示患肢淋巴回流的减少程度与淋巴水肿的严重程度相关。在严重淋巴水肿,同位素摄取率几乎为 0,而在静脉性水肿淋巴回流的吸收百分比显著增加。因此可用于淋巴性水肿与静脉水肿的鉴别,其诊断淋巴水肿的敏感度为 97%,特异性为 100%。与淋巴管 X 线造影术相比,核素显象操作简单,诊断明确。

【诊断对策】

(一)诊断要点

1. 病史　有丝虫感染、丹毒反复发作或手术史,进展性的下肢肿胀、纤维化。应详尽询问病史,确切了解发病全过程、治疗史、治疗结果及相关病史。

2. 临床表现　早期患肢肿胀,抬高后可减轻。晚期患肢肿大明显,表面角化粗糙,呈橡皮样肿。少数可有皮肤裂开、溃疡或出现疣状赘生物。

3. 辅助检查　实验室检查、组织液分析、淋巴管造影等检查均可提供诊断依据。

(二)临床类型

根据病因和临床表现,淋巴水肿可分为下列类型:

1. 先天性淋巴水肿　分为两类:

(1)单纯性　发病无家族或遗传因素。发病率占原发性淋巴水肿的 12%。出生后即有一侧肢体局限或弥漫性肿胀,不痛、无溃疡,极少并发感染,一般情况良好,多见于下肢。

(2)遗传性　又称 Milroy 病,较罕见。同一家族中有多人患病,也即出生后发病,多为一侧下肢受累。

2. 早发性淋巴水肿　女性多见,男女之比 1：3,发病年龄 9～35,70% 为单侧性。一般在无明显诱下出现足踝部轻度肿胀,站立、活动、月经期及气候暖和时加重。抬高患肢水肿可暂时减轻。病变逐渐加重并蔓延至小腿,但一般不超过膝关节。后期可呈典型"象皮腿",但很少并发溃疡和继发感染。

3. 感染性淋巴水肿　包括细菌、真菌、丝虫等感染。足趾皮肤裂缝或水泡是致病菌最常见的入侵途径,其次下肢静脉曲张并发溃疡继发感染及其他局部损伤或感染也是细菌入侵的途径。此外,女性盆腔炎所致的盆腔淋巴结炎,可使下肢淋巴回流受阻引起患肢淋巴水肿也有报道。链球菌是继发感染的最常见病原菌。临床以反复发作的急性蜂窝织炎和急性淋巴管炎为特点,全身症状严重,有寒战、高热兼伴恶心、呕吐,局部淋巴结肿大伴压痛。经抗炎对症治疗全身症状较快消退,但局部病变缓解较慢,易反复。每次发作后下肢肿胀加重,最终皮肤粗糙出现疣状增生物,少数可继发慢性溃疡。

足癣本身或继发感染也造成淋巴水肿,一般局限于足及足背部,严重真菌感染常是急性蜂窝织炎和急性淋巴管炎的先兆。控制真菌感染是预防淋巴水肿的有效措施之一。

丝虫病是我国东南沿海地区下肢淋巴水肿的常见原因。发病率 4%～7%,男性多见。丝虫感染初期有不同程度发热及局部胀痛。反复丝虫感染使下肢局部淋巴管狭窄、闭塞、破坏,所属远端皮肤和皮下组织淋巴液回流受阻,出现淋巴水肿。足癣等局部病灶或继发的丹毒样反复发作,使淋巴引流受阻和感染互为因果,形成恶性循环,最终成为典型的"象皮腿"。阴囊淋巴水肿多非少见,晚期可致阴囊极度肿大。这也是丝虫感染性淋巴水肿的一大特点。

4. 损伤性淋巴水肿　主要分手术后淋巴水肿和放疗后淋巴水肿。

(1)手术后淋巴水肿　常发生于淋巴结清扫术后,乳癌根治术后引起的一侧上肢淋巴水肿尤为多见。淋巴结广泛清扫后远端淋巴受阻,淋巴液刺激组织纤维化,逐使肿胀不断加重。术后发生淋巴水肿的时间差异较大,一般术后肢体开始活动即有近端肢体轻度肿胀,但也可发生于术后数周甚至数月。

(2)放疗后淋巴水肿　深度 X 线及镭锭疗法引起局部组织纤维化,淋巴管闭塞造成淋巴水肿。

5. 恶性肿瘤性淋巴水肿　原发性和继发性淋巴系统恶性肿瘤都可阻塞淋巴管产生淋巴水肿。前者见于霍奇金病、淋巴肉瘤、Kaposi 多发性出血性肉瘤及淋巴管肉瘤。淋巴管肉瘤虽属罕见,但都是长期淋巴水肿恶变的结果,多发生于乳癌根治术后肢体出现淋巴水肿的患者,一般于术后 10 年发病,先皮肤出现红色或紫色斑点,呈多发性,以后融合成溃疡性肿块。发病后肢体淋巴水肿更为严重。应及时做活组织检查。诊断明确后需做截肢术。

继发性淋巴系统病变为乳腺、子宫颈、阴唇、前列腺、膀胱、睾丸、皮肤、骨骼等癌肿的转移灶病例。有时原发灶小,不易发现,临床表现为慢性复发性、无痛性、进行性淋巴水肿。因此对原因不明的淋巴水肿,应警惕肿瘤的可能性,必要时淋巴结活检明确诊断。

此外,妊娠及许多全身性疾病如肺炎、流行性感冒、伤寒等也可导致反复发作的蜂窝织炎及淋巴管炎,同时有静脉血栓形成和淋巴管阻塞而造成淋巴水肿。

（三）鉴别诊断要点

1. 静脉性水肿　多见于下肢深静脉血栓形成,以单侧肢体突发性肿胀急性起病,伴皮色青紫、腓肠肌及股三角区明显压痛、浅静脉显露为其临床特点,足背水肿不明显。淋巴水肿则起病较为缓慢,以足背踝部肿胀较为多见。

2. 血管神经性水肿　水肿发生于外界过敏因素的刺激,起病迅速,消退也快,间歇性发作为其特点。淋巴水肿则呈逐渐加重的趋势。

3. 全身性疾病　低蛋白血症,心力衰竭、肾病、肝硬化、粘液性水肿等均可产生下肢水肿。一般为双侧对称性,并伴有各自的原发疾病临床表现。通常经详细的病史询问,仔细的体格检查及必要的化验检查即可鉴别。

4. 先天性动静脉瘘　先天性动静脉瘘可表现为肢体水肿,但一般患肢长度与周径均大于健侧,皮温增高、浅静脉曲张、局部区域可闻及血管杂音,周围静脉血氧含量接近动脉血氧含量。上述均为其独有特点。

5. 脂肪瘤　少数病变范围十分广泛的脂肪瘤或脂肪组织增生可与淋巴水肿混淆。但脂肪瘤大多呈局限性生长,病程较慢,皮下组织柔软无水肿表现,必要时可行软组织 X 线钼靶摄片以助确诊。

【治疗对策】

（一）治疗原则

淋巴水肿根据病程早、晚,治疗原则不同。早期以排除淤积滞留淋巴液,防止淋巴积液再生为宗旨,晚期则以手术切除不能复原的病变组织或以分流术治疗局限性淋巴管阻塞为目的。

（二）术前准备

1. 卧床休息抬高患肢　使肢体水肿减少至最低限度。有下肢垫高、下肢悬吊和骨牵引等方法,下肢抬高以 60°为宜。

2. 控制感染　对反复发作的急性蜂窝组炎和急性淋巴管炎,应选用敏感药物于术前、术中静脉或肌注给药,减少术后皮瓣感染机会。

3. 清洗皮肤　达到溃疡愈合或控制局部感染的目的。

（三）治疗方案

1. 非手术治疗

（1）限制钠盐摄入和使用利尿剂　急性期适当限制氯化钠摄入,一般 1～

2 g/d,以减少组织钠、水潴留。同时使用适量利尿剂、加快水钠排出。可用双氢克尿噻每次 25 mg,每日 3 次,并适当补钾,待病情稳定后停服。

(2)预防感染　选用抗真菌的油膏、扑粉,保持足趾干燥是预防和控制真菌感染最为有效的方法;足趾甲床下细菌感染也较为多见,应勤剪指趾甲,清除污垢,减少细菌入侵途径。当链球菌感染全身性症状时,应选用青霉素等药物,配合卧床休息,积极控制感染。晚期淋巴水肿并发皮肤皲裂可采用油膏外敷保护并润滑皮肤。

(3)体位引流　下肢下垂状态使组织间隙中淋巴液滞留加重,抬高患肢 30～40 cm 利用重力作用可促进淋巴液回流,减轻水肿。此法简单有效,但作用不持久,患肢下垂水肿再度加重。

(4)加压包扎　在体位引流基础上,在患肢用弹力袜或弹力绷带加压包扎,挤压组织间隙,协助淋巴回流。弹力绷带松紧应适宜。也可用间隙加压器多次和长时间使用,对改善水肿有一定疗效。国外目前所采用淋巴加压器为先进有效的加压充气装置,充气装置分 9～12 块,每块可以单独充气加压,加压从肢体远端逐渐向近端进行,一个循环周期为 25 秒。这种淋巴加压顺较其他简单加压装置的充气加压时间大大缩短(简单加压充气装置循环周期 100 秒左右),同时可产生较高压力达 15.6～20.8 kPa(120～160 mmHg),比外科手术和单纯弹力袜在消肿方面更为有效。但它的使用较复杂,也不能减少组织间隙中的蛋白成份,只适用于急性期及术前准备等短期治疗。

(5)烘绷疗法　烘绷疗法是发掘祖国医学遗产的一种治疗方法。其治疗原理是利用持续辐射热,使患肢皮肤血管扩张,大量出汗,局部组织间隙内的液体回入血液,改善淋巴循环。对于淋巴水肿尚未发生肢体皮肤严重增生者可选用烘绷疗法。有电辐射热治疗和烘炉加热两种方法。温度控制在 80～100 ℃,每日 1 次,每次 1 小时,20 次为一疗程。每个疗程间隔 1～2 周。每次治疗完毕,应外加弹力绷带包扎。依据临床观察经 1～2 个疗程后可见患肢组织松软,肢体逐步缩小,特别是丹毒样发作次数大为减少或停止发作。

2. 手术治疗

(1)手术指征　①肢体功能损害:由于肢体粗重易疲劳和关节活动限制。②过度肿胀伴疼痛。③反复发作的蜂窝织炎和淋巴管炎经内科治疗无效。④淋巴管肉瘤:长期淋巴水肿恶性的致死性原因。⑤美容:大多数原发性淋巴水肿患者为年轻妇女,对于肿胀明显并有美容要求者可考虑手术,但应以改善功能为主,美容为辅,否则疗效可能不尽人意。

(2)手术时机　淋巴水肿早期以非手术治疗为主,晚期则行手术切除不能复原的病变组织、分流术治疗局限性淋巴管阻塞。

（3）手术方法

1）生理型手术，即显微手术淋巴管重建包括：

①淋巴结静脉吻合术或淋巴管静脉吻合术：在腹股沟区找到淋巴结，横断并切除髓质，将其吻合于相邻静脉。直接的淋巴管吻合术需置入一个较大的静脉，端端吻合于静脉属支。

②淋巴管分流术：在健康肢体上取有功能的淋巴管来作患者的架桥以越过阻塞部位，局限性的阻塞是此手术的指征。

③带蒂瓣移植术：将皮肤、网膜作为带蒂瓣，使富含淋巴管的蒂瓣与淋巴水肿之间建立淋巴管的联系从而改善淋巴引流。

2）切除手术

①全皮下切除术：在下肢，从胫骨粗隆到踝部所有皮肤和皮下组织被切除，修整切除物取全厚皮片或中厚皮片，也可用健康皮肤上提取来覆盖创面。

②吸引刮除术：此法可以去除肢体的皮下组织，但不能在不切除扩张的皮肤"外套"下缩小肢体体积。

③真皮埋瓣术：切除皮瓣的皮下组织，将切口一侧皮瓣皮肤削去表皮达乳头层，埋入肌肉间隙。

④皮瓣下皮下组织切除术，分期手术，先做中间，后做外侧。方法是：切除皮瓣下所有皮下组织，切除多于皮肤，放置引流管，缝合皮肤，术后弹力袜治疗。

（4）手术方法评估 淋巴结静脉吻合术技术简单，并发症少，但效果欠佳。淋巴管静脉吻合术端端吻合复杂困难，需要4～5个开放的吻合来改善淋巴引流，治疗继发性水肿时有效，治疗原发性水肿效果不好。淋巴管淋巴管分流术是局限性阻塞的指征，原发性水肿效果不理想。带蒂瓣移植术因疗效不确切，目前很少应用。全皮下切除术用于严重的淋巴水肿，术后患肢减容确切，但久站仍容易水肿，可用弹力袜控制。吸引刮除术可用于原发性或继发性。真皮埋瓣术是综合了生理性和切除手术两者的特点，皮瓣下皮下组织切除术则在此基础上发展起来的，但较前者手术效果更优，并发症更少。

（5）手术方案的选择 手术方案的选择是根据患者的具体病情，依从循证医学原则，选择合适的术式，达到最佳治疗效果。

【术后观察及处理】

（一）一般处理

1. 术后继续抬高患肢，减轻患肢水肿，有利于静脉及淋巴回流。

2. 保持引流通畅。分离的粗糙面可有毛细血管持续渗血。必须放置负压引流，保持皮瓣下无积血积液，减少影响皮瓣血供的因素，防止皮瓣坏死、感染，降低手术失败率。

3. 营养支持治疗，功能锻炼循序渐进。

（二）并发症的观察及处理

1. 切口感染　切口感染易导致肢体肿胀复发，影响疗效，更有甚者，感染扩散，导致全身性并发症。应注意切口情况、引流物观察，如出现应加强换药及抗感染治疗。

2. 术后肢体肿胀，需弹力绷带或弹力袜继续治疗。

【疗效判断及处理】

研究表明，切除性手术的部分或大部分良好效果事实上是在广泛病变组织切除的基础上取得的。单纯重建淋巴回流，手术操作十分精细，但疗效有限，因此，术后持续的弹力袜或弹力绷带治疗及功能锻炼对远期疗效尤为重要。

【出院后随访】

①出院时带药，定期门诊与取药；②定期复查；③注意肢体卫生、防治外伤、适当锻炼。

（张智辉）

第二十一节　血管疾病的截肢术

【概述】

血管疾病所致肢体坏疽，不能继续保肢时，应行截肢术。截肢手术不单纯看成是一种破坏性手术,同时把它看成是在创造一个新的运动器官,即一个能发挥残肢作用的、有功能的残端。随着我国人口老年化,糖尿病和周围血管疾病发病率增加,截肢术也随之增加。由于残肢条件的优劣直接影响假肢的安装,因此临床医生必须熟练掌握截肢手术技术,熟悉术后康复措施,使每个截肢患者均能及时装配合适假肢。

【基本原则】

对于血管疾病,截肢必须切除所有坏死、疼痛、感染的组织,截肢后的残端必须能发挥它的功能,截肢平面血液供应充足,皮肤能愈合。

1. 止血带的应用 因血管损伤而需截肢,可应用止血带,对血管性疾病而截肢则禁用,止血带有碍于截肢平面的确定。

2. 皮瓣的设计 为使截肢后切口顺利愈合,早日康复治疗和装配假肢,术前必须设计好皮肤切口和皮瓣长度,原则上能使切口一期愈合的皮瓣均可使用。皮瓣设计的出发点不是避开受力点,而是保证血液循环良好,使皮肤一期愈合。现代全接触套筒式假肢的出现,残端瘢痕的位置已不重要,要紧的是瘢痕不应与其下方的骨端粘连,粘连瘢痕对安装假肢十分困难,常会磨破。总之,截肢残端皮肤要血运好,有感觉、有一定活动度的皮肤覆盖。

3. 肌肉的处理 现代截肢术要求肌肉的切断平面至少要在截骨平面远端5 cm以上,这样可在适当的张力下缝合到骨或对侧肌群上,可改善肌肉的功能和残端的血液循环。肌肉覆盖骨端对维护肌肉功能和杠杆力量,特别在上肢对安装肌电假肢十分重要,还应注意截肢时需将深筋膜留在肌肉上,而不是像传统截肢术那样将深筋膜随同皮肤一起翻起。

4. 神经的处理 神经切断后,断端易增生肥大,形成"神经瘤",这是自然生理现象,不是引起疼痛的直接原因。但若神经断端被瘢痕组织包绕固定,在肌肉收缩时被牵拉,则可产生疼痛。因此在游离神经时应注意,用镊子向下牵拉,利刀切断,使其回缩至骨平面近侧2～3 cm水平,包埋在肌腹内,对较大的神经,应先结扎伴随的滋养动脉。

5. 血管的处理 对于肌间隙的大血管应逢扎或双重结扎,小血管也应结扎。对应用止血带的患者,在缝合肌膜前结扎大血管,然后松止血带。对外伤性截肢术中未见主要血管出血要进行探查,防止血管断端血栓形成而遗漏造成术后血栓脱落产生出血。

6. 骨与骨膜的处理 切除没有良好软组织覆盖的骨凸部分,特别是胫骨前面,股骨外侧。尺桡骨可在同一平面截断。腓骨应在胫骨上 2～3 cm 处截断。可用远端骨膜覆盖骨端封闭骨髓腔,从而减少骨赘的形成和出血,并使骨髓腔内的压力早日恢复以利残肢静脉回流。此法虽好,但增加手术时间和创伤,对缺血性疾病不宜采用。

7. 引流　适当的引流与缝合前的止血一样重要,放置胶条引流或两条橡皮管均可,现多用负压管引流,24～48 小时拔管。

【平面的选择】

选择截肢平面的基本原则是在满足外科治疗前提下,尽可能保留肢体长度。然而,确定截肢平面仍是外科医生最困难的问题之一。

以往是根据病变肢体脉搏、皮温和临床判断,今年来皮肤血流测量仪的应用,较为客观敏感,有助临床判断,提高最远端肢体的愈合率。术中小动脉喷血和肌肉收缩力的观察,对最后确定截肢平面至关重要。对血管性疾病需小腿截肢者应做好膝上截肢的准备。在手和前臂不能保留,截肢平面应考虑到截肢后是装配假肢还是行再造手术。近年来由于假肢技术的改进,截肢平面已不很重要,重要的是伤口一期愈合与无痛、可持重的残端。

【术前准备】

1. 截肢会给患者带来严重的精神和肉体上的创伤,因此应详细地向患者及其亲属解释截肢的必要性和假肢装配及使用中的问题,做好思想工作。

2. 一般情况不佳者,如休克,应纠正休克,注意循环稳定。

3. 高位截肢者,术前应做好输血准备,以防休克。

4. 术前预定截肢平面,设计切口及皮瓣。

5. 血管损伤截肢患者应于截断平面的近心端置充气止血带,以减少失血,保持术野清晰。

6. 合并糖尿病、严重感染等患者,应注意控制血糖、抗感染治疗。

7. 选择合适的麻醉方式。

【手术方式】

根据截肢平面,截肢术有以下方式:截趾术、经跖骨截肢术、塞姆截肢术、膝下截肢术、膝关节离断术、膝上截肢术、髋关节离断术、截指术、截手术、肘下截肢术、肘上截肢术、肩关节离断术等。选择何种术式,需依据患者具体病情,结合截肢术原则及术中判断,确定最终方案。

【术后处理】

1. 一般处理 密切观察生命体征变化,切口出血情况,患肢抬高,减轻水肿和疼痛,保持关节功能位,术后2~3天观察切口有无感染,注意切口周围皮肤颜色及伤肢血循环情况;保持皮肤清洁,床单位清洁干燥,防止褥疮发生,抗感染治疗。

2. 营养支持 糖尿患者做好饮食健康教育,予以糖尿饮食,控制血糖。其他患者结合健康状况,给予高蛋白、高营养,保证能量的供给,促进创面愈合与康复。

3. 疼痛处理 对残肢痛的处理除应用镇痛药等对证治疗外,还应根据病因进行治疗。截肢术后仍有已截肢的手或脚的幻觉即幻肢,发生在该幻肢的疼痛即为幻肢痛。幻肢痛的性质常有不同表现,如瘙痒、针刺感、火灼感、冰冷感等。幻肢痛的治疗给予物理治疗、止痛药心理支持。

4. 功能锻炼 截肢术后患者离床后往往有失衡感,同时有心理失落感。因此,应协助患者进行健全肢体的功能锻炼,以期达到尽可能早的恢复自理生活的目的。残肢功能锻炼在于改善截肢患者全身状态,促进残肢定型,增强肌力,提高关节活动力,有利于充分发挥存留肢及假肢的功能。

【截肢术后并发症与处理】

1. 疼痛 残端痛和幻肢痛发生率5%~80%,常用治疗方法包括药物治疗、局部注射、外科治疗。

2. 死亡 主要在下肢截肢,发生率0~35%,其中1/3死于心血管并发症,包括心梗、中风等,年龄多在70岁以上。

3. 残端不愈合 为截肢术的一个主要并发症,原因为截肢平面供血不足、操作不当、残端出血或继发感染,发生率28%~35%。其结果常需更高水平的截肢。

4. 残端感染 发生率约12%~28%,与截肢术的原发病有关,处理为充分引流和加强抗感染,有时需更高平面截肢。

5. 屈曲挛缩 在膝与髋关节发生迅速,发生率约1%~3%,使用硬性辅料和即刻假肢有助于减少这一并发症。

【假肢】

1. 假肢分类 根据使用时间不同,分为临时性假肢和永久性假肢。根据假肢用途,分为装饰性假肢和工作性假肢。根据能源不同,分为肌动性假肢和外动力假肢。

2. 残肢条件　有适当的长度以保证有足够的杠杆功能和肌肉控制能力,骨端无骨棘,残端形态稳定,没有被压瘢痕,残肢近侧关节无畸形。

3. 装假肢时间　残端定型后即可装永久性假肢,定型的标准是消肿、残端肌肉萎缩、形状不会发生很大变化。平均术后 6 个月,装即刻假肢者,可提前 3 个月。

4. 假肢适应证与禁忌证　目前假肢制作水平,可让截肢患者装配假肢,但以下情况不适合:残端血运不良;残端有炎症、神经瘤、皮肤过紧;年老体弱。

5. 并发症　残端压迫性溃疡由于局部长期受压,血液循环不良或因假肢不合适磨损所致。

滑液囊由于长期磨损所致。皮肤病由于腔内通风不良、潮湿、残肢卫生条件差、发生毛囊炎或癣病。

6. 假肢的使用和训练　教会患者掌握假肢的基本功能,让患者自行穿脱假肢。日常生活自理和某些工作能力训练:站立平衡、单腿立、行走及步态调整等。

(张智辉)